Grifka (Hrsg.)
Naturheilverfahren

# Grifka
# Naturheilverfahren

## Bewährte Methoden
## Anerkannte Therapien

Herausgegeben von
J. Grifka

Mit Beiträgen von
E. Conradi, K.-H. Gebhardt, J. Gleditsch, J. Grifka, H. Heine,
H. Hoppe, R. Kluthe, B. Nagel, E. Rau, A. Reißhauer,
H. Schadewaldt, J. Schrezenmeir, E. Schultheis

Geleitwort von
K. Vilmar

Mit 143 Abbildungen und 110 Tabellen

Urban & Schwarzenberg · München – Wien – Baltimore

Lektorat und Planung:
Dr. med. Dorothea Schneiderbanger,
Alexander Gattnarzik
Redaktion: Alexander Gattnarzik, Eva Zielonka
Herstellung: Petra Laurer

Zeichnungen von
R. Himmelhan: 3-14, 3-15 a–c, 4-5 bis 4-11 a, 4-16
bis 4-29, 4-31 bis 4-34 b, 5-2, 5-4 bis 5-17, 6-2, 6-4
bis 6-6, 6-8 bis 6-15, 10-2, 10-4, 10-10 a;
E. Schenk-Panic: 3-3 bis 3-13, 3-16, 3-17, 4-1 bis
4-4, 4-11 b bis 4-15, 4-30, 5-1, 5-3, 6-1, 6-3, 6-7, 7-1,
7-2, 8-1, 8-2, 9-1 bis 9-5, 10-1, 10-9, 10-11 bis 10-14.

Die Abbildungen für die Farbtafeln wurden freund-
licherweise zur Verfügung gestellt von Herrn Prof.
Dr. rer. nat. Adolf Nahrstedt, Pharmazeutisches
Institut der Universität Münster

Die Deutsche Bibliothek – CIP Einheitsaufnahme

**Naturheilverfahren** : bewährte Methoden ; an-
erkannte Therapien ; mit 110 Tabellen / Grifka.
Hrsg. von J. Grifka. Mit Beitr. von E. Conradi ...
Geleitw. von K. Vilmar. [Zeichn. von R. Him-
melhan ; E. Schenk-Panic]. – München ; Wien ;
Baltimore : Urban und Schwarzenberg, 1995
    ISBN 3-541-16301-1
NE: Grifka, Joachim [Hrsg.]; Conradi, Eberhard

Druck: Appl, Wemding
Bindung: Großbuchbinderei Monheim
Printed in Germany

© Urban & Schwarzenberg 1995
ISBN 3-541-16301-1

# Vorwort

Zum Thema Naturheilverfahren sind etliche Bücher verfügbar. Doch schon die Definition des Begriffes ist höchst unterschiedlich. Das vorliegende Herausgeberwerk legt den Schwerpunkt klar auf solche Methoden und Verfahren, die zunehmend Eingang in unsere sogenannte Schulmedizin finden, in wissenschaftlichen Prüfungen analysiert werden und teilweise schon integraler Bestandteil unserer ärztlichen Routine sind. Es sind also nicht einfach verschiedene Verfahren reflektiert nach dem Grundsatz „audiatur et altera pars", sondern es wurde sowohl konzeptionell als auch in der Umsetzung darauf geachtet, daß in besonderem Maße geprüfte Verfahren und gesicherte Therapien dargestellt werden. Dabei sind natürlich die definitionsgemäßen Vorgaben der 7. Novelle der Approbationsordnung vom 21. 12. 1989 und der Muster-Weiterbildungsordnung des Deutschen Ärztetages vom Mai 1993 berücksichtigt (siehe Kap. 2).

Die einzelnen Kapitel wurden von anerkannten ärztlichen Fachleuten verfaßt. Dubiosen Methoden wird eine Absage erteilt – auch unter der Maßgabe der Effektivität, zeitgerechten Intervention und Therapiesicherheit. Vor kritikloser Anwendung ungeprüfter Verfahren und den Versuchen der Laienmedizin ist nur zu warnen. Im Gegensatz zu den Headlines paramedizinischer Erfolgsmeldungen in der Massenpresse orientiert sich dieses Buch an naturwissenschaftlichen Grundlagen. Die Instrumente der Wirksamkeitsprüfung, wie diese für die Schulmedizin gefordert werden, sind grundsätzlich auch für solche Verfahren anwendbar, deren Wirkmechanismen nicht im einzelnen pharmakologisch geklärt oder deren zugrundeliegende hypothetische Konstrukte nicht in allen Ausgestaltungen nachvollziehbar sind. So will dieses Buch eine an den Maximen ärztlichen Handelns orientierte Ergänzung zur Schulmedizin liefern und Studierenden wie Berufstätigen das Grundverständnis für die aufgeführten Methoden vermitteln und Hinweise zur konkreten Umsetzung geben.

Bochum, August 1995

Joachim Grifka

# Geleitwort

Die sprunghaften Entwicklungen von Wissenschaft und Technik haben auch in der Medizin zur Lösung vieler, lange für unlösbar gehaltener Probleme beigetragen. Ebenso entstand in vielen anderen Bereichen unserer Gesellschaft die Überzeugung, mit Hilfe neuer wissenschaftlicher Erkenntnisse und technischer Möglichkeiten alle Probleme lösen zu können. Die Natur war scheinbar steuerbar geworden, und auch Krankheiten schienen heilbar oder mindestens beherrschbar zu sein – wenn man nur alles richtig organisierte und genügend Geld zur Verfügung stellte. In der Medizin wurde diese Entwicklung durch eine ständige Erweiterung des Leistungskataloges der gesetzlichen Krankenkassen durch den Gesetzgeber und die Rechtsprechung ebenso begünstigt wie durch Politiker aller Richtungen, die immer neue Forderungen vor allem für verbesserte Prävention und Rehabilitation an unser Gesundheitssystem stellten. Blieb der gewünschte Behandlungserfolg dennoch aus, wurde diesem angeblichen Versagen der Medizin nur die Bedeutung eines Betriebsunfalles – gewissermaßen einer Panne – beigemessen, für die ein Schuldiger verantwortlich gemacht werden mußte – man hat ja ein Recht auf Gesundheit.

Es konnte gar nicht ausbleiben, daß diese hochgespannten Erwartungen enttäuscht werden mußten. Dadurch allerdings veränderte sich eine ursprünglich auf allzu unkritischem Vertrauen auf technische Möglichkeiten beruhende Machbarkeitsgläubigkeit in zunehmende Skepsis und schließlich in eine ebenso unbegründete Wissenschafts-, Fortschritts- und Technikfeindlichkeit und resultierte in der Forderung, sich wieder natürlichen Verfahren und einer „sanften Medizin" zuzuwenden.

Die stark wachsenden Ausgaben im Gesundheitswesen führten außerdem zusammen mit der steigenden Lebenserwartung zu einer immer schneller wachsenden Zahl älterer und oft dauerbehandlungsbedürftiger Patienten, die früher ohne die heutigen diagnostischen und therapeutischen Möglichkeiten vorzeitig Opfer verschiedener Krankheiten geworden wären. Dennoch entstand daraus die weitverbreitete Auffassung, die Medizin habe versagt, weil ja die Zahl der Kranken ständig zunehme. Den Ärzten wurde vorgeworfen, sie hätten sich zur Gewinnmaximierung einer inhumanen Maschinenmedizin verschrieben; sie seien zu Organspezialisten geworden, deren Reparaturdenken keinen Blick mehr für Zusammenhänge und die Möglichkeiten der Natur zulasse und die es außerdem an menschlicher Zuwendung mangeln ließen.

Natürlich fanden und finden diese Strömungen des Zeitgeistes in einer Medien- und Massengesellschaft populistische Unterstützung durch Politiker ebenso wie durch Krankenkassenvertreter, die zudem in der Abwendung von der Technik und der Hinwendung zu natürlichen Methoden allzu willkommene Möglichkeiten der Ausgabenbegrenzung oder sogar große Einsparpotentiale sehen. Der immer stärker werdende Wettbewerb der Krankenkassen untereinander wegen der ab Januar 1996 für die Versicherten jährlich freien Wahl ihrer Krankenkasse wird eine solche Entwicklung weiter beschleunigen.

Folgerichtig sprechen die Spitzenverbände der Krankenkassen in ihrer „Solidarischen Wettbewerbsordnung als Grundlage für eine zukunftsorientierte gesetzliche Krankenversicherung" von einem Paradigmenwechsel in der Medizin – „weg von der Schulmedizin, bei der die Behandlung isolierter, körperlicher Leiden im Vordergrund steht, hin zu einer Auffassung, bei der der Mensch in seiner Gesamtheit gesehen wird. ... Auf den zur Zeit immer häufiger artikulierten Wunsch der Patienten nach einem verstärkten Einsatz sogenannter unkonventioneller Heilmethoden" soll eingegangen werden, wobei die Krankenkassen gewährleisten sollten, daß ihren Versicherten nur qualitativ gesicherte Leistungen zukommen. Und auch die Gewerkschaften fordern: „Die ‚dritte Stufe' als Chance zu begreifen, eine gesundheitspolitische Umorientierung voranzutreiben: Weg vom Reparaturbetrieb Medizin, hin zu einem umfassenden Verständnis von Gesundheit."

Diese Forderungen beruhen jedoch zumeist auf irrationalen Heilslehren und dem Irrglauben, die Anwendung moderner Technik und hochwirksamer Arzneimittel stünde im Widerspruch zu natürlichen Verfahren, beides sei deshalb unvereinbar. Dabei wird verkannt, daß die oft abwertend als „Schulmedizin" bezeichnete wissenschaftlich begründete Medizin schon von jeher auch auf ärztlicher Erfahrung und Beobachtung beruhende naturheilkundliche Verfahren genutzt hat. Für viele natürliche Methoden und insbesondere für pflanzliche Arzneimittel konnten zudem erst mit Hilfe moderner wissenschaftlicher Analyse-Techniken Wirkungsmechanismus und Wirksamkeit zweifelsfrei nachgewiesen werden.

Moderne Medizin und Naturheilverfahren sind also keine sich ausschließenden Gegensätze. Es ist deshalb zu begrüßen, daß in dem vorliegenden Buch der Herausgeber und erfahrene Ärzte aus den verschiedenen Bereichen naturheilkundlicher Medizin als Autoren einen Beitrag zur Versachlichung der in der Medizin und in der Öffentlichkeit oft sehr emotional und polarisierend geführten Diskussion leisten. Die fundierten Aussagen zeigen, daß viele der für unvereinbar gehaltenen Gegensätze keineswegs immer so schroff sind oder teilweise überhaupt nicht bestehen. Zahlreiche ursprünglich naturheilkundliche Verfahren haben längst in das Leistungsspektrum der sogenannten „Schulmedizin" Eingang gefunden. Bei der auch in Zukunft zu erwartenden weiteren Differenzierung und wegen der noch unabsehbaren Fülle neuer Erkenntnismöglichkeiten – zum Beispiel aus der Molekularbiologie oder der Humangenetik mit der Chance, für Prävention ebenso wie für Diagnostik und Therapie von Krankheiten durch die Entschlüsselung der oft auf vielen unterschiedlichen Faktoren beruhenden Ursachen – müssen die letztlich doch auf natürlichen Gegebenheiten beruhenden Zusammenhänge beachtet werden, wenn Fortschritte erzielt werden sollen. Dabei können möglicherweise auch bewährte naturheilkundliche Verfahren oder heute scheinbar unerklärbare Beobachtungen in Zukunft wissenschaftlich zweifelsfrei begründet und damit entmystifiziert werden.

Der Forderung, die „Intensiv-Maschinen-Medizin" solle von einer „Zuwendungsmedizin mit alternativen, natürlichen Verfahren" abgelöst werden, ist deshalb eine Absage zu erteilen – andernfalls wäre dies ein Sprung zurück ins Mittelalter. „Maschinen- und Zuwendungsmedizin" sind außerdem keine echten Alternativen –, denn für eine gute Patientenversorgung ist beides unentbehrlich. Es gilt also kein „Entweder-Oder", sondern ein „Sowohl-Als-auch". Nur in Kenntnis aller zur Verfügung stehenden Möglichkeiten kann der Arzt bei jedem einzelnen Patienten sowohl unter Abwägung der Kosten-Nutzen-Relation als vor allem auch von Nutzen und Risiken der jeweiligen Therapie im Vergleich zu den Risiken der Krankheit ohne jede Behandlung eine individuelle Entscheidung treffen, um in der jeweils gegebenen Situation das Beste für den Kranken zu erreichen und gesundheitlichen Schaden zu vermeiden. Der Arzt darf sich deshalb auch in Zeiten zunehmender Spezialisierung nicht ausschließlich auf sein eigenes, oft sehr enges Fachgebiet zurückziehen, sondern muß die faszinierende Vielfalt wissenschaftlicher Erkenntnisse, die ihre Grundlagen sämtlich in natürlichen Vorgängen haben, beachten und in seine Überlegungen einbeziehen, um seinen Patienten gerecht zu werden.

Möge dabei das vorliegende Werk sowohl beim systematischen Lesen als auch beim Nachschlagen eine wertvolle Hilfe sein und dazu beitragen, die Qualität einer den jeweiligen medizinisch-wissenschaftlichen Erkenntnissen und technischen Möglichkeiten entsprechenden individuellen ärztlichen Versorgung der Patienten in Klinik und Praxis weiter zu erhöhen.

Köln, August 1995

Dr. med. Karsten Vilmar, Präsident der Bundesärztekammer und des Deutschen Ärztetages

# Inhalt

# Anschriften der Autoren

Prof. Dr. med. Eberhard Conradi
Universitätsklinikum Charité
Klinik und Poliklinik für Physikal. Medizin
und Rehabilitation
Schumannstraße 20/21
10098 Berlin

Dr. med. Karl-Heinz Gebhardt
Arzt für Innere Krankheiten
Bahnhofplatz 8
76137 Karlsruhe

Dr. med. Jochen Gleditsch
Hermann-Roth-Straße 12
82065 Baierbrunn

PD Dr. med. Jürgen Grifka
Orthopädische Universitätsklinik
St.-Josefs-Hospital
Gudrunstraße 56
44791 Bochum

Prof. Dr. rer. nat. med. habil.
Hartmut Heine
Anatomisches und Klinisch-Morpholo-
gisches Institut der Universität Witten/
Herdecke
Alfred-Herrhausen-Straße 50
58448 Witten

Dr. med. Holger Hoppe
Tagesklinik für erweiterte ambulante
Physiotherapie, Rehabilitation und Prä-
vention
Neumannstraße 98 c
13189 Berlin-Pankow

Prof. Dr. med. R. Kluthe
Präsident der Akademie für
Ernährungsmedizin e.V.
Postfach 5240
79106 Freiburg

Dr. med. Bernhard Nagel
DRK-Schmerzzentrum
auf der Steig 14–16
55131 Mainz

Dr. med. Edeltraud Rau
Chefärztin der REFAST-Klinik
„Dünenhaus" – Naturheilverfahren
Strandallee 44
23669 Timmendorfer Strand

Dr. med. Anett Reißhauer
Universitätsklinikum Charité
Klinik und Poliklinik für Physikalische
Medizin und Rehabilitation
Schumannstraße 20/21
10098 Berlin

Prof. Dr. med. Hans Schadewaldt
Haus der Wissenschaften
Palmenstraße 16
40217 Düsseldorf

Prof. Dr. med. Johannes Schrezenmeir
Johannes-Gutenberg-Universität
Verfügungsgebäude für Forschung
und Entwicklung
Obere Zahlbacher Straße 63
55101 Mainz

Dr. med. Eva Schultheis
Johannes-Gutenberg-Universität
Verfügungsgebäude für Forschung und
Entwicklung
Obere Zahlbacher Straße 63
55101 Mainz

# 1 Zur geschichtlichen Entwicklung der Naturheilverfahren

*H. Schadewaldt*

Schon um den Begriff „Naturheilverfahren" haben sich erhebliche Diskussionen entwickelt. Während zahlreiche Medizinhistoriker, u.a. der Altmeister Paul Diepgen (1878–1966) und der Nestor unserer Medizingeschichte Heinrich Schipperges (geb. 1918), die Auffassung vertraten, daß naturheilkundliche Anwendungen wie der Gebrauch von Wasser, die Verordnung einer bestimmten Diät oder einer systematischen Hautpflege in Licht und Luft zu den Urphänomenen der Heilkunde schlechthin gehören, sind andere, unter ihnen der verdienstvolle Verfasser der aktuellsten Monographie über dieses Gebiet, der Münsteraner Medizinhistoriker Karl Eduard Rothschuh (1908–1984), der Auffassung, daß eine eigentliche Naturheilkundebewegung erst mit der Mitte des vorigen Jahrhunderts angesetzt werden sollte, während eine dritte Gruppe, der auch der Verfasser sich zuzählt, diese Verfahren in den Kreis des sog. **„Elementargedankens"** in der Heilkunde einordnet, wie dies von dem ehemaligen Schiffsarzt und späteren Direktor des Museums für Völkerkunde in Berlin, Adolf Bastian (1826–1905), angeregt wurde.

Wie dem auch sei, in fast allen Kulturen taucht in der einen oder anderen Version die Vorstellung von der Heilwirkung der Natur des Menschen, aber auch der übrigen Lebewesen auf, ob man nun darunter im lateinischen Sinne der **„natura"** eine **Konstitution** oder in dem griechisch-philosophischen Begriff der **„physis"** ein **Grundprinzip des Lebendigen** verstanden wissen wollte. Schon in den berühmten sog „Hippokratischen Schriften" wird diese Naturheilkraft als Selbstheilungstendenz des Organismus erwähnt und z.B. auf die Tatsache hingewiesen, daß eine Wunde sich auch ohne ärztliche Heilmaßnahmen von selbst wieder schließt und ganz im Sinne der aristotelischen Entelechie, der Wiederherstellung des vorherigen gesunden Zustandes, allenfalls mit Bildung einer Narbe, zu verstehen wäre. Diese besondere Eigenschaft menschlicher Selbstheilungstendenzen könnte ein erfahrener Arzt mit Rat und Tat unterstützen oder beschleunigen, und ein unsachgemäßer Rat könnte die Heilung entsprechend verzögern. Diese Auffassung setzte freilich schon das Vorhandensein einer wie auch immer gearteten Reflexion über Gesundheit und Krankheit voraus, die wir für die Frühphase der Heilbemühungen noch nicht annehmen können. Dort gewann man aufgrund **rein empirischer Beobachtungen** und einer **Erfahrungsheilkunde** die Kenntnisse, die zur Bewahrung der Gesundheit auf der einen und zu ihrer Wiederherstellung auf der anderen Seite benötigt wurden.

In dem Augenblick aber, wo der Mensch begann, sich selbst **reflektierend** gegenüberzustehen, suchte man nun auch **Erklärungen** für unerwartete Gesundheitsbeeinträchtigungen, die man auf unterschiedliche exogene oder endogene Ursachen zurückzuführen begann. Es erfolgten nun ganz im Sinne des Bastianschen Elementargedankens auf unterschiedlicher Kulturstufe bei weitgehend voneinander unabhängigen Völkerschaften verschiedene Phasen der Theorie der Medizin, die man in eine solche des **Animismus** mit der Annahme von unsichtbaren, aber beseelten Wirkkräften, der **Dämonologie,** wo diese Kräfte nun personifiziert wurden, der **Theurgie,** d.h. des Ein-

1

flusses bestimmter Götterwelten oder Religionsgestalten, und schließlich auch in **philosophische Systeme** einteilte. Somit traten auch Fragen der Krankheit als Folge einer Sünde oder – moderner ausgedrückt – einer Tabuverletzung hinzu, was in fast allen Kulturen die Überzeugung bildete, daß die Makro- und Mikrokosmoswelt, d. h. die Gestirne, das Erdreich und der Mensch mit ganz ähnlichen Kräften ausgestattet seien, die aufeinander einwirken könnten. So entwickelten sich schließlich drei große Systeme, die man in der Medizingeschichte als **Humoral-, Solidarpathologie** oder als **dynamische Krankheitslehren** bezeichnet.

Im Sinne des Elementargedankens war jedoch allen diesen Theoremen die Idee eigen, daß sowohl der Körper als auch die Seele zur **Harmonie** strebten, und daß Disharmonie, d. h. eine fehlerhafte Mischung der Säfte – nach antiker Auffassung die **Dyskrasie** – Krankheit und eine ausgewogene Mischung, d. h. **Eukrasie**, Gesundheit bedingen würden. Die sog „naturgemäßen" Heilverfahren sollten vor allem dazu dienen, diese innere oder äußere Harmonie zu erhalten oder wiederherzustellen. Erst in unserer Zeit, die das Stichwort von der **„Ganzheitsmedizin"** wieder aufkommen ließ und häufig mit dem amerikanischen Schlagwort „Holistic medicine" argumentiert, ist dieser uralte Harmoniegedanke erneut in die Diskussion eingebracht worden.

Das führte übrigens Rothschuh dazu, den Gesamtkomplex der Naturheilverfahren des 18. und 19. Jahrhunderts in drei konstituierende Anteile aufzugliedern:

1. eine stark emotionale Einstellung zur Natur, von ihm **„Naturismus"** genannt,

2. eine Theorie von Gesundheit, Krankheit, Behandlung und Heilung als **Naturheilkunde im engeren Sinne** und

3. eine **Bevorzugung bestimmter naturnah- oder naturgemäß gesehener Naturheilverfahren** wie die Anwendung von Wasser, Licht, Luft, Bewegung, Diät usw. (Physiotherapie).

Für diese Richtungen sind häufig nicht die akademischen Ärzte, sondern selbsternannte sog. **„Naturärzte"** verantwortlich gewesen, sozusagen als „Kontrastmedizin" zu der dann von den Homöopathen im negativen Sinne als „Schulmedizin" bezeichneten akademischen Heilkunde des 19. Jahrhunderts. Diese Naturärzte standen zum Teil im Gegensatz zu der wissenschaftlichen Medizin, scharten zum Teil aber auch Ärztekreise um sich, die dann – wie etwa bei der Kneipp-Bewegung – diese naturgemäßen Heilmethoden als ein zusätzliches therapeutisches Prinzip in ihren Behandlungsplan aufnahmen.

Diese teilweise unterschiedliche Bewertung der Naturheilverfahren zeigt sich z. B. schon im Begriff der **„Diät"**, von der die klassische Antike eine völlig andere Auffassung hatte als moderne Mediziner, die unter diesem Namen nur eine bestimmte, eingeschränkte Lebensmittelaufnahme verstehen. Wenn sich z. B. in der Brockhaus-Enzyklopädie vom Jahre 1968 unter dem Stichwort „Diät" nur der Satz befindet:

*„Griech. ‚diaita‘ = Lebensweise – eine Änderung der Ernährung, um Heilwirkungen im Körper zu erreichen",*

so hatte einer der frühen Vertreter einer auch schon prophylaktischen Naturheilbewegung, der berühmte Arzt und Goethe-Freund Christoph Wilhelm Hufeland (1762 bis 1836), in seinem auch in der Zeit nach dem Zweiten Weltkrieg von Rothschuh noch einmal aufgelegten Buch „Die Kunst, das menschliche Leben zu verlängern" von 1797 eine viel komplexere Vorstellung:

*„Diese Operation muß, so wie jede andere physische, ihre bestimmten Gesetze, Grenzen und Dauer haben, insofern sie von dem Maß der verliehenen Kräfte und Materie, ihrer Verwendung und manchen äußeren und inneren Umständen abhängt, aber sie kann so wie jede physische Operation gefördert oder behindert, beschleunigt oder retardiert werden. Es lassen sich hierauf Regeln der diätetischen Behandlung des Lebens zur Verlängerung desselben bauen, und so entsteht hieraus eine eigene Wissenschaft."*

Schon zu Hufelands Zeit war aber der Begriff „Diät" offensichtlich zu eingeschränkt, so daß der Autor einen neuen Begriff, den der „**Makrobiotik**" schuf, den er späteren Ausgaben als Titelstichwort voranstellte.

Schipperges hat übrigens in einem vor kurzem erschienenen Werk in diesem Sinne noch die **Heilkunde als „Lebenskunde"**, als „angewandte Anthropologie" bezeichnet und sie im Zusammenhang mit den jahrhundertelang postulierten **drei Grundprinzipien der Natur** übergeordnet; denn in den alten, stark von theologisch-philosophischen Gedankengängen durchzogenen medizinischen Theorien galt es immer wieder, die drei das Leben bestimmenden Grundtendenzen auseinanderzuhalten. Die **res naturales** waren Lebensvorgänge, die vom Individuum und seinem Arzt praktisch nicht zu beeinflussen waren. Das waren die schon erwähnte Konstitution und die Auswirkung der vier Säfte, die nach der Mikro-Makrokosmos-Entsprechung der Antike auf die empedokleische Vier-Elemente-Lehre von Feuer, Wasser, Erde und Luft zurückgingen und im menschlichen Körper als Schleim, Blut, schwarze und gelbe Galle bezeichnet wurden. Die zweite Gruppe waren die **res contra naturam,** die eigentlichen Krankheitsursachen, die in der Regel des Eingreifens des Arztes bedurften und mit naturheilkundlichen Mitteln allein nicht immer beherrscht werden konnten. Aber der Arzt blieb ein „minister naturae", ein Helfer und Unterstützer der dem Organismus des einzelnen innewohnenden Lebenskraft, der Physis, einem Faktor, der dann einer ganzen Arbeitsrichtung den Namen **„Vitalismus"** verlieh und auch heute wieder in Erscheinung tritt. Die dritte Gruppe, die **res non naturales**, war zwar zum Leben unbedingt notwendig, konnte aber von dem Individuum ebenso wie vom Arzt beeinflußt werden und bildete im Grunde den Angriffspunkt für die antike „diaita", eine gesunde, harmonisierende Lebensregelung. Dazu aber war es unabdingbare Voraussetzung, daß der behandelnde Arzt sich vorher des Einverständnisses des Patienten versicherte. Es konnten also nur die sog. **„Philosophenärzte"** hier erfolgreich tätig werden, die der zweite bedeutende Arzt der Antike, Galen (129–199 n. Chr.), von den sog. „Sklavenärzten" unterschied, die ausschließlich eine Beseitigung oder Milderung der res contra naturam versuchten, dem Patienten ihrer Meinung nach entsprechende Heilmittel verordneten, die vor allem zur Wiederherstellung der Arbeitsfähigkeit dienten, und nicht etwa die Prophylaxe und die Harmonisierung des gesamten Lebens in den Vordergrund stellen wollten. Nur der Arzt also, der sich als „therapon physion iatros", als Helfer und Unterstützer des Gesamtorganismus seines Schutzbefohlenen verstand, konnte den Anspruch auf den Ehrentitel **„iatros philosophos isotheos"** erheben, was wörtlich übersetzt heißt: „Der Arzt, der zugleich Philosoph ist, ist göttergleich."

Frei übertragen sollte damit aber wohl nur ausgesagt werden, daß nur der Arzt in diese hohe Kategorie eingestuft würde, der den Fall jedes einzelnen Patienten als eine Besonderheit betrachtet und seine Heilbehandlung daher nicht wie ein Handwerker durchführt, der nach einer vorgefaßten Regel immer nach dem gleichen Modell vorgeht.

Dies ist einer der wesentlichen Unterschiede auch der heutigen Naturheilkunde von der akademischen Schulmedizin; denn während jene die Diagnosestellung einzelner Krankheitsbilder in den Hintergrund stellt und sich der Gesamtpersönlichkeit des Kranken zuwendet, wird in der akademischen Schulmedizin immer noch – und sicherlich zum großen Teil mit Recht – die klare Diagnose gelernt, die die Götter vor die Therapie gesetzt hätten.

Die Naturheilkunde ist also nicht nur eine alternative Form der nichtoperativen Therapie. Wasser, Licht und Luft gelten nicht nur als Ersatzmittel für pflanzliche, tierische oder mineralische Heilmittel, sondern werden in der Regel aus einer ganz anderen Betrachtungsweise des menschlichen Organismus, seiner Gesundheit und seiner Krankheiten verordnet.

Freilich hat sich daraus, wie Rothschuh mit Recht feststellte, eine zum Teil sektiererisch anmutende **Lebensreformbewegung** entwickelt, die teilweise in die alternative Medizin unserer Tage miteingeflossen ist, so bei der Vorstellung des Beseelten in allem Existierenden, auch in den Mineralien, etwa in der Anthroposophie oder in den aus sozialen oder hygienischen Gründen entstandenen Kleidungsreformbewegungen, die freilich schon, noch in der Zeit der Aufklärung, der Bückeburger Leibarzt Bernhard Christoph Faust (1755–1852) in seinem vielgelesenen Gesundheitskatechismus von 1794 zumindest für Knaben und Mädchen gleichermaßen empfahl. Aber er befand sich auch schon damals in einer Reihe mit anderen sog. „**Gesundheitslehrern**", die im Gefolge der Ausbreitung der Ideen von Jean-Jacques Rousseau (1712 bis 1778) die natürlichen Schätze der Welt vor den durch die Wissenschaft entwickelten und denaturierten Erzeugnissen zu schützen versuchten. In seinem berühmten Erziehungsroman „Emile" von 1762 lautet ja bereits der erste Satz wie folgt:

*„Alles ist gut, wie es aus den Händen des Schöpfers der Dinge hervorgeht, alles entartet unter den Händen des Menschen."*

Nicht mehr Arzneimitteltherapie zur Beseitigung von bereits eingetretenen Schädigungen, sondern eine **Gesundheitslehre** wird daher von Rousseau und seinen vielen Anhängern gefordert. Hier sei nur, Rothschuh folgend, der mit ihm befreundete schweizerische Arzt Simon André Tissot (1728–1797) erwähnt sowie der berühmte Begründer der Sozialmedizin, Johann Peter Frank (1745–1803).

Die älteste Quelle der Naturheilverfahren dürfte freilich die bei allen Völkern angewandte **Balneologie** gewesen sein. Denn ob man die natürlichen Heilwässer, im Deutschen auch als „Wildwässer" bezeichnet (Abb. 1-1), sich von Geistwesen bewohnt vorstellte, die die Heilung förderten und unter anderem noch von Paracelsus (1493–1541) als Melusinen oder Undinen bezeichnet wurden, oder gar alte Wassernymphen in diesen heilenden Wässern vermutete oder bereits im Zuge der ersten frühen Mineralanalysen gewisse sonst im Wasser nicht vorkommende Zusatzstoffe für die zum Teil spektakulären Wirkungen verantwortlich machte – die Bäderbehandlung nahm innerhalb und außerhalb der ärztlichen Verordnung einen breiten Raum ein, und zwar keineswegs nur zur Reinigung, sondern in verstärktem Maße im Sinne der späteren Naturheilverfahren als **prophylaktische** oder **therapeutische Wasseranwendung.**

Während in der griechisch-römischen Klassik der abwechselnde Gebrauch von kalten und warmen Bädern die Regel war, entwickelte sich in der spätrömischen Zeit mehr der Hang zu den eigentlichen **Thermen,** und auch die römischen Legionäre in den von ihnen besetzten Provinzen zogen es vor, warme Quellen zu zum Teil großartigen Badeanlagen auszubauen und nicht die immer wieder geschilderte Methode der barbarischen Germanen zu übernehmen, in eiskalten Flüssen zu baden, ja sogar ihre Kinder dort unterzutauchen. Auf den Wandel der Badesitten, der in zahlreichen klassischen Darstellungen glänzend beschrieben ist und zum Teil auf den Holzmangel des Spätmittelalters, zum Teil auf den Ausbruch der Syphilis um 1500 zurückgeführt werden kann, soll hier nicht eingegangen werden, auch nicht auf den Wechsel vom Baderitus zur Trinkkur. Aber beides diente im Grunde der Vertreibung im Körper entstehender oder dort zurückgehaltener sog. „schlechter

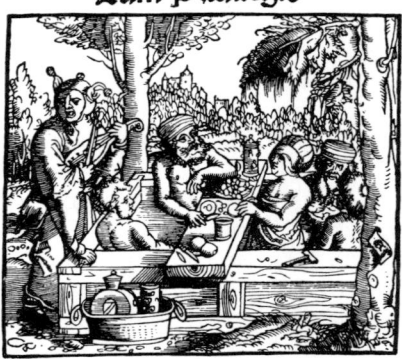

**Abb. 1-1** Titelblatt über die Wildbäder von Laurentius Phries, Straßburg 1519. Mit Titelholzschnitt von E. Schlitzoc (?).

Säfte", die ausgeschwitzt oder mit Hilfe von Aderlaß, Skarifikations- sowie Schröpfprozeduren aus dem Körper entfernt werden sollten. Auch unter den modernen Naturheilverfahren finden sich wieder einige, die in früherer Zeit regelrecht zur Schulmedizin gezählt wurden, wie etwa das Anlegen von Blutegeln, das Ansetzen von Schröpfköpfen oder gar eine längst vergessen geglaubte Methode, der sog. **„Baunscheidtismus".** Diese Methode geht auf den Mechaniker Carl Baunscheidt (1809–1873) zurück, der durch ein persönliches Erlebnis aufgrund mehrerer Mückenstiche in seine schmerzende Hand dazu gebracht worden sein soll, eine Art Akupunktur zu erfinden, die mit Hilfe eines sog. „Lebensweckers" – also einer künstlichen Mücke – zuerst als „Dermatobiotikon" bezeichnet, eine Stichelung der Haut an bestimmten Arealen ermöglichte, wobei er gleichzeitig noch ein mit Krotonöl versetztes Heilöl, das er ebenso dreist wie auch seine Methode mit seinem Namen versah, als „Oleum Baunscheidtii" anwandte. Noch vor kurzem gab ein Patient Dermatologen Rätsel auf, der mit eigenartigen Hauterscheinungen übersät war, und erst die Unterstützung eines Medizinhistorikers brachte einen der Kollegen dazu, auf die Verwendung der alten Baunscheidt-Lebenswecker zu schließen. Ob diese Methode freilich noch zu den Naturheilverfahren, wie wir sie heute verstehen würden, zu rechnen wäre, bleibt dahingestellt. Immerhin hat ein so bedeutsamer Dichter wie der Schöpfer des Deutschlandliedes, Heinrich Hoffmann von Fallersleben (1798–1874), Baunscheidt einige, wenngleich wohl ironische Strophen gewidmet, die hier nicht unterschlagen werden sollen:

*„Baunscheidt hat ein Ding erfunden, er macht damit nur kleine Wunden. Doch stichelt er nicht damit, was wund wird, er stichelt nur damit, was gesund wird und damit man sieht, wie gut er es meint, er hinterdrein mit dem Öl erscheint, und salbt die Wunden sorgsam ein, zu lindern die kurze geringe Pein."*

Mit dem Aufkommen einer neuen Naturheilidee in der Mitte des 19. Jahrhunderts kam es dann auch zu der Propagierung der ausgesprochen **kalten Gebirgswässer** und im Gegensatz zu der alten Balneotherapie zur eigentlichen **Hydrotherapie**, auch **Hydriatik** genannt, im ersten Drittel des 19. Jahrhunderts. Nunmehr wurde das frische Quellwasser als Therapie empfohlen. Vorläufer waren der englische Arzt John Floyer (1649–1734) und der berühmte deutsche Medizinprofessor Friedrich Hoffmann (1660–1742), der in Halle als Professor die Iatrochemie vertrat und sozusagen der indirekte Nachfolger des großen klassischen Badearztes Asklepiades (124–56 v. Chr.) wurde, dessen Gesundheitsvorschriften zahlreiche Diätempfehlungen, Massageanwendungen, Bäder und körperliche Übungen umfaßte.

Als eine eigenständige Hydrotherapie hingegen wurde diese **Kaltwasserbehandlung** erst durch die Familie der „Wasserhähne" bekannt. Sowohl Johann Sigmund Hahn (1696–1773), dessen Werk „Von der wunderbaren Heilkraft des frischen Wassers bei dessen innerlichem und äußerlichem Gebrauche durch die Erfahrung bestätigt" in Breslau 1737 erstmals veröffentlicht wurde, während die 7. Auflage noch 1938 erscheinen konnte, und sein Sohn sowie Theodor Hahn (1824–1883), der die Kaltwasserbehandlung als Reizmittel zur Ausscheidungsbeschleunigung empfahl und konsequent von Naturheilkunde sprach, sind hier zu nennen. Vor allem aber der Laienbehandler Vincenz Priessnitz (1799–1851), der aus einer Kolonie Gräfenberg im damals österreichischen Schlesien eine weltweit anerkannte Wasserheilanstalt entwickelte (Abb.

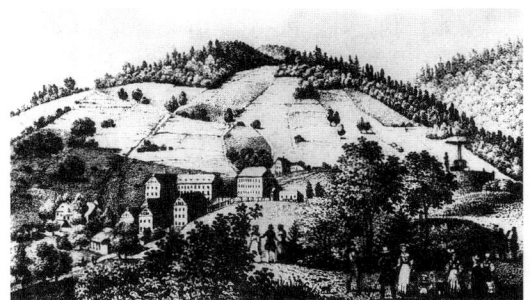

**Abb. 1-2** Die Wasserheilanstalt Gräfenberg. Zeitgenössische Darstellung aus J. H. Rausse „Der Gräfenberger Wasserarzt", Meißen 1840.

1-2) und einen neuen Typ eines **reinen Naturheilbades**, im Gegensatz zu dem Unterhaltungs- und Vergnügungsbad der Zeitgenossen, einführte. Von nun an wurde die Kaltwassertherapie zum Teil als Ganz- oder Teilwaschung, als nasse Abreibung oder gar als Guß angewandt und sehr gezielt verwendet. Diesem Beispiel folgte bald auch ein Mitschüler von Priessnitz und ehemaliger Fuhrmann, Johannes Schroth (1798–1856), der zusätzlich die nach ihm benannte **Schroth-Kur** als Fasten- und Durstkur einführte und damit eine gewisse religiöse Komponente in die moderne Badetherapie einbrachte. Vielfältige Verfahren haben sich daraus entwickelt, die alle bis zum heutigen Tag dem Zwecke dienen sollen, die Reinigung des Körpers von krankmachender Materie über die Haut, den Darm oder die Nieren zu erreichen.

Daß sich nunmehr zur Hydrotherapie auch die besondere Bewegung der **Vegetarier** hinzugesellte, sei nur am Rande erwähnt. Dieser „Vegetarianismus" setzte nun neue weltanschauliche Akzente, etwa durch die reformerischen Bewegungen von Eduard Baltzer (1814–1887) oder Gustav Struve (1805–1870), der mit seinem Buch „Pflanzenkost, die Grundlage einer neuen Weltanschauung" 1869 bereits eine politische Wendung machte. Damit war aber die **Verbindung zwischen der Balneo- und Hydrotherapie und der Ernährungslehre** geknüpft, die z. B. von Theodor Hahn als „naturgemäße Diät" und „Diät der Zukunft" bezeichnet wurde und heute wieder in zahlreichen Varianten der sog. „**Vollwerternährung**" auftaucht.

Pfarrer Sebastian Kneipp (1821–1897) war zweifelsohne nicht der geistige Vater dieser Naturheilbewegung, aber ihr profiliertester und bekanntester Propagator (Abb. 1-3). Kneipp hat sich sofort mit Ärzten seiner Umgebung zusammengetan und aus dieser Bewegung ist dann die spätere Kneippsche Heilwasser- bzw. **Kneippsche Naturheilbewegung** entstanden, die es auch approbierten Medizinern nunmehr erlaubte, sich mit derartigen, offensichtlich sehr erfolgreichen Verfahren zu befassen. Ihm entstand in dem protestantischen Pastor

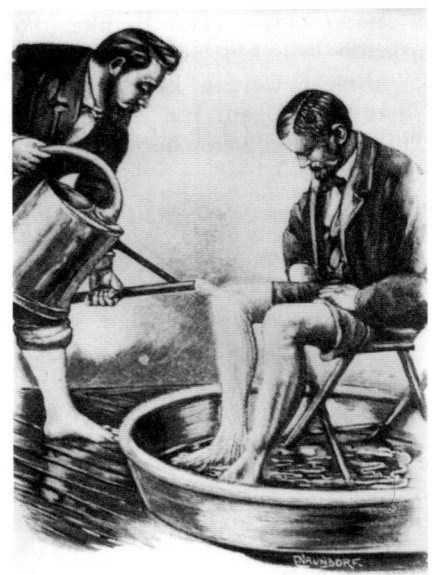

**Abb. 1-3** Der Kneippsche Kneguß mit der Gießkanne. Aus: A. Baumgarten „Die Kneippsche Hydrotherapie", Wörishofen 1909, S. 489.

Leopold Emmanuel Felke (1856–1926) insofern ein Konkurrent, als Felke nun auch die anderen naturgemäßen Heilmethoden wie das Licht, die Luft, die Erde und die natürlich gewachsenen Früchte in seinen Heilplan einbezog und später als „Lehmpastor" große Anerkennung erfuhr. Er begründete eine Heilanstalt, „Jungborn" genannt, in Repelen bei Krefeld mit Luftparks, Lufthütten, Licht-Luft-Bädern sowie Wasser- und Lehmanwendungen und zusätzlicher vegetarischer Heilkost. Immerhin wurde er kein Antialkoholiker, sondern er genoß, wie Rothschuh mitteilt, gelegentlich einen Krug Münchner Bieres. Er ist später als Verfechter der sog. „Augendiagnostik" in Mißkredit gekommen. Er vertrat immer noch die uralte These von den schlechten Körpersäften und Fremdstoffen im Blut. Den Versuch der Natur, die schlechten Stoffe auszuwerfen, unterstützte er mit seinen Methoden, wobei auch noch eine besondere Kleidung sowie entsprechende Reinigungsmittel eine bedeutsame Rolle spielten.

Von der vegetarischen Kost war es nur ein kurzer Weg bis zur Propagierung der **Rohkost,** die durch eigene Erfahrung von dem

Fotografen Gustav Schlickeysen (1843 bis 1893) in seinem 1875 erschienenen Werk „Obst und Brot" erstmals vorgestellt wurde, weil er glaubte, daß der Mensch kein „Omnivore", d. h. Allesesser, sondern eine „Frugivore", ein reiner Fruchtesser sei und Rohkost ihm besonders bekömmlich sein müsse. Die von ihm gewählte Bezeichnung „Sonnenlichtnahrung" zeigt wieder interessante Parallelen zu manchen modernen Vorstellungen über Ökofrüchte und Biogemüse.

Der eigentliche Vertreter der modernen Rohkost war jedoch der Schweizer Max Bircher-Benner (1867–1939). Bircher-Benner war selbst Arzt und konnte deshalb seine Thesen auch in Medizinerkreisen mit größerem Nachdruck vertreten. Aber auch er war der spekulativen Ansicht, daß die frischen Früchte Träger von „Lichtquanten" seien, deren Freisetzung den wahren Treibstoff des Lebens ausmachen würde. Sein erstes grundlegendes Werk „Grundzüge der Ernährungs-Therapie" erschien 1903. Es war die Zeit, in der im frischen Obst auch die **Vitamine** nachgewiesen werden konnten, die als Ergänzungsstoffe ihren Namen von dem polnischen Forscher Casimir Funk (1884–1967) 1914 erhielten. Schon 1906 hatte freilich Frederick Gowland Hopkins (1861–1947) die Vermutung ausgesprochen, daß es in den Nahrungsmitteln bestimmte aktive Substanzen geben müsse, die für das Leben unverzichtbar seien. Diese Zeit der Ära der Vitaminforschung, die fast jeden Tag neue Befunde ergab, war natürlich auch für die Naturheilverfahren von immenser Bedeutung und brachte zumindest für die Ernährungslehren erhebliche neue Impulse.

Auch die **Thalasso-Therapie** sollte hier Erwähnung finden. Bereits in der Antike wurde gelegentlich das Meerwasserbaden im Mittelmeer empfohlen. Es setzte sich im allgemeinen aber nicht durch, ja die Meersalze galten sogar als schädlich, zumal nicht selten Ausschläge auf entsprechende längere Bäder sowohl bei Süßwasser- als auch bei Seewasserverwendung zu beobachten waren, die zwar gelegentlich als heilsamer Ausschlag und Ausscheidung schädlicher Säfte betrachtet wurden, oft jedoch den Pa-

tienten manche Unbill brachten. Nach englischen Vorbildern wurde erst im Jahre 1793 auf Befehl des Großherzogs von Mecklenburg-Schwerin in Doberan das **erste deutsche Seebad** unter der Leitung des Arztes Samuel von Vogel (1750–1830) eingerichtet, nachdem wenige Jahre vorher auf der Insel Juist der Prediger Janus Vorschläge zum Baden auch in der Nordsee gemacht hatte, die aber unbeachtet geblieben waren. Initiator der Gründung dieses ersten deutschen Seebades, das zweifelsohne auch zu den Naturheilverfahren gehören dürfte, war der Göttinger Philosoph Georg Christoph Lichtenberg (1742–1799), der in Margate und Deal solche Bäder, die noch im Badekarren absolviert wurden, kennengelernt hatte. Ein Jahr später konnte von Vogel in seinem Buch „Über den Nutzen und Gebrauch der Seebäder" (Stendal 1794) von der erfolgreichen Institution der ersten Seebadeanstalt berichten und sie auch durch Abbildungen vorstellen. 1801 folgte dann eine Seebadeanstalt in Norderney, doch zeigte sich, daß die Methode der Badekarren in der flach abfallenden Ostsee leichter durchzuführen war als in der Nordsee mit dem rauheren Klima und dem zum Teil steinigen Boden.

Bis zum heutigen Tage aber sind die Beweggründe, weshalb man eine bestimmte Heilmethode ein **„Naturheilverfahren"** nennt, ungeklärt. Viele beziehen auch die sog. „alternative Medizin" in diesen Begriff mit ein, obwohl der Verfasser etwa die Akupunktur und Moxibustion als asiatische systematische Heilmethoden, die auf einer ganz besonderen medizinischen Theorie beruhen, ebensowenig unter diese Rubrik subsumieren würde wie die Homöopathie, die vor fast 200 Jahren von dem Arzt Samuel Hahnemann (1755–1843) ebenfalls als ein medizinisches System mit klaren Anwendungsweisen konzipiert worden war. Denn gerade nach Hahnemann heilt sich die Natur sozusagen nicht direkt selbst, sondern nur auf dem Umweg über eine durch das homöopathische Arzneimittel im Körper ausgelöste „Arzneimittelkrankheit", die freilich unterschwellig abläuft und die tatsächlichen Krankheitserscheinungen dann zu unterdrücken in der Lage ist.

Ebenso kann der sog. „tierische Magnetismus" nicht als Naturheilverfahren gewertet werden, denn im Gegensatz zu seinem Erfinder Franz Anton Messmer (1734–1815), der an den tatsächlichen Einfluß der Magnetkraft aus dem All auf den einzelnen Organismus glaubte, hat dann ja erst sehr viel später Sigmund Freud (1856–1939) die Erfolge dieses „tierischen Magnetismus" als psychische Heilmethode offenbart und Suggestion und Hypnose daraus abgeleitet. Man kann auch nicht einfach die Phytotherapie zu den naturgemäßen Heilmethoden zählen, wenn nämlich bestimmte pharmazeutische Manipulationen mit der Pflanze vorgenommen werden, die etwa als Extrakt, Tinktur oder gar in Trockenform von den Apothekern und der pharmazeutischen Industrie verarbeitet werden. Ob freilich die Gaben von genuinen Pflanzenteilen im Sinne der heute als **Hildegardis-Medizin** propagierten Pflanzenheilkunde noch in diese Rubrik fallen, ist umstritten. Es hängt dies davon ab, was man unter der „Naturheilwirkung" versteht, denn immer noch ist der Streit in der Balneologie über die Notwendigkeit, eine Bäderkur im Heilbad selbst zu absolvieren und sich nicht, wie dies im vorigen Jahrhundert zum Teil postuliert wurde, mit den entsprechenden Badeessenzen zu Hause zu begnügen, nicht definitiv abgeschlossen. Es besteht kein Zweifel, daß natürlich jede Badekur wie jede Naturheilanwendung auch eine psychische Komponente beinhaltet und wir durchaus den Begriff des „Placebos" hierbei anwenden können. Daß darüber hinaus aber eine besondere Zusammensetzung des natürlichen Wassers, seine Temperatur und die Wirkung eines physikalischen Reizes eine zusätzliche Rolle spielen, wird immer wieder behauptet, aber auch andererseits zum Teil negiert. Die zahlreichen Anwendungen mit Heilerde verschiedenster Provenienz haben vielen Patienten Hilfe und Erleichterung gebracht und zwar auch denjenigen, denen mit einer Heizkissenanwendung allein keineswegs ausreichende Schmerzfreiheit zuteil wurde. Über die Zweckmäßigkeit einer bestimmten Ernährung oder Bekleidung gehen bis zum heutigen Tage die Meinungen weit auseinander. Die Kritik an den Naturheilverfahren beruht eben gerade auf dieser **Divergenz der verschiedenen Schulmeinungen,** die zum Teil mit erheblicher Vehemenz verfochten werden und Anhänger und Gegner bestimmter Therapierichtungen unversöhnlich zu trennen scheinen.

Die interessante Wellenbewegung, die die **Anerkennung der Naturheilverfahren** im Laufe der Jahrhunderte erfahren hat, kann man aus verschiedensten Gründen verständlich machen. In der griechischen Antike war sie eng an die vorsokratische Naturphilosophie gekoppelt und, wie schon erwähnt, mit den Vorstellungen der engen Verknüpfung von Makro- und Mikrokosmos verbunden. Wenn die Welt aus den gleichen Grundsubstanzen bestehe, dann müsse es auch möglich sein, daß von der einen auf die andere Spezies Teile dieser Grundsubstanzen übergehen könnten und dadurch das von allen griechischen Denkern so sehr herbeigesehnte **harmonische Gleichgewicht von Körper und Seele** im Menschen wiederhergestellt werden könnte. Auch in anderen Kulturen, so der indischen oder chinesischen Medizin, spielten derartige Harmonisierungsbestrebungen, wenn auch nicht auf die Viererzahl, sondern auf Dreier- oder Fünfergruppen bezogen, eine entscheidende Rolle. In der Spätantike wurde dann die galenische Vorstellung von der Ansammlung **schädlicher Körpersäfte,** die auch zur Metastasenneigung führen könnten, eine wesentliche Quelle naturheilkundlicher Bemühungen, die dazu dienten, diese schädlichen Stoffe aus dem Körper in irgendeiner Form auszuscheiden. Darüber hinaus sollte es mit Hilfe einer entsprechend sorgfältig festgelegten **Diätetik** gelingen, solche Schadstoffe erst gar nicht in den Körper gelangen zu lassen. In diesem Zusammenhang sollte auch der jüdische Arzt-Philosoph Maimonides (1135–1204) erwähnt werden, der auf die Frage seiner Studenten, welche Lebensdauer Gott dem Menschen allgemein zuerkannt habe, antwortete, daß er nach reiflicher Überlegung und Konsultation der theologischen, philosophischen und medizinischen Schriften zu dem Schluß gekommen sei, daß Gott dem

Menschen eine Lebensdauer von 120 Jahren zugedacht habe, daß dieses Ziel aber nur sehr selten erreicht werden könne, weil der Mensch selber nicht die Ratschläge Gottes befolge und sich damit aus eigener Schuld um eine ganze Reihe von Lebensjahren bringen würde; eine weise Antwort, die bis zum heutigen Tage eigentlich wenig von ihrer Aussagekraft verloren hat.

Es sollte aber daran erinnert werden, daß sich gerade unter den Autoren, die sich um Naturheilverfahren bemühten und diese zu propagieren und zu verbessern trachteten, ja besonders viele Ärzte und Laien befanden, denen ein längeres und lebenswertes Leben für ihre Patienten und Klienten vorschwebte, wobei sie auch von der Nebenwirkungsarmut vieler Naturheilverfahren offensichtlich sehr beeindruckt waren, so daß man heute bei derartigen Heilweisen sogar von **sanfter Medizin** spricht, obwohl natürlich auch Naturheilverfahren durchaus unerwartete Neben- oder Begleitwirkungen nach sich ziehen können. Es sei hier nur an die vielen Allergien gedacht, an die Gefahren einer einseitigen Ernährung bei rigorosem Vegetarismus und an die erst jüngst erkannten Gefahren eines schrankenlosen Sonnenbadens, das noch von vielen Licht-, Luft- und Sonnenaposteln des vorigen Jahrhunderts als das beste Allheil- und Vorbeugungsmittel dargestellt wurde, während wir heute doch vor dem Melanom warnen müssen.

Mit Recht hat Rothschuh in seiner Monographie, in der er im übrigen auf das große klassische Werk von Alfred Brauchle (1898–1964) aus dem Jahre 1937 „Naturheilkunde in Lebensbildern" hinwies, das nach dem Zweiten Weltkrieg, 1971 ergänzt von Walter Groh, mit dem modernisierten Titel „Zur Geschichte der Physiotherapie" erneut erschienen ist, die Renaissance der Naturheilbewegung in der zunehmenden Technisierung der Medizin und der Abneigung weiter Kreise gegen diese Iatrotechnik gesehen. Es zeigt sich erneut, daß der **Elementargedanke von Bastian** nach wie vor seine Gültigkeit zu haben scheint, in dem in verschiedenen Kulturen zu unterschiedlichen Ansätzen ganz ähnliche Vorstellungen,

Befürchtungen und Wünsche wach werden, die durch die rationelle Erklärung der wesentlichen Verlängerung unserer Lebensdauer, vor allem infolge des medizinischen Fortschrittes, nicht gelöscht werden können. Zweifelsohne hat durch die moderne Medizintechnik der Glaube an die Selbstheilungskräfte im Organismus des Menschen bei vielen Patienten gelitten. Vielleicht ist aber auch die übersachliche Art der Gesprächsweise unserer modernen Ärzte, die ja nicht zuletzt von den Juristen zu klaren und zum Teil für die Patienten schädigenden Aussagen gezwungen werden, mit ein Grund für die stärkere Hinwendung zu Therapieverfahren, die offensichtlich den ganzen Menschen in seinen körperlichen und seelischen Aspekten zu berücksichtigen scheinen.

## Literatur

[1] Albrecht, H. (Hrsg.): Heilkunde versus Medizin? Gesundheit und Krankheit aus der Sicht der Wissenschaften. Stuttgart 1993.
[2] Asbeck, F.: Naturmedizin in Lebensbildern. Leer 1977.
[3] Asklepiades: Gesundheitsvorschriften. Bearbeitet von R. Ritter von Welz. Würzburg 1842.
[4] Baltzer, E.: Die natürliche Lebensweise, der Weg zu Gesundheit und sozialem Heil. Nordhausen 1867.
[5] Baltzer, E.: Der Vegetarismus in der Bibel. Nordhausen 1872.
[6] Baumgarten, A.: Die Kneippsche Hydrotherapie. Wörishofen 1909.
[7] Bircher-Benner, M.: Grundzüge der Ernährungs-Therapie. Berlin 1903.
[8] Buess, H.: Zur Geschichte der Hydrotherapie. In: Das Wasser. CIBA Zschr. (Basel) 9 (1947) 3919–3926.
[9] Faust, B. C.: Gesundheitskatechismus. Bückeburg–Leipzig 1794.
[10] Ficker, F.: Quellen, Quellkulte und Heilquellen in der Vorzeit. Zschr. Allg. Med. (Landarzt) 49 (1973) 529–532.
[11] Floyer, J.: The ancient psychrolousia revived or An essay to prove cold bathing both save and useful. London 1702.
[12] Frank, J. P.: System einer vollständigen medizinischen Polizey. Mannheim–Tübingen–Wien 1779–1821.
[13] Galen.: De sanitate tuenda. In: Opera. Hrsg. v. C. G. Kühn, Bd. 6, pp 1–748, Leipzig 1823.
[14] Gleich, L. Physiatrische Schriften. München 1860.

[15] Grasset, H.: La médecine naturiste à travers les siècles. Paris 1911.

[16] Groh, W.: Priessnitz, Grundlagen des klassischen Naturheilverfahrens. Hamburg 1960.

[17] Grote, L. R.: Wege zum Verständnis der Naturheilkunde. Dresden 1936.

[18] Hahn, J. S. (jun.): Unterricht von Krafft und Würkung des frischen Wassers in die Leiber der Menschen. Breslau–Leipzig 1737.

[19] Hahn, J. S. (sen.): Unterricht von der wunderbaren Heilkraft des frischen Wassers bei dessen innerlichem und äußerlichem Gebrauch durch Erfahrung bestätigt. Breslau–Leipzig 1737.

[20] Hahn, T.: Praktisches Handbuch der naturgemäßen Heilweise. Berlin 1865.

[21] Hahn, T.: Die naturgemäße Diät, die Diät der Zukunft. Köthen 1871.

[22] Hirschel, B.: Hydriatica oder Begründung der Wasserheilkunde auf wissenschaftliche Prinzipien, Geschichte und Literatur. Leipzig 1840.

[23] Hoffmann, F.: De aqua medicina universalis. In: Opuscula physico-medica. Ulm 1725/26.

[24] Hueppe, F.: Naturheilkunde und Schulmedizin. Zschr. soz. Med. 1(2), 1895. 65–87.

[25] Hufeland, C. W.: Die Kunst das menschliche Leben zu verlängern (Später Makrobiotik!). Jena 1797.

[26] Just, A.: Kehrt zur Natur zurück! Stapelburg 1896.

[27] Kneipp, S.: Meine Wasserkur. Kempten 1886.

[28] Kneipp, S.: So sollt ihr leben! Kempten 1897.

[29] Kuhne, L.: Die neue Heilwissenschaft. Leipzig 1902.

[30] Kukowka, A.: Über fabrikmäßig hergestellte Badezusätze. Dtsch. Badebetrieb 53, 1962.

[31] Lersch, B. M.: Geschichte der Balneologie, Hydroposie und Pegologie oder der Gebrauch des Wassers zu religiösen, diätetischen und medicinischen Zwecken. Würzburg 1863.

[32] Martin, F. H. A.: Deutsches Badewesen in vergangenen Tagen. Jena 1906.

[33] Mauthner, L. W.: Die Heilkräfte des kalten Wasserstrahls. Wien 1837.

[34] Meyer-Camberg, E.: Wenn du dich recht gesund befinden willst. Aus der Geschichte unserer Naturheilkunde. Berlin 1957.

[35] Müller, A.: Pastor Felke und seine Heilmethode. Krefeld o. J.

[35a] Neuburger, M.: Die Heilkraft der Natur im Wandel der Zeiten. Stuttgart 1926.

[36] Oertel, E. F. C. Geschichte der Wasserheilkunde. Leipzig 1835.

[37] Rausse, J. H.: Anleitung zur Ausübung der Wasserheilkunde. Hrsg. v. T. Hahn, Leipzig 1851.

[38] Rothschuh, K. E.: Naturheilbewegung, Reformbewegung, Alternativbewegung. Stuttgart 1983.

[39] Schadewaldt, H.: Unkonventionelle Heilmethoden in der Geschichte. Med. Welt 29 (1978) 943–949.

[40] Schadewaldt, H.: Zur Geschichte des römischen Bäderwesens. Ärztl. Kosmet. 17 (1987) 302–321.

[41] Schadewaldt, H.: Elementargedanke in der Entwicklung der Heilkunde. Med. Welt 38 (1987) 5–8.

[42] Schadewaldt, H.: Alternative Heilmethoden in medizinhistorischer Sicht. In: 30 Jahre ärztliche Fortbildung in Berlin. Berlin 1990, pp 100–110; Erfahrungsheilkunde 38 (1989) 765–773.

[43] Schadewaldt, H.: Naturheilkunde – ein medizinhistorischer Überblick. Med. Welt 41 (1990) 584–585.

[44] Schadewaldt, H.: Aphorismen zur Geschichte der Naturheilkunde. Atemwegs- und Lungenkrankheiten 21 (1995) 1–5.

[45] Schipperges, H.: Lebendige Heilkunde. Olten–Freiburg/Brsg. 1962.

[46] Schlickeysen, G.: Obst und Brot.

[47] Struve, G.: Pflanzenkost, die Grundlage einer neuen Weltanschauung. Stuttgart 1869.

[48] Vogel, von S.: Über den Nutzen und Gebrauch der Seebäder. Stendal 1794.

[49] Winternitz, W.: Die Hydrotherapie auf physiologischer und klinischer Grundlage. Wien 1877 bis 1880.

[50] Wölfing, A.: Entstehung und Bedeutung des Begriffs Schulmedizin und die Auseinandersetzungen zwischen der naturwissenschaftlichen Medizin und Vertretern anderer Heilmethoden im 19. Jahrhundert. Med. Diss., Freiburg 1974.

# 2 Schulmedizin und Naturheilverfahren im Wettstreit

*J. Grifka*

## 2.1 Allgemeines

Die Diskussion um Naturheilverfahren ist längst zur politischen Debatte geworden. Zweifellos haben dazu auch die Entscheidungen der gesetzlichen Krankenkassen zur Kostenübernahme nicht begründeter Therapieverfahren in großem Stil beigetragen. Die Wurzel des grundsätzlichen Dissenses ist sicherlich sowohl in der geschichtlichen Entwicklung als auch bei inhaltlichen Maximen zu suchen.

In der historischen Entwicklung ist die Heilkunde eng mit Mystischem verbunden. Sie wurde als geheimnisvolle, nicht erlernbare Gabe und Gnade betrachtet. In weiterer Entwicklung kennen wir von den griechischen Urvätern die Hinwendung zur Natur und die Nutzung natürlicher Heilkräfte. Dabei wird der Mensch als Teil der Natur aufgefaßt, und es wird versucht, das Befinden mit Hilfe bestimmter Mixturen zu beeinflussen. Krankheit wird nicht mehr als Strafe der Götter verstanden, sondern als eine Veränderung, die durch die Natur wieder geheilt werden kann. Selbst für unsere Schulmedizin ist der Leitsatz des Hippokrates: „Medicus curat, natura sanat" (Der Arzt hilft, die Natur heilt) vorbehaltlos anzuerkennen. Auf der Grundlage wissenschaftlicher Hypothesen wurde versucht, auf die Natur Einfluß zu nehmen und die aus dem Gleichgewicht gekommenen Funktionen und Regelkreise wieder einzurichten. In diesem Sinne hat sich die Schulmedizin als Wissenschaft des Lebens und des Todes entwickelt, bei allen Grenzen ärztlichen Könnens und der unerforschten und unergründlichen Natur des Lebens. Für den Kranken andererseits sind Glaube und Vertrauen auf Besserung eine wichtige Stütze. Er projiziert seine Hoffnung auf Heilung gern auf den Behandler. Gerade weil es um das hohe Gut der Gesundheit geht, wird allzuleicht Irrationales mit dem Wissen und der Kunst der Ärzte vermischt. Der Kranke erwartet das Wunder und übersieht dabei gerne, daß der Wunderdoktor die größte Gefahr für ihn ist.

Im Konglomerat der verschiedenen Behandlungsmethoden, die sich alle gerne als Naturheilverfahren bezeichnen, finden sich seit je auch völlig irrationale, die allenfalls im mystischen Bereich angesiedelt werden können, mitunter sogar geradezu krankheitsverursachenden Charakter haben.

Die Schulmedizin unterliegt kritischer Prüfung. Auf naturwissenschaftlicher Grundlage werden stetig Erkenntnisse erweitert und Irrtümer erkannt. Gleichwohl sind die Möglichkeiten der wissenschaftlichen Medizin begrenzt, und jeder vermeintliche Fortschritt muß sich erst beweisen. Allzuleicht kann der Fortschritt von heute der Irrtum von morgen werden, doch gibt die stete Überprüfung eine gewisse Sicherheit, und die Schulmedizin verfügt über eine breite Basis gesicherter Erkenntnisse. Die Grenze zu den Naturheilverfahren ist keineswegs abrupt. Etliche Methoden und Therapiemaßnahmen haben nach empirischer Bestätigung oder wissenschaftlicher Prüfung ihre Anwendung und Verbreitung in der Schulmedizin gefunden. Vieles findet ergänzend zur üblichen Schulmedizin Anwendung. Ebenso wichtig ist aber auch die Ausgrenzung extremer, widersinniger Verfahren, die jeglicher Begründung entbehren.

## 2.2 Einschätzung in der Bevölkerung

Die Frage, wo die Grenze zu ziehen sei, wird zwangsläufig recht unterschiedlich beantwortet. Der einzelne mag über ebenso positive wie negative Erfahrungen zu berichten wissen. Ganz sicher handelt es sich nicht um eine Vertrauenskrise der wissenschaftlichen Medizin, die das Interesse an den Naturheilverfahren fördert. Offensichtlich gibt es einen Bewußtseinswandel, der ganze Lebensbereiche betrifft und von dem Bestreben geprägt ist, nicht chemische, „künstliche" Produkte anzuwenden, sondern im Glauben an sog. sanfte Heilmethoden „natürliche" Mittel zu favorisieren.

Einige Zahlen verdeutlichen die Einschätzung in der Bevölkerung sowie unter Ärzten: In einer Infratest-Umfrage bei über 18jährigen gaben 42% an, daß sie „Naturheilmittel" grundsätzlich „chemischen Arzneimitteln" vorzögen. Weitere 40% achteten darauf, daß bei ärztlichen Verschreibungen weniger „chemische" und mehr Naturheilmittel verschrieben werden. Bei „ernsthaften" Erkrankungen hatten aber 55% der Befragten ein größeres Vertrauen zu Arzneimitteln mit „chemischen" Wirkstoffen. In einer Umfrageauswertung des Institutes für Demoskopie Allensbach wurde festgestellt, daß mehr als die Hälfte der Bevölkerung (58%) schon einmal Naturheilmittel verwendet hat [6]. Bei einer Infratest-Befragung unter 261 Allgemeinmedizinern und Internisten zur Verbreitung von Naturheilverfahren in der Ärzteschaft wurde als Ergebnis festgestellt, daß 34% der befragten Ärzte häufig Naturheilmittel, 48% selten, 10% nur auf Wunsch des Patienten und 8% nie verordneten. 72% der Ärzte waren der Überzeugung, daß die Mehrheit ihrer Patienten Naturheilmitteln positiv gegenüberstehe. Damit handelt es sich also nicht um eine Randgruppe, sondern um einen großen Teil der Bevölkerung. Die grundsätzlich positive Einstellung zu Naturheilverfahren kann nicht als Wissenschaftsverdrossenheit einiger weniger abgetan werden, die aus Frustration zu alternativen Therapiemaßnahmen flüchten. Einer amerikanischen Studie zufolge rekrutiert sich das Klientel der Patienten, die zu naturheilkundlichen Verfahrensweisen tendieren, hauptsächlich aus dem Kreis der Intellektuellen und solcher Bürger, die über ein deutlich höheres Einkommen verfügen.

Betrachtet man die Anzahl der Arzneimittel der „besonderen Therapierichtung", so fanden sich unter den 1000 führenden Fertigarzneimitteln des Jahres 1992 101 phytotherapeutische und homöopathische Präparate. Ihr Anteil an den Verordnungen betrug 9,4%. Mit dem Gesundheitsstrukturgesetz (GSG) war allgemein ein überdurchschnittlicher Verordnungsrückgang festzustellen [4]. Der Anteil naturheilkundlicher Präparate ist wesentlich höher einzuschätzen, wenn man bedenkt, daß das Gros phytotherapeutischer Präparate nicht verordnungspflichtig, sondern frei verkäuflich ist.

## 2.3 Naturheilverfahren in der ärztlichen Aus- und Weiterbildung

Durch die siebente Novelle der Approbationsordnung für Ärzte (21.12.1989) wurden „Grundlagen, Möglichkeiten und Grenzen der Naturheilverfahren und der Homöopathie" als Pflichtfach für das Medizinstudium aufgenommen. Der Stoffkatalog für den schriftlichen Teil des zweiten Abschnitts der ärztlichen Prüfung wurde entsprechend erweitert, und seit Sommersemester 1993 ist dieser Bereich Prüfungsgegenstand. Hier werden neben allgemeinen Grundlagen Kenntnisse zur Physikalischen Therapie, Ernährungstherapie, Phytotherapie, Konstitutionsmedizin, Akupunktur, Neuraltherapie, Ordnungstherapie und Homöopathie verlangt. Es gehört zu den Pflichten des Schulmediziners, auch über Möglichkeiten und Grenzen der Naturheilverfahren informiert zu sein.

Die Ärztekammern haben die Naturheilverfahren in ihren Weiterbildungsordnungen berücksichtigt. In der Musterweiterbildungsordnung der Bundesärztekammer und in den jeweiligen Weiterbildungsordnungen der Landesärztekammern ist der Erwerb des Bereichs „Naturheilverfahren" (früher als

Zusatzbezeichnung tituliert) im einzelnen geregelt. Zur Definition wird hier festgestellt:

> „Naturheilverfahren umfassen im Rahmen der Gesamtmedizin die Anregung der individuellen, körpereigenen Ordnungs- und Heilkräfte durch Anwendung nebenwirkungsarmer oder -freier, natürlicher Mittel."

Zum Weiterbildungsinhalt gehören:

„Vermittlung, Erwerb und Nachweis besonderer Kenntnisse und Erfahrungen in
▷ der Hydro- und Thermotherapie,
▷ der Bewegungstherapie einschließlich Atmungstherapie,
▷ den Massageverfahren des Bereiches,
▷ der Ernährungstherapie,
▷ der Phytotherapie,
▷ der Ordnungstherapie,
▷ den ausleitenden Verfahren,
▷ der Anwendung anderer Therapieprinzipien."

Aufgrund der Zuständigkeit der jeweiligen Landesärztekammer ist nicht bekannt, wieviele Ärzte in Deutschland diese Bezeichnung führen. Die Weiterbildungsinhalte zeigen schon von den Themenbereichen weitreichende Überschneidungen mit der Schulmedizin.

## 2.4 Abgrenzung seriöser Verfahren von Scharlatanerie

Es hilft in keiner Weise, die Präsenz der Naturheilverfahren zu leugnen oder deren Anwendung pauschal abzulehnen. Vielmehr muß die Aufgabe der Schulmedizin darin gesehen werden, fragwürdige Techniken, verwerfliche Praktiken und Scharlatanerie klar zu decouvrieren und die Grundlagen aller Verfahren zu hinterfragen und zu prüfen. Die besondere Crux besteht darin, daß unter der Bezeichnung „Naturheilverfahren" auch verwerfliche Methoden und Vorgehensweisen subsumiert werden. So

tummeln sich hier Wunderheiler ohne Approbation, aber genauso auch Ärzte, die bar jeder Verantwortung um das Wohl des Patienten in mystifizierender Weise und pekuniärer Gier Hoffnung und Ahnungslosigkeit Kranker ausnützen. Veröffentlichungen der Laienpresse sind beredtes Beispiel dafür. Hier ist es Aufgabe der Ärzteschaft, klarzustellen, daß es sich bei Naturheilverfahren nicht um magische, okkulte, charismatische Absonderlichkeiten handelt, sondern um Diagnostik- und Therapiemethoden, die bei klarer Indikationsstellung in einem definierten Gesamtkonzept dann ihren Stellenwert haben, wenn sie in einer Prioritätenstaffel gefahrlos, unterstützend oder alternativ angewendet werden können. Dabei darf kein für andere Verfahren wichtiger Zeitpunkt verpaßt werden und es dürfen nicht durch angeblich gefahrlose Mittel Risiken heraufbeschworen werden. Die Anwendung darf nicht zur ideologischen Frage werden, wissenschaftliche Erkenntnisse dürfen nicht durch Überzeugung ersetzt werden. Ansonsten hat schon die Grundeinstellung forensische Bedeutung. Die Methodenfreiheit hat da ihre Grenzen, wo effektives Handeln verpaßt wird und in Verkennung schwerwiegender Erkrankungen nachhaltige Folgen entstehen.

Es muß als originäre ärztliche Aufgabe angesehen werden, auf zweifelhafte Verfahren und damit verbundene Gefahren hinzuweisen. Dabei kann es nicht akzeptiert werden, wenn argumentiert wird, daß es sich um eine besondere Erfahrungsmedizin handle, die die „innere" Erfahrung mit Wahrnehmung des seelischen Erlebens widerspiegle. Gerade der ideologische „Naturismus", wie er von charismatisch auftretenden Wunderheilern vertreten wird, ist der Inbegriff des Unseriösen. Andererseits dürfen derartige Auswüchse nicht pauschal auf Naturheilverfahren übertragen werden. Gleichwohl handelt es sich um einen außerordentlich heterogenen Bereich, in dem verschiedenste diagnostische und therapeutische Verfahren und Methoden angesiedelt werden.

## 2.5 Begriffsbestimmung

Die Bezeichnung „Naturheilverfahren" wird als Sammeltopf für verschiedenste Verfahren und Therapierichtungen verwendet. Auch wenn damit lediglich Teilbereiche erfaßt werden, werden diese Bezeichnungen oft synonym gebraucht (Tab. 2-1).

Als **klassische Naturheilverfahren** werden heute bezeichnet:

▷ Hydrotherapie,
▷ Bewegungstherapie,
▷ Ernährungstherapie,
▷ Phytotherapie,
▷ Ordnungstherapie.

Wesentliche Behandlungsmaßnahmen, beispielsweise die Physikalische Therapie (einschließlich Hydrotherapie und Bewegungstherapie) oder die Diätetik (Ernährungstherapie), sind in unserem System in die Schulmedizin integriert und daraus nicht wegzudenken.

Andere Verfahren, die nicht zu den klassischen Naturheilverfahren gehören, sind heute wichtiger Bestandteil der ärztlichen Praxis. Sie sind z. T. in umfangreichen Behandlungskonzepten ausgefeilt und bewährt und haben bei verschiedenen Erkrankungen über einen komplementären Anwendungsbereich hinaus eine Schlüsselrolle. Dazu

**Tab.2-1** Synonyma für den Begriff „Naturheilverfahren".

| Naturheilverfahren: |
| --- |
| ▷ naturgemäße Heilverfahren |
| ▷ Erfahrungsmedizin |
| ▷ Erfahrungsheilkunde |
| ▷ biologische Medizin |
| ▷ komplementäre Medizin |
| ▷ Außenseitermethoden |
| ▷ alternative Medizin |
| ▷ Ganzheitsmedizin |
| ▷ nicht etablierte Medizin |
| ▷ naturgemäße Therapie |
| ▷ Naturmedizin |
| ▷ unkonventionelle Verfahren |
| ▷ alternative Therapierichtungen |

zählen die Manuelle Medizin und die Neuraltherapie.

Analog zu diesen Verfahren wurde die Akupunktur für die westliche Medizin erschlossen. Durch die Anerkennung von Indikationslisten durch die WHO hat sie weiteren Auftrieb erhalten.

Im Rahmen der Naturheilverfahren bedarf natürlich auch die Homöopathie der Beachtung, die schon aus geschichtlichen Gründen in Deutschland einen besonderen Stellenwert hat. Um so mehr ist zu begrüßen, daß gerade hierzu eine Vielzahl von Studien durchgeführt wird.

Für das Verständnis des naturheilkundlichen Ansatzes ist außerdem eine Kenntnis der Maximen der Ganzheitsmedizin außerordentlich hilfreich.

## 2.6 Prinzipien der Naturheilverfahren

Der Beginn der kausalforschenden Naturwissenschaften liegt erst knapp 200 Jahre zurück. Bis dahin war es stets mehr oder weniger ein philosophisches Konstrukt, das die Medizin begründete. Hinzu kamen tradierte Erfahrungen – auch von Nichtärzten – zur Wirksamkeit bestimmter Maßnahmen. Dieser Katalog war in der Regel auf bestimmte Symptome als krankheitsspezifische Anzeichen gerichtet. Erst nach und nach konnten in wissenschaftlichen Studien Wirksamkeitsnachweise geführt und Begründungen geliefert werden. Nach Bühring [3] läßt sich die **Wirkungsweise medizinischer Therapien** nach historischen Grundsätzen den folgenden vier Prinzipien zuordnen:

▷ **Elimination:** Beseitigung von Krankem
▷ **Substitution:** Ersatz von Fehlendem und Krankem
▷ **Direktion:** Lenkung (z. B. pharmakologisch) von Körperfunktionen
▷ **Stimulation:** durch Reize erzeugte Reaktionen.

Die ersten drei Prinzipien gelten heute ebenso für die erfolgreiche Schulmedizin. Stets ist das Bemühen auf die Beseitigung von Krankheitsfaktoren gerichtet, unter Umständen auch durch Antibiose oder chirurgische Mittel. Der „Ersatz von Fehlendem oder Krankem" wird beispielsweise durch Vitamin- oder Hormonsubstitution vorgenommen, ebenso wie durch die moderne Prothetik. Die großen Erfolge der pharmakotherapeutischen Maßnahmen sind als „Lenkung von Körperfunktionen" zu verstehen.

Das vierte Prinzip, die Stimulation, hat lediglich ansatzweise in der Schulmedizin Eingang gefunden, beispielsweise bei Impfungen oder in der Physiotherapie. In neuerer Zeit werden therapeutische Reize auch in der onkologischen Therapie verwendet. Für die Naturheilverfahren kann die Gliederung nach diesen Wirkprinzipien in der in Tab. 2-2 gezeigten Weise vorgenommen werden (in Anlehnung an Bühring [3]).

Bei der Schulmedizin hat die Entwicklung der Erforschung der einzelnen Krankheitsursachen von der Betrachtung des Gesamtbildes hin zur Organpathologie geführt und schöpft nun aus der Molekularbiologie neue Erkenntnisse.

## 2.7 Stellung der Naturheilverfahren in der gesundheitspolitischen Diskussion

Im Bereich der gesetzlichen Krankenversicherung ist eine ungeprüfte Aufnahme verschiedenster alternativer Therapierichtungen im Leistungskatalog vorgesehen. In einem gemeinsamen Papier der Spitzenverbände der Krankenkassen vom September 1994 [1] ist von einem Paradigmenwechsel in der Medizin die Rede, wonach sich in Zukunft der Wunsch der Patienten immer mehr auf den Einsatz unkonventioneller Heilmethoden richte. Die Bundesärztekammer kritisiert diesen extremen Standpunkt

**Tab. 2-2** Therapeutische Prinzipien der Naturheilverfahren.

| | |
|---|---|
| **Elimination:** | ▷ das Vermeiden (z.B. von Giften, Allergenen) |
| | ▷ die Schonung (z.B. körperliche Ruhe, Ernährungsprogramme) |
| | ▷ das „Ausleiten" (z.B. auch Fasten) |
| | ▷ das Kühlen (z.B. bei entzündlichen Prozessen) |
| | ▷ Manuelle Medizin (z.B. Lösen von Blockierungen) |
| | ▷ Aspekte der Phytotherapie |
| **Substitution:** | ▷ verschiedene Ernährungsprogramme |
| | ▷ „Vitalstoffe" |
| | ▷ milde Trainingsbehandlungen |
| | ▷ Heliotherapie (Vitamin D) |
| | ▷ Wärmezufuhr |
| | ▷ Aspekte der Phytotherapie |
| **Direktion:** | ▷ reflektorisch wirkende Maßnahmen (Wärme, Kälte, Massage, diverse apparative Verfahren) |
| | ▷ hautreizende Verfahren |
| | ▷ Akupunktur |
| | ▷ Neuraltherapie |
| | ▷ Homöopathie (?) |
| | ▷ Phytotherapie |
| | ▷ therapeutische Lokalanästhesie |
| **Stimulation:** | ▷ Hydrotherapie, Balneologie |
| | ▷ Klimatherapie |
| | ▷ Bewegungstherapie |
| | ▷ Aspekte des Fastens, Rohkost |
| | ▷ Heliotherapie (Sonnenbrand) |
| | ▷ Homöopathie |
| | ▷ Aspekte der Phytotherapie |

als eine irrationale Diskreditierung der Schulmedizin [2].

Die Gründe für diese teilweise undifferenzierte Unterstützung alternativer Behandlungsmaßnahmen mögen vielschichtig sein. Ein motivierendes Moment für die Träger der gesetzlichen Krankenversicherungen ist sicherlich in der ab 1.1.1996 eintretenden Konkurrenzsituation der Krankenkassen untereinander zu sehen. Darüber hinaus mag ein Grund sein, daß mit dem Gesundheitsstrukturgesetz nicht nur ein Ausgleich des Defizits von 9,4 Milliarden DM im Jahr 1992 erreicht wurde, sondern darüber hinaus ein Rekordüberschuß von rund 10,4 Milliarden DM im Jahr 1993 [7, 8]. Hier stehen also Mittel zur Disposition, die im Bereich der Naturheilverfahren eingesetzt werden können. Ein Beispiel für diese Vorgehensweise findet sich in einer Kampagne der Essener Betriebskrankenkassen, die im September 1994 Ärzte anschrieben und auch auf eine Erprobungsregelung nach dem V. Sozialgesetzbuch aufmerksam machten [5]. Dabei soll in einer fünfjährigen Erprobungsphase folgendes durchgeführt werden:

1. „Dem Versicherten werden Maßnahmen zur Beseitigung von therapiebehindernden Störungen des Bindegewebes zur Verfügung gestellt.
2. Dem Versicherten werden therapeutische Reizanwendungen auf das Bindegewebe sowie gleichartige, seriöse Maßnahmen, die der Arzt für geeignet ansieht, und die für eine wissenschaftliche Begleitung dokumentierbar sind, zur Verfügung gestellt." [5].

Als Begründung für dieses Vorgehen wird genannt:

„1. Zunehmende Nachfrage der Kassenmitglieder nach Naturheilverfahren, insbesondere nach den Restriktionen und Veränderungen durch das GSG vom 1.1.1993.
2. Wettbewerbsvorteile
3. Kostenersparnis durch weniger Ausfallzeiten und geringere Arzneimittelkosten." [5].

Zu Recht stellt sich die Frage, ob wir uns derartiges leisten können [9]. Diese Frage betrifft natürlich nicht nur die finanzielle Seite, sondern aus ärztlicher Verantwortung die moralich-ethische Dimension, wenn von dermaßen offizieller Seite selbst fragwürdige Verfahren gefördert werden.

Wesentlich sinnvoller sind dagegen Förderprojekte mit klinischen Studien zu den verschiedensten Bereichen der Naturheilverfahren, wie diese beispielsweise vom „Bundesministerium für Forschung und Technologie" (BMFT) auch für Prüfungen auf universitärer Ebene und in Max-Planck-Instituten vergeben werden.

Der Wettstreit zwischen den ungleichen Kontrahenden Schulmedizin und Naturheilverfahren gründet nicht auf einem prinzipiellen Gegensatz, zumal wir erleben, daß viele Verfahren und Methoden nach und nach in die Schulmedizin Eingang finden. Gleichwohl ist es die ärztliche Aufgabe, deutlich solche alternative Verfahren anzuprangern, mit denen Geistheiler und Exzentriker ihr Unwesen treiben. Uns kann es nur um seriöse Verfahren gehen, deren Erfahrungen, Erkenntnisse und Wissen begreifbar gemacht und systematisiert vermittelt werden. Die pharmakologische Forschung hat etliche Wirkstoffe pflanzenheilkundlicher Zubereitungen analysiert und für sog. schulmedizinische Anwendungen nutzbar gemacht. Wir Ärzte haben die Aufgabe, die verschiedenen Verfahren auf ihre wissenschaftliche Begründbarkeit zu prüfen, um auf der Grundlage gesicherter Erkenntnisse Empfehlungen abzugeben. Danach ist auch der Stellenwert der einzelnen Maßnahme einzuordnen.

## Literatur

[l] Arbeitsgemeinschaft der Spitzenverbände der Krankenkassen: Solidarische Wettbewerbsordnung als Grundlage für eine zukunftsorientierte gesetzliche Krankenversicherung, September 1994.
[2] BÄK intern: „Positionspapier" der Krankenkassen. Köln, 21.11.1994.
[3] Bühring, M.: Naturheilverfahren an der Freien Universität Berlin. In: Thiemann, F. (Hrsg.): Na-

turheilverfahren im Rahmen einer Ganzheitsmedizin. Symposiumsband, 1991.

[4] Friebel, H., W. Rummel: Überdurchschnittlicher Verordnungsrückgang nach dem GSG. Dtsch. Ärzteblatt 91(1994) B 1333–1335.

[5] Informationsschreiben des Zentrums zur Dokumentation von Naturheilverfahren e.V., Essen, Hufelandstr. 56, vom 13.9.1994.

[6] Materialien zur Gesundheitsforschung: Unkonventionelle medizinische Richtungen. Schriftenreihe zum Programm der Bundesregierung, Forschung und Entwicklung im Dienste der Gesundheit. Bd. 21, Bonn 1992.

[7] Pressemitteilung des BMG: Gesetzliche Krankenversicherung saniert. Nr. 95, 1. September 1994.

[8] Pressemitteilung des BMG: Bericht des Gesundheitsministers dokumentiert Erfolg des Gesundheitsstrukturgesetzes. Nr. 104, 6. Oktober 1994.

[9] Sewing, K. F.: Außenseitermethoden: Können wir uns das leisten? Dtsch. Ärzteblatt 91(1994) B 1679.

# 3 Physikalische Therapie

*E. Conradi, H. Hoppe, A. Reißhauer[1]*

## 3.1 Grundlagen der Physikalischen Therapie

### 3.1.1 Einleitung und Definitionen

Unter **Physikalischer Therapie** versteht man die Anwendung physikalischer Reize im weitesten Sinne zur therapeutischen Beeinflussung von Krankheitsprozessen bzw. -befunden. Die Begriffe Physikalische Therapie, Physikalische Medizin, Physikalische und rehabilitative Medizin und Physiotherapie sind zwar sinnverwandt, aber nicht miteinander identisch [6].

So kennzeichnen die Begriffe **Physikalische Medizin** bzw. **Physikalische und rehabilitative Medizin** ein Facharztgebiet mit weitreichenden Aufgaben in der Diagnostik, Behandlung sowie Rehabilitation von Krankheiten bzw. Krankheitsfolgen. Die Bezeichnung „Physikalische Medizin" statt „Physikalische Therapie" bedeutet, daß es sich hier um einen speziellen ärztlichen Verantwortungsbereich handelt, der Diagnose- und Indikationsstellung voraussetzt, und nicht nur um Methodenkenntnisse.

Der Begriff **Physiotherapie** wird in zweierlei Weise verwendet. So war Physiotherapie die Bezeichnung für ein 1956 in der ehemaligen DDR begründetes Facharztgebiet, das ungefähr dem vorstehend genannten Gebiet der Physikalischen und rehabilitativen Medizin entspricht. Es beinhaltete jedoch auf-

¹ E. Conradi: Kap. 3.1, 3.2, 3.3, 3.5, 3.7, 3.8; H. Hoppe: Kap. 3.4; A. Reißhauer: Kap. 3.6

grund seiner Wurzeln in den natürlichen Heilweisen und in der Balneotherapie auch die Grundanliegen der Naturheilverfahren. Bis 1972 lautete übrigens die offizielle Bezeichnung dieses Gebietes „Physikalisch-diätetische Medizin", da ursprünglich Ernährungstherapie im Sinne einer Vollwertkost nach H. Krauß [55] ein immanentes Anliegen der Physiotherapie war. Der Begriff „Physiotherapeut/-in" wird außerdem als Berufsbezeichnung von Masseuren/-innen und Krankengymnasten/-innen beansprucht.

Die Methoden der Physikalischen Therapie überschneiden sich in weiten Bereichen mit dem, was man vielerorts als klassische Naturheilverfahren bezeichnet.

### 3.1.2 Allgemeine Überlegungen zur Wirkungsphysiologie

Generell kann man davon ausgehen, daß Physikalische Therapie bei richtiger Dosierung und richtiger Einschätzung der Reaktionslage des Patienten nebenwirkungsarm ist. Dennoch muß man auch bei der Anwendung der Physikalischen Therapie von den Grundpfeilern des ärztlichen Handelns und Denkens ausgehen, nämlich von Diagnose, Pathogenese, Befundeinschätzung und Prognose.

Für das therapeutische Vorgehen ist es erforderlich, neben der Analyse der geweblichen Befunde und funktionellen Störungen auch die Reaktionsmöglichkeiten des Patienten einzuschätzen. Aus einer ganzheitlichen Beurteilung leitet sich der einzuschlagende Weg ab. Denn auch in der Physikalischen Medizin ist ein schematisches Vorgehen abzulehnen.

Grundsätzlich gibt es vier Möglichkeiten zur therapeutischen Intervention:

▷ Beseitigung von Ursachen, Bedingungen und Folgen von Krankheiten (Exclusio)
▷ Anregung zur Überwindung der Ursachen, Bedingungen und Folgen von Krankheitsprozessen (Stimulatio)
▷ Unterdrückung bzw. Unterbrechung von Krankheitsverläufen (Directio)
▷ bewußte Krankheitsbewältigung (Coping).

Die Physikalische Therapie ist vor allem unter dem zweiten Aspekt zu sehen, nämlich dem der **Stimulation.** Sie läßt sich damit in das allgemeine Wirkungsprinzip vieler Naturheilverfahren einordnen, in die Beziehung von Reiz und Reaktion. Man spricht daher oft von Reiz- bzw. Reaktionstherapie. Mit diesem Begriff soll zum Ausdruck kommen, daß eine gezielte Reizanwendung Reaktionen im Organismus auslöst, in deren Verlauf gestörte Krankheitsprozesse und Funktionsabläufe sowie auch gewebliche Befunde beeinflußt werden können. Eine prinzipielle Voraussetzung dazu ist das organismische Prinzip der Selbstoptimierung. Dieses Prinzip sagt aus, daß einer gestörten bzw. „ausgelenkten" Funktion immer das Bestreben eigen ist, die Normallage wieder anzusteuern. Mittels physikalischer Methoden lassen sich diese regulativen und reparativen Prozesse im weitesten Sinne stimulieren.

Der Einsatz der Physikalischen Therapie kann dabei unter vier Aspekten erfolgen:

▷ gezielte befundorientierte Behandlung
▷ gezielte funktionsorientierte Behandlung
▷ symptomatische Behandlung
▷ basistherapeutische Anwendung.

Bei zahlreichen Erkrankungen entwickeln sich reflektorisch vermittelte Veränderungen in den Geweben der Körperoberfläche, die als Befunde bezeichnet werden. Die Wiederherstellung der gestörten Strukturen kann auch als kausale Therapie angesehen werden, denn ein Fortbestehen dieser Gewebsveränderungen kann den Heilungsverlauf verzögern. Während bei der **befundorientierten Behandlung** die Anregung von Durchblutung und Stoffwechsel und die Wiederherstellung des Muskeltonus eine Rolle spielen, betreffen die **funktionsorientierten Aspekte** die Optimierung der Herz-Kreislauf-Regulation, des Wärmehaushalts, aber auch der Bewegungsabläufe.

Einige Verfahren der Physikalischen Therapie, so auch die **Elektrotherapie** oder die **Kryotherapie** (Eisbehandlung), werden häufig unter **symptomatischem Aspekt** eingesetzt. Grundlage für ihre Wirkung ist die Gate-Control-Theorie nach R. Melzack u. P. D. Wall [65] bzw. die sog. Counter-Irritation. Melzack und Wall haben erstmalig ein umfassendes neurophysiologisches Schmerzmodell entwickelt, welches zwar experimentell nicht in allen Details bestätigt werden konnte, aber dennoch nach wie vor als eines der wichtigsten Konzepte zur Erklärung der Schmerzwahrnehmung und Schmerzverarbeitung gilt [59].

Nicht vernachlässigt werden darf der Einsatz der Physikalischen Therapie unter **basistherapeutischem Aspekt,** d.h. zur Unterstützung der vegetativen Gesamtsituation des Organismus und der Befindlichkeit des Patienten. Insbesondere **Hydrotherapie, Atem-** und **Entspannungstherapie** können Reaktionen auslösen, die dem Genesungsprozeß und der gesundheitlichen Stabilisierung des Patienten ausgesprochen förderlich sind.

Insgesamt gestatten also die Methoden der Physikalischen Therapie durch physiologisch erklärbare und begründbare Wirkungen einen unmittelbar spürbaren und damit erlebbaren Zugriff zum Körper, worin ihre Bedeutung für die Medizin liegt. H. Jordan [46] formulierte, daß die Physikalische Therapie nicht nur komplementär, d.h. alternativ ist, sondern als „komplementaristisch", d.h. als ein nicht herauszulösender Teil des Behandlungskonzeptes verstanden werden sollte, der sich sowohl qualitativ als auch quantitativ reziprok zur Arzneimitteltherapie verhält.

### 3.1.3 Der Gewebsbefund als Grundlage für eine indikationsgerechte Anwendung der Physikalischen Therapie

Ausgehend von der Erfahrung, daß Krankheitsprozesse mit aktuellen, meist reflektorisch bedingten Befunden oder auch strukturellen Gewebsschädigungen einhergehen, verlangt die ärztliche Tätigkeit, daß diese Veränderungen und Funktionsstörungen erkannt und analysiert werden. Im Falle eines Traumas mit offensichtlicher Gewebszerreißung und anschließender Narbenkontraktur sind diese Schädigungen offenbar. Jedoch schon die Frage, inwieweit z. B. nach einem Trauma der verbleibende Restschmerz oder die Behinderung auf gewebliche Defekte oder Funktionsstörungen in der Bewegungskette z. B. auf ein Mißverhältnis der funktionalen Synergisten zurückzuführen ist, macht deutlich, daß die Analyse der Befunde recht kompliziert sein kann. Noch schwieriger ist im Einzelfall die Suche geweblicher Befunde bei chronischen Krankheitsprozessen. Bereits 1893 wurde von H. Head der Zusammenhang von Störungen der Sensibilität der Haut mit dem Schmerz bei viszeralen Erkrankungen herausgestellt [29].

Während Head die Prüfung der Sensibilität als Ausgangsfeld zur Diagnostik viszeraler Erkrankungen analysierte, stellte I. MacKenzie [63] die reflektorischen Tonusveränderungen in der Muskulatur als segmentale Krankheitszeichen heraus. Ein bekanntes Beispiel für reflektorische Muskelverspannung ist die Abwehrspannung bei Appendizitis. Bemerkenswerterweise fehlen experimentelle Untersuchungen zur Aufklärung der Mechanismen, vor allem bei chronischen Krankheitsprozessen nahezu vollständig. R. Cailliet hat 1988 Vorstellungen über die Pathogenese dieser Befunde entwickelt [5]. Seiner Ansicht nach führt Schmerz zu reflektorischen Tonusveränderungen in der Muskulatur, was Störungen der Zirkulation und des Stoffwechsels sowie Lymphstauungen zur Folge haben kann. Auf diesem Boden kommt es schließlich zu entzündlichen Reaktionen mit Übergang in Fibrosierung des gestörten Gewebes. Hypoxie und Veränderung der geweblichen Homöostase werden als initiale Mechanismen angenommen.

In Anlehnung an H. D. Steglich [85] sollte man den Begriff des pathologischen Gewebsbefundes definieren als die jedem Krankheitsprozeß eigenen funktionellen und strukturellen Veränderungen in den äußeren Geweben des Körpers.

Die Ursache dieser Befunde ist am ehesten **reflektorisch** zu erklären. So führt intensiver Schmerz oder ein chronisches Krankheitsgeschehen zu Verspannungen der segmental zugehörigen Muskulatur und oft zu dystrophisch-strukturellen Veränderungen der Weichteilgewebe. „Die Feststellung somatischer Befunde hat für die Entscheidung zur Physiotherapie grundsätzliche Bedeutung. Es lassen sich aus der Art dieser geweblichen Veränderungen und vor allem aus der Rekonstruktion des funktionellen Zusammenhangs die entsprechenden Schlußfolgerungen für die Therapie ziehen" [85]. Nach Steglich ist die Befunderhebung das notwendige Pendant zur Diagnose. Geht man solchen Überlegungen von vornherein aus dem Wege, dann sinkt jede Form der Physikalischen Therapie auf das Niveau einer Zusatzbehandlung ab und entzieht sich damit auch einer wissenschaftlichen Interpretation dieser Therapie [12].

Zusammenfassend kann man sagen, daß Gewebsbefunde sich als Konsistenzveränderungen in der Körperdecke, also in Haut, Unterhaut, Muskulatur einschließlich ihrer Faszie, Periost und Gelenkkapsel darstellen. Diese Befunde sind meist mit dem Auge erkennbar, fast immer aber tastbar und lassen sich damit den einzelnen Gewebeschichten zuordnen. Aus der Qualität der Befunde sind wichtige Schlußfolgerungen für die Wahl der einzelnen Physiotherapieformen abzuleiten.

In der Praxis hat es sich bewährt, neben Veränderungen der Temperatur, der Zirkulation einschließlich des Dermographismus, auch den Turgor und die Elastizität als Gewebsqualität zu beurteilen.

Unter **Turgorveränderungen** versteht man Abweichungen vom normalen Wassergehalt der Gewebe; z.B. wird durch umschriebene Quellbezirke die Homogenität vor allem von Haut, Unterhaut, Faszien und Periost gestört, was mit Veränderungen der Verschieblichkeit und der Konsistenz der Gewebe sowie größerer Schmerzempfindlichkeit einhergehen kann.

**Tonusabweichungen** findet man im Haut-Unterhaut-Gewebe und in der Muskulatur. Im Bindegewebe werden sie als schlaff, straff oder rigide bezeichnet, in der Muskulatur meist als hyper- oder hypoton.

Langanhaltende gewebliche Störungen vermitteln einen dystrophen Eindruck des Gewebes.

Während man bei Erkrankungen innerer Organe von einer reflektorischen Verursachung der Gewebsveränderungen ausgeht, ist bei lokalen Erkrankungen, z.B. Arthritis und Arthrose, ein „Übergreifen" der gelenkinternen Prozesse auf die Oberflächengewebe in Form lokaler Störungen der Mikrozirkulation bzw. des Lymphabflusses möglich.

Ein als **Blockierung** bezeichneter Befund an den Gelenken beschreibt die Störung des Gelenkspiels, die zu reflektorischer Verspannung der gelenknahen Muskulatur führt und oft auch weitere vegetative Störungen im Gewebe nach sich ziehen kann.

### Beurteilung der Gewebsqualität

Die Beurteilung der geweblichen Befunde erfordert viel Erfahrung. Gerade deshalb sollte man sich bereits während des Studiums Grundlagen hierzu erarbeiten. Wichtige Untersuchungstechniken zur Beurteilung der Gewebsqualität sind:

▷ Prüfung der Konsistenz von Haut- und Unterhautgewebe mit tangential angesetztem Mittelfinger des Untersuchers. Man bezeichnet diese Technik als sog. **diagnostischen Strich.** Er gibt neben der Reaktion der Blutgefäße der Haut (Dermographismus; siehe Abb. 4-8) erste Information über Konsistenz, Turgor und Verschieblichkeit (Abb. 3-1).

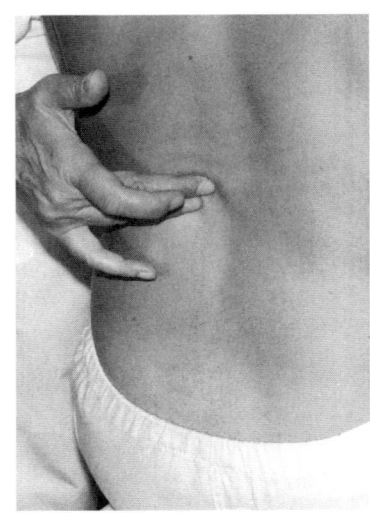

**Abb. 3-1** Prüfung der Qualität von Haut- und Unterhautgewebe mit tangential angesetztem Finger.

▷ Beurteilung der Gewebskonsistenz der Haut- und Unterhautgewebe einer mit den Fingern abgehobenen Gewebsfalte, sog. **Kibler-Hautfalte.** Dadurch lassen sich Elastizität und Turgor im einzelnen erkennen (Abb. 3-2). (Vgl. auch S. 116.)

▷ Prüfung des Muskeltonus durch **Tastung der Muskulatur quer** zum Faserverlauf. Wichtig hierbei ist, daß der Untersucher bei der Palpation aufmerksam verfolgt, in welcher Schicht sich die tastende Hand befindet.

▷ Untersuchung des **Gelenkspiels** und Nachweis von **Blockierungen.** Sie erfordert spezielle Untersuchungstechniken, die in den Kursen der Manuellen Medizin

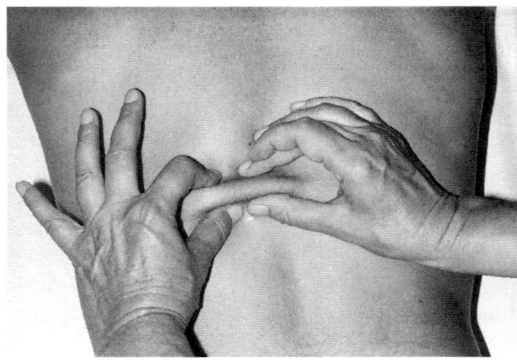

**Abb. 3-2** Beurteilung der Gewebsqualität durch Abhebung einer Hautfalte nach Kibler.

gelehrt werden. Verfügt man über derartige Techniken nicht, kann man sich auch durch Feststellung typischer Muskelbefunde leiten lassen [12].

### Aktualität der Befunde

Für die Wahl der physikalischen Maßnahmen ist die Einschätzung der Aktualität der geweblichen Veränderungen maßgebend. Generell kann davon ausgegangen werden, daß hohe Schmerzhaftigkeit und hoher Gewebsturgor mit einer Störung der Mikrozirkulation einhergehen und damit für eine akute Gewebsreaktion sprechen. Für die Praxis haben wir nachstehende Leitlinien entwickelt:

▷ Bei **akuten schmerzempfindlichen** Gewebsveränderungen, verbunden mit Entzündungszeichen, muß entschieden werden, ob primär mit Kälte der Prozeß unterbrochen werden soll, oder ob durch wiederholte Durchwärmung eine Rückbildung der Gewebsbefunde eingeleitet werden kann.
▷ **Akut reflektorisch** ausgelöste Befunde lassen sich vor allem auf dem Wege der Gegenstimulation beeinflussen. Hierfür kommen alle reizwirksamen Verfahren der Physikalischen Therapie in Frage. Im allgemeinen rangiert die Behandlung mit intensiver Elektrotherapie, Wärmeanwendung oder Kryotherapie vor reflexwirksamen Massagen und Akupunktur.
▷ Bei **chronisch mesenchymalen dystrophischen** Gewebsveränderungen ist anzunehmen, daß langanhaltend die Mikrozirkulation und der lokale Stoffwechsel gestört sind. Sie gehen meist mit Strukturveränderungen im Bindegewebe einher. Therapeutisch liegen hier die besten Erfahrungen mit Massagen oder Ultraschall sowie Hydrotherapie vor.

Abschließend ist zu erwähnen, daß sicher nicht bei allen Krankheitsprozessen Befunde in der Körperdecke nachweisbar sind. Dennoch kann seitens des Patienten über lokalisierbare Beschwerden geklagt werden. In diesem Falle ist nach übersegmentalen Zusammenhängen sowie auch Störungen in der Bewegungskette zu suchen. Zur Entwicklung eines therapeutischen Basiskonzeptes hilft auch die Anamnese zur Klärung der Situation der sog. **Grundfunktionen**. P. Vogler hat in den fünfziger Jahren die Lehre der Grundfunktionen entwickelt [87]. Diese beruhen im wesentlichen auf vegetativen Leistungen wie Atmung, Stuhlgang, Wärmehaushalt, Schlafvermögen, die bei normalem Funktionsablauf mit Wohlbefinden, jedoch bei Störungen mit Mißbehagen einhergehen.

Basistherapie setzt ein Umdenken voraus. Gerade bei chronischen Krankheitsbildern und Störungen muß der Patient befähigt werden, die als wohltuend empfundenen Maßnahmen im häuslichen Milieu von sich aus fortzusetzen.

## 3.1.4 Die Physiotherapiemittel

Nach R. Callies versteht man unter Physiotherapiemitteln in Analogie zum Arzneimittel die Anwendungsformen bestimmter physikalischer Kräfte im weitesten Sinne [6].

Physiotherapiemittel sollten prinzipiell hinsichtlich ihrer **Wirkungen auf drei Ebenen** charakterisiert werden.

▷ In erster Instanz sind die **physikalischen Wirkungen** zu definieren; ohne physikalische Wirkung besteht keine reale Basis für die Behandlung. Das bezieht sich auch auf mitunter minimal angegebene Dosierungen.
▷ In zweiter Linie wird ein Physiotherapiemittel durch seine im Organismus ausgelösten **physiologischen Reaktionen** charakterisiert.
▷ Erst an dritter Stelle ist die **therapeutische Wirksamkeit** zu prüfen.

Die Wirkungen der Physiotherapiemittel basieren auf ihrem Reizcharakter bzw. auf ihrem Energiegehalt. Sie sind vorrangig geeignet zur Beeinflussung gestörter Gewebe bzw. Funktionssysteme im Organismus. Dies hat ihnen den Vorwurf eingebracht, daß sie keine Krankheitsspezifität enthalten, was auch richtig ist. Die besondere Spezifität der Physiotherapiemittel ist die Beeinflussung von Gewebsbefunden und

Funktionsabläufen im Organismus. Diese Gewebs- bzw. Funktionsspezifität ist der besondere Vorteil der Physiotherapiemittel, der durch andere Behandlungsformen nicht erreicht wird. Darüber hinaus sind die physikalischen Behandlungen für den Patienten spür- und erlebbar und damit ganz besonders geeignet, die Befindlichkeit des Kranken zu beeinflussen [43].

> Die Verordnung der Physiotherapiemittel erfordert nach der Befundanalyse demnach grundlegende Kenntnisse über ihre Wirkungsweise.

In der Behandlungspraxis muß zunächst entschieden werden, ob ein lokaler Befund zu behandeln ist, oder ob darüber hinaus systemisch auch Allgemeinwirkungen erzielt werden sollen. Daraus leiten sich Schlußfolgerungen für die Dosierung ab, nämlich Angaben über Umfang der Einzelbehandlung, deren Intensität und Dauer. Bei den meisten Krankheitsprozessen muß man davon ausgehen, daß eine einmalige Anwendung nicht ausreichend ist.

## 3.2 Bewegungstherapie

### 3.2.1 Einleitung und Definition

Unter Bewegungstherapie versteht man die Beeinflussung von gestörten Bewegungsabläufen oder von Krankheitsprozessen durch zielgerichtete, systematisch aufgebaute und adäquat dosierte Übungsbehandlung. Der Begriff Bewegungstherapie ist sehr weit gefaßt, er schließt **Krankengymnastik, Ergotherapie** und **Sporttherapie** ein. Ihre gemeinsame Basis ist die allgemeine Bewegungslehre, die theoretische und praktische Aussagen zur Bewegung beinhaltet und die Grundlage auch für andere Disziplinen wie Sport und Tanz ist. Gleichbedeutend mit Bewegungstherapie ist der im angelsächsischen Sprachraum verwendete Begriff der Kinesitherapie.

Grundsätzliche wissenschaftliche Erkenntnisse über den inneren Zusammenhang von Struktur und Bewegung hat erst-

mals vor über 100 Jahren der Leipziger Anatom W. Roux ausgesprochen [74]. Struktur und Funktion bedingen sich gegenseitig; dort wo die Funktion gestört ist, verändert sich auch die Struktur und umgekehrt.

Bewegung stellt eine spezifische Leistung des Organismus dar, die durch andere therapeutische Maßnahmen nicht ersetzt werden kann. Bewegungstherapie ist immer dann indiziert, wenn der spezifische Reiz der Bewegung zur Optimierung der Funktion oder zur Stabilisierung der Gewebe erforderlich ist.

Bewegungstherapie ist eine Behandlungsform, die aufgrund ihrer Komplexizität physikalisch nur unvollkommen, dafür aber physiologisch, psychologisch und kinesiologisch zu erfassen ist.

> Die Bewegung ist kein einfacher mechanischer Vorgang, sondern immer ein psycho-physischer Prozeß. Daher bezieht sie immer in besonderer Weise die Persönlichkeit des Menschen mit ein.

Nur über eine ganzheitliche Betrachtungsweise wird Bewegung in ihrer Komplexizität zu verstehen sein, spiegeln sich in ihr doch sowohl körperliches Vermögen wie geistige und emotionale Befindlichkeit des Menschen wider.

### 3.2.2 Allgemeine Grundlagen

Jede menschliche Handlung beruht auf den beiden Komponenten des **Haltens und Bewegens.** Bewegungsabläufe sind nicht denkbar, ohne daß Teile des Bewegungsapparats Halte- bzw. Stützfunktionen ausüben. Ein großer Teil der „motorischen Energie" dient der Überwindung der Schwerkraft. Man unterscheidet daher zwischen **Stütz-** und Zielmotorik, wobei man unter **Zielmotorik** die willkürlich in Gang gesetzten Bewegungen versteht. Außerdem werden noch die sog. **Ausdrucksbewegungen** oder Mitbewegungen differenziert, die nicht vom Willen abhängig sind, sondern die Gefühle im Organismus widerspiegeln. Der Tonus mancher Muskelgruppen wird bevorzugt von Emotionen mitbestimmt; so findet man z. B. bei sehr

„hartnäckigen" Personen einen vermehrten Tonus in der Nacken- und Schultermuskulatur.

### 3.2.2.1 Regulation von Haltung und Bewegung

Um die Möglichkeiten der Kinesitherapie in ihrer Vielseitigkeit zu erfassen und in der therapeutischen Praxis gezielt anwenden zu können, muß man mit bestimmten physiologischen und anatomischen Grundlagen vertraut sein.

Haltung und Bewegung beruhen auf der integrativen Funktion des sensomotorischen Systems. Der Begriff sensomotorisches System verdeutlicht, daß Bewegungsabläufe aus dem Zusammenspiel von Afferenz und Efferenz, von Fühlen und Handeln beruhen und nicht allein durch muskuläre Aktionen zu charakterisieren sind. Bewegung muß also auch empfunden werden, eine Tatsache, die vor allem beim Wiedererlernen von gestörten Bewegungsabläufen zu berücksichtigen ist. Die Muskulatur weist im sensorischen Bereich eine außerordentlich starke Innervation auf, so daß R. F. Schmidt vom **Muskel als einem sensiblen Organ** gesprochen hat [80]. Voraussetzung für die Beherrschung von Haltung und Bewegung ist die frühkindliche Entwicklung der Halte- und Stützmotorik über ein Reflexsystem, das Informationen und motorische Aktionen zweckvoll koordiniert. Eine wesentliche Rolle spielt hier der myostatische oder Dehnungsreflex. Sinnesorgane sind dabei die Muskel- und Sehnenspindeln.

Verallgemeinernd kann man sagen, daß der spezifische Reiz für die **Muskelspindeln** die Dehnung des Muskels ist. Jede Änderung der Muskellänge wird durch sie registriert. Es handelt sich also um einen Mechanismus zur Kontrolle der Muskellänge. In der Bewegungstherapie spielt dieser Mechanismus eine fundamentale Rolle, da jede Längenänderung den Reflexapparat der Muskulatur aktiviert.

Demgegenüber wird durch die **Sehnenspindel** die Spannung des Muskels kontrolliert. Solange die motorische Vorderhornzelle noch intakt ist, besteht die Möglichkeit, über diese beiden Reflexwege

die Muskulatur zu aktivieren. Dies spielt vor allem bei Ausfall des zentralen motorischen Neurons eine große Rolle.

Auf das Prinzip der reziproken Innervation, welches für das Zusammenspiel der antagonistischen Muskeln eines Gelenks verantwortlich ist, kann an dieser Stelle nur hingewiesen werden. Es ist ein wesentliches Prinzip der krankengymnastischen Behandlung.

Wichtig für das Verständnis der Bewegungsabläufe ist weiterhin die Tatsache, daß das sensomotorische System auf einer **hierarchischen Gliederung** aufbaut.

> Bewegung wird immer durch nächsthöhere Zentren kontrolliert und in Gang gesetzt.

Das bedeutet, daß letztendlich ohne zentrale Kontrolle die Muskelaktion unkoordiniert und ungesteuert bzw. ungedämpft abläuft. Verallgemeinernd kann man davon ausgehen, daß in der spinalen Ebene und bis in den Bereich des Hirnstamms vorwiegend die Stützmotorik ausgelöst und differenziert wird.

Die Zielmotorik dagegen wird durch Funktion des Motokortex, der Basalganglien und durch den Thalamus kontrolliert.

Handlungen setzen Entscheidungen voraus, die auf dem Erfassen und der Analyse der jeweiligen Situation beruhen. So entstehen zentrale Handlungsantriebe, die schließlich zur Entscheidung für die Art des motorischen Programms, d.h. zum Bewegungsentwurf führen. Diese komplexen Leistungen werden im Laufe des Lebens erworben und können nach heutigem Stand der Kenntnis nicht allein einzelnen Zentren zugeordnet werden. Man sollte davon ausgehen, daß nach einer Läsion im zentralen Nervensystem immer noch auf Reste der motorischen Erinnerung zurückgegriffen werden kann.

Aufgrund der Plastizität des zentralen Nervensystems ist der Aufbau bestimmter Handlungsabläufe wieder möglich. Hier kommt man aber an die Grenzen der Bewegungstherapie, da es sich um Lernprozesse handelt und nicht mehr um ein einfaches Einüben von Bewegungsabläufen [64, 70].

### 3.2.2.2 Wirkungen physischer Trainingsbelastung auf den Organismus

Die Auswirkungen körperlicher Ertüchtigung auf den menschlichen Organismus sind vielfältig, weil dabei nahezu alle Körpersysteme einbezogen werden. Trainingsbelastungen wirken sich nicht nur auf die Muskulatur und den übrigen Bewegungsapparat, sondern auch auf das Herz-Kreislauf-System, das vegetative Nervensystem und die Thermoregulation etc. aus. Man kann daraus ableiten, daß körperliche Bewegung für den menschlichen Organismus eine fundamentale Voraussetzung für seine Gesunderhaltung ist.

Trotz vieler Studien fehlt zwar noch der Nachweis, daß ein lebenslanges Training auch die Lebenszeit verlängern kann, aber die Behauptung, daß man dadurch ein vorzeitiges Altern aufhalten kann, dürfte auf jeden Fall zutreffen. „Man ist länger 20 Jahre jung."

Der Bewegungsmangel dagegen hat sich u. a. als ein Risikofaktor für das Auftreten zahlreicher Krankheiten, nicht zuletzt der Herz-Kreislauf-Krankheiten, erwiesen. Die Hypothese von den Folgen reduzierter körperlicher Belastung wurde erstmalig von H. Krauß und W. Raab [54] aufgestellt (Tab. 3-1). Wenn auch die Beweisführung nicht in allen Positionen angetreten werden konnte,

**Tab. 3-1** Folgen des Bewegungsmangels (in Anlehnung an [54]).

| Bewegungsmangel | |
|---|---|
| es nehmen zu: | ▷ Gewicht |
| | ▷ muskuläre Verspannung |
| | ▷ Störungen der Befindlichkeit |
| es nehmen ab: | ▷ Herz-Kreislauf-Leistung |
| | ▷ Muskelkraft |
| | ▷ Geschicklichkeit |
| | ▷ Vitalkapazität |
| | ▷ „adrenokortikale Reserve" |
| **Resultat: vorzeitige Alterung** | |

so ist doch nach wie vor das Konzept der Folgeerkrankungen durch Bewegungsmangel in sich schlüssig geblieben.

Dem körperlichen Training liegt das Phänomen der **physiologischen Anpassung (Adaptation)** zugrunde. Wie bereits erwähnt, wird im Verlauf wiederholter physischer Belastung der Organismus in seiner Gesamtheit beansprucht, so daß sich Auswirkungen an nahezu allen Organsystemen nachweisen lassen. Voraussetzung für eine einwandfreie Anpassung an aktuell geforderte Leistungen des Organismus ist die angemessene Belastung, die u.a. vom Alter abhängig ist. Während bei Kindern der natürliche Bewegungsdrang dafür sorgt, daß der Körper ausreichend an die Grenzen seiner Leistung geführt wird, ist dies im späteren Leben nicht mehr so selbstverständlich. Als generelle Empfehlung gilt daher die Aufforderung, wenigstens einmal täglich für mindestens sechs Minuten außer Atem zu kommen. Dies ist eine sehr allgemeine Empfehlung, die nicht als Trainingsvorgabe, sondern nur als gut gemeinter Rat zu verstehen ist.

Voraussetzung für jede physische Leistung ist eine ausreichende Energieversorgung. Dabei hat man zwischen Energiebereitstellung und Energieumsatz zu unterscheiden. Die **Energiegewinnung** beruht auf einem genügend hohen Angebot von

▷ Sauerstoff
▷ Energieträgern wie Glukose und Fettsäuren und
▷ energiereichen Verbindungen in der Zelle wie Adenosintriphosphat und Kreatininphosphat.

Die **Energiefreisetzung** im Muskel erfolgt auf drei Wegen:

▷ Hauptform der Energiegewinnung ist die **aerobe Verbrennung** von Kohlenhydrat und Fett über Brenztraubensäure bzw. aktivierte Essigsäure im Zitronensäurezyklus zu $CO_2$ und Wasser. Der dazu notwendige Sauerstoff muß mit dem Kreislauf herangeführt werden. Erst bei höheren Leistungsanforderungen wird gleichzeitig Laktat gebildet.

▷ Bei besonders hoher Belastung kann der Organismus dann eine sog. Sauerstoffschuld eingehen, d.h. es wird ein Teil der Kohlenhydrate nicht mehr zu $CO_2$ und $H_2O$, sondern nur zu Laktat verbrannt. Die Höhe der Sauerstoffschuld ist am Laktatspiegel, der normalerweise ≤ 1 mmol/l beträgt, abzulesen. Man spricht von der **anaeroben laktaziden Energiegewinnung.** Zu Beginn jeder größeren physischen Belastung entsteht vorübergehend sog. Anlauf-Laktat, das mit zunehmender Bereitstellung von Sauerstoff abgebaut wird.

Die „Übersäuerung" mit Laktat ist auch die Ursache, daß Untrainierte ihre anfänglich zu hoch bemessenen Trainingsleistungen abbrechen müssen, da das Laktat nicht schnell genug abgebaut werden kann.

Die Bedeutung der anaeroben Energieform liegt in der Möglichkeit über größere Energie zu verfügen, auch wenn nicht sofort genügend Sauerstoff bereitgestellt werden kann. Auf die laktazide Energiegewinnung ist der Muskel auch bei hohen Kraftanforderungen angewiesen, da es dabei zur Drosselung der Muskeldurchblutung kommt.

▷ Schließlich bieten die in der Zelle vorliegenden energiereichen Verbindungen eine Möglichkeit für kurzzeitige Leistungen (6–8 s) Energie freizusetzen. Dabei entsteht keine Milchsäure **(anaerobe alaktazide Energiegewinnung),** jedoch muß auch hier die Energie zum Wiederaufbau der energiereichen Phosphatverbindungen aus dem aeroben Stoffwechsel nachgeliefert werden.

### Auswirkungen körperlichen Trainings im einzelnen

**1. Trainingswirkungen an der Muskulatur:** Die Muskulatur kann hinsichtlich Kraft und Ausdauer trainiert werden. **Kraftbelastungen** führen zu einer Hypertrophie der Muskulatur, die auf einer Zunahme der Zahl der Muskelfasern und deren Verdickung beruht. Der Muskel ist dadurch zu höherer Kraftleistung befähigt. Eine kräftige Muskulatur ist

bis zu einem gewissen Grad auch Voraussetzung zu größerer Ausdauerleistung. Strukturell läßt sich eine Zunahme der Mitochondrien nachweisen, was Ausdruck einer besseren Energieversorgung der Muskelzelle ist. Die Mitochondrien gelten als die „Kraftwerke" der Zelle.

Merkmal einer auf **Ausdauer** trainierten Muskulatur ist deren bessere Kapillarisierung und die damit verbundene vermehrte Bereitstellung von Sauerstoff. Größeres Sauerstoffangebot und erhöhte Enzymaktivität in den Mitochondrien sind letztendlich die Voraussetzungen für einen höheren Anteil an aerober Energiefreisetzung und damit Ökonomie des Muskelstoffwechsels. Dadurch wird der anaerobe Anteil der Energiegewinnung, erkennbar am Anstieg von Laktat, reduziert. Erst wiederholte, länger andauernde Trainingsbeanspruchung führt zu diesen Veränderungen im Muskelstoffwechsel. Trainierte Muskulatur ist auch in der Lage, die benötigte Energie stärker aus Fett als aus Glykogen zu beziehen durch verstärkte Aktivierung der lipolytischen Enzyme. In Anbetracht der relativ geringen Glykogenreserven der Muskulatur hat dieser kohlenhydratsparende Effekt für die Dauerleistungsfähigkeit der Muskulatur größte Bedeutung.

Zusammenfassend kann man sagen, daß Ausdauertraining zu erhöhtem Sauerstoffangebot und verbesserter aerober Energiegewinnung im Muskel führt und damit die Widerstandsfähigkeit der Muskulatur gegenüber Ermüdung zunimmt.

Die Ökonomie der Bewegungsabläufe beruht aber auch auf Förderung des **Zusammenspiels** der beteiligten Muskelgruppen. Man spricht von Optimierung der koordinativen Leistungen. Diese Prozesse spielen sich im zentralen Nervensystem ab; sie wirken sich in einer Verbesserung der Bewegungsabläufe aus.

**2. Auswirkungen des Trainings auf das Skelettsystem:** Der formative Reiz für Knochen, Knorpel und Bindegewebe ist die wiederholte Druck- und Zugbelastung. Durch rhythmische Belastung und Entlastung kommt es zu komplexen funktionellen und später strukturellen Veränderungen, die mit erhöhter Festigkeit gegenüber mechanischen Einwirkungen einhergehen. Unter anderem paßt sich die Struktur des Knochens an spezielle Belastungen an, die Zerreißfestigkeit des Bindegewebes, speziell der Sehnenansätze im Knochen, kann zunehmen. Erfahrungen der letzten Jahre lassen erwarten, daß Störungen im Knochenstoffwechsel, wie z.B. bei der Osteoporose, durch ein Bewegungstraining beeinflußbar sind.

**3. Auswirkungen des Trainings auf das Herz-Kreislauf-System:** In diesem Rahmen lassen sich die vielfältigen Adaptate des Trainings auch nicht annähernd vollständig beschreiben. Festzuhalten ist, daß die Ausdauerbelastung der spezifische Reiz zur Leistungsverbesserung des Herz-Kreislauf-Systems ist. Es wird also die Belastung über einen längeren Zeitraum erst zu einem erhöhten Herzminutenvolumen führen. Der Trainingsprozeß durchläuft nach W. Hollmann die Phasen der funktionellen und der morphologischen Anpassung [40]. Die Trainingsbelastungen im Therapiesport und Freizeitsport übersteigen den Bereich der funktionellen Anpassung nicht [27, 47, 72]. Wichtigste Adaptate sind:

▷ **Senkung der Ruhe-Herzfrequenz.** Man kann bei Belastungen, wie sie beim Therapiesport angestrebt werden, davon ausgehen, daß es zu einer Reduzierung um 10 bis 20 Schläge pro Minute kommt. Dies bedeutet eine zeitliche Ausdehnung der Diastole und damit der Füllungszeit des Herzens. Zugleich wird auch die Zeit des koronaren Durchflusses verlängert. Die funktionelle Anpassung der Herzfrequenz ist schon nach wenigen Wochen zu beobachten und auch bei älteren Menschen, z.B. noch nach dem 60. Lebensjahr, nachweisbar. Unter Belastung erreicht der Trainierte mit einer relativ niedrigen Herzfrequenz die gleiche Leistung wie der Untrainierte.

▷ **Senkung des peripheren Kreislaufwiderstands.** Parallel zur Senkung der Ruhe-Herzfrequenz kommt es im Rahmen der funktionellen Anpassung zu einer ökonomischeren Blutverteilung mit Bevorzugung der Muskulatur. Die Weitstellung der Kapillargebiete in den Extremitäten führt zur Senkung des peripheren Kreislaufwiderstandes, was mit einer Reduzierung des Blutdrucks verbunden ist.

▷ **Sportlerherz.** Typisch für die Anpassung an Ausdauerbelastungen ist das sog. Sportlerherz. Es zeichnet sich durch Vergrößerung der Hohlräume des Herzens und eine Hypertrophie der Muskulatur, d.h. Zunahme der Herzmuskelzellen hinsichtlich Dicke und Länge aus. Dadurch ist das Schlagvolumen des Trainierten und also auch das maximale Herzzeitvolumen wesentlich größer als beim Untrainierten.

**4. Trainingswirkungen auf das Atemwegssystem:** Im Zusammenhang mit einem Ausdauertraining wurden auch im Bereich der Atemwege Anpassungsleistungen beobachtet. Diese findet man im funktionellen Bereich in Form einer:

▷ Zunahme des Atemgrenzwerts und der Vitalkapazität, was mit einer Erhöhung des Atemzeitvolumens und Verdoppelung der Sauerstoffaufnahme einhergehen kann;
▷ Verbesserung der Durchblutung der Lunge;
▷ Ökonomisierung der Arbeit der Atemmuskulatur.

**5. Auswirkungen des Trainings auf das Blut:** Vorrangiges Adaptat im Blut sind die Vermehrung der Erythrozyten, Lymphozyten sowie Zunahme der Pufferkapazität und des Hämoglobins. Unter Belastung zeigt sich eine Vergrößerung der arteriovenösen Sauerstoffdifferenz als Folge der höheren Kapillarisierung der Muskulatur und deren größerer oxidativer Kapazität.

**6. Auswirkungen des Trainings auf Stoffwechselprozesse:** Physische Belastung führt zu höherem Energieverbrauch, der beim Untrainierten zu 60% aus Kohlenhydraten und zu 40% aus Fett gewonnen wird. Im Zuge der Trainingsanpassung kehrt sich dieses Verhältnis um. Die Wirksamkeit von Insulin verbessert sich, d.h., der Organismus benötigt weniger Insulin, um den vermehrten Glukosebedarf in der Muskulatur zu decken. Dies geht einher mit einer Vergrößerung der Glykogenreserve der Leber. Gleichrangig ist die Senkung der freien Fettsäuren, Triglyceride und Lipoproteine zu bewerten.

**7. Auswirkung des physischen Trainings auf das vegetative Nervensystem:** Die Anforderungen an die Körpersysteme unter physischer Belastung werden bekanntlich immer durch das vegetative Nervensystem gesteuert. Wenn auch schwer nachweisbar, so kann man doch davon ausgehen, daß Trainingsprozesse sich langfristig auch auf den Tonus auswirken. Der trainierte Organismus erbringt gleiche Leistungen mit weniger sympathischer Aktivität als der untrainierte. Nach der Belastung stellt sich bei ihm der **Vagotonus** schneller ein. Das vegetative Nervensystem ist als übergeordnete Instanz bei der Herausbildung von Trainingswirkungen im Organismus zu sehen.

In diesem Kontext sind auch die Veränderungen von Nebenniere, Schilddrüse und der anderen Drüsen mit innerer Sekretion einzuordnen.

**8. Auswirkungen auf die Funktion des zentralen Nervensystems:** Höchste Anforderungen werden an das zentrale Nervensystem bei der Aneignung komplizierter Bewegungsabläufe gestellt. Diese sog. koordinativen Leistungen sind gewissermaßen der typische Trainingsreiz für das zentrale Nervensystem. Die Auswirkungen eines koordinativen Trainings, sei es durch sportliche Übungen, Gymnastik oder durch Spiele sind nur sehr komplex zu erfassen. Sie beruhen auf Bahnung neuronaler Prozesse und auf Optimierung der Steuer- und Regelvorgänge im Zusammenhang mit der Verbesserung der Gesamtleistung des Organismus. Letztendlich spiegeln sie die Tendenz zur Ökonomisierung der Bewegungsabläufe wider.

Ganz besonders ist die Auswirkung körperlicher Ertüchtigung auf die Persönlich-

keit des Menschen hervorzuheben. Sie ist durch emotionale Ausgeglichenheit, gestärkten Selbstwert, Stärkung des Leistungswillens und Steigerung des Lebensgefühls charakterisiert. Besonders ist auf die psychoemotionale Entspannung unmittelbar nach dem Training hinzuweisen.

### 3.2.2.3 Übungs- und Trainingsformen für das Bewegungssystem

*Training und Übung*

In der Trainingslehre unterscheidet man generell zwischen Übung und Training.

▷ **Übung** ist definiert als systematische Wiederholung von Bewegungsabläufen mit dem Ziel der Funktionsverbesserung. Sie beruht auf einer Zunahme koordinativer Leistungen.
▷ **Training** ist eine systematische Steigerung physischer Belastung mit dem Ziel, die Leistungsfähigkeit des Gesamtorganismus, insbesondere einzelner Teilsysteme, zu erhöhen. Ihm liegen Prozesse der funktionellen und strukturellen Anpassung zugrunde.

Diese Unterscheidung beinhaltet mehr als nur die Abgrenzung von Belastungsintensitäten. Es handelt sich vielmehr um verschiedene Zielstellungen und vor allem unterschiedliche Reize und Trainingsmodalitäten. In der Praxis wird der Begriff Training häufig sehr weit gefaßt.

Voraussetzung für eine gute Trainingsgestaltung ist die Kenntnis der motorischen Hauptbeanspruchungsformen. Diese sind nach W. Hollmann und T. Hettinger Ausdauer, Kraft, Koordination, Schnelligkeit und Flexibilität [40].

Unter **Ausdauerbeanspruchung** versteht man die Widerstandsfähigkeit gegenüber Ermüdung durch zyklische, d.h. sich wiederholende und über längere Zeit ausgeführte Bewegungsabläufe. Man unterscheidet zwischen **allgemein aerober,** d.h. mehr als ein Siebtel bis ein Sechstel der Gesamtmuskulatur umfassender Belastung, und **lokaler aerober** Belastung. Letztere bezieht sich auf ein Training kleinerer Muskelgruppen. Wiederholte Ausdauerbelastung führt zu Anpassungsprozessen vor allem an Herz-Kreis-lauf-System, Atmungssystem, beim Stoffwechsel sowie im Zentralnervensystem (siehe Kap. 3.2.2.2).

Methodisch hat man zwischen Dauer- und Intervallprinzip zu unterscheiden. **Intervallprinzip** bedeutet einen systematischen Wechsel zwischen Belastung und dosierter Pause. Für den Therapiesport wird aufgrund der stärkeren Ausprägung der Kreislaufökonomie dem **Dauerprinzip** der Vorzug gegeben.

**Bewertung:** Ausdauertraining bewirkt neben vegetativer Stabilisierung, vor allem im Sinne einer verstärkten Vaguswirkung, eine Steigerung der Leistungsfähigkeit. Mit keiner anderen Trainingsart ist eine so tiefgreifende gesundheitliche Stabilisierung zu erreichen. Ausdauerbeanspruchung ist daher die ideale Trainingsbelastung für den Gesundheitssport. Sie ist höher zu bewerten als Fitmachen mittels Krafttraining. Ausdauerleistungen erfordern jedoch durchaus auch eine gut ausgebildete Muskulatur, so daß gerade bei asthenischen Personen die Verbesserung der Muskulatur mittels Kraft und Kraftausdauertraining angezeigt ist.

### Kraftbeanspruchung

Hierunter versteht man die Zunahme der Kraftleistung durch willkürliche isometrische (statische) oder isotonische (dynamische) Beanspruchung. Sie beruht funktionell auf einer Optimierung der Bewegungsabläufe und strukturell auf einer Zunahme der Muskelmasse. Bei isometrischem Training kommt es zur Zunahme der statischen Kraft, also der Haltekraft, während dynamisches Training die „Kraft der Bewegung" verbessert.

Die Dosierung der Kraft ist für Ungeübte optimal bei Aufwendung von 50 bis 70% der maximalen Kraft für 6 bis 10 Sekunden. Bei dieser Beanspruchung muß mindestens 3- bis 5mal pro Tag der betreffende Bewegungsablauf geübt werden [47].

**Isometrisches Krafttraining** wird definiert als Muskelanspannung gegen einen unüberwindbaren Widerstand, man spricht in diesem Falle auch von statischer Belastung. Demgegenüber zeichnet sich **dynamisches Krafttraining** durch eine Lageveränderung der Last aus. Es kommt also zu einer Längenverkürzung der Muskulatur, während die Spannung konstant bleibt.

Bei der **auxotonen Kontraktion** liegt eine Mischform aus isometrischer und isotonischer Kontraktion vor. Ein typisches Beispiel ist das Anheben einer Last. Bis zum Beginn der Ortsveränderung wird der Muskel isometrisch kontrahiert, die weitere Lastbeförderung erfolgt isotonisch.

Bei der dynamischen und auxotonen Bewegung unterscheidet man entsprechend dem Verlauf der Bewegung zwischen konzentrischer und exzentrischer Muskelbeanspruchung. Bei **konzentrischer Bewegung** wird die Last durch Verkürzung des Muskels bewegt wie umgekehrt bei **exzentrischer Bewegung** der kontrahierte Muskel durch eine Last gedehnt wird. Ein bekanntes Beispiel ist der Klimmzug, bei dem beide Bewegungsformen kombiniert sind.

Schließlich ist das **isokinetische Training** zu erwähnen, bei dem durch apparative elektronische Führung die Bewegungsgeschwindigkeit nahezu gleich bleibt. Es muß bei gewählter Geschwindigkeit während des gesamten Bewegungsvorgangs maximale Kraft eingesetzt werden. Normalerweise wird nur bei bestimmter Winkelstellung eine maximale Leistung erbracht.

Auch wenn wir in der Trainingslehre von der Messung der maximalen Muskelkraft sprechen, muß man sich doch im klaren darüber sein, daß bei einer willkürlichen Kontraktion nur etwa 70% der verfügbaren Kraft willkürlich ausgelöst werden kann. Man bezeichnet diesen durch willkürlichen Zugriff nicht mehr auslösbaren Kraftanteil auch als **autonom geschützte Reserve.**

**Bewertung:** Kraftbeanspruchung ist immer dann angezeigt, wenn Muskelgruppen abgeschwächt oder sogar atrophisch sind oder wenn das Gleichgewicht der Antagonisten gestört ist. Die gesundheitliche Bedeutung des Krafttrainings liegt vor allem in der Ausbildung von Kraftreserven bei der Rumpf-,

Rücken- und Bauchmuskulatur. Durch die Sitzweise des modernen Menschen kommt es einerseits zur Abschwächung und andererseits zur Verspannung typischer Muskelgruppen. Während in der Physiotherapie das isometrische Anspannen der Muskulatur außerordentlich häufig verordnet wird, bevorzugt man im Gesundheitssport das dynamische Krafttraining. Es hat den Vorteil, daß neben der lokalen Verbesserung der Ausdauer bestimmter Muskelgruppen auch deren Koordination bzw. das Zusammenspiel mit den Antagonisten verstärkt geübt wird.

### Koordination

Als Koordinationstraining bezeichnet man die Optimierung von Bewegungsabläufen durch Abstimmung der daran beteiligten Muskelgruppen in Ausrichtung auf ein bestimmtes Ziel. Koordination bedeutet also die Ökonomisierung von Bewegungsabläufen. Im Koordinationsgrad drückt sich der Reifegrad der ihr zugrundeliegenden sensomotorischen Prozesse aus. Koordination beruht auf dem Zusammenwirken von Information und Handlungsimpulsen, d.h. von Bewegungsempfindung und Bewegungsausführung. Je gekonnter eine Bewegung ist, desto automatischer laufen die Regelungsprozesse im Zentralnervensystem ab, bis schließlich bei voller Ausbildung des sog. motorischen Stereotyps oder des Bewegungsmusters die „gekonnte Bewegung" sofort abgerufen werden kann. Es können dann Handlungsantriebe bzw. Bewegungsentwürfe sofort umgesetzt werden. Je größer der Grad der erreichten Koordination ist, desto differenzierter können Kraft, Schnelligkeit und Variabilität einer Bewegung eingesetzt werden.

Die Neu- oder Wiederaneignung von bisher noch nicht erreichten oder gestörten Bewegungsabläufen darf nicht nur als physiologischer Prozeß gesehen werden, sondern stellt vielmehr einen sensomotorischen Lernprozeß dar. Dieser muß ganzheitlich verstanden werden, d.h., es sind in das Koordinationstraining auch psychoemotionale

Rückwirkungen in Betracht zu ziehen. Sport und Spiel dienen nicht nur dem Training, sondern eben auch der Lebensfreude.

**Bewertung:** Die Schulung der koordinativen Leistungen des Organismus, die häufig auch als Geschicklichkeit und Gewandtheit bezeichnet wird, kann nicht hoch genug eingeschätzt werden. Eine verbesserte Koordination bedeutet die Ausführung von Bewegungsabläufen mit größerer Ökonomie und mit vermehrtem Geschick. Es kann dadurch Unfällen und Verletzungen vorgebeugt werden. Viel wichtiger ist jedoch, daß gut koordinierte Bewegungsabläufe auch beim Herzkranken eine Entlastung der kardialen Leistung mit sich bringen.

Um die Koordinationsfähigkeit zu erhalten, ist ein lebenslanges Üben zu empfehlen. Spätestens ab dem 50. Lebensjahr läßt das Koordinationsvermögen nach, und spätestens ab diesem Zeitpunkt ist Üben besonders angezeigt.

### Flexibilität

Man versteht unter Flexibilität oder Gelenkigkeit das willkürlich auszuführende mögliche Bewegungsausmaß in ein oder mehreren Gelenken. Es wird durch die Dehnbarkeit von Bändern, Muskelfaszien, Sehnen, Gelenkkapseln begrenzt.

**Bewertung:** Eine gute Flexibilität bedeutet auch Vorbeugung von Verletzungen. Bekanntlich nimmt ab dem 30. Lebensjahr die Flexibilität des menschlichen Körpers ab. Flexibilität kann durch Dehnungsbeanspruchung verbessert werden. Diese kann entweder passiv oder auch aktiv erreicht werden. Die bekannteste Form der Dehnungsübung ist das sog. Stretching. Dehnungsbehandlung sollte nie gewaltsam und ohne Nachfedern durchgeführt werden, da es sonst leicht zu Einrissen der bindegewebigen Strukturen kommen kann.

Stretching hat darüber hinaus eine sehr intensive Wirkung auf die Reflexaktivität der Muskulatur.

*Schnelligkeit*

Unter Schnelligkeit versteht man eine komplexe Leistung des Bewegungsapparats, die unter anderem ausgezeichnet ist durch eine kürzere Reaktionszeit und höhere Geschwindigkeit bzw. schnellere Aufeinanderfolge von Teilbewegungen. Schnelligkeit hat keine besondere Bedeutung für die Gesundheitserziehung.

### 3.2.2.4 Pädagogische Aspekte der Bewegungstherapie

Wie obenstehend bereits erwähnt, ist Bewegung nicht allein als physiologisches Phänomen erfaßbar, sondern muß mit all seinen psychologischen und emotionalen Auswirkungen bzw. Bedingtheiten erkannt werden. Daraus läßt sich ableiten, daß das Erlernen neuer bzw. die Korrektur gestörter Bewegungsabläufe als **Lernprozeß** aufzufassen ist, der nach pädagogischen Prinzipien geführt werden muß [13]. Eine Ursache für die häufig nicht sehr große Effektivität der Bewegungstherapie ist, daß dieser Lernprozeß nicht in seiner Komplexizität verstanden wird. Gerade die Bewegungsbehandlung muß planmäßig und übersichtlich aufgebaut sowie bewußt gestaltet werden. Das heißt letztendlich, daß dem Kranken der Sinn und das Ziel der Übungen klar sein muß. N. A. Bernstein hat davon gesprochen, daß das Ziel die Bewegung führt [1]. Nur in einem guten Klima wird eine dauerhafte Motivation zum Lernen entstehen.

Der Reifungsprozeß der motorischen Entwicklung von Kindern hat eigene Gesetzmäßigkeiten. Das Kind nimmt Bewegungsabläufe unbewußt auf, wendet sie mehr oder weniger vollkommen an, während Erwachsene Übungsprozesse bewußt nachvollziehen. Im Verlauf der ersten Lebensjahre des Kindes werden die Bewegungen erst nach und nach durch den dämpfenden Einfluß höherer Zentren ausgearbeitet. Der differenzierte Einsatz der Muskulatur ist erst im 5. bzw. im 6. Lebensjahr abgeschlossen, wenn das Kind eine gewisse geistige Reife und Vorstellungskraft entwickelt hat. Bei Übungen mit Kindern sind daher die pädagogischen Prinzipien und die Vorgehensweise entsprechend anzupassen.

### 3.2.3 Diagnostische Voraussetzungen zur Anwendung der Bewegungstherapie

Bei der Verordnung bewegungstherapeutischer Programme muß man sich vorher überzeugen, in welchem Umfang die Patienten dazu in der Lage bzw. belastbar sind. Einen ersten Eindruck erhält man durch die Anamnese, wobei vor allem das Bewegungsverhalten im Alltag und die Belastbarkeit zu erfragen sind. Natürlich sind auch Informationen über sportliche Belastungen in früheren Lebensabschnitten wichtig. Für die ärztliche Praxis gibt die Einteilung nach NYHA-Kriterien gute Anhaltspunkte (NYHA = New York Heart Association).

Bedeutsam für die Beratung ist die Frage, ob es Sportarten gibt, die den Betreffenden zu früherer Zeit besonderen Spaß gemacht haben. In solchen Gesprächen muß man den Patienten so führen, daß er erkennt, zu welchen Sportarten er sich besonders hingezogen fühlt. Dabei spielen das soziale Umfeld sowie die familiäre und berufliche Situation eine größere Rolle als die Wahl einer Wunschsportart. Hier muß man als Arzt Kompromisse machen. Natürlich wird man Bedenken äußern, wenn dem Patienten ein Schaden durch Überlastung droht. Manchmal ist auch eine Beratung hinsichtlich sportspezifisch geeigneter Kleidung erforderlich.

Bei Patienten und älteren Menschen, z.B. ab dem 50. Lebensjahr, ist die Austestung der allgemeinen Leistungsfähigkeit, vor allem des Herz-Kreislauf-Systems mittels **Ergometrie** angezeigt. Hierzu gibt es unterschiedliche Testempfehlungen. Es hat sich auf jeden Fall bewährt, die Patienten auf der niedrigsten Stufe beginnen zu lassen und die Leistung nach jeweils sechs Minuten um 25 Watt zu erhöhen. Voraussetzung sind die Pulskontrolle und die Registrierung von EKG und Blutdruck in jeder Minute.

Der Test muß beendet werden, wenn der Proband über Beschwerden klagt, sei es über Atemnot, Herzklopfen, Leistungsschwäche und Schwindel – sog. **subjektive**

**Abbruchkriterien. Objektive Kriterien** sind Blässe, Schweißausbruch, Leistungsabfall und eine Inkoordination der Bewegungsabläufe. Weiter werden als Abbruchkriterien ein Blutdruckabfall um 20 Torr oder ein Anstieg des systolischen Blutdrucks auf Werte über 230 und höher angesehen. Im EKG sind Erregungsrückbildungs- und Reizleitungsstörungen ein Grund zum sofortigen Abbruch des Belastungstests (Vorhofflimmern, polytope und ventrikuläre Extrasystolen, Kammerflimmern, ST-Senkung, AV-Block). Der Ergometertest wird im Normalfall beim Kranken beendet, wenn 75% der maximalen Herzfrequenz erreicht sind. Als Kurzformel gibt R. Rost [72] für die **maximale Herzfrequenz 220 minus Lebensalter (±10)** an – sog. Abbruchfrequenz. Eine wichtige Information ist die Beobachtung von Blutdruck und Pulsfrequenz unmittelbar im Anschluß an die Belastung. Man geht davon aus, daß sich die Herzfrequenz beim Gesunden spätestens nach zwei, beim Kranken nach drei Minuten normalisiert hat.

Im Zusammenhang mit der Fitneßwelle ist es üblich geworden, auch andere sportliche Fähigkeiten zu testen. So kann die Kraftleistung von Muskelgruppen mit einem Dynamometer bestimmt werden. In der Klinik wird eine Abschwächung der Muskelkraft nach Janda in sechs Stufen eingeschätzt (Tab. 3-2). Auch zur Beurteilung

**Tab. 3-2** Klinische Beurteilung der Muskelkraft nach Janda.

| 0 | keine Kontraktion |
|---|---|
| 1 | geringe Anspannung<br>= 10% einer maximalen Anspannung |
| 2 | Muskel schafft nicht die eigene Schwere<br>= 25% einer maximalen Anspannung |
| 3 | Muskel schafft gegen Schmerz<br>= 50% einer maximalen Anspannung |
| 4 | gut – Muskelkraft kann mittelgroßen Widerstand überwinden<br>= 75% einer maximalen Anspannung |
| 5 | normal – Muskelkraft kann großen Widerstand überwinden<br>= 100% einer maximalen Anspannung |

der Koordinationsfähigkeit gibt es einfache Tests, die mit Punkten bewertet werden.

### 3.2.4 Praxis der Bewegungstherapie

#### 3.2.4.1 Grundformen der Krankengymnastik

*Allgemeine Grundlagen und Definition*

Unter Krankengymnastik versteht man die ärztlich verordnete Anwendung spezifischer Übungen zur Behandlung von Störungen im Bewegungssystem. Während Bewegungstherapie den Oberbegriff für alle Formen therapeutischen Einwirkens mittels Bewegung darstellt, ist Krankengymnastik die spezielle Form, die unmittelbar auf Befunde und Krankheitsfolgen Einfluß zu nehmen sucht.

Die Verordnung krankengymnastischer Maßnahmen setzt voraus, daß der Arzt die Grundelemente der Krankengymnastik und ihre Methoden kennt. Prinzipiell gilt, daß lokale Erkrankungen nur begrenzten, auf den Befund orientierten Einsatz der Übungen verlangen. Man spricht von befundgerechter Verordnung. Es kommt hierbei weniger auf die Ursache als auf die Art der Störung an. Wichtige Befunde in der Krankengymnastik sind z.B. Abschwächung der Muskelkraft oder bindegewebige Kontrakturen. Erkrankungen von allgemeinem Charakter mit Beeinträchtigung der Leistungsfähigkeit des Organismus verlangen dagegen die Aufstellung eines umfassenden Programms. Hierbei muß neben den Einschränkungen, die durch die Art des Krankheitsbildes bestimmt werden, auch die Belastbarkeit des Patienten berücksichtigt werden.

Die Kinesitherapie ist, wie bereits beschrieben, kein mechanisches Üben, sondern das Erlernen von Bewegungsabläufen. Es müssen also auch didaktische Prinzipien zum Lehren und Lernen der Bewegungsabläufe wie beim Sport beachtet werden. Diese bestehen aus Erklären und Vorführen einer Übung, Orientierung auf das Ziel der Übung, Anleitung zum kinästhetischen Empfinden, zum Nachfühlen der Bewegung, Entwicklung von Vorstellungen für eine optimale Bewegung, Beachtung des funktionalen Zusammenhangs in der Bewegungskette, Entwicklung geeigneter Motivation und schließlich Beachtung von Anschaulichkeit und Systematik bei der Durchführung der Übungsprogramme.

In der Krankengymnastik gibt es folgende Elemente: Lagerung, aktive Bewegung, isometrische Spannungsübungen, passive Bewegungen, Traktionsbehandlung, Dehnungsübungen, Reflexbewegungen, sensomotorisches Üben, mentales Üben, Entspannungsübungen und neurophysiologisch begründete Formen der Krankengymnastik.

### Lagerung

Lagerungen von Patienten werden in der Krankengymnastik mit unterschiedlicher therapeutischer Zielsetzung angewendet. Generell ist eine stabile Lagerung Voraussetzung für die erfolgreiche Durchführung krankengymnastischer Behandlungen. Andere Gesichtspunkte sind die Entstauung von Extremitäten, die Vermeidung von Schmerzen, Fehlstellungen und Kontrakturen, die Erleichterung des Abhustens von Bronchialsekret oder auch die Dehnung von kontrakten Bindegewebsstrukturen.

### Aktive Bewegung

Aktive Bewegungen werden unter Anleitung der Physiotherapeuten vom Patienten selbständig durchgeführt.

**Wirkungen:** Kräftigung atrophischer oder abgeschwächter Muskulatur, Förderung der Durchblutung, Verbesserung der Koordination, Förderung der Beweglichkeit.

Aktive Bewegungen können mit Hilfe der Krankengymnastik unterstützt oder gegen Widerstand ausgeführt werden. Sie werden im allgemeinen anfangs achsengerecht gestaltet, erst wenn eine Bewegung schmerzfrei ist, kommen kombinierte Bewegungen über mehrere Gelenke in Betracht, schließlich müssen Gebrauchsbewegungen geübt werden.

Der Patient muß dabei lernen, seine Bewegungen zu kontrollieren. Wichtigster Grundsatz bei der aktiven Bewegung ist, daß keine Schmerzen auftreten, andererseits muß aber bis an die Schmerzgrenze geübt werden. Jede Auslösung von Schmerzen führt reflektorisch zur Erhöhung des Muskeltonus und kann sogar zu einer Dysregulation der Durchblutung führen.

**Indikationen:** Aktive Bewegungen sind indiziert bei posttraumatischen Störungen im Muskel-Gelenk-Apparat, Muskelatrophie infolge Nervenschädigung, Störung der Durchblutung in den Extremitäten. Aktive Bewegungsübungen können aber auch in ein Programm einfließen zur Herz-Kreislauf- und Atemtherapie. Zur Behandlung von komplexen Störungen des neuromuskulären Systems sind aktive Übungen nicht ausreichend, da der entsprechende „stimulierende" Reiz auf das Nervensystem fehlt.

### Isometrische Spannungsübungen oder Widerstandsgymnastik (isometrisches Muskeltraining)

Hierbei handelt es sich um Muskelanspannungen gegen einen mehr oder weniger großen überwindbaren Widerstand. Voraussetzung dafür ist, daß eine ausreichende Kraft vorhanden ist.

**Wirkungen:** Sie entsprechen der im Kap. 3.2.2.3 beschriebenen Kraftbeanspruchung.

### Passive Bewegungen

Hierunter versteht man die vom Behandler am Patienten ausgeführten Bewegungen, wenn ein aktiver Einsatz der Muskulatur nicht möglich oder nicht erwünscht ist.

**Wirkungen:** Passive Bewegungen wirken auf mechanischem Wege einer Versteifung der Gelenke entgegen. Sie dienen außerdem in minimalem Umfang der Aufrechterhaltung der neuromuskulären Steuerung. Bei entsprechend weicher Technik kann auch eine Entspannung hypertoner Muskulatur erreicht werden. Schließlich kommen auch die Förderung des Venen- und Lymphabstroms sowie die Beeinflussung des Stoffwechsels zur Geltung.

**Indikationen:** Lähmung der Muskulatur, Bewegungsunvermögen bei Bewußtlosen oder bei Querschnittslähmung.

Passive Bewegungen sind kontraindiziert bei frischen Verletzungen, insbesondere bei Naht von Nerven und Sehnen (hier beginnt man mit aktiven Bewegungsübungen!).

Eine spezielle Form passiver Bewegungen sind die Mobilisationstechniken der Manuellen Therapie. Sie dienen zur Wiederherstellung des **Gelenkspiels** (joint play; vgl. auch Kap. 4.4.5). Darunter versteht man den Spielraum eines Gelenks, der ein geringes passives Verschieben der Gelenkflächen gegeneinander erlaubt. Das Gelenkspiel kann in verschiedenen Richtungen ausgeführt werden, u.a. auch in solche, bei denen eine aktive Funktionsbewegung nicht möglich ist. Man prüft das Gelenkspiel unter Traktion durch vorsichtiges Verschieben der Gelenkfacetten gegeneinander. Dabei spürt man normalerweise einen federnden Widerstand, der eine ungestörte Gelenkfunktion anzeigt. Das Gelenkspiel ist von den Funktionsbewegungen im Gelenk abzugrenzen. Die normale Funktion eines Gelenks ist an die Intaktheit des Gelenkspiels gebunden. Aufgrund eingehender Kenntnisse der Gelenkmechanik und deren Störung wurden Mobilisationstechniken entwickelt, mit denen das Gelenkspiel wiederhergestellt werden kann.

### Traktionsbehandlung

Hierbei handelt es sich um manuelle aber auch apparative Dehnung von Körperabschnitten vorwiegend im Bereich der großen Gelenke und der Wirbelsäule. Durch Traktion erreicht man eine passive Dehnung bindegewebiger und muskulärer Strukturen und damit eine Entlastung verspannter Muskulatur und möglicherweise auch schmerzhaft eingeschränkter Gelenkfunktionsstörungen.

### Dehnungsübungen

Abgesehen von Dehnlagerungen werden Dehnübungen aktiv ausgeführt. Sie dienen der Verbesserung der Gleitfähigkeit der Muskulatur bzw. der Faszien sowie der Aktivierung der Muskel- und Sehnenspindeln. Spezielle Formen werden als Stretching angeboten; sie sind vor allem für die Morgengymnastik zu empfehlen und vor jeder sportlichen Tätigkeit unumgänglich [84].

### Reflexbewegungen

Bei schweren Störungen der Muskulatur kann es erforderlich sein, die Muskulatur auf reflektorischem Wege, z.B. durch Auslösen der Dehnungsreflexe, zu aktivieren, um eine Kontraktion vorzubahnen. So ist es z.B. möglich, einen abgeschwächten Muskel durch schnelles und kräftiges Dehnen in Erregungsbereitschaft zu setzen, so daß dieser nunmehr auf Willensimpulse anspricht.

### Sensomotorisches Üben (Körpertastarbeit)

Hierunter versteht man die Anleitung zum bewußten Empfinden von Bewegungsabläufen und Spannungszuständen in der Muskulatur und überhaupt im Bewegungssystem. Im Prinzip sollte die Körpertastarbeit Teil jeder gezielten Krankengymnastik sein. Der Patient lernt dabei durch bewußte Hinlenkung seiner Aufmerksamkeit auf bestimmte Spannungsgebiete, diese zu erspüren und zu kontrollieren. Körpertastarbeit wird häufig auch als kinästhetisches Training bezeichnet.

**Indikationen:** Körpertastarbeit sollte in mehr oder weniger großem Umfang Teil jeder komplexen Krankengymnastik sein. Sie ist besonders angezeigt beim Erlernen von Übungen oder bei der Korrektur gestörter Bewegungsabläufe. Sie ist weiterhin auch Bestandteil der Atemtherapie.

### Mentales Üben

Man versteht darunter das geistige Hinführen auf bestimmte Bewegungsabläufe durch die Vorstellung von Bewegungsabläufen. Mentales Üben kann erheblich zur Wiedererlernung gestörter Bewegungen beitragen.

*Methoden zur Entspannung*

Entspannungsübungen dienen der Wahrnehmung und Lösung von Spannungszuständen im Organismus, insbesondere im Bereich der Atmung und der Muskulatur. Das Spektrum dieser Übungen reicht von der Anwendung taktiler Reize und Massagegriffe über isometrische Spannungsübungen und deren postisometrischer Relaxierung bis hin zur verbalen Beeinflussung durch Vermittlung von Vorstellungen und Verhaltensweisen.

**Indikationen:** Entspannungsmethoden sind angezeigt bei psychosomatischen Erkrankungen, insbesondere bei funktionellen Störungen der Atmung.

*Neurophysiologisch begründete Formen der Krankengymnastik*

Außer den beschriebenen, z.T. auch als klassisch bezeichneten Formen der Krankengymnastik wurden in den letzten Jahrzehnten besondere Bewegungskonzepte entwickelt. Sie basieren alle auf neurophysiologischen Erkenntnissen und benutzen im Prinzip den Eigenreflexapparat der Muskulatur, um Bewegungen zu initiieren. In methodischer Hinsicht gibt es einige Unterschiede zwischen den einzelnen Konzepten. Weit verbreitet ist die Behandlung nach B. und K. Bobath [15], nach H. Kabat [52] und nach V. Vojta [88]. Diese Formen der Krankengymnastik wurden in den letzten Jahren besonders für erwachsene Patienten durch ganzheitliche Sicht konzeptionell erweitert und haben sich für die Rehabilitation Hirngeschädigter sehr bewährt.

**Indikationen:** Verordnet werden sollte die Krankengymnastik auf neurophysiologischer Grundlage vor allem bei Störungen des zentralen motorischen Neurons, also bei Patienten mit Hemiplegie oder nach Schädel-Hirn-Trauma. Sie findet außerdem Anwendung bei Patienten mit frühkindlicher Hirnstörung.

## 3.2.4.2 Indikationen und Verordnungspraxis der Krankengymnastik

Bei der Verordnung von Krankengymnastik muß sorgfältig abgewogen werden, welches Ziel mit dem Behandlungsvorschlag erreicht werden soll. Es ist zwar im allgemeinen ausreichend, wenn die Diagnose und das Krankheitsstadium für den Krankengymnasten bzw. Physiotherapeuten vorgegeben wird. Es hat sich aber gezeigt, daß weiterer Informationsbedarf besteht, besonders wenn der Arzt auf bestimmte Behandlungsziele wie z.B. Beübung spezieller Muskelgruppen oder die Ausrichtung des Programms auf Mobilisation oder stärker auf Stabilisierung Wert legt.

Selbstverständlich sind Angaben zu Art und Anzahl der Behandlungen und zu deren Häufigkeit pro Woche erforderlich. Für die kassenärztliche Abrechnung muß unterschieden werden zwischen (einfacher) Krankengymnastik und solcher auf neurophysiologischer Grundlage. Traktionen (apparativ oder manuell) können zusätzlich verordnet werden. Als Richtlinie empfiehlt es sich, von zehn Behandlungen als Erstverordnung auszugehen. Spätestens dann sollte eine Befundkontrolle erfolgen. Nur wenige Krankheitsbilder erfordern mehr als 20 Einzelbehandlungen. Eine tägliche Behandlung ist nur unter besonderen Bedingungen, z.B. bei stationärem Aufenthalt oder im ambulanten Rehabilitationsverfahren möglich. Wenn man beabsichtigt, daß der Patient auch zu Hause die Übungen fortsetzt, sollte man vermerken „mit Anleitung für häusliches Üben". Je sorgfältiger man an den Behandler die Informationen weitergibt, desto sicherer kann man sein, mit möglichst wenigen Behandlungen zum Therapieergebnis zu kommen.

Vor allem bei chronischen Krankheitsbildern wirken sich Therapiekombinationen günstig aus; so hat sich die Vorbehandlung mit Eis oder Wärme, z.B. bei bestimmten Kontrakturen, bewährt. Auch der Wechsel der Bewegungsübungen am Boden oder im Bewegungsbecken ist eine günstige Kombination. Bei Abschwächung der Muskelkraft wird die Verordnung des apparativen, isokinetischen Trainings (sog. muskuläre Aufbautherapie) als besonders effektiv eingeschätzt.

Nachstehend folgen dazu Hinweise für Indikation, therapeutische Zielsetzung und Verordnungsweise aus der Sicht der Orthopädie, Traumatologie, Neurologie und Inneren Medizin.

Generell wird eine Behandlung im chirurgischen Bereich nach folgenden Gesichtspunkten aufgebaut: Wiederherstellung der lokalen Funktion, funktionelle Wiedereinpassung der erkrankten Muskulatur oder Extremität in den Bewegungsablauf, Koordination der Bewegung, Steigerung von Kraft und später auch von Dauerleistung. Die Behandlung ist abgeschlossen, wenn die Funktionssicherheit wiederhergestellt ist.

▷ **Prä- und postoperative Gymnastik**
Therapeutische Zielstellung:
– Bei abdominellen Operationen etc. Förderung der Herz-Kreislauf-Regulation, Pneumonie- und Thrombose-Prophylaxe.
– In der Traumatologie Funktionserhaltung der nicht ruhiggestellten Abschnitte des Bewegungsapparats sowie später Beseitigung der Verletzungsfolgen.
Verordnung: 1- bis 2mal täglich.

▷ **Versteifende Gelenkerkrankungen, z.B. rheumatoide Arthritis nach Abklingen der akuten Phase, Arthrosen, Verletzungsfolgen**
Therapeutische Zielstellung: Beseitigung oder Vermeidung von Schrumpfung der Sehnen und Gelenkkapseln sowie von Kontrakturen der Muskulatur; Verhinderung der Muskelatrophie; Wiederaufbau des funktionellen Zusammenspiels der Muskulatur, lokale Anregung von Stoffwechsel und Zirkulation.
Verordnung: Je nach Befund 2- bis 3mal wöchentlich bis täglich.

▷ **Schmerzsyndrome an der Wirbelsäule**
Therapeutische Zielstellung: Mobilisierung „versteifter Wirbelsäulenabschnitte", gezieltes Training abgeschwächter Rücken-,

Bauch- und Gesäßmuskulatur, Wiederherstellung des Funktionsgleichgewichts. Erziehung zum Haltungsgefühl.
Verordnung: Allgemeine Haltungsgymnastik mit Einführung in ein Hausprogramm, 2- bis 3mal wöchentlich.

▷ **Lähmungen durch Erkrankungen des Zentralnervensystems, z.B. Apoplexie**
Therapeutische Zielstellung: Abbau pathologischer Reflexmuster, Entspannung spastischer Muskulatur, Bahnung von Bewegung, Verhinderung von Muskelatrophie, Wiederaufbau von Gebrauchsbewegungen, Gangschule.
Verordnung: Behandlung nach Bobath- bzw. Vojta-Konzept, 2- bis 3mal wöchentlich bis täglich.

▷ **Lähmungen durch Läsion von peripheren Nerven, z.B. nach Verletzung, Neuritis und Bandscheibenvorfall**
Therapeutische Zielstellung: Lagerung und Entspannung zur Schmerzlinderung, Verhinderung von Muskelatrophien, vorsichtige Mobilisierung der Wirbelsäule.
Verordnung: 2- bis 3mal wöchentlich.

▷ **Bewegungsbehandlung bei Kreislauferkrankungen, speziell zur Rehabilitation von Patienten nach Herzinfarkt**
Entsprechend der Einteilung des Krankheitsverlaufs in Phase I bis III ergeben sich unterschiedliche Behandlungsziele:
– **Phase I: Klinikphase**
Hier handelt es sich um die akute Krankheitsphase, deren Dauer variabel ist und im Durchschnitt 3 bis 5 Wochen dauert.
Zielstellung: Frühmobilisation, d.h. durch Krankengymnastik vorbereitetes frühzeitiges Aufstehen der Patienten.
Übungsprogramm: aktive und passive Bewegungsübungen erst in den kleinen, später in den großen Gelenken, Lagerungen, Atemübungen. Die Übungen werden unter Kontrolle von Blutdruck, Puls und Atmung anfangs im Liegen, später im Sitzen, Stehen und Gehen durchgeführt.
Das Programm ist in entsprechender Abwandlung auch anwendbar bei anderen Herz-Kreislauf-Erkrankungen je nach Krankheitsstadium.

Verordnung: Mindestens einmal, wenn möglich 2- bis 3mal täglich.

– **Phase II**
Zielstellung: Stabilisierung der Herz-Kreislauf-Leistung unter häuslicher Belastung bzw. im Anschlußheilverfahren. Übungsprogramm: Ausdauertraining. Voraussetzung zur Teilnahme ist die Festlegung der Belastbarkeit und der Trainingsintensität aufgrund eines Belastungstests am Ende der Phase I.

– **Phase III**
Zielstellung: Aufrechterhalten des erreichten Leistungsstands. Aufgabe des Arztes ist hierbei, den Patienten zu beraten und zu motivieren. Das Training findet ohne ärztliche Aufsicht statt, jedoch nach Möglichkeit unter Anleitung von geschulten Übungsleitern. Möglich ist auch ein individuell gestaltetes Training in Form von Radfahren, Jogging, Schwimmen, Skiwandern. Empfehlenswert ist ein Training 2- bis 3mal wöchentlich von einer halben bis einer Stunde.

▷ **Hypertoniebehandlung**
Zielstellung: Normalisierung der Herz-Kreislauf-Regulation, psycho-physische Entspannung.
Übungselemente: Ausdauertraining, isometrische Spannungsübungen, Atem- und Entspannungstherapie, rhythmische Gymnastik.
Verordnung: 1- bis 2mal wöchentlich eine Übungsstunde; mit dem Rat, an mindestens zwei weiteren Tagen zu Hause zu üben, dazu tägliche Morgengymnastik, Ausdauertraining, Wandern, Jogging etc. Ähnliche Übungsprogramme gibt es zur Behandlung peripherer arterieller Durchblutungsstörungen und der Hypotonie.

### Grundforderungen der Verordnung

Grundforderungen an eine Verordnung für Krankengymnastik sind Diagnose und Krankheitsstadium und nach Möglichkeit das Behandlungsziel. Außerdem gehören auf die Verordnung die Zahl und die Häufigkeit der Behandlungen pro Woche oder Monat. Besondere Vorstellungen zur Intensität der Behandlung bzw. zur Art der Durchführung müssen zusätzlich fixiert werden. Je sorgfältiger man dem Behandler diese Informationen vermittelt, desto sicherer kann man sein, mit möglichst wenigen Behandlungen zu einem guten Therapieergebnis zu kommen.

### 3.2.4.3 Atembehandlung

Unter Atembehandlung versteht man die physiotherapeutische Beeinflussung des Atemablaufs. Dieser Begriff hat sich aus der Praxis entwickelt. Es ist nicht eine Behandlung des Thorax schlechthin, sondern es wird die Funktion der Atemwege als Ganzes in den Mittelpunkt der Bemühungen gestellt. Bei der engen funktionellen Verknüpfung von Atmung und Kreislauf, aber auch Atmung und Nervensystem, ergeben sich u.a. auch weitreichende psychophysische Beeinflussungen des Organismus. Das hat vielfach dazu geführt, Atem- und Entspannungsbehandlung gleichzusetzen, was sachlich nicht richtig ist. Atembehandlung bedeutet Optimierung der Funktion der Atemwege, Entspannungsbehandlung ist auf eine Eutonisierung der Muskulatur und auch der Gesamtpersönlichkeit ausgerichtet. Dies schließt nicht aus, daß Entspannungsbehandlung z.T. Elemente der Atembehandlung enthält.

Zielstellung: Die therapeutische Zielsetzung der Atembehandlung ist die Erziehung zur „Vollatmung". Darunter ist ein fließender, gelöster, rhythmischer Atemvorgang zu verstehen, an dem Bauch-, Flanken- und Brustatmung harmonischen Anteil haben und der auch unter Belastung nicht in eine Fehlatmung ausweicht.

Für die **Fehlatmung** werden von Edel angegeben:

▷ Fehler der Atembewegungen im Bereich der Brust-, Flanken-, Bauch- oder Rückenatmung,
▷ Fehler der Koordination des Einsatzes der Atemmuskeln (In- und Exspiratoren), sog. paradoxe Atmung,
▷ Störungen des Atemrhythmus und des

zeitlichen Verhältnisses von In- und Exspirationsphase,
▷ Fehler, die die Ausatmung betreffen.

Die Optimierung der Atmung umfaßt auch die Erschließung von Atemreserven, die bei restriktiven bzw. obstruktiven Ventilationsstörungen in typischer Weise gefunden werden.

**Indikationen:** Die Indikationen ergeben sich aus dem klinischen Befund. Man kann also mit dieser Behandlung nicht auf eine bestimmte Erkrankung der Atemwege einwirken, sondern nur die dabei auftretenden Ventilationsstörungen beeinflussen. Dies ist zur Unterbrechung eines Circulus vitiosus häufig maßgebend. In erster Linie wird Atembehandlung bei der chronischen Bronchitis, bei Asthma bronchiale und beim Lungenemphysem eingesetzt. Sie ist ein wichtiger Teil im Komplex der rehabilitativen Maßnahmen, da mit ihrer Hilfe Funktionsstörungen, die sich im Verlauf einer Erkrankung einstellen, abgebaut werden können.

### 3.2.4.4 Sporttherapie

#### *Allgemeines*

Der Gedanke, die Prinzipien sportlichen Trainings – sei es als Ausdauer-, als Kraft- oder Geschicklichkeitstraining – in die Therapie einzuführen, hat sich erst in den letzten Jahrzehnten durchgesetzt, u.a. haben schon sehr frühzeitig H. Reindell [71], H. Mellerowicz [65] auf die günstigen Auswirkungen des Trainings beim Kreislaufkranken hingewiesen. Gerade in der deutschen Medizin dominierte lange Zeit das Schonprinzip, so daß man z.B. nach einem Herzinfarkt dem Patienten mindestens 4 bis 6 Wochen Bettruhe auferlegte. Der Sport als eine aktive Einflußnahme auf den Gesundheitszustand des Kranken war die Ausnahme. Dennoch gab es Einzelbeispiele, wie z.B. die bereits im vorigen Jahrhundert von Dr. Oertel empfohlene Terrainkur und dann später die Ohlstädterkur oder andere aktive Kurbehandlungen wie in Graal-Müritz oder am Timmendorfer Strand.

Heute stellt sich der Einsatz der Bewegungstherapie wesentlich differenzierter dar. Generell kann man sagen, daß in der Phase I vieler Krankheiten, also bei noch weitgehender Belastungsinsuffizienz, nur Krankengymnastik angezeigt ist, dagegen in den Phasen II und III sporttherapeutische Prinzipien in Betracht kommen. Der Unterschied liegt in der Tatsache, daß der aktuelle Krankheitsprozeß vorrangig eine pathogenetisch und befundorientierte Beeinflussung der Symptomatik und möglicher Krankheitsfolgen erfordert, wie sie nur durch Krankengymnastik möglich ist. Dagegen werden im Genesungsprozeß und später zur sekundären Prävention sportliche Belastungen notwendig.

#### *Definition*

Der Begriff Sporttherapie wird auch heute noch unterschiedlich interpretiert. Einmal versteht man darunter die Anwendung trainingsphysiologischer Prinzipien, um die Wiederherstellung der vollen Leistungsfähigkeit im Rahmen der Rehabilitation zu erreichen. Zum anderen meint man damit die Sportausübung, z.B. von Herzpatienten nach abgeschlossener Rehabilitation als eine lebensbegleitende Maßnahme im Sinne der Sekundärprävention [72]. Sporttherapie ist also einerseits als ärztlich empfohlenes Behandlungsverfahren zu verstehen und andererseits als Teil der aktiven Gestaltung der Freizeit.

#### *Indikationen und Voraussetzungen*

Die Sporttherapie ist keineswegs nur auf den Herz-Kreislauf-Kranken zu beziehen, sondern hat selbstverständlich auch große Bedeutung bei der Führung von Patienten mit anderen Erkrankungen wie z.B. mit Hemiplegie oder Schmerzsyndromen im Bereich des Halte- und Bewegungsapparats. Hier sei an die Vermittlung sportlicher Belastungen im Rahmen von Osteoporoseprogrammen erinnert.

Für die praktische Einführung des Sports in die Therapie erwächst für den Arzt eine besondere Verantwortung. So muß einerseits vor Aufnahme eines Trainings die Belastbarkeit vor allem im Bereich des Herz-Kreislauf-Systems und die sich daraus ergebenen Einschränkungen eingeschätzt werden. Auch andere Leiden wie Arthrose oder Osteoporose erfordern Berücksichtigung. Andererseits müssen die Trainingsvorgaben so bemessen werden, daß daraus ein Leistungsgewinn für den Patienten erwächst.

Die Einschätzung der Belastbarkeit des Herz-Kreislauf-Systems erfolgt im allgemeinen mittels **Ergometertest**. Zwei wichtige Aussagen lassen sich daraus ableiten:
1. die Grenze der Belastbarkeit durch sog. Abbruchkriterien beim Test und
2. die notwendige Höhe der Trainingsbelastung, die im allgemeinen beim Herzkranken mit 75% der im Test erbrachten Leistung bei submaximaler Belastung bemessen wird. Sie entspricht der sog. aerob-anaeroben Schwelle, d.h. dem Punkt, an dem der Energiebedarf des Organismus nicht mehr allein durch Bereitstellung des Sauerstoffs, sondern auch durch Inanspruchnahme des anaeroben laktaziden Stoffwechsels gedeckt wird. Diese aerob-anaerobe Schwelle liegt beim Herzkranken im Bereich von 2 bis 4 mmol/l; für das sportliche Training mit Kranken darf der Grenzwert von 3 mmol/l nicht überschritten werden. Beim Gesunden wird die Grenze bei 60 bis 70% der maximalen Leistung angenommen. Als anzustrebende Herzfrequenz beim Training kann für den Gesunden auch die Formel **180 minus Lebensalter = Trainingsfrequenz** verwendet werden. Eine wesentliche Unterschreitung dieser Frequenz bedeutet, daß das Training nicht mehr effektiv ist.

*Trainingsverlauf*

Die Gestaltung sporttherapeutischer Kurse erfolgt inhaltlich auf trainingsphysiologischer Grundlage und methodisch nach pädagogisch-psychologischen Prinzipien. Hinsichtlich des Trainingsverlaufs wird nach R. Rost [72] unterschieden zwischen Adaptations- (Wochen), Aufbau- (Monate) und Stabilisationsphase (Jahre). Das eigentliche Training wird erst nach einer Eingewöhnungsphase ohne wesentliche Belastung aufgenommen.

Im Aufbau der einzelnen Trainingsstunden hat sich im allgemeinen eine Dreiteilung bewährt mit Aufwärm-, Belastungs- und Abspannphase.

## 3.3 Massagetherapie

### 3.3.1 Einleitung und Definition

Unter Massagetherapie versteht man die mechanische, systematische, schichtweise Durcharbeitung der äußeren Gewebsschichten des Körpers zu Heilzwecken.

Dabei orientiert man sich an den sog. Gewebsbefunden, d.h. an Abweichungen der gewebliche Konsistenz. Die Kenntnis dieser Befunde ist wichtig für eine richtige Indikationsstellung und für die sachgemäße Ausführung der Massagetechniken.

Massage zählt zu den ältesten Behandlungsmaßnahmen. Es ist sicher eine uralte Menschheitserfahrung, daß Handauflegen, Streichen, Drücken, Dehnen äußere und auch innere Schmerzen lösen kann. So finden wir in nahezu allen Kulturen Hinweise auf Massagen als Heilmethode. Erst im ausgehenden 19. Jahrhundert ist die Massage durch Systematisierung der Techniken und Erarbeitung wissenschaftlicher Grundlagen als medizinische Behandlung anerkannt worden.

Dennoch wird heute die Bedeutung der Massage oft unterschätzt. Ursache ist weniger der Mangel an wissenschaftlichen Grundlagen zum Wirkungsverständnis, als die Überbewertung anderer Heilmethoden. Angebote von sog. Spezialmassagen, deren pseudowissenschaftliche Aussagen sich als unhaltbar erweisen, haben dem Ansehen der Massage als Heilmethode geschadet. Eine unklare Indikationsstellung, oft falsch verstanden als Psychotherapie interpretiert, hat ein übriges dazu beigetragen („Streicheleinheiten"). Natürlich schließt Massage immer den unmittelbaren Kontakt zwischen Behandler und Patient ein, was psychoemotionale Auswirkungen hat. Es dürfen diese aber nicht überschätzt und damit der Wert der Massage geschmälert werden.

### 3.3.2 Wirkungsphysiologie der Massage

Generell muß man zwischen mechanischer (physikalischer) und reflektorischer Wirkung unterscheiden.

Wie bei jedem Therapiemittel ist zuerst nach der **physikalischen Qualität** zu fragen: Massage ist eine mechanische Einwirkung in Form von Druck und Zugkräften, bei der die Gewebe auf Dehnung, Elastizität und Verschieblichkeit (Scherwirkung) beansprucht werden. Dies hat auf die Struktur der Gewebe, besonders des Bindegewebes, einen formativen Einfluß. Festigkeit und Dehnbarkeit lassen sich verbessern und die Geschmeidigkeit der Gleitgewebe erhöhen.

Ohne Zweifel löst die mechanische Beanspruchung der Gewebe auch **reflektorische Wirkungen** aus. So geht Massage immer mit Reizung der Rezeptoren von Haut, Bindegewebe, Muskeln und Periost einher, was zu einem vermehrten Afferenzeinstrom in die zugehörigen Rückenmarkssegmente führt. Spinale und supraspinale Umschaltung auf efferente motorische und sympathische Nervenbahnen bewirken reflektorisch je nach angewendeter Massagetechnik in unterschiedlicher Ausprägung z. T. langanhaltende Veränderungen des Muskeltonus, der Durchblutung und der spinalen Schmerzverarbeitung. Eine zentrale Rolle spielen dabei die Neurone des Hinterhorns, welche nach M. Zimmermann [90] die erste Umschalt- und Verarbeitungsstation des sensomotorischen Systems darstellen und damit hinsichtlich der reflektorischen Auswirkungen der Massage eine zentrale Stelle einnehmen.

Möglicherweise gibt es auch eine direkte Stimulierung der kapillären Durchblutung; für die Lymphangiome ist dies durch M. Földi nachgewiesen worden.

Die klinischen Auswirkungen der Massagebehandlung liegen vorwiegend im Bereich von Muskulatur und Bindegewebe (Tab. 3-3). Indem die menschliche Hand in der Lage ist, suchend gewebliche Abweichungen zu erfassen und adäquat umzusetzen, kommt

**Tab. 3-3** Zusammenstellung der klinischen Wirkungen von Massagen.

> ▷ Regulierung des Muskeltonus
>
> ▷ Geschmeidigmachen der Gleitgewebe (Faszien, Sehnenscheiden etc.)
>
> ▷ Anregung der Durchblutung
>
> ▷ Förderung des lokalen Stoffwechsels
>
> ▷ Unterstützung des venösen Rückstroms
>
> ▷ Anregung der Lymphangiomotorik
>
> ▷ psychoemotionale Entspannung

es zur **Lösung geweblicher „Verklebungen"** vor allem in sog. Gleitgeweben wie Faszien, Sehnenscheiden oder Schleimbeuteln.

Durch weiche Dehnung der Muskeln kann **Entspannung** verkrampfter Muskelanteile erreicht werden, wie umgekehrt forcierte Grifftechniken zu einer unmittelbaren **Tonisierung** führen können.

Die vielfach in den Vordergrund gestellte **Zunahme der Durchblutung** ergänzt sicher die genannten geweblichen Auswirkungen. Man kann davon ausgehen, daß durch die Hyperämisierung die Ver- und Entsorgung der Gewebe verbessert werden.

Massage wirkt sich, wie bereits erwähnt, auch **psychoemotional** aus. Man sollte diesen Effekt jedoch real sehen und nicht etwa versuchen, ihn wegzudiskutieren. Es gibt sicher Krankheitsprozesse, bei denen erst über diesen Umweg eine Lösung und Lockerung verspannter Muskelgruppen möglich ist.

Erfahrene Ärzte wie H. D. Hentschel legen Wert auf „weitergreifende Wirkungen" der Massage wie Entmüdung und Geweberegeneration [35]. Als **Entmüdung** ist die schnelle Wiederherstellung der Leistungsfähigkeit der Muskulatur, manchmal auch des Gesamtorganismus, nach Sport oder anderen größeren körperlichen Anstrengungen zu verstehen. Sicher tragen die gesteigerte Durchblutung, der Abtransport von Stoffwechselendprodukten und die Regelung des Muskeltonus zur schnellen Erholung bei. Entmüdung bedeutet mehr als die Summe der einzelnen physiologischen Wirkungskomponenten. Sie beschreibt einen klinischen Effekt. In analoger Weise ist unter **Geweberegeneration** die Einflußnahme auf langjährige Veränderungen der trophischen Situation von Körpergewebe zu sehen, insbesondere im Hinblick auf längere Zeit bestehende Mangeldurchblutung und Fibrosierung, z. B. nach Verletzungen oder chronischem Lymphödem.

### 3.3.3 Einteilung der Massage

„Auf dem Gebiet der Massagetherapie findet man heute eine verwirrende Vielfalt alter und neuer Behandlungsformen" [35]. Dabei kann man die Massagetherapie im wesentlichen auf wenige Grundformen zurückführen. Man sollte bei allen Neueinführungen immer die Frage nach neuen Wirkungsmechanismen vorlegen, um zu vermeiden, daß bekannte Wirkprinzipien unter einem anderen Etikett angeboten werden. Dies trifft auch zu für einige „chinesische" Massageformen, bei denen neben klassischen Grifftechniken auch manualtherapeutische und krankengymnastische Maßnahmen einbezogen werden, was durchaus zusätzliche Wirkungen haben kann. Man sollte jedoch auf begriffliche Klarheit bedacht sein, um nicht Verwirrung zu stiften.

Manche Massagen, wie z. B. die Fußreflexzonenmassage beruhen auf laienhaften Vorstellungen, die sich hinsichtlich der topographischen Zuordnung nicht mit den heutigen gültigen anatomischen Grundlagen vereinbaren lassen.

Die Massagen werden in
▷ befundorientierte und
▷ reflektorisch-wirksame Techniken
eingeteilt.

Eine strenge Unterscheidung dieser Wirkungen ist jedoch nicht möglich, so daß sich Überschneidungen ergeben.

#### Klassische Massage

Ihre Grifftechniken wurden durch den schwedischen Gymnastiklehrer Per Henrik Ling (1776–1839) entwickelt. Wesentlich zur Systematisierung und zur Einführung als Behandlungsmethode hat der holländische Arzt Dr. J. G. Mezger (1838–1909) beigetragen.

Die klassische Massage zeichnet sich durch unmittelbare Beeinflussung der Befunde in Haut, Muskeln, Sehnen und Faszien aus. Man unterscheidet **fünf Grifftechniken:**

▷ **Streichungen,** die breitflächig ausgeführt der Kontaktaufnahme und Durchblutungssteigerung und damit der Erwärmung der Gewebe dienen.
▷ **Knetungen,** die auf einer weichen Querdehnung der Muskulatur beruhen und der Lösung des Bindegewebes, vor allem aber der Regulierung des Muskeltonus dienen. Walkungen und Rollungen sind spezielle Formen der Knetungen besonders im Bereich der Rückenmuskulatur.
▷ **Reibungen,** die breitflächig angewandt zu Anregung der Durchblutung und Lösung geweblicher Verklebungen führen. Besonders effektiv sind Reibungen in der Tiefe der Gewebe, die man als Zirkelung bezeichnet.
▷ **Vibrationen,** die zur Detonisierung verkrampfter Muskelbezirke dienen und mit einer Frequenz von 10 bis 50 Hz ausgeführt werden. Die mit Massageapparaten erreichten Frequenzen von 50 bis 100 Hz sind keineswegs so wirksam, wie die mit der Hand ausgeführten Vibrationen. Bei breitflächiger Ausführung mit beiden Händen im Bereich des Thorax bewirken Vibrationen eine Lösung des Bronchialschleimes und damit eine Verbesserung der Auswurfleistung. Den Vibrationen werden auch die sog. Schüttelungen der Extremitäten zugeordnet. Dabei werden beidhändig die Gewebe umfaßt und in Schwingungen versetzt.
▷ **Klopfungen und Klatschungen,** stellen kurzzeitige kräftige Beanspruchung der Gewebe, vor allem der Muskulatur, dar und dienen der Verbesserung des Muskeltonus. Klopfungen des Thorax werden angewandt um das Abhusten zu erleichtern.

#### Deep friction

Den befundorientierten Massagen ist auch die sog. Deep friction zuzuordnen, die eine quer zum Faserverlauf ansetzende Zirkelung darstellt und geeignet ist, Verklebungen, d.h. Adhäsionen im Bereich der Sehnen, Bänder und Faszien zu lösen.

### Manuelle Lymphdrainage

Hier handelt es sich um eine Massageform mit weich ausgeführten speziellen „Druck- und Schöpfgriffen" zur mechanischen Ödembeförderung sowie zur Anregung der Motorik der Lymphangiome, was zur Erhöhung des Lymphabflusses führt. Lymphdrainage kann bei bestimmten Indikationen mit Kompression durch sog. Kurzzugbinden oder Kompressionsstrümpfe unterstützt werden, wie es im Rahmen der komplexen physikalischen Entstauungsbehandlung von Lymphödemen von M. Földi und St. Kubik empfohlen wird [19].

**Indikationen:** Indikationen für die manuelle Lymphdrainage sind das primäre und sekundäre Lymphödem, aber auch Ödeme anderer Genese im Zusammenhang mit Verletzungen oder rheumatischen Gelenkerkrankungen und bei der sog. Reflexdystrophie.

### Reflexmassage

Den auf den Befund orientierten Massageformen werden die Reflexmassagen gegenübergestellt. Sie führen aufgrund ihrer intensiven „Gewebereizung" zu einem starken Afferenzeinstrom, der sich über kutiviszerale Reflexwege im Segment ausbildet und sich vor allem auf die Funktion der inneren Organe auswirkt. Reflexmassagen wirken sich aber auch im Sinne der Counter-Irritation günstig bei der Behandlung chronischer Schmerzsyndrome aus. Natürlich haben Reflexmassagen auch strukturelle Auswirkungen auf die Gewebe bis zur Trophikverbesserung.

### Bindegewebsmassage

Bei der Bindegewebsmassage nach H. Teirich-Leube [85] handelt es sich um tangential zur Körperoberfläche ausgeführte Zug-

reize, sog. Bindegewebsstriche, die an Haut und Unterhaut bzw. Muskelfaszie angreifen. Durch sie werden die Gewebe in besonderer Weise hinsichtlich Dehnbarkeit und Elastizität beansprucht, was mit einem schneidenden Schmerz „wie wenn die Haut mit dem Fingernagel geritzt wird" verbunden ist. Unter Umständen kann es sogar zu kleineren Zerreißungen kommen, erkenntlich an petechialen Blutungen.

### Muskelzonenreflexmassage

In gleicher Richtung wirkt sich die von W. Kohlrausch [53] angegebene Muskelzonenreflexmassage aus, die sich auf die sorgfältige Behandlung reflektorisch verspannter Muskeln beschränkt. Man findet in der Muskulatur sog. Maximalpunkte, die meist an typischen Stellen lokalisiert sind. Sie werden heute auch als **Tender-Points** bezeichnet und stellen meist palpable, strukturelle und funktionelle Veränderungen im Muskel bzw. im Bindegewebe dar. Ihnen liegen wahrscheinlich Aktivitätsänderungen der Aktin-Myosin-Filamente sowie Verschiebungen der Homöostase und das Auftreten von Leukotrienen, Histamin etc. zugrunde.

Demgegenüber weist der Ausdruck **Triggerpunkt** auf die Auslösung von Schmerzen und Funktionsstörungen bei Druck auf diese Areale hin (motor dysfunction). Es wird eine schmerzhafte Funktionsstörung der Muskelkette ortsfern von diesen Punkten ausgelöst (getriggert).

### Segmentmassage

Die Segmentmassage nach O. Gläser und W. Dalicho [22] stellt eine eingehende Befundbehandlung in allen Schichten der Körperdecke dar. Sie ist im Grunde eine Kombination von Bindegewebs- und Muskelmassage.

### Periostbehandlung

Bei der Periostbehandlung nach P. Vogler und H. Krauß [56] handelt es sich um schmerzhafte Zirkelungen von akupressurähnlichem Charakter am Periost. Auch die Auswirkungen der an- und abschwellenden Druckreize sind den Akupressureffekten gleichzusetzen. Die Lokalisation der Periostpunkte entspricht nicht denen der Akupressur und anderer asiatischer Behandlungsverfahren, sondern ist den Dermatomen der Segmentlehre entnommen. Sie ist eine wirksame Behandlung bei akuten und chronischen Schmerzzuständen.

### Kolonbehandlung

Die Kolonbehandlung stellt eine mit dem Atemrhythmus abgestimmte an- und abschwellende Dehnungsmassage an fünf typischen Punkten des Kolons dar. Dadurch wird die Dickdarmperistaltik angeregt. Die Behandlung ist bei chronischer Obstipation angezeigt, sie kann aber auch der Eutonisierung im gesamten Bauchraum dienen. Es handelt sich nicht, wie oft fälschlich angenommen, um ein Vorwärtsbringen der Kotsäule.

### Unterwasser-Druckstrahlmassage

Hierbei werden während eines warmen Wannenbades Haut und Muskulatur mit einem Wasserstrahl von 1 bis 1,5 atm Druck in kreisender Bewegung durchgearbeitet. Die Intensität der Behandlung kann durch den Auftreffwinkel des Strahls und dessen Abstand von der Körperoberfläche abgestuft werden.

Der Vorteil der Unterwasser-Druckstrahlmassage liegt in der entspannenden Wirkung des warmen Bades und der breitflächigen Anwendung des kräftigen Wasserstrahls, was zur Detonisierung der Muskulatur, Lockerung des Bindegewebes, Durchblutungsförderung und allgemeiner Entspannung führt.

**Indikationen:** Die Indikationen sind ausgedehnte schmerzhafte Muskelverspannungen bei sehr straffem adipösem Unterhautgewebe im Zusammenhang mit Bewegungseinschränkung. Auch der Versteifungstendenz der Wirbelsäule bei Morbus Bechterew kann durch Unterwasser-Druckstrahlmassage entgegengewirkt werden.

### 3.3.4 Allgemeine Indikationen und Kontraindikationen von Massagen

**Indikationen:** Die eigentlichen Indikationen zur Verordnung von Massagen sind Befunde, die im Rahmen bestimmter Erkrankungen oder Verletzungen entstehen können sowie Schmerzzustände mit den dazugehörigen Gewebsveränderungen und Funktionsstörungen an inneren Organen. Entsprechend den unterschiedlichen Grifftechniken der einzelnen Massageformen und deren bevorzugter Wirksamkeit in bestimmten Gewebsschichten lassen sich die Massagen auch sehr differenziert bestimmten Indikationen zuordnen (Tab. 3-4).

Der Erfolg einer Massageverordnung wird um so sicherer sein, je differenzierter man die Art der Behandlung auf der Verordnung vermerkt.

**Kontraindikationen:** Die Kontraindikationen für die Verordnung von Massage ergeben sich einerseits durch bestimmte Lokalbefunde und andererseits durch Allgemeinerkrankungen, die eine Verordnung von Massagen von vornherein als ungeeignet erscheinen lassen, wie z.B. Blutungsgefahr, Infektionskrankheiten, marantische Zustände oder schwere Herzinsuffizienz.

Massage ist kontraindiziert bei folgenden Erkrankungen im Behandlungsgebiet: entzündliche Hauterkrankungen, Thrombose bzw. Thrombophlebitis, lokale Entzündungsprozesse, arterielle Durchblutungsstörungen (Stadium III und IV), Morbus Sudeck, Metastasen, aber auch gutartige Tumoren wie z.B. Lipome, Warzen oder Fibrome und frische Frakturen. Auch extrem schmerzhafte Gewebsbezirke sind eine Kontraindikation für Massagen.

Ein Problem bei der Verordnung von Massagen ist der vom Patienten selbst immer wieder vorgetragene Wunsch nach Massagebehandlung ohne daß dafür ein realer Befund zu finden ist. Unter Umständen verbirgt sich dahinter ein Bedürfnis nach vermehrter Zuwendung. Man muß sich dann überlegen, ob es sich hier um eine neurotische Fehleinstellung handeln kann, bei der Massagen nicht indiziert sind.

**Tab. 3-4** Übersicht der Indikationen für die wichtigsten Massageformen.

| Massageformen | Indikationen |
|---|---|
| ▷ **Befundorientierte Massagen** | |
| – Klassische Massage | Muskel- und Bindegewebsbefunde bei Schmerzsyndromen am Bewegungsapparat und chronisch rheumatische Erkrankungen sowie nach Verletzungen |
| – Deep friction | Schmerzhafte Muskelbefunde bei Tendinosen; Fibromyalgie |
| – manuelle Lymphdrainage | Lymphödem; posttraumatisches Ödem; Morbus Sudeck; Rheumatoidarthritis |
| ▷ **Reflexmassagen** | |
| – Bindegewebsmassage | Chronische, mit dystrophen Gewebsveränderungen einhergehende, anderweitig nicht beeinflußbare Schmerzsyndrome im Wirbelsäulenbereich; Erkrankungen innerer Organe, z.B. chronische Gastritis; Postcholezystektomiesyndrom; arterielle Durchblutungsstörungen; vegetative Umstimmung, z.B. bei Asthma bronchiale |
| – Segmentmassage | Angina pectoris; Migräne; Hypertonie mit Beschwerden im Kopfbereich; Gallenwegserkrankungen |
| – Periostmassage | akute, anfallsweise Schmerzzustände, z.B. bei koronarer Herzkrankheit oder Gallenwegserkrankungen etc.; Gewebsbefunde bei Arthrose, Arthritis, Ulcus cruris |
| – Kolonbehandlung | chronische Obstipation; Postcholezystektomiesyndrom |
| ▷ **Sonderformen** | |
| – Unterwasser-Druckstrahlmassage | ausgedehnte schmerzhafte Muskelverspannungen, insbesondere in Verbindung mit Bewegungseinschränkung (Lumboischialgie); Morbus Bechterew; Kontrakturen |
| – Bürstenmassage | in der Rekonvaleszenz präventiv als Selbstbehandlung bei Hypotonie und Hypertonie |

## 3.3.5 Verordnung von Massagen

Vor jeder Verordnung von Massagen muß sich der Arzt die Frage vorlegen, ob vielleicht andere Behandlungen besser zum Ziel führen, wie z.B. Elektrotherapie, Thermotherapie oder Krankengymnastik, oder ob nicht Kombinationen mit anderen therapeutischen Maßnahmen angezeigt sind. Eine stereotype Verordnung von z.B. Heißluft und Massage sollte es nicht geben. Auf jedes Rezept gehören folgende Grundinformationen:

▷ Diagnose bzw. Angabe des Befundes
▷ Art der Massage
▷ Anzahl der Massagen; im allgemeinen sollte man 6 bis 10 Behandlungen verordnen. Nach der Hälfte der Behandlungen muß eine Befundkontrolle erfolgen. Mehr als 10 Massagen bedürfen einer besonderen Indikation und Begründung.

▷ Behandlungsfrequenz: Hierunter hat man die Zahl der Behandlungen pro Zeit zu verstehen. Im allgemeinen werden Massagen 2- bis 3mal pro Woche verordnet. Eine tägliche Behandlung kommt sicher nur im Ausnahmefall in Frage. Hier sind Überlegungen angezeigt zur Kombination mit anderen Behandlungen an den Intervalltagen, wie z.B. manuelle Mobilisation oder Krankengymnastik.

## 3.4 Elektrotherapie

### 3.4.1 Einleitung und Definition

Das physikalische Phänomen der Elektrizität wird schon seit alters her in der Medizin genutzt. Bereits vor 2500 Jahren wurde in Ägypten die „geheimnisvolle" Kraft von elektrisierenden Fischen zur Behandlung von Schmerzen genutzt.

Heutzutage denkt allerdings kaum jemand über die Zusammenhänge bei der Entstehung, Übertragung und Weiterleitung des Stroms nach. Dabei sind diese Prozesse elementare Bestandteile der Lebensvorgänge in jeder Zelle. Die Komplexität und Kompliziertheit in bezug auf den theoretischen Hintergrund sowie die „Stromangst" unter der Bevölkerung, u.a. auch durch unsachgemäßen Sprachgebrauch hervorgerufen, mögen Gründe sein, warum die Elektrotherapie über Jahre nur einen geringen Stellenwert hatte. Erst die Suche nach Alternativen zu medikamentösen und chirurgischen Therapien und die rasante Entwicklung der Mikroelektronik erbrachten einen großen Aufschwung.

Die Elektrotherapie ist eine zumeist unspezifische **Reiztherapie**, die abgesehen von einigen Ausnahmen nicht organspezifisch wirkt und deshalb bei den verschiedensten Erkrankungen angewandt werden kann. Diese Tatsache macht eine richtige Indikationsstellung für die einzelnen Methoden nicht leicht, zumal der gleiche Effekt auf unterschiedlichen Wegen erzielt werden kann. Deshalb ist die richtige Anwendung der einzelnen Formen immer individuell, auch in Abhängigkeit vom Krankheitsbild und -stadium, vorzunehmen.

Die **Elektrotherapie** stellt also den Zweig der physikalischen Therapie dar, der sich mit der therapeutischen Anwendung von elektrischen Strömen auf den menschlichen Organismus beschäftigt.

Sie untergliedert sich in die **Niederfrequenz-, Mittelfrequenz- und Hochfrequenztherapie** einschließlich der **Ultraschallbehandlung.** Ihnen allen ist gemein, daß zur Anwendung technische Geräte vorhanden sein müssen, die den elektrischen Strom in charakteristischer Art und Weise modulieren und dadurch explizite biologische und therapeutische Wirkungen am Menschen erzielen. Damit unterliegen alle Geräte den Bestimmungen der Klasse 1 oder 3 der Medizinischen Geräteverordnung (MedGV).

Während bei der Nieder- und Mittelfrequenz die Patienten unmittelbar dem elektrischen Strom ausgesetzt werden, treten bei der Hochfrequenz und Ultraschallbehandlung andere Wirkungen in den Vordergrund, so daß diese Verfahren mitunter auch der Thermotherapie zugeordnet werden.

In den Manuals der von der Industrie angebotenen Geräte sind häufig weitere therapeutische Effekte aufgelistet, deren Einfluß auf biologische Gewebe allerdings nicht in jedem Fall wissenschaftlich nachgewiesen ist. Deshalb sollten die Wirkprinzipien immer kritisch überprüft und eingeschätzt werden.

In den folgenden Abschnitten sollen die Verfahren gemäß dem derzeitigen Erkenntnisstand detailliert vorgestellt werden.

### 3.4.2 Niederfrequenztherapie

#### 3.4.2.1 Definition

Unter Niederfrequenztherapie versteht man die Behandlung mit elektrischen Strömen in einem Frequenzband **zwischen 0 und 1000 Hz.** Man unterscheidet dabei zwischen der „echten" Niederfrequenz mit Impulsströmen und dem Gleichstrom als Sonderform mit einer „Frequenz" von 0 Hz (Abb. 3-3).

#### 3.4.2.2 Konstante bzw. stabile Galvanisation (Gleichstromtherapie)

*Physikalische Grundlagen*

Bei der Anwendung von Gleichstrom fließt der Strom ständig in eine Richtung. Bei der **konstanten Galvanisation** bleiben Stromrichtung und -stärke während der gesamten Behandlungszeit unverändert.

Wird der menschliche Körper – der aufgrund seines Gehalts an Wasser und an Elektrolyten als Leiter zweiter Klasse angesehen werden kann – mittels Gleichstrom behandelt, wird die räumliche Ordnung der Ladungsträger (Ionen) im Gewebe gestört. Es kommt zur elektrolytischen Dissoziation, d.h., die positiv geladenen Kationen wandern zur Kathode (–), die negativen Anionen zur entgegengesetzten Anode (+). Die Wanderungsgeschwindigkeit der Ionen verhält sich dabei proportional der elektrischen Leitfähigkeit der einzelnen Gewebe. So ist die Muskulatur durch ihren höheren Wassergehalt besser leitfähig als Fett- und Bindegewebe.

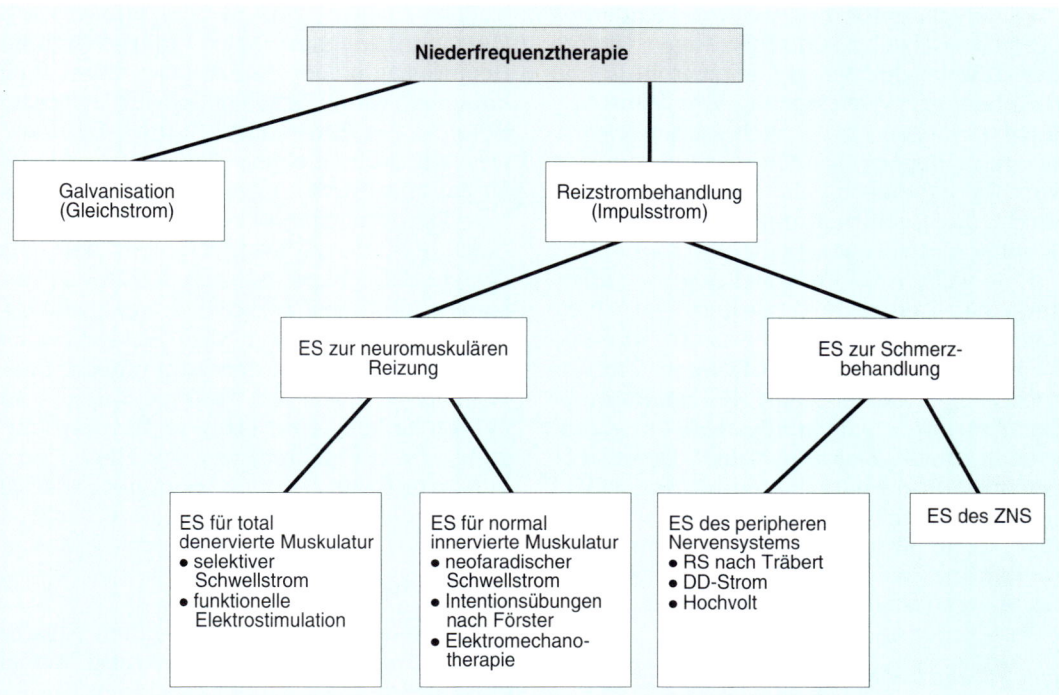

**Abb. 3-3** Einteilung der Niederfrequenztherapie (ES = Elektrostimulation; RS = Reizstrom; DD-Strom = diadynamischer Strom; weitere Erklärungen im Text).

Auf ihrem Weg zum entgegengesetzten Pol werden die Ladungsträger an Grenzflächen (z. B. bindegewebigen Faszien) aufgehalten, und es kommt dort zum Ladungsaufbau, der den weiteren Stromfluß hemmt. Dieses als **Polarisationswiderstand** bezeichnete Phänomen bewirkt nach einer gewissen Zeit eine Reizminderung, so daß von Zeit zu Zeit die Stromstärke nachgeregelt werden muß.

Infolge der Ladungstrennung und -wanderung zu den entsprechenden Elektroden kann es bei überzogener Applikation des galvanischen Stroms dazu kommen, daß einerseits unter der Kathode eine Laugenverätzung mit **Kolliquationsnekrose** ($Na^+ + 2\,e^- + 2\,H_2O \rightarrow H_2 + 2\,NaOH$) und andererseits unter der Anode entsprechend die Säurebildung ($2\,Cl^- + 2\,H_2O \rightarrow 2\,e^- + 2\,HCl + {}^1/_2\,O_2$) mit **Koagulationsnekrose** auftritt. Um solche iatrogen hervorgerufene Schäden zu vermeiden, müssen die Metallelektroden generell mit einer feuchten Zwischenlage aus mehrfach gefaltetem Stoff oder Viskoseschwämmen vollständig unterpolstert und gut fixiert werden.

### Physiologische Wirkungen

Die seit langem bekannte analgetische Wirkung, insbesondere unter der Anode, beruht auf der Anhebung der Reizschwelle (**Hyperpolarisation**) der schmerzleitenden Nervenfasern.

Auch vasomotorische Nervenfasern werden durch den galvanischen Strom gereizt, wodurch es einerseits zur Vasodilatation und andererseits zur verstärkten Freisetzung gefäßaktiver Substanzen im Gewebe kommt. Sekundär ergibt sich daraus eine beträchtliche Mehrdurchblutung im Stromgebiet, die das Drei- bis Fünffache des Normalen betragen kann. Ausdruck dessen ist das sog. **galvanische Erythem**, das man nach der Behandlung im Bereich der Elektrodenanlagen sieht und das unter Umständen mehrere Stunden nachweisbar ist.

Die Hyperämisierung sowie die Änderung der chemisch-physikalischen Eigenschaften der Gewebe durch den Gleichstrom führen daneben zur Verbesserung von Wundheilungsvorgängen infolge verbesserter Resorption und Regenerationsförderung, die sich vor allem bei schlecht heilenden Ulzera durch die Beeinflussung der geweblichen Trophik günstig auswirkt.

Eine weitere Wirkung stellt die Beeinflussung des Zentralnervensystems dar. Eine sog. aufsteigende Galvanisation (Kathode kopfnah, Anode fußnah) führt im Tierversuch zum **„Elektrokrampf"**. Bei umgekehrter Polarisation (absteigende Galvanisation) kommt es zur **„Elektronarkose"**. Diese letztgenannte Form wird häufig im Stangerbad (hydroelektrisches Vollbad) angewandt und führt beim Menschen zur Dämpfung des sympathischen Nervensystems mit daraus resultierender allgemeiner Beruhigung.

### Indikationen und Kontraindikationen

**Indikationen:** Beruhend auf den physiologischen Wirkungen ergibt sich das breite Indikationsspektrum der Galvanisation: Krankheiten der peripheren Gelenke (aktivierte Arthrose, Arthritis); lokalisierter Gewebeschmerz mit dystrophen Gewebsveränderungen (Epikondylopathie, Bursitis); diffuser, ausstrahlender Schmerz bei Zervikobrachialgie oder Lumboischialgie; Schmerz im Nervenverlauf (Ischialgie, Brachialgie, Interkostal-, Trigeminusneuralgie); schlecht heilende Wunden (Dekubitalulzera, Ulcus cruris); Gefäßerkrankungen (Morbus Raynaud, periphere arterielle Durchblutungsstörungen Grad I und II nach Fontaine); klimakterische Beschwerden sowie als Vorbehandlung von gelähmter Muskulatur (unter der Kathode Erregbarkeitssteigerung).

**Kontraindikationen:** Kontraindiziert ist die Anlage des galvanischen Stroms im Bereich entzündlicher Hautkrankheiten und einer akuten Thrombophlebitis. Bei Patienten mit Metallimplantaten, z. B. Endoprothesen, Osteosynthesen, Intrauterinpessaren oder Metallsplittern besteht die Gefahr der Elektrolyse. Ebenso kann es bei Patienten mit Herzschrittmachern zur unerwünschten Beeinflussung der Schrittmacherfrequenz kommen, wenn sich der Schrittmacher im Bereich der Stromdurchflutung befindet. Deshalb gilt hier, einen Mindestabstand von 50 cm vom Stromflußgebiet zum Implantat bzw. Schrittmacher zu gewährleisten.

Auch in der Schwangerschaft darf das Gleichstromfeld nicht durch den Uterus verlaufen. Akute, mit Fieber einhergehende Erkrankungen, schwere arteriosklerotische Veränderungen, zentrale Lähmungen, Sensibilitätsstörungen, die Multiple Sklerose im akuten Schub, eine erhöhte Blutungsneigung und die dekompensierte Herz-Kreislauf-Insuffizienz stellen ebenfalls relative Kontraindikationen dar.

### Behandlungstechnik

Die Applikation des galvanischen Stroms kann in unterschiedlicher Art und Weise, entsprechend dem zu behandelnden Krankheitsbild, erfolgen. Mittels Plattenelektroden kann eine **Längs-** oder **Querdurchflutung** des betreffenden Areals durchgeführt werden. Die möglichst großflächig gewählten Elektroden werden ausreichend mit Schwämmen oder Frotteewaschlappen, die vorher unter Leitungswasser angefeuchtet wurden, unterpolstert, so daß sie die Elektroden allseitig um 1 bis 2 cm überragen.

Die Querdurchflutung ist vor allem bei lokalisierten Schmerzen indiziert, während die Längsgalvanisation bei ausstrahlenden oder diffusen, generalisierten Schmerzsyndromen zum Einsatz kommt.

Die **subjektive Dosierung** des galvanischen Stroms richtet sich nach der individuellen Stromempfindlichkeit des Patienten, die natürlich ein intaktes Empfindungsvermögen voraussetzt:

▷ niedrige Dosis: „sensibel unterschwellig"; die Intensität wird zunächst hochgeregelt, bis der Patient eine Empfindung spürt, anschließend erfolgt geringe Dosisreduktion;

▷ mittlere Dosis: „sensibel schwellig"; Patient spürt deutliches Prickeln oder Kribbeln; häufigste Dosierung;

▷ hohe Dosis: starkes, aber noch nicht unangenehmes Kribbeln oder Stromgefühl.

Seitens der Industrie sind alle Geräte außerdem mit einem Amperemeter ausgerüstet, das als zusätzlicher Sicherheitsfaktor für Patienten mit gestörter Sensibilität anzusehen ist.

Die **objektive Dosierung** wird in mA/ 10 cm$^2$ Elektrodenfläche angegeben und bewegt sich analog zur subjektiven Dosierung zwischen 0,05 und 0,2 mA/cm$^2$.

Werden gleichgroße Elektroden gewählt, ist die Kathode, unter der es zur Depolarisation kommt, als aktive Elektrode anzusehen. Sind die Elektroden unterschiedlich groß, ist immer die kleinere als **Reizelektrode** wirksam, an der dann auch die Abschätzung der Stromstärke erfolgen muß.

Die Behandlungsdauer, die Anzahl der Behandlungen in einer Serie und die Intervalle zwischen den einzelnen Behandlungen richtet sich – wie in der gesamten Elektrotherapie – nach dem Krankheitsstadium. Allgemein gilt bei akuten Erkrankungen: geringe Dosis (sensibel unterschwellig bis schwellig), kurze Behandlungsdauer (5 bis 10 Minuten), kleine Serien und täglich 1 bis 2 Applikationen. Bei chronischen Krankheiten sind die Parameter entsprechend anders zu wählen, d.h. mittlere bis hohe Dosis, Behandlungsdauer bis 20 Minuten, 9 bis 12 Behandlungen in der Serie, 3mal wöchentlich.

### 3.4.2.3 Sonderformen der Galvanisation

#### Hydrogalvanische Bäder

Der galvanische Strom wird auch häufig in Kombination mit der Hydrotherapie angewandt, wobei das Wasser als gut „ansitzende" periphere Elektrode die Stromdichte gleichmäßig verteilt. Zusätzlich kommen die positiven Effekte des Wassers (z.B. hydrodynamischer Auftrieb und Temperatur im Indifferenzbereich führen ebenfalls zur Muskelrelaxation) zur Geltung.

Die Stromdichte, die durch den menschlichen Körper fließt, ist vom Leitvermögen des Wassers und das wiederum von der Menge gelöster Ionen abhängig. Im allgemeinen reicht zur Therapie das Leitungswasser mit seinem „natürlichen" Salzgehalt aus.

Die Anwendung erfolgt entweder in Form des **Ein- bis Vierzellenbades** zur Behandlung der Extremitäten oder als **hydroelektrisches Vollbad (sog. Stangerbad).** Dieses eignet sich besonders zur Behandlung diffuser, generalisierter Weichteilschmerzen wie sie z.B. bei der Fibromyalgie auftreten. Das Stangerbad besteht in der Regel aus einer Kunststoffwanne mit acht Elektroden (je eine am Kopf- und Fußteil sowie je drei auf beiden Seiten), die in den unterschiedlichsten Varianten gepolt werden können, wobei die maximal erlaubte Stromstärke für die Behandlung bei 300 mA liegt.

#### Iontophorese

Die Iontophorese (ion [griech.] = wanderndes Teilchen; phoresis [griech.] = Transport) als spezielle Form der stabilen Galvanisation nutzt die Wanderung dissoziierter Ionen aus Medikamentenlösungen oder Gelen entlang der Stromrichtung durch die intakte Haut. Je nach Art des eingebrachten Stoffs wird die therapeutische Wirkung der Galvanisation verstärkt oder eine völlig eigenständige pharmakologische Wirkung erzielt. Die dabei in die Haut eingebrachte Medikamentenmenge ist proportional der Stromstärke und der Behandlungsdauer sowie der Konzentration des gelösten Wirkstoffs.

Die Eindringtiefe der polaren Ionen allerdings ist auf die Haut und den Subkutanbereich begrenzt. Dennoch wird ein Teil der Ionen durch den Blutstrom weggespült und kann damit auch systemische Wirkungen entfalten. Aus diesem Grund darf z.B. Histaminlösung nur in einer Konzentration von 0,01‰ angewandt werden.

Bei der kutanen Applikation des Medikaments ist auf dessen Polarität zu achten, so daß sich zu Beginn der Behandlung die positiv geladenen Teilchen unter der Anode (+) und die negativ geladenen Ionen unter der Kathode (–) befinden.

**Tab. 3-5** Auswahl iontophoretisch zu nutzender Medikamente.

| Medikament | Konzentration | Wirkung | Einbringung unter Anode (+) oder Kathode (–) |
|---|---|---|---|
| Adrenalin | 1% | vasodilatatorisch | + |
| Bienengiftsalbe | wie konfektioniert | antirheumatisch | + |
| Procain, Novocain | 0,5–3% | analgetisch | + |
| Histaminsalbe | 1–2% | vasodilatatorisch | + |
| Histaminlösung | 0,01‰ (!) | antirheumatisch | + |
| α-Chymotrypsin | wie konfektioniert | proteolytisch | + |
| Kalium jodatum | 3–5% | erweichend | – |
| Salicylat | 3% | antirheumatisch | – |
| Diclofenac | wie konfektioniert | antirheumatisch | – |
| DMSO | wie konfektioniert | antirheumatisch | – |

Viele Fertigpräparate enthalten jedoch Moleküle und Ionen mit positiver und negativer Polarität. Hier empfiehlt es sich, das Arzneimittel unter beide Elektroden zu bringen und nach der Hälfte der Behandlungszeit, umzupolen (Tab. 3-5).

**Indikationen:** Zusätzlich zu den Indikationen der stabilen Galvanisation kann die Iontophorese zur Behandlung posttraumatischer Zustände (Distorsionen, Prellungen, Quetschungen), von Narben mit besonders starker Schrumpfungstendenz, Keloiden sowie bei der Sklerodermie (umschriebene Herde) und bei der Dupuytren-Kontraktur angewandt werden.

**Kontraindikationen:** Eine toxische oder allergische Reaktion auf das iontophoretisch einzubringende Medikament ist als Kontraindikation anzusehen.

## 3.4.3 Impulsstromtherapie

### 3.4.3.1 Allgemeines und Definition

Die „echte" Niederfrequenztherapie umfaßt eine große Gruppe verschiedener Ströme, die aber alle dadurch geprägt sind, daß ihre Reizwirkung auf Nerven und Muskelzellen durch Stromimpulse in einem Frequenzbereich zwischen 0 und 1000 Hz ausgelöst werden. Sie wird deshalb auch als **Reizstromtherapie** oder **Elektrostimulation** bezeichnet.

In Abhängigkeit von der Wirkungsweise auf nervale und muskuläre Strukturen unterscheidet man (vgl. Abb. 3-3):
1. Verfahren zur Elektrostimulation (ES)
   a) denervierter Muskulatur (Muskellähmung)
   b) normal innervierter Muskulatur (Muskelatrophie)
2. Verfahren zur Schmerzbehandlung (Elektroanalgesie)
   a) peripherer Nerven
   b) zentralnervöser Strukturen.

### Physikalische Grundlagen

Die Basis für die Reizstromtherapie bildet der elektrische Impuls, der über Oberflächenelektroden auf die nervalen und muskulären Zellstrukturen einwirkt. Im allgemeinen werden jedoch keine Einzelimpulse, sondern **Impulsfolgen** abgegeben.

Dabei wird die physiologische Wirkung des Reizes beeinflußt von:

▷ der Stromform
▷ der Stromintensität
▷ der Stromflußdauer.

Auch die Charakteristik des Impulsanstiegs ist für die Wirksamkeit bedeutsam: Je steiler der Reizanstieg und je schneller sich damit die Stromintensität entwickelt, um so wirksamer ist der Reiz.

Wichtige Formen und Möglichkeiten des Reizanstiegs sind in Abb. 3-4 dargestellt.

Andererseits beeinflußt die Intensität die **Stromflußdauer (= Reizdauer),** die sich zueinander indirekt proportional verhalten.

Aus dem bisher Dargestellten wird deutlich, daß zur Erzielung einer Depolarisation der Zellmembran bestimmte Reizparameter definiert sein müssen.

Wichtige **Kenngrößen** für den Einzelimpuls wie für die Impulsfolge sind:

▷ Impulsform (z. B. Rechteck-, Dreieck-, Trapezimpuls)
▷ mono- oder biphasischer Kurvenverlauf
▷ Intensität I (mA)
▷ Impulsdauer $t_i$ (ms)
▷ Impulsanstiegszeit $t_{an}$
▷ Impulsfrequenz f (Hz)
▷ Impulsperiodendauer T (ms).

Wechselströme ändern definitionsgemäß ständig ihre Polarität. Reine sinusförmige Impulse sind über die gesamte Amplitude reizwirksam, aber im Gegensatz zur Galvanisation gewebeneutral, d. h. nicht hautreizend. Allerdings werden solche reinen Wechselimpulse nur selten in der Praxis verwendet, so daß in jedem Fall eine Unterpolsterung zur Vermeidung von Nekrosen erforderlich wird. Damit wird zugleich ein weiteres Problem der Niederfrequenztherapie, die Überwindung des Hautübergangswiderstands, gelöst. Der **elektrische Hautwiderstand,** der aus einem Ohmschen und einem kapazitiven Anteil besteht, hat einen verformenden Einfluß auf die Impulse infolge einer Phasenverschiebung zwischen Strom und Spannung. Diese Impulsverformung wird durch die Unterpolsterung mit angefeuchteten Viskoseschwämmen oder Textilien vermieden.

### Physiologische Grundlagen

Niederfrequente elektrische Reize bewirken an erregbaren Membranen eine Erregung, wenn das Ruhepotential ausreichend schnell um einen gewissen Betrag gesenkt wird. Die Membran wird für Natriumionen durchlässig, die in das Zellinnere einströmen und durch die massive Ladungsverschiebung das **Aktionspotential** auslösen. Die erzeugte Erregung wird über die gesamte Nervenfaser bis zum Effektororgan (Muskel) weitergeleitet. Unmittelbar nach der Erregung werden durch aktive Transportmechanismen die Natriumionen wieder aus der Zelle befördert. Während dieser Zeit ist die Zelle solange refraktär, d. h. nicht erregbar, bis das Ruhepotential wiederhergestellt ist.

Bei einer hohen Impulsfrequenz können allerdings die aktiven Transportmechanismen innerhalb der Nervenfasern ermüden. Wird dennoch die Reizung fortgeführt, werden die Refraktärzeiten immer länger. Gleichzeitig steigt die Reizschwelle an, bis die Nervenfaser vorübergehend die Fähigkeit zur Erregungsweiterleitung völlig verliert. Es kommt zur lokalen Blockierung.

Ist der elektrische Impuls in seiner Intensität oder Anstiegssteilheit zu gering, wird der Schwellenwert zur Auslösung einer fortgeleiteten Erregung nicht erzielt und es

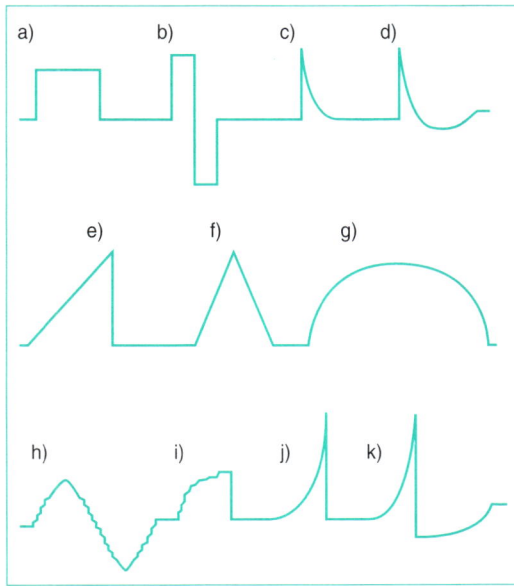

**Abb. 3-4** Formen verschiedener Reizströme.

kommt lediglich zur **„lokalen Antwort"** **(Alles-oder-Nichts-Gesetz).** Eine längere Flußdauer eines solchen unterschwelligen Stroms bewirkt unter der Kathode (–) eine Hypopolarisation, unter der Anode (+) eine Hyperpolarisation. Diese Potentialveränderung ohne Auslösung einer fortgeleiteten Erregung bezeichnet man als **Akkommodation.**

Bei denervierter Muskulatur – die die Fähigkeit zur Akkommodation verloren hat – nutzt man dies zur Reizung mittels des sog. **selektiven Reizstroms.** Hierbei verwendet man einen Einzelreiz in Form eines Dreieck- oder Exponentialimpulses mit einer extrem langen Impulsdauer (bis 1000 ms) und Anstiegszeit, der eine einmalige wurmartige Zuckung des denervierten Muskels zur Folge hat.

Normal innervierte Skelettmuskulatur reagiert bei direkter Reizung, d.h. über dem **Muskelreizpunkt,** oder indirekter Reizung (über dem motorischen Nerven = **Nervenreizpunkt**) bereits bei kurzen Einzelimpulsen (Impulsdauer 0,25–1 ms) mit einer Zuckung. Werden solch kurze Reizimpulse nicht als Einzelimpuls, sondern als Impulsfolge mit einer Frequenz oberhalb von 20 Hz appliziert, antwortet der Muskel mit einer tetanischen Muskelkontraktion. Werden die tetanischen Ströme in ihrer Amplitude modifiziert, d.h. es entsteht eine an- und absteigende Hüllkurve, spricht man von **Schwellströmen.**

Unterhalb der Grenze von 20 Hz zeigt die Muskulatur noch keine tetanische Kontraktion; es sind noch Einzelzuckungen nachweisbar. Das wird z.T. auch therapeutisch in Form des **„Schüttelstroms"** genutzt, der eine gute muskelrelaxierende Wirkung aufweist.

Die physiologischen Wirkungen der **analgetischen Reizströme** beruhen auf ganz anderen Grundlagen. Je nach Art und Intensität des Impulsstroms können eine schmerzlose und eine schmerzhafte Reizung unterschieden werden.

▷ **Schmerzlose Reizung:** Hierbei werden nur die dicken, schnellleitenden afferenten Nervenfasern gereizt, die sehr schnell reagieren und damit den Schmerz „ver-

decken". Die mittels kurzer Impulse ausgelöste afferente Erregung hemmt auf spinaler Ebene die Schmerzübertragung.

▷ **Schmerzhafte Reizung:** Vor allem durch längere Impulse erreicht man durch die Reizung aller, d.h. auch der dünnen, langsamleitenden Nervenfasern eine intensive Schmerzempfindung. Man spricht hierbei auch von **Hyperstimulation** oder **Counter-Irritation.** Die durch den Impulsstrom erzeugte schmerzhafte Reizung bewirkt die Aktivierung schmerzmodulierender und -hemmender Zentren, die ihrerseits die Schmerzbahnen dämpfend beeinflussen und körpereigene Endorphine freisetzen, die ebenfalls analgetisch wirken.

Neben diesen zwei Grundprinzipien der analgetischen Impulsströme bewirkt die bei allen Reizströmen mehr oder weniger stark vorhandene Gleichstromkomponente zusätzlich eine Hemmung der Nozizeptoren. Auch eine Ermüdung der Schmerzfasern durch wiederholte schmerzhafte Reizungen wird diskutiert.

Schließlich ist darauf hinzuweisen, daß Impulsströme neben der analgetischen Komponente auch resorptionsfördernd und trophikverbessernd wirken. Daneben zeigen sie eine detonisierende Wirkung auf die Skelettmuskulatur.

### 3.4.3.2 Elektrostimulation denervierter Muskulatur

*Selektiver Reizstrom*

Gelähmte Muskulatur ist infolge des Verlustes der Akkommodationsfähigkeit selektiv reizbar, während sich gesunde Muskulatur „ausschleicht". Dazu muß der gelähmte Muskel mit Einzelimpulsen gereizt werden, wobei Impulsdauer und Pause dem Grad der Schädigung angepaßt sein müssen, der vorher elektromyographisch bestimmt wurde. Die in der Literatur noch immer beschriebene **I-t-Kurvendiagnostik (Intensitäts-Zeit-Kurve)** ist nicht mehr zeitgemäß und kann allenfalls als Orientierung angesehen werden.

Für die Behandlung sind folgende **Para-meter** zu berücksichtigen:

▷ Dreieck- oder Exponentialimpulse
▷ lange Impulsdauer bei schweren Schädi-gungen von 600 bis 800 (bzw. bis 1000) ms (entsprechend kürzer bei leichteren Schäden)
▷ Intensität bis zur sicht- oder spürbaren Muskelzuckung
▷ Impulspause zwischen den Einzelzuckungen das Zwei- bis Fünffache der Impulsdauer
▷ 10 bis 20 Einzelreize pro Sitzung; anfangs tägliche, später 3mal wöchentliche Behandlung.

Erfolge sind allerdings, wenn überhaupt, erst nach Monaten zu erwarten, da die Neueinsprossung des Nervs nur 1 bis 2 mm pro Tag beträgt.

**Indikationen:** Als Hauptindikation des selektiven Reizstroms wird die Verhinderung oder wenigstens Verlangsamung der Atrophieentwicklung des gelähmten Muskels angesehen. Daneben sollen die Muskelfaserdegeneration und -fibrose vermieden und die Regenerationsfähigkeit erhalten werden, damit eine schnelle Funktionsfähigkeit nach Wiedereinsprossung des Nervs erlangt werden kann.

**Kontraindikationen:** Zunehmend werden allerdings kritische Stimmen laut, die den selektiven Reizstrom als ungünstig, wenn nicht sogar kontraindiziert bei Lähmungen ansehen. Angesichts neuerer Erkenntnisse scheint sich dies zu erhärten, da u. a. der selektive Reizstrom nicht die physiologische Aktivierung der Muskulatur nachahmt und gleichfalls dem Muskel die neurosekretorische Funktionsbeeinflussung der Vorderhornzellen fehlt, wodurch der Muskelstoffwechsel erheblich gestört ist.

*Funktionelle Elektrostimulation (FES) denervierter Muskulatur*

Diese Methode kommt zunehmend bei Patienten mit Querschnittlähmung und Paresen unterschiedlicher Genese sowie nach Amputationen zur Anwendung. Unter Einsatz von meist computergestützten Mehrkanalstimulatoren in Verbindung mit Orthesen/Prothesen können bestimmte Schlüsselfunktionen, z. B. das Greifen oder das Aufstehen aus dem Rollstuhl bzw. das Hinsetzen oder Stehen bei Paraplegikern nachgeahmt werden. Die Simulation bzw. Unterstützung von Gang- und Bewegungsabläufen bewirkt einen Trainings-, Restimulations-, Überdauerungs- und Lerneffekt, erhält die Gelenkbeweglichkeit, verhindert Kontrakturen, fördert die Durchblutung und kann einen positiven psychologischen Effekt durch die allgemeine Steigerung der Selbständigkeit haben.

**Indikationen:** Patienten mit Querschnittlähmung, Paresen, Amputationen.

Allerdings sind der FES denervierter Muskulatur trotz einer Reihe von euphorischen Berichten in den Medien heute noch deutliche Grenzen gesetzt. Dies hat u. a. seine Begründung in der teuren, individuell anzupassenden, technischen Ausstattung sowie in der begrenzten Anzahl der effektiv einzusetzenden Stimulationskanäle. Des weiteren gibt es physiologische Grenzen: Eine Dauerbelastung der gereizten Muskeln ist nur eingeschränkt möglich; kurze oder in der Tiefe gelegene Muskeln sind schwierig mit ausreichender Kraft und gut abgestuft entsprechend dem physiologischen Bewegungsmuster zu reizen und schließlich fehlt die Aktivierung der restlichen gelähmten Muskulatur für die kompensatorischen, stabilisierenden Gegenbewegungen.

### 3.4.3.3 Elektrostimulation normal innervierter Muskulatur

Unter **Faradisation** versteht man die Anwendung eines niederfrequenten Reizstroms von etwa 50 Hz zu therapeutischen Zwecken.

Der ursprüngliche faradische Strom, der von einem Induktorium erzeugt wurde, stellte einen unregelmäßigen Wechselstrom stark schwankender Frequenz und Form dar. Demgegenüber ist der heute verwendete neofaradische Strom eine in Form und Stromstärke exakt meßbare Impulsfolge.

Der **neofaradische Schwellstrom** ist wie folgt charakterisiert:

▷ Frequenz 50 Hz
▷ Dreieck- oder Rechteckimpulse
▷ Impulsdauer 1 ms
▷ Impulspause 19 ms
▷ Amplitudenmodulation (= Schwellung).

Er wird vor allem zur Steigerung der isometrischen Muskelkraft verwendet; man spricht deshalb auch von „**Elektrogymnastik**".

Meist kommt die bipolare Elektrodentechnik zum Einsatz, in besonderen Fällen ist auch die monopolare Anlage (über dem Muskelreizpunkt) möglich. Die Elektrodengröße richtet sich nach der Muskelgröße. Da oftmals ganze Muskelgruppen zur Kontraktion gebracht werden sollen, sind ausreichend große Elektroden zu wählen. Die Kathode befindet sich als differente Elektrode auf dem Muskelreizpunkt. Die Anode, die als indifferente Elektrode größer ist, sollte proximal auf dem zugehörigen Muskelnerv liegen (Abb. 3-5).

Die Intensität ist so einzustellen, daß es zur kräftigen Muskelkontraktion kommt. Um eine Ischämie im Muskel zu vermeiden, ist auf genügend lange Pausen zwischen den Kontraktionen zu achten, die das Zwei- bis Fünffache der tetanischen Anspannung betragen sollte.

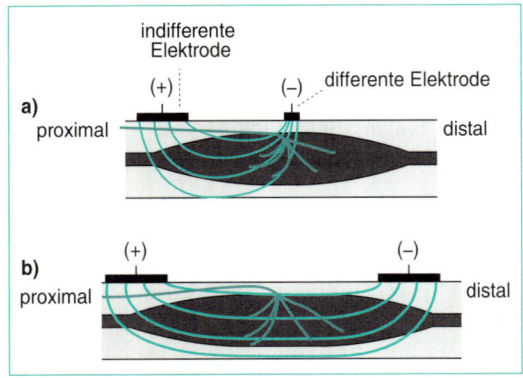

**Abb. 3-5** Darstellung verschiedener Elektrodentechniken (nach [16]).
**a** Sog. monopolare Anlage.
**b** Bipolare Anlage.

**Indikationen:** Indiziert ist der neofaradische Strom zur Verhinderung oder Behebung einer drohenden bzw. bestehenden Inaktivitätsatrophie (z.B. nach Operationen, Verletzungen, Gelenk- und Muskelerkrankungen); zur Kräftigung der Bauchmuskulatur bei chronischer Obstipation; zur Prophylaxe von Thrombosen und Embolien (z.B. „Elektrogymnastik" der Wadenmuskulatur) und zur Stimulation der Beckenbodenmuskulatur bei Harnblasen- und Stuhlinkontinenz. Der neofaradische Strom sollte allerdings nur als adjuvante Form des Muskeltrainings eingesetzt werden. Im Vordergrund steht immer die aktive Krankengymnastik.

Daneben gibt es einige Sonderformen der Elektrostimulation normal innervierter Muskulatur, wie die Elektromechanotherapie und die Intentionsübungen nach Förster.

### 3.4.3.4 Elektrostimulation zur Schmerzbehandlung (Elektroanalgesie)

Während sich bei der Galvanisation der Schmerzpunkt immer unter der Anode (Hyperpolarisation) befindet, wird bei bestimmten analgetischen Reizstromverfahren (Reizstrom nach Träbert; diadynamische Ströme nach Bernard) die Kathode auf den Schmerzpunkt gebracht, da diese Verfahren nach dem Prinzip der Counter-Irritation wirken.

**Indikationen:** Diese Verfahren werden insbesondere zur Behandlung posttraumatischer und chronischer Schmerzen eingesetzt.

#### *Reizstrom nach Träbert*

Dieser auch als **Ultrareizstrom** bzw. **Reizstrommassage** bezeichnete Impulsstrom ist eines der wirkungsvollsten analgesierenden Elektrotherapieverfahren. Dabei kommen Rechteckimpulse mit einer empirisch gefundenen Frequenz von 143 Hz (entspricht einer Impulsdauer von 2 ms und 5 ms Pause) zum Einsatz. Die Intensität wird bis zu einem kräftigen, vibrierenden Stromgefühl hochgeregelt. Infolge des Gewöhnungseffekts muß die Stromstärke jedoch von Zeit zu Zeit nachgeregelt werden.

In einigen neueren Geräten wurden die Reizparameter modifiziert (z. B. Frequenz = 182 Hz durch Impulsverkürzung auf 0,5 ms). Damit werden die sensiblen Hautnerven weniger gereizt, und die Stimulation der Muskulatur im Sinne von Fibrillisationen in ständig wechselnden Muskelanteilen verbessert sich. Es kommt zum Muskelwogen ohne Muskelkontraktion mit ausgeprägter Detonisierung.

### Diadynamische Ströme nach Bernard (DD-Ströme)

Hierbei handelt es sich um die Kombination von zwei Stromarten:

1. **Basisstrom:** Diese Komponente wird durch einen Gleichstrom gewährleistet. Die stabile Galvanisation wird sensibel unterschwellig appliziert.
2. **Impulsstrom:** Im zweiten Schritt wird ein gleichgerichteter Reizstrom zugeschaltet, dessen Sinushalbwellen eine Impulsbreite von 10 ms bei einer Frequenz von 50 bzw. 100 Hz haben. Die Dosis wird so eingestellt, daß der Patient ein kräftiges Vibrieren verspürt. Bei CP (= modulé en courtes périodes; Wechsel zwischen monophasischen und diphasischen Strömen im Sekundentakt) und LP (modulé en longues périodes; Wechsel zwischen 5 s monophasischen und 10 s diphasischen Strömen) wird durch einen rhythmischen Wechsel zwischen 50–100 Hz ein Gewöhnungseffekt vermieden.

Eine Kombination des DD-Stroms mit dem Ultraschall ist ebenfalls möglich und wird als Sonodynator-Verfahren bezeichnet.

### Hochvolttherapie

Bei diesem relativ neuen Verfahren werden extrem kurze Impulse (zwischen 10 und 500 µs, d.h. 0,01 und 0,5 ms) bei gleichzeitig sehr hoher Spannung (bis zu 200 V) eingesetzt, die durch den steilen Anstieg des Nadelimpulses aber gefahr- und schmerzlos sind. Aus diesen hohen Spannungen leitet

sich auch der Name der Therapie ab. Die Effektivwerte von Spannung und Strom liegen aber unterhalb denen der konventionellen Niederfrequenz, da die Pausendauer im Vergleich zur Impulsdauer sehr lang ist. Durch den zumeist biphasischen Impuls (positiver Spitzenstoß und negative Gegenschwingung = Vermeidung der Elektrolyse) kann der kapazitive Hautwiderstand gut überwunden und damit eine ausgezeichnete Tiefenwirkung bei gleichzeitig geringer sensibler Belästigung erzielt werden. Damit ist auch die Behandlung im Bereich von Metallimplantaten (außer Herzschrittmacher) als gefahrlos und nebenwirkungsfrei anzusehen.

Neben der analgetischen Wirkung wird der Hochvolttherapie ein antiphlogistischer, antiödematöser und vasodilatatorischer Effekt zugesprochen. Die therapeutischen Wirkungen sind jedoch oftmals noch nicht bewiesen.

**Indikationen:** Schmerzhafte chronische Erkrankungen des Muskel-, Band- und Skelettsystems; posttraumatische Zustände (Kontusionen, Distorsionen, Hämatome) sowie die Narben- und Ulcus-cruris-Behandlung.

### Transkutane elektrische Nervenstimulation (TENS)

Die TENS-Therapie hat sich in den letzten 20 Jahren in der Routine der Schmerzbehandlung etabliert. Dies verdankt sie vor allem der Entwicklung der Mikroelektronik, wodurch es möglich wurde, batteriebetriebene Kleinstimulatoren zu entwickeln, die vor allem zur Selbst- und Heimanwendung hergestellt werden und damit den großen Vorzug haben, bei Schmerzattacken sofort verfügbar zu sein. Seit 1979 werden zwei verschiedene Stimulationsformen unterschieden (Tab. 3-6):

▷ **Konventionelle TENS („continuous"):** Bei dieser nach dem High-frequency-low-intensity-Prinzip arbeitenden Form werden Impulse zwischen 10 und 100 Hz angewandt und der Patient verspürt ein „Krib-

**Tab. 3-6** Gegenüberstellung der TENS-Formen (modifiziert nach [30]).

| | konventionelle TENS | Burst-TENS |
|---|---|---|
| Frequenz | 10–100 Hz | 0,5–10 Hz |
| Intensität | bis 40 mA (angenehme, kräftige Parästhesien) | bis 100 mA (Ziel: primär schmerzhafte Reizung) |
| Impulsfolge | kontinuierliche Rechteckimpulse | Gruppenimpulsfolge (Burst-TENS) Einzelimpulsfolge (APL-TENS) |
| muskuläre Reaktionen | Dauerkontraktionen sollen vermieden werden | Kontraktionen im Rhythmus der Folgefrequenz als Begleitreaktion |
| Wirkungs-physiologie | Reizung der Aβ-Nervenfasern, Wirkung vorwiegend auf spinaler Ebene | Reizung der Aδ- und C-Nervenfasern, Wirkung über zentrale Endorphinausschüttung |
| Wirkungsbeginn | ohne wesentliche Latenz | Latenzzeit, Wirkungsbeginn ca. nach 20minütigem Stromfluß |
| Elektroden-position | lokal bzw. streng segmental erforderlich | lokal oder entfernt vom Schmerzort möglich |

beln". Allerdings hat diese Methode nur einen geringen Nachhalleffekt.

▷ **„Burst"-TENS:** Dabei werden Impulsblöcke (bursts) mit einer Frequenz von 0,5 bis 10 Hz verwendet. Die Impulsblöcke selbst haben eine Eigenfrequenz von bis zu 100 Hz, die in ihrer Stromstärke auch höher liege als beim konventionellen TENS-Verfahren (low-frequency-high-intensity). Werden nicht Bursts, sondern nur einzelne Nadelimpulse appliziert, dann spricht man von **APL-TENS (acupuncture-like-TENS).**

Die Verordnung eines kassenüblichen TENS-Geräts sollte erst nach einer entsprechenden Testphase erfolgen. Dazu empfiehlt es sich, in der ersten Sitzung gemeinsam mit dem behandelnden Arzt die verschiedenen Geräteeinstellungen und Elektrodenpositionen zu testen und anschließend dem Patienten dieses Probegerät über 4 bis 6 Wochen zur Verfügung zu stellen. In dieser Zeit sollten einerseits engmaschige ärztliche Vorstellungen erfolgen und andererseits vom Patienten ein Schmerztagebuch geführt werden. Erst danach ist über die Wirksamkeit der Therapie zu entscheiden und bei Effektivität die endgültige Verschreibung eines TENS-Geräts einzuleiten.

Die Vorteile der Heimbehandlung liegen bei indikationsgerechter Verordnung und entsprechender Compliance des Patienten in einer regelmäßigen und konsequenten, aber auch gefahrlosen Nutzung über Monate bis Jahre, wodurch der Patient von Klinik- und Sprechstundenzeiten unabhängig wird und den Analgetikaverbrauch – und damit die Gefahr von medikamentösen Langzeitschäden – reduziert.

**Indikationen:** Eine Domäne der TENS-Therapie stellt die Behandlung von Narben-, Phantom- und Stumpfschmerzen dar. TENS-Behandlungen sind auch bei chronischen funktionellen Schmerzen des Stütz- und Bewegungssystems (2- bis 4mal täglich über 30 bis 60 Minuten), bei Migräne, Neuralgien und bei längerbestehenden postoperativen Schmerzen indiziert.

Nur bedingt geeignet bzw. ungeeignet ist TENS bei diffusen und generalisierten rheumatischen Beschwerden, bei viszeralen Tumorschmerzen und bei psychogenen Schmerzsyndromen.

**Kontraindikationen:** Absolut kontraindiziert ist die Therapie bei Patienten mit einem Schrittmacher und die Stimulation über der A. carotis (Gefahr des Steal-Syndroms). Als relative Kontraindikation gelten die Stimulation über größeren Metallimplantaten sowie bei durch Elektrodengel oder -pflaster hervorgerufenen Allergien.

### 3.4.3.5 Elektrostimulation des Zentralnervensystems

Hierunter werden mehrere Verfahren der Rückenmarkstimulation subsumiert, die allesamt invasiv sind und deshalb nur vom Anästhesisten, Neurochirurgen oder Schmerztherapeuten angewandt werden. Dazu wird der Periduralraum unter sterilen Bedingungen punktiert und eine Elektrode in den Epiduralraum gebracht, die über ein perkutan ausgeleitetes Kabel extern stimuliert werden kann.

**Indikationen:** Diese Verfahren dienen zur zentralen Schmerzlinderung bei der Behandlung chronischer Schmerzen der unteren Extremitäten (z. B. tumorbedingt; Phantomschmerz).

### 3.4.4 Mittelfrequenztherapie

*Allgemeines und Definition*

Während das Frequenzband der Niederfrequenz bis 1000 Hz reicht, beginnt der Hochfrequenzbereich oberhalb 300 kHz. Zwischen diesen beiden Hauptformen der Elektrotherapie befindet sich ein weiterer, therapeutisch interessanter Bereich – die mittelfrequenten Wechselströme. Der Frequenzbereich für die Mittelfrequenz (MF) liegt **zwischen 1 und 100 kHz.**

Daraus ergibt sich ein Freiraum zwischen 100 und 300 kHz, der nicht therapeutisch genutzt wird. In diesem Bereich tritt proportional zur steigenden Frequenz immer mehr die Tiefenerwärmung in den Vordergrund, so daß bereits Wirkprinzipien der Hochfrequenz zum Tragen kommen. Die obere Grenze der Mittelfrequenz (100 kHz) wurde also lediglich aufgrund biologischer Prozesse gewählt.

Infolge der exponierten Stellung zwischen Nieder- und Hochfrequenz ergeben sich für die Behandlung mit mittelfrequenten Strömen eine Reihe von Besonderheiten, was sowohl die Wirkungsweise im Organismus als auch die auf ihnen basierenden physiologischen Prozesse betrifft.

*Physiologische Grundlagen*

Die Mittelfrequenz beginnt oberhalb von 1 kHz. In diesem Bereich sind die Stromschwankungen bereits so kurz, daß infolge der membrangebundenen Trägheit keine Reizantwort gemäß dem Alles-oder-Nichts-Reizgesetz erfolgen kann. Der Wechselstromimpuls ist zu kurz für den Zeitbedarf von Nerv und Muskel. Man spricht bei diesem Phänomen von „Hemmung", wobei die Hemmung sich „auf die Reizwirkung und nicht auf weitere Reaktionsarten der elektrophysiologischen Prozesse innerhalb der Membran und auch nicht auf die Kontraktionsfähigkeit der Muskelfasern" [82] bezieht. Die MF-Impulse bewirken an der erregbaren Membran eine erhöhte Natriumionen-Permeabilität, in deren Folge es zu einem veränderten Membranpotential (= **reaktive Depolarisation**) kommt. Die Depolarisation der Membran erfolgt damit über ein Summationsprinzip, d.h., erst nach mehreren Wechselstromperioden kommt es zur fortgeleiteten Erregung. Dieser Vorgang wird auch als **„Gildemeister-Effekt"** bezeichnet.

Eine weitere Besonderheit der Mittelfrequenz stellt die Polaritätsneutralität beim echten MF-Reiz (sinusförmig, nulliniensymmetrisch) dar. Dies ist eine für die Therapie herausragende Eigenschaft, da die Elektroden im Gegensatz zur Niederfrequenztherapie direkt auf die Haut gebracht werden können, ohne daß elektrolytisch bedingte Schäden auftreten können. Daneben zeigt die Reizung mit mittelfrequenten Strömen kein Akkommodationsverhalten.

Des weiteren zeichnet sich die Mittelfrequenz durch ihre räumliche Wirkung aus, d.h. das gesamte von den mittelfrequenten Strömen erfaßte Muskelvolumen wird direkt (ohne zwischengeschaltete Fortleitungsmechanismen) und lokal beeinflußt.

Aus dem oben dargestellten wird deutlich, daß die MF-Behandlung a priori eine Muskel- bzw. Muskelfaserbehandlung in Form von Dauerkontraktionen darstellt, die sich subjektiv in einem Spannungs- und Druckgefühl äußert. Dabei wird die Kontraktion allmählich aufgebaut und kann qualitativ

**Tab. 3-7**  Gegenüberstellung von Niederfrequenz- und Mittelfrequenztherapie.

|  | Niederfrequenz | Mittelfrequenz |
|---|---|---|
| Frequenzbereich | 0–1000 Hz | 1–100 kHz |
| Primärwirkung | physikalische Depolarisation | physiologische, sog. reaktive Depolarisation |
| Nutzzeit | Bruchteil bzw. gesamte Zeitdauer | über viele Stromperioden entwickelt sich der Impuls (= reaktive Depolarisation), aus dem sich eine erste Reizantwort (Spike) aufbaut (Gildemeister-Effekt) |
| Strompolarität | polar | apolar |
| Adaptation | schnell | keine |
| Wirkungsort | oberflächlich | in der Tiefe, räumlich |
| Feldstärke | niedrig | hoch |
| Hautimpedanz | hoch | niedrig |
| sensible Belastung | stark | keine |
| Wirkungsweise | „Reizung" | „Aktivierung" (bzw. Tonisierung, wenn direkte Muskelfaserwirkung gemeint ist) |

und quantitativ dem physiologischen Muskeltonusmuster nachgestaltet werden (Tab. 3-7).

### Technische Grundlagen

Die medizinisch-technische Industrie hat eine Vielzahl von Geräten entwickelt, die mit unterschiedlichen Stromqualitäten arbeiten, denen aber immer die mittelfrequente Trägerfrequenz zu eigen ist. Aus den vielfältigen Möglichkeiten soll hier nur das **Interferenzverfahren nach Nemec** kurz vorgestellt werden.

Die Wirkungsweise dieses Verfahrens beruht darauf, daß zwei frequenzverschiedene oder zueinander phasenverschobene mittelfrequente Stromkreise konstanter Intensität sich überschneiden und im Kreuzungsbereich durch Superposition der einander überlagernden Amplituden eine neue sog. **Schwebungs-** bzw. **Interferenzfrequenz** entsteht. Durch entsprechende technische Steuerungen wird sie in den biologisch wirksamen Bereich zwischen 0 und 200 Hz gebracht. Das bedeutet aber auch, daß die resultierende niederfrequente Reizung aus dem unmittelbaren Elektrodenbereich in die Tiefe verlagert wird.

### Physiologische Wirkungen

Letztlich ist die eingestellte Schwebungsfrequenz von großer Bedeutung:

▷ 50 bis 100 Hz (bis 200 Hz) rhythmisch oder 100 Hz konstant: analgetisch, sedierend, (sympathikolytisch), vasodilatatorisch
▷ 25 bis 50 Hz: myomotorisch aktivierend, vasodilatatorisch
▷ um 25 Hz: muskelrelaxierend/detonisierend
▷ 0 bis 25 Hz: vegetativ stimulierend (sympathikotonisch), vagotonisch

Der Tiefeneffekt wird durch Nutzung von hautreizneutralen Mittelfrequenzen (4 bis 5 kHz) zusätzlich begünstigt, da höhere Stromstärken als bei niederfrequenten Reizströmen angewandt werden können und damit die sensible Hautbelastung entfällt.

### Behandlungstechnik

Wie für die gesamte Elektrotherapie, so gilt auch bei der Behandlung mit mittelfrequenten Strömen, daß der Patient bzw. der zu behandelnde Körperteil entspannt sein soll. Die beste Voraussetzung dafür ist bequemes Sitzen oder Liegen.

Die Gelenke sollten sich in Mittelstellung befinden, so daß entsprechend der Indikation sowohl die Beuge- als auch die Streckmuskulatur gereizt werden kann. Je nach Behandlungsort können verschieden große Elektroden verwendet werden, die mit Lochbändern fixiert werden. Auch selbstklebende oder Gummi- bzw. Silikonelektroden sind möglich. Das entsprechende Hautareal sollte vor der Elektrodenplazierung gesäubert werden und frei von Fetten und Rückständen vorher aufgetragener Gels und Lotionen sein.

Die Anlage der Elektroden erfolgt so, daß die zu behandelnden Strukturen im Kreuzungspunkt der Ströme liegen, wobei der Abstand zwischen zwei Elektroden mindestens zwei Zentimeter betragen sollte. Diese sog. statische Anwendung kann auch mit Vakuum-Saugelektroden durchgeführt werden und mit einer „Vakuummassage" kombiniert werden. Dazu werden zusätzlich über eine Vakuumpumpe rhythmisch intermittierend Druckveränderungen appliziert.

### Dosierung der Mittelfrequenz

Zu Beginn der Behandlung wird die Stromstärke (Intensität) langsam hochgeregelt. Die Höhe der Intensität hängt vor allem von der Größe der Elektrodenfläche ab. Allgemein gilt: Je größer die Elektrode, um so höher kann die Intensität eingestellt werden. Sie muß allerdings auch in Abhängigkeit von der Stromempfindlichkeit des Patienten gewählt werden, d.h. Patienten mit einer hohen Stromempfindlichkeit und akuten Krankheitsstadien erfordern zunächst eine geringere Stromstärke. Es dürfen niemals unangenehme, sensible Reizwirkungen auftreten. Die Dosis wird so gewählt, daß rhythmische Muskelkontraktionen deutlich sichtbar sind, ohne daß eine Dauerkontraktion auftritt. Der Patient soll ein deutliches Vibrationsempfinden (ohne zusätzliche Schmerzsensation) spüren.

Wie in der Niederfrequenz gilt auch hier, daß **bei akuten Krankheitsprozessen** eine kurze Behandlungsdauer (5 bis 10 Minuten), kleine Serien (6 bis 8) und kurze Abstände zwischen den Einzelbehandlungen (1- bis 3mal täglich) innerhalb der Serie angewandt werden. **Bei chronischen Schmerzen** beträgt die Behandlungsdauer 10 bis 15 Minuten (im Einzelfall auch bis zu 30 Minuten), die Serie besteht aus 10 bis 15 Behandlungen in 2-Tage-Intervallen.

### Indikationen und Kontraindikationen

Nach Senn sind für die Verordnung von Mittelfrequenz zwei Voraussetzungen zu erfüllen [82]:

1. Die Erkennung gestörter Funktionen wie Willkürinnervationsschwäche, abgeschwächte Muskulatur, reflektorischer Muskelhypertonus u.a.
2. Eine ausreichende Compliance des Patienten, d.h. in erster Linie aktive krankengymnastische Behandlung und Elektrotherapie nur als adjuvante Maßnahme zur Optimierung des Funktionszustands der Muskulatur.

Die Behandlung mit mittelfrequenten Strömen ist vor allem eine Therapie muskulärer Störungen. Daneben bewirkt die Mittelfrequenz eine Anzahl reflektorischer bzw. Sekundärphänomene, die therapeutisch eingesetzt werden können.

**Indikationen:** Die wichtigsten Indikationen sind im folgenden aufgeführt:

▷ Erkrankungen mit Beeinträchtigung der Kraft willkürlicher Muskelkontraktionen bei intakten Motoneuronen:
Inaktivitätsatrophie (i.S. der Elektrokinesitherapie); schmerzbedingte Bewegungseinschränkungen; Muskelverspannungen; Gelenkkontrakturen.
▷ Schmerzsyndrome:
Pseudoradikulärsyndrome; Schmerzen bei degenerativen Veränderungen und trophischen Störungen; Schmerzen nach Fehl- oder Überanspruchung; posttraumatische Beschwerden; neurogen bedingte Schmerzsyndrome; rheumatische und arthrotische Gelenkschmerzen.
▷ Venöse und arterielle Durchblutungsstörungen: periphere arterielle Durchblutungsstörungen (Stadium I und II nach

Fontaine); bei längerer Inaktivierung; bei Antriebsstörungen (bes. im Senium); funktionelle Durchblutungsstörungen; Varikosis.
▷ Sonstige Krankheitsbilder:
isolierte schlaffe Lähmung bei spastischem Syndrom (z. B. Fallhand nach Hemiplegie; traumatisch bedingte Ödeme, Narbenbehandlung; chronische Adnexitis.

**Kontraindikationen:** Metallimplantate, z. B. Osteosynthesematerial, stellen für die Behandlung mit mittelfrequenten Strömen keine Kontraindikation dar. Anders hingegen sieht es bei zementierten Endoprothesen aus. Hier kann es durch die Mittelfrequenzströme infolge der Muskelkräfte zu einer mechanischen Lockerung der Endoprothese im umgebenden Kunststoff kommen.

Auch der gravide Uterus, der Thorax bei manifesten Herzrhythmusstörungen, akute örtliche Infektionen und entzündliche Prozesse (Furunkel, Lymphangitis) sollen nicht in das elektrische Reizfeld einbezogen werden. Gleiches gilt auch für Patienten mit Herzschrittmachern.

Als absolute Kontraindikationen gelten manifeste Thrombosen und Thrombophlebitiden.

### 3.4.5 Hochfrequenztherapie

*Allgemeines und Definition*

Die Hochfrequenztherapie wird – wie auch der Ultraschall – häufig der Thermotherapie zugeordnet. Wenn allerdings als Bezugspunkt das Frequenzspektrum, die physikalischen Voraussetzungen also, als Ausgangskriterium gewählt werden, sind diese Verfahren eindeutig der Elektrotherapie zuzuordnen.

Die Elektrotherapie im Hochfrequenzbereich **(oberhalb 300 kHz)** ist demzufolge definiert als „Anwendung elektromagnetischer Felder (Kurzwelle) und elektromagnetischer Wellen (Dezimeterwelle, Mikrowelle) zur Erwärmung tiefer Gewebsschichten des Körpers" [69]. Die Umwandlung von elektrischer Energie in Wärme entwickelt sich

also direkt am Ort des Krankheitsgeschehens und wird nicht erst – wie z. B. bei Packungen, Bädern oder Wärmestrahlern (Rotlicht, Heizkissen) – von außen über die erwärmte Haut zugeführt. Man spricht deshalb bei den Hochfrequenzverfahren auch von **Diathermie (= Durchwärmung).** Es kommt dabei weder zu elektrochemischen noch zu neuromuskulären Reizwirkungen.

Die Kurzwelle gehört zu den ältesten Methoden der Elektrotherapie und hat immer noch einen großen Stellenwert. Dennoch haben in den letzten Jahren die beiden anderen Verfahren an Bedeutung zugenommen, da durch sie eine intensivere und lokal konzentriertere Gewebeerwärmung in der Tiefe erreicht werden kann.

*Physikalische Wirkungen*

In Deutschland sind durch die Bundespost lediglich drei Frequenzen für die Hochfrequenztherapie freigegeben, um den Funkverkehr nicht zu beeinflussen (Ausländische Geräte dürfen deshalb nur nach funktechnischer Zulassung in Deutschland betrieben werden):

▷ **Kurzwelle:**
27,12 Mhz = 11,06 m Wellenlänge,
▷ **Dezimeterwelle** (Synonym: 69-cm-Welle; Ultrahochfrequenz):
433,92 Mhz = 69 cm Wellenlänge,
▷ **Mikrowelle:**
2450 Mhz = 12,5 cm Wellenlänge.

Die Diathermieverfahren bewirken durch Energieabsorption der elektromagnetischen Schwingungen die Wärmeentwicklung im Gewebe, wobei im Gegensatz zu anderen Verfahren der Elektrotherapie kein unmittelbarer Hautkontakt erforderlich ist. Die einzelnen Gewebsstrukturen werden dabei in Abhängigkeit von ihrem **Wassergehalt** und der sich daraus ableitenden **Dielektrizitätskonstante** unterschiedlich stark erwärmt.

Gewebe mit hohem Wassergehalt (Muskulatur, innere Organe) sind gut leitfähig und haben demzufolge eine hohe Dielektrizitätskonstante, d. h. hier kommt es zu einer geringen Erwärmung. Gewebe mit geringem Wassergehalt, zu denen das Fettgewebe und die Knochen zählen, sind demgegenüber schlechter leitfähig, absorbieren damit mehr elektromagnetische Energie und zeigen deshalb eine stärkere Erwärmung.

Die **Kurzwelle** wird entweder in Form der Kondensatorfeld- oder der Spulenfeldmethode appliziert. Das **Kondensatorfeld** ist eine Applikationsform, bei der sich der Patient zwischen zwei (Kondensator)-Plattenelektroden als „Dielektrikum" befindet, so daß das Feld durch ihn verläuft (Abb. 3-6).

Als Besonderheit ist bei dieser Methode der gewählte **Elektrodenabstand zur Haut (EHA)** von praktischem Interesse, steht dieser Parameter doch für eine unterschiedliche Tiefenerwärmung. Er wird technisch entweder mit Luftabstands-Elektroden (nach Schliephake) oder mit Weichgummi-Elektroden, die mit der entsprechenden Anzahl von Filzmatten unterpolstert werden, gewährleistet. Bei geringem EHA von 0 bis 2 cm kommt es infolge der Feldlinienverdichtung zwischen Elektrode und Haut zu einer stärkeren Wärmeentwicklung an der Körperoberfläche. Wird der EHA dagegen größer gewählt (2 bis 5 cm), wird damit auch das Feld stärker gestreut und es resultiert eine thermische Entlastung der Haut zugunsten einer besseren Erwärmung der tiefen Strukturen, die bei höheren Dosierungen entsprechend verstärkt wird. Bei optimaler Applikation kommt es demnach zu einer Wärmeverteilung zwischen Körperoberfläche und tieferen Gewebsschichten von 10:1.

Bei der **Spulenfeldmethode** befindet sich der Patient im Gegensatz zur Kondensatorfeldmethode im Bereich eines Magnetfelds. Dieses entsteht, wenn ein elektrischer Strom durch eine Drahtspule fließt. Mittels dieser sog. monopolaren Elektrodenanlage **(Wirbelstromelektrode** oder **Monode)** entstehen durch das Magnetwechselfeld im Gewebe Wirbelströme, deren Energie vor allem in der Muskulatur absorbiert wird; dadurch kommt es zu einer Erwärmung in Fettgewebe und Muskulatur im Verhältnis 1:2.

Nutzt man bei der Kurzwelle elektromagnetische **Felder** zur Behandlung, spricht man bei der Dezimeter- und Mikrowelle aufgrund der sehr kurzen Wellenlängen von **Bestrahlung.** Von einem Strahler wird ein Strahlenfeld elektromagnetischer Wellen abgegeben, das zu einer gleichmäßigeren Tiefenerwärmung führt. Die **Dezimeterwelle** führt zu einer Tiefenerwärmung mit nur geringer thermischer Belastung von Haut- und Unterhautfettgewebe (Fett zu Muskulatur 4:1), während bei der Applikation der **Mikrowelle** die Erwärmung besonders an Grenzflächen und gut leitenden Schichten der Muskulatur stattfindet (Verhältnis 1:1) (Abb. 3-7).

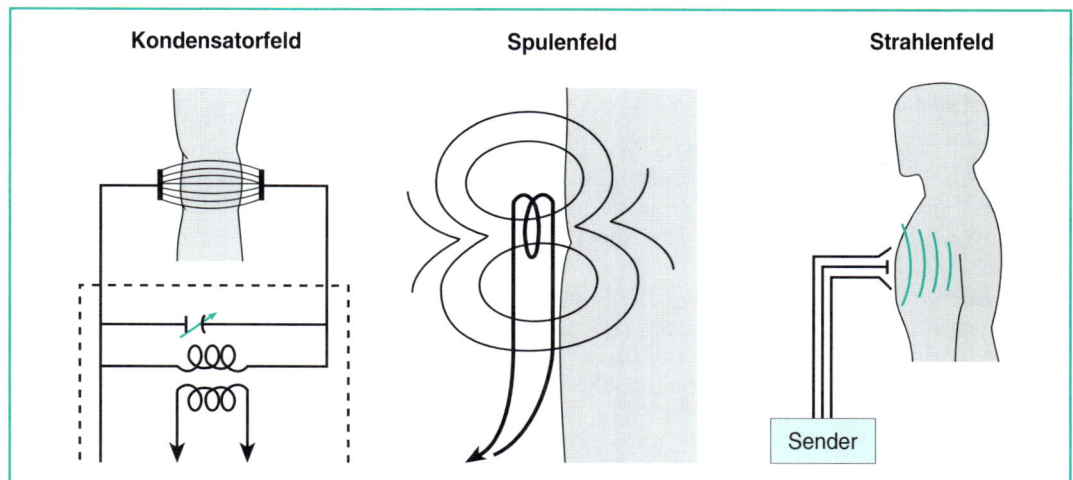

**Abb. 3-6** Formen der Hochfrequenzapplikation: Kondensatorfeld, Spulenfeld und Strahlenfeld.

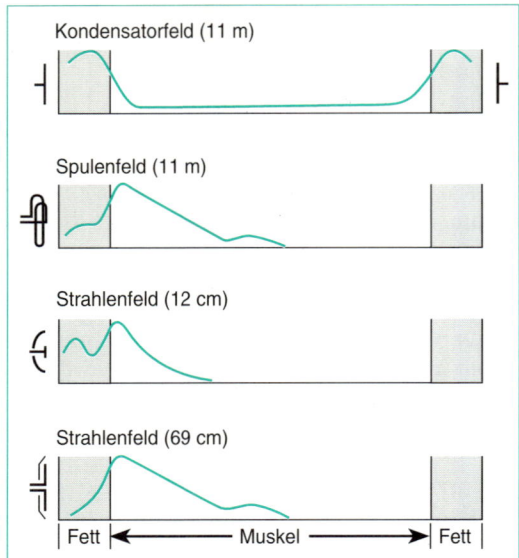

Kondensatorfeld (11 m)

Spulenfeld (11 m)

Strahlenfeld (12 cm)

Strahlenfeld (69 cm)

| Fett ← Muskel → Fett |

**Abb. 3-7** Schema der Wärmeverteilungsmuster der Hochfrequenz.

Aus dem Dargestellten ergibt sich, daß zur Erwärmung oberflächlicher Muskelschichten, wie auch der meisten Gelenke, eigentlich alle drei Verfahren einsetzbar sind; die Mikrowelle ist jedoch aufgrund ihrer einfachen Handhabbarkeit als besonders günstig anzusehen.

Für Erkrankungen in tiefen Gewebsschichten sollten die Dezimeterwelle, die die geringste Hautbelastung aufweist, oder die Kurzwelle mit Bevorzugung der Spulenfeldmethode angewandt werden.

### Physiologische Wirkungen

Die hochfrequenten Felder bzw. Wellen führen im Gewebe zu molekularen Anregungen der Zellbestandteile und damit zur Umwandlung elektrischer Energie in Wärme.

Die Energieabsorption bewirkt eine Temperaturerhöhung um bis zu 3 °C im Gewebe, die zu physiologischen Veränderungen führen, die näher im Kap. 3.5 besprochen werden.

### Indikationen und Kontraindikationen

**Indikationen:** Die hochfrequenten Wechselströme können überall dort genutzt werden, wo man eine Erwärmung tiefer Gewebsstrukturen therapeutisch einsetzen möchte. Unter Beachtung des Krankheitsstadiums ist damit ein breites Indikationsspektrum gegeben: Neben Erkrankungen des Stütz- und Bewegungssystems (z. B. Arthrose, Spondylose, Myalgie, Lumbago, Periarthritis, Epikondylitis, Distorsionen) können zahlreiche internistische (Bronchitis, Bronchiektasen), gynäkologische (Dysmenorrhoe, Adnexitis), chirurgische (Furunkel, Karbunkel, Panaritium, Paronychie) und HNO-Erkrankungen (Otitis externa et media chronica, Parotitis, Sinusitis frontalis et maxillaris) behandelt werden.

**Kontraindikationen:** Akute Entzündungsprozesse, akute Thrombophlebitis, maligne Tumorerkrankungen, Hämorrhagien, arterielle Verschlußkrankheit im Stadium III und IV nach Fontaine, Schwangerschaft. Während der Menstruation ist ebenfalls eine Behandlung im Rumpfbereich untersagt. Als weitere Kontraindikationen sind Ödeme, Metallteile im Behandlungsfeld (verstärkte Energieabsorbtion, die zu thermisch bedingten Nekrosen führen kann) und Sensibilitätsstörungen (z. B. die Syringomyelie) zu nennen.

Patienten mit Herzschrittmachern ist strikt das Betreten von Räumen, in denen die Hochfrequenztherapie durchgeführt wird, zu verbieten, da die Felder durch Streuungs- und Ablenkungsphänomene im Umkreis von einigen Metern vom Gerät wirksam werden und damit Herzschrittmacher (vor allem älterer Bauart) beeinflussen können.

Aus dem gleichen Grund sollen Behandlerinnen in der Schwangerschaft – insbesondere im ersten Trimenon – die Diathermieverfahren möglichst nicht mehr durchführen. Es handelt sich hierbei um eine reine Vorsichtsmaßnahme.

*Applikation und Dosierung*

Obwohl die Hochfrequenztherapie einfach zu handhaben ist, sind doch gewisse Sorgfaltsregeln einzuhalten. So ist von Behandlerseite aus darauf zu achten, daß sich die Kabel zwischen Gerät und Elektrode(n) nicht berühren, da dies zu Energieverlusten führt. Des weiteren darf die Behandlungsliege bzw. der Hocker nicht aus Metall sein oder halbleitende Bezugsstoffe enthalten.

Der Patient sollte gleichfalls vor Behandlungsbeginn sämtliche metallische Gegenstände (z.B. Uhren, Ketten oder Ringe) ablegen, da es ansonsten in diesen Bereichen durch die Feldstärkeverdichtung zur thermischen Überlastung kommen kann.

Kleinkinder sollten bei Behandlungen im Rumpfbereich am besten ganz entkleidet werden. Unter Berücksichtigung ihres geringen Körpervolumens ist die Dosierung besonders vorsichtig vorzunehmen und durch Prüfung der Hauttemperatur (Auflegen der Hand) zu kontrollieren.

Bei der Kurzwellenbehandlung im Kondensatorfeld ist vor allem bei der Querdurchflutung auf eine annähernd parallele Ausrichtung zu achten. Ansonsten kann es infolge des Verkantens zur Feldlinienkonzentration und damit zur Verbrennung kommen.

Die Applikation der Dezimeter- und Mikrowelle erfolgt mit Strahlern. Der **Muldenapplikator** erlaubt eine teilweise Umhüllung des Patienten; Lang- und Rundfeldstrahler werden als **Distanzstrahler** (5 bis 10 cm) eingesetzt und schließlich gibt es **Kontaktstrahler,** die für kleine Behandlungsareale mit unmittelbarem Hautkontakt vorgesehen sind.

Die Dosierung der Diathermieverfahren kann subjektiv oder objektiv erfolgen. Die zumeist angewandte **subjektive Dosierung** wird nach dem Wärmeempfinden des Patienten eingeschätzt, wobei die von Schliephake entwickelte Einteilung Anwendung findet (Tab. 3-8). Diese Form der Dosierung erfordert zum einen die richtige Elektrodenanlage, zum anderen, daß der Patient das Wärmegefühl spürt.

Für die Dezimeterwelle ist die subjektive Dosierung nur bedingt einsetzbar, da hier

**Tab. 3-8** Subjektive Dosierung der Kurzwelle nach Schliephake.

| Dosisstufe | subjektives Wärmeempfinden |
|---|---|
| I | kein Wärmeempfinden |
| II | eben spürbares Wärmeempfinden |
| III | deutlich angenehmes Wärmeempfinden |
| IV | kräftig, aber kein unangenehmes Wärmeempfinden |

die geringste Hauterwärmung zustande kommt.

Viele Geräte sind werkseitig mit Leistungsmessern ausgerüstet, mit denen die **objektive Dosierung** ermittelt werden kann. Dennoch sind die angezeigten Werte kritisch einzuschätzen, da gewisse Energieverluste am Kabel und den Elektroden auftreten.

Die objektive Dosierung kann unter Berücksichtigung der Elektroden- bzw. Strahlergröße wie folgt unterteilt werden: 10 bis 30 Watt gelten als niedrige Intensität, 30 bis 60 Watt als mittlere und darüber als hohe Intensität.

Neben der Dosis ist die **Behandlungsdauer** ein wichtiger Parameter: Während die Kurzwelle für 10 bis 20 Minuten appliziert wird, liegt die Behandlungsdauer bei der Mikrowelle zwischen 8 und 12 Minuten.

Weiterhin muß die Anzahl der Behandlungen und die Abstände zwischen den Einzelbehandlungen unter Berücksichtigung des Krankheitsstadiums auf der Verordnung mit angegeben werden.

*Impuls-Diathermie*

In den letzten Jahren kommen zunehmend Kurzwellen- und Mikrowellengeräte auf den Markt, bei denen die hochfrequente Energie in Impulsform verabreicht wird. Dadurch wird die thermische Wirkung reduziert, und es wird postuliert, daß sog. athermische Effekte in den Vordergrund treten, die aber noch nicht nachgewiesen wurden.

Vorteilhaft ist die Impulsbehandlung bei bestimmten Krankheitsprozessen, bei denen eine besonders niedrige Dosierung zu wählen ist.

*Patienten- und Arbeitsschutz*

Bei Einhaltung der Richtlinien der Medizinischen Geräteverordnung (MedGV) sind die Hochfrequenzverfahren sowohl für den Behandler als auch für den Patienten – unter Berücksichtigung der Kontraindikationen (s.o.) – als völlig ungefährlich einzuschätzen.

Bei der Mikrowellentherapie sind die vom Gesetzgeber vorgegebenen Arbeitsschutzmaßnahmen einzuhalten. Dazu gehört u.a., daß der Behandler sich nicht leichtfertig der Strahlung aussetzt und daß die maximale Arbeitszeit am Gerät auf zwei Stunden pro Tag begrenzt ist. Bei Mikrowellenbestrahlungen im Kopfbereich muß der Patient eine spezielle Schutzbrille tragen.

### 3.4.6 Ultraschall

#### 3.4.6.1 Allgemeines und Definition

Unter „Ultraschalltherapie" versteht man die medizinische Behandlung mittels mechanischer Schwingungen oberhalb einer Frequenz von 20 kHz.

In der Physiotherapie wird aber nur ein geringer Frequenzbereich **zwischen 0,7 und 3 MHz** genutzt. Das wirksame Agens dieser Behandlungsform sind mechanische Schwingungen, so daß es im engeren Sinne eine Mechanotherapie ist. Da aber einerseits zur Erzeugung dieser Schwingungen ein Wechselstromgenerator benötigt wird und andererseits auch hier eine Diathermie erfolgt, zählt man die Ultraschalltherapie didaktisch zur Hochfrequenzelektrotherapie.

#### 3.4.6.2 Physikalische Grundlagen

Schallwellen können sowohl mechanisch (z.B. mit einer Stimmgabel) als auch durch bestimmte Schallwandler (Transducer) überall dort erzeugt werden, wo Masseteilchen vorhanden sind, mit anderen Worten, im Vakuum ist keine Schallausbreitung möglich. Die Ultraschall-(US-)Welle ist eine **Longitudinalwelle,** die eine Kompression und Expansion im Gewebe hervorruft, die jeweils eine halbe Wellenlänge auseinanderliegen.

Wird auf Quarzkristalle und andere kristalline Substanzen Druck ausgeübt, treten an der Oberfläche dieser Materialien elektrische Ladungen auf. Dies nennt man **piezoelektrischen Effekt.**

Man kann diesen Effekt auch entgegengesetzt nutzen **(umgekehrter piezoelektrischer Effekt),** d.h., an einen Kristall mit piezoelektrischen Eigenschaften wird eine Wechselspannung angelegt, die dazu führt, daß es zu Formveränderungen entsprechend der Frequenz des wechselnden elektrischen Feldes – also zu Schwingungen – kommt.

Der **Schallwellenwiderstand R** ist eine Materialgröße und wird wie folgt definiert: **R = p/v** (p = Schall[wechsel-]druck, v = Schallgeschwindigkeit). Dieser auch als **Impedanz** bezeichnete Parameter dient zur Beschreibung der akustischen Eigenschaften, insbesondere zur Charakterisierung der Schallbewegung an Grenzflächen zweier Medien. Haben diese benachbarten Medien die gleiche Impedanz, so tritt keine Reflexion und damit auch kein Energieverlust auf.

Anders hingegen verhält es sich, wenn unterschiedliche Schallwellenimpedanzen vorhanden sind: Je größer der Unterschied, um so stärker wird der Ultraschall reflektiert.

Aus der Tatsache, daß Luft fast vollständig den Ultraschall reflektiert, ergibt sich auch die Notwendigkeit, bei der Anwendung immer ein Koppelmedium zu verwenden.

Wie aus der Tab. 3-9 zu ersehen ist, besteht insbesondere zwischen dem Muskelgewebe und Knochen ein besonders großer Impedanzunterschied. Dieser Sprung des

**Tab. 3-9** Spezifische akustische Impedanz.

| Medium | Impedanz $Z_S$ (kg/n$^2$s) $\times$ 10$^6$ |
|---|---|
| Aluminium | 13,8 |
| Knochen | 6,3 |
| Blut, Gefäße, Haut, Muskulatur, Fettgewebe | 1,4–1,8 |
| Wasser (20 °C) | 1,5 |
| Luft | 0,0004 |

Schallwellenwiderstands bedeutet, daß es gerade an dieser Grenzschicht zu einer starken **Reflexion** und damit zur verstärkten **Absorption** von Schallenergie kommt. Daraus erklärt sich auch die intensive Erwärmung an der Muskel-Knochen-Grenze.

Der **Absorptionskoeffizient** beschreibt die Absorptionsrate des Mediums und ist frequenzabhängig. Für die drei wichtigsten Gewebeschichten Fett, Muskel, Knochen gilt ein Relativverhältnis von 1:2:10 (vgl. Abb. 3-8). Der größte Teil der Ultraschallenergie wird also an der Muskel-Knochen-Grenze durch Absorption und Reflexion in andere Energieformen, besonders in Wärme, umgewandelt.

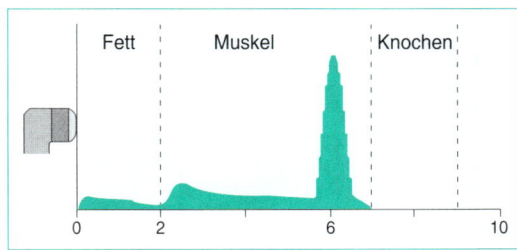

**Abb. 3-8** Relatives Wärmeverteilungsschema des Ultraschalls (modifiziert nach [14]).

Der Raum, der von den Ultraschallwellen erfaßt wird, wird als **Ultraschallfeld** bezeichnet. Das Schallfeld ist infolge der Interferenz der Schallwellen untereinander inhomogen, d.h., es gibt Intensitätsmaxima und -minima gleichzeitig nebeneinander bestehend.

Bei ruhendem Schallkopf (**statische Anwendung**) und hohen Schallintensitäten können daraus Gewebsschäden resultieren. Dagegen wird bei **dynamischer Anwendung** eine Homogenisierung des Ultraschallfelds erzielt, wodurch diese Gefahr reduziert wird, so daß dieser Applikationsform der Vorzug gegeben werden sollte.

### 3.4.6.3 Kontinuierlicher und pulsierender Ultraschall

Die meisten Ultraschallgeräte können beide Formen erzeugen. Bei kontinuierlichem Ultraschall werden je nach Gerät Intensitäten bis 3 W/cm², beim pulsierenden Ultraschall Spitzenintensitäten bis 5 W/cm² erzeugt.

Beim **Impulsschall** erfolgt die Energiezufuhr in sehr kurzen Impulsgruppen. Das Tastverhältnis, d.h., das zeitliche Verhältnis von Impulsdauer zu Impulspause variiert bei den heute handelsüblichen Geräten zwischen 1:2 bis 1:10. Damit werden thermische Effekte des Ultraschalls vermindert, die mechanische Wirkkomponente steht somit im Vordergrund. Durch die insgesamt geringere Energiezufuhr kommt es zugleich zu einer Dosisreduktion, allerdings auch im Vergleich zum kontinuierlichen Ultraschall zu wesentlich höheren Spitzenintensitäten.

Die Frage nach den biologischen Wirkungen des Impulsschalls – und damit Vorteilen gegenüber kontinuierlichem Ultraschall – ist allerdings heute noch nicht bis ins Detail geklärt, da die Interaktionen zwischen physikalischer Energie und biologischen Abläufen noch viele Unklarheiten beinhalten.

### 3.4.6.4 Physiologische Grundlagen des Ultraschalls

Generell kann man davon ausgehen, daß es sich beim Ultraschall um eine kombinierte Mechano-Thermotherapie handelt, wobei die kinetische Energie im Organismus in thermische Energie umgewandelt wird.

Drei Primärwirkungen stehen im Vordergrund, die zahlreiche Sekundärphänomene nach sich ziehen.

#### *Mechanischer Effekt*

Schallschwingungen benötigen zu ihrer Fortpflanzung ein elastisch deformierbares Medium. Im Falle der Ultraschalltherapie ist dies der menschliche Organismus. Hier kommt es zur Kompression und Expansion von Gewebsbestandteilen. Aufgrund der Reflexion des Ultraschalls, insbesondere an den Grenzflächen, z.B. der Muskel-Knochen-Grenze, wird dieser mechanische Effekt verstärkt, so daß hier auch die ausgeprägtesten therapeutischen Wirkungen auftreten. Es kommt zu einer Art „innerer Gewebsmassage" mit daraus resultierender Förderung des Zellstoffwechsels, der Regeneration, der gesteigerten Durchblutung und besseren Sauerstoffversorgung. Allerdings besteht bei höheren Ultraschalldosen die Gefahr der **Kaviation** (cavum = Hohlraum). Dabei geraten die Gewebsbestandteile in solch starke Schwingungen, daß es zur Zellzerstörung und zum Blutaustritt kommen kann. Diese Gefahr ist vor allem bei der statischen (ruhenden) Ultraschallanwendung vorhanden, scheint jedoch durch die gerätetechnische Einschränkung der Maximaldosis gelöst zu sein.

### Thermischer Effekt

Wie bereits dargestellt wurde, kommt es vor allem als Folge der Absorption und Reflexion an Grenzflächen zur Umwandlung von mechanischer in thermische Energie. Edel bezeichnet deshalb den Ultraschall als eines der wirkungsvollsten Diathermieverfahren an Grenzflächen [16].

Die Menge der erzeugten Wärme variiert von Gewebe zu Gewebe und hängt gleichzeitig von verschiedenen Faktoren, wie z.B. Ultraschallform (kontinuierlich/gepulst), Intensität und Behandlungsdauer ab. Im Gegensatz zu anderen Wärmetherapieverfahren kommt es vor allem in der Tiefe zur Erwärmung. Die Gewebetemperatur kann sich in einem kleinen Volumen durchaus für einige Minuten auf 40 bis 45 °C erhöhen [59]. Sekundär zeigen sich charakteristische Phänomene, wie z.B. die erhöhte Dehnbarkeit von Kollagen in Gelenkkapseln, Sehnen und Narben. Weitere Effekte sind im Kap. 3.5 nachzulesen.

Damit und insbesondere infolge des typischen Wärmeverteilungsspektrums (Abb. 3-8) eignet sich der Ultraschall wie kein anderes Physiotherapiemittel zur Behandlung von Gelenkerkrankungen. Selbst im Hüftgelenk, an dem es durch den kräftigen Muskel-Sehnen-Kapsel-Apparat zu starken Energieverlusten kommt, ist eine deutliche Wärmeentwicklung nachzuweisen. Aus der Abb. 3-8 ist ersichtlich, daß die stärkste Wärmeentwicklung im periostalen Bereich entsteht. Gleichfalls kommt es zu einer guten Erwärmung in Knorpel, Sehnen, Muskelgewebe, Faszien und Haut.

### Bio-physiko-chemische Effekte

Je nach Art des Ultraschalls – kontinuierlich oder pulsierend – stehen entweder die thermischen oder andere Effekte im Vordergrund. Als physiologische Reaktion auf diese Wirkungen werden biologische Effekte postuliert, deren therapeutische Relevanz nicht immer eindeutig geklärt erscheint. Unter anderem kommt es zu: gesteigerter Proteinsynthese und Gewebsregeneration, Veränderung der Membranpermeabilität, Änderung des Ionenzustands, Steigerung der Diffusionsvorgänge, Freisetzung von Mediatoren, Steigerung des Regenerationsvermögens des Gewebes, Muskelrelaxation.

### 3.4.6.5 Behandlungstechnik

#### Kontakt- bzw. Koppelmedium

Da der Ultraschall an Luft nahezu vollständig reflektiert wird, bedarf es eines **Kontaktmediums** zwischen dem Ultraschallkopf und dem Organismus (Abb. 3-9).

Als gebräuchliche Koppelmedien können bestimmte Öle, Gele, Salben oder Wasser Anwendung finden. Gerade durch die **subaquale Ankopplung** im Wasserbad zur Behandlung kleiner, unebener Oberflächen

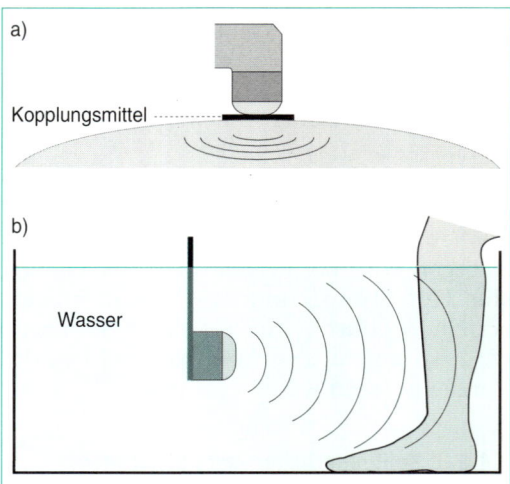

**Abb. 3-9** Ankopplungsmechanismus des Ultraschalls.
**a** mit Öl, Gel bzw. Salben,
**b** im Wasserbad (subaquale Ankopplung); Entfernung des Schallkopfes von der Körperoberfläche 1,5 cm

oder druckempfindlicher Bereiche, z. B. an den Handgelenken, wird die Gefahr des „Verkantens" reduziert. Als Besonderheit gilt, daß im Wasserbad der Abstand Schallkopf zu Hautoberfläche 1 bis 2 cm betragen soll.

### Angriffsorte der Behandlung

Die **lokale oder direkte Beschallung** steht immer noch im Vordergrund aller Applikationsmöglichkeiten. Sie erfolgt unmittelbar am Krankheitsherd, auf umschriebenen Haut-, Muskel-, Knochen- oder Gelenkpartien. Bei dieser Methodik wird das Feld immer etwas größer als der eigentliche Erkrankungsprozeß gewählt.

Bei der **indirekten Beschallung** wird der Ultraschallkopf fern vom Wirkherd aufgesetzt. Man spricht auch von neuraler Behandlung. Diese Methode sollte vor allem bei akuten Zuständen zum Einsatz kommen.

Mehrere Möglichkeiten der indirekten Beschallung sind bekannt:

▷ Beschallung der Austrittspunkte der Spinalnervenwurzeln paravertebral: Die segmental-paravertebrale Beschallung nutzt die Funktionseinheit, die innerhalb eines Segments besteht und stellt den therapeutischen Angriffspunkt am Segmentwurzelgebiet in den Vordergrund. Diese radikuläre Applikation erfolgt prinzipiell mit niedriger Dosierung und kurzer Behandlungsdauer. Oberhalb des dritten Halswirbels darf dieses Verfahren aber keinesfalls eingesetzt werden, da das verlängerte Rückenmark – die Medulla oblongata – nicht von den Ultraschallschwingungen getroffen werden soll.
▷ Segmentale Beschallung hyperalgetischer Zonen: Der Reiz wird hierbei über die kutano-viszeralen Reflexbögen geleitet. Die Anwendung erfolgt ebenfalls mit einer niedrigen Dosis.
▷ Gangliotrope Beschallung: Unter dieser Methode versteht man die Beschallung sympathischer Ganglien, insbesondere des Ganglion stellatum. Als Reaktion kommt es zur Durchblutungsverbesse-rung und zu einem Temperaturanstieg im Arm, womit diese Form seine Berechtigung vor allem bei Angioneuropathien, wie dem Raynaud-Syndrom oder der Sudeck-Dystrophie hat.
▷ Trigger-point-(Schmerzpunkt-)Behandlung: Trigger points, wie sie bei myofaszialen Syndromen am Hals, an den Schultern und am Rücken auftreten, können durch diese Behandlungsform gezielt ausgeschaltet werden.

### 3.4.6.6 Dosierung des Ultraschalls

Die Dosierung des Ultraschalls muß individuell erfolgen, da Krankheitsart, -stadium, -ort und Reaktionsvermögen des Patienten wesentlichen Einfluß auf den Behandlungserfolg haben. Zusätzlich muß beachtet werden, welches Areal bestrahlt werden soll, denn danach richtet sich auch die Wahl der Größe des Ultraschallkopfs. Als wichtigste Parameter gelten die Intensität und Dauer der Einzelbehandlung. Es empfiehlt sich, den Ultraschall wie folgt zu dosieren (Tab. 3-10):

**Tab. 3-10** Dosierung des Ultraschalls; sog. „Dreier-Regel" (nach [7]).

| Stufe | Intensität (W/cm$^2$) | Dauer (min) |
|-------|------------------------|-------------|
| I | 0,3 (0,2–0,4) | 3 (2–4) |
| II | 0,6 (0,5–0,7) | 6 (5–7) |
| III | 0,9 (0,8–1,0) | 9 (8–10) |

Allgemein gilt: Behandlungsstufe II für Brustwirbelsäule, Lendenwirbelsäule, Iliosakralgelenke, Hüft- und Kniegelenke, Behandlungsstufe I für Halswirbelsäule, Schulter-, Ellenbogen-, Hand-, Sprung- und Zehengelenke.

Während einer Behandlung ist die Beschallung von bis zu drei Regionen möglich. Für eine Behandlungsserie gelten folgende Richtlinien: 6mal bei akuten, 12mal bei chronischen Erkrankungen.

Die Behandlung sollte täglich oder wenigstens dreimal wöchentlich erfolgen. Nach einer Serie wird eine längere Behandlungspause empfohlen.

Als Überdosierungzeichen gelten Schmerzen während und nach der Behandlung, d. h., die Dosierung muß unter der Schmerzgrenze bleiben.

Nebenwirkungen können vor allem bei den ersten Behandlungen in Form von zentralnervösen Störungen wie Ermüdungserscheinungen, Kopfschmerzen, Schwindel und Kreislaufstörungen auftreten.

### 3.4.6.7 Indikationen und Kontraindikationen des Ultraschalls

**Indikationen:** Die Ultraschallbehandlung kann bei einem breiten Krankheitsspektrum angewandt werden. Zu den Hauptindikationen zählen Erkrankungen und Verletzungsfolgen des Stütz- und Bewegungssystems, Erkrankungen des rheumatischen Formenkreises und degenerative bzw. posttraumatische Erkrankungen der Gelenke und Wirbelsäule. Als weitere Anwendungsgebiete gelten ausgewählte innere (z. B. Ulcus cruris) und dermatologische (z. B. nach Herpes zoster, Narbenkeloid) Erkrankungen.

**Kontraindikationen:** Kontraindiziert ist die Ultraschalltherapie überall dort, wo Wärme negativ einen Krankheitsprozeß beeinflußt. Dazu zählen maligne Tumoren, akute Infektionen, Infektionskrankheiten, fieberhafte Zustände unklarer und bekannter Genese, Thrombophlebitiden, tiefe Phlebothrombosen, hämorrhagische Diathesen, periphere arterielle Durchblutungsstörungen Stadium III und IV nach Fontaine, Veränderungen der Haut, insbesondere bei entzündlichen Prozessen und Hautnävi sowie ein schlechter Allgemeinzustand.

Die Beschallung ist gleichfalls auf Hoden, den graviden Uterus, auf Augäpfel und bei Schrittmacherpatienten kontraindiziert. Des weiteren sollten Epiphysenzonen bei Kindern ausgelassen werden.

Bei anästhesierten Hautarealen oder gestörter Hautsensibilität sollte nur vorsichtig Ultraschall appliziert werden, da Schmerz vom Patienten nicht wahrgenommen werden kann.

Dagegen kann bei Patienten mit Metallimplantaten und Endoprothesen der Ultraschall durchaus therapeutisch genutzt werden.

### 3.4.6.8 Fehler bei der Ultraschallanwendung

Den bedeutendsten Fehler stellt das „Verkanten" des Ultraschallkopfs dar. Die meisten Geräte zeigen allerdings eine gestörte Ankopplung optisch und akustisch an. Störungen können ebenfalls durch Luftblasen im Koppelmedium und infolge einer falschen Größenauswahl des Ultraschallkopfs bei unebener Behandlungsoberfläche zustande kommen und damit die therapeutische Wirkung mindern.

### 3.4.6.9 Sonderformen der Ultraschalltherapie

*Ultraphonophorese*

Dies ist ein Verfahren, bei dem ein im Koppelmedium gelöstes Medikament durch die intakte Haut mittels Ultraschall in einen Gewebsbezirk eingebracht wird.

Die treibende Kraft der Teilchenwanderung in die Haut bzw. durch die Haut hindurch ist der Konzentrationsgradient des Arzneimittels. Durch den Ultraschall wird zusätzlich Energie (Schallenergie) zugeführt, die sekundär in Wärmeenergie umgewandelt wird und zu einer verstärkten Diffusion führt. Damit ähnelt das Verfahren der Iontophorese, bei der allerdings eine andere Energieform zum Einbringen der Arzneimittel verwendet wird.

*Kombination Ultraschall – Reizstrom*

Eine kombinierte Anwendung von Ultraschall und niederfrequentem Reizstrom – auch als **Sonodynator-Verfahren** bezeichnet – wird besonders zur Behandlung myofaszialer Erkrankungen eingesetzt. Die thermische Wirkung des Ultraschalls und die schmerzlindernde Wirkung des Reizstroms potenzieren sich, so daß dieses Verfahren auch bei chronischen Schmerzzuständen seine Berechtigung hat.

*Ultraschall-Aerosoltherapie*

Durch die Ultraschallvernebelung können Medikamente feiner und homogener vernebelt werden, was eine bessere Lungengängigkeit bis in die Alveolen ermöglicht. Somit ist die Ultraschall-Inhalationstherapie ein wichtiger Bestandteil zur Behandlung von Atemwegserkrankungen.

## 3.5 Thermotherapie

### 3.5.1 Einleitung und Definition

Der Begriff Thermotherapie besagt zunächst ganz allgemein, daß es sich um Behandlungen mit Wärme handelt. In der Praxis faßt man unter Thermotherapie Verfahren zusammen, bei denen Wärme entweder zu- oder abgeleitet wird. Bestimmte hydrotherapeutische Maßnahmen werden nicht ganz folgerichtig nicht der Thermotherapie zugeordnet, wie z.B. die Kneipp-Therapie, bei der bekanntlich die Anwendung von kaltem und warmem Wasser im Vordergrund steht.

Bezüglich der wärmeentziehenden Maßnahmen hat man zwischen Kaltanwendungen und der Eisbehandlung, der Kryotherapie, zu unterscheiden. In beiden Fällen findet ein Wärmeentzug statt, jedoch mit unterschiedlichen Auswirkungen.

### 3.5.2 Physikalische Grundlagen der Thermotherapie

Für die Anwendung der Wärme ist die Beachtung einiger physikalischer Grundlagen wichtig, will man nicht in der Praxis Fehler machen.

Generell ist zwischen **unmittelbarer** und **mittelbarer Wärmetherapie** zu unterscheiden. Je nachdem, ob die Energie als Wärme oder in einer anderen Form, z.B. als elektromagnetisches Feld oder wie beim Ultraschall als mechanische Energie zugeführt wird, spricht man von unmittelbarer bzw. mittelbarer Wärmetherapie. Physikalisch beruht letztere auf der Umwandlung der elektrischen bzw. mechanischen Energie beim

Eindringen in das Gewebe, was primär nicht als Wärme empfunden wird.

Charakteristisch für diese Verfahren ist ein schnelles Eindringen der Energie in den Körper. In Abhängigkeit von den mechanischen bzw. elektromagnetischen Eigenschaften kommt es zur Erwärmung in unterschiedlichen Gewebsschichten.

Für das Verständnis der Wärmetherapie und die therapeutische Praxis sind Vorstellungen über den Wärmetransport im Gewebe notwendig. Man hat physikalisch drei Möglichkeiten zu unterscheiden:

▷ Konduktion oder Wärmeleitung,
▷ Konvektion oder Wärmeströmung,
▷ Radiation oder Wärmestrahlung.

**Konduktion:** Viele Wärmeträger, z.B. auch Wärmflasche und Moorpackung, geben die Wärme zum größten Teil konduktiv ab, d.h., es wird die kinetische Energie der Masseteilchen des Wärmeträgers direkt auf die Masseteilchen des Körpers übertragen. Umfang und Geschwindigkeit des Wärmeausgleichs hängen vor allem von Größe und Masse des Wärmeträgers ab. In diesem Zusammenhang sind zwei wichtige Größen, die Wärmekapazität und die Wärmeleitzahl, der angewendeten Stoffe zu nennen. Während die **Wärmekapazität** eines Stoffs etwas über den möglichen Umfang der Wärmespeicherung aussagt, gibt die **Wärmeleitzahl** die Schnelligkeit der Wärmeleitung wieder. Besonders geeignet sind Wärmeträger wie z.B. Moorpackungen, die eine große Wärmekapazität, aber nur geringe Leitfähigkeit haben, was einen langzeitigen, dabei aber gleichmäßigen Wärmenachschub in das Gewebe bedingt.

**Konvektion**: Vom konvektiven Wärmetransport spricht man, wenn Wärmeenergie durch ein strömendes Medium übertragen wird. Auch im menschlichen Körper wird Wärme konvektiv mit dem Blutstrom abgeführt.

**Radiation**: Während der konduktive und der konvektive Wärmeübergang an den Kontakt zum anderen Medium gebunden sind, ist dies bei der Strahlung nicht Bedingung. Voraussetzung für den konvektiven und den konduktiven Wärmeübergang ist ein Temperaturgefälle, dessen die Wärmestrahlung aufgrund ihrer Wellennatur nicht bedarf.

Der Aufnahme der Strahlungswärme kann sich ein Körper nicht entziehen, gleich ob es sich um Strahlung im Infrarot- oder im Kurzwellenbereich handelt.

Bezüglich der **Eindringtiefe** der Strahlung unterschiedlicher Wellenlänge bestehen große Unterschiede. Während Infrarotstrahlen schon in den oberen Hautschichten absorbiert werden, treten hochfrequente elektromagnetische Felder bzw. Strahlen je nach Wellenlänge 3 bis 5 cm und mehr ins Gewebe ein. Man spricht daher von einer Tiefenwärmetherapie. Ein weiterer Vorteil der auch als Hochfrequenztherapie bekannten Behandlungsform ist die **schnelle Aufwärmung** der Gewebe. Man kann davon ausgehen, daß schon nach 7 bis 10 Minuten ein maximaler Temperaturanstieg von etwa 2 bis 3 °C bis in der Tiefe ereicht wird. Demgegenüber führen heiße Moorpackungen erst nach zwei Stunden zu einem Tempera-

turanstieg um 2 °C in 40 mm Tiefe (Abb. 3-10).

### 3.5.3 Wärmezufuhr

#### 3.5.3.1 Physiologische Wirkungen bei Wärmezufuhr

Normalerweise besteht ein Temperaturgradient vom Körperinneren zur Körperoberfläche. Jede Wärmezufuhr wirkt dem entgegen und führt zu einer Änderung des thermischen Gleichgewichts, was vom Organismus als Gefahr registriert wird, die es abzuwenden gilt. Der Körper wird daher versuchen, Abweichungen des Wärmegleichgewichts durch Regelprozesse auszugleichen.

Dem Ausmaß der Wärmeeinwirkung entsprechend kann man zwischen **lokalen** und **systemischen Reaktionen** als Antwort auf die Wärmezufuhr unterscheiden. Solange ein Krankheitsprozeß regional begrenzt ist, kann auch die Wärmeanwendung lokal begrenzt werden; liegt dagegen eine systemische Erkrankung vor, werden Wärmeanwendungen in größerem Umfang notwendig. Damit verbunden ist eine Beanspruchung der Thermoregulation des Gesamtorganismus, was z. T. erhebliche Kreislaufreaktionen mit Anstieg von Herzfrequenz und Blutdruck nach sich zieht.

Diese Herz-Kreislauf-Reaktionen laufen zweiphasig ab; der sympathisch gesteuerten Belastungsreaktion folgt in Ruhe eine vagusbestimmte Entspannungsphase.

Wärmetherapie und auch Kältetherapie sind immer unter zwei Aspekten zu sehen, nämlich dem der Reizwirkung und dem der Energiewirkung. Jede Zufuhr von Wärme und sei sie noch so kurzzeitig angewendet, wirkt sich primär als Reiz aus und bringt für den Körper Information. Bereits eine sehr kurzzeitige intensive Anwendung von Wärme auf der Haut kann sofortige und damit auch nachhaltige Reaktionen auslösen. Man spricht von der **Reiz-** oder **Reflexwirkung** der Wärmeanwendung. Der andere Aspekt ist energetischer Art (**Energiewirkung**): Jede längere Wärmezufuhr bedeutet eine Störung der regionalen Energiebilanz, die der Orga-

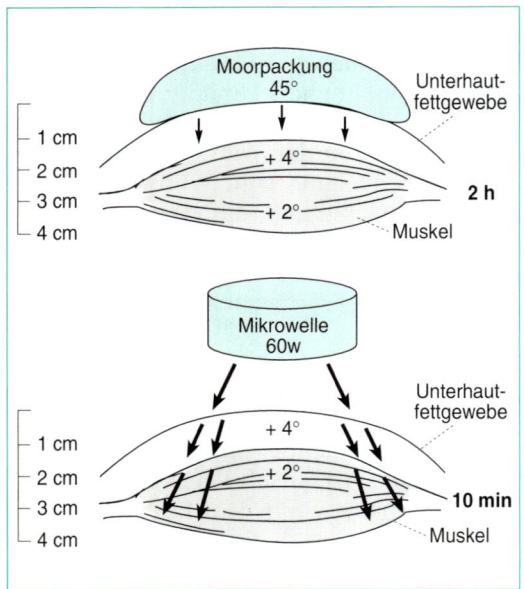

**Abb. 3-10** Vergleich der Tiefenerwärmung bei konventioneller Wärmebehandlung und Hochfrequenzthermotherapie.

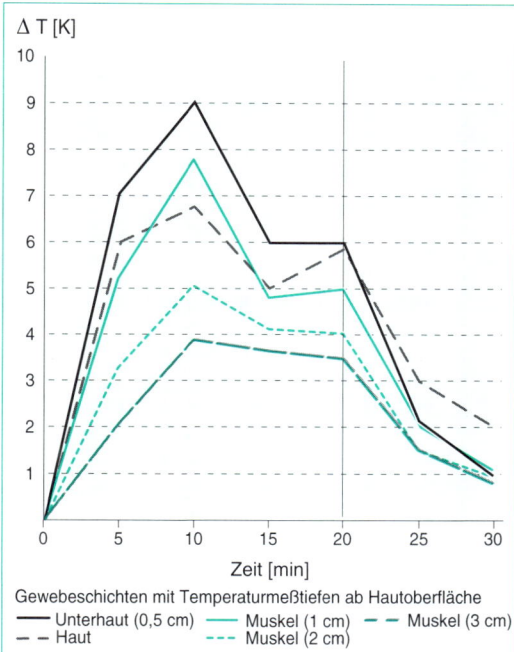

ΔT [K]

Zeit [min]

Gewebeschichten mit Temperaturmeßtiefen ab Hautoberfläche
— Unterhaut (0,5 cm)   — Muskel (1 cm)   – – Muskel (3 cm)
– – Haut              - - - Muskel (2 cm)

**Abb. 3-11** Durchschnittlicher Temperaturanstieg in verschiedenen Gewebsschichten bei Minischweinen während Mikrowellenbestrahlung (60 Watt, kontinuierlicher Betrieb, 20 Minuten, n = 14). Der Einfluß der Durchblutung ist am Absinken der Temperaturen nach 10 Minuten erkennbar (nach [9]).

**Tab. 3-11** Erwünschte und unerwünschte Wirkungen von Wärme (nach [77]).

| erwünscht | unerwünscht |
|---|---|
| Schmerzlinderung | Zunahme von Ödem |
| antiphlogistischer Effekt (nur bei chronischer Entzündung) | phlogistischer Effekt |
| Muskeltonus erniedrigt | Blutungsneigung erhöht |
| Dehnbarkeit erhöht | |
| Zirkulation gesteigert | Zirkulation gestört |
| lokale Abwehr gesteigert | |
| synoviale Viskosität erniedrigt | |

nismus durch Zunahme der Durchblutung auszugleichen sucht (Abb. 3-11). Es wird auf konvektivem Wege die lokale Gewebetemperatur reduziert. Lehmann spricht in diesem Zusammenhang vom sog. Kühlungseffekt der Wärme, der etwa 1 bis 2 °C betragen kann [62]. Voraussetzung zur Auslösung der maximalen Durchblutung ist ein Temperaturanstieg von 3 bis 4 °C.

Wärme führt neben der Zunahme der Durchblutung auch zur Steigerung der Stoffwechselprozesse im behandelten Gewebe. Die Annahme ist berechtigt, daß durch Wärme auch die gesamte Kaskade der vasoaktiven und neuroaktiven Mediatoren aktiviert wird. Außerdem kommt es zur Stimulierung der lokalen Abwehr [78]. Obwohl hier noch nicht alle Details bekannt und erforscht sind, bieten die bisher vorliegenden Untersuchungen genügend Anhalt, diese Wirkungen der Wärmetherapie zu belegen.

Eine weitere wichtige Folge der Wärmetherapie ist die Einflußnahme auf die physikalischen Eigenschaften der Gewebe, insbesondere auf die Verbesserung der Dehnbarkeit der kollagenen Fasern [61]. In physiologischer Hinsicht ist weiterhin bemerkenswert, daß eine regionale Erwärmung zur Lösung erhöhter Muskelspannung beiträgt, eine uralte Erfahrung, die man sich bei Schmerzen am Bewegungsapparat immer wieder zunutze macht.

K. L. Schmidt hat im Hinblick auf die Praxis der Wärmetherapie rheumatischer Leiden eine Einteilung in erwünschte und unerwünschte Wirkungen der Wärmeanwendungen vorgenommen [77]. Diese Zusammenstellung soll die Entscheidung des Arztes erleichtern, ob Wärme im Einzelfall erwünscht ist (Tab. 3-11).

### 3.5.3.2 Wärmeanwendungen und ihre Dosierung

Wärme ist ein Therapiemittel, das wie jede andere Behandlung einer klaren Zielstellung und Dosierung bedarf.

Bei jeder Verordnung von Wärme sind Überlegungen anzustellen, die das Ziel der Behandlung betreffen. Grundlage für alle diese Überlegungen ist jedoch die Frage, was man mit der Wärme erreichen will. Nur aus der Kenntnis der Wirkungsphysiologie der Wärme einerseits sowie der Pathologie des Krankheitsprozesses andererseits und den dabei erhobenen Gewebsbefunden läßt sich eine wissenschaftlich begründete Therapie mit Wärme aufbauen.

Die häufig zu hörende Kurzformel: Wärme ist indiziert bei chronischen, Kälte dagegen bei akuten Krankheitsprozessen ist in dieser Verallgemeinerung nicht richtig.

Sie kann allenfalls für Entzündungsprozesse gelten. Hier ist die ärztliche Erfahrung gefragt; möglicherweise wird man sich mit einer Probebehandlung zusätzlichen Einblick verschaffen. Generell sollte sich jeder Arzt, der Wärme verordnet, folgende Fragen vorlegen:

**Tab. 3-12** Wärmezuführende Behandlungsmaßnahmen (modifiziert nach [11]).

| Anwendungsform | Anwendungstechnik | thermotherapeutische Charakteristika |
|---|---|---|
| ▷ feuchtheiße Auflagen | Wärmflasche umhüllt mit feuchtem Tuch; Wassertemperatur ca. 42–45 °C; Dauer 20–30 min Kartoffelbreiauflage | je nach Anfangstemperatur und Feuchtigkeitsgehalt hohe Reizwirkung infolge guten Wärmeleitvermögens. Aufgrund mäßiger Wärmekapazität Temperaturabfall von 42 °C auf 37 °C innerhalb von ca. 20 min. Dies erklärt die relativ geringe Tiefenwirkung |
| ▷ Dampfkompressen | zusammengefaltetes Handtuch, das in Wasser von 80 °C getaucht und dann ausgewrungen wird, mehrmals hintereinander, anfangs nur tupfend auflegen | starke Reflexwirkung, konduktiver und z.T. konvektiver Wärmeübergang |
| ▷ Moorpackung | Auflage erfolgt mit Temperatur von 45 °C für 30–60 min | gute Tiefenwirkung durch kontinuierlichen Wärmenachschub infolge hoher Wärmekapazität des Moores, nur mäßige Reflexwirkung durch Überwiegen des konduktiven Wärmeübergangs |
| ▷ Paraffinpackung | Eintauchen der Extremität oder Begießen mit flüssigem Paraffin (50–70 °C, Dauer 30 bis 60 min). Infolge des Schmelzpunktes bei 50 °C erstarrt Paraffin sofort auf der Haut | geringe Reflexwirkung, bedingt durch Überwiegen des konduktiven Wärmeübergangs. Durch hohe Wärmekapazität gute Tiefenwirkung |
| ▷ lokale Dampfbehandlungen | Applikation mit Dampfkessel oder speziellem Dampf-Duschkatheter mit etwa 1–2 at; Dampftemperatur (80–100 °C) beim Auftreffen auf die Haut nur noch 40–45 °C, geeignet für Kopf-, Nacken-, Rücken-, Bauch- und Extremitätenbehandlung; Dauer 15–20 min | intensive reflektorische Wirkung und Tiefenwirkung infolge konvektiver Wärmeübertragung bei kontinuierlichem Wärmenachschub |
| ▷ temperaturansteigende Teilbäder | Meist als Arm-, Fuß- oder Sitzbäder; Anfangstemperatur 36 °C, die im Laufe von 10 min durch Nachgießen von Wasser (80 °C) auf 40–42 °C erhöht wird, Gesamtdauer 20 bis 30 min. Abschluß durch Anlegen eines kalten Wickels | infolge des einschleichenden Temperaturanstiegs relativ geringe reflektorische Wirkung. Gute Tiefenwirkung, jedoch starker konvektiver Wärmeabtransport in den Gesamtorganismus; durch Behandlung der kontralateralen Körperseite Abmilderung der Reizwirkung (konsensuelle Reaktion) |
| ▷ Heißluftkasten nach Bier | Einwirkung von erwärmter Luft (50–60 °C) für 20 min; je nach Kastenform für Rumpf-, Kopf- und Extremitätenbehandlungen verwendet | durch gleichzeitige Einwirkung der heißen Luft und der Strahlungswärme gute Reiz- und Tiefenwirkung |
| ▷ Rotlichtbehandlung | Bestrahlung mit Speziallampen oder gefärbten Glühlampen zur Abfilterung des sichtbaren bzw. langwelligen Rotlichtanteils, um ein tieferes Eindringen in die Haut zu ermöglichen; Dauer 30 min | hohe Reizwirkung durch weitgehende Absorption der Strahlen in den oberen Hautschichten (1–2 mm); relativ geringe Tiefenwirkung durch Überwiegen des konvektiven Abtransports der Wärme |

▷ Welcher Art ist der Krankheitsprozeß?
▷ Wie akut ist der Krankheitsprozeß?
▷ Was will ich mit Thermotherapie errei-
chen?
▷ Wie muß ich Wärmetherapie bei diesem
Krankheitsprozeß dosieren?

Für die therapeutische Zielstellung ist die
Unterscheidung zwischen der reflektorischen bzw. energetischen Wärmewirkung
prinzipiell wichtig, also zwischen Wärme-
reiz auf der einen und Durchwärmung eines
Gewebsbezirks auf der anderen Seite. Die
Reizwirkung der Wärme, die unter Umständen sogar bis zur Auslösung einer intensiven, jedoch nicht unangenehmen Schmerzempfindung gehen kann, ist indiziert, wenn
es um den sog. **Counter-Effekt** bzw. **Hyperstimulation** geht. Hier ist das Ziel, durch einen
Gegenreiz zum bestehenden Schmerz in
Konkurrenz zu treten. Die Durchwärmung
dagegen hat das Ziel, eine gleichmäßige tiefgreifende Veränderung des Gewebestoffwechsels einschließlich der Durchblutung des Gewebeabschnitts zu erreichen.
    Weitergehende Fragen, die jeder Arzt bei
Wärmeverordnungen durchdenken sollte,
sind:

▷ Ist eine lokale bzw. segmentale oder
Ganzkörpererwärmung indiziert?
▷ In welcher Gewebstiefe soll die Wärme
wirksam werden?
▷ Soll es zu einer schnellen Erwärmung
kommen oder ist ein langsamer Temperaturanstieg besser verträglich?
▷ Soll nur eine milde Erwärmung angestrebt werden oder ist eine maximale Erwärmung gefragt?
▷ Welche Behandlungsmaßnahmen sind
angezeigt (Tab. 3-12)?

Um tiefgreifende Wirkungen mit Wärme zu
erzielen, sind Dauer, Intensität und Häufigkeit dem Patienten genau mitzuteilen.
    Für die Behandlungspraxis ist es wichtig,
dem Patienten genaue Hinweise zu geben.
Dabei kommt es weniger darauf an, Tempe-
raturgrade zu empfehlen, als von der Wär-
meempfindung ausgehend dem Patienten
klarzumachen, ob der Wärmeträger auf der
Haut

▷ nur ein angenehmes Wärmegefühl,
▷ ein intensives Hitzegefühl oder
▷ eine nahezu schmerzhafte Hitzeempfin-
dung

hinterlassen soll. Gleichzeitig ist darauf hinzuweisen, wie lange der Wärmeträger auf
dem Behandlungsareal liegen soll. Schließlich gehört zur Dosierung die Angabe, wie
oft und wie lange täglich zu verfahren ist.
Im allgemeinen sollte bei Indikation für eine
intensive Erwärmung mindestens 3mal täglich für 30 Minuten Wärme angewendet
werden (Tab. 3-13).

**Tab. 3-13** Dosierung lokaler Wärmetherapie.

| **Dosis:** | mild<br>36–38°C | intensiv<br>38–42 (45)°C | überstark<br>(>45°C) |
|---|---|---|---|
| **Dauer:** | lang<br>30 min | kurz<br>10 min | sehr kurz<br>1–3 sec |

abhängig von: ▷ Art und Phase der Erkrankung
▷ Ort der Wärmeapplikation (regionaler Aufbau der Gewebsschichten)
▷ lokaler Durchblutung (– zum Abtransport der Wärme geeignet?)

    Zur Erwärmung tieferliegender Gewebe
und Organe wird man die Verfahren aus
dem Bereich der Hochfrequenzthermotherapie bevorzugen (siehe Kap. 3.4.5).

### 3.5.3.3 Indikationen und Kontraindikationen zur Wärme

**Indikationen:** Aus dem Vorangesagten geht
hervor, daß die spezifischen Indikationen
zur Wärmebehandlung sich nicht ohne weiteres aus dem Erkrankungsprozeß ablesen
lassen, sondern es im wesentlichen auf den
Krankheitsbefund ankommt. Die Aufzählung aller Indikationen für eine Wärmetherapie würde zu einem umfangreichen Katalog führen, der in der Praxis wenig nützt.
Aus Tab. 3-14 geht hervor, bei welchen
Krankheitsprozessen an Wärmebehandlung
gedacht werden sollte. Es sind dies auf
jeden Fall die chronisch-entzündlichen und
degenerativen Krankheitsprozesse sowie
Schmerzsyndrome im Bewegungssystem,

**Tab. 3-14**   Indikationen zur Wärmebehandlung.

| | |
|---|---|
| **generell:** | ▷ chronisch-entzündliche Krankheitsprozesse |
| | ▷ reflektorische Begleitsymptome bei nichtentzündlichen Krankheitsprozessen |
| | ▷ bestimmte Formen chronischer Schmerzen (nur konsensuelle Behandlung!) |
| | ▷ Narben und Fibrosen |
| | ▷ akute entzündliche Krankheitsprozesse im Beginn |
| | ▷ akute entzündliche Krankheitsprozesse auf dem Höhepunkt |
| **Beispiele:** | ▷ Chirurgie: Verletzungsfolgen, chronische Entzündung, Panaritium, Furunkel |
| | ▷ Innere Medizin: rheumatoide Arthritis, Spondylitis ankylosans, chronische Cholezystitis, Tenesmen, Nephrolithiasis (Kolik) |
| | ▷ Orthopädie: Schmerzsyndrome der Wirbelsäule, Radikulärsyndrome, Kontrakturen, Überlastungssyndrome im Bindegewebe |
| | ▷ Gynäkologie: Adnexitis (chronisch) |
| | ▷ Urologie: Prostatitis |
| | ▷ Hals-Nasen-Ohren-Bereich: Sinusitis |

aber auch Narben und Fibrosen im Gelenk-, Bänder- und Faszienbereich.

Bei akuten entzündlichen Krankheitsprozessen ist zu überlegen, ob durch Wärmezufuhr möglicherweise noch eine Überwindung in der Anfangsphase möglich ist, oder ob man durch Wärme Einschmelzung und Abrenzung von Nekrosen erreichen will. Selbstverständlich gehört hierzu auch die Überlegung, inwieweit sich durch eine Durchblutungssteigerung Bakterien in anderen Körperregionen absiedeln können.

Eine besondere Form der Gewebserhitzung ist das heiße Fingertauchbad bei Panaritium. Dabei wird der Finger wiederholt sekundenschnell in heißes Wasser getaucht. Meist gelingt so eine schnelle Abheilung des Panaritiums, anderenfalls kommt es zur Abgrenzung und Einschmelzung, was ebenfalls erwünscht sein kann.

**Kontraindikationen**: Kontraindikationen zur Anwendung von Wärme ergeben sich vor allem aus den sog. unerwünschten Wärmewirkungen, wenn es durch Hyperämie oder Zunahme des lokalen Ödems zur Schmerzverstärkung kommt. Bei Tumoren ist eine lokale Wärmetherapie kontraindiziert mit Ausnahme der kontrollierten lokalen Hyperthermie im Rahmen einer modernen hochspezialisierten Tumortherapie.

Relative Kontraindikationen für Wärmeanwendungen sind Krampfadern, Lymphödem, insbesondere postoperativ, Reflexdystrophien, wie z.B. bei Morbus Sudeck, und arterielle Durchblutungsstörungen. Hier ist ärztlicherseits abzuschätzen, ob auf konsensuellem Wege, d.h. von der anderen Körperseite her, eine vorsichtige Hyperämisierung der betroffenen Extremität möglich ist.

Bei Herz-Kreislauf-Erkrankungen und Hypertonie muß abgeschätzt werden, ob bei erhöhter Wärmezufuhr, z.B. bei Bädern, die Kreislaufleistung des Patienten ausreicht.

### 3.5.4 Wärmeentzug

#### 3.5.4.1 Physiologische Wirkungen bei Wärmeentzug

Unter Kältetherapie versteht man die lokale Applikation von „Kälteträgern" mit dem Ziel kurzzeitiger Reizung der Kaltrezeptoren oder langanhaltender Reduzierung der Gewebetemperatur. Eine spezielle Anwendungsform ist die Kryotherapie oder Eisbehandlung. Die Temperatur der Kaltanwendungen muß wesentlich unter der Hauttemperatur liegen, sie wird bei den einzelnen Anwendungen unterschiedlich angegeben und liegt bei Wasseranwendungen bei +15 °C, bei Eispackungen und Kaltluft bis zu –15 °C (–30 °C).

Man unterscheidet zwischen **Kurz-** und **Langzeitkältetherapie**. Während erstere im wesentlichen zu reflektorischen Wirkungen führt, kommt es bei der Langzeitkältebehandlung zu einer Herabsetzung der Gewebetemperatur und damit des Gewebestoffwechsels. Daraus ergeben sich unterschiedliche Wirkungen.

So kann man von der Kurzzeitbehandlung nur eine begrenzte analgetische Wirkung erwarten. Sie beruht auf dem sog. Counter-Effekt; etwas anderes ist es, wenn langzeitig, d.h. für 2 bis 3 Stunden, die Gewebetemperatur gesenkt wird und damit auch Nozizeptoren und Nervenleitung in tieferen Gewebsschichten gehemmt werden. Hier spielt dann auch die Herabsetzung des Entzündungsstoffwechsels, insbesondere der Aktivität der Entzündungsmediatoren, eine große Rolle.

Aufgrund der relativ kurzen Einwirkzeit bei der Kurzzeitkryotherapie kommt es im Anschluß daran zu einer reaktiven Hyperämie, die bei der Langzeitkältebehandlung ausbleibt (Abb. 3-12).

Auch die Einwirkung auf die Muskelspannung unterscheidet sich bei beiden Anwendungsformen. So steigern Kältereize den Muskeltonus, was in der Krankengymnastik zur Stimulierung abgeschwächter bzw. inaktiver Muskelgruppen therapeutisch genutzt wird. Langzeitige Kälteeinwirkung setzt dagegen den Muskeltonus durch Hemmung der Aktivität der Muskelspindeln herab, jedoch kann dabei die Dehnbarkeit des Muskels erheblich eingeschränkt sein. Das gleiche gilt für das Sehnenbindegewebe, welches bei Abkühlung an Elastizität einbüßt.

Nach K. L. Schmidt sollte man auch bei der Kältetherapie zwischen erwünschten und unerwünschten Wirkungen unterscheiden. Ausgehend vom therapeutischen Anliegen, hat der Arzt zu entscheiden, welche der Kältewirkungen im Einzelfall für oder gegen eine Empfehlung sprechen (Tab. 3-15).

**Tab. 3-15** Erwünschte und unerwünschte Wirkungen von Kälte (nach [77]).

| erwünscht | unerwünscht |
|---|---|
| ▷ Schmerzlinderung | ▷ Störung der Zirkulation |
| ▷ antiphlogistische Wirkung | ▷ Zunahme der Muskelsteifigkeit bei langer Kühlung |
| ▷ Erhöhung der Muskelspannung (nur bei Kurzzeitbehandlung) | ▷ Zunahme der Viskosität der Synovia |
| ▷ Ödemverminderung | ▷ reflektorische Fernwirkung |
| ▷ antihämorrhagische Wirkung | |

### 3.5.4.2 Wärmeentziehende Maßnahmen und ihre Dosierung

In der Praxis bewährte Maßnahmen zur lokalen Abkühlung sind: Eisbeutel, Eisabreibung, Kältepackungen, naßkalte Auflagen und Abgießungen mit Eiswasser sowie Kaltluftbehandlung mit gasförmigem Stickstoff (~ –160 bis –180 °C). Kältepackungen enthalten ein Medium, das auch bei Temperaturen von –5 bis –20 °C plastisch ist und sich dadurch gut an die Körperoberfläche anpassen läßt. Die Wärmekapazität dieser Packungen ist jedoch nicht allzu groß, so daß sie relativ schnell, d.h. nach 15 Minuten, die Körperwärme aufgenommen haben, wenn nicht eine weitere Packung aufgelegt wird.

Bei der **Dosierung** hat man zwischen Kurz- und Langzeitkühlung zu unterscheiden (Tab. 3-16). **Kurzzeitkryotherapie** ist auf maximal 5 Minuten zu begrenzen. Im allgemeinen sollte dabei der Kälteträger nicht –10 °C unterschreiten. Man kann davon ausgehen, daß es dann in 1 bis 2 cm Tiefe

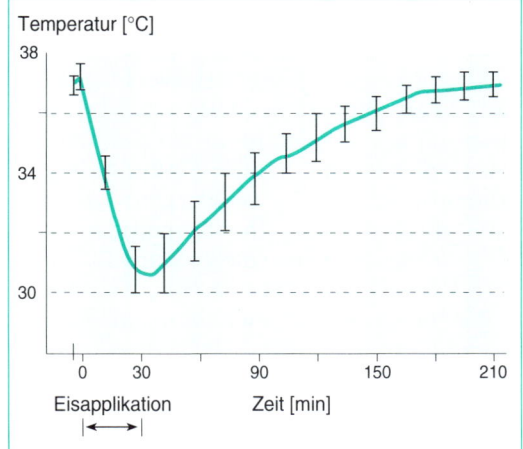

**Abb. 3-12** Temperaturverlauf im Kniegelenk eines Rinds während und nach Kryotherapie (–23 °C; 30 Minuten Dauer) (verändert nach [86]).

**Tab. 3-16** Dosierung der lokalen Kältetherapie.

| Dauer: | kurz<br>1–5 (10) min | lang<br>10–20 (30) min |
|---|---|---|
| Intensität: | 0 bis –10 °C | –20 °C (bei Tief-<br>kühltruhe<br>Zwischenlage!) |
| Ergebnis: | in 1–2 cm Tiefe<br>Temperatursenkung<br>um 2–3 °C nur<br>während der<br>Kälteeinwirkung | in 3–4 cm Tiefe<br>Temperatursen-<br>kung um ca. 3 °C<br>für 3–5 Stunden |
| Anzahl: | 3–5mal in Abständen<br>von 5 Minuten;<br>2mal täglich | 3–4mal am Tag;<br>nur für 2–3 Tage<br>verordnen!<br>Eine Auskühlung<br>des Körpers muß<br>vermieden werden!<br>(warmes Fußbad,<br>evtl. warme<br>Dusche) |

abhängig von: ▷ Art und Phase der Erkrankung
　　　　　　　▷ Ort der Kälteapplikation

kurzzeitig zu einer Temperatursenkung um 2 °C kommt.

Bei der **Langzeitkältetherapie** ist von 15 bis 30 Minuten auszugehen. Hier werden häufig Packungen aus der Tiefkühltruhe empfohlen. Dabei ist zu beachten, daß bei Ausgangstemperaturen um –20 °C ein Frotteehandtuch zwischen Haut und Packung gelegt werden muß, um eine Schädigung der Haut zu vermeiden. Es kommt dabei noch in 3 bis 4 cm Tiefe zu einer Temperaturabnahme von 3 °C für etwa 4 bis 5 Stunden [86].

### 3.5.4.3 Indikationen und Kontraindikationen zum Wärmeentzug

**Indikationen:** Die Indikation zum Wärmeentzug ist generell gegeben bei akuten Krankheitsphasen, insbesondere bei Unfallfolgen, Entzündungen und akuten Schmerzzuständen (beachte Ausnahmen, s. Kontraindikationen!).

**Kontraindikationen:** Schmerzen bei Koliken, Reflexdystrophien und arterielle Durchblutungsstörungen. Sensibilitätsstörungen der Haut, Kryoglobulinämie und Kälteurtikaria.

# 3.6 Hydrotherapie

## 3.6.1 Einleitung und Definition

Alles ist aus dem Wasser entsprungen!!
Alles wird durch das Wasser erhalten!
(Goethe, Faust. Der Tragödie Zweiter Teil)

Hydrotherapie ist die Vermittlung von Temperaturreizen und mechanischen Reizen durch Wasser zur Beeinflussung von lokalen oder auch allgemeinen Krankheitsprozessen einschließlich Störungen der Befindlichkeit.

Die Hydrotherapie ist eine altbewährte Behandlungsform der Physikalischen Medizin bzw. der Naturheilverfahren. Bereits zur Zeit von Hippokrates (460–377 v. Chr.) wurden dem Wasser, als einem Urelement, heilsame Wirkungen zugeschrieben. Das Badewesen war ein nicht wegzudenkender Teil der römischen Kultur. Im Mittelalter erfuhr die Badekultur in Europa mit eigenen Zünften einen weiteren Höhepunkt. Erst das Auftreten der sog. Lustseuchen setzte der Badekultur ein Ende. In der Neuzeit wird dem Bauer Vinzenz Prießnitz (1799–1851) das Verdienst zugeschrieben, als „begnadeter" Laie Wasser systematisch zur Behandlung Kranker angewendet zu haben. Er gilt als einer der Väter der Hydrotherapie. Zu einem entscheidenden Durchbruch der Hydrotherapie als ärztliche Heilmethode verhalf auch Wilhelm Winternitz aus Wien, der sich 1864 auf dem Gebiet der Wasserheilkunde an der Wiener Universität habilitiert hatte, nachdem er vorher bei Prießnitz gewesen war. Maßgeblich zur Etablierung der Hydrotherapie hat der Pfarrer Sebastian Kneipp (1821–1897) beigetragen, insbesondere durch die nach ihm benannten Güsse und Wickel, sowie durch Barfuß-Laufen und Wassertreten. Mit seiner „Wasserkur" stellte er ein Gesundheitskonzept auf, das bis heute in den Grundzügen Anerkennung gefunden hat. Er differenzierte in seiner Lehre die Heilung von Krankheiten und die Erhaltung von Gesundheit [50]. Jedoch auch vor Sebastian Kneipp haben sich bereits Ärzte der Anwendung des Wassers verschrieben. So z. B. die als „Wasserhähne" bekannten Ärzte Siegmund (1640–1742) und Johann-Siegmund (1696–1773) Hahn (Vater und Sohn) in Schweidnitz. Im übrigen ist Kneipp erst durch eine erfolgreiche Selbstbehandlung nach den Schriften Hahns zur Hydrotherapie gekommen, die letztendlich sein eigenes Lebenswerk werden sollte. In diesem Zusammenhang muß auch Ludwig Brieger genannt werden, der 1901 als Direktor an die neue Hydrotherapeutische Anstalt an der Berliner Charité berufen wurde. Brieger war lange Jahre engster Mitarbeiter von Robert Koch. Er vermittelte unter wissenschaftlichem Aspekt neben Diätetik, Massage und Elektrotherapie, vor allem die Hydrotherapie als alternative Therapieform.

Nicht nur aufgrund der kulturellen Beziehungen des Menschen zum Wasser, sondern vor allem durch seine physikalischen und chemischen Eigenschaften ist Wasser zur Krankenbehandlung besonders geeignet.

Wasser zeichnet sich durch gute Wärmeleitung und eine hohe Wärmekapazität aus. Es ist der einzige Stoff, der in allen drei Aggregatzuständen – fest, flüssig, gasförmig – therapeutisch nutzbar ist. Wasser hat besondere Vorzüge:

▷ leichte Handhabbarkeit, gute Verfügbarkeit und einfache Entsorgungsmöglichkeiten;
▷ es ist eine indifferente Flüssigkeit und dadurch ein billiges Lösungsmittel mit den Möglichkeiten zur externen Pharmakotherapie, z.B. in Form von Badezusätzen oder zur Inhalation;
▷ es ist chemisch neutral und somit nicht toxisch (deshalb auch anwendbar bei Kindern);
▷ es vermittelt durch Auftrieb und Viskosität ein bestimmtes Bewegungsgefühl mit optimaler Widerstandsgabe;
▷ es hat aufgrund seiner ästhetischen Eigenschaften eine hohe emotionale Akzeptanz.

## 3.6.2 Wirkungsphysiologie der Hydrotherapie

Ähnlich anderen physikalischen Behandlungsformen ist auch die Hydrotherapie eine Reiztherapie, die in erster Linie auf die Thermoregulation des Organismus gerichtet ist und sowohl lokale als auch allgemeine Wirkungen entfaltet. Nach H. Krauß werden durch die spezifischen Reizfaktoren des Wassers typische Reaktionen im menschlichen Körper ausgelöst, die es therapeutisch zu nutzen gilt [57]. Die Bedeutung spezieller stofflicher Wirkungen durch pharmakologische Zusätze ist dagegen gering.

### Thermischer Reizfaktor

Der Mensch besitzt als homoiothermes Lebewesen die Fähigkeit, seine Körperkerntemperatur innerhalb gewisser Grenzen auf einem konstanten Niveau zu halten. Voraussetzung dazu sind, wie in jedem Regelkreis, Thermorezeptoren, die auf Erwärmung bzw. Abkühlung reagieren [32]. Dabei sind äußere (Haut) und innere (Hypothalamus und Rückenmark) Temperaturfühler als Signalempfänger beteiligt. Bekannt sind Wärmerezeptoren, die auf Erwärmung, und Kälterezeptoren, die auf Abkühlung reagieren. Thermorezeptoren weisen ein sog. **PD-Verhalten** auf, was eine Reaktion proportional zur Intensität eines Reizes und differentiell nach der Geschwindigkeit des Reizanstiegs bedeutet. Daraus läßt sich ableiten, daß es bei raschen Temperaturänderungen zu stärker ausgeprägten Reaktionen kommt als bei langsamen Temperaturänderungen. Je differenter Haut- und Wassertemperaturen sind, um so intensiver ist der thermische Reiz.

Um die Temperaturveränderungen zu kompensieren, werden nach Verarbeitung der Rezeptorsignale Stellglieder in Gang gesetzt. Beim Menschen sind es

▷ Hautgefäße,
▷ Schweißdrüsen und
▷ Skelettmuskulatur.

Im mittleren Temperaturbereich wird vorrangig vasomotorisch geregelt. So lösen Kältereize in erster Linie eine Vasokonstriktion, vor allem an den Akren, aus. Erst bei stärkerer Abkühlung kommt es zu einer Steigerung des Energiestoffwechsels. Wärmereize initiieren zur Wärmeabgabe vasodilatatorische Reaktionen. Bei ausgeprägter thermischer Belastung setzt die Schweißsekretion ein.

Aufgrund der besonderen Dichte der Rezeptoren an Händen und Armen wirken sich thermische Reize dort stärker als an den Beinen aus, so daß letztlich auch der Ort der Reizeinwirkung bei der Abschätzung der Reaktionen berücksichtigt werden muß.

Die in Abb. 3-13 dargestellte Hydrothermoskala gibt die durchschnittliche thermische Empfindung nach Rezeptoradaptation an und ist eine Orientierung für die praktische Anwendung.

Die Indifferenztemperatur liegt bei etwa 32 °C. Das Ausmaß der Indifferenzzone ist individuell unterschiedlich, da sie von einer Reihe anderer Faktoren, wie Luftfeuchtigkeit, Windgeschwindigkeit und Hautbeschaffenheit abhängig ist. Bei indifferenten Wassertemperaturen ist ein ausgedehnter, bis zu einer Stunde andauernder Aufenthalt im Wasser möglich. Kühle bis kalte Anwen-

dungen sind nur kurzdauernd möglich. Da Kinder auf Kaltreize wesentlich lebhafter reagieren, sollte die Wassertemperatur bei kalten Anwendungen nicht unter 10 °C sein.

Schließlich muß bei hydrotherapeutischen Behandlungen bedacht werden, daß die Körpertemperatur des Menschen einer Tagesrhythmik unterliegt. Es kommt in der Zeit von 6 bis 15 Uhr zur Aufheizungs- und von 15 bis 3 Uhr zur Entwärmungsphase. Deshalb werden Warmreize am Vormittag in der Aufheizphase und Kaltreize dementsprechend in der Abkühlungsphase besser vertragen. Dieser Umstand sollte besonders bei schwerkranken Patienten mit reduziertem Reaktionsvermögen Beachtung finden. Diese endogene Periodik kann durch äußere Einflüsse, insbesondere durch Licht und Dunkelheit synchronisiert werden.

### Mechanische Reizfaktoren

Der hydrostatische Druck des Wassers wirkt sich als eine weitere Komponente bei der Hydrotherapie in verschiedener Hinsicht aus.

Zum einen kommt es durch den Auftrieb zu einer Reduzierung des Körpergewichts. Es verringert sich im Wasser um das Gewicht der von ihm verdrängten Flüssigkeitsmenge. Das Gewicht des Körpers beträgt dann nur noch ungefähr ein Zehntel. Auf diese Weise kommt es zu einer Entspannung der Haltemuskulatur, wie sie sonst kaum möglich ist. Außerdem erscheint der zur Bewegung nötige Kraftaufwand wesentlich geringer. Daraus resultieren wichtige Behandlungsmöglichkeiten bei schmerzhaften Prozessen am Muskel- und Gelenkapparat sowie bei gelähmter und spastischer Muskulatur.

Zum anderen führt der hydrostatische Druck zur Entleerung der Volumenspeicher in der Kreislaufperipherie. Diese Volumenverschiebung führt kurzzeitig zu einer intrathorakalen Hypervolämie. Die Folge ist auch eine intraabdominelle Druckerhöhung mit Hochdrängen des Zwerchfells, Abnahme der Reservekapazität der Lunge und auch der durch das vermehrte Volumenan-

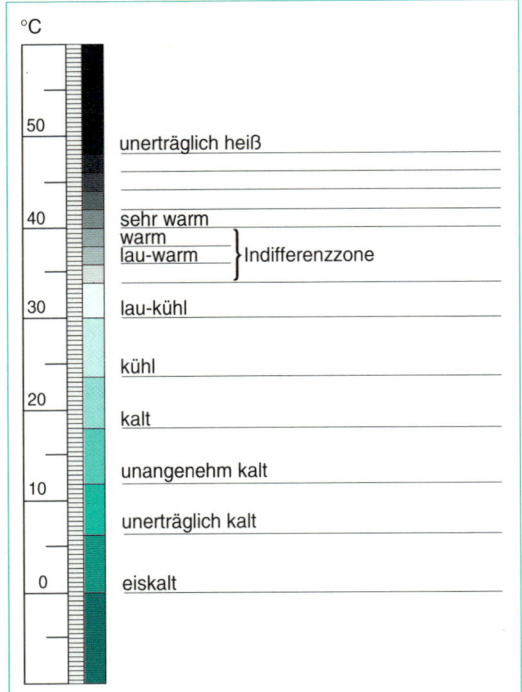

°C

| 50 | unerträglich heiß |
| 40 | sehr warm |
|    | warm |
|    | lau-warm } Indifferenzzone |
| 30 | lau-kühl |
|    | kühl |
| 20 | kalt |
|    | unangenehm kalt |
| 10 | unerträglich kalt |
| 0  | eiskalt |

**Abb. 3-13** Durchschnittliches thermisches Empfinden nach Rezeptoradaptation (verändert nach [14]).

gebot im linken Vorhof ausgelöste Henry-Gauer-Reflex, welcher eine verstärkte Diurese hervorruft. Durch die Höhe des Wasserstandes und der Körperlage in der Badewanne kann der effektive hydrostatische Druck variiert werden.

Neben der Beeinflussung des Kreislaufs wirkt der hydrostatische Druck auch auf das Lymphgefäßsystem und führt auf diese Weise zur Entstauung bei Lymphödemen.

Außerdem können zusätzliche mechanische Reize durch Wasser vermittelt werden. Oberflächlich wirken dabei Bürstungen, Duschen oder Güsse. Durch modifizierbaren Wasserdruck, wie bei der Unterwasserstrahlmassage können tiefergelegene Gewebsschichten, wie die Muskulatur, bearbeitet werden.

### Chemische Reizfaktoren

Gelöste Mineralstoffe, Peloide und auch radioaktive Verbindungen können zu besonderen therapeutischen Wirkungen bei der Anwendung des Wassers führen (siehe Kap. 3.7).

Zusätzliche Reizmöglichkeiten ergeben sich auch durch Arzneimittel, die entsprechend ihrer pharmakologischen Komponenten unterschiedliche Wirkungen entfalten. Dabei ist neben den kutanen Wirkungen auch an die Beeinflussung der Atemwege durch Inhalieren zu denken.

Hauptsächlich werden antiphlogistische, analgetische und kreislauf- und gefäßwirksame Effekte genutzt. Bemerkenswert ist insbesondere, daß durch einige chemische Substanzen eine inadäquate Reizung der Thermorezeptoren möglich ist. So ist Kohlensäure einer von den Stoffen, welche die Wärmerezeptoren erregen. Das Kohlensäurebad findet besonders in der Balneotherapie bei der Behandlung von Kreislauferkrankungen Anwendung, weil durch den $CO_2$-Effekt relativ kühle Bäder von 32 °C noch als angenehm warm empfunden werden, wobei die ebenfalls von der Kohlensäure ausgelöste Hyperämie der Haut den eigentlichen Kreislaufeffekt, nämlich die Senkung des peripheren Widerstands bewirkt.

### Elektrische Reizfaktoren

Die Eigenschaft, daß Wasser den elektrischen Strom leitet, macht man sich bei sog. hydroelektrischen Teil- und Vollbädern zunutze (siehe Kap. 3.4.2).

## 3.6.3 Dosierung und Einteilung der Hydrotherapie

Hydrotherapie läßt sich wie kein anderes der klassischen Naturheilverfahren in seiner Dosierung variieren. Bestimmend für die Reizwirkungen der Einzelanwendung sind

**Tab. 3-17** Einstufung der hydrotherapeutischen Anwendungen nach ihrer Reizintensität (nach [57]).

| milde hydrotherapeutische Reize | mittelstarke hydrotherapeutische Reize | starke hydrotherapeutische Reize |
|---|---|---|
| ▷ Waschungen, Abreibungen und Bürstungen | ▷ ansteigende Teilbäder und Halbbad | ▷ Überwärmungsbad |
| ▷ ansteigende Fuß- und Unterarmbäder | ▷ Bürsten | ▷ Vollguß |
| ▷ kalte Kniegüsse, Gesichtsgüsse und Armgüsse | ▷ wechselwarme Sitzbäder | ▷ $^3/_4$- oder Ganzpackung |
| ▷ Wassertreten | ▷ Rumpfwickel | |
| ▷ Wickel bis zum Umfang eines Brustwickels | ▷ Sauna | |
| ▷ feuchte Auflagen | | |
| ▷ Kopfdampfbad | | |

Dauer, Umfang, Temperatur und Temperaturanstiegszeit sowie Wechsel der Temperaturreize. Die Dosierung der Hydrotherapie erfordert Erfahrung bei der Anwendung in der Praxis. Hier kann leider sehr viel falsch gemacht werden, weil es immer auf die Details ankommt. Es sind daher auch für die häusliche Beratung sehr klare Anleitungen zu geben.

Um die mannigfaltigen Abstufungen mit dem Wasser zu vermitteln, hat man verschiedene Einteilungen versucht. Nach pragmatischen Gesichtspunkten kann man unterscheiden in [14]:

▷ Anwendungen **mit dem Tuch** (Waschungen, Wickel, Packungen),
▷ Anwendungen **mit fließendem Wasser** (Güsse, Duschen),
▷ Anwendungen **mit hydrostatischem Druck** (Teil- und Vollbäder),
▷ Badebehandlung **ohne hydrostatischen Druck** (Sauna, Dampfbäder).

Diese Einteilung läßt jedoch keine Aussage zur Reizintensität zu. H. Krauß unterscheidet die Anwendungen der Hydrotherapie nach ihrer Reizstärke [57], was sich in der Praxis bewährt hat. Er differenziert in milde, mittelstarke und starke hydrotherapeutische Reize (Tab. 3-17).

### 3.6.4 Einsatzmöglichkeiten der Hydrotherapie

#### 3.6.4.1 Kleine Hydrotherapie

Typisch für Anwendungen der milden Hydrotherapie sind neben der relativ kleinen Applikationsfläche der milde, zeitlich ansteigende Temperaturreiz. Damit vermeidet man überschießende bzw. paradoxe, gegenregulatorisch bestimmte Reaktionen, vor allem des Kreislaufs, z. B. in Form einer ungewollten Blutdrucksteigerung.

Das therapeutische Anliegen der kleinen Hydrotherapie ist, über eine milde abgestufte Stimulation des Wärmehaushalts und damit der peripheren Kreislaufregulation Einfluß auf lokalisierte Krankheitsprozesse sowie auf die allgemeine vegetative Reaktionslage zu nehmen. Milde hydrotherapeutische Anwendungen können, obwohl ihre Reizstärke gering ist, dennoch zu beachtlichen Reaktionen führen.

Neben der Anregung der Hautdurchblutung kann über kutiviszerale Reflexwege so Einfluß auf innere Organe (Herz, Lunge, Magen etc.) und vor allem auf die Muskulatur genommen werden.

Zusammenfassend ergeben sich folgende Wirkungen: Durchblutungssteigerung, Normalisierung des Muskeltonus, Schmerzlinderung und Anregung des Stoffwechsels.

Ganz besonders ist auch bei diesen kleinen hydrotherapeutischen Maßnahmen auf die Förderung vegetativer Funktionen, wie Schlaf und Wärmehaushalt hinzuweisen.

**Indikationen:** Generell dienen die Anwendungen der kleinen Hydrotherapie der Pflege des kranken Kindes, zur Behandlung von Schwerkranken und vor allem zur Versorgung bei fieberhaften Infekten. Weiter sind sie in entsprechender Auswahl zur täglichen Anwendung im Rahmen von Abhärtungsempfehlungen geeignet. Da keine besonderen Hilfsmittel erforderlich sind, ist die Durchführung sowohl im Haushalt als auch im Krankenhaus und in Kuranstalten möglich. Milde Hydrotherapie wird unter zwei Gesichtspunkten verordnet. Einmal kann sie überall dort angewendet werden, wo man eine verbesserte Wärmeregulation, Entspannung, Detonisierung und bessere Befindlichkeit erreichen möchte. Darüber hinaus ergeben sich spezielle Indikationen für die Behandlung mit dem Wickel, meist nach vorangehendem temperaturansteigendem Teilbad, bei Erkältungsinfekten, akuter und chronischer Bronchitis, Gastritis, Kolitis, Adnexitis.

**Kontraindikationen:** Kontraindikation gibt es praktische keine, wenn man darauf achtet, daß bei geschwächter und wenig entwickelter Reaktionsfähigkeit die Wasserbehandlung den individuellen Möglichkeiten angepaßt werden muß.

#### Ansteigende Teilbäder

Die bevorzugte Anwendungsform der Teilbäder ist das langsam in der Temperatur ansteigende Armbad. Damit gelingt es, weitreichende Allgemeinwirkungen zu erzielen. Besonders von Interesse ist die Beeinflussung des Wärmehaushalts und damit des peripheren Kreislaufs. Die damit verbundene Senkung des peripheren Widerstands führt zur Reduzierung erhöhter Blutdruckwerte und einer besseren koronaren Durchblutung. Neben diesen Immediateffekten kommt es bei Serienanwendung zu länger anhaltenden regulativen Umstellungen. So läßt sich durch eine Serie ansteigender Armbäder die Funktion der Koronararterien oder der Atemwege normalisieren. In gleicher Weise können sich Schenkel- und Sitzbäder auf die Organe des kleinen Beckens auswirken.

**Armbäder** werden immer mit Temperaturen begonnen, die als behaglich empfunden werden. Im weiteren Verlauf wird die Wassertemperatur so gesteigert, daß alle zwei Minuten eine Temperaturzunahme um 1 °C eintritt. Die anzustrebende Wassertemperatur sollte zwischen 39 und 40 °C liegen. Sie hat sich nach dem individuellen Wohlgefühl zu richten. Die Badedauer kann nach Verträglichkeit abgestuft und bis auf 20 Minuten ausgedehnt werden. Neben der Badedauer kann ebenfalls der Umfang der in das Bad einbezogenen Körperregionen fein abgestuft werden. Gebräuchlich sind Handbäder, ein- oder doppelseitige Unterarmbäder bzw. bei Fußbädern ein- oder doppelseitige Fußbäder sowie ein- oder doppelseitige Schenkelbäder.

Die Durchführung von **Fuß- und Unterschenkelbädern** entspricht den Unterarmbädern. Bei unterkühlten Füßen ist das Fußbad eine gute Möglichkeit, ein Aufwärmen zu erreichen. Als Serienbehandlung eignen sich diese Bäder bei Entzündungen der Harnblase, der Genitalien, aber auch bei rheumatischen und anderen chronischen Gelenkbeschwerden.

### 3.6.4.2 Mittlere und große Hydrotherapie

#### Wechselwarme Bäder

Als Reizsteigerung gegenüber ansteigenden Teilbädern sind wechselwarme Anwendungen möglich. Es handelt sich dabei um Bäder, bei denen nach bestimmten Regeln ein Wechsel von kalt auf warm erfolgt. Für die Praxis sind dabei zwei Wasserbehältnisse nötig. Sowohl die Temperatur des warmen und kalten Wassers als auch die Dauer der einzelnen Phasen und die Wechselfrequenz können individuell angepaßt werden. In der Praxis kommen am häufigsten wechselwarme Fußbäder zum Einsatz.

Allgemein gilt zu beachten, daß

▷ 10mal solange warm wie kalt gebadet wird,
▷ das erste Bad warm ist (38 bis 39 °C), das letzte Bad immer kalt ist (Leitungswasser),
▷ die Haut nach dem Bad abzutrocknen ist.

Als Möglichkeit zur Überwindung von Reaktionsschwächen des Wärmehaushalts sind diese Anwendungen als Serienverordnung ganz besonders geeignet.

#### Güsse

Güsse werden mit kaltem Wasser oder wechselwarm durchgeführt und sind somit eine Trainingsmöglichkeit für das Herz-Kreislauf-System, den Wärmehaushalt und die Atmung.

#### *Flachgüsse*

Die am häufigsten angewendeten Güsse sind die sog. Flachgüsse. Der Flachguß wirkt vorwiegend thermisch, während die Druckeinwirkung vernachlässigt werden kann. Die einzelnen Güsse ermöglichen eine gute Reizabstufung. Bekannte Anwendungsformen sind: Der **Knieguß** und der **Schenkelguß**, die zu den milden hydrotherapeutischen Reizen zählen, während der bis zur Gürtellinie reichende **Unterguß** den mittelstarken Reizen zugeordnet wird. Der **Rückenflachguß**, welcher besonders als Schlußabkühlung nach Saunaanwendungen und Bädern geeignet ist, stellt eine erhebliche Reizeinwirkung sowohl auf das Herz-Kreislauf-System und auf die Atmung dar und ist daher den starken hydrotherapeutischen Reizen zuzuordnen.

Der von Finger bis Schultergelenk reichende **Armguß** kann wiederum bis zum den Thorax einschließenden **Oberguß** gesteigert werden und erzielt ganz beachtliche Tonisierungseffekte.

**Gesichtsgüsse** betreffen eine relativ kleine Behandlungsfläche, haben jedoch intensive reflektorische Wirkungen. Insbesondere wird dabei die Atmung angeregt. Sie sind sehr wohltuend und stellen auch ein gutes Tonikum bei Ermüdungserscheinungen dar. Der Gesichtsguß kann mit dem Schlauch oder dem Gießgefäß verabreicht werden. Das Gesicht wird dabei von der Stirn her breitflächig übergossen.

Güsse können mit kaltem Wasser, aber auch wechselwarm durchgeführt werden. Wählt man wechselwarme Abgießungen, wird zunächst mit warmem Wasser begonnen (ca. 37 bis 39 °C) und ein angenehmes Wärmeempfinden abgewartet. Der sich anschließende kalte Guß (Leitungswasser) dauert nur kurz an.

Wird primär nur eine kalte Abgießung angewendet, beginnt man dabei immer an den Akren und führt den Wasserstrahl behutsam bis an den Rumpf. Dadurch können sehr schonende Kaltwasseranwendungen gewährleistet werden. Die Dauer der Kaltanwendung beträgt ungefähr eine Minute.

**Flachgüsse** werden mit dem Schlauch, aber auch mit Kannen verabreicht. Das Wasser soll dabei die zu behandelnde Körperregion umfließen. Aufgrund von vielen Erfahrungen hat sich eine besondere Schlauchführung bei Flachgüssen durchgesetzt (Abb. 3-14) [57].

### Strahlgüsse, Blitzgüsse

Neben den Flachgüssen, bei denen überwiegend der Temperaturreiz wirkt, kommen sog. Strahlgüsse oder Blitzgüsse, die außerdem noch einen ausgesprochen kräftigen mechanischen Reiz darstellen, zur Anwendung. Verglichen mit den Flachgüssen erzeugen diese Strahlgüsse intensivere und andauernde Reize; daher zählt man diese Anwendungen zur Hydrotherapie mit sog. starken Reizen oder auch zur „großen Hydrotherapie". Die Strahlführung bei diesen Güssen ist identisch mit der Strahlführung bei Flachgüssen. Der Strahlguß wird aus einer Entfernung von 3 bis 4 Metern aus einem Dreiviertel-Zoll-Schlauch mit Düse verabreicht. Besonders empfindliche Körperregionen, wie Bauch und Genitalbereich, werden bei der Behandlung ausgespart. Außerdem sollte der zu Behandelnde immer die Möglichkeit haben, sich festzuhalten. Auch hier sind kalte und wechselwarme Anwendungen möglich. Durch entsprechende Düsenaufsätze kann der Wasserstrahl zerteilt werden, so daß dann eine Fächerdusche entsteht, die eine vergleichs-

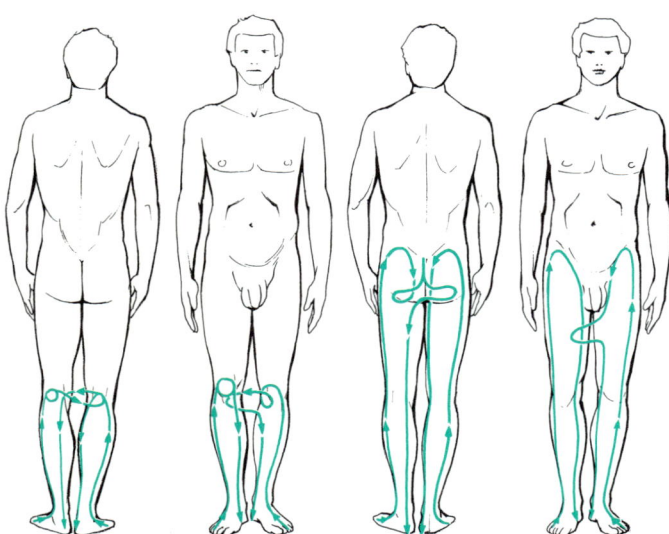

**Abb. 3-14** Knie- und Schenkelguß mit klassischer Schlauchführung.

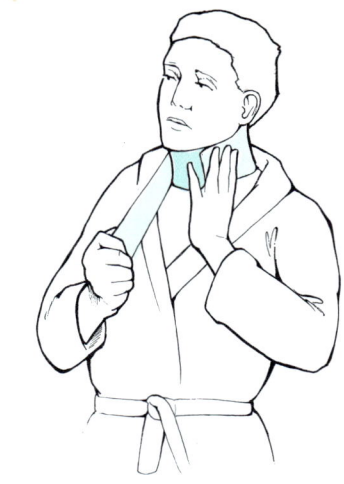

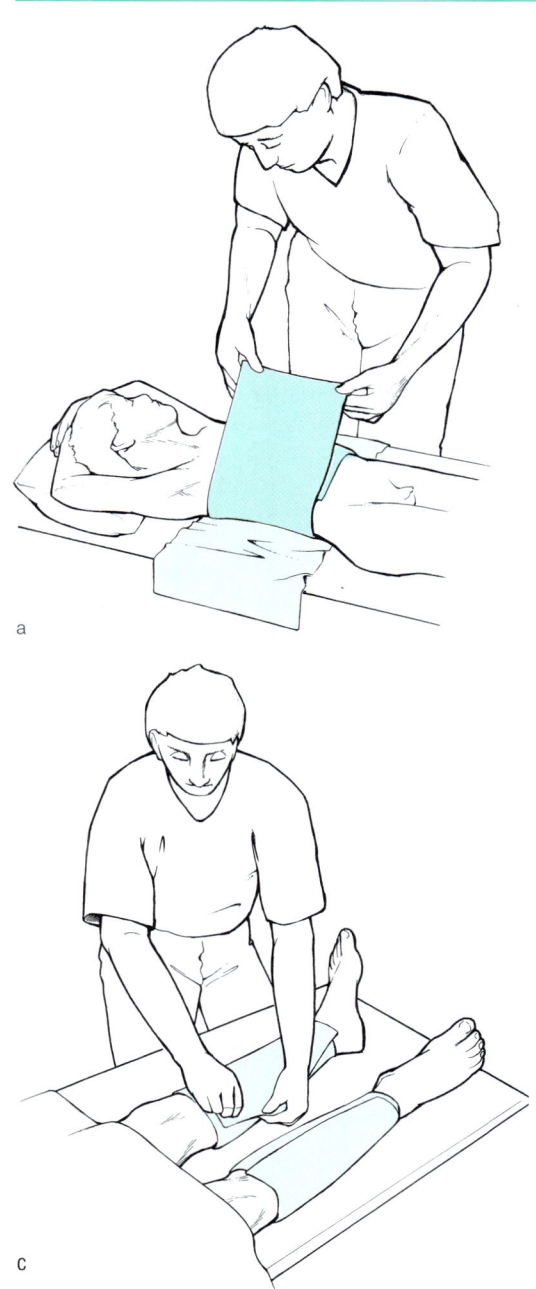

a

b

c

**Abb. 3-15** Wickelanwendungen.

**a** Brustwickel: Ein inneres feuchtes, mit kaltem Wasser getränktes Tuch wird faltenfrei angelegt, ein etwas größeres trockenes Tuch umschließt den Wickel außen.

**b** Halswickel: Ein inneres Stofftuch (ca. 8–10 cm) wird feucht und kalt und möglichst faltenfrei um den Hals geschlagen und durch einen Schal als äußeres Wickeltuch umschlossen.

**c** Wadenwickel werden hauptsächlich zum Wärmeentzug bei Fiebernden angewendet und unterscheiden sich daher von der unter a und b beschriebenen Wickelanlage. Der Wadenwickel wird feucht aber lauwarm angelegt, damit keine initiale Vasokonstriktion einsetzt. Er wird nicht durch ein äußeres Tuch umschlossen. Sobald sich das Tuch spürbar erwärmt hat, muß der Wickel gewechselt werden.

### Wickel und Packungen

Bei Anwendungen mit dem Tuch, die von milden bis zu starken hydrotherapeutischen Reizen reichen, unterscheidet man Wickel, Packungen und Auflagen.

Ein **Wickel** nach Kneipp oder **Umschlag** nach Prießnitz ist die Einhüllung eines Körperabschnitts in ein feuchtes inneres Tuch und in ein äußeres trockenes Tuch. Als Beispiele sind hier zu nennen Halswickel, Brustwickel, Wadenwickel oder Leibwickel.

Eine **Packung** ist ein Wickel, der mehr als die Hälfte des Körpers einbezieht, z.B. Halbviertel- und Ganzpackung.

**Aufschläge** sind Anwendungen mit Tüchern in der oben beschriebenen Art,

weise mildere mechanische Einwirkung ausmacht. Alle Druckstrahlgüsse können als Teilanwendung (Knie- und Schenkeldruckstrahlguß) oder als Vollguß angewendet werden. Sie werden immer am völlig entkleideten Patienten durchgeführt.

ohne daß diese jedoch zirkulär angelegt sind. Wickel und Packungen lassen sich ideal an therapeutische Anforderungen anpassen und sind vielleicht die häufigsten Anwendungen der Hydrotherapie (Abb. 3-15).

Ziel der unterschiedlichen Wickelanwendungen ist es, nach einer anfänglichen Vasokonstriktion – das innere Tuch wird mit leitungskaltem Wasser getränkt – eine reaktive Vasodilatation zur Durchwärmung, Entspannung, Beruhigung und Schmerzlinderung zu erreichen. Die Anlegetechnik ist bei allen Wickeln gleich. Das äußere Tuch muß das innere vollständig überdecken, eine Faltenbildung sollte vermieden werden. Der Wickel verbleibt ca. 45 Minuten. Wird ein Wickel vorwiegend zur **Beruhigung**, z. B. bei Einschlafstörungen angewandt, kann er über Nacht verbleiben. Eine bekannte Anwendungsform ist der Brustwickel.

Anders zu handhaben sind die **wärmeentziehenden Wickel**, wie man sie bei fiebernden Kranken anwendet. Am gebräuchlichsten sind die sog. Wadenwickel. Hier wird auf das äußere Tuch verzichtet und die Wassertemperatur sollte laukühl sein. Diese fiebersenkenden Wickel werden nach ca. 10 Minuten gewechselt. Die Anwendung kann bis zu 4mal wiederholt werden (vgl. Tab. 3-18).

**Tab. 3-18** Zusammenfassung der Regeln der Hydrotherapie.

> ▷ Bei richtiger Dosierung sind hydrotherapeutische Maßnahmen immer anwendbar. Richtige Dosierung heißt Beachtung der Reizstärke (Temperatur des Bades einschließlich der Temperaturführung, Dauer des Bades, Applikationsfläche einschließlich hydrostatischem Druck) in bezug auf das Reaktionsvermögen, die Ausgangslage und die Belastbarkeit des Herz-Kreislauf-Systems des Patienten.
>
> ▷ Milde hydrotherapeutische Anwendungen werden mehrmals täglich, ausgedehnte hydrotherapeutische Reize mehrmals wöchentlich durchgeführt.
>
> ▷ Vor allen Anwendungen, insbesondere vor Kaltanwendungen muß der Patient harmonisch durchgewärmt sein (keine kalten Füße).
>
> ▷ Bei kalten Händen oder Füßen sollten vorwärmende Maßnahmen (Fußbad, Duschen) angewendet werden, damit es nicht zu paradoxen Wirkungen kommt.
>
> ▷ Kaltreize werden nur kurz, d.h. 10 bis 60 Sekunden verabfolgt, um Auskühlungen zu vermeiden.
>
> ▷ Warmreize sollten möglichst immer ansteigend verordnet werden und im Indifferenzbereich beginnen.
>
> ▷ Wechselwarme Anwendungen beginnen warm und werden kalt abgeschlossen.
>
> ▷ Nach reizstärkeren Anwendungen wie Sauna, Überwärmungsbad, Unterwasserstrahlmassage und Vollgüssen ist für den Patienten eine Ruhezeit von ca. 20 Minuten zu ermöglichen. Nach Überwärmungsbädern muß dabei ärztliche Kontrolle gewährleistet sein!
>
> ▷ Besonders nach Kaltanwendungen sind die Patienten hinsichtlich der zeitgerechten Wiedererwärmung anzuleiten.
>
> ▷ Hydrotherapie muß dem Patienten eingehend erläutert, gegebenenfalls vorgeführt werden, insbesondere wenn sie zur Langzeittherapie für Kranke und Kinder gedacht ist.

„Nicht das Streben nach einem ausgefeilten, in seinem physikalischen Ablauf „exakten" Behandlungsstereotyp macht einen guten Hydrotherapeuten, sondern die Fähigkeit, unter souveräner Handhabung seiner Mittel optimale physiologische Reaktionen zu erzielen." (H. Krauß [55])

## 3.7 Balneotherapie

### 3.7.1 Einleitung und Definition

Unter Balneotherapie versteht man die Anwendung natürlicher, ortsgebundener Heilmittel wie Heilwässer, Heilgase und Heilpeloide. Vielfach wird auch das Klima am Kurort zu den natürlichen Heilmitteln gezählt und dann von Balneobioklimatotherapie gesprochen. Die Balneologie ist die Wissenschaft von den ortsgebundenen Heilmitteln.

Die Hydrotherapie wird nicht zur Balneotherapie gerechnet.

Von der Balneologie sollte man nach R. Callies den Begriff Kurmedizin trennen [8].

Dieser will die prinzipiellen Besonderheiten einer Kur als eine physiologisch orientierte Maßnahme herausstellen.

Schließlich ist der von H. Jordan erarbeitete Begriff der **Kurorttherapie** abzugrenzen [45]. Man versteht darunter die komplexe Anwendung aller Therapiemethoden, die in einem Kurort neben den natürlichen Heilmitteln angeboten werden: Physikalische Therapie, Psychotherapie und Pharmakotherapie. Dies entspricht international dem Begriff „Health Resort Medicine". Das wesentliche einer Kurorttherapie ist die komplexe Reizserie; sie besteht nach H. Jordan in einer „sinnvollen Abfolge von Entlastung und Belastung, von Reiz und Reizintervall, gestaffelt nach Reizqualität, -intensität und -dauer sowie nach dem Reaktionsvermögen des Kranken" [45]. Kuren, wie auch andere serienmäßig verabfolgte Maßnahmen der Physikalischen Therapie, lösen adaptive Prozesse im Organismus aus. Nach Jordan wirkt sich darüber hinaus die jeder Kur immanente Zeitordnung als ein rhythmisch ordnendes Element aus. So meint man, daß z. B. dem morgendlichen, regelmäßigen Trinken von Brunnenwasser eine Zeitgeberfunktion zukommt. Im Ergebnis von Kuren findet man neben diesen allgemeinen, vegetativ bestimmten Therapieeffekten auch spezifische Wirkungen im Hinblick auf die Beeinflussung von Krankheitsprozessen. Die Bezeichnung „unspezifische Wirkung" darf nicht dazu verleiten, die Wirkungen von Kuren hinsichtlich ihrer Wertigkeit für die Medizin zu unterschätzen. Komplexe Anpassungsreaktionen, von K. Rothschuh „als Wiederherstellung leistungsdienlicher Struktur- und Funktionsgefüge" [73] charakterisiert, stellen die Besonderheit der Kurorttherapie dar – sie sind das Spezifische der Kurorttherapie!

Will man die therapeutischen **Ziele der Kurorttherapie** charakterisieren, dann sollte man nach H. Jordan folgende vier wichtige Leistungsbereiche nennen [45]:

▷ Spezielle therapeutische Leistungen, insbesondere im Hinblick auf konkrete rehabilitative Aufgaben, z.B. bei Heilkuren für Patienten mit Morbus Bechterew die Er-haltung bzw. Wiedererlangung der Beweglichkeit (spezifische Zielstellung);
▷ Regulierung und Rhythmisierung von Funktionsabläufen (ordnende Zielstellung), z.B. Tätigkeit des Herzens;
▷ Förderung der allgemeinen gesundheitlichen Stabilität (Hygiogenese) im Bereich integrativer Funktionskreise (unspezifische Zielstellung);
▷ Befähigung zu biologisch sinnvoller Lebensführung (gesundheitlich-pädagogischer Aspekt).

Die genannten therapeutischen Anliegen dürfen nicht so verstanden werden, daß ein Kurort dem Organismus nur aktive Leistungen abverlangt, vielmehr sind Kuren geeignet, auch durch Schonung und Entlastung Heilprozesse zu unterstützen.

Eine schematische Betrachtung der Kurorttherapie wird ihrem komplexen Wesen nicht gerecht. Weder die Überbewertung der allgemeinen noch der fachklinischen Gesichtspunkte allein ist zu akzeptieren, vor allem wenn damit der Bezug zur Kurmedizin verlorengeht.

### 3.7.2 Die natürlichen Heilmittel

Als natürliche Heilmittel bezeichnet man bestimmte Wässer, Gase und Peloide natürlichen Ursprungs, die weitgehend unverändert und unmittelbar zu Heilzwecken angewendet werden. Natürliche Heilmittel benötigen staatliche Anerkennung, Schutz und Kontrolle; ihre therapeutische Wirksamkeit muß nachgewiesen werden. Im weiteren Sinne werden auch die heilklimatischen Faktoren zu den natürlichen Heilmitteln gerechnet.

#### 3.7.2.1 Heilwässer

Man bezeichnet als **Quell-** oder **Brunnenwässer** natürliche Mineralwässer, wenn sie eine oder mehrere der nachfolgend aufgeführten Bedingungen erfüllen:

1. Mindestgehalt von 1 g/kg gelösten festen Bestandteilen. Entsprechend dem vorherrschenden Kationen- oder Anionenge-

halt spricht man von Chlorid-, Hydrocarbonat- oder Sulfat- bzw. Alkali- oder Erdalkaliwässern. Die vollständige Bezeichnung lautet dann z. B. Natrium- oder Magnesiumchloridwässer.

2. Erreichen einer Grenzkonzentration bei geringerem Gehalt wirksamer Bestandteile:
   ▷ 10,0 mg $Fe^{2+}$/kg (Eisenwässer)
   ▷ 1,0 mg $J^-$/kg (Jodwässer)
   ▷ 1,0 mg $S^{2-}$/kg (Schwefelwässer)
   ▷ $10^7$ mg $Ra^{2+}$/kg (Radiumwässer)
   ▷ 1,0 g gelöstes freies $CO_2$/kg (kohlensaure Wässer, Sprudel, Säuerlinge)

3. Wassertemperaturen von mehr als 20 °C, die über das ganze Jahr erreicht werden müssen (Thermalwässer).

Quellwässer unterliegen geologischen, aber auch anthropogenen Einflüssen, die sowohl die Auswurfmenge einer Quelle als auch deren Zusammensetzung ändern können. Balneologen haben von ihren Quellen als von einem lebendigen, veränderlichen „Organismus" gesprochen.

### 3.7.2.2 Heilpeloide

Unter dem Begriff Heilpeloide faßt man Torfe, Schlamme und Erden zusammen, die in der Medizin zur Anwendung kommen. Sie können terrestrischen (Tone, Lehme, Löß, Mergel, Tuffe, Sande) oder subaquatischen Ursprungs sein (Torfe, Schlicke, Bitumen-, Kalk-, Kiesel- und Tonschlamme). Viele enthalten bestimmte Inhaltsstoffe, z. B. Östrogene, Schwefel, Kochsalz. Alle Heilpeloide, besonders Torfe, zeichnen sich durch ein hohes Wasserbindungsvermögen aus, was die hohe Plastizität des Torfs bedingt. In Abhängigkeit davon variieren bei den einzelnen Peloiden Wärmekapazität und Wärmeleitung.

In der Torfforschung wird außerdem auf nachfolgende Inhaltsstoffe besonderer Wert gelegt: Gerbstoffe, Humusstoffe (Huminsäure), Fulvosäuren, Mineralien und Spurenelemente sowie östrogenhaltige Substanzen.

### 3.7.3 Die Anwendung der natürlichen Heilmittel im Kurort

Entsprechend ihrer Anwendung unterscheidet man in der kurörtlichen Praxis zwischen Badekuren, Trinkkuren, Inhalationskuren und Moorkuren.

### 3.7.3.1 Bäderkuren

In der älteren Balneotherapie spielte die Verordnung von Bädern eine überragende Rolle. Dies zeigte sich in einem gut durchdachten Bäderplan, welcher neben Eintauchtiefe, Temperaturverlauf und Badedauer auch den Zeitpunkt des Bades (Zeitgeberfunktion!) berücksichtigte. Zusätzlich zu den thermischen bzw. mechanischen Wirkungen, die jedem Bad eigen sind, muß man auch heute noch davon ausgehen, daß manche der gelösten Bestandteile besondere Wirkungen im Organismus entfalten; beim Baden in Sole sei an den erhöhten Auftrieb erinnert, der bei Kuren für den Bewegungsapparat durchaus therapeutische Bedeutung haben kann.

Eine Besonderheit liegt beim **Kohlensäurebad** vor, weil hier das durch die Haut diffundierende $CO_2$ durch Reizung der Wärmerezeptoren bei gleichzeitiger Dämpfung der Kälterezeptoren eine Erniedrigung der Thermoindifferenzzone um etwa 2 °C bewirkt. Dadurch wird ein an sich relativ kühles Bad als warm empfunden. Die bei Badetemperaturen von 32 bis 34 °C zu erwartende Vasokonstriktion bleibt aufgrund der spezifischen vasodilatatorischen Wirkung der Kohlensäure auf die Hautgefäße trotzdem bestehen. Für die Behandlung von Herzkranken an der Grenze der Dekompensation ist dies therapeutisch außerordentlich wertvoll. Für den Kreislauf bedeutet die periphere Vasodilatation eine Reduzierung des peripheren Widerstands und damit verbunden Herzarbeit ohne Druckbelastung, wobei die gleichzeitig verlängerte Diastole zu einer vermehrten koronaren Füllung führt.

Bäderkuren mit Peloiden haben eine andere Zielsetzung. Aufgrund der hohen Konsistenz und der verlangsamten Wärmeleitung zeichnen sich Peloidbreibäder durch einen gleichmäßigen, aber längere Zeit anhaltenden Wärmeübergang auf den Körper aus. Diese langsame Wärmeübertragung ist der besondere Vorteil der Breibäder. Es ist dadurch möglich, ein Peloidbad relativ warm (50 °C) zu beginnen.

### 3.7.3.2 Trinkkuren

Von Trinkkuren spricht man, wenn das regelmäßige Trinken von Brunnen-Quellwasser das bestimmende Element für den Kuraufenthalt ist. Dabei werden Trinkmengen von 250 bis 1500 ml zusätzlich aufgenommen. An der Trinkmenge zeigt sich, daß Trinkkuren in der Vergangenheit einem außerordentlichen Wandel unterliegen. So wurden, wie Ch. Gutenbrunner schreibt, im 16. Jahrhundert bis zu 10 l Brunnenwasser pro Tag getrunken [24]. Es gab auch Zeiten, in denen die Trinkmengen in kleinsten, fast homöopathischen Dosen empfohlen wurden.

Bei den Wirkungen von Trinkkuren muß man zwischen **direkter Beeinflussung** der Aufnahme- und Ausscheidungsorgane und **allgemeinen adaptiven funktionellen Umstellungen,** die eher im Rahmen der Gesamtwirkung des kurörtlichen Milieus zu sehen sind, unterscheiden. Letztere spielen sich nach G. Hildebrandt „auf dem Hintergrund vegetativer Gesamtumschaltung ab" [24]. In mehreren Studien wurde dabei der periodische Ablauf der reaktiven Beantwortung auch von Trinkkuren anhand der Cortisol- und Vanillinmandelsäure nachgewiesen.

Die **unmittelbaren Wirkungen (Immediat-Effekte)** der Trinkkur liegen im Bereich des Verdauungstrakts, des Stoffwechsels und der ableitenden Harnwege. Jede zusätzliche Flüssigkeitsaufnahme, insbesondere wenn sie morgens nüchtern genommen wird, muß die Funktion der genannten Systeme beeinflussen. Im Bereich des Magen-Darm-Trakts dürfte vor allem bei alkalisierenden Heilwässern die Neutralisierung des Magensafts eine vorrangige Rolle spielen. Auf reflektorischem Wege kommt es aber auch zur Anregung von Magen, Gallenwegen und Dünndarm. Damit ist eine Änderung der

Sekretzusammensetzung und möglicherweise auch ihrer physikalischen Eigenschaften denkbar. **Hypertone Heilwässer** haben eine hyperämisierende Wirkung auf die Schleimhaut und speziell Kalziumchloridwässer antiphlogistische Effekte. Die Spezifik mancher Heilwässer zeigt sich unmittelbar bei den **Sulfatwässern,** die aufgrund ihrer schlechten Resorbierbarkeit zu Flüssigkeitsrückstrom in den Darm führen. Der erhöhte Füllungsdruck löst die abführende Wirkung aus.

Bei **serieller Anwendung** auch der Trinkkur kommt es, abgesehen von den genannten Immediat-Wirkungen, zu Normalisierungseffekten unmittelbar auf der Schleimhaut. Auch die antiphlogistische Wirkung und die Anregung der Cholerese beruht auf der regelmäßigen Einnahme von Quellwasser.

Hinsichtlich der Stoffwechselwirkung, insbesondere bei Diabetes und Gicht, muß auf alte kurärztliche Erfahrung verwiesen werden. Ein schlüssiger Nachweis steht noch aus. Möglicherweise liegen die günstigen Wirkungen der Trinkkuren bei den genannten Erkrankungen auf einem „disziplinierenden" Gesamteffekt der Kurorttherapie.

Die Beeinflussung der Harnwege ist in den letzten Jahren sehr intensiv untersucht worden. So kommt es durch Trinkkuren und durch Verteilung der Trinkmengen auf vom normalen Trinkverhalten abweichende Zeiten zu Durchspülungs- und Verdünnungseffekten, die dem Auftreten von lithogenen Konzentrationserhöhungen und pH-Verschiebungen im Harn entgegenwirken. Die Alkalisierung des Harns durch Säuerlinge ist ein sehr wichtiger Effekt, weil dadurch die Lösungsbedingung für Konkremente günstig beeinflußt werden.

Die Inhaltsstoffe der Heilwässer werden zwar resorbiert; man ist sich aber heute darüber weitgehend einig, daß zwar vorübergehend das Ionenmilieu beeinflußt werden kann, aber längerfristig keine bleibenden Verschiebungen möglich sind, wenn man von Elementen, wie z. B. Eisen, Jod oder Schwefel absieht.

**Indikationen:** Aus ihrer Wirkungsweise ergeben sich auch die Indikationen für Trinkkuren. Im wesentlichen sind es die Erkrankungen des Verdauungstrakts, der Nieren- und Harnwege und des Stoffwechsels. Daß Trinkkuren bei akuten Erkrankungen nicht in Frage kommen, versteht sich von selbst. Ihre besondere Bedeutung liegt bei den chronischen Krankheitsverläufen, z. B. chronische Gastritis mit Störungen der Säuresekretion, Postcholezystektomie-Syndrom und chronische Obstipation. Bei den Nierenerkrankungen besteht eine spezifische Wirkung der Magnesiumwässer für Kalziumoxalatsteine sowie für Säuerlinge bei Harnsteinen anderer Zusammensetzung [24]. Weiter sind chronische Harnwegsinfekte zu nennen. Angesichts der immer wieder vorgebrachten Kritik an Trinkkuren muß abschließend nochmals festgestellt werden, „daß es heute durch die Kurforschung wissenschaftlich begründete Indikationen gibt", wobei gerade für die chronischen Erkrankungen der milde Weg die Therapie der Wahl ist.

### 3.7.3.3 Inhalationskuren

Auch wenn die Inhalation von Mineralwässern, ebenso wie bei den Trinkkuren, in erster Linie eine Lokalbehandlung der Schleimhäute der Atemwege ist, schließen Inhalationskuren auf jeden Fall auch allgemeine adaptive Umstellungen des Organismus ein.

Zunächst muß man bei Inhalationskuren unterscheiden, ob die Heilwässer als feuchte oder als trockene Nebel angeboten werden. Unter feuchtem Nebel oder **Spray** versteht man Inhalate mit einer Teilchengröße von 10 bis 12 µm. Die Partikel der trockenen Nebel oder **Aerosole**, vor allem wenn sie bis in die unteren Abschnitte des Bronchialsystems kommen sollen, müssen dagegen kleiner sein und haben einen Durchmesser von 1 bis 3 µm. Bei modernen Inhalationsgeräten wird in Grenzen das Spektrum der Teilchengröße angegeben. Bei natürlichen Inhalationsstätten, wie Gradierwerken und Meeresbrandung, ist das Teilchenspektrum gemischt. Da man davon ausgehen kann,

daß nicht nur Einzelabschnitte der Atemwege erkrankt sind und Kuren möglichst umfassend den Organismus beeinflussen sollen, muß man darauf achten, daß der Anteil der Teilchen mit kleinem Durchmesser ausreichend groß ist.

Die Vernebelung von Heilwässern führt durch einen Spüleffekt zur Erleichterung der Abdrainage des verflüssigten Schleims. Hypertone Lösungen haben außerdem Hyperämisierung und Sekretionsförderung zur Folge. Bei Anwendung von Kalziumchloridwässern besteht ein deutlicher antiphlogistischer Effekt.

**Indikationen:** Die Hauptindikation für Inhalationskuren ist die chronische obstruktive Bronchitis mit ihrer Symptomentrias Schleimhautödem, Bronchialspasmus, Dyskrinie. Vor allem in den Frühstadien sind Inhalationskuren nachhaltig wirkungsvoll; haben sich erst bleibende Veränderungen eingestellt, darf man von Kuren nur noch lindernde Effekte erwarten.

### 3.7.4 Kurverlauf, Kureffekt, Kurerfolg

Heilkuren müssen als dritte Säule im medizinischen Betreuungssystem neben der ambulanten und klinischen Behandlung gesehen werden. Ihren Stellenwert darf man nicht abwerten durch Eingrenzung ihrer Wirkung auf naturwissenschaftlich begründbare und nachgewiesene Einzelwirkungen. Eine Heilkur stellt einen phasenhaft ablaufenden, den ganzen Organismus beeinflussenden Prozeß dar, der ebenso wie ein gut genutzter Urlaub zu trophotroper Umstellung des Organismus führt. Diese reaktiven Leistungen des Organismus lassen sich nicht durch eine einfache Ausgangs-Endwert-Betrachtung physiologischer Größen erfassen [45]. Sie müssen vielmehr als ein periodisch ablaufender Prozeß mit kritischen Höhepunkten angesehen werden, wobei Phasen der Stabilisierung und Labilisierung in einem zirkadianen, siebentägigen Rhythmus ablaufen. Diese sehr komplexen, reaktiven Änderungen spielen sich zwar gesetzmäßig, aber nicht bei jedem Patienten in gleicher Weise ab. In Abhängigkeit von der

Ausgangslage können die Höhepunkte der Reaktivität unterschiedlich im Kurort auftreten. Die Abb. 3-16 läßt sowohl diese reaktiven Höhepunkte im zirkadianen Rhythmus als auch ihre Modulation durch die unterschiedliche vegetative Ausgangslage erkennen.

Zu früherer Zeit hat man die Labilisierung am Ende der ersten Kurwoche als „Kurkrise" oder „Badekater" bezeichnet. Für den Arzt am Heimatort ist es wichtig, den Patienten über das Auftreten der genannten reaktiv kritischen Zeitpunkte im Kurablauf hinzuweisen, vor allem unter dem Aspekt, daß sich danach eine Stabilisierung einstellt. Auch sollte der Patient wissen, daß diese mit Störung der Befindlichkeit, auch der körperlichen Leistung und möglicherweise sogar mit vermehrten Schmerzen, Anstieg der Blutsenkung und Erhöhung der Körpertemperatur einhergehen können.

Nach H. Jordan kann man **fünf Phasen im Kurablauf** unterscheiden [45]:

▷ Kureintrittsreaktion: Dies ist der Übergang vom Wohnort zum Kurort und die Einstellung auf die ersten Behandlungen (3. bis 4. Tag).
▷ Akklimatisationsphase: Hier erfolgt die Anpassung an das Kurortmilieu und die Therapie bis zu einem ersten reaktiven Höhepunkt (etwa 8. bis 12. Tag).
▷ Kurbelastungsphase: Dies ist der relativ stabile Zeitraum bis zu einem zweiten reaktiven Höhepunkt zwischen dem 18. und 22. Kurtag.
▷ Kurendphase: Zeitraum bis zur Beendigung des Kuraufenthalts.
▷ Reakklimatisationsphase: Eingewöhnung an das häusliche Milieu.

Am Ende eines Kuraufenthalts kann nur die Aussage getroffen werden, inwieweit die vom Patienten angegebenen Beschwerden während der Kur beeinflußt werden konnten. Man nennt dies den **Kureffekt**. Dabei werden sowohl die unmittelbar zur Verschreibung der Kur führenden Krankheitsbefunde als auch das allgemeine Befinden des Patienten eingeschätzt. Durchaus gibt es hierbei gegeneinanderstehende Ergebnisse. Keinesfalls läßt die Abschlußuntersuchung eine Aussage zu, ob die Kur erfolgreich war, wenngleich die Besserung einzelner Symptome oder Befunde durchaus schon den Erfolg ankündigen können.

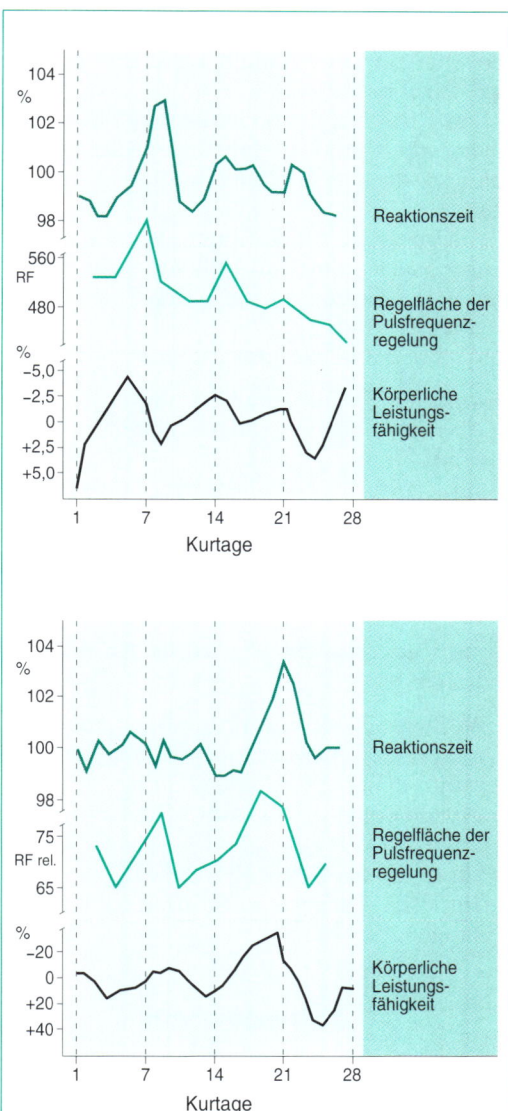

**Abb. 3-16** Mittlere Kurverläufe von je drei Funktionsgrößen während verschiedener Formen der Kurortbehandlung bei Patienten mit ergotroper (oben) und trophotroper Reaktionslage (unten) zu Kurbeginn. Im oberen Abbildungsteil zeigt sich die frühreaktive Verlaufsform, im unteren die spätreaktive Verlaufsform (nach [39]).

Der eigentliche **Kurerfolg** sollte erst nach Wochen oder Monaten eingeschätzt werden. Dabei muß von der eigentlichen Kurindikation, nämlich der Beeinflußbarkeit des Grundleidens und der allgemeinen Leistungsfähigkeit ausgegangen werden. Die Einschätzung langzeitig veränderter Befunde auf der einen Seite und die Beurteilung der allgemeinen Leistungsfähigkeit, z.B. auch durch einen Ergometertest, dürften die wesentlichsten Aussagen sein. Vielfach werden neben der subjektiven Einschätzung der Befindlichkeit durch den Patienten auch der Medikamentenverbrauch, die Zahl der Rezidive und die Arbeitsunfähigkeitszeiten zur Bewertung herangezogen. Als betreuender Arzt sollte man die Bedeutung einer abschließenden Einschätzung des Kurerfolgs nach einem längeren Zeitraum nicht verkennen. Arzt und Patient wird dabei die Wertigkeit des Kuraufenthalts vor Augen geführt.

> Der Erfolg einer Kur hängt nicht nur vom Kurort und der ärztlichen Führung ab, sondern wird ganz wesentlich durch das ärztliche Gespräch am Heimatort vorbereitet.

## 3.7.5 Indikationen und Kontraindikationen

**Indikationen**: Die Verordnung einer Heilkur verlangt, wie jede andere ärztliche Maßnahme, eine Indikation. Ohne diese wird die Kur zum Verlegenheitsangebot, wenn nicht gar zur Vergnügungsreise abqualifiziert.

Für die Kurverordnung muß der Arzt den Krankheitsverlauf über einen längeren Zeitraum überblicken und dazu einen Heilplan entwickeln. Die Kur ist also als eine geplante Maßnahme anzusehen. Maßgebend ist, daß die Kur neue und wesentliche Impulse vermittelt bei der Überwindung des Krankheitsverlaufs oder der Kompensation von zurückgebliebenen Schäden. Es geht darum, einen Rehabilitationsplan aufzustellen, in dem die Kur einen bestimmten Stellenwert bekommt. Der Arzt sollte mit dem Patienten besprechen, was die Kur bewirken soll.

Danach müssen Zeitpunkt und Kurort gewählt werden. An erster Stelle sollte die Aktualität der Erkrankung und die Belastbarkeit des Patienten eingeschätzt werden. Jedoch auch jahreszeitliche Überlegungen sind angebracht im Hinblick auf Wärmehaushalt und klimatischer Belastbarkeit. Auch das Alter spielt hier eine Rolle; Patienten über 60 Jahre sollten nicht im Sommer zur Kur fahren.

Der Kurort ergibt sich aus der Indikation, wobei aber Urlaubserfahrungen des Patienten über die klimatische Situation einfließen sollten.

Auf spezielle Indikationen wird hier nicht eingegangen; diese sind bis auf Kontraindikationen bei jeder chronischen Erkrankung gegeben.

Wichtige Anlässe können sein:

▷ torpider Verlauf einer Erkrankung;
▷ Abnahme der Leistungsfähigkeit bzw. Erschöpfung;
▷ verzögerte Rekonvaleszenz;
▷ Rezidivhäufigkeit;
▷ vegetative Labilität;
▷ Unvermögen, unter häuslichen Bedingungen zur Ruhe zu kommen.

**Kontraindikationen**: Generelle Kontraindikationen sind:

▷ Notwendigkeit zur Krankenhausbehandlung (hier gilt es abzuwägen, ob eine Operation eventuell zu umgehen ist);
▷ Pflegebedürftigkeit, außer bei Behinderten;
▷ akute interkurrente Erkrankungen;
▷ Tumoren, Psychosen, Stoffwechselentgleisungen.

# 3.8 Klimatherapie

## 3.8.1 Einleitung und Definition

Unter Klimatherapie versteht man die Einflußnahme auf Krankheitsverlauf, Krankheitsdisposition bis hin zur Konstitutionsumstimmung durch klimatische Faktoren. Klimatherapie ist ein Teilgebiet der Bioklimatologie, der Lehre von den Gesetzmäßigkeiten des Klimas und deren Auswirkungen auf das Leben auf der Erde, speziell auf den Menschen.

Als **Klima** wird die Summe der atmosphärischen Faktoren wie Strahlung, Temperatur, Luftdruck, Wind und Niederschlag bezeichnet, einschließlich geographischer Bedingungen wie Höhenlage, Lage zur Sonneneinstrahlung und Windrichtung an einem geographischen Ort und während eines längeren Zeitraums.

Demgegenüber versteht man unter dem **Wetter** den Zustand der Atmosphäre in einem bestimmten Gebiet und zu einem bestimmten Zeitpunkt. Das Klima sagt etwas aus über den typischen Verlauf der klimatischen Faktoren; es beschränkt sich also auf allgemeine Aussagen im Jahresverlauf.

Klimatherapie kann als Naturtherapie schlechthin bezeichnet werden, da die Gesamtheit der atmosphärischen Faktoren in einer Kurzone auf den menschlichen Organismus einwirkt. Klimatherapie wirkt nicht als fremder Reiz, sondern nur, worauf H. Jungmann besonders hingewiesen hat, „als eine für den Patienten ungewohnte Dosis der überall vorkommenden Klimaelemente" [48].

Nach H. Jordan sollte man unterscheiden zwischen der Therapie *im* Klima, was jeder Kurorttherapie immanent ist, und der Therapie *mit dem* Klima, d. h. dem gezielten Einsatz von Klimafaktoren [45]. Die Anpassung an ein Klima, z. B. bei Urlaubsreisen, kann noch nicht als Klimatherapie bezeichnet werden; es fehlt die therapeutische Zielstellung. Mit dem Wechsel in andere Klimaregionen bzw. in andere Landschaftsklimate wirken auf den Organismus bekannte, jedoch in ihrer Intensität anders zusammengesetzte Klimafaktoren entsprechend dem lokalen Klimaprofil ein. Bestimmend für die Klimawirkung ist die Reizgröße am neuen Ort. Für den Kranken ist dabei die Relation zum Ausgangsklima bestimmend. Jeder Klimawechsel bedeutet für den Organismus eine Neueinstellung und nach einigen Tagen bis Wochen eine klimatische Adaptation an die dort bestimmenden Klimafaktoren.

Das Leben in einer Klimazone setzt voraus, daß sich der Organismus im Rahmen eines langzeitigen Anpassungsprozesses auf die Klimafaktoren sowohl mit seinem Verhalten als auch mit seinen biologischen Regulationsmechanismen eingestellt hat. Durch Klima und Wetter wird vor allem der Wärmehaushalt unmittelbar angesprochen, aber auch andere Systeme wie das Vegetativum, Körperabwehr und die Psyche sind in diesem komplexen Prozeß eingebunden. Ungeachtet dessen muß man sich nach W. G. Bokscha [2] im klaren sein, daß klimatherapeutische Maßnahmen keine spezifischen Reaktionen hinterlassen, sondern generell zu einer Stabilisierung des Gesamtorganismus und damit Änderung des Niveaus der Funktion seiner Systeme führen. Angepaßt sein an ein Klima bedeutet, daß der Organismus nach einer gewissen Zeit mit weniger Aufwand, d.h. mit relativ ökonomischen Reaktionsabläufen die Stabilität seiner Funktionskreise aufrechterhält.

Häufig wird zwischen Schon- bzw. Reizklima unterschieden, wobei man davon ausgeht, daß bei **Reizklima** eine Diskrepanz zur klimatischen Ausgangssituation besteht, wie umgekehrt ein **Schonklima** keine größere Anpassung verlangt. Voraussetzung ist, daß die zur Klimatherapie ausgewählten Patienten in der Lage sind, auf die besonderen Klimareize des Kurorts adäquat zu antworten. Es wäre ein Fehler, schematisch immer nach besonders großen klimatischen Unterschieden zu suchen in der Annahme, daß damit auch bessere klimatische Erfolge zu erzielen sind. Gerade bei reduziertem Allgemeinbefinden nach schweren Erkrankungen sollte man ein Schonklima mit mildem Reizcharakter und geringen klimatischen Schwankungen wählen. Aus der Klimaforschung gibt es Hinweise, daß extreme klimatische Bedingungen auch zu nachhaltigen Überforderungen des Organismus und bei Langzeitexposition sogar zur Destabilisierung des Organismus führen können. Vielfach verleitet die alltägliche Erfahrung dazu, klimatische Einwirkungen zu bagatellisieren, was sich in der Klimatherapie durchaus als Kunstfehler erweisen kann.

## 3.8.2 Die bioklimatischen Wirkfaktoren

Voraussetzung für die Anwendung des Klimas zu Heilzwecken ist, wie bei jeder Therapie, die Kenntnis der Wirkfaktoren, also der atmosphärischen und aktinischen Größen. Obwohl man sich bewußt ist, daß eine Aufgliederung des Klimas dessen komplexen Wirkcharakter allein noch nicht erklärt, ist zur Charakterisierung bestimmter Klimate diese analytische Betrachtungsweise notwendig. Man unterscheidet im einzelnen:

▷ thermische Wirkfaktoren,
▷ thermohygrische Wirkfaktoren,
▷ fotoaktinische Wirkfaktoren,
▷ luftchemische Wirkfaktoren,
▷ elektrische und magnetische Wirkfaktoren.

### Thermische Wirkfaktoren

Die Temperatur der Luft ist die wichtigste und am meisten verwendete Größe zur Kennzeichnung eines Klimas. Sie beruht im wesentlichen auf der Erwärmung der Erdoberfläche durch die Sonneneinstrahlung; man muß jedoch berücksichtigen, daß auch die Streustrahlung, die vor allem bei bedecktem Himmel entsteht, wesentlich zur Erwärmung der Erdoberfläche beitragen kann. Da sich die Luft an der Erdoberfläche erwärmt, nimmt mit zunehmender Höhe die Lufttemperatur ab. Eine wesentliche Rolle spielt dabei die sog. adiabatische Entspannung der Gase. Sie beruht darauf, daß bei Entspannung von Gasen eine Abkühlung eintritt. So rechnet man bei einem Höhenunterschied von 1000 Metern mit einem Temperaturrückgang von 5 °C.

Außerdem muß man sich nach G. Hentschel [33] klarmachen, daß die unterschiedliche Erwärmung der Erdoberfläche nicht nur vom Sonnenstand abhängt, sondern auch von den sehr unterschiedlichen Reflexions- und Wärmeabsorptionsverhältnissen in Abhängigkeit von der Erdoberfläche. So gibt es erhebliche Unterschiede, wenn z. B. die Sonneneinstrahlung auf große Wasserflächen oder auf kontinentale Landzonen trifft.

Zu besonders intensiver Erwärmung der Erdoberfläche kommt es an Südhängen bzw. Südlagen, da hier der steilere Einfallswinkel der Sonne zu einer höheren Absorption der Sonnenenergie führt. Temperaturdifferenzen zwischen 30 und 50 °C sind hier keine Seltenheit, während die Lufttemperaturen über Wasserflächen relativ stabil und manchmal im Tagesablauf nur um 10 °C differieren.

Eine wichtige Größe im thermischen Komplex ist der **Wind,** weil er die Wärmeaufnahme und -abgabe stark beeinflußt. Wind entsteht durch Temperaturschwankungen an der Erdoberfläche, die erhebliche Luftbewegungen auslösen können. H. Jungmann [50] erwähnt, daß die Auskühlung eines Körpers bei –1 °C bei Windstärke 7 derjenigen von –21 °C bei Luftruhe gleichzusetzen ist.

### Thermohygrischer Wirkfaktor

Luftfeuchtigkeit und Lufttemperatur stehen in einem gesetzmäßigen Zusammenhang; daraus leitet sich der Begriff thermohygrischer Wirkfaktor ab (hygros [griech.] = feucht). Bei der Bestimmung des Wassergehalts der Luft nimmt man daher immer auf die Temperatur bezug. Die Luftfeuchtigkeit wird zweckmäßigerweise als **Dampfdruck** angegeben und zwar als Partialdruck des Gesamtluftdrucks. Vom **Sättigungsdampfdruck** spricht man bei maximal möglicher Wasseraufnahme der Luft. Bei 0 °C Lufttemperatur beträgt der Sättigungsdampfdruck 4,85 Torr, er steigt bei 30 °C auf 31 Torr an.

Häufig wird der Wassergehalt der Luft auch als sog. **relative Luftfeuchtigkeit** angegeben. Damit drückt man bei gegebener Temperatur der Luft den tatsächlichen Dampfdruck in bezug zum maximal möglichen Dampfdruck aus. Obwohl im Sommer ein hoher Wasserdampfdruck zu beobachten ist, kann die relative Luftfeuchtigkeit geringer sein als im Winter. Daraus ergeben sich oft Mißverständnisse bei der Verwendung des Begriffs der relativen Luftfeuchtigkeit.

Eine wichtige Konstellation zwischen Lufttemperatur und -feuchtigkeit ist der

**Schwülebereich.** Er ist charakterisiert durch ein Wetter mit ungewöhnlich hoher Luftfeuchtigkeit in Relation zu normaler oder überhöhter Temperatur. Der Schwülebereich ist eine starke Belastung auch für den gesunden Organismus, da die hohe „Sättigung" der Luft mit Wasserdampf einen ausreichenden Einsatz der Wärmeregulation nicht zuläßt. Es kann nicht genügend geschwitzt werden. Der Schwülebereich bietet keinen Anreiz für ein thermoregulatorisches Training. Subjektiv kann im Schwülebereich die Befindlichkeit außerordentlich gestört werden.

### Fotoaktinischer Wirkfaktor

Er setzt sich im wesentlichen aus der **direkten Sonneneinstrahlung,** aber auch aus der **Streustrahlung** oder Himmelsstrahlung zusammen. Beides zusammen bezeichnet man als **Globalstrahlung.** Bei bedecktem Himmel kann mittags noch über 50% der auf die Erde treffenden Strahlung aus dem Streubereich kommen. Eine wichtige Beurteilungsgröße für das Klima ist die Sonnenscheindauer, die in Mitteleuropa im Zeitraum Januar bis Juni zwischen 2 und 8 Stunden schwankt.

Die Wirksamkeit der Strahlung ist abhängig von deren Einfallswinkel. Bei senkrechtem Auftreffen ist natürlich der Strahlungsgewinn am größten, deswegen werden zur Heliotherapie südliche Hanglagen bevorzugt.

### Luftchemischer Wirkfaktor

Im natürlichen Sinne ist der **Sauerstoffgehalt** der Luft die wichtigste Größe. Sein Volumenanteil beträgt immer 20%. Für die Klimabeurteilung in Höhenlagen ist jedoch entscheidend, daß mit Abnahme des Luftdrucks sich der Sauerstoffpartialdruck vermindert und bei 1000 Meter bereits 10% niedriger liegt, wodurch weniger Sauerstoff zur Verfügung steht. Dies ist ein wichtiger Anreiz zur Hämoglobinbildung. Neben den natürlichen Bestandteilen der Luft, wie Sauerstoff, Stickstoff und Edelgasen, spielen im biologischen Sinne $CO_2$ und Ozon als

natürliche, aber in zunehmendem Umfang auch vom Menschen erzeugte Bestandteile eine große Rolle. Hinzu kommen Verunreinigungen durch gasförmige Bestandteile wie $SO_2$, CO und $NO_X$ sowie Pollen, Ruß und Staubmasse. Immer aktueller wird die Beurteilung des Reinheitsgrades der Luft in bezug auf die genannten Verbindungen. So wird bei Überschreitung bestimmter Grenzwerte für mehr als drei Stunden Smogalarm ausgerufen ($SO_2$ 1,2 mg/m$^3$, CO 45 mg/m$^3$, $NO_X$ 1,0 mg/m$^3$).

Unter extremen Witterungsbedingungen, also bei langzeitiger Sonneneinstrahlung, wie im Sommer 1994, kann es zu einem überhöhten Auftreten von Ozon kommen, das bekanntlich als Reizgas bedenkliche Auswirkungen vor allem auf die Schleimhaut der Atemwege haben kann. Es besteht kaum Zweifel, daß der vermehrte Ozongehalt der Luft nicht durch Einwirbeln aus der Stratosphäre zu erklären ist, sondern durch Verunreinigung der Luft mit Autoabgasen unter dem Einfluß der Sonnenstrahlung entsteht.

In bestimmten Klimabereichen findet man aber auch eine Anreicherung von biologisch günstig zu beurteilenden Verbindungen. So ist die Brandungszone im Meeresbereich stark angereichert mit sog. Salzkernen, das sind kochsalzhaltige Wassertröpfchen. Auch die Anreicherung der Luft mit Radon kann therapeutisch genutzt werden.

### Elektrische und magnetische Wirkfaktoren

Bei der Beurteilung des Klimas werden langwellige Hochfrequenzstrahlen (Sferics) immer wieder erwähnt, jedoch ist deren biologische Bedeutung umstritten. Auch das Magnetfeld der Erde hat keine unmittelbaren klimatischen Auswirkungen, so daß diese Faktoren nicht als klimabestimmend gelten können. In der Diskussion mit Laien spielen sie oft eine zu große Rolle.

## 3.8.3 Der Einfluß des Klimas auf den Menschen

Die physiologischen Reaktionen auf das Klima werden einerseits durch dessen spezifische Reizgrößen und andererseits durch seine Gesamtwirkung bestimmt. Die spezifischen Reizgrößen führen zu spezifischen Anpassungsleistungen, z. B. bei der Hämoglobinbildung durch den verminderten Sauerstoffpartialdruck im Hochgebirge, während die allgemeine Anpassung im Bereich der vegetativ gesteuerten Funktionen liegt und auf Aktivierung der Selbstordnungskräfte des Organismus beruhen [39]. Ein weiterer wichtiger Aspekt bei der Klimatherapie ist Entlastung und Schonung, sei es, daß das Kurortmilieu weniger Schadstoffe aufweist, sei es, daß der Kurort nicht durch übermäßig viele Tage mit Schwüle, Sturm etc. belastet ist.

### Thermische Klimaeffekte – Akklimatisation

Grundlage für thermische Klimawirkungen ist die Physiologie der Thermoregulation. Der Mensch hat als homoiothermes Lebewesen die Fähigkeit zur Anpassung an unterschiedliche Umgebungstemperaturen. Die wiederholte Auseinandersetzung mit anders verteilten klimatischen Reizen führt zu einer Neueinstellung der thermoregulatorischen Antwort. Das Ziel von Klimakuren mit systematisch geführten adäquaten Expositionen ist die Ökonomisierung der thermischen Antwort. Dieser Akklimatisationsprozeß ist durch einen phasenhaften Ablauf gekennzeichnet mit periodischen Änderungen typischer Parameter.

Zur Abschätzung klimatischer Reize sollte man von der sog. **Indifferenztemperatur** ausgehen. Diese wird einerseits als metabolische Neutralität, andererseits als Behaglichkeitstemperatur definiert. Ihre Temperaturbereiche sind nicht ganz miteinander identisch, bewegen sich aber in annähernd gleicher Höhe. Der Behaglichkeitsbereich ist an eine Hauttemperatur von 33 °C gebunden.

Zur Objektivierung von Abkühlungsreizen bei klimatischen Expositionen mißt man sog. **Abkühlungsgrößen.** Dabei werden Lufttemperatur, Strahlung, Feuchtigkeit und Windgeschwindigkeit mit einem Frigorigraphen integrativ erfaßt. Für die Praxis ist die Anleitung der Patienten zur Selbstbeobach-

tung und Registrierung des Behaglichkeitsempfindens wichtiger. Dabei sind einerseits allzu große Schonung und andererseits allgemeine und lokale Auskühlung zu vermeiden.

Bei der Mehrzahl der Klimakuren nutzt man Abkühlungsreize und will damit vor allem die vasomotorischen Reaktionen trainieren. H. Pfleiderer hat Kuren im Küsten- und Meeresbereich deshalb als „regimen refrigerans" bezeichnet. Thermohygrische Effekte wirken sich dabei auch auf die Schleimhaut von Nase und Bronchialwegen aus. Das Klima der meisten mitteleuropäischen Bäder und Kureinrichtungen wird in diesem Sinne wirksam. Klimabedingungen, wie sie im Mittelmeerraum herrschen oder im Wüstenbereich mit Temperaturen z. T. über 40 °C, weisen keinen Trainingseffekt auf die vasomotorische Reaktion auf, da die üblicherweise bestehende Temperaturdifferenz von 6 °C zwischen Körperkern und Haut praktisch aufgehoben ist.

### Fotoaktinische Wirkungen

Abgesehen von den psychophysiologischen Auswirkungen des optischen Anteils der Sonnenstrahlung, die vor allem im Bereich der vegetativen Funktionskreise liegen und nach G. Hildebrandt Einfluß auf die Tagesrhythmik haben [39], kommt der natürlichen Ultraviolettstrahlung eine hohe biologische Bedeutung zu. Heliotherapeutisch nutzbar sind die beiden Bereiche **UVA (315–400 nm)** und **UVB (280–315 nm)**. Das UVA führt zur Bildung des Sofortpigments, welches nach 24 Stunden auf die Hälfte abblaßt. UVB ist biologisch nachhaltig wirksam; es löst die sog. Sekundärpigmentierung aus, die erst nach 2 bis 3 Tagen voll ausgeprägt und dauerhaft ist. Obwohl heute mit Recht vor einem kritiklosen Sonnenbaden aus dermatologischer Sicht gewarnt wird, sind bei richtiger Dosierung die Wirkungen der UV-Strahlung therapeutisch durchaus wertvoll. Nicht nur die in der Haut gebildeten Enzyme und anderen Stoffe mit hoher biologischer Wirksamkeit, z. B. das Vitamin $D_3$, sondern auch die Anregung der Antikörperbildung sind hier zu nennen. Dem

Einfluß des UV-Lichts schreibt man u.a. auch eine Zunahme der allgemeinen Leistungsfähigkeit, Verbesserung von Muskelkraftleistung und Einfluß auf die Blutbildung zu.

Für die Dosierung der Sonnenstrahlung wurden für viele Kurorte sog. **Isochronendiagramme** entwickelt, aus denen in Abhängigkeit von Tages- und Jahreszeit die therapeutisch notwendige wie auch mögliche Expositionszeit in der Sonne abzulesen ist, um einen Sonnenbrand (Lichtentzündung) zu vermeiden.

### 3.8.4 Das Wetter

#### 3.8.4.1 Allgemeines und Definitionen

Unter Wetterbiotropie versteht man die unmittelbar vom Wettergeschehen abhängigen Reaktionen des menschlichen Organismus. Dabei muß man besonders hervorheben, daß das wichtigste Kriterium des Wetters sein steter Wechsel ist. Sicher gibt es bestimmte Wetterlagen, die für den menschlichen Organismus besonders belastend sind, vor allem verlangt jedoch der **Frontendurchgang** eine vielfältige Anpassung und stellt die eigentliche Belastung dar.

Wetter entsteht in der Troposphäre (bis ca. 10 km) und ist besonders im Bereich der Biosphäre (bis ca. 5 km) für den Menschen wirksam. Grundlage für die Wetteränderung ist die unterschiedliche Erwärmung der Erdoberfläche. Daraus entstehen Luftbewegungen großen Ausmaßes, die zur Vermischung warmer und kalter Luftmassen führen. In Europa wird die Wetterdynamik vom Auftreffen tropischer Warmluft und kalter Polarluft bestimmt. Der Einfluß der Warmluft ist aufgrund ihres geringeren spezifischen Gewichts mit Luftdruckabfall, der der Kaltluft mit Luftdruckanstieg verbunden.

Die Dynamik der zyklonalen Abläufe der Troposphäre kann man sich an dem bekannten Schema von de Rudder [75] einfach verständlich machen (Abb. 3-17). Dabei geht man vom Einfluß der **Polarluft** aus, die sich immer durch Strömung von Ost nach West, also gegen den Uhrzeigersinn, bewegt. Sie zeichnet sich durch niedrige Temperaturen, daher höheres spezifi-

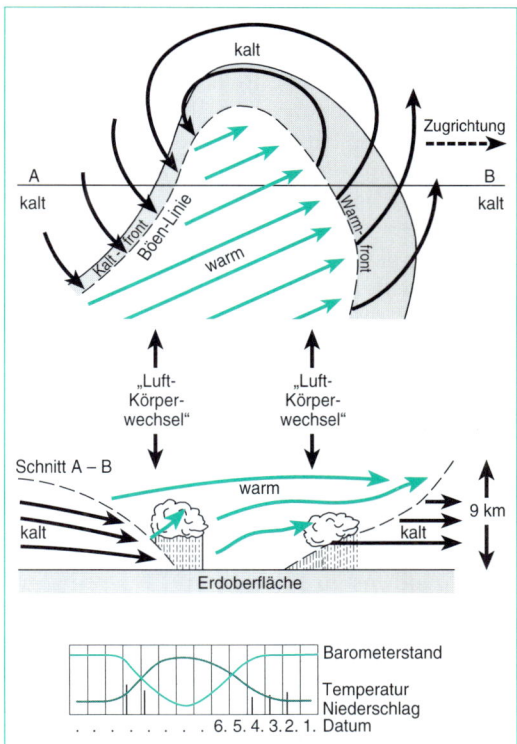

**Abb. 3-17** Dynamik des Wettergeschehens, dargestellt an einem Zyklon mit seinen beiden Wetterfronten: rechts an der Vorderseite des Zyklons die Warmfront, an der Rückseite des Zyklons die Kaltfront. Beachte, daß an der Warmfront die Temperaturen steigen, der Barometerstand aber fällt, während an der Kaltfront umgekehrt die Temperaturen sinken und der Barometerstand steigt. Oben: Aufsicht auf die Erdoberfläche; unten: Querschnitt durch den Wetterablauf (gering verändert nach [75]).

sches Gewicht, erhöhte Trockenheit und Durchsichtigkeit aus. Ihr steht die **Tropikluft** gegenüber mit ihrer Strömung von West nach Ost. Diese Luftmassen gleiten über die Erdoberfläche, wobei die tropische Luft die Kaltluftmassen vor sich herschiebt. Diese sog. vordere Front wird als **Warmfront** bezeichnet. Das dahinterliegende Gebiet ist die Tiefdruckzone, auch Depression und **Zyklon** genannt. Zwischen Zyklonen liegen Hochdruckzonen oder Antizyklone.

In der Abb. 3-17 ist ein solcher Zyklon, wie er in ein Kaltluftgebiet eindringt, in der Aufsicht auf den Erdball schematisch eingezeichnet. Rechts sieht man an der Vorderseite des Zyklons die Warmfront, an der

Rückseite des Zyklons die Kaltfront mit den nachdrückenden Kaltluftmassen. Diese Zyklone ziehen in der Regel von West nach Ost und bestimmen unser Wetter.

Die Temperatur-Luftdruck-Verhältnisse beim Zusammenstoß der Luftmassen an der Warmfront hat de Rudder [75] in die Kurzformel gebracht: „Das Thermometer steigt, das Barometer fällt" (warme Luft ist leichter). Umgekehrt lautet die Formel an der Rückseite eines Zyklons, „Das Thermometer fällt, das Barometer steigt".

Weitere wetterbestimmende Vorgänge können hier nur angedeutet werden. So kann es an Warmfronten zur Überschichtung der Polarluft kommen, dem sog. **Aufgleiten**, was mit Abkühlung und Regenfall verbunden ist. Umgekehrt führt die Unterschichtung mit Polarluft an der Rückfront eines Zyklons zu Wirbeln und Böen.

Bei stark nachdrängenden Polarluftmassen kann es zur sog. **Okklusion** kommen, d.h., die Tropikluft wird in ihrer Gesamtheit von Polarluft unterschichtet, quasi von der Erdoberfläche abgehoben, so daß an Vorder- und Rückfront die Polarmassen zusammenstoßen, was mit erheblichen Temperaturschwankungen verbunden ist.

Schließlich muß auf die **Föhnwetterlage** hingewiesen werden, bei der es sich um überwarme Fallwinde handelt, die meist an der Nordseite von Gebirgen entstehen. Mit dem schnellen „Abstürzen" von Luftmassen in Schichten steigenden Luftdrucks kommt es zu adiabatischer Erwärmung, d.h. Freisetzung von Energie bei Kompression eines Gases. Beim Föhn beobachtet man Temperaturanstiege von 1 °C bei Höhendifferenzen von 100 Metern.

### 3.8.4.2 Der Einfluß des Wetters auf den Menschen

Generell ist vorauszuschicken, daß jeder Organismus dem Einfluß des Wetters unterliegt, ganz gleich ob es für den Betreffenden spürbar ist oder nicht. Im allgemeinen können sich abgehärtete und trainierte Personen mit dem Wettereinfluß besser arrangieren. Ihre Reaktion auf das Wetter ist ökonomischer. Sicher gibt es auch Personen

mit besonderer Wetterfühligkeit oder Wetterempfindlichkeit, ohne daß man schon von Wetterkrankheit sprechen kann. Auch hierbei handelt es sich noch um ein normales Reagieren.

In Anlehnung an G. Scheid [76] und H. Jordan [45] kann man die **Wetterreaktionen** in folgendes Schema bringen:

1. Veränderungen normaler, vorwiegend vegetativ gesteuerter Funktionen, wie Schwankungen von Blutdruck, Herztätigkeit, Hautdurchblutung, Schweißbildung, Diurese und Schlafverhalten sowie Störungen der Magen-Darm-Tätigkeit.
2. Wetterbestimmter Schmerz an Narben, Amputationsstümpfen, insbesondere nach Erfrierungen, an hemiplegischen Gliedmaßen und rheumatischen Veränderungen.
3. Störungen zentralnervöser Funktionen, wie Antrieb, Konzentration, Merkfähigkeit, verbunden mit innerer Unruhe und depressiver Verstimmung.
4. Exazerbation bestehender Erkrankungen, wie Angina pectoris, Asthma bronchiale, Magen-Darm-Erkrankungen, Herzinfarkt, Erkältungen.

Obwohl also davon auszugehen ist, daß jeder Mensch auf Wetter reagiert, darf man dies im allgemeinen nicht überbewerten, denn sicher werden viele Reaktionen und kleinere „Unpäßlichkeiten" durch Werbung und Medien herbeigeredet. Im übrigen sollte der Arzt bei der Patientenberatung für ein angepaßtes Verhalten sorgen, zumindest was die Belastungen im Alltag anbelangt. Dies trifft besonders für vorgeschädigte Personen, Ältere und Kranke zu. Im hausärztlichen Bereich sind dem Patienten die Möglichkeiten des Aufwärmens oder Abkühlens durch häusliche Hydrotherapie, die Verlagerung der Tagesaktivität in die Morgen- oder Abendstunden sowie die Vermeidung von körperlicher Überanstrengung und Streß aufzuzeigen.

### 3.8.5 Die Landschaftsklimate

Abgesehen von den großen Klimazonen zwischen den Erdpolen unterscheidet man in Mitteleuropa **fünf Landschaftsklimate,** die sich aufgrund unterschiedlicher Ausprägung der o.g. Wirkfaktoren und durch geographische strukturelle Besonderheiten charakterisieren lassen. Daneben spielen für einen Kurort auch örtliche Besonderheiten, wie Hanglagen, Waldzonen, Gewässernähe, Windschutz, Anpflanzungen etc. eine große Rolle. Neben den landschaftlichen Besonderheiten ist es gerade das Klima, was Kuraufenthalt wie Urlaub zu einem nachhaltigen Erlebnis werden läßt. W. Hellpach hat in diesem Zusammenhang den Begriff der „Geopsyche" geprägt [31]. Man unterscheidet:

▷ Flachlandklima,
▷ Wald-, Hügel-Klima,
▷ Mittelgebirgsklima,
▷ Hochgebirgsklima,
▷ Küsten-, See-Klima.

Für eine exklusive Klimatherapie kommen außerdem das Mittelmeer- und Wüstenklima in Betracht, vor allem in den lichtarmen Jahreszeiten.

### Flachlandklima

Dieses muß als „neutrales" oder „Ausgangsklima" betrachtet werden, da es, abgesehen von den Großraumeinflüssen (kontinental bzw. maritim) und den damit verbundenen Wetterschwankungen, „keine eigenen" typischen Reizfaktoren aufweist. Im Sommer und Winter werden also mehr oder weniger extreme wetterbestimmte Spitzen bei Lufttemperatur, Feuchtigkeit und Wind sowie relativ lange Perioden wechselhaften Wetters im Frühjahr und Herbst zu finden sein. Diese Landschaft weist also kaum dauerhaft wirksame klimatische Reizfaktoren mit trainierenden Effekten auf.

### Wald- und Hügellandschaftsklima

Auch hier ist der Großraumeinfluß noch maßgebend, jedoch wird durch die geographische Struktur, Waldzonen und kleinere Seen eine gute Abwechslung der Luftfeuchtigkeit, des Windes und der Licht-Schatten-Wirkung erkennbar. Das Klima ist gut

geeignet für Patienten mit verzögerter Rekonvaleszenz und für ältere Menschen. Hier findet man Trainingssanatorien, die in der Nähe von Großstädten gelegen sind.

### Mittelgebirgsklima

Ab etwa 400 m über N.N. spricht man vom Mittelgebirgsraum. Gegenüber dem Flachland zeichnet es sich durch etwas geringere Lufttemperatur und weniger Temperaturschwankungen aus, wobei jedoch die Windtätigkeit erhöht ist. Man kann es als ein mildes und gut dosierbares Kaltreizklima mit wenig Schwülebelastung bezeichnen. Besonders letzteres ist im Sommer ein Vorzug. Die meist ausgedehnten Waldzonen verleihen diesem Klima aufgrund höherer Luftfeuchtigkeit eine angenehme Frische. Schließlich ist vor allem in südlichen Hanglagen ein bemerkenswerter aktinischer Einfluß zu nennen.

### Hochgebirgsklima

Der Hochgebirgsraum beginnt ab 1200 Meter über N.N. und wird etwa bis 3000 Meter im Ausnahmefall genutzt. Es zeichnet sich vor allem durch starke Abkühlungseffekte infolge der geringeren Lufttemperatur, die bei 1000 Meter schon um 6 °C niedriger als im Flachland liegt, mit z.T. hohen Temperaturdifferenzen im Tagesverlauf aus. Die Luftfeuchtigkeit ist erniedrigt (der Dampfdruck liegt um 25% niedriger als im Flachland). Besondere Exposition ergibt sich durch vermehrte Windwirkung und hohen UV-Einfluß. Ein besonderer Vorzug ist die Allergenarmut, die jedoch im Talbereich nicht mehr vorhanden ist. Schließlich ist auf den besonderen blutbildenden Reiz durch den verminderten Sauerstoffpartialdruck hinzuweisen (bei 3000 Meter nur noch 14,5%).

### Küsten- und Seeklima

Charakteristisch sind hier ausgeglichene Temperaturen und Luftfeuchtigkeit im Tages- und Jahresverlauf, das bedeutet, daß es im Sommer frisch und im Winter mild ist. Starke Reizwirkungen kommen der UV-

Strahlung und dem Wind zu. Tagsüber kommt der Wind von der See (frische Seebrise) und nachts vom Land (Landwind). Dadurch ist die Luft am Meer mit weniger Allergenen belastet. Sie weist in der Uferzone ein hohes Maß von Salzkernen (Brandungsaerosol) auf, was therapeutisch ganz wesentlich ist. Für viele Urlauber ist wichtig, daß der Regenfall vorwiegend in den Nachtstunden stattfindet.

### 3.8.6 Klima als Therapie

Von Klimakur sollte man nur sprechen, wenn der klimatische Einfluß im Vordergrund der therapeutischen Überlegungen steht und besondere klimatische Exposition, z. B. durch Liegehallen und Strandgestaltung für Luft- und Sonnenbäder sowie Terrainwege für zusätzliche Trainingsreize im Behandlungsplan vorgesehen sind. Klimakuren werden nur im Hoch- und Mittelgebirge sowie im Küstengebiet angeboten. Das Klima ist aufgrund seiner intensiven und langzeitigen Einwirkung ein nicht zu unterschätzendes therapeutisches Instrument, welches immer individuell zu dosieren ist. Für die Praxis einschließlich Urlauberberatung sollte man in Anlehnung an die Reizgesetze nach W. Hellpach von folgenden Erfahrungen ausgehen [31]:

▷ Die Reizbarkeit eines Organismus ist um so empfindlicher, je weniger normal er als Ganzes oder in einzelnen Bereichen funktioniert.
▷ Je schonungs-, erholungs-, ausspannungs- oder genesungsbedürftiger der Organismus ist, desto reizmilder muß der zugemutete Klimawechsel sein.
▷ Je stärker die Reizintensität, um so notwendiger ist die Reizpause und um so allmählicher die Reizgewöhnung.

Der Arzt am Heimatort sollte folgende Gesichtspunkte beachten:

▷ Was will ich mit dem gewählten Klima erreichen im Hinblick auf Krankheitsverlauf und Krankheitsdisposition? – Spezieller und allgemeiner therapeutischer Aspekt.
▷ In welcher Jahreszeit ist der Kurort für den betroffenen Patienten und seine Erkrankung am wirkungsvollsten? – Jahreszeitlicher Aspekt.
▷ Welche Ausgangslage, Vorschädigung und Alter müssen bei dem Patienten berücksichtigt werden? – Individueller Aspekt.
▷ Welche Empfehlung an den Kurarzt sind wichtig hinsichtlich Dosierung der Klimareize vor Ort?
▷ Wurde der Patient über die Wirkungen des Klimas aufgeklärt?

### 3.8.7 Indikationen – Dosierung

Die eigentlichen Klimakuren werden im mitteleuropäischen Raum besonders im Hochgebirge (Orotherapie) und im Meeresküstenbereich (Thalassotherapie) durchgeführt.

**Indikationen:** Abgesehen davon, daß Klimareize für die Behandlung sehr vieler Krankheiten und Krankheitsfolgen wichtig sind, insbesondere in Abhängigkeit vom Krankheitsverlauf und vom Allgemeinzustand, sollte man für die gezielte Klimatherapie vorrangig bei folgenden Krankheiten eine Indikation sehen:

▷ Bronchopulmonale Erkrankungen, insbesondere chronische Bronchitis, Asthma bronchiale, Emphysem, Staublungenerkrankungen, allergische Rhinitis. – Sowohl geeignet im Hochgebirgs- als auch im Seeklima.
▷ Hauterkrankungen: Psoriasis, atopisches Ekzem, Neurodermitis (Ausnahmen beachten), Acne vulgaris. – Vorwiegend geeignet für Thalassotherapie; neuerdings wird Klimakur auch am Toten Meer empfohlen.
▷ Herz-Kreislauf-Erkrankungen: Hypertonie I und II, Hypotonie, koronare Herzerkrankungen. – Für Seeklima und Mittelgebirgsklima geeignet.
▷ Erkrankungen im Kindesalter: Erhöhte Infektanfälligkeit gegenüber Erkältungskrankheiten, insbesondere bei Retardierung und „lymphatischer Diathese" (In-

fektanfälligkeit). – Vorwiegend geeignet für Seeklima.

▷ Krankheiten der Verdauungsorgane. – Nur im Mittelgebirgsklima lohnend.

▷ Vegetative Regulationsstörungen, Rekonvaleszenz. – Vorwiegend im Mittelgebirge und Seeklima.

Allgemeine ärztliche Erfahrungen besagen, daß ältere Patienten bevorzugt im Herbst zur Kur fahren sollten.

Diese knappe Aufzählung schließt nicht aus, daß auch bei anderen Erkrankungen, z.B. nach Herzinfarkt oder nach Schlaganfall, klimatische Reize einen wesentlichen Einfluß auf den Verlauf haben können. Eine eigentliche Indikation zur Klimatherapie ist jedoch für diese Krankheiten daraus nur selten ableitbar. Vielmehr ist hier eine klimatisch mitbestimmte Kur im Schonklima, z.B. im Mittelgebirgsraum, eher empfehlenswert.

**Dosierung:** Obwohl es seit weit über 100 Jahren Studien gibt, die günstige Kurergebnisse in exponierten Klimabereichen nachweisen, ist dennoch die Erfassung der sehr komplexen Klimawirkung auf den Organismus schwierig. Die Dosierung der Klimareize verlangt viel Erfahrung vom Kurarzt, dann jedoch bringt Klimatherapie etwas, was der modernen Therapie im Krankenhaus vorenthalten bleibt, nämlich die sog. unspezifische, dabei jedoch sehr komplexe Stabilisierung des Organismus. Klimatherapie ist also ganzheitliche Therapie und dies sollte man bei allen Erfolgen der modernen hochspezialisierten Therapie nicht unterschätzen.

Von B. Hartmann wird als Minimalzeit für eine Klimaexposition der Zeitraum von 12 Tagen angegeben [28]. Empfehlenswert sind jedoch Aufenthalte von 4 bis 6 Wochen. Erst dann kann man davon ausgehen, daß die Nachwirkungen des Klimas über das Jahr anhalten. Die Dosierung der einzelnen, das Kurklima bestimmenden Reize, wie Sonnenbäder, Liegezeiten, Umfang der Terrainwege, muß dem Kurarzt vorbehalten bleiben.

## Literatur

[1] Bernstein, N. A.: Bewegungsphysiologie. Barth, Leipzig 1987.

[2] Bokscha, W. G.: Physiologische Grundlagen der Klimatotherapie, Z. Physiother. 31 (1979) 99–109.

[3] Bruno, O., Ch. Böhmker: Zur Reizstrombehandlung bei peripheren Nervenläsionen. Krankengymnastik 45 (1993) 835–842.

[4] Bundesamt für Strahlenschutz. Infoblatt 2/90 vom 23. April 1990.

[5] Caillies, R.: Soft Tissue Pain and Disability. F. A. Davies, Philadelphia 1988.

[6] Callies, R.: Rheumatologische Physiotherapie. VEB Gustav Fischer, Jena 1986.

[7] Callies, R.: Ultraschalltherapie. In: Conradi, E. (Hrsg.): Schmerz und Physiotherapie, S. 136 bis 144. Gesundheit GmbH, Berlin 1990.

[8] Callies, R.: Kurortmedizin unter dem Aspekt der Physikalischen Medizin. Heilbad Kurort 45 (1993) 3–6.

[9] Conradi, E., I. H. Pages: Effects of continuous and pulsed microwave irradiation on distribution of heat in the gluteal region of minipigs. Scand. J. rehab. Med. 21 (1989) 59–62.

[10] Conradi, E.: Kinesitherapie. In: Cordes I. C. (Hrsg.): Physiotherapie. Volk und Gesundheit, Berlin 1988.

[11] Conradi, E.: Schmerz und Physiotherapie. Gesundheit GmbH, Berlin 1990.

[12] Conradi, E.: Physiotherapie bei Schmerz. In: Egle, U. T., S. O. Hoffmann (Hrsg.): Der Schmerzkranke, S. 337–356. Schattauer, Stuttgart – New York 1993.

[13] Conradi, M. L.: Konzeptionelle Überlegungen zur Behandlung von Patienten nach Schlaganfall. In: Conradi, E., R. Brenke (Hrsg.): Bewegungstherapie, Grundlagen, Ergebnisse Trends. Ullstein-Mosby, Berlin 1993.

[14] Cordes, J. C. (Hrsg.): Physiotherapie – Lehrbuch für Medizinstudenten, 4. Aufl. Volk und Gesundheit, Berlin 1988.

[15] Davies, P. M.: Hemiplegie, Rehabilitation und Prävention. Springer, Berlin – Heidelberg – New York – Tokio 1992.

[16] Edel, H.: Fibel der Elektrodiagnostik und Elektrotherapie. Volk und Gesundheit, Berlin 1983.

[17] Edel, H.: Elektrotherapie im Niederfrequenzbereich. In: Conradi, E. (Hrsg.): Schmerz und Physiotherapie, S. 116–135. Gesundheit GmbH, Berlin 1990.

[18] Engel, J.-M., G. Ströbel: Rheumatherapie, Bd. II. VCH Verlagsgesellschaft, Edition Medizin, Weinheim 1990.

[19] Földi, M., St. Kubik: Lehrbuch der Lymphologie für Mediziner und Therapeuten. Gustav Fischer, Stuttgart – Jena – New York 1993.

[20] Fricke, R.: Kryotherapie. In: Drexel, H., G. Hildebrandt, K. F. Schlegel, G. Uhlemann (Hrsg.): Physikalische Medizin, Bd. 1. Hippokrates, Stuttgart 1990.

[21] Gillert, O.: Elektrotherapie. Pflaum, München 1983.

[22] Gläser, O., W., A. Dalicho: Segmentmassage. Thieme, Leipzig 1972.

[23] Graf, M.: Elektrotherapie – Impulsstrombehandlung. Physiotherapie 82 (1991) 543–547.

[24] Gutenbrunner, Ch.: Trinkkuren. In: Drexel, H., G. Hildebrandt, K. F. Schlegel, G. Weimann (Hrsg.): Physikalische Medizin, Bd. 1. Hippokrates, Stuttgart 1990.

[25] Hansjürgens, A.: Interferenzstrombehandlung bei Metallimplantaten und Endoprothesen. Der deutsche Badebetrieb (70) vom 10. Oktober 1979.

[26] Hansjürgens, A., H.-U. May: Der endodynamische Interferenzstrom in der Schmerztherapie. Referat, gehalten auf dem Workshop „Dynamic Interference Current Therapy" am 12. und 13. 4. 1980, Universität Milwaukee, Wisconsin/USA.

[27] Harre, D.: Trainingslehre. Sportverlag, Berlin 1979.

[28] Hartmann, B.: Grundlagen und Praxis der Hochgebirgstherapie. In: Schmidt, K. L. (Hrsg.): Kompendium der Balneologie und Kurortmedizin, S. 255. Steinkopff, Darmstadt 1989.

[29] Head, H.: On disturbances of sensation with especial reference to the pain of visceral disease. Brain, London 16 (1893) 1–132.

[30] Heidenreich, E.-M., R. Hentschel, A. Lange: Erfahrungen mit der transkutanen elektrischen Nervenstimulation zur Behandlung akuter und chronischer Schmerzzustände. Z. Physiother. 40 (1988) 389–396.

[31] Hellpach, W. H.: Geopsyche, 5. Aufl. Engelmann, Leipzig 1939.

[32] Hensel, H., K. Brück, P. Rathis: Homeothermic Organismus. In: Precht, H., J. Christphersen, H. Hensel, W. Larcher (Hrsg.): Temperature and Life. Springer, Berlin – Heidelberg – New York 1973.

[33] Hentschel, G.: Das Bioklima des Menschen. Thesaurus-Reihe. Volk u. Gesundheit, Berlin 1978.

[34] Hentschel, R., G. Burck, D. Wiedemann: Beeinflussung von MCP-Herzschrittmachern durch Elektrotherapieverfahren, Z. Physiother. 41 (1989) 181–186.

[35] Hentschel, H.-D., B. Blum: Massagetherapie, klassische Massage, Reflexzonenmassage. In: Schimmel, Kl.-Ch. (Hrsg.): Lehrbuch der Naturheilverfahren. Hippokrates, Stuttgart 1990.

[36] Hildebrandt, G., P. Engelbertz: Bedeutung der Tagesrhythmik für die physikalische Therapie. Arch. phys. Ther. (Lpz) 5 (1953) 160.

[37] Hildebrandt, G.: Balneologie. In: Amelung, W., G. Hildebrandt (Hrsg.): Balneologische und medizinische Klimatologie, Bd. II. Springer, Berlin – Heidelberg – New York – Tokio 1985.

[38] Hildebrandt, G.: Chronobiologische Grundlagen der Kurortbehandlung. In: Schmidt, K. L. (Hrsg.): Kompendium der Kurortmedizin. Steinkopff, Darmstadt 1989.

[39] Hildebrandt, G.: Grundlagen und therapeutische Bedeutung adaptiver Reaktionen. In: Drexel, H., G. Hildebrandt, K. E. Schlegel, G. Weimann (Hrsg.): Physikalische Medizin, Bd. 1, S. 33–44. Hippokrates, Stuttgart 1990.

[40] Hollmann, W., T. Hettinger: Sportmedizin, Arbeits- und Trainingsgrundlagen. Schattauer, Stuttgart – New York 1980.

[41] Hoppe, H.: Elektrotherapie – Mittelfrequenztherapie. Physiotherapie 83 (1992) 3–6.

[42] Hoppe, H.: Elektrotherapie – Ultraschallbehandlung. Physiotherapie 83 (1992) 99–102.

[43] Hüller, H., E. Conradi: Pharmakotherapie und Physiotherapie – Gemeinsamkeiten und Unterschiede, Z. Physiother. 38 (1986) 145–149.

[44] Jordan, H.: Grundriß der Balneologie und Balneobioklimatologie. Thieme, Leipzig 1964.

[45] Jordan, H.: Kurorttherapie. Fischer, Jena 1975.

[46] Jordan, H.: Complementaristische Aspekte der Therapie. Z. Phys. Med. Baln. Med. Klim. 17 (1988) 261–265.

[47] Jung, K.: Bewegungstherapie. Prinzipien therapeutischen Sports. Hippokrates, Stuttgart 1992.

[48] Jungmann, H.: Klimatherapie in der ärztlichen Praxis. In: Ergebnisse physikal.-diät. Ther., Bd. 7, S. 205. Steinkopff, Dresden 1966.

[49] Jungmann, H.: Grundlagen der medizinischen Klimatologie. In: Drexel, H., G. Hildebrandt, K. F. Schlegel, G. Weimann (Hrsg.): Physikalische Medizin, Bd. 1, S. 222–229. Hippokrates, Stuttgart 1990.

[50] Kneipp, S.: Meine Wasser-Kur. Verlag der Jos. Kösel'schen Buchhandlung 1888. Faksimilierte Ausgabe, Englisch Verlag, Wiesbaden.

[51] Knoch, H.-G., K. Knauth: Praktische Hinweise zur Ultraschalltherapie. Werkinformation VEB TUR, Dresden 1983.

[52] Knott, M., D. E. Voss: Komplexbewegungen; Bewegungsbahnung nach Dr. Kabat. Fischer, Stuttgart 1970.

[53] Kohlrausch, W.: Reflexzonenmassage – Muskulatur und Bindegewebe. Hippokrates, Stuttgart 1959.

[54] Krauß, H., W. Raab: Erkrankungen durch Bewegungsmangel. Barth, München 1964.

[55] Krauß, H.: Leitfaden der physikalisch-diätetischen Therapie. Volk u. Gesundheit, Berlin 1975.

[56] Krauß, H.: Periostbehandlung – Kolonbehandlung. Thieme, Leipzig 1986.

[57] Krauß, H.: Physiotherapie zu Hause. Volk und Gesundheit, Berlin 1990.

[58] Lampert, H. (Hrsg.): Ergebnisse der physikalisch-diätetischen Therapie, Bd. 1. Steinkopff, Dresden und Leipzig 1939.

[59] Lange, A.: Thermische und nichtthermische Effekte beim Ultraschall – Biologische und thermische Konsequenz. Physiotherapie, 83 (1992) 114–116.

[60] Larbig, W.: Physiologische Grundlagen von Schmerz und die Gate-control-Theorie. In:

Egle, U. T., S. O. Hoffmann (Hrsg.): Der Schmerzkranke, S. 42–59. Schattauer, Stuttgart–New York 1993.

[61] Lehmann, J. F., A. I. Masock, C. G. Warren, , I. N. Koblanski: Effect of therapeutic temperatures on tendon extensibility. Arch. phys. Med. Rehabil. (Chicago) 51 (1970) 481.

[62] Lehmann, J. F., B. I. De Lateur: Therapeutic Heat. In: Lehmann, J. F. (Hrsg.): Therapeutic Heat and Cold. Williams & Wilkins, Baltimore–London 1982.

[63] MacKenzie, I.: Krankheitszeichen und ihre Auslegung. Kabitzsch, Leipzig 1921.

[64] Meinel, H., G. Schnabel: Bewegungslehre – Sportmotorik. Volk und Wissen, Berlin 1987.

[65] Mellerowicz, H., J. Weidener, E. Jokl: Rehabilitative Kardiologie. Karger, Basel 1974.

[66] Melzack, R., P. D. Wall: Pain mechanisms: A new theory. Science 150 (1965) 971–980.

[67] Oelze, F.: Hydrotherapie. In: Schimmel, K.-Ch. (Hrsg.): Lehrbuch der Naturheilverfahren, Bd. 1. Hippokrates, Stuttgart 1990.

[68] Pages, I.-H.: Elektrotherapie – Gleichstrombehandlung. Physiotherapie 82 (1991) 495–497.

[69] Pages, I.-H.: Elektrotherapie – Hochfrequenzbereich. Physiotherapie 83 (1992) 51–54.

[70] Pöhlmann, R.: Motorisches Lernen. Sportverlag 1986.

[71] Reindell, H., H. Klepzig, H. Steine, K. Musshoff, H. Roskamm, E. Schildge: Herz-Kreislauf-Krankheiten und Sport. Barth, München 1960.

[72] Rost, R.: Sport- und Bewegungstherapie bei inneren Krankheiten. Deutscher Ärzteverlag, Köln 1991.

[73] Rothschuh, K.: Theorie des Organismus, Urban & Schwarzenberg, München – Berlin 1959.

[74] Roux, W.: Gesammelte Abhandlungen über Entwicklungsmechanik der Organismen, Bd. 1 u. 2. Engelmann, Leipzig 1895.

[75] De Rudder, B.: Grundriss einer Meteorobiologie des Menschen. Springer, Berlin – Göttingen – Heidelberg 1952.

[76] Scheid, G.: Der Klima- und Wettereinfluß auf den Menschen. In: Drexel, H., G. Hildebrandt, K. F. Schlegel, G. Weimann (Hrsg.): Physikalische Medizin, Bd. 1, S. 230–239. Hippokrates, Stuttgart 1990.

[77] Schmidt, K. L., V. R. Ott, G. Röcher, H. Schaller: Heat, Cold and Inflamation. In: Z. Rheum. 38 (1979) 391.

[78] Schmidt, K. I., I. Dettmer, Z. C. Müller-Eckhardt: Körpertemperatur und Immunreaktionen: Die Wirkung einer Ganzkörper-Hyperthermie auf die Stimulierbarkeit der Lymphozyten durch Mitogene. Z. Phys. Med. Balneol. Med. Klimatol. 12 (1983) 109.

[79] Schmidt, K. L.: Allgemeine Balneologie. In: Schmidt, K. L. (Hrsg.): Kompendium der Kurortmedizin. Steinkopff, Darmstadt 1989.

[80] Schmidt, R. F., G.Thews: Physiologie des Menschen. Springer, Berlin–Heidelberg–New York–Tokio 1985.

[81] Schneider, M.: Einführung in die Physiologie des Menschen. Springer, Berlin–Göttingen–Heidelberg 1964.

[82] Senn, E.: Elektrotherapie: Gebräuchliche Verfahren der physikalischen Therapie – Grundlagen, Wirkungsweisen, Stellenwert. Thieme, Stuttgart–New York 1990.

[83] Sölveborn, S. A.: Das Buch vom Stretching. Mosaik, München 1983.

[84] Steglich, H.-D.: Der physiotherapeutische Befund. In: Conradi, E.: Schmerz und Physiotherapie. Gesundheit GmbH, Berlin 1990.

[85] Teirich-Leube, H.: Grundriß der Bindegewebsmassage. G. Fischer, Stuttgart 1986.

[86] Trnavsky, G.: Lokale Kryotherapie. In: Conradi, E. (Hrsg.): Schmerz und Physiotherapie, S. 100–115. Gesundheit GmbH, Berlin 1990.

[87] Vogler, P.: Physiotherapie. Klinisches Lehrbuch für Studenten, Ärzte, Krankengymnasten und Masseure. Verlag der Ungarischen Akademie der Wissenschaften, Budapest 1964.

[88] Vojta, V., A. Peter: Das Vojta-Prinzip. Springer, Berlin–Heidelberg–New York 1992.

[89] Wyss, O. A. M.: Mittelfrequenz-Impulsreizung als Prinzip der Interferenzreizung mit mittelfrequenten Sinusströmen, Asklepios 6 (1965) 291–295.

[90] Zimmermann, M.: Somato-viscerale Sensibilität: Die Verarbeitung im Zentralnervensystem. In: Schmidt, R. F., G. Thews: Physiologie des Menschen. Springer, Berlin–Heidelberg–New York–Tokio 1985.

# 4 Manuelle Medizin

*J. Grifka*

## 4.1 Einführung

Die Manuelle Medizin ist schon längst nicht mehr als obskure Machenschaft eines okkulten Kreises von Knochenbrechern einzuordnen, sondern sie ist auch in der westlichen Medizin anerkannt und wissenschaftlich-akademisch vertreten. Bereits vor mehr als 20 Jahren vergaben einzelne Universitäten Lehraufträge für Manuelle Medizin. Mittlerweile ist sie integraler Bestandteil bei der Diagnostik und Behandlung von Erkrankungen des Stütz- und Bewegungsapparates. So ist die Manuelle Medizin im wesentlichen in der Orthopädie verankert, hat aber für alle Fachgebiete Bedeutung, die differentialdiagnostisch Störungen des Stütz- und Bewegungsapparates berücksichtigen müssen.

Die wissenschaftliche Aufarbeitung, beispielsweise der Schmerzanalyse bezüglich neurologischer Grundlagen der Schmerzentstehung, -verarbeitung und -projektion, hat viele – anfänglich rein empirische – Ansätze untermauert und wissenschaftlich begründet. Gleichwohl sind noch weite Felder zur Erforschung der Funktionsstörungen des Stütz- und Bewegungsapparates offen.

Grundsätzlich sind die allgemeinen, praxisbewährten Techniken in Diagnostik und Therapie nicht lediglich in Buchform zu vermitteln, sondern sind in ihren Besonderheiten, wie Palpation und Behandlungstechniken, nur „von Hand zu Hand" weiterzugeben. Durch Erfahrung haben sich viele Variationen einzelner Techniken ausgebildet und ebenso wie der individuelle Behandlungsfall unterschiedliche Ansatzmöglichkeiten bietet, so divergieren empirisch modifizierte Therapieansätze. Dieses Kapitel soll den konzeptionellen Hintergrund der Manuellen Medizin vermitteln, Techniken der detaillierten Diagnostik demonstrieren und therapeutische Grundsätze herausstellen. Bewußt beschränkt es sich auf anerkannte Standards. Es sei betont, daß die Manuelle Medizin auf keinen Fall autodidaktisch betrieben werden sollte, sondern daß es der persönlichen Anleitung durch einen Erfahrenen bedarf. An vielen orthopädischen Kliniken sind die Voraussetzungen dazu gegeben. Außerdem stehen in Deutschland die von der Deutschen Gesellschaft für Manuelle Medizin (D.G.M.M.) autorisierten Kurse jedem interessierten Arzt offen. Analoge Gesellschaften gibt es in allen europäischen Nachbarländern.

## 4.2 Geschichtliche Entwicklung

Schon in antiken Berichten über medizinische Behandlungsverfahren finden sich Ausführungen zu manuellen Maßnahmen bei Erkrankungen im Gelenksbereich. Als Basis für unsere heutigen Techniken der Manuellen Medizin kann die Entwicklung in den USA mit der Gründung von speziellen Schulen angesehen werden, die Handgrifftechniken entwickelten und weitergaben. Etwa zeitgleich wurden in den USA die Schulen der **Osteopathen** (1892) und der **Chiropraktoren** (1895) gegründet. In beiden wurden Handgrifftechniken und deren Grundlagen vermittelt.

Dr. A. T. Still initiierte die Osteopathenschule, die sich von Anfang an auf die

Anatomie und daraus abgeleitete Handgrifftechniken stützte. Hinsichtlich ihrer theoretischen Basis war sie der medizinischen Ausbildung angelehnt.

D. D. Palmer, ein Gemischtwarenhändler, hatte von einem Arzt, Dr. Atkinson, die Anregung zur Behandlung mit Handgrifftechniken bekommen. Palmer versuchte eine Systematisierung dieser von ihm mit dem Begriff „Chiropraktik" bezeichneten Behandlungsmethode und propagierte seine Behandlung in laienhafter, volkstümlicher Form.

So entwickelten sich zwei untereinander differente Richtungen, die im wesentlichen empirisch begründet waren. Ihre Vorgehensweisen und Begriffsdefinitionen waren für die Schulmedizin nicht nachzuvollziehen. Beide standen im Gegensatz zur Schulmedizin [1]. In Deutschland war die Tätigkeit von Osteopathen und Chiropraktikern durch das Heilpraktiker-Gesetz möglich [21]. Damit waren diese Behandlungstechniken deutlich außerhalb der Schulmedizin angesiedelt. Bis in die 70er Jahre unseres Jahrhunderts wurden alle Praktiken der Manuellen Medizin als paramedizinische Anwendungen abqualifiziert.

Heute ist die Manuelle Medizin eine **ärztlich geleitete Methode der Diagnostik und Therapie.** 1953 gründeten Ärzte die „Forschungs- und Arbeitsgemeinschaft für Chiropraktik" (FAC), heute „Forschungsgemeinschaft für Arthrologie und Chirotherapie" genannt. 1954 wurde die „Gesellschaft für Manuelle Wirbelsäulen- und Extremitätenbehandlung" (MWE) in Neutrauchburg gegründet. Beide schlossen sich zur „Deutschen Gesellschaft für Manuelle Medizin" (D.G.M.M.) zusammen. Nachdem der 79. Deutsche Ärztetag **1976** die **Zusatzbezeichnung „Chirotherapie"** in die Weiterbildungsordnung aufnahm, zeigte sich großes Interesse an dieser Behandlungsmethode. Seit der Wiedervereinigung gibt es nun in Deutschland eine dritte Schule, den „Berliner Ärzteverein für Manuelle Medizin", der aus der früheren Sektion „Manuelle Medizin" der „Gesellschaft für Physiotherapie der DDR" hervorgegangen ist [17].

## 4.3 Grundprinzipien und Definitionen

### 4.3.1 Ziele der Manuellen Medizin

Die Manuelle Medizin befaßt sich mit allen **reversiblen Funktionsstörungen am Stütz- und Bewegungsapparat.** Sie kann in **diagnostische** und **therapeutische Verfahren** unterteilt werden. Um die funktionellen Störungen und deren pathophysiologische Veränderungen am Stütz- und Bewegungsapparat zu diagnostizieren, sind die Kenntnisse der anatomischen und physiologischen Verhältnisse von grundlegender Bedeutung.

> Die Manuelle Medizin ist auf **funktionelle Veränderungen** und Auswirkungen beschränkt und dient nicht der Behandlung morphologischer Veränderungen und Störungen.

Ist ein Funktionsdefizit also durch strukturelle Veränderungen am Stütz- und Bewegungsapparat (z. B. Skoliose) bedingt, so können sich manuelle Maßnahmen lediglich auf deren funktionelle Auswirkungen, also beispielsweise begleitende Gelenkblockierungen beschränken. Sie helfen jedoch nicht für die Behandlung der eigentlichen strukturellen Ursache. Primär somatisch destruktive Krankheitsprozesse mit irreversiblen Veränderungen, wie bei rheumatischer Arthritis, Tumoren oder Traumen, stehen verständlicherweise ebenfalls außerhalb des Behandlungsspektrums der Manuellen Medizin.

In diesem Zusammenhang muß bereits darauf hingewiesen werden, daß alle morphologischen Veränderungen, die mit einer Schwächung der Knochen- oder Bandstrukturen einhergehen, eine Kontraindikation für die Manuelle Therapie darstellen, da bei mangelnder Stabilität eine Verletzungsgefahr durch manuelle Maßnahmen besteht.

> Ziel der Manuellen Medizin ist es also, durch nicht-apparategebundene Untersuchungstechnik Funktionsstörungen am Stütz- und Bewegungsapparat zu diagno-

stizieren und durch manuelle Behandlung wieder die Normalfunktion herzustellen [6].

Dabei sind alle segmental zugehörigen Strukturen, wie Muskulatur, Bindegewebe, vaskuläres System etc., zu berücksichtigen und auch reflektorische Wechselwirkungen zu bedenken. So können beispielsweise Funktionsstörungen an der Wirbelsäule oder peripheren Gelenken reflektorisch zu segmentalen Muskel- oder Hautveränderungen führen. Ebenso kann durch eine subtile Diagnostik von Störungen segmental zugeordneter Strukturen ein Rückschluß auf zugrundeliegende arthrogene Veränderungen möglich sein.

### 4.3.2 Funktionen und Funktionsstörungen des Stütz- und Bewegungsapparates

Zu den Grundfunktionen eines Gelenks gehören sowohl die **Bewegung,** als auch die **Stabilität.** Besonders deutlich zeigt sich dies an den unteren Extremitäten und der Wirbelsäule. Sowohl die Bewegung an sich als auch der sichere Stand beanspruchen die Beingelenke in beiden Funktionen. Die Wirbelsäule hat in ihrer statischen Funktion die Aufgabe, das Gewicht des Oberkörpers zu tragen (Stabilität). Zugleich bestimmt sie unseren Aktionskreis des Wahrnehmens und Handelns, wie dies durch ausfahrende Bewegungen im Ledenwirbelsäulen- und Halswirbelsäulenbereich möglich ist (Bewegung).

Nicht ganz so offensichtlich, aber ebenso nachvollziehbar, ist die doppelte Funktion der Gelenke im Armbereich. Durch ausfahrende Bewegungen können unsere Hände in unterschiedlichen Positionen in verschiedene Richtungen im Raum orientiert werden. Um Gegenstände zu greifen oder um sich selbst festzuhalten, wird die Gelenkkette durch muskuläre Anspannung stabilisiert.

Das Zusammenspiel der Muskeln, um Haltefunktionen auszuführen oder Bewegungen zu vollziehen, erfolgt über Muskelketten. Sowohl durch Übung als auch durch

reflektorische Steuerung haben wir **motorische Stereotype,** sog. **Motorpatterns** entwickelt. Dadurch laufen auch eingeübte Bewegungsmuster subkortikal ab.

Mit dem Terminus „**Arthron**" bezeichnet man die Funktionseinheit aus den passiv beweglichen Gelenkpartnern und verspannenden Bändern, der aktiv bewegenden Muskulatur und der steuernden nervalen Versorgung. In Analogie wird an der Wirbelsäule auch von „**Vertebron**" gesprochen.

Bei Überlastungen und statischen Fehlbelastungen kann es zur **Überbeanspruchung** von Gelenkeinheiten kommen. Betroffen sind die für die Gelenkfunktion wichtigen Strukturen der knöchernen, ligamentären und muskulären Anteile. Abhängig vom Ausmaß der Störung und der Kompensationsfähigkeit durch andere Muskel- und Gelenkanteile können lokal begrenzte Funktionseinschränkungen kompensiert werden. Dies führt dann zur relativen Überlastung anderer Muskeln und Gelenke, die vermehrt beansprucht werden. So kann es bei einer Minderbeweglichkeit in einem Gelenk zur kompensatorischen Überbeweglichkeit in den angrenzenden Gelenken kommen. Die Kompensationsmechanismen sind allerdings begrenzt, und das kann, abhängig von den individuellen Motorpatterns, unterschiedlich schnell zur Dekompensation und damit zur offensichtlichen Funktionsstörung auch mehrerer Gelenke und ganzer Muskelketten führen.

Von besonderer Bedeutung für das **individuelle Empfinden** einer Funktionsstörung sind natürlich neurale Strukturen, die über propriozeptive und nozizeptive Rezeptoren zur subjektiven Schmerzempfindung führen. Die Schmerzschwelle kann individuell unterschiedlich hoch sein. Hierzu konnte nachgewiesen werden, daß auffällige psychische Veränderungen zu einer frühen Schmerzverstärkung führen, ebenso wie das Schmerzempfinden durch emotionale Einflüsse verändert sein kann [25, 26]. So ist beispielsweise bei depressiven Verstimmungen die Schmerzschwelle erniedrigt und Beschwerden, die sonst toleriert würden, werden als Schmerz empfunden. In vergleichbarer Weise kann die emotionale

Grundhaltung das Schmerzerleben beeinflussen. Freude läßt manchen Schmerz „vergessen", Kummer verstärkt ihn.

Der Bewegung im schmerzhaften Bereich wird durch die **muskuläre Verspannung** entgegengewirkt. Sie entsteht reflektorisch und wirkt als Schutzmechanismus. Generell kann der Schmerz als Warnsymptom verstanden werden, damit keine Beanspruchung in die eingeschränkte Bewegungsrichtung erfolgt. Dies schützt vor einer weiteren Traumatisierung.

### 4.3.3 Blockierung

Der Schlüsselbegriff der Manuellen Medizin ist die Blockierung. Man versteht darunter eine **Bewegungshemmung,** die **ohne ersichtliche morphologische Veränderung** des Gelenks auftritt. Es gibt hierfür eine Reihe von Erklärungsversuchen [16].

▷ Von Chiropraktoren wird die Blockierung als **Subluxation** gedeutet. Dies wird so verstanden, daß das Gelenk in einer noch physiologischen Extremstellung arretiert. Erst durch die Reposition kann es wieder in die Neutralstellung zurückkehren. Dies widerspricht der klinischen Erfahrung, denn in aller Regel kann auch bei einer Bewegungshemmung im Sinne der Blockierung die Neutralstellung eingenommen werden, und es ist eine, wenngleich eingeschränkte, Bewegung möglich.

▷ Eine andere Vorstellung bezieht sich darauf, daß sich Meniskoide und Fettpölsterchen im Gelenk einklemmen und dann zur Bewegungsbehinderung führen. Kos (zit. in [16]) gab an, daß die Meniskoide an ihrer Basis aus lockerem Bindegewebe und einer vaskulären Schicht bestehen, während das keilförmige dünne Ende aus Faserknorpel ist. Wolf postulierte eine **Chondrosynovialmembran** an der Knorpeloberfläche, die an die Lamina splendens erinnert, die umschlagen und sich einklemmen kann [27]. Auch diese Theorie hat als Erklärungsversuch auf morphologischer Basis nur die Gegner der Manuellen Medizin bestärkt, und in der Tat

kann auch eine solche Erklärung nicht richtig sein.

▷ Mit einer weiteren Theorie wird versucht, die Blockierung als **reflektorisches Geschehen** zu deuten. Ebenso wie durch die Bewegung reflektorische Veränderungen auf der Ebene des Segments auftreten, ist es nach dieser Vorstellung möglich, daß äußere Reize mit Veränderungen im Dermatom zu Funktionsstörungen und muskulären Irritationen führen. Das Gelenk wäre also Erfolgsorgan der äußeren Veränderung. Lewit (1987) konnte eindrucksvoll zeigen, daß die Blockierung im Gelenk selbst auch bei Ausschaltung der muskulären und reflektorischen kutanen Effekte persistiert [16]. Dazu wurden präoperativ Untersuchungen durchgeführt und **in Narkose,** also unter völliger Ausschaltung der Muskulatur, auf die Blockierung hin kontrolliert. In allen Fällen bestand die Blockierung unter Narkose unverändert weiter; also selbst bei einer Verursachung der Blockierung durch muskuläre oder reflektorische Geschehnisse besteht die Blockierung bei Ausschaltung dieser Ursache fort. Lewit beschreibt, daß die Blockierung wegen der völligen Entspannung sogar deutlicher zu erkennen war.

▷ Heute wird ein Mechanismus favorisiert, der das **Gelenkspiel** (joint play) in den Vordergrund stellt [20]. Die anatomische Form der Gelenkpartner und die ligamentären Strukturen bestimmen den passiven Bewegungsumfang, der größer ist als der von den Muskeln bestimmte aktive. Zudem werden die Gelenke in der Regel muskulär nicht in alle möglichen Bewegungsrichtungen beansprucht. So werden beispielsweise die interphalangealen Gelenke physiologisch als Scharniergelenke beansprucht. Unter passiver Gelenkführung ist es aber ebenso möglich, in Streckstellung wie in Beugestellung Gleitbewegungen (Translationen) der Gelenkpartner in radioulnarer oder dorsopalmarer Bewegungsebene oder auch Rotationen oder Distraktionen der Gelenkpartner durchzuführen. Diese minimalen Gleitbewegungen – das Gelenk hat also „Spiel" – sind Voraussetzungen für die normale Gelenkfunktion (Abb. 4-1). Bei einer Blockierung ist das Gelenk in seinem Spiel eingeschränkt und hat entsprechend auch in der Normalfunktion eine Bewegungshemmung. Um diese Bewegungshemmung zu lösen, kann das Gelenk durch geringe Distraktion oder durch passive Führung in die verschiedenen Richtungen wieder freiwerden. Dieses Geschehen läßt sich dem Verklemmen einer Schublade vergleichen. Eine Schublade, die in Benutzungsrichtung herein-, und herausgeschoben werden kann, kann sich verklemmen, so daß die übliche Bewegung nicht mehr möglich ist. Durch eine kleine seitliche, passive Krafteinwirkung kann die Verklemmung gelöst werden. Die Schublade hat in ihrer Führung wieder Luft, also Spiel, damit sie mühelos ohne Reibung und Widerstand auf- und zugeschoben werden kann. In diesem Sinne geht man heute davon aus, daß die Einschränkung des Gelenkspiels Grundlage einer Blockierung ist.

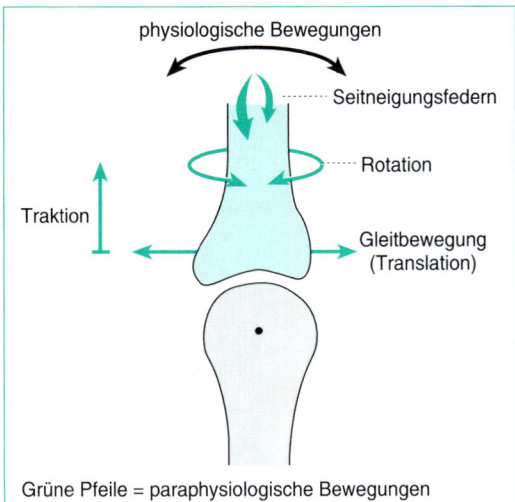

Grüne Pfeile = paraphysiologische Bewegungen

**Abb. 4-1** Auch bei physiologischer Beweglichkeit (schwarzer Pfeil) in nur einer Ebene (Beispiel: Scharniergelenk) sind aus jeder Stellung heraus paraphysiologische Bewegungen (grüne Pfeile) möglich. In diesem Beispiel: Traktion, Rotation, Gleitbewegung, Seitneigungsfedern.

### Ursachen der Blockierung

Die Einwirkungen, die zu einer Blockierung führen, können ganz unterschiedlich sein:

▷ Zum einen sind dies **Überlastungen** und **Fehlbelastungen,** wie sie durch vermehrte Gewichtsbelastung oder statische Fehlhaltungen hervorgerufen werden. Die Übergänge sind fließend und die Belastbarkeit ist, abhängig von der Gelenksituation und den individuellen Kompensationsmöglichkeiten sowie äußeren Umständen, unterschiedlich. Eine Bewegungshemmung tritt beispielsweise schon bei länger andauernder konstanter Sitzhaltung am Schreibtisch oder im Auto auf. Es besteht das Bedürfnis, sich zu recken und zu strecken, um die einseitig beanspruchte Muskulatur zu entlasten und zu dehnen und die Gelenke durchzubewegen.

▷ Ein anderer Auslöser können **Traumen** sein. Auch hier kann es sich um zunächst unbemerkt ablaufende Mikrotraumen handeln, beispielsweise durch ungünstige Gewichtsbelastung. Dies induziert eine Anspannung der Muskulatur, die die Beweglichkeit einschränkt und zu deutlicher lokaler Beschwerdesymptomatik führen kann.

▷ Schließlich können **reflektorische Vorgänge** zu Blockierungen führen. So können innere Organe segmentbezogen Beschwerden mit muskulärer Verspannung und Blockierung erzeugen. Die segmentale Störung ist dann also nicht primär durch eine Blockierung, sondern als Folge und Auswirkung der Störung eines inneren Organs vorhanden.

### Auswirkungen der Blockierung

Die Blockierung kann nun wiederum konsekutive Veränderungen hervorrufen. So können der **Muskeltonus reflektorisch erhöht** sein oder **viszerale Störungen** induziert werden. Im Bemühen, die lokale Blockierung zu kompensieren, werden andere Abschnitte der Gliederkette **vermehrt belastet,** und beim Überlasten können entsprechend **weitere Blockierungen** auftreten. Die primäre Blockierung, wie auch die Kompensationsversuche und weitere Blockierungen können ihrerseits zu **reaktiven** und **regressiven Veränderungen** führen, bis hin zu Degenerationen. Beim Versagen aller Kompensationsmechanismen kommt es schließlich zur **klinischen Dekompensation** (Abb. 4-2).

Je ausgeprägter eine Funktionsveränderung ist, desto geringer sind die Kompensationsmöglichkeiten.

In dieser gesamten Kaskade der Funktionsstörungen sind **reflektorische Vorgänge** prägend. Dies führt nicht nur bis zu hyperalgetischen Zonen und Muskelspasmen, sondern auch zu trophischen Einflüssen des Nervensystems, beispielsweise auf die Durchblutungssituation, und damit auf die Ernährung. Dem **Schmerz** kommt hierbei durchaus eine **Schutzfunktion** zu. Indem die Nozizeptoren die lokale Reizung registrieren und zu den reflektorischen Veränderungen mit Muskelverspannung führen, wird das betroffene Gelenk bzw. Wirbelsäulen-

segment geschont. Damit wird einer weiteren Überlastung und möglichen strukturellen Störung entgegengewirkt, da das Schmerzsignal zur Vorsicht mahnt.

An der Wirbelsäule sind Störungen aufgrund der neuralen Versorgung monosegmental festzustellen. Bei Erkrankungen innerer Organe gibt es typische **vertebroviszerale Wechselbeziehungen,** die sekundär zu Blockierungen im Wirbelsäulenbereich führen. Die Blockierung tritt dann also als Begleitphänomen einer Störung an inneren Organen auf. Sie wird entsprechend so lange rezidivieren, bis die eigentliche Ursache behoben ist. Eine reflektorische Wirkung in umgekehrter Richtung von der Wirbelsäule auf das betroffene Organ ist sehr fraglich. So können beispielsweise Stenokardien oder Dysmenorrhöen weder vertebragen induziert, noch über die Wirbelsäule behandelt werden; selber können sie aber durchaus eine Blockierung im Wirbelsäulenbereich induzieren. Eine eigentliche

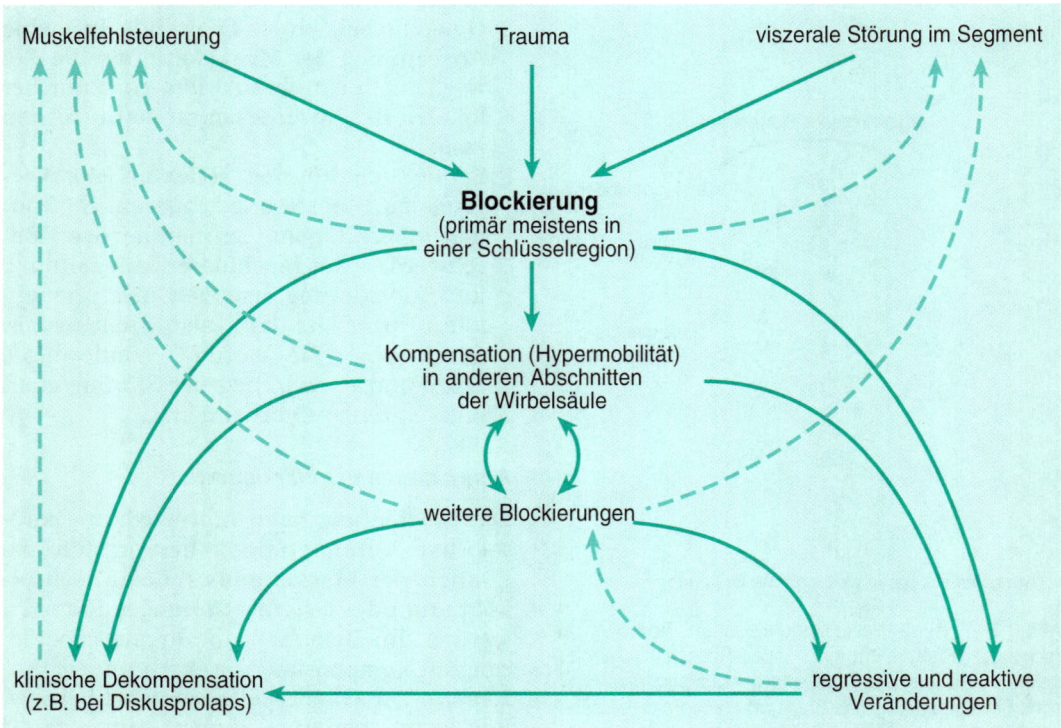

**Abb. 4-2** Schematische Aufgliederung der Ursachen und Folgen von Blockierungen an der Wirbelsäule (nach [16]).

Wechselbeziehung mit Wirkung von beiden Seiten ist daher nicht gegeben. Vielmehr sind die vertebragenen Strukturen Erfolgsorgan und der therapeutische Ansatz in diesem Bereich bezieht sich dann lediglich auf die Begleitphänomene.

### 4.3.4 Schmerzwahrnehmung und -verarbeitung

Da Schmerzwahrnehmung und -verarbeitung eine zentrale Bedeutung für das Erkennen von Funktionsstörungen haben, sei kurz auf einige elementare Grundzüge des neuralen Geschehens eingegangen.

Synovialis, Gelenkkapsel, ligamentäre Strukturen und Muskeln enthalten zahlreiche freie Nervenendigungen mit Rezeptorfunktion. Grundsätzlich können Propriozeptoren (Haltungs- und Stellungsvermittlung), Nozizeptoren (Schmerzrezeptoren, die auf mechanische Beanspruchung oder Schmerzmediatoren reagieren) und andere Rezeptoren (Mechano-, Thermorezeptoren) unterschieden werden. Die Schmerzvermittlung von den freien Nervenendigungen mit Rezeptorfunktion erfolgt über dünne, myelinisierte **A$\delta$-Fasern** (heller, scharfer oder schneidender Schmerz) und über dünne, marklose, langsam leitende **C-Fasern** (dumpfer, tiefer, schlecht lokalisierbarer Schmerz). Die erste Verschaltung der eingehenden Information erfolgt in den **Hinterhornzellen des Rückenmarks** (Abb. 4-3). Die Schadensmeldung der Nozizeptoren, also die Frequenz ihrer Aktionspotentiale, muß den Schwellenwert für Schmerz überschreiten. Erst die räumliche und zeitliche Summation führt dann zur Schmerzwahrnehmung und Weiterleitung **(Konvergenzprinzip).** Außerdem gibt es **Möglichkeiten der Hemmung** der eingehenden Aktionspotentiale der Nozizeptoren, sowohl von zentral, als auch auf der Ebene des Rückenmarks, wie dies beispielsweise mit der **Gate-Control-Theorie** von Melzack und Wall beschrieben wird [19]. Diese Hemmung der Schmerzleitung auf Rückenmarksebene hat Melzack [18] folgendermaßen differenziert: Die dünnen Fasern (A$\delta$ und C) aktivieren durch ihren hemmenden

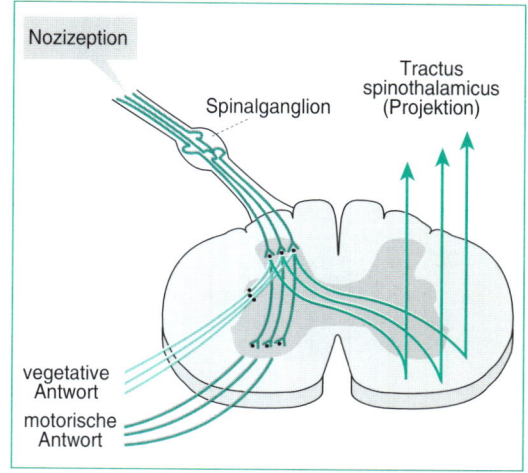

**Abb. 4-3** Schematische Aufgliederung der Schmerzperzeption, Weiterleitung und Umschaltung über das Rückenmark. Der nozizeptive Reiz wird zum Hinterhornkomplex geleitet und bei Überschwelligkeit in dreifacher Schmerzreaktion weitergeleitet: als motorische Antwort der Vorderhornzelle, als vegetative Antwort über das Seitenhorn und als Projektion über den Tractus spinothalamicus.

Effekt auf die Substantia gelatinosa Transmissionszellen des Hinterhorns und bewirken damit die Schmerzweiterleitung von den Hinterhornzellen zum ZNS (Abb. 4-4). Durch die Stimulation der Substantia gelatinosa über dicke Fasern wird die Überleitung von Impulsen auf die Transmissionszellen gehemmt. Über diese Form der Impulsverarbeitung sorgt das Gate-Control-System also bei Nachlassen der Schmerzleitung dünner Fasern zugleich für die Unterdrückung der Restaktivität noch verbleibender Schmerzmeldungen.

Ist die Schmerzschwelle überschritten, so wird die Schmerzinformation aus der Hinterhornzelle auf das zweite Neuron weitergeschaltet, läuft zum einen über den **Tractus spinothalamicus** der Gegenseite nach zentral und wird zum anderen über die **motorische Vorderhornzelle** umgeschaltet, wodurch die motorische Antwort ausgelöst wird. Außerdem kann über den **Seitenhornstrang des Sympathikus** eine vegetative Antwort induziert werden. Über die Schmerzverarbeitung im Gehirn erfolgt die affektive oder emotionale Reaktion.

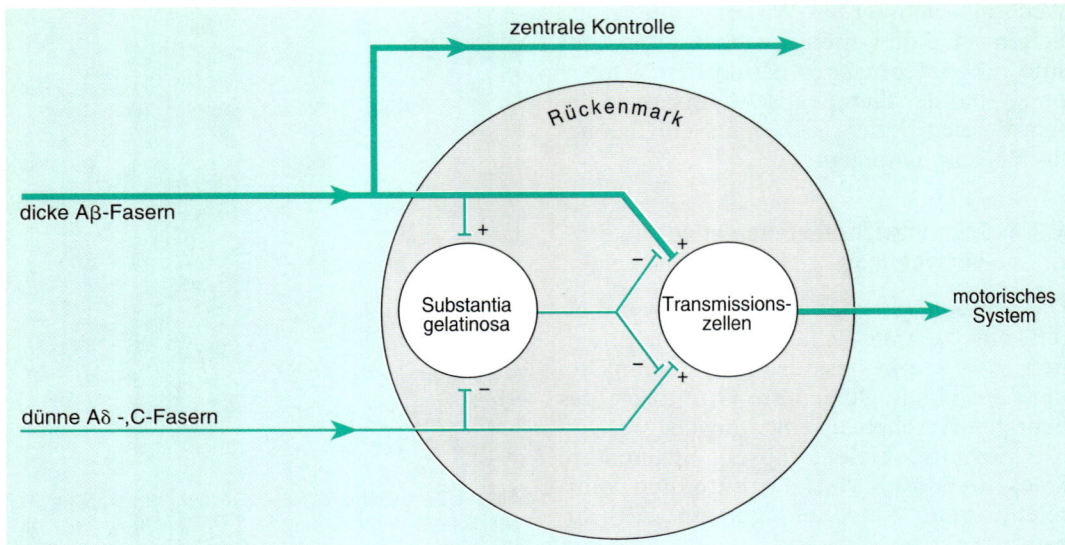

zentrale Kontrolle

Rückenmark

dicke Aβ-Fasern

Substantia gelatinosa

Transmissions-zellen

motorisches System

dünne Aδ -,C-Fasern

**Abb. 4-4**  Gate-Control-Theorie nach Melzack. Dünne Aδ- und C-Fasern hemmen die Aktivität der Substantia gelatinosa. Dadurch werden die Transmissionszellen im Hinterhorn des Rückenmarks aktiviert und es erfolgt eine Schmerzweiterleitung von den Hinterhornzellen zum ZNS. Dicke Fasern aktivieren dagegen die Substantia gelatinosa, wodurch die Überleitung von Impulsen auf die Transmissionszellen gehemmt wird; es erfolgt keine Schmerzweiterleitung zum ZNS.

## 4.3.5 Schmerzsymptomatik

Schmerzerleben und -verarbeitung führen zu körperlichen und seelischen Reaktionen, die das Gesamtbild unterschiedlich gestalten. Für das klinische Erscheinungsbild der Schmerzsymptomatik können schon die direkte Umschaltung auf das motorische Vorderhorn und die daraus resultierende Reaktion sowie die über sympathische Kerngebiete laufende vegetative Antwort prägend sein.

Die **Tonuserhöhung der Muskulatur** kann bis zum Hypertonus und Hartspann mit nachfolgender Hypoxämie führen. Die vom Sympathikus ausgehenden Efferenzen können beispielsweise über das Gefäßsystem oder die Haut zur Reizantwort (Reaktion) führen. Die Reizantwort erfolgt zwar segmental betont, nicht aber vollständig spezifisch segmentbezogen. Grund hierfür sind Variationsmöglichkeiten, beispielsweise der Versorgungen von Muskelgruppen aus mehreren Segmenten.

Die **viszerosomatischen bzw. somatoviszeralen Reflexe** verlaufen über das vegetative Nervensystem, das über die **Rami communicantes** mit dem spinalen Nervensystem verbunden ist. Damit erklären sich Zusammenhänge der Funktionsstörungen zwischen Wirbelsäule und inneren Organen (vertebroviszerale Wechselbeziehung, s.o.).

Vom **Ramus dorsalis** der Spinalnerven werden die Facetten (= kleinen Wirbelgelenke), die autochthone Rückenmuskulatur sowie die Rückenhaut etwa handbreit paravertebral versorgt (Abb. 4-5). Bei Blockierungen zeigen sich entsprechend **lokale Muskelverspannungen**, die auch als **segmentale Irritationspunkte** mit Gewebsverhärtung und -verquellung lokal druckschmerzhaft palpabel sind. In diesem Zusammenhang sei bereits auf die wichtige diagnostische Rolle der Palpation hingewiesen (siehe Kap. 4.4.4). Durch schmerzverstärkende oder -vermindernde Bewegungen im Bereich des Wirbelsegments können diese segmentalen Irritationspunkte verstärkt oder vermindert werden. Ebenso kann mit Hilfe der Kibler-Hautfalte (siehe S. 22 u.116) oder durch die Dermatomreizung (siehe auch Dermographismus, S. 115) auf eine Funk-

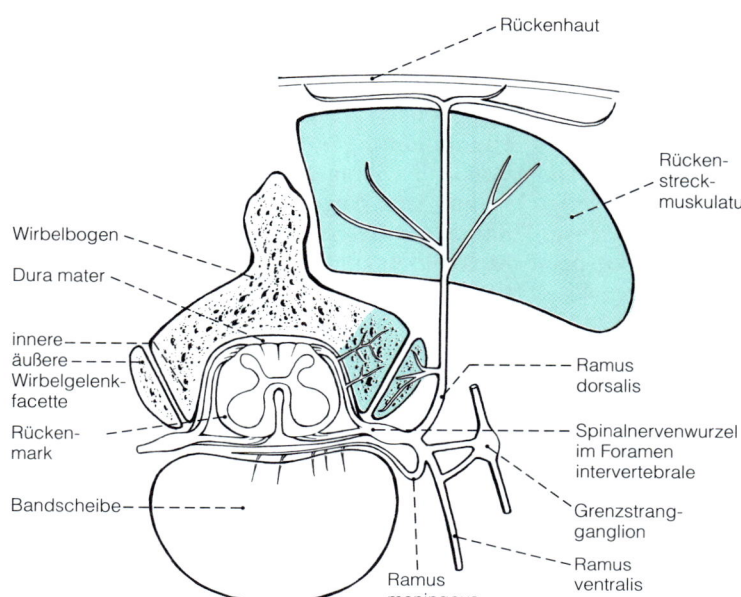

Rückenhaut

Rücken-
streck-
muskulatur

Wirbelbogen

Dura mater

innere
äußere
Wirbelgelenk-
facette

Rücken-
mark

Bandscheibe

Ramus
dorsalis

Spinalnervenwurzel
im Foramen
intervertebrale

Grenzstrang-
ganglion

Ramus
ventralis

Ramus
meningeus

**Abb. 4-5** Segmentale Innervation der Wirbelsäule. Versorgung
der Facetten, der autochthonen
Rückenmuskulatur und der
Rückenhaut durch den Ramus
dorsalis (nach [15]).

tionsstörung im Segment rückgefolgert werden. Die über den Ramus dorsalis ausgelöste lokale, segmentale Irritation ermöglicht
somit den Rückschluß auf die zugrundeliegende Blockierung.

Vom **Ramus ventralis** der Spinalnerven
werden die oberflächlichen Rückenmus-
keln, die ventralen Muskeln und die Extremitätenmuskulatur versorgt. Die embryonal-
zeitliche Verschiebung der Muskulatur und
die Verschaltung der ventralen Äste über die
Plexus sind der Grund dafür, daß eine segmentale Irritation schwerer zu erkennen ist.
Die Diagnostik bedient sich daher Kenngrößen [13], um eine segmentale Zuordnung anzustreben. Da die Störungen, die
über die Rami ventrales der Spinalnerven
fortgeleitet werden, im Bereich der peripheren Muskulatur liegen, wird entsprechend
von **peripheren segmentalen Irritationen** gesprochen. Die Kenntnis der peripheren Irritationspunkte und ihre Zuordnung zu den
ursächlichen Störungen hilft, die auslösende
Quelle aufzuspüren.

Die Projektion dieser fortgeleiteten
Schmerzen wird mit **Dermatomschemata**
klassifiziert. Die ursprüngliche Einteilung
der Head-Zonen richtete sich auf stereotype
Verteilungsmuster hyperalgetischer Zonen

bei Organerkrankungen und wurde von
Head als übertragener Hautschmerz bei Erkrankungen innerer Organe klassifiziert
(referred pain). Ihm galt die periphere
Schmerzlokalisation und die übersteigerte
Empfindlichkeit als Wegweiser für die
zugrundeliegende Erkrankung. Für die genaue Zuordnung sensibler oder motorischer
Schmerzprojektionen gibt es diverse Dermatomschemata. Alle können nur als
Orientierung dienen, da es zum einen
große, individuelle Schwankungen der Dermatomverteilung gibt und zum anderen sensible Ausfälle oft erst deutlich werden, wenn
auch die angrenzenden Innervationsgebiete
betroffen sind. Die Dermatomverteilung in
den Bereichen von Arm (C3–Th5) und Bein
(L1–S3) erklärt sich durch die embryonale
Ausstülpung der Extremitäten, die aus der
Körperdecke vorwachsen [12, 23].

In der Orthopädie wird für die klinische Routine eine Unterscheidung zwischen pseudoradikulärer und radikulärer
Schmerzausstrahlung getroffen:

▷ Bei **pseudoradikulären** Beschwerden werden die Symptome nicht durch die abgehende Wurzel an sich ausgelöst. Hier findet sich in der Regel der typische, lokale

Rückenschmerz, wie er durch den Ramus dorsalis geleitet wird. Die Schmerzausstrahlung kann bis ins Bein reichen, mitunter auch in beide Beine. Die Ausstrahlung ist stets diffus und nicht dem Nervenverlauf oder den von der Wurzel innervierten Muskeln zuzuordnen. Entsprechend findet man nur eine diffuse Schmerzausbreitung und eine schmerzbedingte, diffuse Muskelverspannung. Reflexausfälle können durch pseudoradikuläre Beschwerden nicht verursacht werden. Ursache für derartige pseudoradikuläre Beschwerden kann beispielsweise ein Facettensyndrom oder auch eine Iliosakralgelenks-(ISG-)Symptomatik sein.

▷ Bei **radikulärer** Symptomatik ist die abgehende Nervenwurzel mit ihrem Verlauf bis ins Bein betroffen. Entsprechend sind Schmerzverlauf und ggf. Sensibilitätsstörungen dermatombezogen genau zuzuordnen. Eventuell sind die betreffenden Muskeln, die Erfolgsorgane sind, funktionsgestört, also kraftgeschwächt, und es kann ein wurzelentsprechender, also segmentbezogener, Reflexausfall vorliegen.

## 4.4 Diagnostik von Funktionsstörungen

### 4.4.1 Allgemeines

Für die korrekte diagnostische Einordnung und differentialdiagnostische Abgrenzung eines Beschwerdebildes bedarf es eines klar definierten Vorgehens. Mit den besonderen Untersuchungstechniken der Manuellen Medizin sollte man sich nicht dazu verleiten lassen, allgemeine Grundsätze der klinischen Untersuchung aufzugeben und ganz auf Palpation und Funktionsprüfung fixiert zu sein. Anamnese, Inspektion, Palpation und Funktionsprüfung bauen aufeinander auf und liefern bei systematischem Vorgehen die notwendigen, vollständigen Informationen über Beschwerden, Funktionseinschränkungen und Zeichen der Überlagerung anderer Beschwerdebilder.

Auch bei dieser schematisierten Reihenfolge gilt wie üblich der Grundsatz, daß schmerzauslösende Maßnahmen der klinischen Untersuchung möglichst zu vermeiden sind. Wenn sie diagnostisch erforderlich sind, sollen sie stets am Ende der klinischen Untersuchung erfolgen. Andernfalls wird durch die Schmerzauslösung und die damit verbundene Angst vor anschließenden Maßnahmen eine übermäßige Anspannung der Muskulatur und eine Schutzhaltung des Patienten gegenüber weiteren Untersuchungstests provoziert. Dadurch können Ergebnisse verfälscht werden, so daß die klinische Untersuchung nicht verwertbar ist.

Die klinische Untersuchung ist die erste Art der Kontaktaufnahme mit dem Patienten und oft auch die beste Möglichkeit, um sein Vertrauen zu gewinnen und seine Kooperation für weitere Maßnahmen zu fördern. In Abhängigkeit vom Ergebnis der klinischen Untersuchung wird schließlich die Indikation für weitere ergänzende Maßnahmen gestellt, um die Verdachtsdiagnose zu bestätigen.

Bei der zielgerichteten Untersuchung des Patienten gehen Inspektion, Palpation und Funktionsprüfung oft ineinander über und werden nicht streng voneinander getrennt vorgenommen. Unter Orientierung am Hauptbeschwerdebild erfolgen in der Regel, abhängig von der jeweiligen Positionierung des Patienten, neben der Inspektion zugleich auch die Palpation und Funktionsprüfung. Stets aber muß es das Bestreben sein, die verschiedenen Maßnahmen aufeinander aufbauend, systematisch durchzuführen.

### 4.4.2 Anamnese

Für die Erhebung der Anamnese sollte sich der Patient in einer **beschwerdefreien Position** befinden, der ambulante Patient also vorzugsweise in bequemer Sitzposition. Patient und Arzt müssen sich mühelos sehen können. Hierzu sollte man auch bedenken, daß Patienten mit Zervikalgie die Halswirbelsäule besser in leichter Flexion halten können, als sie zu überstrecken, was der Fall ist, wenn der Arzt erhöht sitzt oder steht.

Für eine **gezielte Befragung** muß der Patient mit offenen und geschlossenen Fragen geführt werden. Es ist zwar zu begrüßen, wenn der Patient von sich aus berichtet, doch sind die alleinigen Berichte des Patienten für die Diagnosefindung und Erstellung eines Arbeitskonzepts in der Regel nicht richtungsweisend, da der Patient seinem Kausalitätsbedürfnis entsprechend oft nur Spekulationen über seine eigenen Beschwerden anstellt. Auch die zuvor von anderen Ärzten gestellten Diagnosen darf man nicht unkritisch übernehmen. Der Wert schriftlicher Fremdinformationen besteht im wesentlichen darin, daß vorangegangene Beschwerdeepisoden bezüglich Zeit und Beschwerdeausmaß beschrieben sind und Informationen, beispielsweise zu operativen oder konservativen Maßnahmen, vorliegen.

Zur Erfassung der **Vorgeschichte** ist u. a. nach folgenden Punkten zu fragen:

▷ nach Beschwerden am Stütz- und Bewegungsapparat, z.B. Gelenkschwellungen, Fersenschmerz, Gehbeschwerden, rheumatischen Erkrankungen in der Familie;
▷ nach Erkrankungen der inneren Organe, beispielsweise der Nieren, und nach endokrinen Erkrankungen, bei Frauen entsprechend zusätzlich nach gynäkologischen;
▷ nach allgemeinen Erkrankungen;
▷ nach Gewichtsverlust und erhöhter Temperatur.
▷ Auf Unfallgeschehen weisen die Patienten in der Regel bereits selbst als erstes hin, da sie hier die Kausalität für ihre Wirbelsäulenbeschwerden vermuten.

Zur **Charakterisierung des Schmerzes** dienen die bekannten Schlüsselfragen (wo?, wann?, wie?) als Leitlinie.

▷ Die Frage „**Wo?**" zielt ab auf die genaue Lokalisation. Der Patient soll mit einem Finger auf die Stelle zeigen, wo der Hauptschmerz lokalisiert ist. Mitunter kann dies nicht genau angegeben werden. Gerade bei längerbestehenden Beschwerden liegt aufgrund der muskulären Verspannung eine großflächigere Schmerzregion vor. Ebenso ist wichtig, ob die Schmerzlokalisation umschrieben und klar begrenzt ist (radikuläre Zuordnung) oder ob es sich um eine diffuse Ausstrahlung handelt (pseudoradikuläre oder durch periphere Störungen bedingte Schmerzen).

▷ Mit der Frage „**Wann?**" läßt sich differenzieren, ob die Schmerzen ständig, kurzzeitig, bei bestimmten Positionen, unter Belastung, bei bestimmten Bewegungen, abhängig vom Tagesrhythmus oder bestimmten Verhaltensweisen auftreten.
▷ Die Frage „**Wie?**" dient der qualitativen Charakterisierung des Schmerzes. Der Schmerz kann stechend oder dumpf sein, brennend oder bohrend, unerträglich oder unterschwellig, von gleichbleibender oder wechselnder Stärke.

Schließlich wird nach gleichzeitig oder begleitend auftretenden **Funktionsstörungen** gefragt, wie Kraftlosigkeit, Bewegungseinschränkungen, Koordinationsstörungen, Schwindel, Seh- oder Hörstörungen. Insbesondere bei der Frage nach begleitenden Funktionsstörungen ist auf die emotionale Haltung des Patienten zu achten. Die Art der Schilderung kann sowohl Aufschluß über das Erleben des Schmerzes, als auch über die Einstellung zum Körper sowie die Verarbeitung und das Empfinden eines Funktionsverlustes geben.

Bei der Befragung nach **neurologischen Störungen** sind Dysästhesien und Parästhesien sowie Muskelschwäche bis hin zu Kraftlosigkeit und Lähmungen sowie Miktions- und Defäkationsstörungen zu erfragen.

Nach dieser somatisch orientierten Befragung sollte anschließend das **Umfeld** des Patienten erfragt werden: **Äußere Einflüsse** auf das Beschwerdebild, wie beispielsweise physische und psychische Belastungen am Arbeitsplatz oder ein Rentenbegehren.

### 4.4.3 Inspektion

Es ist prinzipiell günstig, den Patienten in seinen Bewegungen zu beurteilen, wenn er sich unbeobachtet fühlt. Dies ist allerdings bei ambulanten Patienten in der Regel allenfalls zufällig möglich, wenn sie sich vor oder nach der Untersuchung im Flur bewegen. Auch beim An- und Auskleiden gibt die Art der Bewegung Auskunft über Bewegungseinschränkungen bzw. nicht mit der demonstrierten Beweglichkeit übereinstimmende, ausfahrende Bewegungen.

Zur Untersuchung der Halswirbelsäule und der Arme sollte auf jeden Fall der Oberkörper frei sein, zur Untersuchung der Brust- und Lendenwirbelsäule sowie der Beine sollte der Patient bis auf die Unterhose entkleidet sein. Für die Untersuchung bei Brust- und Lendenwirbelsäulenbeschwerden sowie Problemen im Beinbereich sollte der Patient im Stehen und Gehen inspiziert werden. In der Betrachtung von hinten sind die gerade Haltung des Oberkörpers bzw. ein seitlicher Überhang zu beurteilen. Der Beckenstand wird im allgemeinen durch palpatorische Orientierung geprüft.

Bei einem **Beckenschiefstand** sollte man auf folgende Besonderheiten achten:

▷ Ist im Bereich der Glutealfalten oder der Kniekehlen ebenfalls eine Höhendifferenz festzustellen und weist die Wirbelsäule im Lendenbereich eine Seitverbiegung auf (Abb. 4-6)?
▷ Finden sich ungleiche Taillendreiecke, in der Art, daß bei lose herunterhängenden Armen auf der Seite des Beckentiefstandes die Taille verstrichen ist, während auf der Seite des Beckenhochstandes eine Vertiefung der Taille mit Vergrößerung des Taillendreiecks zu finden ist?
▷ Ist die Höhe des Angulus inferius der Scapula im Seitenvergleich gleich?
▷ Stehen die Schultern gleich hoch?
▷ Liegen Torsionssymptome (Rippenbuckel oder Lendenwulst) vor? Diese treten aufgrund der Wirbelkörperrotation auf der konvexen Seite der skoliotischen Seitabweichung auf und sind insbesondere bei Vorneigung deutlich zu erkennen (Abb. 4-6).

Hüftab- und -adduktionskontrakturen führen zu **funktionellen Beckenschiefstellungen.** Die Entscheidung, ob eine skoliotische Seitausschwingung strukturell oder funktionell

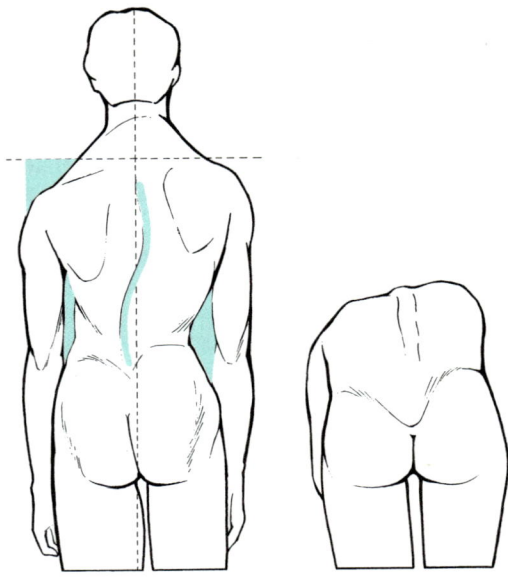

**Abb. 4-6** Beckenschiefstand mit dadurch bedingter zweibogiger Skoliose (Brustwirbelsäule rechtskonvex, Lendenwirbelsäule linkskonvex), Schulterhochstand rechts, Schulterblatthochstand rechts, abgeflachtes Taillendreieck links, vertieftes rechts. Bei Vorneigung sind die Torsionssymptome (Rippenbuckel und Lendenwulst) deutlicher (nach [9]).

bedingt ist, ist bei rein inspektorischer Beurteilung nicht möglich. Zum Ausgleich des Beckenschiefstands werden Höhenelemente verschiedenen Ausmaßes untergelegt und sodann die Stellung des Beckens und der Wirbelsäule kontrolliert. Eine funktionelle Veränderung ist nach Beheben des Beckenschiefstands ausgeglichen.

Grundsätzlich ist zwischen einer **strukturellen** und einer **funktionellen Beinlängendifferenz** zu unterscheiden. Die Beine sind kritisch auf Längen- und Umfangsdifferenzen abzumustern. Bei der funktionellen Untersuchung muß insbesondere geprüft werden, ob Beugekontrakturen im Bereich der Knie- oder Hüftgelenke vorliegen.

Zur Einteilung der sagittalen Veränderungen der Wirbelsäule empfiehlt sich inspektorisch die Systematik der **Haltungstypen nach Staffel** (Normalrücken, Rundrücken, Hohl-Rundrücken, Flachrücken; Abb. 4-7). Die Betrachtung von vorne kann Auffälligkeiten der Thoraxform und Atemexkursion

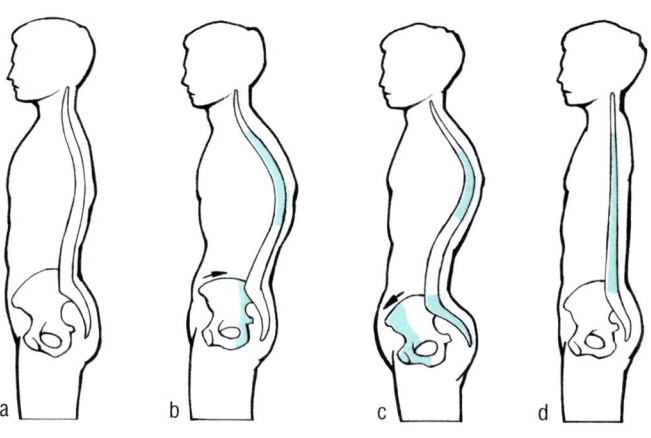

**Abb. 4-7** Haltungstypen nach Staffel (nach [9]).
**a** Unauffällige Haltung mit den physiologischen Krümmungen der Wirbelsäule.
**b** Rundrücken: ausgeprägte Kyphose der Brustwirbelsäule, Rückneigung des Beckens.
**c** Hohl-Rundrücken: Brustwirbelsäulen-Hyperkyphose, Lendenwirbelsäulen-Hyperlordose, Beckenvorneigung mit Horizontalisierung des Kreuzbeines und Vorwölbung des Abdomens.
**d** Flachrücken: Abgeflachte Brustwirbelsäulen-Kyphose und Lendenwirbelsäulen-Lordose.

sowie der Schlüsselbeinkontur zeigen. Bezüglich der Halswirbelsäule ist darauf zu achten, ob der Kopf geradegehalten wird, die Nackenmuskulatur und der Trapezius im Seitenvergleich unterschiedlich sind, eine Gesichtsskoliose oder ein Schiefhals vorliegen.

Ebenso sind Unterschiede im Bereich der Arme zu registrieren. Ausgeprägte motorische Schwächen zeigen sich in auffälligen Umfangänderungen. Trophische Störungen, auch Rötungen oder Schwellungen, schwere Kontrakturen, Fehlstellungen, Deformitäten und Amputationen sind in der Regel offensichtlich.

### 4.4.4 Palpation

Eine Trennung zwischen Palpation und Funktionsprüfung mutet künstlich an, da in der klinischen Routine oft beides ineinander übergeht und Druckdolenzen während der Funktionsprüfung kontrolliert werden. Mitunter reicht die Verknüpfung sogar bis hin zur manuellen Therapie: Beispielsweise wenn in der Funktionsprüfung das Gelenkspiel geprüft wird und bei der Untersuchung der Beweglichkeit durch die Mobilisation bereits der therapeutische Effekt erzielt wird. Im Sinne einer möglichst exakten und vollständigen Vorgehensweise sollen nun zunächst die Grundlagen der palpatorischen Untersuchung dargestellt werden.

Für die Durchführung ist ein schrittweises Vorgehen angeraten. Zunächst erfolgt die Orientierung über oberflächliche Veränderungen der Haut und Subkutis, sodann im Bereich der Muskulatur und schließlich der Insertionen und Gelenke. Ziel ist es, geweblich veränderte oder schmerzhafte Bereiche ausfindig zu machen. Dabei wird mittels der Palpation stets eine **qualitative Wertung** getroffen.

Ausgehend von den Befunden der Inspektion wird zunächst in Bereichen veränderter trophischer Verhältnisse (z.B. Rötungen, livide Verfärbungen, lokaler Haarverlust oder Schwellungen) geprüft, ob es Auffälligkeiten der Temperatur oder Sensitivität gibt. Ebenso werden Turgor und Verschieblichkeit der Haut getestet und Tonusabweichungen der Muskulatur erfaßt. An den Extremitäten sollte die Prüfung stets im Seitenvergleich erfolgen. Neurologische Läsionen, wie Lähmungen und Kraftminderungen der Muskulatur werden bei der Funktionsprüfung ermittelt.

Bei Wirbelsäulenproblemen kann mit Hilfe des **Dermographismus** eine erste Orientierung erfolgen. Dazu fährt der Untersucher die gesamte Wirbelsäule vom Nackenbereich bis zum Kreuzbein mit den Nagelspitzen von Zeigefinger und Daumen je etwa 2 cm paramedian ab und erzeugt so eine Kratzspur (Abb. 4-8). Bei Irritationen der segmentalen Hautversorgung, die über den Ramus dorsalis des Spinalnervs erfolgt, kann sich ein vermehrter oder auch abgeschwächter Dermographismus zeigen. Grundsätzlich ist diese Kratzspur bei heller

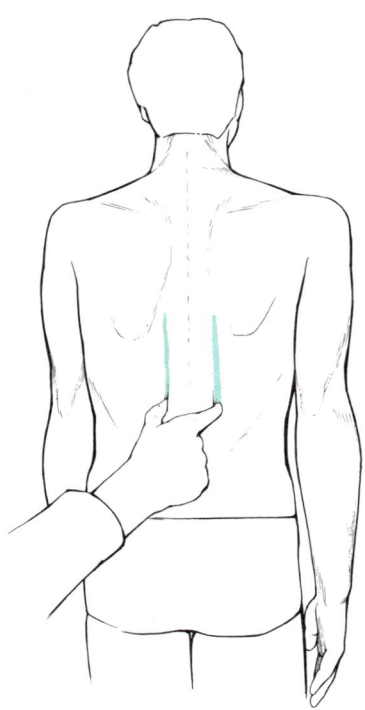

**Abb. 4-8** Dermographismus. Mit den Fingernägeln von Daumen und Zeigefinger wird beiderseits paravertebral eine Kratzspur erzeugt, die durch vermehrte oder verminderte Reaktion eine Auskunft über Irritationen gibt.

Hautfarbe besser zu bestimmen und bei gebräunter oder dunkler Haut kaum zu beurteilen. Von diesem Test darf keine spezifische Auskunft verlangt werden. Der Vorteil liegt darin, daß auffällige Regionen bei nachfolgenden Untersuchungen aufmerksamer kontrolliert werden. Dieser Test ist einfach und schnell durchzuführen, ohne daß für den weiteren Untersuchungsvorgang Zeit verlorenginge.

Um die Konsistenz von Haut, Subkutangewebe und oberster Muskelschicht zu prüfen, hat sich am Rücken die sog. **Kibler-Hautfalte** bewährt. Hierzu werden die flachen Hände beiderseits paramedian im oberen Thoraxbereich aufgelegt. Die Hände werden zur Hohlhand geformt und jeweils die vier Fingerkuppen leicht an das Gewebe gegen den Daumen angedrückt. Bewegt man nun die beiden Hände nach unten, so bildet sich vor den Fingerkuppen eine Haut-

falte, die beim Nach-unten-Bewegen genau durchgetastet wird (siehe Abb. 3-2).

Dabei lassen sich Veränderungen im Hautturgor entdecken und somit Hinweise auf Funktionsstörungen im Segment finden. Auch diese Testung über die Kibler-Hautfalte dient dem Aufspüren lokaler, segmentaler Irritationen, die über den Ramus dorsalis vermittelt werden.

Im Wirbelsäulenbereich ist ein Muskelhartspann aufgrund der großen regionalen Anspannung der Muskulatur relativ leicht festzustellen. Myogelosen oder punktuelle, segmentale Störungen im Sinne von Irritationspunkten sind schwerer aufzuspüren. Bei der Palpation von **Irritationspunkten und Insertionstendopathien**[1] ist es wichtig, daß die Muskulatur entspannt ist und der Druck (stets nur mit einem Finger: 2. oder 3. Finger) sehr vorsichtig und keineswegs forciert erfolgt. Der Irritationspunkt findet sich als ganz umschriebene, etwa erbsgroße, verhärtete, lokale Schmerzhaftigkeit. Da die Palpation von Irritationspunkten zu Anfang schwierig ist, sind sie in dieser Übersicht nicht im einzelnen aufgelistet.

Zur Verbesserung der gezielten Palpation muß durch entsprechende **Lagerung** für eine möglichst entspannte Muskulatur gesorgt werden, die keine Haltefunktion wahrnehmen muß. Für die **Brust- und Lendenwirbelsäule** geschieht dies, indem der Patient mit einem kleinen Kissen unter dem Thorax **auf dem Bauch** gelagert wird und die Arme entweder flach zu beiden Seiten auf der Liege ruhen oder spannungsfrei seitlich herunterhängen. Bei der dann entspannten paravertebralen Muskulatur ist es einfacher möglich, mit den Fingerkuppen paramedian von lateral nach medial die verschiedenen Segmente durchzutasten und lokale segmentale Irritationspunkte der autochthonen Wirbelsäulenmuskulatur aufzuspüren.

Auch die **untere Halswirbelsäule** kann in dieser Weise bei Lagerung **in leichter Flexion** abgetastet werden. Da der Patient jedoch oft im Liegen die Nackenmuskulatur anspannt, den Kopf nicht mittig hält oder aufgrund

---

[1] Insertionstendopathien sind degenerative Erkrankungen im Sehnenansatzbereich.

einer ungünstigen Lagerung des Gesichtsschädels verspannt ist, empfiehlt sich für die isolierte Untersuchung der Halswirbelsäule die Positionierung des Patienten im Sitzen. Um hierbei für eine Entspannung der Schulter-Nacken-Muskulatur zu sorgen, stützt der Untersucher mit der Palmarfläche seiner nicht für die Palpation eingesetzten Hand die Stirn des Patienten bei leichter Vorneigung des Kopfes. Der Arm des Untersuchers kann dabei im Trapeziusbereich des Patienten abgestützt sein. Auf diese Weise kann der Patient seinen Kopf in die Hand des Untersuchers legen und damit die Halswirbelsäule vom Kopfgewicht entlasten, was

zur Entspannung der gewichtstragenden Nackenmuskulatur beiträgt (Abb. 4-9).

Eine andere Positionierung für die Entspannung der Schulter-Nacken-Muskulatur besteht darin, daß der Untersucher vor dem sitzenden Patienten steht. Der Patient hält seine Beine zusammen, der Untersucher gegrätscht, so daß der Patient seinen Kopf ohne großen Abstand zum Untersucher leicht nach vorne neigen und an dessen Brustkorb anlehnen kann. Dann muß der Kopf nicht von der Nackenmuskulatur gehalten werden und bei entspannter Muskulatur ist der gesamte Nackenbereich gut zu palpieren (Abb. 4-10). Diese Einstellung hat

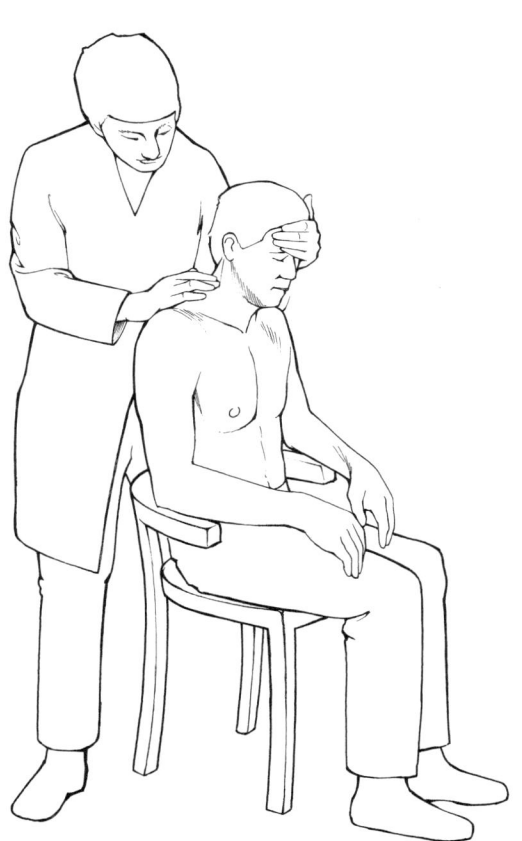

**Abb. 4-9** Palpation der Nackenmuskulatur. Der Patient legt seinen Kopf mit der Stirn in die Hand des Untersuchers, der seinen Arm auf dem Trapeziusbereich auflegt. Dadurch ist die Nackenmuskulatur entspannt und kann leichter palpiert werden.

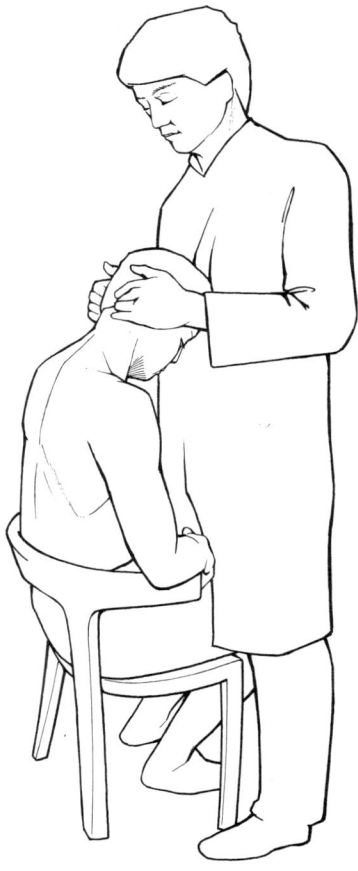

**Abb. 4-10** Erleichterte Palpation im Nackenbereich, dadurch daß der Patient den Kopf bei dem vor ihm stehenden Untersucher anlehnt. Der Untersucher hat beide Hände zum Palpieren frei.

117

den Vorteil, daß der Untersucher beide Hände frei hat und so im Seitenvergleich palpieren kann. So kann beispielsweise vorteilhaft die Muskel-Sehnen-Einstrahlung an der Linea nuchae abgetastet werden. Dazu wird vom Mastoid nach medial palpiert, indem die Fingerkuppe des palpierenden Fingers einen kurzen Weg von der Nackenmuskulatur zur Hinterhauptschuppe abtastet. Die lokalen Irritationspunkte können den einzelnen Halswirbelsäulen-Segmenten zugeordnet werden. Dabei ist medial des Mastoids der Korrelationspunkt für C7 und jeweils in Fingerbreite nach medial der des nächsthöheren Segments zu finden, bis unmittelbar paramedian C0 lokalisiert ist (Abb. 4-11). Entsprechend dieser Irritationspunkte wird das segmentale Korrelat im Bereich der Halswirbelsäule auf der entsprechenden Seite kontrolliert.

Bei pauschaler Betrachtung wird der Halswirbelsäule die Bewegungsfunktion für den Kopf zugeschrieben. Tatsächlich wird für das gesamte Bewegungsausmaß des Kopfes auch der obere Bereich der Brustwirbelsäule mit einbezogen. In Anbetracht der gesamten Bewegungsfunktion spricht man daher davon, daß der **kinesiologische Fußpunkt der Halswirbelsäule bei Th4** zu lokalisieren ist. Dies ist gewissermaßen der ruhende Punkt, während alle darüberliegenden Segmente zur Gesamtbeweglichkeit des Kopfes beitragen. Zugleich ist bei Th4 auch der kaudale Insertionsbereich des M. splenius capitis, der durch seine Aktivität die Beweglichkeit mitbestimmt. Bei allen Zervikalsyndromen ist bei Th4 explizit nachzutasten, um Myogelosen der Paravertebralmuskulatur aufzuspüren und Hinweise auf Blockierungen zu bekommen, die als Begleitphänomen oder auch Ursache eines Zervikalsyndroms anzusehen sind.

Neben biomechanischen Grundprinzipien und dem Erfassen der lokalen segmentalen Irritationen über den Ramus dorsalis des Spinalnervs sind auch die entlegeneren, peripheren segmentalen Irritationen zu prüfen, die über den Ramus ventralis des Spinalnervs vermittelt werden. Hierbei dienen die **Dermatome** und **Kennmuskeln** als Orientierung.

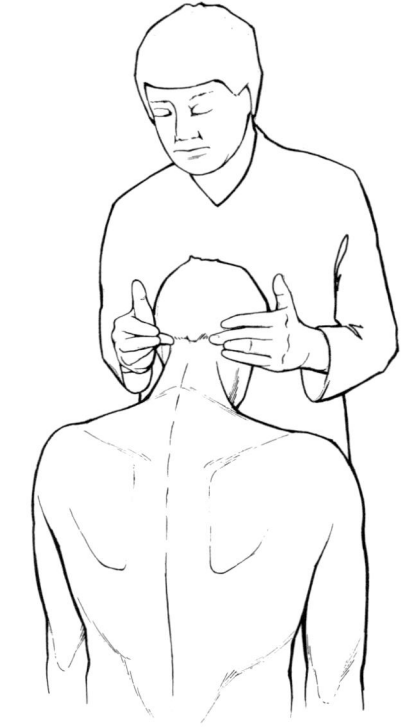

a

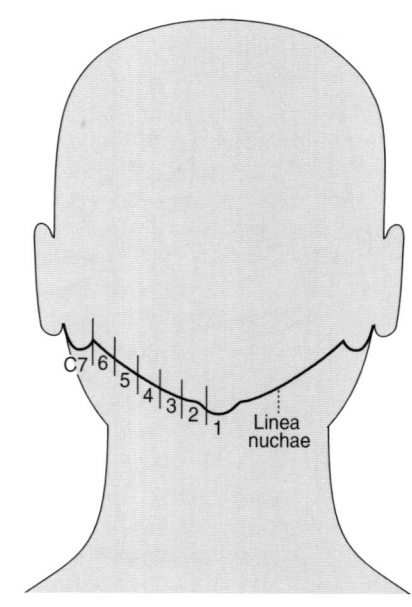

b

**Abb. 4-11** Palpation der Muskelinsertionen an der Linea nuchae **(a)** mit Zuordnung der Irritationspunkte zur Segmenthöhe **(b)**.

So kann ein C6-Zervikalsyndrom mit einer segmentalen Funktionsstörung einhergehen, die eine Epicondylopathia humeroradialis mit typischer Insertionstendopathie vortäuscht. Umgekehrt sollte stets auch die Wechselwirkung einer tatsächlich vorliegenden Epikondylopathie mit dem Schulter- und Zervikalbereich und ihre Ausstrahlung in die Hand berücksichtigt werden. Ebenso kann es zu einer Überlagerung von Wirbelsäulenbeschwerden mit peripheren Nervenirritationen kommen. Beispielsweise kann sich bei einem Zervikalsyndrom eine supraskapuläre Irritation in Höhe der Incisura nervi suprascapularis finden.

Durch die palpatorische Untersuchung ergeben sich also Hinweise, inwiefern eine Schmerzausstrahlung im Bereich der Extremitäten als radikulär oder pseudoradikulär zu interpretieren ist. Zusätzlich sollte man differentialdiagnostisch abgrenzen, inwiefern periphere Nervenirritationen oder auch völlig andersartige Veränderungen (z. B. Stoffwechselstörungen) Ursache der Beschwerden sind (z. B. strumpfförmige Hypästhesie bei Diabetes mellitus).

Für die Diagnose einer **blockierungsbedingten, segmentalen Irritation** müssen drei miteinander korrespondierende Phänomene erfüllt sein:
1. Es muß eine typische **Funktionseinschränkung**, ggf. mit blockierungsbedingten Schmerzen bei der Bewegungsprüfung vorliegen.
2. Es findet sich ein **lokaler Schmerz** an den Strukturen, die zu dem betroffenen Gelenk gehören, beispielsweise der einstrahlenden Muskulatur oder der Gelenkkapsel. Die lokale Schmerzsymptomatik kann spontan, in Ruhe oder auf lokalen Druck vorhanden sein.
3. Es finden sich typische Zeichen der peripheren, segmentalen Innervationsstörung. Dies kann, wie vorangehend geschildert, im Bereich der segmental zugeordneten Kennmuskeln der Fall sein. Die Muskulatur ist evtl. reflektorisch angespannt oder es lassen sich umschriebene Myogelosen finden. Au-

ßerdem treten u. U. Veränderungen im Dermatom auf, die sich als Hyper- oder Hypästhesie oder -algesie zeigen. Auch Temperatur und Schweißsekretion im Dermatom sind häufig verändert.

### 4.4.5 Klinische Funktionsprüfung
#### 4.4.5.1 Allgemeine Grundlagen

Die klinische Funktionsprüfung ist eines der Kernstücke der Manuellen Medizin. Die Funktionsprüfung wird in Abhängigkeit von geschilderten und vorgefundenen Beschwerden und Auffälligkeiten vorgenommen. Unter Berücksichtigung der jeweils im Vordergrund stehenden Problematik wird jeder Untersucher einen selbst modifizierten, praktikablen Untersuchungsgang wählen. Um möglichst rationell vorzugehen, werden die ausgewählten Untersuchungen so aneinandergereiht, daß die Positionierung und Lagerung des Patienten möglichst wenig geändert werden muß. Nachfolgend wird zunächst Grundsätzliches zur Prüfung der Gelenkbeweglichkeit aufgezeigt:

Die **Prüfung des Bewegungsausmaßes** an den verschiedenen Gelenken, sowohl peripher, als auch (mit Einschränkung) an der Wirbelsäule, soll zunächst aktiv, dann passiv und schließlich gegen Widerstand geprüft werden, um Hypo- und Hypermobilitäten sowie Schmerzhaftigkeiten bei Bewegung zu ermitteln. Bei der passiven Durchbewegung erfolgt neben der Registrierung des Bewegungsausmaßes auch die sog. Testung des Endgefühls (s.u.). Schließlich werden das translatorische Gleiten (d.h. das Entfernen der Gelenkenden voneinander) und die traktorische Mobilität (d.h. die Verschiebung der Gelenkpartner gegeneinander) geprüft.

Die **aktive** Bewegung eines Gelenks wird durch muskulären Zug vollführt und bestimmt sich in seinem Bewegungsausmaß jeweils gelenktypisch durch die Form der artikulierenden Gelenkflächen (kartilaginär-ossäre Vorgabe) sowie durch Gelenkkapsel und Bandverbindungen (ligamentär). Das maximale Bewegungsausmaß der aktiven Bewegung wird auch als **physiologischer Anschlag** bezeichnet.

Bei **passiver** Durchbewegung der Gelenke kann durch die äußere Krafteinwirkung ein größeres maximales Bewegungsausmaß erreicht werden als bei aktiver Bewegung. Das maximale Bewegungsausmaß der passiven Bewegung wird definitionsgemäß als **anatomischer Anschlag** bezeichnet (Abb. 4-12). In der Tat wird der anatomische Anschlag dadurch erreicht, daß die Dehnung oder Elastizität der Weichteile eines Gelenks ausgenutzt werden bzw. ein harter, knöcherner Anschlag das passive Bewegungsausmaß begrenzt, wie beispielsweise bei der Ellbogenstreckung.

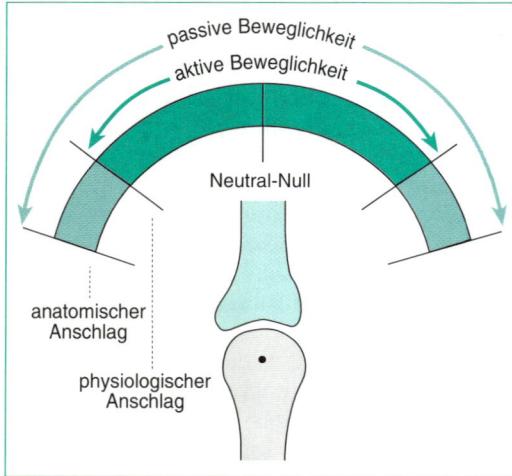

**Abb. 4-12** Aktive und passive Beweglichkeit am Beispiel eines Scharniergelenks. Der Maximalpunkt der aktiven Beweglichkeit wird als physiologischer Anschlag, der der passiven Beweglichkeit als anatomischer Anschlag bezeichnet.

Eine **Störung der Gelenkfunktion** kann nun in der Form vorliegen, daß das Gelenk **hypermobil** ist (sog. Plusvariante), so daß das Bewegungsausmaß über die übliche Bewegungsspanne hinausreicht. Zum anderen kann es **hypomobil** (sog. Minusvariante), also in der Beweglichkeit eingeschränkt sein (Abb. 4-13). Durch eine **Blockierung** ist die Bewegungsmöglichkeit in eine Richtung eingeschränkt und der Bewegungsverlust wird als schmerzhafte Sperre deutlich (Abb.

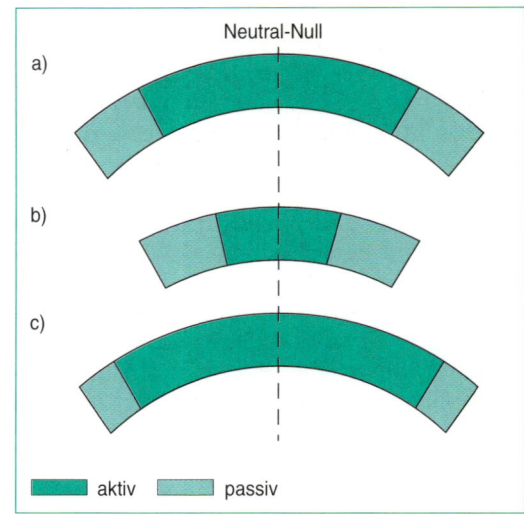

**Abb. 4-13** Varianten der Gelenkbeweglichkeit.
**a** Normobilität: Das individuelle Bewegungsausmaß entspricht dem üblichen;
**b** Hypomobilität (Minusvariante): Das Bewegungsausmaß ist gegenüber dem üblichen eingeschränkt;
**c** Hypermobilität (Plusvariante): Übermäßiger Bewegungsumfang, oft als sog. laxes Gelenk oder Lockerung bezeichnet.

4-14). Die Blockierung kann sowohl akut als auch chronisch bestehen. Eine Blockierung kann bei jedem Grundzustand des Bewegungsausmaßes auftreten. Also auch bei Gelenken, die an sich eine übermäßige Beweglichkeit haben, sprich hypermobil sind.

Im physiologischen und auch in einem eingeschränkten Bewegungsbereich kann die Bewegung **gegen Widerstand** geprüft werden. Bei der praktischen Durchführung

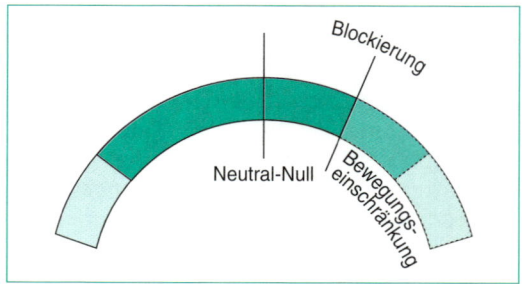

**Abb. 4-14** Bewegungsverlust bei Blockierung. Das Ausmaß der Bewegungseinschränkung ist mittelgrün gekennzeichnet.

wird der Patient aufgefordert, das Gelenk in eine bestimmte Bewegungsrichtung zu führen, also die Muskulatur entsprechend anzuspannen, während der Untersucher mit Widerstand gegen die Bewegungsrichtung hält oder durch den aufgebauten Widerstand nur eine langsame Bewegung zuläßt. Hierbei wird die **Anspannung der Muskulatur** geprüft. Dies ist beispielsweise zur Erfassung von Insertionstendinosen richtungweisend. Gleichzeitig kann der Sehnenstrang oder die Sehnenplatte unter Anspannung palpiert und die Schmerzhaftigkeit ausgelöst werden. Somit lassen sich bei der isometrischen Muskelprüfung, also der Prüfung der Kraftentfaltung gegen Widerstand ohne Bewegung des Gelenks, Störungen an Muskeln, Sehnen oder Sehnenansätzen feststellen. Denn ein bewegungsbedingter Gelenkschmerz ist dabei ausgeschlossen.

Bei der **Muskelfunktionsprüfung** wird die Kraftminderung nach einem allgemein gültigen Beurteilungsschema klassifiziert (Tab. 4-1).

**Tab. 4-1** Klassifikation der Kraftminderung bei Muskelfunktionsprüfung.

| 0 | Null | komplette Lähmung, keine Kontraktion |
|---|---|---|
| 1 | Spur | sicht-/tastbare Aktivität, Bewegungsausmaß eingeschränkt |
| 2 | sehr schwach | volles Bewegungsausmaß ohne Einwirkung der Schwerkraft |
| 3 | schwach | volles Bewegungsausmaß gegen die Schwerkraft |
| 4 | gut | volles Bewegungsausmaß gegen leichten Widerstand |
| 5 | normal | volles Bewegungsausmaß gegen starken Widerstand |

Die **Testung des Endgefühls** geht auf Cyriax (zit. n. [21]) zurück. Für den anatomischen Anschlag (passives Beweglichkeitsausmaß) können verschiedene Qualitäten unterschieden werden. Typisches Beispiel für die unterschiedlichen Anschlagsqualitäten ist das Ellenbogengelenk. Bei Beugung findet sich ein weich-elastischer muskulärer Anschlag; bei Streckung ein hart-elastischer kartilaginärer oder ossärer Anschlag. Der Anschlag bei Pro- und Supination im Radioulnargelenk wird als fest-elastisch ligamentär bezeichnet. Das Endgefühl kann nun in verschiedener Weise pathologisch verändert sein. So können beispielsweise freie Gelenkkörper bei Einklemmung zu einem harten Stopp führen, Blockierungen ebenso wie Vernarbungen zu einem elastischen oder auch zu einem weich-elastischen Endgefühl, wenn Schmerz oder Muskelverspannung das Bewegungsausmaß und das Endgefühl bestimmen. Unter Umständen ist wegen ausgeprägter Schmerzhaftigkeit auch keine zuverlässige Bestimmung des Endgefühls möglich.

Zur **Prüfung des Gelenkspiels** (joint play) gehört die Verschiebung der Gelenkpartner gegeneinander, die als **Gleiten** oder **Translation** bezeichnet wird. Hierbei handelt es sich um eine nicht-physiologische Bewegung. Eine Translation ist nicht durch aktive Muskelkraft möglich, sie kann lediglich durch passive Krafteinwirkung als sog. paraphysiologische Bewegung erzeugt werden (s.a. Abb. 4-1). An den Interphalangealgelenken bedeutet die Translation, daß die Gelenkpartner dorsopalmar oder radioulnar (allgemein: antero-posteriore oder latero-laterale Parallelverschiebung) minimal bewegt werden. Dies testet das stets vorhandene Gelenkspiel und lockert gegebenenfalls die ligamentäre Verspannung. In seitlicher Beanspruchung kann das Gelenk durch Seitneigungsfedern gegen die Kollateralbänder „geöffnet" oder aufgedehnt werden. Außerdem kann bei solchen Gelenken, die physiologischerweise eine Scharnierbewegung durchführen, passiv auch eine Rotation um die Längsachse des distalen Gelenkpartners vollführt werden. Auch dies ist eine paraphysiologische Beanspruchung, die die minimal vorhandene Laxität ausnutzt bzw. gegebenenfalls der ligamentären Lockerung dient. Grundsätzlich kann aus jeder physiologischen Gelenkstellung heraus eine Translation vollführt werden. Schließlich kann zur Ausnutzung des Gelenkspiels und Lockerung der ligamentären Verspannung eine **Traktion** der Gelenkpartner durchgeführt werden, die ebenso der Diagnostik wie Mobilisation dient. Durch Traktion werden die Gelenkenden passiv voneinander entfernt.

> Für die Gelenkspielprüfung darf das Gelenk **nie in einer Endstellung** sein! Die Prüfung erfolgt aus einer Stellung, in der die Kapsel nicht angespannt ist. Das Gelenk ist schmerzfrei gelagert. Die beiden artikulierenden Knochen werden so nahe wie möglich am Gelenkspalt mit breitflächigem Kontakt umfaßt. Es wird immer nur ein Gelenk geprüft, niemals zwei gleichzeitig.

Bei Prüfung peripherer Gelenke sollte der proximale Gelenkpartner in entspannter Ausgangsstellung aufliegen. Grundsätzlich gelten diese Prüfungsmaßnahmen auch für die Wirbelsäule. Hierbei ist es allerdings schwieriger, das einzelne Segment zu testen. Nur mit bestimmten Techniken (z. B. Verriegelungstechnik) wird die Mitbewegung der angrenzenden Segmente verhindert, die Segmente werden „gesperrt".

Im Bereich der Wirbelsäule liegt der Grund einer Blockierung oft in einer Rotationsverschiebung. Durch die Versetzung der Wirbelkörper kommt es zur Schmerzhaftigkeit der Facetten, die in typischer Weise über den Ramus dorsalis ausstrahlt. Zur diagnostischen Klassifizierung und Beschreibung der Drehempfindlichkeit wird der Wirbelkörper in vier Quadranten eingeteilt [2]. Bei der klinischen Untersuchung ist nur mit Schwierigkeiten zu erkennen, ob ein Dornfortsatz tatsächlich aus der Reihe nach links oder rechts verschoben ist. Gerade aufgrund der Vielzahl von Variationen und der scheinbaren Versetzung der Dornfortsätze bei schon leicht asymmetrischer Ausbildung ist inspektorisch keine Diagnosesicherung möglich. Die Orientierung erfolgt entsprechend nicht durch die Inspektion, sondern an der Rotationsempfindlichkeit des Wirbelkörpers. In der Regel ist der Wirbelkörper zu der Seite rotationsempfindlich, zu der er versetzt ist. Dabei richtet man sich nach der Verschiebung des Dorn-

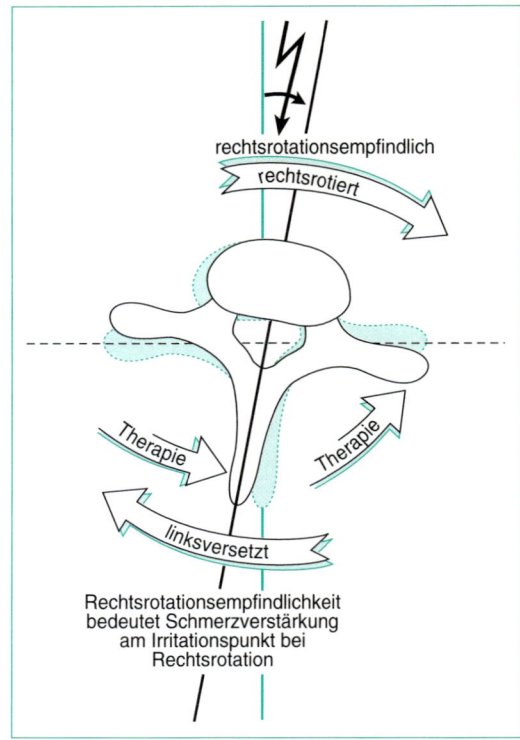

**Abb. 4-15** Schematische Darstellung der Rotationsverschiebung an der Wirbelsäule. Der Wirbelkörper wird in vier Quadranten eingeteilt und die Rotationsverschiebung in der Sicht von oben entsprechend der Körperseite des Patienten nach den vorderen Quadranten benannt. Im gezeigten Fall handelt es sich um eine Rechtsrotation mit Blockierung in Rechtsdrehung. Entsprechend ist der Dornfortsatz nach links versetzt. Die Therapie greift am Dornfortsatz oder am rechten Querfortsatz, dem sog. therapeutischen Querfortsatz, an (nach [2]).

fortsatzes, die im Bereich der vorderen Wirbelkörperquadranten abgelesen werden kann (Abb. 4-15). Der therapeutische Ansatz besteht in einer entsprechenden Gegenrotation. Dazu kann entweder der Dornfortsatz als Hebel benutzt werden oder der Querfortsatz, zu dem der Wirbelkörper rotiert ist. Dieser Querfortsatz wird auch als **„therapeutischer Querfortsatz"** klassifiziert. Bei Rechtsrotation kann also entsprechend auch über den rechten Querfortsatz die Krafteinleitung gesteuert werden.

Stets soll sich die Funktionsprüfung nach der **Drei-Schritt-Diagnostik** ausrichten.

1. **Segmentale Bewegungsspielprüfung:**
   Zur Festlegung einer Hypomobilität. (Erläuterung siehe oben, Kap. 4.4.5.1)
2. **Aufsuchen des segmentalen Irritationspunkts:**
   Zur Feststellung einer „segmentalen Irritation".
   Also: Feststellung eines umschriebenen Druckschmerzes des betreffenden Wirbelsäulensegments im muskulären Bereich.
3. **Funktionale, segmentale Irritationszonen-Diagnostik:**
   Als Indikationsgrundlage zur gezielten Manipulationstherapie.
   Also: Beeinflussung dieses Druckpunkts bei Bewegung (Abnahme der Schmerzintensität bei Bewegung in die freie Richtung, Verstärkung bei Bewegung in Richtung der Blockierung).

### 4.4.5.2 Spezielle Funktionsdiagnostik

Es versteht sich, daß die Funktionsdiagnostik entsprechend der orthopädischen Untersuchungstechnik vorgenommen wird, gelenk- oder weichteilbedingte Veränderungen, wie arthrotische Alterationen oder Kontrakturen bei der Prüfung erfaßt und das Bewegungsausmaß nach der Neutral-Null-Methode registriert werden [4, 9]. Stets sind die vorangehend erwähnten Grundsätze zur Bewegungsprüfung, einschließlich Beurteilung des Endgefühls bei Extremitätengelenken zu berücksichtigen. Nachfolgend soll nun schwerpunktmäßig auf die Funktionsprüfung im Schulter-Nacken-Bereich sowie in der Lenden-Becken-Hüft-(LBH-)Region eingegangen werden. Klinische Tests der allgemeinen orthopädischen Diagnostik werden nicht extra erwähnt.

### Spezielle Funktionsdiagnostik im Schulter-Nacken-Bereich

Besteht nach Inspektion und Palpation der Eindruck, daß es sich vor allem um eine muskuläre Schwäche im Rumpfbereich handelt, so empfiehlt sich der **Arm-Vorhalte-Test nach Matthiass.** Dazu wird der Patient aufgefordert, in einer Ausgangsposition mit aktiver Korrektur der Lendenwirbelsäulen-Hyperlordose und Brustwirbelsäulen-Hyperkyphose beide Arme horizontal nach vorne zu halten. Diese Haltung soll über 30 Sekunden konstantbleiben. Eine muskuläre Haltungsschwäche zeigt sich dadurch, daß die Arme sinken, die Schultern nach vorne gleiten, eine vermehrte Brustwirbelsäulen-Kyphose und Lendenwirbelsäulen-Lordose eintritt, das Becken nach vorne geneigt wird und der Bauch hervortritt (Abb. 4-16 a, b).

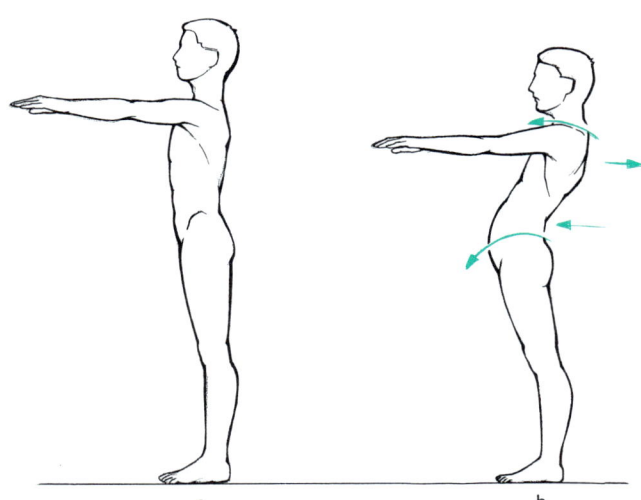

**Abb. 4-16** Haltungstest nach Matthiass (nach [14]).
**a** Ausgangsposition;
**b** Haltungsverfall bei Muskelinsuffizienz mit Vorgleiten des Schultergürtels, Brustwirbelsäulen-Hyperkyphose, Vorneigung des Beckens, Lendenwirbelsäulen-Hyperlordose.

a                    b

Um die freie Bewegung der einzelnen Wirbelkörper zu prüfen, kann mit den Fingerkuppen die **Relativbewegung** zwischen den **Dornfortsätzen** untersucht werden. Dazu werden in dem betreffenden Wirbelsäulenabschnitt die Dornfortsatzspitzen durch Palpation lokalisiert und markiert und anschließend mehrere Dornfortsätze mit drei – maximal vier – Fingerkuppen einer Hand palpiert und ihre Bewegungen zueinander verfolgt, während der Patient sich nach vorne, hinten, zu den Seiten oder in Rotation bewegt (Abb. 4-17 a, b). Hierdurch sind lokale Blockierungen auszumachen, ebenso wie oft begleitend vorliegende Hypermobilitäten der angrenzenden Segmente.

Für die Prüfung der Rotation empfiehlt es sich, daß der Patient sitzt. Die gesamte Rotation des Rumpfes wird im wesentlichen durch die Bewegung der Lendenwirbelsäule ermöglicht. Beim stehenden Patienten ist es nicht möglich, eine ausreichende Fixation des Beckenrings zu gewährleisten, damit lediglich der Oberkörper die Rotation vollführt. Durch das Sitzen ist eine relative Fixation des Beckenrings gegeben. Gleichzeitig kann das Gesamtausmaß der Rotation als Beweglichkeit des Thorax über dem Beckenring in Winkelgraden abgeschätzt werden.

Die Funktionsprüfung der einzelnen Segmente der **Halswirbelsäule** kann prinzipiell im Sitzen des Patienten durchgeführt werden. Bei verspannter Muskulatur oder unklaren Tastbefunden empfiehlt sich die Untersuchung im Liegen. Hierbei kann der Untersucher den Kopf des Patienten sicher mit seinen Handflächen halten, so daß die Muskulatur von ihrer Haltearbeit entlastet und entspannt ist, was eine einfachere Palpation der Querfortsätze zwischen Hinterrand des M. sternocleidomastoideus und Nackenwulst (M. splenius capitis, M. splenius cervicis) ermöglicht (Abb. 4-18).

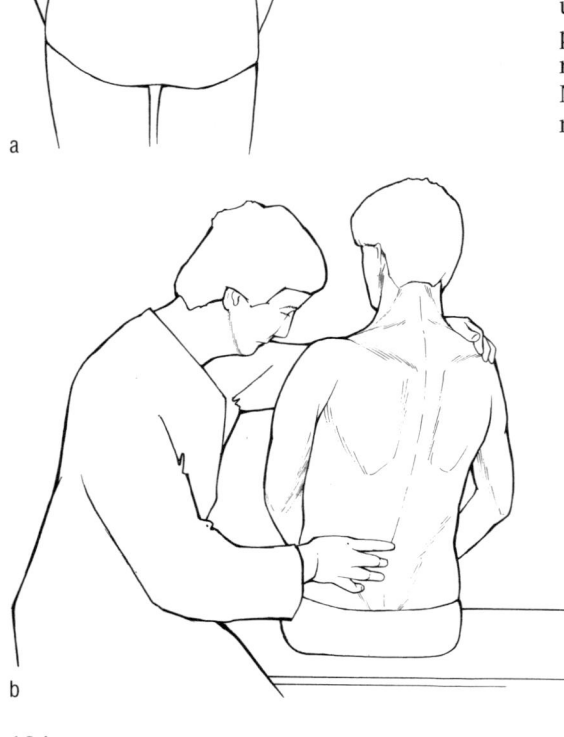

a

b

**Abb. 4-17** Prüfung der Relativbewegung der einzelnen Dornfortsätze.
**a** Bei Vor-/Rückneigung beim stehenden Patienten
**b** bei Rotation in der Lendenwirbelsäule beim sitzenden Patienten

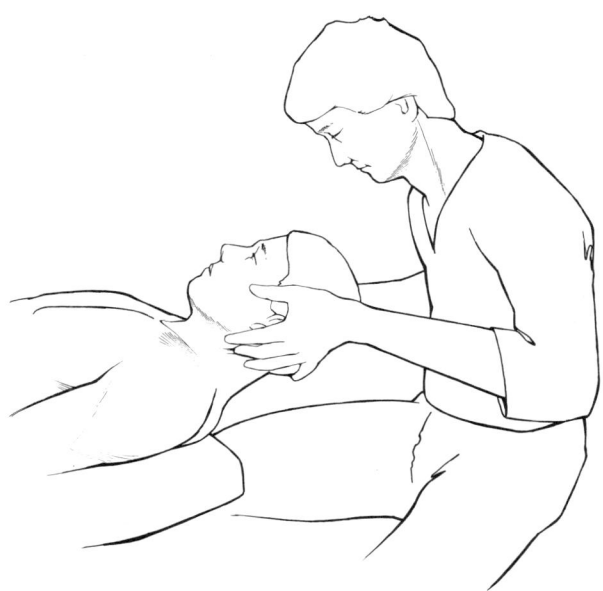

**Abb. 4-18** Bewegungsprüfung der Halswirbelsäule während der Kopf mit den Palmarflächen sicher gehalten wird. Bei entspannter Muskulatur werden die Querfortsätze mit den Mittelfingern palpiert.

Neben den orientierenden Untersuchungen zur Gesamtbeweglichkeit der Halswirbelsäule in Flexion, vergleichender Seitneigung und Retroflexion ist vor allem die Bewegungsprüfung von **Os occipitale** und **Axis** gegenüber dem **Atlas** von Bedeutung. Die Kopfgelenke sind überaus häufig von Blockierungen betroffen.

Die Querfortsatzspitzen des Atlas lassen sich beiderseits zwischen Mastoid und Mandibula tasten. Die Stellung sollte seitengleich etwa mittig zwischen diesen beiden knöchernen Orientierungspunkten sein und die Querfortsätze in Höhe der Mastoidspitze stehen. Bei Seitneigung des Kopfes verschiebt sich das Os occipitale mit seinen Kondylen auf der Atlasgelenkfläche, so daß der Querfortsatz auf der konkaven Seite besser zu tasten ist. Da sich bei Kopfdrehung der Atlas um den Dens axis bewegt, findet sich bei der Palpation typischerweise aufgrund der physiologischen Mitbewegung des Atlas bei der Bewegung des Kopfes nur eine geringe Veränderung zwischen Querfortsatzspitze und Mastoid bzw. Mandibula. Erst im Endbereich dieser Rotationsbewegung (Schlußrotation) entsteht auf der rotationsabgewandten Seite eine Vergrößerung des Abstands zwischen Mandibula und Atlasquerfortsatz. Diese Bewegungsprüfung

zeigt, in welchem Winkelausmaß der Atlas frei über dem Dens dreht. Hierbei handelt es sich um den Anteil der Bewegung, bei dem keine Distanzverschiebung der Querfortsatzspitzen des Atlas zu Mandibula oder Mastoid eintritt. Ist das Ausmaß der freien Rotation über dem Dens axis erschöpft, so erfolgt der letzte Anteil der Gesamtdrehung zwischen Os occipitale und Atlas, wodurch es zu der Verschiebung zwischen den Querfortsatzspitzen des Atlas und dem Os occipitale kommt. Ebenso ist darauf zu achten, daß lediglich eine reine Rotationsbewegung ohne Re- oder Inklination erfolgt, da der Abstand zwischen Atlasquerfortsatz und Mastoid aufgrund der Gelenkflächenbewegung zwischen Os occipitale und Atlas bei Reklination grundsätzlich größer und bei Inklination grundsätzlich kleiner wird.

Für die **Bewegungsprüfung des Axis** wird zunächst die Spitze des Dornfortsatzes C2 getastet. Dazu muß bei entspannter Nackenmuskulatur eine Stellung gefunden werden, in der die Dornfortsatzspitze palpiert werden kann. Die Stellung läßt sich am besten bei Inklinations-/Reklinationsprüfung des Kopfes finden. Meist ist eine geringe Reklination vorteilhaft. Sodann wird bei passiver Rotation des Kopfes die anfänglich unveränderte Stellung des Dornfortsatzes C2 ge-

125

prüft. Erst bei mehr als 20–25° Rotation setzt seitengleich eine Mitbewegung des Dornfortsatzes C2 ein, bis schließlich sogar die Schlußrotation im Bereich der Kopfgelenke (C0/C1) stattfindet. Geht der Dornfortsatz C2 bereits initial bei Rotation mit, so liegt zwischen C1/C2 eine Funktionsstörung mit Hypomobilität vor. Ebenso deutet das Fehlen einer Rotation des Dornfortsatzes C2 bei endgradiger Rotation des Kopfes auf eine segmentale Funktionsstörung hin. Bei Seitneigung wird der Dornfortsatz des Axis zur Konvexseite bewegt.

Um die **Rotationsanteile** der Kopfgelenke und der Segmente unterhalb C2 für sich beurteilen zu können, wird die Rotationsprüfung statt aus der Mittelstellung aus Inklination und Reklination geprüft.

Durch **Inklinationsstellung** werden die Segmente unterhalb des 2. Halswirbels durch ihre Positionierung in Endstellung weitgehend verriegelt, so daß die Rotation nur in den Kopfgelenken, vor allem im Atlantoaxialgelenk stattfindet. Das Bewegungsausmaß beträgt etwa 40° zu jeder Seite.

Bei **Reklination** und leichter Extension ist die Beweglichkeit in den Kopfgelenken weitgehend aufgehoben. Möglicherweise beruht dies auch auf der Anspannung der Ligg. alaria. Die Rotation findet somit als Summationsbewegung im mittleren und unteren Halswirbelsäulenabschnitt sowie am zervikothorakalen Übergang statt. Hierbei beträgt das Bewegungsausmaß zu jeder Seite ca. 60°.

Die Funktionsprüfung der **Gleitbewegung des Dornfortsatzes C6** über dem Dornfortsatz der Vertebra prominens kann durch Aufliegen der Fingerkuppen und Reklination des Kopfes geprüft werden. Bei freiem Gelenk zeigt sich hierbei die Ventralverschiebung des Dornfortsatzes des 6. Halswirbelkörpers über dem 7. Halswirbelkörper (Abb. 4-19 a, b). Der Dornfortsatz des 5. Halswirbelkörpers ist nicht immer zu tasten.

Beschwerden im Bereich der Halswirbelsäule, aber auch ein Morbus Ménière oder Hörsturz können – wegen des Verlaufs der A. vertebralis und deren Veränderungen –

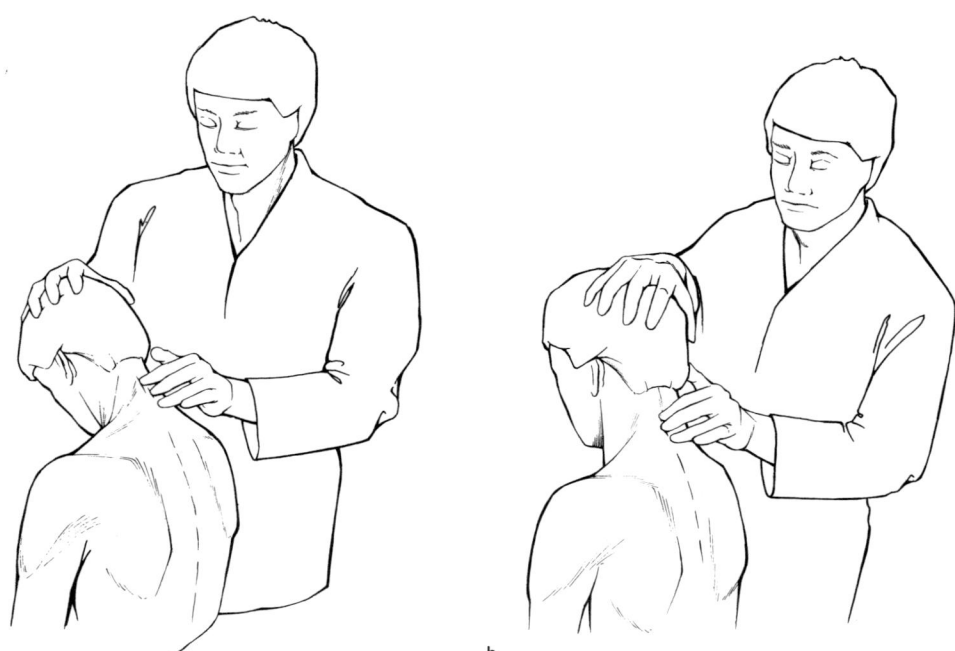

a          b

**Abb. 4-19** Prüfung der Verschiebung von C6 über C7. Aus Inklinationsstellung **(a)** wird der Kopf rekliniert **(b)**. Die Mittelfingerkuppe über Dornfortsatz C6 zeigt, wie der 6. Halswirbelkörper bei Kopfrückneigung nach vorne gleitet.

ebenso vaskulär bedingt sein. Daher empfiehlt sich eine grobe klinische Prüfung der A. vertebralis durch den **De-Kleyn-Test**: Bei Reklination des Kopfes wird eine Rotation durchgeführt, wodurch die A. vertebralis der rotationsabgewandten Seite in ihrem Durchfluß vermindert wird (Abb. 4-20 a, b). Kommt es hierbei zu der vom Patienten beklagten Beschwerdesymptomatik, so kann eine Durchblutungsstörung der A. vertebralis der rotationszugewandten Seite vorliegen, die bei diesem Test mit Drosselung der gegenseitigen A. vertebralis keine ausreichende Durchblutung gewährleistet. Differentialdiagnostisch sind Reklinationsbeschwerden abzugrenzen, wie diese durch Bandscheibenprotrusionen oder eine Facettensymptomatik auftreten. Dabei kommt es allerdings nicht zu Schwindelerscheinungen oder hörsturzähnlichen Phänomenen, sondern zu Nacken- und Hinterkopfschmerzen, die ebenso bei reiner Reklination ohne Seitneigung auftreten.

Mit dem sog. **Versöhnungsgriff** kann zum einen eine diagnostische Aussage über die Beweglichkeit des Kopfes gemacht, zum anderen eine therapeutische Maßnahme im Sinne der Mobilisation bewirkt werden: Hierzu sitzt der Patient mit dem Rücken am Stuhl angelehnt leicht nach hinten geneigt. Der Therapeut legt seine Hände im Bereich der beiden Parietalschuppen an, so daß die Hände beiderseits großflächig aufliegen. Die Daumenballen werden am Os occipitale hinter dem Mastoid einmodelliert. Die Hohlhand liegt über dem Ohr. Mit Aufstützung der Unterarme auf den Schultern des Patienten wird nun in leichter Inklination des Kopfes eine milde, minimale Traktion ausgeübt (Abb. 4-21 a, b). Diese Einstellung

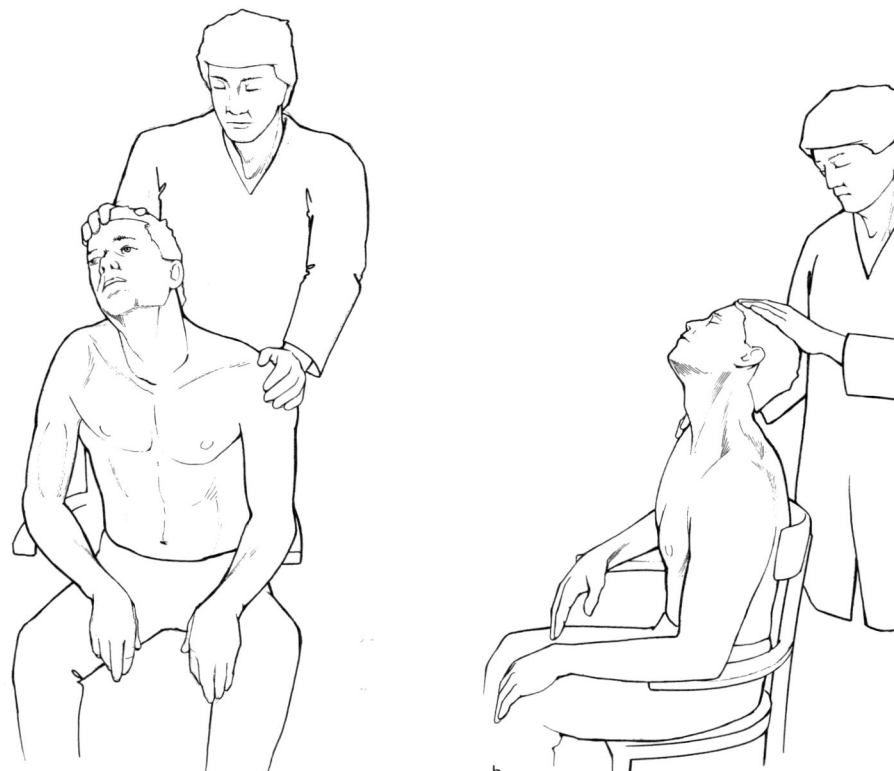

a                                                b

**Abb. 4-20 a, b** De-Kleyn-Test zur klinischen Prüfung des Durchflusses der A. vertebralis. Darstellung in zwei Ansichten. Durch die Kopfdrehung und Reklination wird der Durchfluß der A. vertebralis der rotationsabgewandten Seite reduziert. Ist gleichzeitig die Durchblutung auf der Seite der Rotation ungenügend, werden die Symptome ausgelöst. Bei dieser Prüfung muß der Patient sicher angelehnt sitzen können. Ansonsten sollte der Test im Liegen erfolgen.

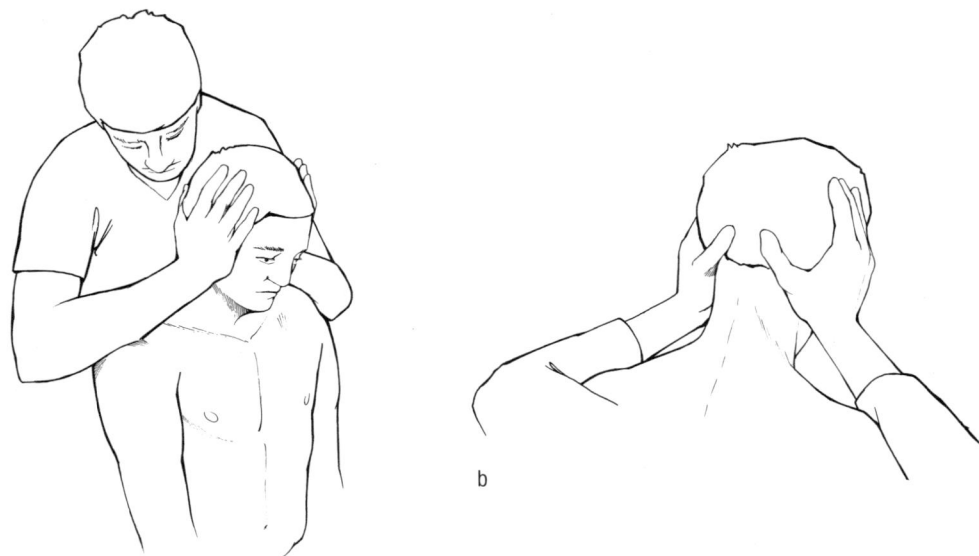

a
b

**Abb. 4-21 a, b**  Versöhnungsgriff. Die Palmarflächen liegen großflächig an den Parietalschuppen an. Die Unterarme des Therapeuten liegen den entspannt herunterhängenden Schultern auf. Bei leichter Vorneigung und Traktion des Kopfes wird geprüft, ob der Patient eine Beschwerdeerleichterung angibt.

des Kopfes in leichter Vorneigung und Traktion sorgt bei verschiedenen Beschwerden für Erleichterung. In dieser Positionierung ist der Blutdurchfluß durch die Aa. vertebrales verbessert, die Foramina intervertebralia sind vergrößert und bei dem nach dorsal höheren Bandscheibenraum können sich Vorwölbungen retrahieren. Durch Kombination mit einer leichten Vibration, die auch als „kyphosierende Vibrations-Traktion" der Halswirbelsäule beschrieben

wird, kann dieser Handgriff auch als therapeutische Maßnahme zur Mobilisierung durchgeführt werden.

Zur differentialdiagnostischen Abgrenzung und klaren Zuordnung einer radikulären Symptomatik im Zervikalbereich dient die Tab. 4-2.

Beschwerden, deren **Ursache im Bereich der Schulter** liegt, können ähnliche Symptome wie ein Zervikalsyndrom hervorrufen. Bei Schultererkrankungen gehört zu

**Tab. 4-2**  Synopse der segmentalen Zuordnung C5–C8 (nach [14]).

| Nerven-wurzel | Band-scheibe | peripheres Dermatom | Kennmuskel | Reflex-abschwächung |
|---|---|---|---|---|
| C5 | (C4/C5) | | M. deltoideus | M. biceps |
| C6 | (C5/C6) | Daumen, Teil Zeigefinger | M. biceps, M. brachio-radialis | M. biceps, Radius-periost |
| C7 | (C6/C7) | Zeige- u. Mittelfinger, Teil Ringfinger | Daumenballen, M. triceps, M. pronator teres | M. triceps |
| C8 | (C7/Th1) | Kleinfinger, Teil Ringfinger | Kleinfinger-ballen, Fingerbeuger, Mm. interossei | (M. triceps) |

den Leitsymptomen eine Beweglichkeits-einschränkung. Auch wenn sekundär muskuläre Verspannungen bis zum Trapeziusbereich vorliegen, so ist doch die Hauptdruckdolenz im Schulterbereich lokalisiert. Eine periphere segmentale neurologische Symptomatik, wie sie beim radikulären Zervikalsyndrom vorliegt, fehlt.

Wegen des kinesiologischen Fußpunkts der Halswirbelsäule bei Th4 sind beim Zervikalsyndrom stets auch die obere Brustwirbelsäule und die Kostotransversalgelenke zu untersuchen.

Die Palpation der **ersten Rippe** kann in der Weise geschehen, daß der Kopf des Patienten zur untersuchten Seite gedreht wird und die Hand des Untersuchers mit der Radialseite des Zeigefingers an der Seite des Halses zur ersten Rippe Kontakt aufnimmt. Der M. trapezius wird bei dieser Handhaltung nach hinten gedrückt. Mit der Hand kann der Untersucher leicht federnd die Translation des Rippengelenks prüfen.

Die **Kostotransversalgelenke** sind aufgrund ihrer Gleitfunktion, durch die sie das Heben und Senken der Rippen ermöglichen, häufig von Blockierungen und der Ausstrahlung lokaler Muskelverspannungen betroffen. Die Prüfung erfolgt am besten, indem der Patient seitlich gelagert wird und der Untersucher den Arm und das Schulterblatt der nach oben liegenden Schulter vor den Körper des Patienten bewegt und somit die oben liegenden Kostotransversalgelenke gut palpieren und aufdehnen kann. Für die Prüfung der oberen Kostotransversalgelenke empfiehlt sich zur Spannungsverminderung des M. trapezius die Lagerung des Kopfes mit Neigung und Drehung zur untersuchten Seite.

Aufgrund der nur geringen Bewegungsmöglichkeit der Brustwirbelsäule ist diese vergleichsweise seltener von Blockierungen betroffen, als die beweglichen, in Hyperlordose gewichtsbelasteten Anteile der Hals- und Lendenwirbelsäule. Die Kontrolle der Kostotransversalgelenke ist die wichtigste Maßnahme zur differentialdiagnostischen Abgrenzung gegen Wirbelkörperblockierungen.

## Spezielle Funktionsdiagnostik in der Lenden-Becken-Hüft-Region

Ein Schwerpunkt der Funktionsbeeinträchtigungen liegt im Lenden-Becken-Hüft-(LBH-)Bereich. Da aus diesem Bereich Irritationen in die Nachbarregion ausstrahlen, ist eine schnell orientierende Abgrenzung schwierig. So wie Lumbalsyndrome mit ihrer Ausstrahlung zu Beschwerden im Hüftgelenk und im Bein führen können, so können Hüftgelenksbeschwerden sekundär zu Lendenbeschwerden bis hin zur ausgeprägten Hyperlordose führen. Daher bedarf es einer sorgfältigen differentialdiagnostischen Untersuchung und Abgrenzung, um herauszufinden, von wo die mitunter diffuse Beschwerdesymptomatik ihren Ursprung nimmt.

Die **Iliosakralgelenke** sind am häufigsten überhaupt von Blockierungen betroffen. Physiologischerweise lassen sie nur eine minimale Verschiebebewegung zu, die als Nutation bezeichnet wird. Mitunter wird die Nutation auch als Nick-Bewegung des Kreuzbeins beschrieben, da die typische Gleitbewegung beim Beugen der Lendenwirbelsäule nach vorne auftritt, indem sich S1 nach ventral-kaudal und S3 nach dorsal verschiebt.

Die minimale Verschieblichkeit reicht dazu aus, daß das Os sacrum innerhalb des Beckenrings bei Seitneigung, Vor- und Rückneigung sowie Verdrehbewegung eine

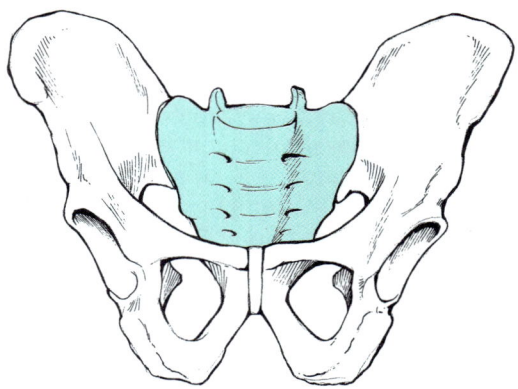

**Abb. 4-22** Anatomische Verhältnisse zwischen Os sacrum und Ossa ilii. Die nach kaudal schmaler zulaufende Aufhängung prädestiniert zu „Verkeilungen".

minimale Mitbewegung ausführen kann. Führt man sich die fast keilförmige Kontur, durch die das Os sacrum zwischen den Ossa ilii aufgehängt ist, vor Augen, kann man sich vorstellen, daß das stete Gewicht und ungünstige Belastungen zu „Verkeilungen" führen können (Abb. 4-22). In diesem Fall ist die minimale Scherbewegung zwischen Os sacrum und Ossa ilii gestört. Neben den typischen lokalen Druckpunkten über dem betreffenden Gelenkanteil ist die Funktionsprüfung die wichtigste Maßnahme zum Nachweis der Bewegungsstörung. Wegen der Häufigkeit dieser Problematik und der Schwierigkeit der Abgrenzung stehen für diese Funktionsuntersuchung mehrere Tests zur Verfügung, die ergänzend durchgeführt werden können:

▷ Beim stehenden Patienten kann durch das sog. **Rücklaufphänomen** auf einfache und sichere Weise eine Blockierung im Iliosakralgelenk geprüft werden. In Ausgangsstellung steht der Patient mit etwa handbreit auseinanderstehenden Füßen in gleichmäßiger Belastung mit dem Rücken zum sitzenden Untersucher. Der Untersucher legt seine Daumen unter die im allgemeinen gut zu palpierenden Spinae iliacae posteriores superiores. Der Patient wird sodann aufgefordert, ein Bein im Hüftgelenk zu beugen und mit dem Knie möglichst bis zum Bauch zu führen. Der Patient darf sich hierbei festhalten, um sicher auf dem Standbein zu stehen. Bis zur Horizontalbewegung des Oberschenkels wird die Bewegung fast ausschließlich im Hüftgelenk durchgeführt, bis sodann eine zunehmende Bewegung im Iliosakralgelenk erfolgen muß und der endgradige Bewegungsausschlag der maximalen Anbeugung des Oberschenkels ganz durch die Nutation des betreffenden Iliosakralgelenks ausgeführt wird. Bei regelrechtem Test bewegt sich die betreffende Spina iliaca posterior superior nach unten, was der Untersucher an dem Daumen spürt, der unterhalb der Spina liegt, die sich nach distal bewegt. Im Vergleich zur Ausgangsstellung ist der

Daumen auf der Seite des angebeugten Beins durch die Bewegung der Spina nach kaudal deutlich nach unten verschoben. Bei einer Iliosakralgelenksblockierung fällt eine deutliche Minderbeweglichkeit bis zur völligen Unbeweglichkeit der Spina auf. Zwischen Os sacrum und Ossa ilii findet dann keine Bewegung statt (Abb. 4-23).

▷ Ebenso kann eine Blockierung im Iliosakralgelenk durch die sog. **„variable Beinlängendifferenz"** (Derbolowsky) geprüft werden. Dazu liegt der Patient mit ausgestreckten Beinen auf dem Rücken. Der Untersucher steht am Fußende und legt beide Daumen unterhalb des Malleolus medialis an. Der Patient wird sodann aufgefordert, sich – auch unter Zuhilfenahme der Arme – mehrfach aufzurichten. Die Beine bleiben dabei gestreckt (Langsitz). Durch das Aufrichten des Patienten wird das Kreuzbein in gleichem Maße vertikal aufgerichtet. Die Knöchel verschieben sich auf beiden Seiten nur minimal nach unten. Auch beim weiteren Vorbeugen in die maximale Rumpfbeuge findet sich keine Verschiebung der Füße nach kaudal. Bei positivem Test zeigt sich eine scheinbare, variable Beinlängendifferenz (Abb. 4-24 a, b), die auch als Vorlaufphänomen im Liegen bezeichnet wird. Dieses Phänomen wird darauf zurückgeführt, daß das Os sacrum auf der blockierten Seite das Os ilium bei der Bewegung mitnimmt, so daß es zu einer entsprechenden Verschiebung mit scheinbarer Verlängerung des betreffenden Beines kommt. Der Test wird als positiv gewertet, wenn die Seitendifferenz ca. 2 cm beträgt.

▷ Für die differentialdiagnostische Prüfung ist die Orientierung über die Hüft- und Lendenwirbelsäulenbeweglichkeit von besonderer Bedeutung. Mitunter kann eine Iliosakralgelenks-Blockierung auch lediglich als Begleitreaktion, also sekundär, bei Störungen im Hüft- oder Lendenwirbelbereich auftreten. Für eine vergleichende Untersuchung von Hüfte, Iliosakralgelenk und unterer Lendenwirbelsäule kann der sog. **Drei-Stufen-Test** (Menell) durchgeführt werden. Hierbei

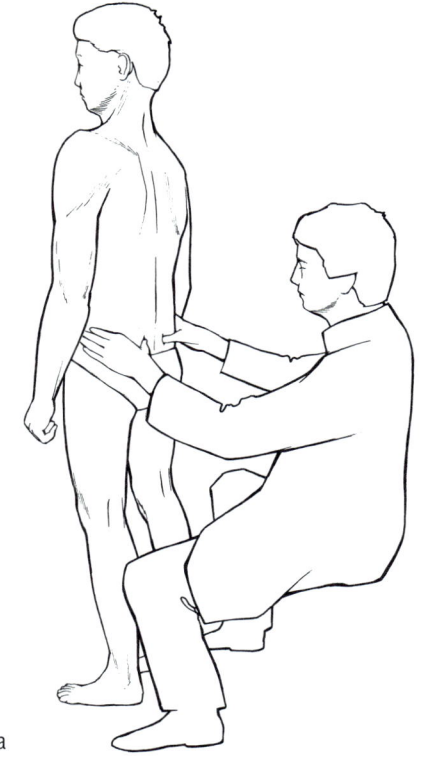

a

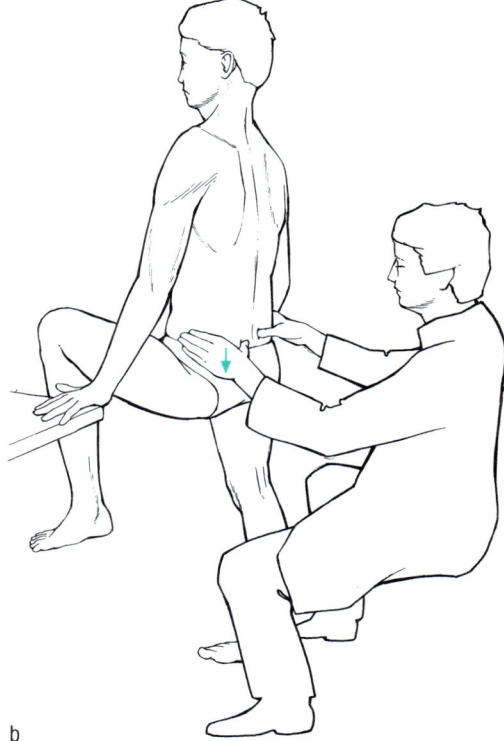

b

**Abb. 4-23** Rücklaufphänomen.

**a** In Ausgangsposition werden die Daumenkuppen unterhalb der Spinae iliacae posteriores superiores angelegt.

**b** Bei Beugung des linken Beins im Hüftgelenk um mehr als 90° zeigt sich in diesem Fall die Nutation im betreffenden Iliosakralgelenk, wobei die Spina iliaca posterior superior der betroffenen Seite nach unten verschoben wird. Unauffälliges Rücklaufphänomen.

**c** Bei Anheben des rechten Beins zeigt sich in diesem Fall, daß auch bei maximal möglicher Beugung keine Verschiebung der Spina iliaca posterior superior nach unten erfolgt. Dies ist ein Anhalt für die Blockierung im rechtsseitigen Iliosakralgelenk.

Bei diesem Test muß der Patient nicht frei stehen, sondern kann sich ebenso mit den Händen festhalten, um sicheren Halt beim Stand auf einem Bein zu haben.

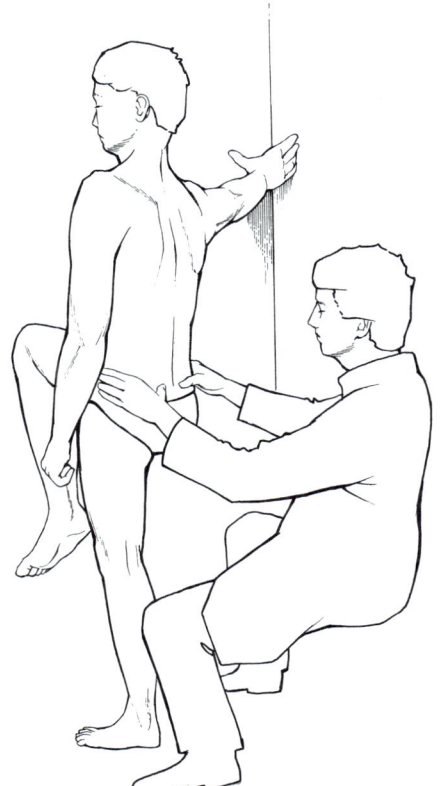

c

werden in einzelnen Schritten die Dorsalextension der Hüfte, die Extension im Iliosakralgelenk und schließlich die Retroflektion der unteren Lendenwirbelsäule überprüft (Abb. 4-25 a–c).

– Die **erste Stufe** besteht darin, daß der Untersucher bei Bauchlage des Patienten mit einer Hand das Becken über

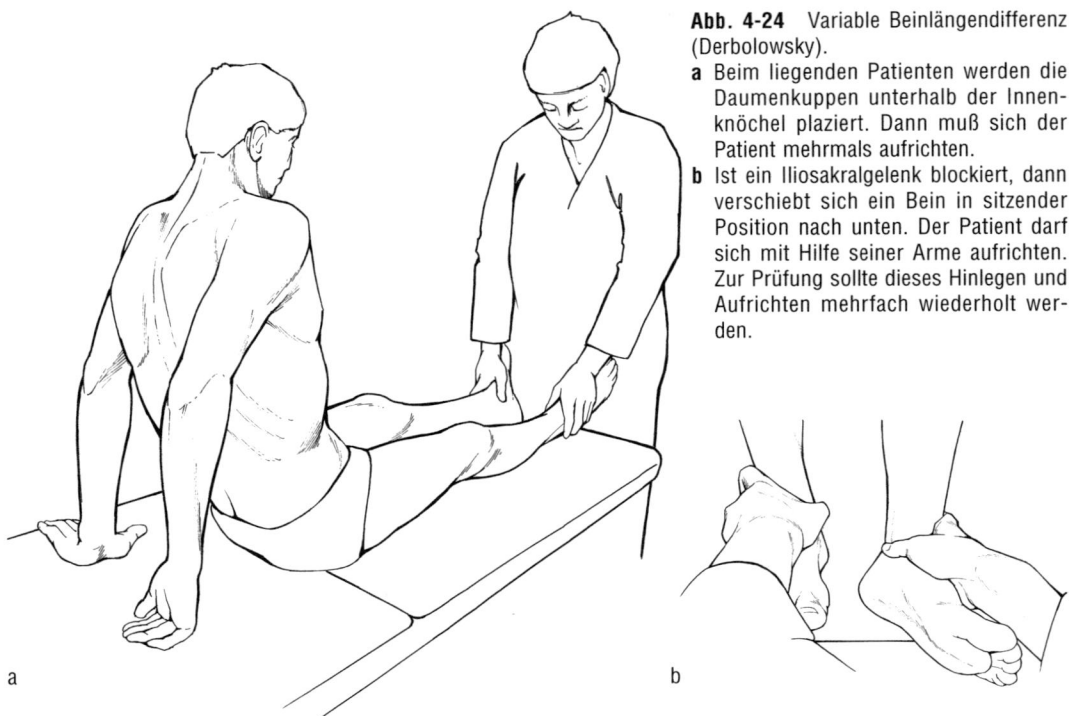

**Abb. 4-24** Variable Beinlängendifferenz (Derbolowsky).

**a** Beim liegenden Patienten werden die Daumenkuppen unterhalb der Innenknöchel plaziert. Dann muß sich der Patient mehrmals aufrichten.

**b** Ist ein Iliosakralgelenk blockiert, dann verschiebt sich ein Bein in sitzender Position nach unten. Der Patient darf sich mit Hilfe seiner Arme aufrichten. Zur Prüfung sollte dieses Hinlegen und Aufrichten mehrfach wiederholt werden.

a

b

dem Os ilium der zu prüfenden Seite fixiert und das Bein im Hüftgelenk überstreckt. Damit wird nur die Dorsalextension im Hüftgelenk geprüft (Abb. 4-25 a). Treten hierbei Beschwerden auf, so rühren diese vom Hüftgelenk.

– In der **zweiten Stufe** fixiert der Untersucher mit einer Hand das Kreuzbein und bewegt das Bein wiederum in Hyperextension. Dadurch werden das Hüftgelenk und das Iliosakralgelenk geprüft (Abb. 4-25 b). Dabei ist das Gesamtbewegungsausmaß größer als bei der ersten Teststufe. Treten jetzt Hyperextensionsbeschwerden auf, so rühren diese vom Iliosakralgelenk.

– In der **dritten Stufe** legt der Untersucher seine Hand über die Lendenwirbelsäule und führt jetzt bei Hyperextension des Beins eine Bewegung in Hüftgelenk, Iliosakralgelenk und unterem Lumbalbereich durch. Bei diesem letzten Prüfschritt muß die Hand sehr dosiert auf der unteren Lendenwirbelsäule angelegt werden und darf nicht wie bei den vorangehenden kraftvoll

aufliegen (Abb. 4-25 c). Durch die Überstreckung wird nun auch die untere Lendenwirbelsäule beansprucht.

▷ Mit dem sog. **Vierer-Zeichen** oder Hyperabduktions-Zeichen (Patrick-Test) können ebenfalls sowohl die Beweglichkeit des Hüftgelenks, des Iliosakralgelenks als auch Rotationsbeanspruchung der unteren Lendenwirbelsäule geprüft werden. Dazu wird das zu prüfende Bein entsprechend einer „4" mit Abduktion und Außenrotation im Hüftgelenk, Beugung im Kniegelenk und Positionierung des Fußes in Höhe des Kniegelenks des ausgestreckten gegenseitigen Beines gelagert (Abb. 4-26). Normalerweise kann das gebeugte Kniegelenk beim liegenden Patienten bis fast an die Auflagefläche geführt werden.

Bei Blockierungen des Iliosakralgelenks oder bei Bewegungseinschränkung des Hüftgelenks ist der Abstand des Kniegelenks zur Auflagefläche im Seitenvergleich vergrößert. Kontrakturen im Bereich der Adduktoren des Hüftgelenks sind bei dieser Lagerung palpatorisch zu

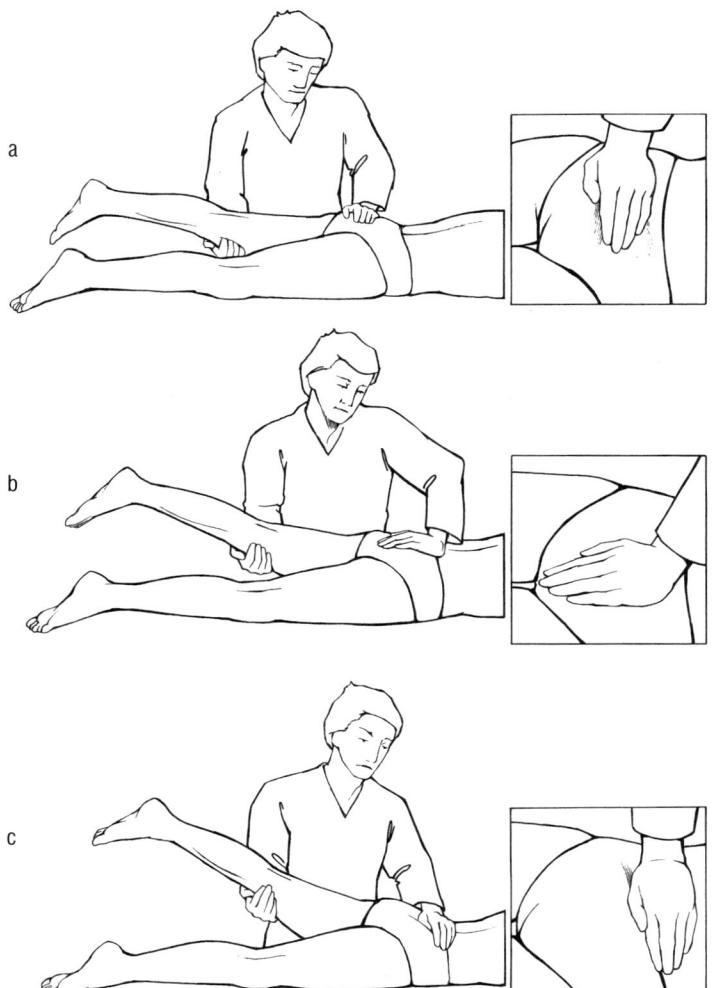

**Abb. 4-25** Drei-Stufen-Hyperextensionstest (nach [9]).

**a** Fixation des Beckens über dem Os ilii der betreffenden Seite und Hyperextension des Beins, das unter dem Oberschenkel gehalten wird.

**b** Fixation des Kreuzbeins zur Prüfung der Bewegung von Hüft- und Iliosakralgelenk der angehobenen Seite.

**c** Handauflage an der Lendenwirbelsäule zur Prüfung der Beweglichkeit von Hüft- und Iliosakralgelenk sowie unterer Lendenwirbelsäule.

erfassen. Für die Durchführung dieses Tests ist von entscheidender Bedeutung, daß die kontralaterale Beckenseite mit einer Hand fixiert wird, um ein Abrollen des Beckens zu der zu prüfenden Seite zu verhindern. Um eine Rotationsschmerzhaftigkeit der unteren Lendenwirbelsäule zu prüfen, wird diese Handfixation des Beckens weggelassen. Dann werden die kleinen Wirbelgelenke auf Rotation beansprucht. Tritt hierbei eine Schmerzprovokation auf, so weist dies auf ein Facettensyndrom hin.

▷ Eine Hüft-Beuge-Kontraktur führt stets zu einer vermehrten Beckenvorneigung, da der Oberschenkel schon für die nor-

male Stehbelastung etwa vertikal ausgerichtet sein muß. Durch die Kontraktur wird dabei die Beckenvorneigung vermehrt, wodurch es dann zur Vorneigung des Os sacrum und zur Lendenwirbelsäulen-Hyperlordosierung kommt. Die klinische Prüfung einer Hüft-Beuge-Kontraktur erfolgt vorteilhaft mit dem **Thomas-Handgriff:** In Rückenlage des Patienten führt der Untersucher eine Hand unter die Lendenwirbelsäule, um zu tasten, wann die Lendenwirbelsäulen-Lordose während des Tests aufgehoben ist. Mit der anderen Hand wird ein Bein in Höhe des Kniegelenks erfaßt und in Knie- und Hüftgelenk gebeugt. Bei unauffälli-

133

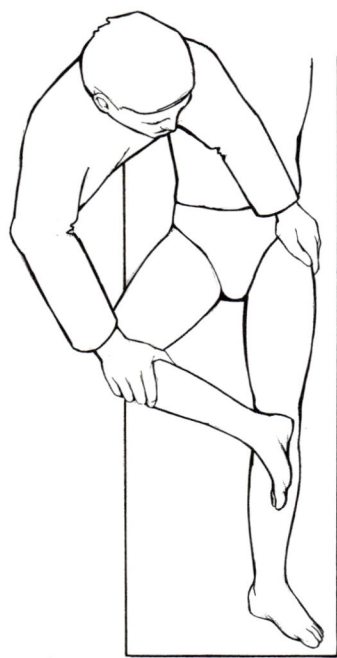

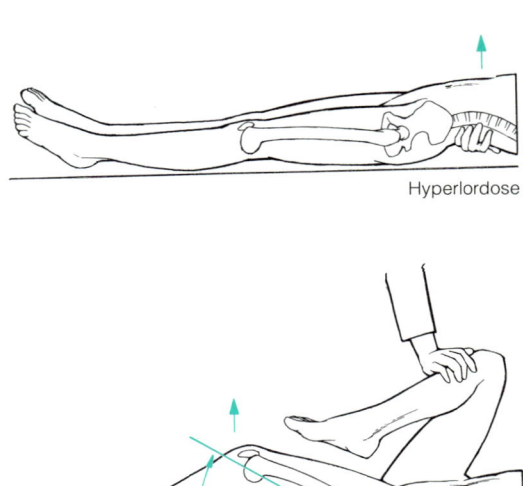

Hyperlordose

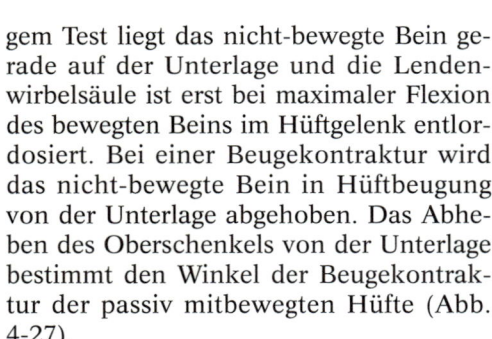

30°

30° Beugekontraktur

Ausgleich der Lordose

**Abb. 4-26** Vierer-Zeichen oder Patrick-Test. Bei Abduktion und Außenrotation im Hüftgelenk mit Lagerung des Fußes der zu prüfenden Seite auf dem gegenseitigen Kniegelenk entsteht die Figur einer „4". In dieser Position wird die Abduktionsfähigkeit des Hüftgelenks geprüft, wenn mit der anderen Hand das Becken der Gegenseite fixiert wird. Wird das Becken nicht fixiert, kann über das Herabdrücken des angewinkelten Beins die Lendenwirbelsäule mit rotiert werden (nach [10]).

**Abb. 4-27** Hüft-Beuge-Kontraktur. Der Untersucher palpiert mit einer Hand die Streckung der Lendenwirbelsäulen-Lordose bei Beugung des Beines im Hüftgelenk. Die passive Mitbewegung des gegenseitigen Beins zeigt eine dort vorliegende Beugekontraktur, die dem Winkel des Abhebens des Oberschenkels von der Unterlage entspricht (nach [10]).

gem Test liegt das nicht-bewegte Bein gerade auf der Unterlage und die Lendenwirbelsäule ist erst bei maximaler Flexion des bewegten Beins im Hüftgelenk entlordosiert. Bei einer Beugekontraktur wird das nicht-bewegte Bein in Hüftbeugung von der Unterlage abgehoben. Das Abheben des Oberschenkels von der Unterlage bestimmt den Winkel der Beugekontraktur der passiv mitbewegten Hüfte (Abb. 4-27).

▷ Zur klinischen Prüfung einer Ischialgie hat sich das **Lasègue-Zeichen** (Abb. 4-28 a) bewährt. Allerdings sollte auf einige Besonderheiten hingewiesen werden. Zunächst muß die Beweglichkeit der Hüfte und des Kniegelenks geprüft werden, um nicht fälschlicherweise eine Symptomatik aus diesem Bereich als Ischial-

gie zu verkennen. Bei freiem Hüftgelenk und voll streckbarem Kniegelenk wird in üblicher Weise das gestreckte Bein unter dem Knöchel gefaßt und angehoben. Es empfiehlt sich, dies grundsätzlich langsam zu machen und sich währenddessen mit dem Patienten zu unterhalten. Der Lasègue-Test wird dann als positiv gewertet, wenn der Patient bei Anheben des Beines von der Liege um weniger als 60° einen radikulären Schmerz ins Bein angibt. Eine Schmerzhaftigkeit jenseits von 60° Hebung kann nicht mehr als Nervendehnungszeichen gewertet werden. Sobald der Patient einen ziehenden Schmerz im Bein angibt, sollte er gefragt werden, wo der Schmerz auftritt, um so beispielsweise eine lokale Schmerzsymptomatik im Bereich der Kniekehle abzugrenzen. Liegt

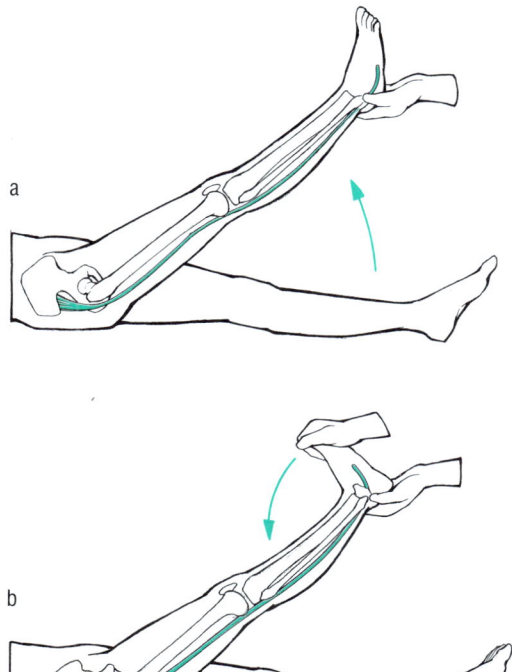

a

b

**Abb. 4-28**  Ischiadikusdehnungszeichen (nach [10]).
**a** Zum Lasègue-Test wird das gestreckte Bein des liegenden Patienten von der Unterlage abgehoben. Der Test ist nur positiv, wenn der Patient bei einem Anhebewinkel von weniger als 60° einen ziehenden Schmerz im Nervenverlauf angibt.
**b** Im Anschluß daran kann mit dem Bragard-Test geprüft werden, ob eine zusätzliche Dorsalextension des Fußes aufgrund der weiteren Dehnung vermehrte Schmerzen provoziert.

eine ischialgiforme Symptomatik vor, so wird der Patient anstatt des Schmerzes in der Kniekehle einen strangförmigen Schmerzverlauf angeben.

▷ Bei einem positiven Lasègue-Zeichen kann durch den **Bragard-Test** eine zusätzliche Dehnung des durch das Heben des Beins schon gespannten N. ischiadicus provoziert werden, was gleichzeitig als Bestätigung dient. Dazu wird das Bein beim Lasègue-Test so weit angehoben, wie der Patient dies gerade noch tolerieren kann (Abb. 4-28 b). In dieser Stellung wird der Fuß dann in Dorsalextension geführt, wodurch eine zusätzliche Dehnung des N. ischiadicus um etwa 1 bis 2 cm erreicht werden kann [24].

Im Gegensatz zu pseudoradikulären Beschwerden, die durch eine Hüftgelenks-, Iliosakralgelenks- oder auch Facetten-Symptomatik begründet sein können, zeigen sich beim radikulären Lumbalsyndrom neben dem strangförmigen Schmerzverlauf in typischer Weise Veränderungen im Bereich des Dermatoms und der Kennmuskeln oder Reflexabschwächungen. In Tab. 4-3 ist die Zuordnung der Beschwerdesymptomatik aufgelistet. Die motorische Prüfung erfolgt stets gegen Widerstand oder als Prüfung mit Belastung durch das Körpergewicht beispielsweise im hohen Zehenstand oder Hakengang.

**Tab. 4-3**  Synopse der segmentalen Zuordnung L1–S1 (nach [14]).

| Segment | peripheres Schmerz- u. Hypästhesiefeld | motorische Störung (Kennmuskel) | Reflex- abschwächung | Nervendehnungs- zeichen |
|---|---|---|---|---|
| L1/L2 | Leistengegend | – | – | Femoralis- dehnungsschmerz |
| L3 | Vorderseite Oberschenkel | M. quadriceps femoris | Patellarsehnen- reflex | Femoralis- dehnungsschmerz |
| L4 | Vorderaußenseite Oberschenkel, Innenseite Unterschenkel und Fuß | M. quadriceps femoris | Patellarsehnenreflex | positives Lasègue-Zeichen |
| L5 | Außenseite Unterschenkel, medialer Fußrücken, Großzehe | M. extensor hallucis longus | – | positives Lasègue-Zeichen |
| S1 | Hinterseite Unterschenkel, Ferse, Fußaußenrand, 3.–5. Zehe | M. triceps surae, Mm. glutaei | Achillessehnen- reflex | positives Lasègue-Zeichen |

## 4.5 Therapeutische Ansätze

### 4.5.1 Allgemeines

Nach genauer Funktionsabklärung und Diagnosestellung, ausreichender differentialdiagnostischer Abgrenzung und ggf. ergänzenden Untersuchungsmethoden, beispielsweise durch Labordiagnostik oder mit bildgebenden Verfahren, kann die am Lokalbefund orientierte, gezielte Manuelle Therapie zur Behandlung von reversiblen Funktionsstörungen vorgenommen werden.

Grundsätzlich können drei verschiedene Techniken unterschieden werden:

▷ Weichteiltechniken
▷ Mobilisationstechniken (aktiv und passiv)
▷ Manipulationstechniken.

Der Therapieplan wird grundsätzlich vom Arzt erstellt, der bei Kenntnis der gesamten diagnostischen Parameter und daraus folgender Diagnosestellung die Indikation für die jeweilige Behandlungstechnik stellt. Weichteiltechniken und Mobilisationsbehandlungen werden auch von Krankengymnasten in Abstimmung mit dem behandelnden Arzt durchgeführt. Manipulationstechniken dürfen nur von Ärzten durchgeführt werden. Der Arzt, der die Manipulation durchführt, muß sich über das Krankheitsbild ausreichende Sicherheit verschafft haben, bevor er die Indikation stellt, und darf die Manipulation nur selbsttätig ausführen.

### 4.5.2 Weichteiltechniken

Zu diesem Bereich gehören Techniken, die auch in der Massagelehre bekannt sind. Unter Ausnutzung der oberflächlichen, reflektorischen Phänomene und des Kontaktes zu der tieferliegenden, betroffenen Struktur wird über reflektorische, durchblutungsfördernde und entspannende Ansätze für eine Lockerung der Weichteile, vor allem der angespannten und gereizten muskulotendinösen Bereiche gesorgt. Dadurch kann auch eine durch die Weichteilgewebe unterhaltene Blockierung gelöst werden.

Entsprechend gehören zu den Weichteiltechniken Vorgehensweisen der klassischen Massage, wie Streichung oder Knetung, ebenso aber Quer- oder Längsfriktionen zur Muskel-Sehnen-Dehnung und Lösung des verquollenen Bindegewebes (deep friction). Ebenso kann durch digitale Kompression des muskulären Maximaldruckpunkts und durch Dehnungsimpulse im Muskelfaserverlauf eine Entspannung erzielt werden. Ergänzend können Maßnahmen der Physikalischen Therapie angewendet werden (vgl. Kap. 3.3).

Wie auch bei der Massage generell, gelten grundsätzlich bei Weichteiltechniken als **Kontraindikation:**

▷ Entzündungsprozesse
▷ frische Verletzungen
▷ Wunden
▷ Gefäßerkrankungen
▷ Phlebothrombosen.

### 4.5.3 Mobilisationstechniken

Bei der Mobilisation wird zwischen aktiven und passiven Maßnahmen unterschieden. Die **aktiven** Maßnahmen zielen auf neuromuskuläre und reflektorische Wechselwirkungen ab, um über muskuläre Anspannungen, bestimmte Atemtechniken oder sogar lediglich über Augenbewegungen und damit einhergehende reflektorische Veränderungen Bewegungshemmungen und Blockierungen zu lösen. So können diese Techniken auch erfolgreich an überaus ängstlichen Patienten angewendet werden, die über stärkste Schmerzen klagen oder in einem schlechten Allgemeinzustand sind. Kontraindikationen für aktive Mobilisationstechniken sind nicht bekannt.

Die **passive** Mobilisation ist der manuellen Diagnostik sehr ähnlich. Hierbei wird das Gelenk in seinem vorhandenen Bewegungsraum wiederholt passiv bewegt, jeweils bis an das Ende der freien Bewegung, also bis an die Einschränkung oder Blockierung. Die passive Bewegung kann alle Richtungen ausnutzen, also auch in paraphysiologischer Beanspruchung, in Gleiten, Seitneigen, Rotation oder Traktion. Die Bewegung erfolgt weich, mehrmalig (repetitiv), ohne starken Druck, ohne daß eine Schmerzhaftigkeit erzeugt wird und ganz dosiert gegen die Spannung. Dadurch nimmt der Bewegungsausschlag kaum merklich zu. Der Bewegungsraum wird erweitert, ohne dessen aktuelle, schmerzbestimmte Grenze zu überschreiten. Eine Mobilisation darf nie Schmerzen auslösen. Die passive Bewegungsrichtung kann unter Beachtung der Grenze zur eingeschränkten Bewegungsrichtung erfolgen (direktes Vorgehen). Ist die Behandlung in die blockierte Bewegungsrichtung schmerzhaft, so konzentriert sich die Mobilisation in die übrigen, schmerzfreien Richtungen (indirektes Vorgehen).

Mit diesen Techniken ist die Mobilisation ein eigenständiges Behandlungsverfahren und dient nicht nur zur Vorbereitung einer Manipulation. Nach jeder Mobilisation sollte das Ausmaß der wiedergewonnenen Beweglichkeit überprüft werden.

### 4.5.3.1 Aktive Mobilisation

*Muskelenergietechnik*

Bei der Muskelenergietechnik oder der post-isometrischen Relaxation erfolgt der Behandlungsansatz an der verspannten Muskulatur, um auch unter Ausnutzung nerval-reflektorischer Phänomene die Gelenkblockierung zu lösen. Außerdem wird dem Phänomen der post-isometrischen Relaxation ein analgetischer Effekt zugeschrieben [16].

Für die praktische Durchführung ist darauf zu achten, daß der Patient so gelagert wird, daß das betroffene Segment in allen möglichen Bewegungsrichtungen beansprucht werden kann. Aus dieser Position wird eine Stellung gesucht, die nahe der schmerzhaft begrenzten Bewegungseinschränkung liegt, aber noch schmerzfrei eingenommen werden kann. Diese Position wird durch die Handauflage des Therapeuten gegenüber weiterer Auslenkung in Richtung des Schmerzpunktes gesichert. In dieser Position, also unveränderter Muskellänge, wird der Patient aufgefordert, einen leichten Widerstand gegen den Handdruck auszuüben. Die Muskulatur wird dadurch isometrisch angespannt. Die Anspannung soll etwa zehn Sekunden gehalten werden. Sodann wird der Patient aufgefordert, lockerzulassen und langsam auszuatmen. Nach etwa einer Sekunde wird die unveränderte Handauflage dazu genutzt, den nun spannungslosen Muskel zu dehnen. Dies geschieht wiederum sanft ohne großen Druck, über mehrere Sekunden. Erscheint die post-isometrische Entspannung ungenügend, so kann ohne weiteres die isometrische Anspannungsphase verlängert werden, um sodann nach der einsetzenden, vermehrten Erschöpfung weicher aufdehnen zu können. Für diese Technik ist nur minimale Kraft und Anspannung des Patienten notwendig. Das Vorgehen wird in der Regel mehrmals hintereinander wiederholt.

Als praktisches Beispiel sei eine nach rechts eingeschränkte Rotation des Kopfes genannt, wie diese aufgrund einer Blockierung zwischen Atlas und Axis auftritt. Die Ausgangsstellung für die post-isometrische Relaxation sieht dabei so aus, daß der Kopf in leichter Vorneigung in einer noch eben möglichen Rechtsdrehung vom Patienten gehalten wird. Der Untersucher stellt sich nun hinter den Patienten, der seinen Oberkörper an der Stuhllehne angelehnt haben sollte. Mit der rechten Hand wird das Kinn so umfaßt, daß die Langfinger an Kinn und Wange der linken Seite des Patienten einen Gegendruck ausüben können. Die linke Hand des Untersuchers umgreift die linke Schulter des Patienten nach vorne. Nun wird der Patient aufgefordert, gegen die links an Wange und Kinn aufliegende Hand einen leichten Druck aufzubauen und diesen über mehrere (ca. zehn) Sekunden zu halten. Anschließend soll sich der Patient entspannen und nach etwa einer Sekunde wird der Kopf mit leichtem Druck der Hand nach rechts rotiert, ohne daß Schmerzen auftreten (Abb. 4-29). Damit wird das erreichbare Bewegungsausmaß vergrößert. Die Übung wird mehrmals wiederholt.

*Augen-Muskel-Technik*

Die Bewegung der Augen kann Bewegungen in der Halswirbelsäule und im oberen

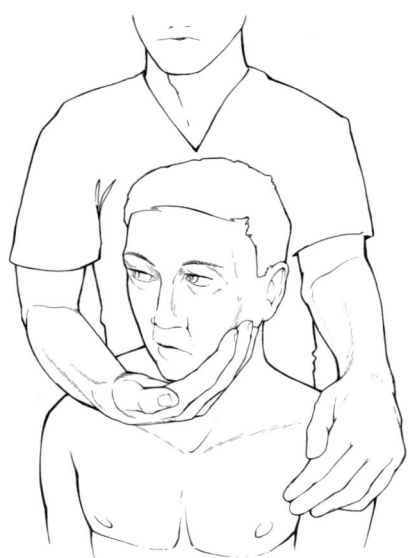

**Abb. 4-29** Aktive Mobilisation unter Kombination der Muskelenergietechnik, der Augen-Muskel-Technik und der Atemtechnik. Bei Rechtsrotations-Einschränkung der Halswirbelsäule wird der Kopf in leichter Vorneigung in schmerzfrei möglicher Rechtsdrehung gehalten. Der Untersucher steht hinter dem Patienten und legt seine Hand flächig an linker Wange und Kinn an, um einen Gegenhalt gegen die Kopfbewegung des Patienten nach links zu geben. Dadurch kommt es zu einer isometrischen Anspannung mit nachfolgender Relaxationsphase, in der der Untersucher den Kopf passiv, soweit schmerzfrei möglich, nach rechts rotiert. Um An- und Entspannung im muskulären Bereich durch die Augenbewegung zu beeinflussen, wird in der Phase der aktiven isometrischen Muskelanspannung in die Richtung der Muskelaktivität nach links geblickt, bei Entspannung nach rechts. Ebenso kann die Atemtechnik mit Einatmen bei Anspannung und Ausatmen bei Entspannung zur muskulären Relaxation beitragen.

Thoraxbereich bahnen oder hemmen. Dies kann für die Behandlung eingesetzt werden, indem die Stellung der Augen konkordant zur Anspannung und Entspannung im muskulären Bereich genutzt wird.

Für das obengenannte Beispiel bedeutet dies, daß bei der Rotationseinschränkung nach rechts der Blick der Augen nach links die Bewegung in Rechtsrotation hemmt, der nach rechts dagegen die Rechtsrotation bahnt. Für den Ablauf des Mobilisationsbeispiels heißt dies, daß der Patient als Ausgangsstellung die schmerzfrei mögliche Rechtsdrehung des Kopfes einstellt, der Un-

tersucher, wie beschrieben, die Hände an Schulter und Wange/Kinn anlegt. Sodann baut der Patient die isometrische Muskelkraft in Rotation nach links auf und blickt nach links. Diese Stellung wird, wie beschrieben, für etwa zehn Sekunden gehalten. Dann soll der Patient entspannen. Die Augen sind geradeaus gerichtet, die zuvor angespannte Muskulatur erschlafft. In dieser Phase wird der Patient aufgefordert, mit den Augen nach rechts zu blicken und nun erfolgt die Bewegungsverstärkung des Untersuchers in Rechtsrotation des Kopfes (Abb. 4-29). Wie auch bei der Muskelenergietechnik wird dieses Verfahren mehrmals hintereinander angewendet.

Unter Ausnutzung dieser reflektorischen Zusammenhänge gibt es auch die Möglichkeit, unter reiner Anwendung der Augen-Muskel-Technik Blockierungen auf damit schonendste Weise zu lösen oder als Vorbereitung auf nachfolgende Maßnahmen zu bessern.

### Atemtechnik

Auch die Atmung hat einen Einfluß auf Muskelan- und -entspannung. Eine ruhige Ausatmung hat eine hemmende Wirkung auf die Muskulatur. Bei forcierter Ausatmung wird die Bauchmuskulatur angespannt und bei maximaler Ausatmung ebenso neben den eigentlichen Atmungsmuskeln der thorakale Anteil des M. erector spinae. Es ist allseits bekannt, daß die maximale Einatmung mit Füllung der Lungen auch zur Aufrichtung des Oberkörpers genutzt wird, während bei Ausatmung der Thorax einfällt.

Diese Atemmechanismen können nun ebenfalls zur Beeinflussung der Muskelspannung genutzt werden. So wird der Patient beispielsweise auch bei Manipulationstechniken aufgefordert, tief einzuatmen, und erst im Moment des langsamen Ausatmens, also in einer Entspannungsphase der Muskulatur, wird die Manipulation dann sanft durchgeführt.

Für die Mobilisation kann das Beispiel der Rechtsrotations-Einschränkung der Halswirbelsäule (vgl. Kap. „Muskelenergietechnik" und „Augen-Muskel-Technik") um den Beitrag der Atemtechnik ergänzt werden.

Entsprechend gestaltet sich der Ablauf dann so, daß der Patient die schmerzfrei mögliche Rechtsrotation einstellt, der Behandler die beschriebene Handauflage wählt, der Patient gegen den Druck der Handauflage an Wange und Kinn den Kopf in Linksrotation beansprucht, dabei nach links blickt, einatmet und gegebenenfalls in der Endphase der letzten Sekunden den Atem anhält. Nach einer Entspannungssekunde mit Geradeausstellung der Augen und Beginn der Ausatemphase erfolgt die Bewegungsverstärkung nach rechts in die Muskelrelaxation hinein, während die Augen nach rechts blicken und der Patient langsam ausatmet (Abb. 4-29).

Dieses Vorgehen, dessen Ablauf kompliziert ist, muß dem Patienten zuvor erklärt werden, um nicht entgegengesetzte Effekte auszulösen, sondern die synergistischen Momente zu nutzen. Gegebenfalls kann das Vorgehen auch zunächst mit reiner postisometrischer Relaxation, dann unter Hinzunehmen der Augen-Muskel-Technik und schließlich unter Hinzunehmen der Atemtechnik eingeübt werden.

### 4.5.3.2 Passive Mobilisation

Mit den Techniken der passiven Mobilisation wird ein direkterer Einfluß auf das betroffene Gelenk genommen als bei Techniken der aktiven Mobilisation. Mit der gleichen Maßgabe, daß ein Gelenk in seinem vorhandenen Spiel wiederholt passiv bewegt wird, also die freie Beweglichkeit ausgenutzt wird, ohne Schmerzen im eingeschränkten Bewegungsbereich auszulösen, wird unter Ausnutzen eines Gelenkpartners oder anderer Elemente der Gliederkette, ohne Schmerzprovokationen dosiert gedehnt oder distrahiert. Bei der passiven Mobilisation gilt, daß das betroffene Gelenk grundsätzlich aus einer Mittelstellung heraus und nie aus einer Endstellung mobilisiert wird. Stets gilt die Grundregel, daß die manuelle Behandlung schmerzfrei erfolgen muß.

Auch wenn es sich bei der passiven Mobilisation um schonende, nur geringfügig krafteinleitende Maßnahmen handelt, und das Vorgehen damit als nahezu gefahrlos gilt, sollten grundsätzliche Kontraindikationen beachtet werden. **Kontraindikationen** sind:

▷ Fortgeschrittene, destruierende Prozesse einschließlich neoplastischer Veränderungen,
▷ Traumen mit groben Verletzungen anatomischer Strukturen,
▷ schwere Formen der Osteoporose,
▷ Gelenkinfektionen und entzündliche Erkrankungen des rheumatischen Formenkreises,
▷ Morbus Sudeck im Stadium I und II.

Wie bereits erwähnt, ist die Mobilisation in ihren Grundzügen der Dehnung und Traktion der manuellen Diagnostik sehr ähnlich. Mitunter lösen sich Blockierungen bereits bei der systematischen Gelenkuntersuchung. So können Techniken zur Überprüfung des Funktionsstatus auch therapeutisches Mittel sein. Beispielsweise wird der Versöhnungsgriff (S. 127, siehe Abb. 4-21), die dosierte Halswirbelsäulen-Traktion bei leichter Vorneigung, ebenso für die passive Mobilisation genutzt.

An den Extremitäten-Gelenken erfolgt die Mobilisation nach dem **Konkav-Konvex-Schema** von Kaltenborn. Zu den Voraussetzungen gehört, daß der Patient schmerzfrei gelagert ist und für das betreffende Gelenk eine freie Bewegungsmöglichkeit geschaffen ist. In der Regel wird bei den Extremitäten der proximale Gelenkpartner fixiert, und der Mobilisationsangriff erfolgt über den distalen. Die **Kaltenborn-Regel** besagt, daß bei Konkavität des distalen Gelenkpartners dieser mit der Bewegungsrichtung auf der konvexen Wölbung des proximalen mobilisiert wird. Die passive Mobilisationstherapie geht also in die gleiche Richtung wie die Funktionsbewegung (Abb. 4-30 a).

Umgekehrt wird bei einer Konvexität des distalen Gelenkpartners entgegen der Bewegungsrichtung mobilisiert (Abb. 4-30 b). Die logische Erklärung für die jeweilige Therapierichtung ergibt sich, wenn man

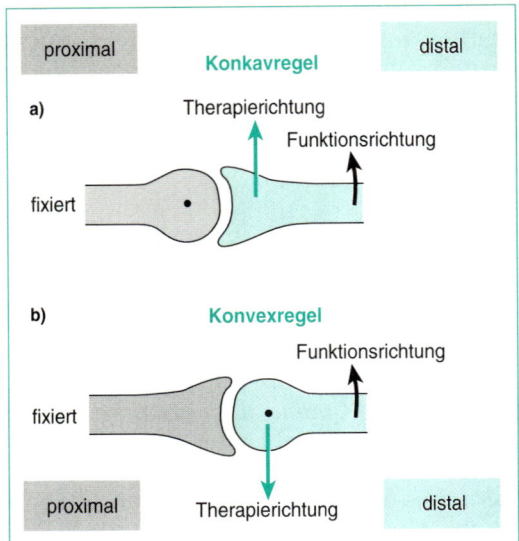

proximal distal

**Konkavregel**

a) Therapierichtung

Funktionsrichtung

fixiert

b) **Konvexregel**

Funktionsrichtung

fixiert

proximal Therapierichtung distal

**Abb. 4-30** Konkav-Konvex-Schema nach Kaltenborn. Die Richtung der passiven Mobilisation an den Extremitätengelenken bestimmt sich nach der Konfiguration der Gelenkpartner.
**a** Bei Konkavität des distalen Gelenkpartners erfolgt die Therapierichtung in Richtung der Funktion (Konkav-Regel, benannt nach der Gelenkwölbung des distalen Partners).
**b** Bei Konvexität des distalen Partners ist die Therapierichtung der Funktionsrichtung entgegengesetzt (Konvex-Regel).

sich am Drehpunkt des Gelenks orientiert. Liegt der Drehpunkt im proximalen Gelenkanteil (in der Konvexität des Gelenkkopfes), so muß die Therapierichtung entsprechend der Bewegung um diesen Drehpunkt in Funktionsrichtung erfolgen. Liegt dagegen der Drehpunkt im distalen Gelenkpartner, so muß hier eine freie Gelenkbeweglichkeit mit gutem Kontakt der Gelenkpartner der Gelenkkopf in der Pfanne entgegen der Bewegungsrichtung drehen. Entsprechend läuft die Mobilisationsrichtung der Funktionsrichtung entgegen.

Nochmals sei darauf hingewiesen, daß mit dieser Angabe lediglich Funktions- und Mobilisationsrichtung vorgegeben sind, der Therapeut aber beachten muß, daß die Bewegung aus einer Mittelstellung heraus und *nicht* in der Endstellung, also mit Anschlag an der schmerzhaft eingeschränkten Bewegungssperre, versucht wird.

Neben der Festlegung der Therapierichtung entsprechend der Funktionsrichtung nach der Konkav-Konvex-Regel nach Kaltenborn werden zur Mobilisation natürlich grundsätzlich Traktion, translatorisches Gleiten und Seitneigungsfedern, wie diese auch zur Prüfung des Gelenkspiels dienen, eingesetzt. Dazu seien noch einige typische Beispiele unterschiedlicher Extremitäten-Mobilisationstechniken exemplarisch aufgeführt:

Als unspezifische Traktion kann am Bein mit Wirkung bis zum Iliosakralgelenk die **vibrierende Zugmobilisation** eingesetzt werden. Diese Technik ist vor allem zur Lockerung und Traktion des Hüftgelenks sowie des Iliosakralgelenks der betreffenden Seite indiziert. Der Patient liegt dafür in Bauchlage auf dem Behandlungstisch, die Füße ragen locker über die Auflagefläche. Die Tischhöhe wird so eingestellt, daß der Therapeut, wenn er die Knöchelgabel mit seinen Hohlhänden umfaßt und einen leichten Zug am Bein ausübt, das Bein soeben von der Untersuchungsliege abhebt, also die Kniescheibe keine Auflage auf der Tischfläche mehr zeigt. Der Therapeut neigt sich mit seinem Becken nach hinten und stellt mit seinem Oberkörper eine starre Position ein, die auch als „Pektoralispresse" beschrieben wird. Auf diese Weise kann er einen dosierten Zug am Bein ausüben, so daß eine Extension in Bein-Längsrichtung entsteht. Um bei entspannter Muskulatur einen guten Lockerungseffekt im Hüftgelenk und Iliosakralgelenk zu erzielen, kann noch durch Handbewegung eine feinschlägige Vibration erzeugt werden. Diese Mobilisations-Traktion wird für etwa zehn Sekunden durchgeführt und kann entsprechend nach kurzer Pause wiederholt werden (Abb. 4-31). Eine Traktion in Längsrichtung des Beins kann der Patient auch selbsttätig durchführen, indem er beispielsweise mit einem Bein auf einer Fußbank steht und an dem frei hängenden anderen eine Gewichtsmanschette um die Knöchelgabel hat. Unter diesem Distensionseffekt des Eigengewichts des Beins sowie der Gewichtsmanschette kann das Bein auch zusätzlich hin und her bewegt werden, um so

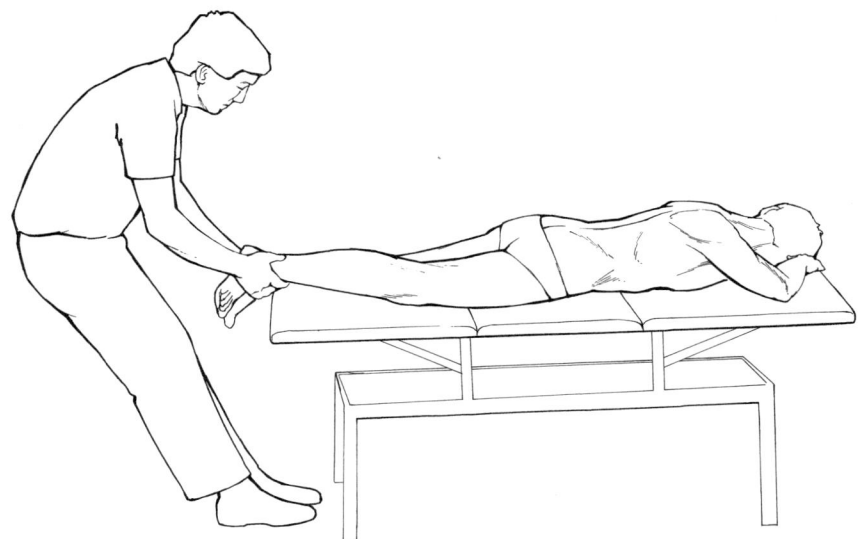

**Abb. 4-31** Vibrierende Zugmobilisation. Ein Bein wird in der Knöchelregion mit beiden Händen umfaßt und leicht von der Liege abgehoben, während es in Beinlängsachse gezogen wird. Für eine gute Lockerung und Distraktion im Hüftgelenk und Iliosakralgelenk kann zusätzlich eine feinschlägige Vibration erzeugt werden.

beispielsweise bei einer Koxarthrose eine leichte Bewegung bei möglichst entspannter Muskulatur und Distraktion durchzuführen.

Bei Periarthropathia humero-scapularis (PHS) simplex oder adhaesiva können am Schultergelenk eine **Gleitmobilisation** und **Traktion** sowie eine laterale Kapseldehnung bei adduziertem Oberarm durchgeführt werden. Dazu sitzt der Patient mit angelehntem Rücken auf einem Stuhl. Der Therapeut sitzt an der Seite der zu behandelnden Schulter quer zum Patienten und umfaßt mit seinen beiden Händen den Oberarm nahe des Schultergelenks. Die Langfinger liegen dabei flächig an, die Handflächen umfassen den Oberarm zu beiden Seiten und die Daumen liegen parallel zur Oberarmlängsachse. Aus dieser Position heraus kann eine Gleitmobilisierung des Humeruskopfes in die verschiedenen Bewegungsrichtungen vorgenommen werden, ebenso wie eine Traktion und eine laterale Kapseldehnung. In Kombinationsbewegung kann der Oberarmkopf bei dieser Positionierung und Bewegungsführung pleuelartig mobilisiert werden.

Bei Metatarsalgien, wie sie beispielsweise spreizfußbedingt auftreten, kann eine Deh-nung des Fußquergewölbes in **Zeltstock-Technik** nach Sell erfolgen, um eine Lockerung der durchgetretenen mittleren Metatarsalia zu erreichen. Beim Spreizfuß ist in der Regel die Beweglichkeit zwischen den Metatarsalia eingeschränkt, da die mittleren Metatarsalia tieferstehen und vermehrt druckbelastet sind. Diese Einstellung beruht im wesentlichen auf der Gelenkstellung der Metatarsalbasen und der Aufdehnung der Randstrahlen. In der Aufdehnung nach der Zeltstock-Technik umfaßt der Therapeut den Fuß so, daß die beiden Daumenballen dorsal der beiden Randstrahlen liegen und die Langfingerkuppen in der Mitte des Fußes plantar an den Metatarsalia bzw. bis in den Köpfchenbereich anliegen. Aus dieser Positionierung werden nun die Randstrahlen in einer Drei-Punkt-Wirkung nach plantar bewegt, während die Vorfußmitte durch den Gegenhalt der Fingerkuppen nach dorsal bewegt wird. Hiermit wird eine gute Aufdehnung und Lockerung erreicht. Der Patient kann dies in Analogie durch eigene Handanlage aus umgekehrter Richtung selbsttätig durchführen (Abb. 4-32).

Mit vergleichbarer Symptomatik wie bei einem pseudoradikulären Lumbalsyndrom

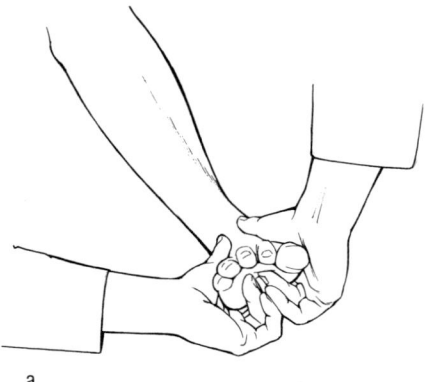

a

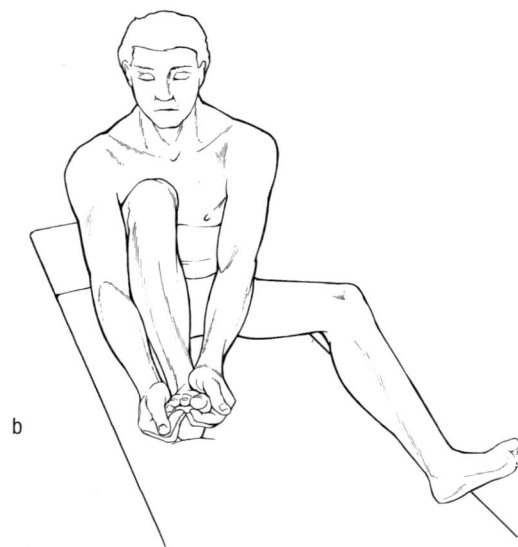

b

mit Gegendruck der anderen Hand in die Therapierichtung, also bei Ventralmobilisierung mit Handdruck gegen die Tibiavorderkante und bei Dorsalmobilisierung mit Handdruck gegen die Tibiahinterfläche gegenhalten. Bei der Mobilisierung ist darauf zu achten, daß bei Ventralmobilisierung entsprechend viel Weichteile aus der Kniekehle mit aufgeladen werden und kein direkter Druck gegen den N. peroneus ausgeübt

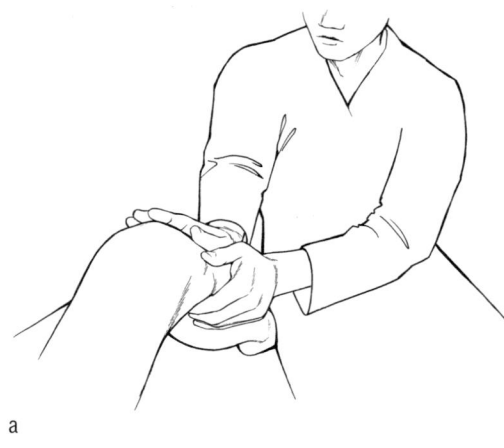

a

**Abb. 4-32** Zeltstock-Technik bei durchgetretenem Fußquergewölbe.
**a** Die Randstrahlen werden mit dem Daumenballen umfaßt, während die Langfingerkuppen an den mittleren Metatarsalia das Fußgewölbe aufrichten und lockern.
**b** In ähnlicher Weise kann der Patient diese Mobilisation selbsttätig durchführen.

kann eine Blockierung des **Fibulaköpfchens** zu Beschwerden führen. Mitunter kann die Blockierung des Fibulaköpfchens auch begleitend bei eigentlichen pseudoradikulären Lumbalsyndromen vorliegen und die Symptomatik unterhalten. Für die Mobilisierung muß der liegende Patient das Kniegelenk so einstellen, daß dieses etwa in 90°-Beugung ist. Der Therapeut setzt sich wie bei der Prüfung der Schublade auf den Fuß des Patienten und kann nun in dieser Position jeweils

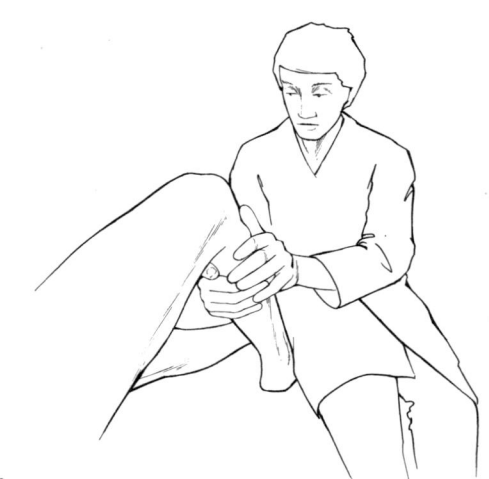

b

**Abb. 4-33** Mobilisierung des Fibulaköpfchens.
**a** Ventralmobilisierung mit Aufladen von Weichteilen aus dem Wadenbereich mit den Langfingern und Gegendruck der anderen Hand gegen die Tibiavorderkante.
**b** Dorsalmobilisierung mit dem Daumenballen, während die andere Hand an der Tibiahinterfläche gegenhält.

wird. Bei Dorsalmobilisierung bietet sich keine analoge Möglichkeit, Weichteile aufzuladen. Hier soll der Daumenballen ventral am Tibiaköpfchen positioniert und nicht mit dem Daumen selbst gedrückt werden (Abb. 4-33).

## 4.5.4 Manipulation

An die Manipulationsbehandlung sind einige Vorbedingungen geknüpft. Es versteht sich, daß eine klare diagnostische Sicherung der Gelenkblockierung gegeben sein muß, also auch andere Ursachen einer Gelenkstörung ausgeschlossen sind. Zuvor hat also die Diagnostikstaffel der Manuellen Medizin und die differentialdiagnostische Abgrenzung anderer Beschwerdursachen zu erfolgen.

Caviezel wies schon in seiner 1965 erschienenen Monographie auf die besondere Beachtung der Kontraindikationen hin [3].

**Absolute Kontraindikationen** sind:
▷ Arthritiden,
▷ neoplastische Veränderungen,
▷ traumatische Schäden,
▷ Instabilitäten,
▷ Osteoporosen oder Osteomalazien mit Spontanverformungen,
▷ Bandscheibenvorfälle mit fortschreitenden neurologischen Ausfällen,
▷ Sudeck-Syndrom, Stadium I und II,
▷ knöcherne Destruktionen.

**Relative Kontraindikationen** bestehen bei:
▷ Osteoporose oder Osteomalazien ohne Spontanverformungen,
▷ Hypermobilität,
▷ Bandscheibenvorfällen ohne fortschreitende neurologische Ausfälle.

Um eine ausreichende Differenzierung treffen zu können, muß der Manualtherapeut nicht nur Anamnese und Untersuchungstechnik sorgfältig durchführen, sondern auch ausreichende Kenntnisse über die differentialdiagnostische Beschwerdeabgrenzung besitzen. Unabdingbar gehören zu jeder Manipulation eine entsprechende **Labordiagnostik** und bei ansonsten unauffälliger Anamnese eine **Röntgenaufnahme** des lokalen Bereiches in zwei Ebenen, die nicht älter als sechs Monate ist.

Über **Komplikationen** und **Zwischenfälle** gibt es nur fragmentarische Kenntnisse. Alle Berichte deuten darauf hin, daß die Hauptrate der Komplikationen im Bereich der Halswirbelsäulen-Behandlung liegt. Besonders schwere Komplikationen ergeben sich bei Verletzung der A. vertebralis, bis hin zu Todesfällen. Entsprechend sollte man insbesondere bei Dreh-, Lagerungs- oder Schwankschwindel in der Anamnese bei Manipulation vorsichtig sein. Neumann (1983) referiert eine Statistik, nach der die Komplikationsrate für Manipulationen an der Halswirbelsäule bei 0,08% liegt [21]. Eder und Tilscher führen an, daß ernste Zwischenfälle praktisch nur in Verbindung mit Manipulationen aufträten [6]. Entsprechend bedeutsam ist die richtige Indikationsstellung und Vorgehensweise bei einer Manipulation.

Heute ist allgemein anerkannt, daß für einen gezielten manuellen Impuls eine **Vorgehensweise in fünf Schritten** obligat ist [2]:

**1. Korrekte Lagerung.** Für jede Maßnahme der Manuellen Medizin, sei es Diagnostik oder Therapie, ist eine schmerzfreie und sichere Positionierung des Patienten Voraussetzung. Hierzu sind bei der Manipulation für die jeweilige Maßnahme bestimmte Lagerungsvoraussetzungen zu schaffen und für eine schmerzfreie, möglichst muskulär entspannte Positionierung des Patienten zu sorgen.

**2. Tiefenkontakt.** Ein gezielter manueller Impuls zur Deblockierung eines Gelenks kann nur gegeben werden, wenn ein guter, punktueller Kontakt zu den tiefen Strukturen hergestellt werden kann, auf die der Impuls einwirken soll. Insbesondere, wenn größere Weichteilmassen vorgelagert sind, ist es wichtig, diese Strukturen so zu verlagern oder in die Handtechnik mit einzubeziehen, daß der Impuls tatsächlich nur am vorgesehenen Ort Wirkung zeigt.

**3. Vorspannung.** Durch die Lagerung des Patienten und die Einstellung des entsprechenden Gelenks/Segments auf das der

Impuls wirken soll, wird zugleich eine bestimmte Einstellung der gesamten Gliederkette vorgegeben, die die Einstellung des zu behandelnden Gelenks in dieser Position hält. Außerdem wird durch die Handanlage eine Spannung in die Richtung aufgebaut, in die der Impuls wirken soll. Durch die Kombination von korrekter Lagerung, Tiefenkontakt und Vorspannung werden die Voraussetzungen dafür geschaffen, daß mit minimalem Kraftaufwand eine Bewegung in dem betreffenden Gelenk erreicht werden kann.

**4. Mobilisierender Probezug.** Vor allem an der Wirbelsäule ist es wichtig, sich zu vergewissern, daß eine Manipulation in die beabsichtigte Bewegungsrichtung möglich ist. Dies wird mit einem sog. mobilisierenden Probezug getestet. Dieser Probezug beschreibt eine ganz allmählich vermehrte Krafteinwirkung in Richtung des geplanten Impulses. Dabei sollte keine Schmerzsymptomatik auftreten. Der Probezug dient also zugleich der Überprüfung, ob der geplante Impuls komplikationslos ertragen wird. Ins-

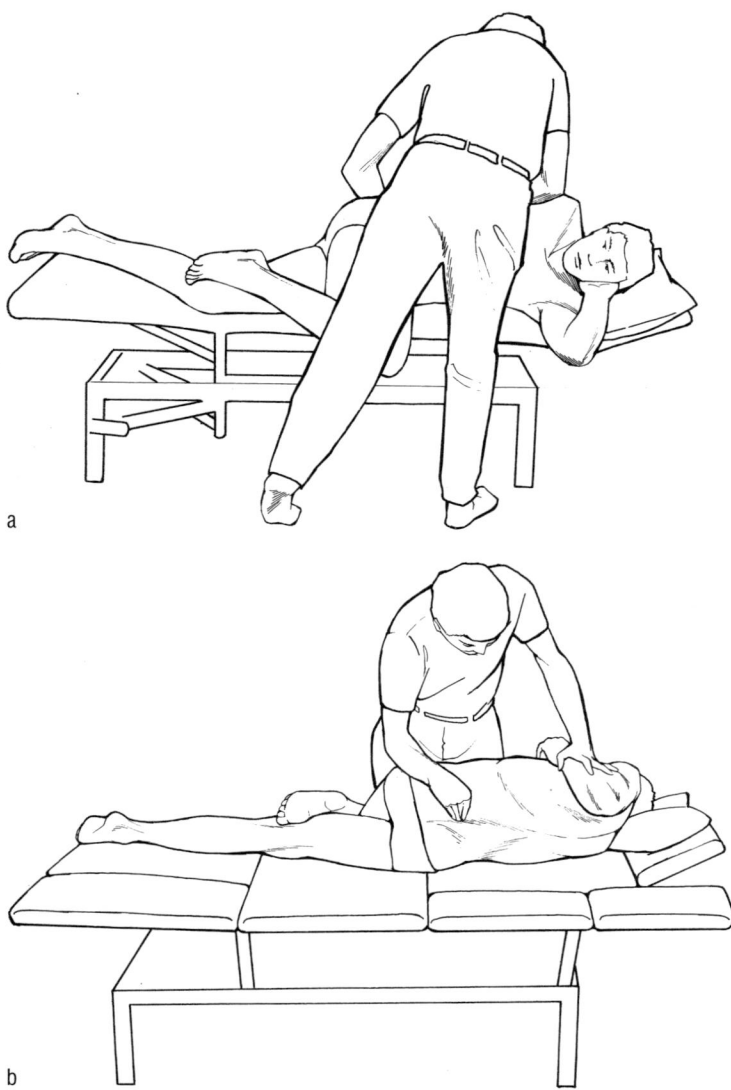

a

b

**Abb. 4-34** Rotationsmanipulation an der Lendenwirbelsäule mittels Hakelzug in der Darstellung von Vorder- (a) und Rückseite des Patienten (b).

besondere an der Wirbelsäule ist der Probezug von Bedeutung und nochmals vor Setzen des Impulses zu kontrollieren, damit
Manipulationsansatz und -richtung gut vertragen werden.

**5. Gezielter manueller Impuls.** Aus dieser
Einstellung und den Vorprüfungen kann
nun der geübte Therapeut einen manuellen
Impuls geben. Die Kunst liegt dabei darin,
daß man nur mit einer minimalen Kraft über
kurze Zeit und einen kleinen Weg auf das
betreffende Gelenk einwirkt. Es handelt
sich also um eine genau kontrollierte kleine
Bewegung. Diese Bewegung wird üblicherweise auch nicht mit dem Finger oder der
Hand ausgelöst, sondern durch eine minimale Bewegung im Bereich des Oberkörpers
des Therapeuten. Grund hierfür ist, daß bei
Ausüben der Kraft mit der Hand oder dem
Finger eine zu große und unkontrollierte
Krafteinwirkung mit einem zu langen Weg
eintreten könnte, ein sog. „Durchreißen"
der Bewegung. Üblicherweise verriegelt der
Therapeut die Bewegungskette des Oberkörpers mit der Pektoralispresse (siehe
S. 140). Der manuelle Impuls erfolgt am
günstigsten in der zweiten Hälfte der Ausat-
mungsphase des Patienten. Auch andere
Techniken der Muskelrelaxation können
mitgenutzt werden (s.o.). Um zu verdeutlichen, wie gering der gezielte manuelle Impuls von seinem Kraftaufwand her ist, wird
oft beschrieben, daß dieser ein Zehntel der
Kraft des Probezugs habe.

Beispiele der Manipulation sollen hier
nicht im einzelnen beschrieben werden.
Dieses Kapitel soll als Information lediglich
einen Überblick über verschiedene Techniken der Manuellen Medizin geben, da das
Lernen von Manipulationstechniken nur
unter Anleitung mit entsprechender Kontrolle der Positionierung des Patienten und
Handanlage erfolgen sollte. Um einen Eindruck zu geben, sei abschließend die
Rotationsmanipulation an der Lendenwirbelsäule mittels Hakelzug-Griff bildlich dargestellt. Hierbei werden durch exakte Positionierung des Patienten mit Ausnutzung
der Vorspannung, gegebenenfalls zusätzlicher Verriegelung, die Voraussetzungen ge-

schaffen, damit die Manipulation gezielt mit
dosiertem minimalem Impuls erfolgen kann
(Abb. 4-34).

## Literatur

[1] Biedermann, H.: Von der Chiropraktik zur Manuellen Medizin. Haug, Heidelberg 1988.
[2] Bischoff, H. P.: Chirodiagnostische und chiro-
therapeutische Technik. Perimed, Erlangen
1988.
[3] Caviezel, H.: Die manuelle Wirbelsäulenthera-
pie. Eigenverlag, Schaffhausen 1965.
[4] Debrunner, H. U.: Gelenkmessung (Neutral-
Null-Methode), Längenmessung, Umfangmes-
sung. In: Bulletin. Offizielles Organ der Schwei-
zerischen Arbeitsgemeinschaft für Osteosynthe-
sefragen, Bern 1971.
[5] Dvorak, J., V. Dvorak: Manuelle Medizin/Dia-
gnostik. 2. erw. Aufl. Thieme, Stuttgart 1985.
[6] Eder, M., H. Tilscher: Chirotherapie. Hippokrates, Stuttgart 1988.
[7] Frisch, H.: Programmierte Untersuchung des
Bewegungsapparates. Springer, Berlin 1983.
[8] Grifka, J.: Stufentherapie beim Lumbalsyndrom.
Orthop. Technik 42 (1991) 214–220.
[9] Grifka, J.: Orthopädische Untersuchung der
Wirbelsäule und der Extremitäten. In: An-
schütz, F. (Hrsg.): Anamneseerhebung, Klinische Untersuchung, 5. Aufl. Springer, Heidelberg 1992.
[10] Grifka, J.: Orthopädie in Frage und Antwort.
Jungjohann, Ulm 1994.
[11] Grifka, J.: Klinische Untersuchung bei Lumbalsyndromen in der gutachterlichen Praxis. In:
Valentin, H. (Hrsg.): Arbeitsmedizin aktuell,
Lieferung 36, S. 221–232. Fischer, Stuttgart
1995.
[12] Gross, M. J.: Lehrbuch der therapeutischen Lokalanästhesie. Hippokrates, Stuttgart 1994.
[13] Hansen, K., H. Schliack: Segmentelle Innervation – Bedeutung für Klinik und Praxis. Thieme,
Stuttgart 1962.
[14] Krämer, J.: Orthopädie, 3. Aufl. Springer, Berlin
1993.
[15] Krämer, J.: Bandscheibenbedingte Erkrankungen, 3. Aufl. Thieme, Stuttgart 1994.
[16] Lewit, K.: Manuelle Medizin, 5. Aufl. Urban &
Schwarzenberg, München–Wien–Baltimore 1987.
[17] Marx, G.: Manuelle Medizin. In: Melchart, D.,
H. Wagner (Hrsg.): Naturheilverfahren – Grundlagen einer autoregulativen Medizin. Schattauer, Stuttgart 1993.
[18] Melzack, R.: Recent concepts of pain. J. Med.
13 (1982) 147–160.
[19] Melzack, R., P. D. Wall: Pain mechanism: A
new theory. Science 150 (1965) 971–979.
[20] Menell, J.: Joint play. Churchill, London 1964.

[21] Neumann, H.-D.: Manuelle Medizin. Eine Einführung in Theorie, Diagnostik und Therapie. Springer, Berlin 1983.

[22] Sachse, J.: Manuelle Mobilisationsbehandlung der Extremitätengelenke. VEB Volk und Gesundheit, Berlin 1973.

[23] Schmid, J.: Neuraltherapie. Springer, Wien 1960.

[24] Smith, S., J. Massie, R. Chesnut, S. Garfin: Straight Leg Raising: Anatomical Effects. Spine 18 (1993) 992–999.

[25] Sternbach, R. A.: Measuring the severity of clinical pain. In: Bonica, J. J. (Hrsg.): Advances in Neurology, Vol. IV, pp. 281–288. Raven, New York 1974.

[26] Wolff, H. G.: Headache. Oxford University Press, London 1963.

[27] Wolf, J.: Die Chondrosynovialmembran als einheitliche Auskleidungshaut der Gelenkhöhle mit Gleit- und Barrierefunktion. Man. Med. 7 (1969) 25–34.

# 5 Diagnostisch-therapeutische Lokalanästhesie, Neuraltherapie

*B. Nagel*

## 5.1 Definitionen

Lokalanästhesie und Neuraltherapie sind Methoden der Behandlung von akuten und chronischen Schmerzzuständen sowie funktionellen Störungen und Erkrankungen. Die Beeinflussung der Störungen erfolgt mit einem Lokalanästhetikum über das Nervensystem.

### 5.1.1 Akuter und chronischer Schmerz

Nach der Definition der „International Association for the Study of Pain (IASP)" ist Schmerz ein „unangenehmes Sinnes- und Gefühlserlebnis, das mit aktuellen oder potentiellen Gewebsschädigungen verknüpft ist oder mit Begriffen solcher Schädigungen beschrieben wird".

Zum Schutz des Organismus vor einer tatsächlichen oder potentiellen Gewebsschädigung ist der **akute Schmerz** biologisch sinnvoll und notwendig. Er stellt als Symptom einer Erkrankung ein wichtiges Warnsignal für den Patienten dar und hat für den behandelnden Arzt eine zentrale diagnostische Bedeutung. Ohne ein intaktes, schmerzhafte Reize aufnehmendes und verarbeitendes Nervensystem, dem sog. **nozizeptiven System** (siehe Kap. 5.2.2) läßt sich die Integrität eines Organismus nicht aufrechterhalten. Über Wochen und Monate andauernde **chronische Schmerzen** verlieren jedoch ihre protektive Funktion, sie werden biologisch sinnlos. Der Schmerz wird zur eigenständigen Erkrankung. Bei der Behandlung von **„Schmerzerkrankungen"** in diesem Sinne spielen Lokalanästhesie und Neuraltherapie aufgrund ihrer Möglichkeit zur Beeinflussung des nozizeptiven Systems eine bedeutsame Rolle.

### 5.1.2 Diagnostische Lokalanästhesie

Unter diagnostischer Lokalanästhesie versteht man die gezielte, temporäre Ausschaltung von **Nozizeptoren** und die Unterbrechung **(Blockade)** von afferenten nozizeptiven und efferenten motorischen oder sympathischen Nervenbahnen mit Hilfe von Lokalanästhetika. Ziel ist die Identifizierung von schmerzauslösenden Gewebsstrukturen. So schließt ein subjektiv weiter bestehender Schmerz bei überprüfter sensibler oder motorischer Blockade eines peripheren Nerven eine Schmerzentstehung im Versorgungsgebiet dieses Nerven aus. Demgegenüber untermauert die subjektive Schmerzfreiheit nach Infiltration eines Muskels oder eines Gelenks die klinisch vermutete Bedeutung dieser Gewebsstruktur für die geklagten Beschwerden [7].

### 5.1.3 Prognostische Lokalanästhesie

Prognostische Nervenblockaden werden durchgeführt, um den Effekt einer geplanten definitiven Unterbrechung von Nervenbahnen durch chirurgische Eingriffe oder Injektionen mit Neurolytika zu überprüfen. Zum Beispiel sollte die Wirksamkeit einer chirurgischen Sympathektomie zuvor stets durch eine temporäre Blockade mit Lokalanästhetika getestet werden.

### 5.1.4 Therapeutische Lokalanästhesie

Unter therapeutischer Lokalanästhesie versteht man die symptomatische oder kausale Behandlung von akuten und chronischen Schmerzen mit Lokalanästhetika durch temporäre Ausschaltung von Nozizeptoren, Blockade von afferenten nozizeptiven Bahnen und Unterbrechung von sympathischen oder somatomotorischen Reflexmechanismen (siehe Kap. 5.2.4). Der Therapieeffekt überdauert die Anästhesiewirkung. Er wird durch die Induzierung von **Desensibilisierungsvorgängen** im nozizeptiven System, durch eine anhaltende Entkopplung von Reflexmechanismen (vor allem bei sympathisch unterhaltenen Schmerzzuständen) und durch Einflüsse auf die lokale Perfusion, die Freisetzung von Entzündungsmediatoren und die sog. **neurogene Entzündung** (siehe Kap. 5.2.3) vermittelt.

### 5.1.5 Neuraltherapie

Neuraltherapien im weiteren Sinne sind alle Reflex-, Reaktions- und Regulationsverfahren, die sich der Reflexwege des neurohumoralen Regulationssystems bedienen [5]. Nach dieser Definition sind Methoden wie Hautreizverfahren, Massagen, Akupunktur oder Chirotherapie neuraltherapeutische Verfahren. Unter der Neuraltherapie im engeren Sinne versteht man die Regulations- und Reflextherapie über das vegetative Nervensystem mittels Lokalanästhetika. Man unterscheidet zwei hauptsächliche Therapieformen [16]:

**1. Segmenttherapie:** Hierunter werden die intrakutane Reiztherapie über Reflexzonen, die Injektion in Triggerpunkte, an periphere Nerven und sympathische Ganglien sowie in und an Blutgefäße zusammengefaßt. Zu einem **Segment** gehören sämtliche durch neurale Übertragung mit einem inneren Organ verbundenen oberflächlichen und tiefen somatischen Gewebsstrukturen.

**2. Herd-Störfeld-Suche** und Ausschaltung: Störfelder sind **Irritationszentren** in Geweben außerhalb der segmentalen Ordnung, die auf nervalem Wege ihre pathogene Fernwirkung entfalten. Der Begriff **Herd** sollte für einen bakteriell streuenden Fokus reserviert werden. Der pathophysiologische Mechanismus der Fernwirkung ist nicht eindeutig geklärt, der empirische Nachweis der Existenz eines Störfelds gelingt jedoch über die Auslösung des **Sekundenphänomens** (Leriche 1931, Huneke 1940). Folgende Kriterien werden für ein Sekundenphänomen gefordert [2, 5]:

▷ Bei der Injektion des Lokalanästhetikums in ein Störfeld müssen alle von ihm ausgelösten Fernstörungen in der gleichen Sekunde hundertprozentig verschwinden, soweit dies anatomisch noch möglich ist.
▷ Die völlige Symptomfreiheit muß von Zahnstörungen aus mindestens acht, von allen anderen Störfeldern aus mindestens zwanzig Stunden anhalten.
▷ Treten die alten Symptome wieder auf, muß erneut an die gleiche Stelle injiziert werden. Die Dauer der hundertprozentigen Wirkung muß sich gegenüber dem ersten Mal noch verlängern.

## 5.2 Wirkungsweise der Lokalanästhesie und Neuraltherapie

### 5.2.1 Lokalanästhetika

Lokalanästhetika sind Substanzen, die eine vorübergehende Blockierung der Nervenleitung bewirken. Als erstes Lokalanästhetikum wurde 1860 das Alkaloid Kokain aus getrockneten Kokablättern isoliert und rein dargestellt. 1905 gelang Einhorn bei der Suche nach weniger toxischen Substanzen die Synthese des Procains. Mit Procain, das heute nur noch selten verwendet wird, entwickelten die Brüder Huneke ab 1925 ihre Neuraltherapie. 1943 wurde Lidocain als erstes Amid-Lokalanästhetikum synthetisiert, seither folgten eine Reihe weiterer Substanzen vom Amid-Typ (u.a. Mepivacain, Prilocain, Etidocain, Bupivacain).

### 5.2.1.1 Physiologische Grundlagen der Nervenblockade

Hauptwirkungsort der Lokalanästhetika ist die Nervenzellmembran. Sie besteht im wesentlichen aus einer Doppelschicht von Phospholipiden und eingelagerten Proteinen. Für die in der Extrazellularflüssigkeit vorherrschenden Natriumionen ist die Membran im Ruhezustand kaum permeabel, während die im Zellinneren überwiegenden Kaliumionen die Membran leicht durchdringen können. Der ungehinderte Ausstrom der Kaliumionen wird zum einen durch intrazelluläre Eiweißanionen gehemmt, zum anderen werden, durch einen energieverbrauchenden Transport, einströmende Natriumionen meist im Austausch gegen extrazelluläre Kaliumionen wieder aus der Nervenzelle entfernt. Dieser Transport wird als **Ionenpumpe** bzw. **Natrium-Kalium-Pumpe** bezeichnet. Die unterschiedlichen intra- und extrazellulären Ionenkonzentrationen verursachen ein negatives **Ruhemembranpotential** von −70 bis −90 mV. Kommt es durch einen Reiz zur Depolarisation der Nervenzellmembran auf etwa −50 mV, nimmt die Permeabilität für Natriumionen rasch zu, die **Natriumkanäle** öffnen sich. Der resultierende rasche Natriumeinstrom, dem ein langsamerer Kaliumausstrom folgt, führt zur Auslösung eines **Aktionspotentials.** Die initiale rasche positive Potentialänderung, als Depolarisationsphase des Aktionspotentials bezeichnet, dauert nur 0,2–0,5 ms. In einem Überschuß kehrt sich dabei das Membranpotential auf Werte von +30 bis +40 mV um. In der anschließenden Phase der Repolarisation nimmt die Permeabilität für Natriumionen wieder ab und die Ionenpumpe sorgt aktiv für eine Wiederherstellung der Konzentrationsgradienten der Ionen. Der gesamte Ablauf der De- und Repolarisation dauert nur etwas mehr als 1 ms.

Ein Aktionspotential bewirkt einen Spannungsunterschied und Stromfluß zwischen der erregten und der noch unerregten benachbarten Membranstelle. Der Nachbarbezirk wird dadurch selbst depolarisiert, ein neues Aktionspotential wird ausgelöst, und der Impuls breitet sich durch fortschreitende Depolarisation entlang der Nervenzellmembran aus. Lokalanästhetika hemmen den Einstrom von Natriumionen in die Nervenzelle. Als sog. **Natriumkanalblocker**

unterbinden sie die Entstehung eines Aktionspotentials und damit die Erregungsausbreitung im Nerven. Entscheidend für die Wirksamkeit einer Nervenblockade ist die Konzentration des Lokalanästhetikums an der Nervenzellmembran.

### 5.2.1.2 Chemische Struktur und pharmakologische Eigenschaften der Lokalanästhetika

Lokalanästhetika bestehen aus einer hydrophilen **Aminogruppe,** einem polaren Carboxy-Sauerstoff, der einem **Ester** oder einem **Säureamid** angehören kann und einem lipophilen apolaren, **aromatischen Ring** (Abb. 5-1). Die Aminogruppe liegt in Abhängigkeit vom pH-Wert als Base oder als positiv geladenes Ammoniumkation vor. Nur als freie Base kann das Lokalanästhetikum die Gewebsbarrieren (Epineurium, Perineurium) durchdringen, während für die Wirkung an der Nervenzellmembran die kationische Form verantwortlich ist. Dies erklärt die geringere Wirksamkeit der Lokalanästhetika im sauren entzündlichen Gewebe, wo ein größerer Anteil in ionisierter Form vorliegt, der nicht zur Nervenzellmembran penetrieren kann. Abhängig vom pKa-Wert des Lokalanästhetikums liegen im physiologischen pH-Bereich ca. 10–20% als freie Base, der Rest in kationischer Form vor. Variationen in der aromatischen Gruppe bestimmen die wesentlichen Unterschiede zwischen den einzelnen Substanzen hinsichtlich **Lipidlöslichkeit, Proteinbindung, und Ionisationsgrad.** Lipophile Lokalan-

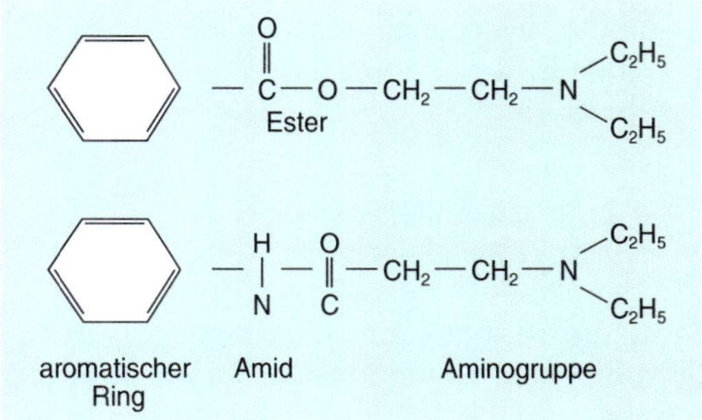

**Abb. 5-1** Chemische Grundstruktur der Lokalanästhetika.

ästhetika mit hoher Proteinbindung sind von langer Wirkungsdauer, hoher lokalanästhetischer Potenz und größerer Toxizität. Die Unterschiede in der Potenz sind in den handelsüblichen Lokalanästhetikakonzentrationen bereits berücksichtigt. Aufgrund ihrer molekularen Struktur lassen sich die Lokalanästhetika in zwei Gruppen, die Amino-Ester und die Amino-Amide, einteilen.

▷ **Ester-Lokalanästhetika** besitzen eine Esterbindung zwischen dem aromatischen Ring und der Aminogruppe. Die Hauptvertreter dieser Gruppe, **Procain, Tetracain** und **Chlorprocain** sind Derivate der **Paraaminobenzoesäure.** Sie werden im Plasma durch das Enzym Pseudo-Cholinesterase hydrolytisch gespalten. Die rasche Spaltung von Procain und Chlorprocain bedingt die kurze Wirkungsdauer, aber auch die geringe Toxizität dieser Substanzen. Die bei der hydrolytischen Spaltung entstehende Paraaminobenzoesäure kann in seltenen Fällen allergische Reaktionen auslösen.

▷ Bei den **Amid-Lokalanästhetika** wird der aromatische Ring über eine **Amidbindung** mit der Aminogruppe verknüpft. Da die Amidbrücke gegenüber einer hydrolytischen Spaltung wesentlich resistenter ist als die Esterbrücke, erfolgt der Abbau der Amino-Amide überwiegend in der Leber. Die Toleranz gegen Amino-Amide kann daher bei Lebererkrankungen vermindert sein. Amid-Lokalanästhetika besitzen selbst keine relevanten allergenen Eigenschaften. Einige Präparate enthalten allerdings in Ampullen zur Mehrfachentnahme das Konservierungsmittel **Methylparaben,** das zu **allergischen Reaktionen** führen kann.

### 5.2.1.3 Toxische Wirkungen der Lokalanästhetika

Systemische toxische Reaktionen nach Injektion eines Lokalanästhetikums sind abhängig von der Höhe des resultierenden Plasmaspiegels. Hauptgründe für erhöhte Plasmaspiegel sind:

▷ Überdosierung des Lokalanästhetikums
▷ akzidentelle Injektion in eine Vene oder Arterie
▷ zu rasche Resorption des Lokalanästhetikums am Injektionsort.

Höhere Plasmaspiegel können vor allem nach Sakralblockaden, Blockaden der Nervenplexus, intravenösen Regionalanästhesien und Serien von Interkostalnervblockaden erreicht werden. Bei einer versehentlichen intravasalen Injektion bestimmt neben der verabreichten Gesamtdosis auch die Geschwindigkeit des Konzentrationsanstiegs (Injektionsgeschwindigkeit) das Eintreten und die Schwere der Nebenwirkungen.

Von klinischer Relevanz sind Nebenwirkungen am Zentralnervensystem und am Herz-Kreislauf-System.

### *Wirkungen am zentralen Nervensystem*

Die größte klinische Bedeutung haben toxische Wirkungen am ZNS. Lokalanästhetika passieren leicht die Blut-Hirn-Schranke und erreichen dort rasch hohe Konzentrationen. Ihre zentralnervöse Toxizität ist der lokalanästhetischen Potenz direkt proportional. Exzitatorische Symptome wie Unruhe, verwaschene Sprache, Seh- und Hörstörungen, Tinnitus und Schwindelgefühle sind erste klinische Hinweise auf eine zentral toxische Wirkung. Als pathognomonische Zeichen gelten:

▷ metallischer Geschmack auf der **Zunge**
▷ Kribbeln oder **Taubheitsgefühl** der **Zunge** und der **perioralen Region.**

Der **generalisierte Krampfanfall,** dem häufig Zittern und Muskelzuckungen vorangehen, ist die gefährlichste zentralnervöse Komplikation, die in schweren Fällen zum Atemstillstand und Koma führen kann. Die intravasale Injektion größerer Lokalanästhetikamengen kann auch ohne Warnzeichen direkt einen Krampfanfall auslösen; bei hirnversorgenden Arterien ist hierfür bereits weniger als 1 ml ausreichend.

### Wirkungen am Herz-Kreislauf-System

Lokalanästhetika besitzen am Herzen eine **negativ inotrope Wirkung** und führen zu einer **Hemmung der Reizleitung**. Darüber hinaus haben sie einen direkten gefäßerweiternden Effekt. Klinisch relevante Nebenwirkungen am Herzen treten in aller Regel erst bei sehr hohen Dosen auf, die in der diagnostischen und therapeutischen Lokalanästhesie nicht erreicht werden. Rasche akzidentelle intravasale Injektionen größerer Lokalanästhetikamengen (z.B. bei Sakral- und Plexusblockaden) können allerdings zu Beeinträchtigungen der Herz-Kreislauf-Funktion führen. Die negative Inotropie und Vasodilatation bedingen dann einen Blutdruckabfall bis hin zum Kreislaufkollaps. Bradykardie, Verbreiterung des QRS-Komplexes, Blockbildungen und Arrhythmien sind Symptome der gestörten Erregungsleitung. Schwerwiegendste Komplikation ist das komplette Herz-Kreislauf-Versagen mit Asystolie. Auch die Toxizität am Herz-Kreislauf-System korreliert mit der lokalanästhetischen Potenz. Langwirkende lipophile Lokalanästhetika haben in Relation zu ihrer Wirksamkeit eine höhere Kardiotoxizität als die geringer fettlöslichen, mittellang wirkenden Substanzen.

### 5.2.1.4 Einzelne Substanzen

#### Ester-Lokalanästhetika (Tab. 5-1)

Von den Aminoestern hat nur **Procain** in der Neuraltherapie klinische Bedeutung. Procain hat einen langsamen Wirkungseintritt, eine kurze Wirkungsdauer (30–60 Minuten) und besitzt eine niedrige lokalanästhetische Potenz. Verwendet werden Konzentrationen von 0,5–2%, die Richtdosis beträgt 500 mg.

#### Amid-Lokalanästhetika (Tab. 5-1)

▷ **Lidocain** gehört zu den mittellang wirkenden Lokalanästhetika (60–120 Minuten) mit mittlerer lokalanästhetischer Potenz. Es besitzt eine gute Ausbreitung im Gewebe und ist zur Oberflächenanästhesie und Infiltrationsanästhesie, für periphere Nerven- und Plexusblockaden, aber auch für intravenöse Regionalanästhesien und rückenmarknahe Anästhesieverfahren geeignet. Verwendet werden Lösungen von 0,25–1,0%, die Richtdosierung beträgt 4 mg pro kg/KG.

▷ **Mepivacain** besitzt in etwa die gleiche lokalanästhetische Wirksamkeit und Toxizität wie Lidocain. Das Einsatzgebiet und die erforderlichen Konzentrationen sind

**Tab. 5-1** Eigenschaften, Konzentrationen und Richtdosierungen der wichtigsten Lokalanästhetika.

| | Procain | Lidocain | Mepivacain | Bupivacain | Prilocain |
|---|---|---|---|---|---|
| **Eigenschaften** | | | | | |
| ▷ Penetration im Gewebe | mäßig | gut | gut | mäßig | gut |
| ▷ Proteinbindung | 5,8% | 64% | 78 % | 96% | 55% |
| ▷ Wirkungsdauer | kurz 30–60 Min. | mittellang 60–120 Min. | mittellang 90–180 Min. | lang 4–8 Std. | mittellang 90–180 Min. |
| **Konzentration** | | | | | |
| ▷ Infiltrationsanästhesie | 0,5–1,0% | 0,5–1,0% | 0,5–1,0% | 0,25% | 0,5–1,0% |
| ▷ Nervenblockade | | | | | |
| – sympathisch | 0,5% | 0,25% | 0,25% | 0,125% | 0,25% |
| – sensibel | 1,0–1,5% | 0,5% | 0,5% | 0,25% | 0,5–1,0% |
| – motorisch | 2,0% | 1,0% | 1,0% | 0,5% | 1,0–2,0% |
| **Richtdosierung** | 500 mg | 4 mg/kg KG | 4 mg/kg KG | 150 mg | 400 mg |

entsprechend. Die Wirkungsdauer (90 bis 180 Minuten) und die Anschlagzeit sind im Vergleich zu Lidocain etwas länger. Die Richtdosis beträgt ebenfalls 4 mg pro kg/KG.

▷ **Prilocain** hat eine dem Mepivacain vergleichbare Wirkungsdauer und lokalanästhetische Potenz. Die geringe systemische Toxizität macht Prilocain zum bevorzugten Präparat für die intravenöse Regionalanästhesie. **Orthotoluidin,** ein Abbauprodukt des Prilocains, führt zur Methämoglobinämie. Bei höheren Dosen muß daher mit einer Verminderung der Sauerstofftransportkapazität des Bluts gerechnet werden. Bei Dosen über 600 mg kann der Methämoglobinanteil auf mehr als 10% ansteigen und zur sichtbaren Zyanose führen. Für kontinuierliche Blockadetechniken mit Katheter ist Prilocain daher nicht geeignet. Bei einem Glucose-6-phosphat-dehydrogenase-Mangel ist Prilocain kontraindiziert. Verwendet werden Konzentrationen von 0,25–2%, die Richtdosis beträgt 400 mg.

▷ **Bupivacain,** ein Derivat des Mepivacains mit hoher Eiweißbindung und Lipophilie, besitzt eine viermal höhere lokalanästhetische Wirksamkeit als Mepivacain. Die Anschlagzeit ist langsamer und die Wirkungsdauer deutlich länger (4–8 Std.). Bupivacain führt bevorzugt zu einer sensiblen und sympathischen Blockade, während die motorische Blockade nur mäßig ausgeprägt ist. Dieser Effekt ist im Rahmen der Schmerztherapie von Vorteil und macht, zusammen mit der langen Wirksamkeit, Bupivacain zu einem bevorzugten Präparat der therapeutischen Lokalanästhesie. Verwendet werden Konzentrationen von 0,125–0,5%, Einzeldosen von 100 mg sollten möglichst nicht überschritten werden.

▷ Das stark lipophile, langwirkende Lokalanästhetikum **Etidocain** hat eine etwa dreimal höhere Wirksamkeit als Mepivacain. Aufgrund seiner ausgeprägten motorischen Blockadewirkung ist die Substanz für die Schmerztherapie nicht geeignet.

*Vasokonstriktorenzusätze*

Der Zusatz von Vasokonstriktoren (meist Adrenalin oder Phenylephrin) führt aufgrund einer verminderten Resorption vom Injektionsort zu geringeren maximalen Plasmaspiegeln und verlängert die Wirkungsdauer der mittellang wirkenden Lokalanästhetika. Bei den im Rahmen der Schmerztherapie benötigten geringen Lokalanästhetikadosierungen überwiegen jedoch die Nachteile durch mögliche lokale und systemische Nebenwirkungen der Vasokonstriktoren. Vasokonstriktorenzusätze sind daher in der diagnostisch-therapeutischen Lokalanästhesie und Neuraltherapie nicht indiziert.

### 5.2.1.5 Wirkungsweise der Lokalanästhetika am peripheren Nerven

Periphere Nerven sind gemischte Nerven, die sensorische (afferente), motorische (efferente) und sympathische Fasern enthalten. Markhaltige, **myelinisierte Nervenfasern** werden als **A-** und **B-Fasern,** marklose als **C-Fasern** bezeichnet (Tab. 5-2). Eine weitere Klassifizierung unterteilt die Nervenfasern nach ihrem Durchmesser in die Gruppen I bis IV (Tab. 5-2).

Die für eine Blockade notwendige lokale Konzentration des Lokalanästhetikums ist abhängig von der Dicke der Myelinscheide des Nerven. Marklose C-Fasern und die dünn myelinisierten B-Fasern werden sehr früh und bei niedrigen Konzentrationen ausgeschaltet. Eine Nervenblockade führt also zunächst zu einer Sympathikusblockade mit Warmwerden der Haut (Vasodilatation), dann folgt die Aufhebung der Temperatur- und Schmerzempfindung. Erst später und bei höheren Konzentrationen tritt eine Blockade der Berührungs- und Druckempfindung ein; die höchsten Konzentrationen sind für motorische Blockaden erforderlich.

Um an seinen Wirkungsort, die Nervenzellmembran zu gelangen, muß das Lokalanästhetikum zunächst die umgebenden Bindegewebshüllen durchdringen. Die Blockade eines peripheren Nerven führt daher zuerst zur Ausschaltung der äußeren

**Tab. 5-2** Klassifikationen der Nervenfasern (a nach Erlanger u. Gasser, b nach Lloyd u. Hunt).

| | Funktion | mittlerer Faserdurchmesser | mittlere Leitungsgeschwindigkeit |
|---|---|---|---|
| **a) nach Fasertyp** | | | |
| Aα | primäre Muskelspindelafferenzen motorisch zu den Skelettmuskeln | 15 μm | 70–120 m/s |
| Aβ | Hautafferenzen für Berührung und Druck | 8 μm | 30–70 m/s |
| Aγ | motorisch zu den Muskelspindeln | 5 μm | 15–30 m/s |
| Aδ | Hautafferenzen für Temperatur und **Nozizeption** | < 3 μm | 12–30 m/s |
| B | sympathisch präganglionär | 3 μm | 3–15 m/s |
| C | Hautafferenzen für **Nozizeption** sympathisch postganglionär | 1 μm marklos | 0,5–2 m/s |
| **b) nach Gruppen** | | | |
| I | primäre Muskelspindelafferenzen | 13 μm | 70–120 m/s |
| II | Mechanorezeptoren der Haut | 9 μm | 25–70 m/s |
| III | tiefe Drucksensibilität der Haut | 3 μm | 10–25 m/s |
| IV | marklose **nozizeptive** Fasern | 1 μm | 1 m/s |

Mantelfasern, erst später werden die zentral liegenden Kernfasern blockiert. Da die Mantelfasern vor allem die proximalen Anteile einer Extremität versorgen, breitet sich eine Nervenblockade von proximal nach distal aus. Eine intravenöse Regionalanästhesie (siehe Kap. 5.4.7) führt demgegenüber initial zu einer distalen Blockade, da aufgrund der Gefäßversorgung das Lokalanästhetikum zunächst die zentralen, später erst die äußeren Fasern eines Nerven erreicht.

## 5.2.2 Physiologie des nozizeptiven Systems

Fast alle Gewebe verfügen über spezialisierte Nervenendigungen **(Nozizeptoren)**, die tatsächlich oder potentiell schädigende Ereignisse registrieren und über unmyelinisierte oder dünn myelinisierte **nozizeptive Neurone** zum **Hinterhorn** des Rückenmarks weiterleiten, wo sie auf zentrale Neurone umgeschaltet werden. Nach der **Spezifitätstheorie** führt die Erregung dieser Afferenzen stets und ausschließlich zu der Empfindung „Schmerz". Die erregenden Reize können mechanisch, thermisch oder chemisch sein.

In der Haut, die besonders dicht innerviert ist, vermitteln die Nozizeptoren den sog. Oberflächenschmerz, der als Warnsignal für Reize aus der Umwelt dient und in der Regel gut lokalisierbar ist. Die marklosen Afferenzen (C-Fasern) der Haut sind immer **polymodal** durch mechanische, thermische und chemische Reize aktivierbar, während einige Aδ-Afferenzen nur durch mechanische, andere durch mechanische **und** thermische Reize erregt werden können. Der **tiefe somatische Schmerz** aus der Muskulatur, den Sehnen, Faszien, Gelenken und Knochen wird ebenfalls über dünn myelinisierte und unmyelinisierte polymodale Afferenzen vermittelt. **Viszerale Schmerzen,** u.a. ausgelöst durch Dehnung von Hohlorganen, Kapselspannung innerer Organe oder Hypoxie, werden durch Erregung dünner markhaltiger und markloser spinaler Afferenzen vermittelt, die in den Eingeweidenerven über die Rami communicantes zu den spinalen Segmenten Th1–L3 und S2–S4 ziehen. Bisher konnten für viszerale Schmerzen keine eindeutig spezialisierten nozizeptiven Neurone nachgewiesen werden, ihre Existenz wird jedoch für wahrscheinlich gehalten [3, 14].

Die nozizeptiven Neurone werden im Rückenmark in speziellen Schichten **(Lamina I, II und V)** des Hinterhorns der grauen Substanz umgeschaltet. Auf Lamina II (Substantia gelatinosa Rolandi) projizieren ausschließlich marklose Afferenzen der Haut. Zwei Typen von Hinterhornneuronen können unterschieden werden [20, 21]:

▷ spezifische nozizeptive Neurone, die nur durch noxische Reize erregbar sind;
▷ multirezeptive Neurone, die durch noxische und nichtnoxische Reize erregt werden können (**„wide dynamic range"-Neurone** oder **Konvergenzneurone**). Sie sind wesentlich häufiger als die spezifisch nozizeptiven Neurone. Die Mehrzahl der Hinterhornneurone verarbeitet sowohl Informationen von Afferenzen der Haut als auch von Afferenzen aus tiefen somatischen und viszeralen Strukturen. Diese Konvergenz ist eine Ursache für die Entstehung des **übertragenen Schmerzes** (siehe Kap. 5.2.3).

Von den Hinterhornneuronen wird die nozizeptive Information zum einen auf die **somatomotorischen** und **sympathischen Reflexbögen** umgeschaltet, zum anderen erfolgt von hier aus die zentrale Weiterleitung vor allem über den kontralateralen Vorderseitenstrang **(Tractus spinothalamicus)** zum **Hirnstamm** (Pons, Medulla oblongata, Mittelhirn) und zum **Thalamus.**

Die propriospinalen Reflexbögen bilden die Voraussetzung für rasch notwendige Schutzreaktionen des Körpers wie Fluchtreflexe, motorische Reaktionen, Schonhaltung und Vasokonstriktion. Sie sind jedoch auch bei der Chronifizierung von Schmerzen oft von entscheidender Bedeutung (siehe Kap. 5.2.3).

Von den lateralen Thalamusgebieten aus erreicht die Schmerzinformation den **sensorischen Kortex,** der vor allem für die kognitiven Leistungen der Schmerzwahrnehmung, des Erkennens, der Lokalisation und Einbindung in die Gesamtsituation verantwortlich ist. Die medialen Thalamusgebiete projizieren zum **Hypothalamus,** zur **Hypophyse** und insbesondere zum **limbischen System,** dem die affektiven und emotionalen Aspekte des Schmerzerlebens zugeschrieben werden. Über seine Kerngebiete im **Hirnstamm** steht das nozizeptive System mit neuronalen Zentren in Verbindung, die für vegetative Reaktionen und die Steigerung von Aufmerksamkeit, Wachheit und Atmung nach einem schmerzhaften Reiz verantwortlich sind. Weitere Kerngebiete im Hirnstamm (**zentrales Höhlengrau, Nucleus raphe magnus** u.a.) kontrollieren über absteigende hemmende Bahnen die Impulsübertragung im Hinterhorn und in den kaudalen Trigeminuskernen. Als Transmitter dieser hemmenden Einflüsse gelten Serotonin (5-HT), endogene Opioide und Noradrenalin. Auch auf Rückenmarksebene existieren **prä-** und **postsynaptische Hemmsysteme,** bei denen u.a. endogene Opioide, Gamma-Amino-Buttersäure (GABA) und Glycin als Transmitter beteiligt sind [3, 14, 20, 21].

Das nozizeptive System kann auf spinaler und supraspinaler Ebene die Impulsübertragung einer nozizeptiven Information entsprechend den Erfordernissen des Organismus modulieren. Im Extremfall resultiert hieraus eine komplette endogene Analgesie, wie sie z.B. in außerordentlichen Streßsituationen beobachtet werden kann.

### 5.2.3 Pathophysiologie des nozizeptiven Systems

Wiederholte schmerzhafte Reize führen im nozizeptiven Nervensystem zu einer Reihe von Veränderungen und Anpassungsvorgängen. Obwohl zu Beginn biologisch sinnvoll, bilden diese Veränderungen bei anhaltender Reizung die Grundlage für die Entwicklung von chronischen Schmerzzuständen. Die Kenntnis dieser Vorgänge ist Voraussetzung für das Verständnis sowohl von chronischen Schmerzerkrankungen als auch der Wirkungsweise von therapeutischen Lokalanästhesieverfahren.

*Periphere Sensibilisierung*

Anhaltende noxische Reize führen zunächst zu einer Sensibilisierung der **Nozizeptoren.** Die Schwelle der Erregbarkeit sinkt; auf den gleichen Reiz folgt eine erhöhte Impulsentladungsfrequenz; die physiologisch ohne adäquaten Reiz stummen **Nozizeptoren** entwickeln **Spontanaktivität.** Diese periphere Sensibilisierung wird zum einen durch Aktivierung von Entzündungsmediatoren (Histamin, Bradykinin, Prostaglandine) und Freisetzung von Kalium- und Wasserstoffionen aus zerstörten Zellen verursacht, zum anderen führt die Erregung von Nozizeptoren durch Freisetzung von Neuropeptiden, vor allem von **Substanz P,** zur **neurogenen Entzündung.** Substanz P aktiviert Mastzellen, fördert die Ausschüttung von Serotonin aus Thrombozyten und verursacht eine Vasodilatation und Plasmaextravasation, das sog. **neurogene Ödem.** Ein weiterer Aspekt der peripheren Sensibilisierung ist die Rekrutierung von normalerweise stummen, ohne vorangehende Sensibilisierung nicht oder kaum erregbaren nozizeptiven Afferenzen. Die periphere Sensibilisierung verursacht im Bereich der Reizeinwirkung eine **primäre Hyperalgesie,** die durch eine erhöhte Schmerzempfindlichkeit auf noxische Reize gekennzeichnet ist [6, 20].

### Zentrale Sensibilisierung

Durch eine anhaltende Reizung von Nozizeptoren entsteht nicht nur eine Zone der primären Hyperalgesie, auch außerhalb des Reizorts läßt sich ein hyperalgetisches Areal nachweisen. Dieser sog. **sekundären Hyperalgesie** liegt keine periphere, sondern eine zentralnervöse Sensibilisierung zugrunde. Vermutlich führt die entstehende Spontanaktivität der Nozizeptoren zu einer Förderung der Impulsübertragung und Abschwächung der Hemmsysteme im Hinterhorn des Rückenmarks. Bei experimentell erzeugten zentralen Sensibilisierungen reagieren Hinterhornneurone mit einer erhöhten Impulsentladungsfrequenz, einer verlängerten Entladungsdauer und vergrößerten rezeptiven Feldern. Die Nozizeptoren im Bereich der sekundären Hyperalgesie sind nicht sensibilisiert, vielmehr führt die zentrale Sensibilisierung zu einer verstärkten Schmerzreaktion auf noxische Reize **(Hyperalgesie)** und zu einer schmerzhaften Reaktion auf nichtnoxische Reize **(Allodynie;** siehe Tab. 5-3) [6, 20].

### Übertragener Schmerz

Wie oben beschrieben, konvergieren nozizeptive Afferenzen aus der Haut und aus tiefen somatischen und viszeralen Strukturen auf die gleichen Neurone des Hinterhorns. Diese **somato-viszerale Konvergenz** führt aufgrund der besseren zentralen Repräsentation der Körperoberfläche zur **Übertragung** von viszeralen und tiefen somatischen Schmerzen auf die Körperoberfläche. Eine weitere Ursache für übertragene

**Tab. 5-3** Definitionen von Empfindungsstörungen nach Empfehlung der IASP [11].

| | |
|---|---|
| ▷ **Allodynie** | Schmerzen, die durch nichtnoxische mechanische oder thermische Reizung normaler Haut ausgelöst werden. |
| ▷ **Anästhesie** | Ausfall aller Sinnesmodalitäten der Haut. |
| ▷ **Analgesie** | Fehlen von Schmerzen bei noxischer Reizung. |
| ▷ **Dysästhesie** | unangenehme abnorme Empfindungen, die spontan auftreten oder durch nichtnoxische Reize ausgelöst werden. |
| ▷ **Hypästhesie** | verminderte Empfindlichkeit auf nichtnoxische Reize. Es sollte angegeben werden, für welche Reizform die Hypästhesie besteht. |
| ▷ **Hyperästhesie** | erhöhte Empfindlichkeit auf nichtnoxische Reize. Man beachte, daß eine Schmerzantwort auf nichtnoxische Reize nicht als Hyperästhesie, sondern als Allodynie bezeichnet wird. |
| ▷ **Hypalgesie** | verminderte Empfindlichkeit auf noxische Reize. |
| ▷ **Hyperalgesie** | erhöhte Empfindlichkeit auf noxische Reize. Die Reizschwelle ist erniedrigt. |
| ▷ **Hyperpathie** | mit Verzögerung einsetzende, verstärkte und verlängerte Schmerzantwort auf einen noxischen Reiz. Die Reizschwelle ist erhöht. Eine Hyperpathie kann zusammen mit Hyp-, Hyper-, und Dysästhesie auftreten und wird besonders bei repetitiver Reizung deutlich. |
| ▷ **Parästhesie** | abnorme, jedoch nicht unangenehme spontane oder reizinduzierte Empfindung. |

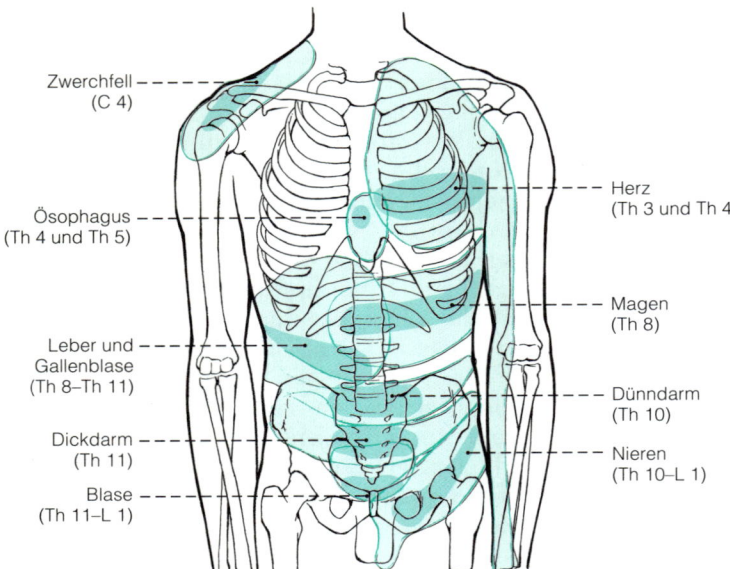

Zwerchfell
(C 4)

Ösophagus
(Th 4 und Th 5)

Leber und
Gallenblase
(Th 8–Th 11)

Dickdarm
(Th 11)

Blase
(Th 11–L 1)

Herz
(Th 3 und Th 4)

Magen
(Th 8)

Dünndarm
(Th 10)

Nieren
(Th 10–L 1)

**Abb. 5-2** Head-Zonen. Regionen, in die bei Erkrankungen innerer Organe Schmerzen projiziert werden (dunkelgrün = typische und hellgrün = mögliche Übertragungszonen). (Modifiziert nach [4])

Schmerzen sind Axonkollateralen nozizeptiver Afferenzen, die nach Aufzweigung im Bereich des Spinalnerven gleichzeitig oberflächliche und tiefe Strukturen innervieren. Die für die einzelnen inneren Organe typischen Übertragungszonen der Haut werden **Head-Zonen** genannt (Abb. 5-2). Sie sind entweder spontan schmerzhaft oder zeigen eine vermehrte Druck- und Berührungsempfindlichkeit. Darüber hinaus findet man in den Zonen meist Störungen der Durchblutung und Schweißsekretion sowie eine veränderte Konsistenz des subkutanen Gewebes. Hyperästhesie und Hyperalgesie beruhen auf einer zentralen Sensibilisierung; den Gewebsveränderungen liegt die anhaltende Aktivierung von sympathischen Reflexbögen zugrunde [3, 20, 21].

### Schmerzen bei Störungen des neuromuskulären Systems

Somatomotorische Reflexbögen spielen in der Genese von chronischen muskuloskelettalen Schmerzbildern vermutlich eine wichtige Rolle. Anhaltende Erregung von nozizeptiven Afferenzen im Skelettmuskel führt zu einer verstärkten Aktivierung von α- und γ-**Motoneuronen.** Diese fördern im

Sinne eines positiven Feedback-Mechanismus über verstärkte Muskelverspannungen wiederum die Erregung der muskulären nozizeptiven Afferenzen. Es resultiert ein sich selbst unterhaltender Circulus vitiosus.

Bei den bisher dargestellten Mechanismen wurde von einem strukturell intakten nozizeptiven System ausgegangen. Die Schmerzen entstanden primär durch Reizung der hierfür spezialisierten Nervenendigungen, den Nozizeptoren. Solche Schmerzzustände werden unter dem Begriff des **Nozizeptorschmerzes** zusammengefaßt [6, 20, 21]. Neuropathische Schmerzen werden demgegenüber durch eine Verletzung des peripheren afferenten Neurons oder eine zentralnervöse Läsion verursacht. Die Verletzung eines peripheren Nerven führt zur Degeneration und Neusprossung von Axonen, zu Veränderungen in der Synthese von Neuropeptiden und zu Störungen im axoplasmatischen Stofftransport. Die neu sprossenden Axone haben oft eine erhöhte Sensibilität und zeigen ektope Spontanaktivität. Im Bereich der Läsion können ephaptische (= „künstliche") Verbindungen zwischen afferenten Axonen entstehen, chemische Übertragungen von noradrenergen sympathischen Axonen auf afferente Neurone werden vermutet. Die zugehörigen Neurone des Hinterhorns werden durch diese peripheren Prozesse verstärkt erregbar; es entwickelt sich eine ausgeprägte, für neuropathische Schmerzen typische, zentrale Sensibilisierung. **Kausalgie** und **Allodynie** (siehe Tab. 5-3) nach peripheren Nervenverletzungen oder Plexusschädigungen sind das klinische Korrelat dieser pathophysiologischen Vorgänge.

Bei anhaltender Erregung kommt es schließlich über eine Kalziumüberladung der zentralen Neurone zum Zelluntergang und damit zu irreversiblen strukturellen Veränderungen. Bei diesen Vorgängen haben nach neueren Untersuchungen sog. NMDA-Rezeptoren (N-Methyl-D-Aspartat) eine zentrale Bedeutung [6]. Vom Zelluntergang scheinen insbesondere hemmende Interneurone betroffen zu sein, was die zunehmend ungefilterte Umschaltung der afferenten Impulse erklärt.

Direkte Schädigungen des zentralen Nervensystems, vor allem Läsionen des Rückenmarks und des Thalamus, können chronische **zentrale Schmerzen** auslösen.

### Sympathische Reflexdystrophie

Von besonderer klinischer Bedeutung sind sympathisch unterhaltene Schmerzzustände, die unter dem Überbegriff der sympathischen Reflexdystrophie (SRD) zusammengefaßt werden. Hierzu gehören die posttraumatische oder postoperative **Algodystrophie,** der **Morbus Sudeck,** die **Kausalgie** und das **posttraumatische Ödem.** Allen gemeinsam ist die klinische Trias von sympathischen, sensiblen und motorischen Störungen. Die zugrundeliegenden pathophysiologischen Vorgänge werden immer noch kontrovers diskutiert. Aufgrund der klinischen Symptomatik und experimenteller Befunde geht man heute überwiegend von folgender Modellvorstellung aus: Vor allem distal gelegene Traumen einer Extremität führen mit oder ohne begleitende Nervenverletzung zu einer peripheren und zentralen Sensibilisierung des nozizeptiven Systems. Unter noch unbekannten Bedingungen wird hierdurch eine sympathische Innervationsstörung der betroffenen Extremität ausgelöst. Diese Störung induziert eine weitere periphere nozizeptive Erregung, die nach dem Prinzip einer sich selbst unterhaltenden positiven Rückkopplung die gestörte sympathische Aktivität unterhält. Zwei Mechanismen der peripheren Kopplung von sympathischer Erregung und nozizeptiver Aktivität werden diskutiert. Zum einen soll die sympathisch ausgelöste Störung der Vasokonstriktion über Stase, Ödem und einen erhöhten interstitiellen Druck zu einer Reizung der nozizeptiven Nervenendigungen führen, zum anderen soll nach Nervenverletzungen Noradrenalin, das aus postganglionären sympathischen Neuronen freigesetzt wird, direkt eine Erregung nozizeptiver Afferenzen bewirken. Die veränderte sympathische Aktivität äußert sich in Störungen der Trophik, der Schweißsekretion, der Temperaturregulation und des Blutflusses. Die periphere und zentrale Sensibilisierung manifestiert sich in der betroffenen Extremität als Hyperästhesie, Hyperalgesie, Hyperpathie oder Allodynie (siehe Tab. 5-3). Pathognomonisch für diese Krankheitsbilder ist die Besserung des Schmerzes und der Funktionsstörungen nach Blockade der sympathischen Efferenzen.

## 5.2.4 Therapeutische Ansatzpunkte der Lokalanästhesie

Lokalanästhesie und Neuraltherapie können therapeutisch auf verschiedenen Ebenen des nozizeptiven Systems angreifen und wirksam werden (Abb. 5-3). Grundsätzlich muß festgestellt werden, daß sich die **peripheren Mechanismen** besser beeinflussen lassen als die **zentralen Prozesse.** Da sich im Verlauf einer Schmerzerkrankung die pathophysiologischen Vorgänge zunehmend nach zentral ausbreiten, bedeutet dies auch, daß mit einer möglichst frühzeitig einsetzenden Behandlung die Erfolgsaussichten der Therapie maßgeblich erhöht werden können. Klinische Bedeutung hat dies insbesondere bei **neuropathischen Schmerzen,** die nicht nur zu funktionellen, sondern auch zu strukturellen Veränderungen mit Untergang von Neuronen führen. So ist zum Beispiel

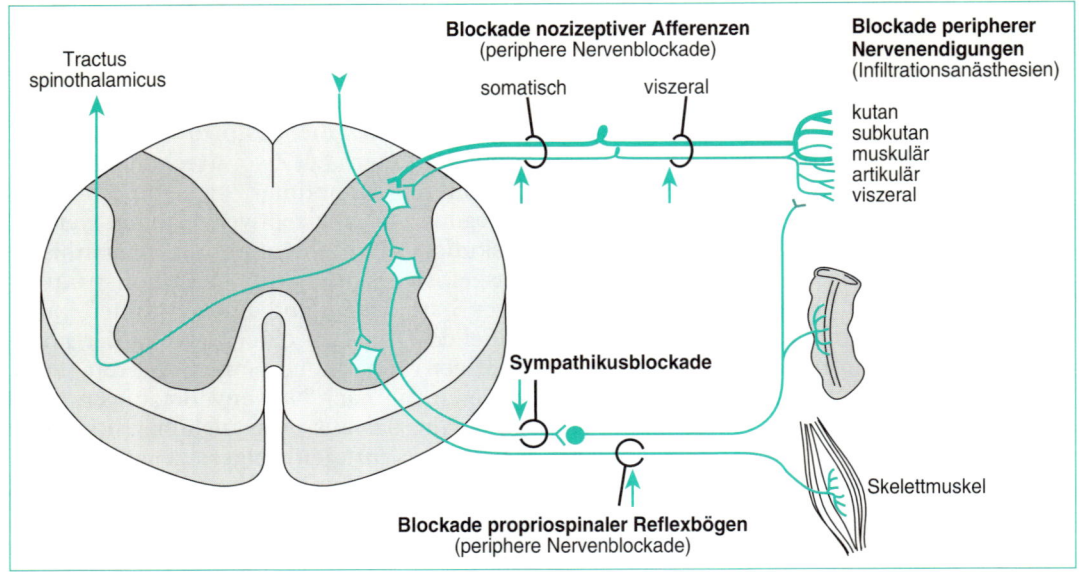

**Abb. 5-3**  Nozizeptives System und therapeutische Ansatzpunkte der Lokalanästhesie. (Modifiziert nach [4])

die Behandlung mit Lokalanästhesieverfahren bei akuten reflexdystrophischen Erkrankungen und bei Schmerzen nach Herpeszoster-Infektionen in den ersten sechs Wochen äußert effektiv, verliert aber bei zunehmender Krankheitsdauer rasch an Wirksamkeit.

*Periphere und zentrale Desensibilisierung*

Infiltrationsanästhesien (siehe Kap. 5.4.2) verursachen **lokal** eine direkte arterioläre Vasodilatation und Hyperämie. Zusammen mit dem Verdünnungseffekt des injizierten Volumens bewirkt dies eine Auswaschung von Metaboliten, Entzündungsmediatoren und Neuropeptiden (Substanz P). Die Blockade der Nozizeptorenaktivität führt ferner zu einer Abschwächung der neurogenen Entzündungsvorgänge. Schließlich wird durch die Ausschaltung der peripheren Afferenzen die Weiterleitung von noxischen Reizen unterbrochen und durch Blockade der peripheren motorischen Nervenendigungen der lokale Muskelfasertonus reduziert [16]. Als therapeutischen Effekt können diese Mechanismen eine Abschwächung oder Aufhebung der **periphe-**

**ren Sensibilisierung** bewirken. Eine wiederholte vollständige Unterbrechung der Weiterleitung von nozizeptiver Spontanaktivität oder ektoper Impulsaktivität durch periphere Nervenblockaden (siehe Kap. 5.4.3), Plexusblockaden (siehe Kap. 5.4.4) und rückenmarknahen Blockaden (siehe Kap. 5.4.6) scheint darüber hinaus auch eine **zentrale Desensibilisierung** bewirken zu können.

*Normalisierung von gesteigerter Reflextätigkeit*

Die Verminderung der nozizeptiven Aktivität führt über die Normalisierung der zentralnervösen Erregungsbereitschaft zu einer Reduzierung des gesteigerten sympathischen und motorischen Tonus. Blockaden des sympathischen Grenzstrangs (siehe Kap. 5.4.5) bewirken eine komplette Ausschaltung der sympathischen Efferenzen und durch die Blockade eines gemischten peripheren Nerven werden die somatischen und sympathischen Efferenzen in das Versorgungsgebiet des Nerven vollständig ausgeschaltet. Die Unterbrechung der positiven Feedback-Mechanismen kann auf Nozizeptorebene zu einer weiteren Desensibilisierung beitragen [21].

## 5.3 Grundlagen zur praktischen Durchführung

### 5.3.1 Voraussetzungen

Vor jeder Lokalanästhesie und Neuraltherapie muß zunächst eine **spezielle Schmerzanamnese** erhoben werden und eine **umfassende körperliche Untersuchung** erfolgen. Erst aus den resultierenden Untersuchungsbefunden und der Verdachtsdiagnose lassen sich die notwendigen diagnostischen Lokalanästhesieverfahren ableiten und ein suffizienter Behandlungsplan erstellen.

### 5.3.2 Schmerzanamnese

Die genaue Lokalisation und Ausdehnung der Schmerzen sollte in ein **Körperschema** eingezeichnet werden, das eine segmentale Zuordnung sowie die Versorgungsgebiete der wichtigsten peripheren Nerven enthält (Abb. 5-4). Von Bedeutung ist die Erfassung **aller** Schmerzareale, die bei multiplen Beschwerden am besten mit verschiedenen Farben gekennzeichnet werden. Dem Schmerzbild lassen sich bereits wichtige Hinweise auf die Schmerzgenese entnehmen. So können die segmentale Zuordnung bei radikulären Schmerzbildern, die Übereinstimmung des Schmerzareals mit dem Versorgungsgebiet eines peripheren Nerven bei Einklemmungsneuropathien oder die Schmerzausdehnung auf einen Körperquadranten bei sympathisch unterhaltenen Schmerzen im **„Schmerzbild"** sehr einfach und unmittelbar erfaßt werden. Außerdem vermeidet man den häufigen Fehler, durch

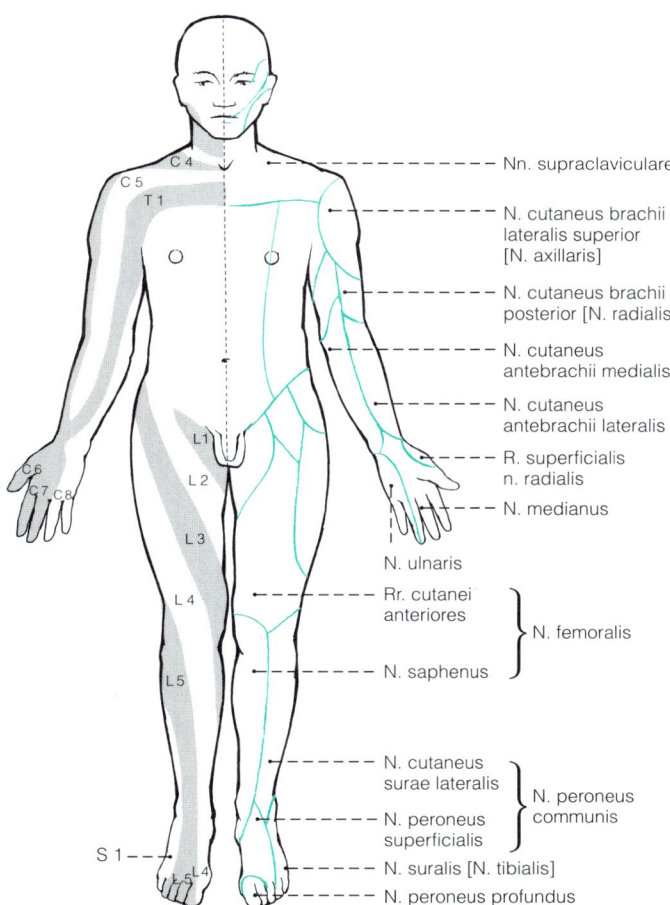

C 4
C 5
T 1
C 6
C 7 C 8
L 1
L 2
L 3
L 4
L 5
S 1
L 5 L 4

Nn. supraclaviculares

N. cutaneus brachii lateralis superior [N. axillaris]

N. cutaneus brachii posterior [N. radialis]

N. cutaneus antebrachii medialis

N. cutaneus antebrachii lateralis

R. superficialis n. radialis

N. medianus

N. ulnaris

Rr. cutanei anteriores

N. saphenus

} N. femoralis

N. cutaneus surae lateralis

N. peroneus superficialis

} N. peroneus communis

N. suralis [N. tibialis]

N. peroneus profundus

**Abb. 5-4** Körperschema mit segmentaler Zuordnung und Versorgungsgebieten der peripheren Nerven.

Konzentration auf den momentanen Hauptschmerz zu übersehen, daß ein multilokuläres oder panalgetisches Schmerzbild vorliegt, obwohl dies für die Therapie und die Prognose von entscheidender Bedeutung ist. Die Beschwerdecharakteristik, Schmerzqualität und die Modalitäten des Schmerzes (zeitlicher Verlauf, Intensität und Intensitätsschwankungen, Schmerzverstärker und Möglichkeiten der Schmerzlinderung) geben weitere wichtige Hinweise auf die Schmerzgenese. Hierzu einige Beispiele:

▷ **Sympathische Reflexdystrophien** verursachen meist tiefe und oberflächliche, diffus lokalisierte Dauerschmerzen von brennendem, bohrendem und spannendem Charakter. Das Herabhängen der Extremität führt in aller Regel zur deutlichen Schmerzverstärkung.
▷ **Neuropathische Schmerzen** werden oft als brennend, stechend und reißend beschrieben. Sie sind kurzfristig oberflächlich einschießend und elektrisierend (z.B. Trigeminusneuralgie) oder imponieren als brennende Dauerschmerzen von sehr hoher Intensität (z.B. Thalamusschmerzen).
▷ Tiefe, dumpf ziehende, haltungsabhängige Beschwerden kennzeichnen **myofasziale Schmerzbilder.**
▷ Das „Durchbrechgefühl" im Kreuz bei längerem Stehen ist u.a. typisch für den **ligamentär** bedingten **Kreuzschmerz.** Kennzeichnend sind ferner rasche Ermüdbarkeit und eine Verstärkung bei längerem Stehen und Sitzen. Häufige Haltungs- und Lagewechsel wirken meist schmerzlindernd.

### 5.3.3 Körperliche Untersuchung

Die exakte Erfassung von vegetativen Funktionsstörungen der Haut, Veränderungen der Sensibilität, von Bindegewebszonen und myofaszialen oder artikulären Druck- und Triggerpunkten ist für die Segmentdiagnostik und die darauf aufbauende Lokalanästhesie von entscheidender Bedeutung. Die Terminologie, die wichtigsten Untersuchungstechniken und die Befunddokumen-

tation werden daher hier näher erläutert. Auf die notwendige klinische und problembezogene neurologische und orthopädische Untersuchung kann im Rahmen dieses Beitrags nicht eingegangen werden.

### Inspektion

Schon- und Fehlhaltungen, Muskelatrophien, Narben, Durchblutungsveränderungen der Haut, Dermographismus, Einziehungen und Aufquellungen des Bindegewebes können schon beim Betrachten des entkleideten Patienten erkannt werden und sind für die weitere Untersuchung oft richtungweisend. Besondere diagnostische Bedeutung haben die sog. **Seitenzeichen** wie Mydriasis, Lidspaltenverengung und einseitige Veränderungen von Vasomotorik und Schweißsekretion.

### Palpation

Die Palpation beginnt oberflächlich, ohne Druck auszuüben, um Änderungen in der Konsistenz, Temperatur und Verschieblichkeit der Haut gut erfassen zu können. Unter leichtem Druck – als Bindegewebsstrich – werden dann Tonus und Turgor des Unterhautgewebes geprüft. Durch Abheben und Abrollen einer Hautfalte zwischen Daumen und Zeigefinger beider Hände (**Kibler-Falte**) lassen sich Veränderungen von Konsistenz und Verschieblichkeit des Bindegewebes, hyperalgetische Zonen und Dermographismus rasch und zuverlässig erfassen. Je nach Lokalisation und Ausdehnung können die Veränderungen als Head-Zonen (siehe Kap. 5.2.3) auf eine Organstörung hinweisen. Paravertebral sind Haut- und Bindegewebsveränderungen häufig Ausdruck von Reizungen bzw. Blockierungen der Intervertebral- oder Kostotransversalgelenke.

Bei der Untersuchung der Muskulatur sind vor allem lokale Atrophien, umschriebene Muskelhärten (z.B. der paravertebrale Muskelhartspann), Druckdolenzen und die sog. Triggerpunkte zu beachten. Unter einem myofaszialen Triggerpunkt versteht man die empfindlichste, übererregbare Stelle innerhalb eines verhärteten Muskelstrangs, der bei Palpation sowohl lokale Druckschmerzen als auch übertragene Schmerzen in einer entfernt gelegenen, meist distalen **Referenzzone** hervorruft. Die Referenzzone ist für den betreffenden Muskel charakteristisch und deckt sich nicht mit einem radikulären oder peripher neurogenen Innervationsgebiet. Der betroffene Muskel ist in seiner Dehn- und Kontraktionsfähigkeit eingeschränkt und in der zugehörigen Zone finden sich häufig übertragene sympathische, sensible oder motorische Störungen. Zur besseren Untersuchung wird der Muskel vor der Palpation passiv, nicht schmerzhaft vorgedehnt. Bei oberflächlich gelegenen Muskeln ertastet man die Muskelhärte am besten behutsam zwischen Daumen und Zeigefinger, tiefer gelegene Muskeln werden mit weichem Druck der Fingerkuppen palpiert.

Die mechanische Reizung des Triggerpunkts ruft neben dem typischen lokalen und übertragenen Schmerz häufig eine tastbare Muskelzuckung („twitch response") hervor [17, 18]. Auch in anderen Geweben findet man Stellen, die obige Definition eines Triggerpunkts erfüllen. Man bezeichnet sie entsprechend als kutane, ligamentäre, artikuläre oder periostale Triggerpunkte. Charakteristisch für die **Fibromyalgie** und fehlhaltungsbedingte Beschwerden (z. B. das sternosymphyseale Belastungssyndrom nach Brügger) sind schmerzhafte Muskel- und Sehnenansätze, die als sog. **„tender points"** bezeichnet werden.

### Untersuchung von Empfindungsstörungen

Der genauen Überprüfung der Sensibilität kommt bei der körperlichen Untersuchung eine zentrale Stellung zu. Radikuläre und peripher neurogene Läsionen müssen als Beschwerdeursache exakt abgegrenzt werden. Als übertragene Störungen sind Änderungen der Empfindung in der Segmentdiagnostik oft wegweisend. Die Normalisierung von übertragenen Empfindungsstörungen ist darüber hinaus ein empfindlicher Parameter für den Erfolg einer Behandlung. So verschwinden in der Referenzzone eines Triggerpunkts die Störungen nach Injektion.

Auch die bei Reizung von thorakalen Wirbelbogengelenken häufig anzutreffende, segmental veränderte Berührungs- und Schmerzempfindlichkeit läßt sich nach Infiltration des Gelenks nicht mehr nachweisen. Änderungen der Empfindung in einem ganzen Körperquadranten sind typisch für Affektionen des sympathischen Nervensystems (sog. **Quadrantensyndrome**).

Störungen der Berührungsempfindlichkeit untersucht man am besten mit einem großen, weichen Haarpinsel. Der Patient soll angeben, ob er bei Berührung benachbarter oder homologer Hautareale die Berührung als gleich oder unterschiedlich empfindet. Zur Prüfung der Schmerzempfindung sollte ein Nadelrad verwendet werden, das bei richtiger Handhabung einen konstanten Auflagedruck gewährleistet. Hierzu wird das Nadelrad lose zwischen zwei Fingern gehalten und im Seitenvergleich sowie distal-proximal untersucht. Die Vibration wird orientierend mit der Stimmgabel getestet, eine exakte Schwellenbestimmung kann mit Hilfe eines Vibrameters erfolgen [16].

Sensibilitätsstörungen sind ebenso wie Schmerzen im oben erwähnten Körperschema zu dokumentieren (Abb. 5-4). Es hat sich bewährt, bei Störungen der Berührungsempfindung eine senkrechte, bei Schmerzempfindungsstörungen eine waagerechte und bei Störungen der Temperatur eine diagonale Schraffur zu verwenden. Eine reduzierte Empfindung sollte dabei mit einer schwarzen oder blauen, eine vermehrte Empfindung mit einer roten Schraffur im Körperschema eingezeichnet werden.

Zur Vereinheitlichung der Nomenklatur sollten bei der Dokumentation von Empfindungsstörungen die Definitionen in Tabelle 5-3 nach Empfehlung der IASP beachtet werden [11].

## 5.3.4 Aufklärung des Patienten

Dem Patienten müssen vor der Lokalanästhesie die Art, der Ablauf und die Zielsetzung der geplanten Diagnostik oder Therapie ausführlich erörtert werden. Insbesondere diagnostische Lokalanästhesieverfahren erfordern einen kooperativen, motivierten Patienten, der zuverlässige Angaben über den Effekt der diagnostischen Maßnahmen auf sein Befinden und das subjektive Schmerzerleben macht. Dies ist nur bei ausreichender Information und bei einem vertrauensvollen Arzt-Patient-Verhältnis gewährleistet. Die Aufklärung über mögliche Nebenwirkungen und Komplikationen ist darüber hinaus schon aus forensischen Gründen zwingend geboten.

## 5.3.5 Lagerung des Patienten

Eine für die gewählte Technik optimale Lagerung des Patienten ist Grundlage einer präzisen, erfolgreichen Infiltrationsanästhesie oder Nervenblockade. Hierzu sollten großzügig Lagerungshilfen (Kissen verschiedener Stärke, Rollen und Halbrollen) verwendet werden. Die Hilfen ermöglichen dem Patienten eine bequeme, entspannte Lage und erleichtern durch eine bessere Darstellung der anatomischen Gegebenheiten die Durchführung der Blockade. Bei einigen Blockadearten (z.B. Ischiadikusblockade) ist das Aufzeichnen der anatomischen Orientierungspunkte, der sog. „Landmarks" mit einem Hautmarkierungsstift sehr hilfreich [7].

## 5.3.6 Instrumentarium

### Lokalanästhetika

Für die Praxis ist eine Beschränkung auf maximal zwei verschiedene Lokalanästhetika empfehlenswert. Eine der in Kapitel 5.2.1.4 beschriebenen **mittellang** wirkenden Substanzen in 0,5- bis 1,0%iger Lösung und das **langwirkende** Bupivacain in 0,25%iger Lösung sind für fast alle Indikationen ausreichend. Die Verwendung von nur wenigen, in ihrer Wirkungsweise gut bekannten Substanzen und von möglichst einheitlichen Konzentrationen erhöht die Sicherheit in der täglichen Routine. Ist bei Nervenblockaden nur die Ausschaltung sympathischer Fasern erwünscht, können die obigen Konzentrationen mit isotoner Kochsalzlösung entsprechend verdünnt werden.

### Kanülen und Spritzen

Für die verschiedenen Techniken werden **Kanülen** von 20–120 mm Länge benötigt. Zur Vermeidung von Komplikationen und aufgrund der leichteren Führung sollten nie längere Kanülen als anatomisch unbedingt erforderlich verwendet werden. Ein Vorschieben bis zum Konus ist ebenfalls zu vermeiden. In der Regel benutzt man möglichst dünne Kanülen mit scharfem Anschliff, bei tiefen Injektionen (z.B. iliolumbosakraler Bandapparat) sind zur besseren Führung im Gewebe Kanülen von 20 G[1] empfehlenswert. Injektionsspritzen werden aufgrund der besseren Handhabung ebenfalls möglichst klein gewählt. Für Injektionen im Zahnbereich und in harte Narben haben sich **Carpulenspritzen**[2] mit kurzen und längeren Nadeln bewährt. Bei Plexusblockaden und der Mehrzahl der Nervenblockaden an den Extremitäten sollten nach Möglichkeit **Nervenstimulatoren** mit **isolierter Kanüle** verwendet werden. Nervenstimulatoren erzeugen mit geringen Stromstärken ein elektrisches Feld um die Spitze der isolierten Kanüle, das bei ausreichender Nähe der Nadelspitze zu einer Depolarisation im gesuchten Nerv führt. Das exakte Positionieren der Kanüle wird durch die sichtbare motorische Antwort im Kennmuskel des Nerven erheblich erleichtert. In den handelsüblichen Geräten können die Stromstärken in der Regel in Schritten von 0,1 mA variiert werden, die Impulsdauer liegt zwischen 0,1 und 1 ms [10].

Reizantworten bei Stimulationsstromstärken von 0,5 mA oder darunter führen mit großer Sicherheit zu einer erfolgreichen Blockade. Das Auslösen von Parästhesien ist bei Verwendung von Nervenstimulatoren nicht mehr erforderlich. Durch die Vermeidung von Kanülenkontakt mit dem Nerv besteht ein geringeres Risiko einer Nervenläsion.

---

[1] G = Gauge; Maßeinheit für Kanülendurchmesser.
[2] Carpulenspritze: Injektionsspritze verbunden mit einem fertig gefüllten, auswechselbaren Spritzenzylinder.

### 5.3.7 Grundsätze der diagnostischen Lokalanästhesie

Diagnostische Infiltrationen und Blockaden stehen bei der komplexen Symptomatik chronischer Schmerzerkrankungen in aller Regel am Anfang der Behandlung.

> Prinzipiell wird mit der diagnostischen Abklärung am periphersten möglichen Angriffspunkt begonnen [7].

Er ist in der Regel mit den geringsten Komplikationen behaftet und bietet die größte differentialdiagnostische Aussagekraft. Liegen keine eindeutig radikulären oder peripher neurogenen Schmerzen vor, beginnt man die Diagnostik mit der gezielten Ausschaltung von myofaszialen, ligamentären oder artikulären Druck- und Triggerpunkten. Können die Beschwerden eindeutig einem **peripheren Nerven** oder Hirnnerven zugeordnet werden (z.B. bei Einklemmungsneuropathien), wird die diagnostische Blockade des betroffenen Nerven proximal der Läsion mit einem möglichst geringen Volumen durchgeführt. Eine vermutete Einklemmungsneuropathie des N. medianus im Karpaltunnel, läßt sich z.B. durch Schmerzfreiheit nach Blockade des Nerven in der Ellenbeuge bestätigen. Großflächige, diffuse, sich über ein gesamtes Körperviertel ausdehnende Beschwerden und ein brennender, klopfender oder bohrender Schmerzcharakter sollten an **sympathisch** unterhaltene Schmerzen denken lassen. Man überprüft diese Verdachtsdiagnose durch eine diagnostische Blockade der zugehörigen sympathischen Ganglien.

Führen periphere Infiltrationen und Blockaden für die Dauer der Lokalanästhesiewirkung zu keiner adäquaten Schmerzreduktion, sind zur weiteren diagnostischen Abklärung zentraler gelegene Nervenblockaden, Plexusanästhesien und rückenmarknahe Anästhesieverfahren indiziert. Durch dieses Vorgehen können schrittweise einzelne Gewebsstrukturen als Auslöser der geklagten Beschwerden ausgeschlossen oder wahrscheinlich gemacht werden. Bei einer zentralen Fixierung der Schmerzen

ohne peripheren Auslöser läßt sich auch durch eine hohe Spinalanästhesie keine subjektive Beschwerdelinderung erreichen.

Die Verwendung zu hoher Volumina schränkt durch Diffusion und Penetration des Lokalanästhetikums in benachbarte Gewebe die diagnostische Aussagekraft erheblich ein und muß daher unbedingt vermieden werden. Aufgrund möglicher Suggestiv- oder Placeboeffekte sollten immer zumindest zwei diagnostische Lokalanästhesien an verschiedenen Tagen durchgeführt werden. Placeboinjektionen können das Vertrauen des Patienten in den Arzt nachhaltig zerstören und sind u. E. nicht indiziert. Zur Überprüfung von Placeboeffekten ist es sinnvoller, bei zwei Blockaden einmal ein langwirkendes und einmal ein kurzwirkendes Lokalanästhetikum zu verwenden [7]. Werden zwei oder mehrere Blockaden an einem Tag durchgeführt, muß zwischen den einzelnen Sitzungen eine ausreichend lange Wartezeit eingehalten werden. Die Mindestzeit beträgt bei der Awendung von Lidocain, Mepivacain und Prilocain 15 Minuten, bei Bupivacain 25 Minuten.

Um eine diagnostische Aussage treffen zu können, muß der Effekt der Lokalanästhesie objektiviert werden. Bei sensiblen Blockaden überprüft man die Empfindlichkeit auf Berührung, Nadelstich und Kälte. Sympathische Blockaden lassen sich durch Änderungen der Hauttemperatur, der Schweißsekretion, des psychogalvanischen Reflexes oder des Hautwiderstands nachweisen. Bei einer motorischen Blockade ist die Prüfung der groben Muskelkraft meist ausreichend.

Die Schmerzstärke vor der Blockade und das Ausmaß der Linderung nach der Lokalanästhesie werden vorzugsweise mit numerischen Schmerzskalen oder visuellen Analogskalen quantifiziert. Um verläßliche Patientenangaben zu gewährleisten, sollte bei der diagnostischen Lokalanästhesie auf eine sedierende Prämedikation verzichtet werden.

### 5.3.8 Grundsätze der therapeutischen Lokalanästhesie und Neuraltherapie

Die therapeutischen Ansatzpunkte ergeben sich unmittelbar aus den zuvor erhobenen körperlichen Untersuchungsbefunden und den anamnestischen Hinweisen.

> Auch die Behandlung beginnt grundsätzlich am periphersten möglichen Ansatzpunkt.

Quaddelungen und Infiltrationsanästhesien in subkutane, myofasziale oder artikuläre Druck- oder Triggerpunkte stehen daher in der Regel am Anfang des Therapieplans. Dabei ist es durchaus sinnvoll, verschiedene Injektionstechniken (z.B. Quaddelungen, Infiltrationen der maximalen Druckpunkte und intraartikuläre Injektionen bei Gelenkbeschwerden) im Therapieplan zu kombinieren.

Periphere Nervenblockaden haben vor allem bei Kopf- und Gesichtsschmerzen sowie bei peripheren Einklemmungsneuropathien therapeutische Bedeutung. Als übergeordnete Verfahren sind Blockaden der Nervenplexus und rückenmarknahe Anästhesieverfahren insbesondere bei neuropathischen Schmerzen und chronifizierten Beschwerdebildern indiziert.

Die Häufigkeit der Injektionen richtet sich nach der Chronizität des Beschwerdebilds. Bei akuten Schmerzen oder Funktionsstörungen sollte möglichst täglich behandelt werden, bei chronischen Beschwerden sind Behandlungen ein- bis zweimal pro Woche zu empfehlen. Die Dauer der Beschwerdelinderung sollte sich bei Wiederholung der Injektion steigern. Tritt nach drei- bis fünfmaliger Behandlung kein anhaltender Therapieeffekt ein, sind die Indikationsstellung und die gewählte Technik erneut zu überprüfen.

In der **Segmenttherapie** werden Quaddelungen von Head-Zonen, Infiltrationen von Myotomen (MacKenzie-Zonen) und periostalen Irritationszonen (Voglersche Punkte) zur Therapie von funktionellen Störungen und Erkrankungen innerer Organe angewendet. Zwar lassen sich den einzelnen Organen typische Segmente zuordnen (Tab. 5-4), eine schematische Behandlung der zugeordneten Segmente ist jedoch aufgrund der erheblichen Variation und Überlappung nicht sinnvoll. Wegweisend für Art und Ort der Injektionen ist auch hier der zuvor erhobene körperliche Untersuchungsbefund.

Herde und **Störfelder** verursachen häufig nur geringe oder keine lokalen Symptome. Daher ist man bei der Herd-Störfeld-Suche

**Tab. 5-4** Die inneren Organe und ihre Segmentreaktionen. (Modifiziert nach [4, 5, 14]).

| Organ | Segmentreaktionen | |
|---|---|---|
| ▷ Herz | C3–C4 links | Th1–Th5 links |
| ▷ Lunge, Bronchien | C3–C4 links bzw. rechts | Th2–Th5 links bzw. rechts |
| ▷ Ösophagus | | Th5+Th6 |
| ▷ Magen | C3–C4 links | Th2, Th6–Th9 links |
| ▷ Dünndarm | | Th9–Th11 |
| ▷ Colon ascendens bzw. descendens | | Th11–L1 rechts bzw. links |
| ▷ Leber, Gallenblase Trigeminus I rechts | C3–C4 rechts | Th6–Th11 rechts |
| ▷ Pankreas | C3–C4 links | Th8 links |
| ▷ Milz | | Th8–Th9 links |
| ▷ Niere, Ureter | | Th10–L2 links bzw. rechts |
| ▷ Harnblase | | Th12–L3, S2 |
| ▷ Uterus, Adnexe bzw. Hoden, Nebenhoden | | Th11–L3 beidseits |
| ▷ Rektum | | Th10–L3 beidseits |

vor allem auf eine exakte Anamneseerhebung angewiesen. Die Frage nach der letzten Krankheit, Verletzung oder Operation vor Ausbruch der aktuellen Beschwerden gibt oft wichtige Hinweise. Auch unter besonderer Belastung vorübergehend schmerzende oder juckende Körperstellen können, vor allem wenn in diesem Bereich eine Erkrankung oder Operation durchgemacht wurde, auf ein Störfeld hindeuten [5]. Die häufigsten Störfelder finden sich im Kopfbereich (Tonsillen, Zähne, Nasennebenhöhlen) und in alten, narbig abgeheilten Wunden. Auch der gynäkologische bzw. andrologische Raum stellt oft ein Störfeld dar.

Therapeutische Lokalanästhesieverfahren und Neuraltherapie sollten, zumindest bei chronischen Beschwerden, nicht als Monotherapie durchgeführt werden, sondern sind in ein mehrdimensionales Behandlungskonzept einzubinden. Eine aktivierende Physiotherapie, vegetativ stabilisierende Maßnahmen, das Erlernen von Entspannungsverfahren und Schmerzbewältigungsstrategien sind in aller Regel Grundlage solcher umfassender Therapiekonzepte.

### 5.3.9 Prophylaxe und Behandlung von Komplikationen

Die diagnostisch-therapeutische Lokalanästhesie und Neuraltherapie sind sichere, risikoarme Behandlungsmethoden. Selbst bei adäquater Technik und bei Beachtung der notwendigen Vorsichtsmaßregeln sind jedoch medikamenten- oder verfahrensbedingte Komplikationen nicht immer auszuschließen. Die zur Beherrschung der Komplikationen erforderlichen **Notfallmedikamente, Intubationsbesteck, Sauerstoff** sowie eine **Beatmungsmöglichkeit** müssen daher **vor** jeder Lokalanästhesie verfügbar sein. Werden mehr als 25% der zulässigen Richtdosis eines Lokalanästhetikums verwendet, sollte in jedem Fall vor der Injektion ein sicherer venöser Gefäßzugang gelegt werden. Bei Injektionen an der Wirbelsäule ist er unabhängig von der verwendeten Menge erforderlich, da eine intraspinale Kanülenlage nie mit absoluter Sicherheit ausgeschlossen werden kann.

Zur Vermeidung von Komplikationen sind folgende Grundsätze zu beachten:
▷ Stets eine **stabile, optimale Lagerung** des Patienten sicherstellen!
▷ Keine **Kanülen** verwenden, die **länger** sind als anatomisch unbedingt erforderlich!
▷ Vor jeder Injektion mehrfach mit Drehung der Kanüle um 180° **aspirieren.** Eine intravasale oder intraspinale Injektion kann so weitgehend verhindert werden.
▷ Die **Gesamtdosis** möglichst niedrig wählen und die **Richtdosen** nicht überschreiten.

#### 5.3.9.1 Medikamentenbedingte Komplikationen

Wie oben dargestellt, werden medikamentenbedingte Nebenwirkungen durch zu hohe toxische Plasmakonzentrationen hervorgerufen und betreffen insbesondere das zentrale Nervensystem und das Herz-Kreislauf-System. Eine versehentliche intravasale Injektion kann als **Frühkomplikation** sehr rasch zu ausgeprägten toxischen Reaktionen führen, während nach einer lokalen Injektion **20–30 Minuten** bis zum Auftreten der ersten Warnsymptome vergehen können. Für diese Zeitspanne ist daher eine sorgfältige Überwachung des Patienten unbedingt erforderlich [1, 4].

#### Zentrales Nervensystem

Treten erste Warnsymptome bereits während der Injektion auf, muß diese sofort abgebrochen werden. Während und nach der Injektion sollte man mit dem Patienten in verbalem Kontakt bleiben, da eine verwaschen werdende Sprache früh und äußerst sensibel eine drohende zentralnervöse Intoxikation anzeigt. Erste Maßnahme beim Auftreten von zentralnervösen Symptomen ist die Gabe von **Sauerstoff** über eine Atemmaske. In der Regel ist dies alleine ausreichend. Beim Auftreten von Krämpfen werden zusätzlich 2,5–5 mg **Diazepam** i.v., 0,5 mg **Clonazepam** (Rivotril®) i.v. oder **Pentothal** (Trapanal®) injiziert. Die Gabe kann bei anhaltender Symptomatik wiederholt werden. Bei einem Atemstillstand muß über eine Maske mit Sauerstoff beatmet werden.

### Herz-Kreislauf-System

Bei den in der Schmerztherapie üblichen Dosierungen sind relevante Nebenwirkungen am Herzkreislaufsystem nahezu ausschließlich bei einer intravasalen Injektion zu befürchten.

Die Behandlung richtet sich nach der Schwere der klinischen Symptomatik. Neben der obligatorischen Gabe von Sauerstoff über eine Atemmaske sind in der Regel eine Autotransfusion durch Hochlagern der Beine und eine rasche Volumenzufuhr ausreichend. Bei schwereren Intoxikationen kann die Behandlung mit Vasopressoren (z.B. **Akrinor®**, 1–2 ml i.v.) und positiv-inotropen Substanzen (z.B. **Dopamin**) notwendig werden. **Atropin** (0,5–1,0 mg) ist zur Behandlung von Bradykardien oder Bradyarrhythmien meist ausreichend, bei der Gabe von **Orciprenalin** (Alupent®) muß der blutdrucksenkende β-sympathomimetische Effekt unbedingt mitbeachtet werden.

### Allergische Reaktionen

Die insgesamt seltenen allergischen Reaktionen können sich als Erythem, Urtikaria, Bronchospastik, abdominelle Beschwerden und hypotone Kreislaufreaktionen bis hin zum anaphylaktischen Schock äußern. Die Behandlung erfordert je nach klinischer Symptomatik die Gabe von **Antihistaminika** (z.B. **Fenistil®**), **Volumen, Kortikoiden** (z.B. bis zu 1 g Solu-Decortin®) und **Adrenalin** (Suprarenin® 1:10 verdünnt).

### 5.3.9.2 Verfahrensbedingte Komplikationen

Neben den medikamentenbedingten Komplikationen haben die unterschiedlichen Injektionsverfahren spezielle, von der Technik und dem Zugangsweg abhängige Risiken. Die wichtigsten verfahrensbedingten Komplikationen sollen im folgenden dargestellt werden. Nur bei genauer Kenntnis der möglichen Risiken kann entsprechend vorge-

beugt und adäquat ohne Zeitverzögerung therapiert werden [1, 4].

### Vasovagale Kreislaufreaktionen

Vasovagale Kreislaufreaktionen sind wohl absolut die häufigsten Komplikationen nach Lokalanästhesien. Sie treten vor allem bei vegetativ labilen Patienten durch Injektionen in vegetativ reich innervierte Gewebe (z.B. Hals-, Mund- und Rachenbereich) auf. Allein die den Patienten beängstigende, belastende Situation und der Kanülenstich können vasovagale Reaktionen wie Blässe, Schweißausbrüche, Übelkeit, **Bradykardie**, **Hypotension** und **Synkopen** auslösen. In aller Regel sind diese Symptome durch Hochlagern der Beine und Gabe von Sauerstoff rasch zu beherrschen. Eine medikamentöse Therapie ist selten erforderlich. Prophylaktisch sollte insbesondere bei vegetativ labilen Patienten nach der Lokalanästhesie eine ausreichend lange Liegephase eingehalten werden (ca. 20–30 Minuten). Durch eine adäquate Aufklärung vor der Lokalanästhesie und eine ruhige, vertrauensvolle Atmosphäre während der Durchführung lassen sich solche Komplikationen häufig vermeiden.

### Infektion

Lokale Infektionen nach Lokalanästhesien treten extrem selten auf. Hierfür scheint die bakterizide Wirkung der meisten Lokalanästhetika mitverantwortlich zu sein. Gefährdet sind Patienten mit Abwehrschwäche und septischen Krankheitsbildern. Bei diesen Patientengruppen und bei lokalen Infektionen im Bereich der Injektionsstelle sind Lokalanästhesien daher kontraindiziert.

Wenn auch sehr selten und nahezu ausschließlich bei den oben genannten Risikogruppen auftretend, haben Infektionen nach rückenmarknahen Lokalanästhesien aufgrund der Schwere dieser Komplikation besondere Bedeutung. **Meningitis** und **Enzephalitis** nach Spinalanästhesien sind vital bedrohend und müssen umgehend intensivmedizinisch behandelt werden. **Epiduralab-**

**szesse** nach Periduralanästhesien oder Sakralblockaden erfordern in aller Regel eine frühzeitige neurochirurgische Intervention (Laminektomie), um bleibende neurologische Schäden (u. a. Paraplegie, Störungen der Blasen- und Mastdarmfunktion) zu verhindern. Ein streng aseptisches Vorgehen ist daher bei allen rückenmarknahen Blockadetechniken zwingend erforderlich. Gelenkinjektionen haben ebenfalls unter streng aseptischen Bedingungen zu erfolgen.

### Blutungen

Stärkere Blutungen sind aufgrund der verwendeten dünnen Kanülen nahezu ausschließlich bei einer gestörten Gerinnung zu befürchten. Daher sind vor einer Lokalanästhesie immer Hinweise auf eine verlängerte Blutungszeit und eine Neigung zu Blutergüssen zu eruieren. Zumindest bei rückenmarknahen Anästhesien sowie Plexus- und Grenzstrangblockaden sollte zusätzlich ein aktueller Gerinnungsstatus vorliegen. Nach subkutanen und muskulären Injektionen kann es zu Hämatomen kommen, die aber kaum einer spezifischen Therapie bedürfen. Bei versehentlicher Punktion eines Blutgefäßes wird die Injektion abgebrochen und die Injektionsstelle für mindestens drei Minuten komprimiert.

Epidurale Blutungen nach rückenmarknahen Anästhesien müssen frühzeitig erkannt werden, da sich durch die Kompression von Rückenmark und Spinalwurzeln rasch irreversible neurologische Schäden entwickeln. Lokale oder ausstrahlende Schmerzen, Reflexabschwächung, eine gestörte Blasen- und Mastdarmfunktion, Taubheit und Schwächegefühl der Extremitäten nach rückenmarknahen Anästhesien müssen daher umgehend diagnostisch abgeklärt werden. Therapeutisch ist eine sofortige entlastende Laminektomie erforderlich. Während einer Therapie mit niedermolekularem Heparin sollten keine Peridural- und Spinalanästhesien durchgeführt werden, Thrombozytenaggregationshemmer wie Acetylsalicylsäure sind mindestens fünf Tage vorher abzusetzen. Hämorrhagische Diathesen, Markumar®-Einnahme und eine

hochdosierte Heparintherapie sind Kontraindikationen für lokalanästhesiologische Verfahren.

### Nervenläsionen

Nervenschäden nach Leitungsblockaden können entweder nach einer **direkten Traumatisierung** mit der Kanülenspitze entstehen oder werden durch eine versehentliche **intraneurale Injektion** des Lokalanästhetikums hervorgerufen. Klinische und experimentelle Arbeiten [15] zeigten, daß mechanische Schäden vor allem bei Verwendung von Kanülen mit scharfem Anschliff entstehen. Techniken, die ein Auslösen von Parästhesien erfordern, führen ebenfalls häufiger zu neurologischen Läsionen. Die Gefahr einer relevanten axonalen Degeneration nach intraneuraler Injektion ist abhängig von der Konzentration des Lokalanästhetikums und erhöht sich beim Zusatz von Vasokonstriktoren. Schwerwiegende, bleibende Nervenschäden lassen sich zwar nicht mit Sicherheit ausschließen, bei korrekter Technik und Beachtung der folgenden **Grundregeln** ist die Gefahr jedoch minimal:

▷ Lokalisation des Nerven mit Hilfe von Nervenstimulatoren.
▷ Verwendung von Kanülen mit stumpfem Anschliff.
▷ Korrektur der Kanülenlage beim Auslösen von Parästhesien.
▷ Verwendung von möglichst niedrigen Lokalanästhetikakonzentrationen ohne Zusatz von Vasokonstriktoren.
▷ Keine Nachinjektion oder Vorschieben der Kanülenspitze im bereits anästhesierten Gebiet.

### Akzidentelle subarachnoidale oder peridurale Injektion

Bei allen Techniken, die in Nachbarschaft zum Wirbelkanal durchgeführt werden, kann es zu einer versehentlichen subarachnoidalen oder periduralen Injektion kommen. Die subarachnoidale Injektion weniger Milliliter führt je nach Höhe der Injektion in kurzer Zeit (0,5–5 Minuten) als **Frühkomplikation** zu einer hohen oder totalen Spinalanästhesie. Zur **hohen Periduralanästhesie** kommt es abhängig von der Injektionshöhe nach einer längeren Latenzzeit (5–20 Minuten) und bei höherem Injektionsvolumen. Die **hohe Spinal- oder Periduralanästhesie** (oberhalb Th4) führt zum einen durch Blockade der zum Herzen führenden Sympathikusfasern zur **Bradykardie,** zum anderen kommt es über die Blockade der sympathischen B-Fasern zur **Vasodilatation** mit ausgeprägtem **Blutdruckabfall.** Hochlagerung der Beine, Kopf leicht erhöht, rasche Volumen- und Sauerstoffgabe, Atropin (1–2 mg i.v.) und eventuell Vasopressoren (z.B. Akrinor®, 1–2 ml i.v.) sind die umgehend notwendigen therapeutischen Maßnahmen. Keinesfalls darf aus Angst vor einem weiteren Ansteigen der Anästhesie der gesamte Oberkörper hochgelagert werden. Die weitere Reduzierung der Vorlast des Herzens kann gravierende Folgen haben und zum kompletten Herz-Kreislauf-Versagen führen. Subjektiv werden von den Patienten häufig ein thorakales Beklemmungsgefühl und Luftnot angegeben, die erhaltene Zwerchfellatmung gewährleistet jedoch zumindest bei Patienten ohne schwere pulmonale Vorerkrankungen eine ausreichende Ventilation. Bei der **totalen Spinalanästhesie** kommt es nach kurzfristiger initialer Erregung rasch zum **Bewußtseinsverlust** und zur **zentralen Atemlähmung.** Die Pupillen sind erweitert (auch nach erfolgreicher Reanimation), die vollständige Sympathikusblockade führt zu massivem Blutdruckabfall und zur Bradykardie. Hochlagerung der Beine (keinesfalls Hochlagerung des Oberkörpers! s.o.), rasche Volumengabe, Beatmung mit 100% Sauerstoff, Vasopressoren (z.B. Akrinor®, 1–2 ml i.v.), Atropin (1–2 mg i.v.) sind auch bei der totalen Spinalanästhesie die ersten therapeutischen Maßnahmen. Eventuell werden zusätzlich positiv-inotrope Substanzen (z.B. Dopamin) notwendig. Alupent® ist aufgrund seiner β-sympathomimetischen Wirkung (Verstärkung des Blutdruckabfalls) kontraindiziert. Die endotracheale Intubation wird erst nach den initialen Maßnahmen und nur bei adäquater Beherrschung der Technik durchgeführt.

## 5.4 Spezielle Lokalanästhesieverfahren

Eine vollständige Darstellung der wichtigen Injektionstechniken ist im Rahmen dieses Kapitels nicht möglich. Für einen umfassenden Überblick wird daher auf die im Literaturverzeichnis angegebenen Standardwerke verwiesen [1, 4, 5, 9, 13]. Die Prinzipien der verschiedenen Lokalanästhesieverfahren werden erläutert, und für die einzelnen Körperregionen sind exemplarisch wichtige, praxisrelevante Techniken ausführlicher dargestellt.

### 5.4.1 Oberflächenanästhesien

Die Oberflächenanästhesie der Haut und Schleimhaut wird durch Auftragen oder Aufsprühen des Lokalanästhetikums herbeigeführt. Typisch sind Oberflächenanästhesien der Schleimhäute von Auge, Nase, Mund, Rachen und Genitaltrakt. **Indikationen:** In der diagnostischen Lokalanästhesie kann die Oberflächenanästhesie z.B. zur Differenzierung von oberflächlichen intraoralen oder urethralen Schmerzen beitragen. Therapeutisch lassen sich lokale Hyperalgesien der Haut (z.B. nach Herpeszoster-Infektionen) häufig positiv beeinflussen. Man verwendet meist **Lidocain** als 2%iges Gel oder 10%iges Pumpspray bzw. **Mepivacain** als 2%iges Gel.

### 5.4.2 Infiltrationsanästhesien

Bei diesem Verfahren wird das Lokalanästhetikum in verschiedene Körpergewebe injiziert (Haut, subkutanes Gewebe, Muskulatur, Ligamente, Gelenkkapseln, Gelenke). Die Aktivität der feinen sensorischen Nervenendigungen wird dabei nach initialer Reizung durch den Nadelstich **ungezielt** ausgeschaltet. Die Mehrzahl der in der Praxis therapeutisch eingesetzten Lokalanästhesieverfahren sind Infiltrationsanästhesien. Verwendet werden vorzugsweise **Lido-

**cain, Mepivacain** (jeweils 0,5- bis 1%ig) und **Bupivacain** (0,125- bis 0,25%ig).

### 5.4.2.1 Quaddelungen

**Durchführung:** Quaddelungen müssen streng intrakutan durchgeführt werden. Man sticht hierzu mit einer möglichst feinen Kanüle (z. B. Nr. 18 braun, 26 G) fast parallel zur Haut ein, bis die nach obenstehende Kanülenöffnung gerade in der Epidermis verschwindet. Durch die Injektion von 0,1–0,2 ml Lokalanästhetikum entsteht eine blaß-weißliche Schwellung, die **Quaddel**.

#### Quaddelungen im Kopf- und Halsbereich

Quaddelungen der Kopfhaut werden entlang der größten Schädelzirkumferenz als sog. **Dornenkranz** durchgeführt. Der Abstand zwischen den Quaddeln sollte ca. 3–5 cm betragen.

**Indikationen:** episodische und chronische Spannungskopfschmerzen, Migräne, Schwindel und Schlaflosigkeit.

Im Bereich des Ohres sind Quaddeln an das **Mastoid,** an das „**Tor des Ohrs**" (zwischen Tragus und oberem Ohrmuschelansatz) und Quaddeln dorsokranial des Gehörgangs die am häufigsten angewandten Techniken.

**Indikationen:** Tinnitus, Schwindel, chronische Mittelohrerkrankungen.

#### Quaddelungen an der Wirbelsäule

Im betroffenen Wirbelsäulenabschnitt setzt man die Quaddeln über den Dornfortsätzen und 2–3 cm beidseits paravertebral. Ergänzend zu dieser segmentalen Behandlung wird in der Neuraltherapie die Injektion an die Kreuz-Darmbein-Gelenke und die Protuberantia occipitalis externa empfohlen [2].

**Indikationen:** Additive Therapiemaßnahme bei Nacken-, Rücken- und Kreuzschmerzen, die mit segmentalen Bindegewebsreaktionen oder reflektorischen Empfindungs-

störungen (z. B. hyperalgetische Zonen) einhergehen.

#### Quaddelungen der Gelenke

Die Quaddeln werden über den Hauptschmerzpunkten, meist im Bereich der Sehnenansätze, Muskeln und Bänder sowie in Gelenkspalthöhe gesetzt.

**Indikationen:** Begleittherapie bei allen arthritischen, arthrotischen, posttraumatischen und überlastungsbedingten Gelenkbeschwerden. Je nach Untersuchungsbefund sollte ergänzend eine Infiltration der schmerzhaften Insertionen (durch die gesetzte Quaddel) oder eine intraartikuläre Injektion durchgeführt werden.

### 5.4.2.2 Myofasziale Triggerpunktinfiltrationen

**Durchführung:** Das Lokalanästhetikum wird unmittelbar in die ertasteten schmerzhaften Druck- oder Triggerpunkte injiziert. Eine 3,0 cm lange, dünne Kanüle (z. B. Nr. 14 blau, 23 G) ist meist ausreichend. 0,5–2,0 ml Lokalanästhetikum werden pro Injektion benötigt.

Im folgenden werden die wichtigsten Muskeln des Kopf-Hals-Bereichs, des Schultergürtels und des Stamms besprochen. Eine umfassende Darstellung myofaszialer Schmerzbilder, auch der häufiger sekundär in Form von Ketten-Myotendinosen betroffenen Extremitätenmuskulatur, findet sich bei **Travell** und **Simons** [18, 19].

Chronische myofaszial bedingte Schmerzen beruhen in aller Regel auf komplexen Fehlhaltungen (z. B. verstärkte Brustkyphose, sternosymphyseale Belastungshaltung) mit ligamentärer Insuffizienz sowie verkürzter und insuffizienter Muskulatur. Die Infiltrationsbehandlung sollte daher nicht als Monotherapie durchgeführt werden. Eine Dehnungsbehandlung des Muskels (initial nach Applikation von Eis oder Kältespray) und eine gezielte funktionsverbessernde Krankengymnastik sind für den langfristigen Therapieerfolg mit entscheidend.

### Muskeln im Kopf- und Halsbereich (Abb. 5-5)

Die häufigsten Triggerpunkte im Kopf- und Halsbereich finden sich in der Kaumuskulatur (**M. temporalis, M. masseter**), den Insertionen der Nackenstrecker am Okziput (**M. splenius capitis, M. semispinalis capitis**) und im **M. sternocleidomastoideus.** Die Schmerzübertragung aus diesen Muskeln erfolgt nach rostral, nur beim klavikulären Anteil des M. sternocleidomastoideus überschreitet das Projektionsgebiet die Mittellinie.

**Indikationen:** Myofaszial bedingte Nacken- und Kopfschmerzen, Kopf- und Gesichtsschmerzen bei Fehlfunktionen des Kauapparats.

### Muskeln im Schultergürtel und Thoraxbereich (Abb. 5-5)

Triggerpunkte im **M. levator scapulae** und den **Mm. rhomboidei** verursachen meist lokal auf den Schultergürtel begrenzte Schmerzen. Demgegenüber führen Triggerpunkte im **M. supraspinatus, M. infraspinatus, M. suprascapularis,** in den **Mm. teres** und **Mm. scaleni** vor allem zu übertragenen Schmerzen in der Schulter und im Arm. Die Projektionszonen in der Hand und den Fingern sind meist auf die Ulnarseite beschränkt, nur die **Mm. scaleni** und der **M. infraspinatus** führen zu Beschwerden in Daumen und Zeigefinger. Die **Mm. pectoralis major** und **minor** verursachen Schmerzen in der Brust und im vorderen Schulterbereich mit Ausstrahlung in die Innenseite von Ober- und Unterarm. Der **M. serratus anterior** hat sein Hauptschmerzareal im Bereich der lateralen Thoraxwand und des Unterrands der Scapula, ebenfalls mit ulnarseitiger Ausstrahlung in den Arm.

**Indikationen:** Muskuläre Triggerpunkte bei Nacken-, Schulter- und Armschmerzen (meist bei verstärkter Brustkyphose, hoch-

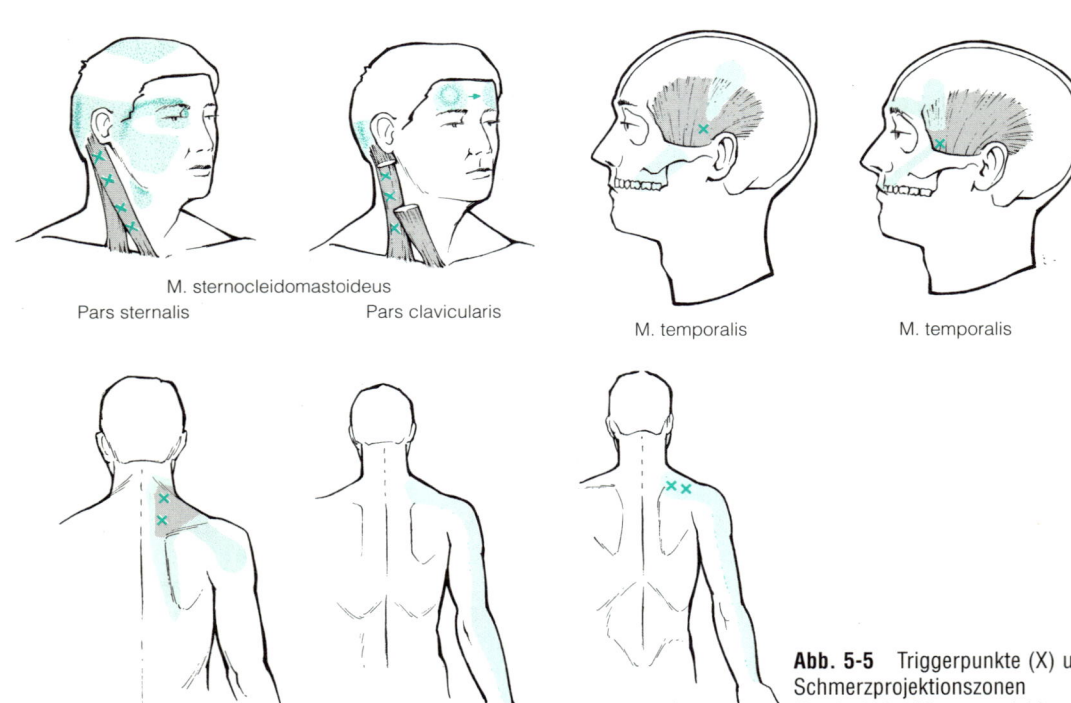

M. sternocleidomastoideus
Pars sternalis      Pars clavicularis

M. temporalis      M. temporalis

M. levator scapulae      Mm. scaleni      M. supraspinatus

**Abb. 5-5** Triggerpunkte (X) und Schmerzprojektionszonen (Punkte) der M. sternocleidomastoideus, M. temporalis, M. levator scapulae, Mm. scaleni und M. supraspinatus. (Nach [17])

stehenden, nach ventral verlagerten Schultern und insuffizienter paravertebraler Muskulatur). Artikuläre Störungen (Schultergelenk, zervikale und thorakale Intervertebralgelenke, Kostotransversalgelenke) und eine radikuläre Schmerzgenese müssen klinisch differenziert werden.

### Dorsale Stammuskulatur (Abb. 5-6)

In der oberflächlichen Schicht des **M. erector spinae** finden sich häufig Triggerpunkte des M. longissimus und des M. iliocostalis.

**Topographie:** Der medial gelegene **M. longissimus** erstreckt sich von den thorakalen Querfortsätzen und den benachbarten Rippenanteilen nach kaudal zu den lumbalen Querfortsätzen und gemeinsam mit dem M. iliocostalis lumborum zur Crista iliaca

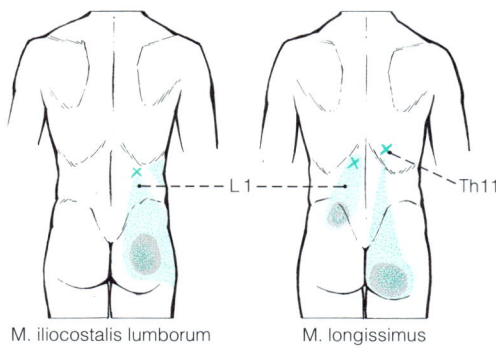

M. iliocostalis lumborum          M. longissimus

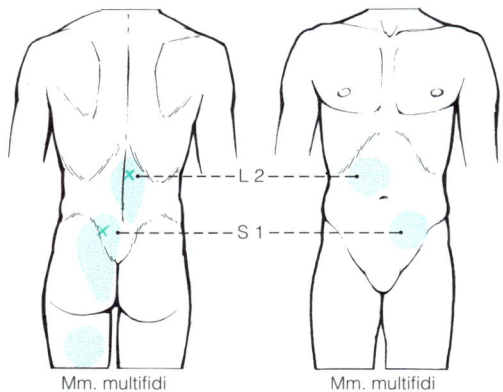

Mm. multifidi          Mm. multifidi

**Abb. 5-6**  Triggerpunkte (X) und Schmerzprojektionszonen der dorsalen Stammuskulatur. (Modifiziert nach [17])

und zum Os sacrum. Triggerpunkte der oberen lumbalen Muskelanteile führen zu ausstrahlenden Schmerzen bis zur Crista iliaca, die unteren thorakalen Muskelanteile projizieren ins Gesäß.

Die mehr lateral gelegenen **Mm. iliocostalis** thoracis und lumborum verlaufen mit langen Fasern vom Querfortsatz des 7. Halswirbels und den Angulae costarum nach kaudal zum Os sacrum und zur Crista iliaca. Triggerpunkte im mittleren thorakalen Anteil bewirken eine Schmerzausstrahlung zur Scapula und zur vorderen Brustwand, die linksseitig als Angina-pectoris-Symptomatik fehlgedeutet werden können. Vom unteren thorakalen Anteil erfolgt die Hauptprojektion zur Flanke und zur vorderen Bauchwand. Die Projektionsareale von Triggerpunkten des M. iliocostalis lumborum liegen im Gesäß und der hinteren Hüftregion.

Die tiefen paraspinalen Schichten des M. erector spinae (**Mm. rotatores** und **Mm. multifidi**) führen zu Schmerzen nahe der Mittellinie im betroffenen Segment. Triggerpunkte der lumbalen Mm. multifidi projizieren außerdem ins Abdomen und die Mm. multifidi in Höhe S1 verursachen Schmerzen im Gesäß, im Steißbein und im dorsalen Oberschenkel.

**Indikationen:** Triggerpunkte der oberflächlichen, und vor allem der tiefen Schichten des M. erector spinae lassen sich bei der Untersuchung fast aller Patienten mit Rücken- und Kreuzschmerzen nachweisen. Ursachen sind auch hier meist Fehlhaltungen (verstärkte Brustkyphose, Hyperlordose, vermehrte Beckenvorkippung) mit verkürzten und/oder insuffizienten paravertebralen Rückenstreckern. Arthropathien (Intervertebralgelenke, Kostotransversalgelenke, Hüften) sowie eine radikuläre Schmerzgenese sind wiederum klinisch abzugrenzen.

**Spezielle Komplikationen:** Bei Infiltrationen in Triggerpunkte der lateralen thorakalen Muskelgruppen muß die Möglichkeit eines **Pneumothorax** beachtet werden. Man benutzt daher möglichst kurze Kanülen und injiziert über einer Rippe, wobei die benachbarten Interkostalräume mit Zeige- und Mittelfinger der tastenden Hand verschlossen werden.

### 5.4.2.3 Infiltration der Lamina des Wirbelbogens

Die Infiltration der Lamina des Wirbelbogens ist eine technisch einfache, relativ unspezifische therapeutische Maßnahme der täglichen Praxis. Man erreicht mit ihr sowohl eine Ausschaltung der tiefen paraspinalen Muskelschichten (Mm. rotatores und Mm. multifidi) als auch eine Unterbrechung der nervalen Versorgung der Intervertebralgelenke (Facetten).

**Topographie:** Die tiefe autochthone Rückenmuskulatur (Mm. semispinales, Mm. multifidi, Mm. rotatores) wird von den Rami dorsales der Spinalnerven innerviert (Abb. 5-7). Die Hauptversorgung der Facettengelenke erfolgt über die medialen Äste der Rami dorsales, wobei überlappend von jedem Ramus dorsalis Äste zu den Facetten des zugehörigen sowie des darunter- und darüberliegenden Segments geschickt werden.

**Durchführung:** Der Patient befindet sich in Bauchlage. Die Arme sollten beidseits herabhängen, eine verstärkte Lendenlordose wird durch ein Lagerungskissen ausgegli-

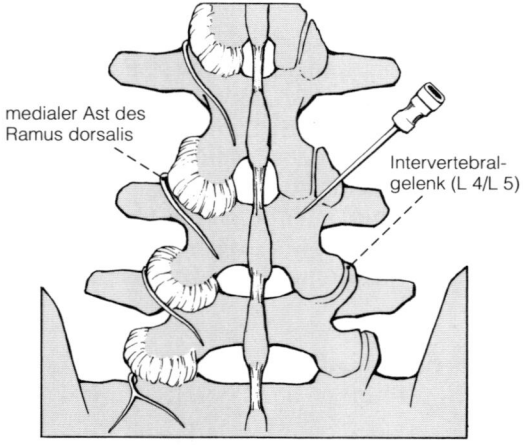

medialer Ast des
Ramus dorsalis

Intervertebral-
gelenk (L 4/L 5)

**Abb. 5-7** Infiltration der lumbalen Lamina des Wirbelbogens.

chen. Die Einstichstelle liegt 1 cm lateral der Oberkante des jeweiligen Dornfortsatzes (Abb. 5-7). Die Kanüle wird senkrecht zur Haut bis zum Knochenkontakt vorgeschoben, und nach negativem Aspirationstest werden langsam 10 ml Lokalanästhetikum injiziert. Thorakal ist eine 4 cm lange dünnere Kanüle (z. B. Nr. 2 grün, 21 G) ausreichend, lumbal benötigt man eine 7 cm lange 20-G-Kanüle.

Durch Zusatz von Röntgenkontrastmittel konnte gezeigt werden, daß sich ein Injektionsvolumen von 10 ml über mehrere Segmente nach kranial und kaudal ausbreitet. Man erreicht daher eine Ausschaltung der tiefen paravertebralen Muskelschichten und eine weitgehende Unterbrechung der Nervenleitung zu den Facettengelenken.

**Indikationen:** Arthropathien der Facettengelenke, akute schmerzhafte Facettengelenksblockierungen, Hartspann und Triggerpunkte in der tiefen autochthonen Rückenmuskulatur.

**Spezielle Komplikationen:**

▷ **Epidurale** oder **subarachnoidale Injektion** bei einem medialen Abweichen der Kanülenspitze. Das Risiko ist im Bereich der Brustwirbelsäule aufgrund der dachziegelartigen Überlappung der Dornfortsätze am geringsten. Bei zu tiefer lateraler Position der Nadelspitze können vor allem an der Halswirbelsäule Duraaussackungen getroffen werden. Die Technik sollte an der Halswirbelsäule aufgrund des insgesamt höheren Komplikationsrisikos nur nach gründlicher Ausbildung angewandt werden.

▷ **Paravertebrale Injektion** bei zu tiefer lateraler Position der Kanüle mit Blockade von Spinalnerven auf mehreren Segmenten (siehe Kap. 5.4.3).

▷ **Pneumothorax** durch laterales Abweichen der Kanülenspitze im Bereich der Brustwirbelsäule.

Zur Vermeidung der obigen Komplikationen darf die Injektion nur unter Knochenkontakt und nach langsamer sorgfältiger Aspiration erfolgen.

### 5.4.2.4 Infiltration des iliolumbosakralen Bandapparats

Eine ausreichende Stabilität der Iliolumbo-sakralregion wird durch starke, straffe Bänder gewährleistet, die die Wirbelkörper untereinander verbinden und die Wirbelsäule sowie das Os sacrum im Beckenring verankern. Die Insuffizienz des Beckenbandapparats bei angeborener oder erworbener Hypermobilität ist eine häufige Ursache chronischer Kreuz- und Beinschmerzen.

**Topographie** (Abb. 5-8):
▷ **Lig. iliolumbale:** starkes, hauptsächlich vom Querfortsatz des 4. und 5. Lendenwirbelkörpers zur Crista iliaca des Os ilium ziehendes Band. Die Reizung der Insertionen des Lig. iliolumbale am Querfortsatz des 5. Lendenwirbelkörpers führt zu Leistenschmerzen, nicht selten mit Ausstrahlung in die Hoden bzw. die Vagina. Typisch sind ferner vom Kreuz in die medialen oberen zwei Drittel des Oberschenkels ausstrahlende Beschwerden. Unterschenkel und Fuß sind kaum betroffen.
▷ **Ligg. sacroiliaca interossea:** sehr kräftige dorsale Bänder, die von der Tuberositas sakralis des Os sacrum zur Tuberositas iliaca des Os ilium ziehen. Die Ligg. sacroiliaca interossea verursachen vor allem Schmerzen in der unteren Glutealregion, an der Dorsalseite der Oberschenkel sowie an der Außenseite der Unterschenkel bis zum lateralen Fußrand und den äußeren Zehen.
▷ **Lig. sacrotuberale:** kräftiges, von der medialen Kante des Tuber ischiadicum zum Os sacrum und Os ilium ziehendes Band.
▷ **Lig. sacrospinale:** medial vom Lig. sacro-tuberale gelegen; zieht von der Spina ischiadica zum Os sacrum und Os coccygis. Reizungen des Lig. sacrotuberale und Lig. sacrospinale lösen Schmerzen in der unteren Glutealregion sowie an der Ober- und Unterschenkelrückseite bis zur Ferse aus.
▷ Die **Supra-** und **Interspinalbänder** von L4–S1 verursachen Schmerzen im Lumbosakralbereich, oft beidseits bis zur mittleren Glutealregion ausstrahlend.

**Durchführung:** Der Patient befindet sich in Bauchlage, Ausgleich einer verstärkten Lendenlordose wie bei der Infiltration der Wirbelbogenlamina. Alle Bandstrukturen lassen sich von einer einzigen Einstichstelle aus erreichen. Sie liegt über dem Dornfortsatz des 5. Lendenwirbelkörpers, der in der Regel 3 cm kaudal einer Verbindungslinie zwischen den Cristae iliacae palpabel ist. Die Bänder können je nach klinischem Befund einzeln oder in ihrer Gesamtheit infiltriert

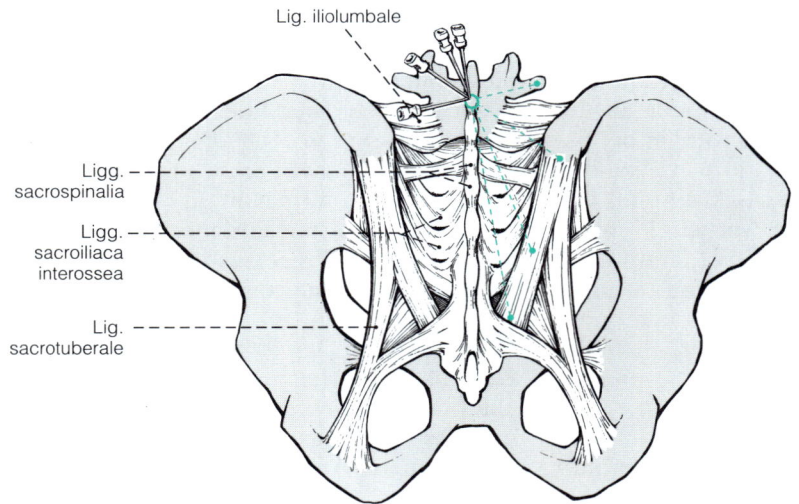

Lig. iliolumbale

Ligg. sacrospinalia

Ligg. sacroiliaca interossea

Lig. sacrotuberale

**Abb. 5-8** Infiltration des iliolumbosakralen Bandapparats. ○ = Einstichstelle, grüne gestrichelte Linien = Injektionsrichtungen.

werden. Für die Infiltration des gesamten Beckenbandapparats benutzt man eine 7 cm lange 20-G-Kanüle. Nach Setzen einer Hautquaddel werden zunächst die Insertionen der **Ligg. supraspinalia** des 4. und 5. Lendenwirbels und des **sakrolumbalen Supraspinalbands** mit jeweils 0,5 ml Lokalanästhetikum am kranialen bzw. kaudalen Dornfortsatzende infiltriert. Zur Infiltration der **Interspinalbänder** muß die Kanüle mindestens 3 cm tief in den Dornfortsatzzwischenraum eingeführt werden. Den Ansatz des **Lig. iliolumbale** am lateralen Rand des Querfortsatzes von L5 erreicht man bei direkt lateraler Kanülenführung mit einem Winkel von 30° zur Haut in ca. 5–6 cm Tiefe. Wird kein Knochenkontakt erreicht, muß die Kanüle geringfügig nach kranio- oder kaudolateral korrigiert werden. Das Lokalanästhetikum (0,5–1,0 ml) darf nur bei Knochenkontakt injiziert werden. Zur Infiltration der Insertionen des Lig. iliolumbale an der Crista iliaca wird diese mit dem Daumen palpiert und die Kanüle in Richtung des Palpationsorts bis zum Knochenkontakt eingeführt. Dieser Vorgang wird mit leichter Richtungsänderung dreimal wiederholt, um die gesamte Breite des Bandansatzes zu umspülen. Als Leitpunkt für die Infiltration der **Ligg. sacroiliaca** wird die Spina iliaca posterior superior palpiert. Mehrere Injektionen (0,5–1,0 ml) werden bei Knochenkontakt kranial und kaudal der Spina gesetzt, wobei die Kanüle nach kaudal hin zunehmend flacher geführt werden muß (der Winkel zur Haut soll von ca. 45° auf ca. 30° abnehmen). Die medialen Insertionen des **Lig. sacrotuberale** und **Lig. sacrospinale** an der unteren Hälfte des Sakrums werden bei flacher Kanülenführung (ca. 20°) in Richtung auf den lateralen unteren Sakrumrand (ca. 20° Abweichung von der Mittellinie) meist in 5 cm Tiefe erreicht. Es wird 1,0 ml Lokalanästhetikum injiziert. Insgesamt werden zur Infiltration des iliolumbosakralen Bandapparats pro Seite 10 ml Lokalanästhetikum benötigt.

**Indikationen:** Schmerzen im Kreuz, im Bein und in der Leiste bei Insuffizienz des iliolumbosakralen Bandapparats.

### 5.4.3 Nervenblockaden

Bei der Nervenblockade wird das Lokalanästhetikum gezielt, mit geringem Volumen, und nahe an einen peripheren Nerv injiziert. Vor allem in der diagnostischen Lokalanästhesie sind Nervenblockaden unentbehrlich, da sie eine zuverlässige Bestimmung der verantwortlichen nozizeptiven Leitungsbahnen erlauben. Therapeutisch haben sie vor allem bei Beschwerden im Kopf- und Gesichtsbereich und bei Einklemmungsneuropathien Bedeutung.

Die Auswahl des Lokalanästhetikums richtet sich nach der gewünschten Blockadedauer, die notwendige Konzentration wird durch die Art der geplanten Faserblockade bestimmt. Konzentrationen von Lidocain, Mepivacain und Prilocain bis 0,25% bzw. Bupivacain bis 0,125% führen zu einer weitgehend selektiven Blockade sympathischer Fasern. Mit einer Konzentration von 0,5% bei Lidocain, Mepivacain und Prilocain bzw. 0,25% bei Bupivacain wird eine sensible Faserblockade erreicht; 1,0%ige Konzentrationen von Lidocain, Mepivacain und Prilocain sowie 0,5% Bupivacain führen zur einer, in der Schmerztherapie selten erwünschten, motorischen Blockade.

#### 5.4.3.1 Nervenblockaden im Kopf- und Halsbereich

*Nn. occipitales*

**Topographie:** Die Austrittsstelle des **N. occipitalis major** durch die Nackenmuskulatur liegt ca. 2,5 cm lateral der **Protuberantia occipitalis externa** in Höhe der Linea nuchae, unmittelbar medial der A. occipitalis. Weitere 2,5 cm lateral davon, auf einer Verbindungslinie zwischen Protuberantia occipitalis externa und **Processus mastoideus** findet sich der **N. occipitalis minor** (Abb. 5-9).

**Durchführung:** Der Patient befindet sich in Bauchlage oder sitzender Position. Aufsuchen der Protuberantia occipitalis externa und des Processus mastoideus. An den beschriebenen Austrittsstellen senkrechtes Eingehen mit der Kanüle (Nr. 14 blau, 23 G)

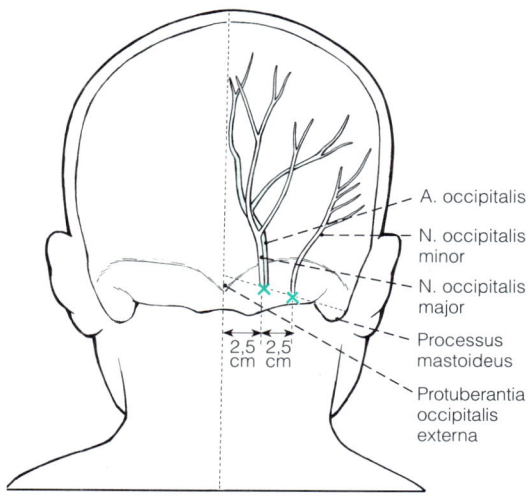

A. occipitalis

N. occipitalis minor

N. occipitalis major

Processus mastoideus

Protuberantia occipitalis externa

2,5 cm  2,5 cm

**Abb. 5-9** Blockade der N. occipitalis major und N. occipitalis minor. X = Einstichstellen.

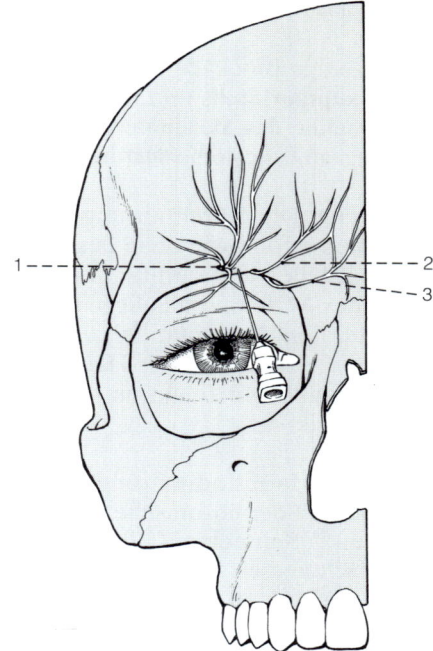

1 —

— 2

— 3

**Abb. 5-10** Blockade des N. supraorbitalis. 1 = Ramus lateralis n. supraorbitalis, 2 = Ramus medialis n. supraorbitalis, 3 = N. supratrochlearis.

bis zum Knochenkontakt. Das Auslösen von Parästhesien ist nicht erforderlich. Pro Nerv werden nach negativer Aspiration (A. und V. occipitalis beachten) 2,5 ml Lokalanästhetikum injiziert.

**Indikationen:** Episodische und chronische Spannungskopfschmerzen mit Schwerpunkt Hinterkopf, muskulär und degenerativ bedingte Schmerzen der oberen HWS.

### N. supraorbitalis

**Topographie:** Der **N. supraorbitalis** verläßt als Endast des **N. ophthalmicus** die Orbita durch das **Foramen supraorbitale** und versorgt zusammen mit dem N. supratrochlearis sensibel die Stirn. Die Austrittsstelle liegt palpapel am Oberrand der Orbita auf einer Vertikallinie durch die Mitte der Pupille (Abb. 5-10).

**Durchführung:** Der Patient befindet sich in sitzender Position oder Rückenlage und schließt die Augen. Eingehen an der beschriebenen Austrittsstelle mit leicht nach kranial geneigter Kanüle (Nr. 18 braun, 26 G) bis zum Knochenkontakt. Das Auslösen von Parästhesien ist nicht erforderlich. Mit 1,0 ml Lokalanästhetikum erreicht

man durch Ausschaltung beider Endäste des N. supraorbitalis und des N. supratrochlearis eine sensible Blockade der gesamten Stirn.

**Indikationen:** Episodische und chronische Spannungskopfschmerzen mit Schwerpunkt Stirn, Trigeminusneuralgie des 1. Asts, Herpes zoster des ersten Trigeminusasts, Schmerzen bei Erkrankungen der Orbita, des Sinus frontalis und des Sinus ethmoidalis. Bei Erkrankungen der Gallenblase findet sich oft eine Überempfindlichkeit über dem Austrittspunkt des rechten N. supraorbitalis. In diesen Fällen gehört die Blockade des rechten N. supraorbitalis zur Segmenttherapie einer Cholezystopathie.

**Spezielle Komplikationen:** Die Kanüle sollte wegen des Risikos einer Nervenverletzung bzw. einer Nervenkompression durch Hämatombildung nicht in das Foramen supraorbitale eingeführt werden.

*Abriegelungsanästhesie des Skalps*

Die gleichzeitige Blockade der **Nn. occipitales**, des **N. supraorbitalis** und die Infiltration der **Ansatzsehne des M. temporalis** wird als Abriegelungsanästhesie bezeichnet.

**Durchführung:** Die Durchführung der Nervenblockaden erfolgt wie oben beschrieben. Die Einstichstelle für die Infiltration der Ansatzsehne des M. temporalis liegt 1 cm dorsal des lateralen Augenwinkels. Eingehen mit der Kanüle senkrecht zur Haut bis zum Knochenkontakt und Injektion von 3,0 ml Lokalanästhetikum.

**Indikationen:** Hauptindikationen sind der episodische und der chronische Spannungskopfschmerz. Schmerzanfälle bei Spannungskopfschmerzen und Migräne können mit dieser Technik zu mehr als 90% durchbrochen werden. Bei chronischen Spannungskopfschmerzen erleichtern und beschleunigen Abriegelungsanästhesien im Rahmen eines mehrdimensionalen Therapiekonzepts (Physiotherapie, Entspannungsverfahren, vegetative Stabilisierung, Streßreduktion) den Behandlungserfolg.

### 5.4.3.2 Nervenblockaden im Bereich des Schultergürtels und der oberen Extremität

*N. suprascapularis*

**Topographie:** Der N. suprascapularis enthält Fasern des 5. und 6. zervikalen Spinalnerven. Er entspringt aus dem Truncus superior des Plexus brachialis und erreicht durch die Incisura supraspinata unterhalb des Ligamentum transversum scapulae die **Fossa supraspinata**. Mit seinen Ästen versorgt er die Mm. supraspinatus und infraspinatus sowie sensibel das Schultergelenk.

**Durchführung:** Der Patient befindet sich in sitzender Position, die Hände werden über dem Abdomen gekreuzt. Entlang der **Spina scapulae** zieht man eine Verbindungslinie vom Akromion zum medialen Schulterblattrand und eine Parallele zur thorakalen Dornfortsatzreihe durch den Mittelpunkt dieser Strecke. Auf einer Winkelhalbierenden, die den oberen äußeren Quadranten teilt, liegt 2,5 cm vom Schnittpunkt entfernt die Einstichstelle (Abb. 5-11). Man setzt zunächst eine Hautquaddel und achtet beim Einstechen und langsamen Vorschieben auf eine zur Haut senkrechte Führung der

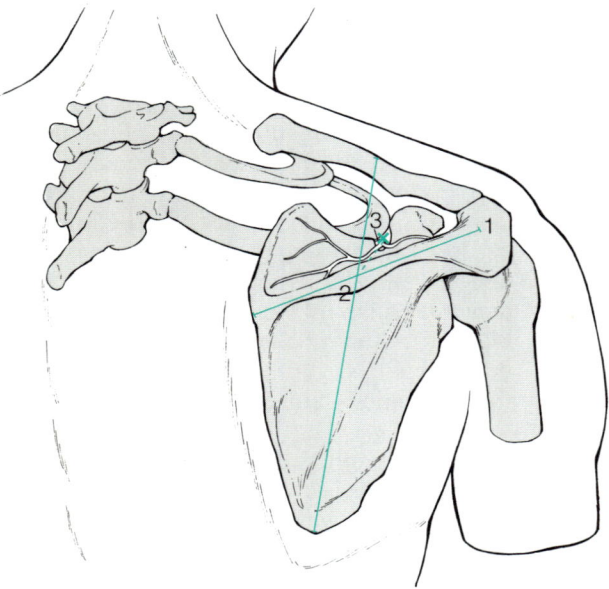

**Abb. 5-11** Blockade des N. suprascapularis.
1 = Akromion, 2 = Spina scapulae,
3 = N. suprascapularis, X = Einstichstelle.

Kanüle. Nach 5–6 cm erreicht man Knochenkontakt in der Fossa suprascapularis und injiziert nach negativem Aspirationstest 10 ml Lokalanästhetikum. Ein Aufsuchen der Incisura scapulae wird häufig empfohlen, ist aber u.E. bei dem angegebenen Injektionsvolumen nicht erforderlich. Die Nervenblockade kann therapeutisch leicht mit einer Infiltration des M. supraspinatus kombiniert werden. Man injiziert hierzu beim langsamen Vorschieben der Kanüle insgesamt 5 ml Lokalanästhetikum in verschiedene Schichten des Muskels.

**Indikationen:** Schmerzen bei Arthropathien und Arthrosen des Schultergelenks, schmerzhafte Schultersteifen, Schmerzen bei subakromialen Gelenkarthropathien, akute und chronische Bursitis subacromialis.

**Spezielle Komplikationen:** Wegen der Möglichkeit eines **Pneumothorax** muß die angegebene Technik strikt beachtet werden. Wird nach 5–6 cm kein Knochenkontakt erreicht, sollte die Kantenführung überprüft und die Nadel nicht weiter vorgeschoben werden. Bei Beachtung dieser Vorsichtsmaßregeln ist das Komplikationsrisiko minimal.

### N. medianus

Blockaden des N. medianus können im Bereich des Ellenbogens und im Handwurzelbereich durchgeführt werden. Wir beschreiben hier die therapeutisch häufiger angewandte distale Blockade.

**Topographie:** Der N. medianus verläuft im Bereich der Handwurzel oberflächlich zwischen der Sehne des **M. palmaris longus** und der Sehne des **M. flexor carpi radialis**.

**Durchführung:** Zur besseren Palpation der Sehnen sollte der Patient das Handgelenk flektieren und die Muskulatur durch Faustschluß anspannen. Die Einstichstelle liegt in Höhe des Processus styloideus ulnae unmittelbar lateral der Sehne des M. palmaris longus (Abb. 5–12). Nach Setzen einer Haut-

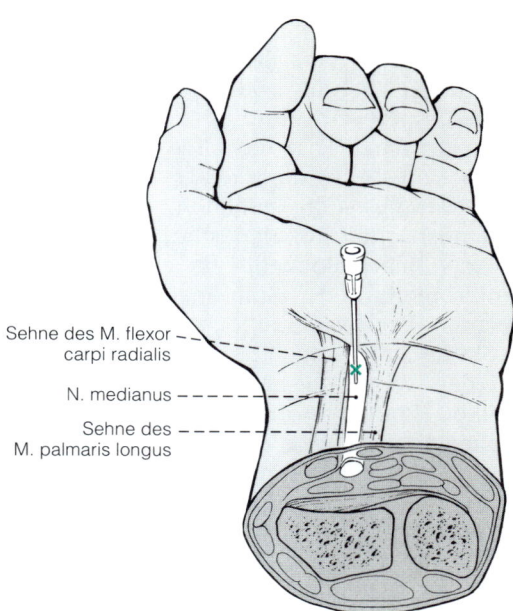

Sehne des M. flexor carpi radialis

N. medianus

Sehne des M. palmaris longus

**Abb. 5-12**  Blockade des N. medianus.

quaddel geht man senkrecht mit der Kanüle ein. Bei Auslösung von Parästhesien in 0,5–1 cm Tiefe wird die Nadel fixiert, und es werden 3,0 ml Lokalanästhetikum injiziert. Treten keine Parästhesien auf, wird die Kanüle nicht weiter vorgeschoben, sondern eine fächerförmige Infiltration in der angegebenen Tiefe durchgeführt. Die Blockade wird in der Regel ohne Nervenstimulator durchgeführt.

**Indikationen:** Schmerzen im sensiblen Versorgungsgebiet des N. medianus, Einklemmungsneuropathie des N. medianus im Karpaltunnel.

### 5.4.3.3 Lumbale Paravertebralblockade

Die Paravertebralblockade ist eine Sonderform der Nervenblockade. Man versteht hierunter die Blockade eines oder mehrerer Spinalnerven außerhalb der Foramina intervertebralia im paravertebralen Raum. In der Vergangenheit wurde der Begriff „Paravertebralblockade" nicht einheitlich verwendet. Verschiedene Autoren (Leriche, Mandl u.a.) benutzten den Terminus für eine Leitungsunterbrechung im Bereich der sympathischen Grenzstrangkette. Die Paravertebralblockade nach Reischauer führt aufgrund der Technik und der hohen Injektionsvolumen zu einer somatischen und sympathischen Faserblockade. Zur Abgrenzung von Blockaden des sympathischen Grenzstrangs sollte jedoch vor allem in der diagnostischen Lokalanästhesie der Begriff „Paravertebralblockade" für eine Leitungsunterbrechung des Spinalnerven reserviert werden. Paravertebralblockaden können sowohl lumbal als auch thorakal durchgeführt werden. Wegen des höheren Komplikationsrisikos (Pneumothorax) sollte die thorakale Paravertebralblockade nur nach gründlicher Ausbildung angewandt werden.

**Topographie:** Im Lumbalbereich liegt die Oberkante des Dornfortsatzes eines Wirbelkörpers in gleicher Höhe mit der Unterkante des zugehörigen Processus transversus. Die Spinalnerven verlaufen nach ihrem Austritt aus dem Foramen intervertebrale vor der Spitze des darunterliegenden Querfortsatzes nach kaudal.

**Durchführung:** Nach Palpation des Dornfortsatzes zieht man eine horizontale Linie durch dessen obere Begrenzung und eine senkrechte Linie 3–4 cm lateral zur Reihe der Dornfortsätze. Der Schnittpunkt beider Linien markiert die gesuchte Einstichstelle (Abb. 5-13 a). Nach Setzen einer Hautquaddel wird mit einer 7 cm langen 20-G-Kanüle senkrecht zur Haut bis zum Knochenkontakt mit dem Querfortsatz eingegangen. Die Kanüle wird nach subkutan zurückgezogen und die Stichrichtung leicht nach kaudal korrigiert, so daß die Nadel an der Unterkante des Querfortsatzes abgleitet. 1–2 cm tiefer als der zuvor erzielte Knochenkontakt werden nach negativer Aspiration 5–15 ml Lokalanästhetikum injiziert (Abb. 5-13 b). Mit 5 ml Lokalanästhetikum werden die Spinalnerven des zugehörigen und des darüberliegenden Segments erreicht; mit höheren Volumen erzielt man durch die überwiegend kraniale und kaudale Ausbreitung des injizierten Volumens eine Blockade mehrerer Segmente.

**Indikationen:** Lumbale Nervenwurzelreizungen, Schmerzen nach lumbalen Herpeszoster-Infektionen.

**Spezielle Komplikationen:** Bei zu medialer Kanülenführung ist in seltenen Fällen eine hohe Spinalanästhesie durch Injektion in Duraaussackungen möglich.

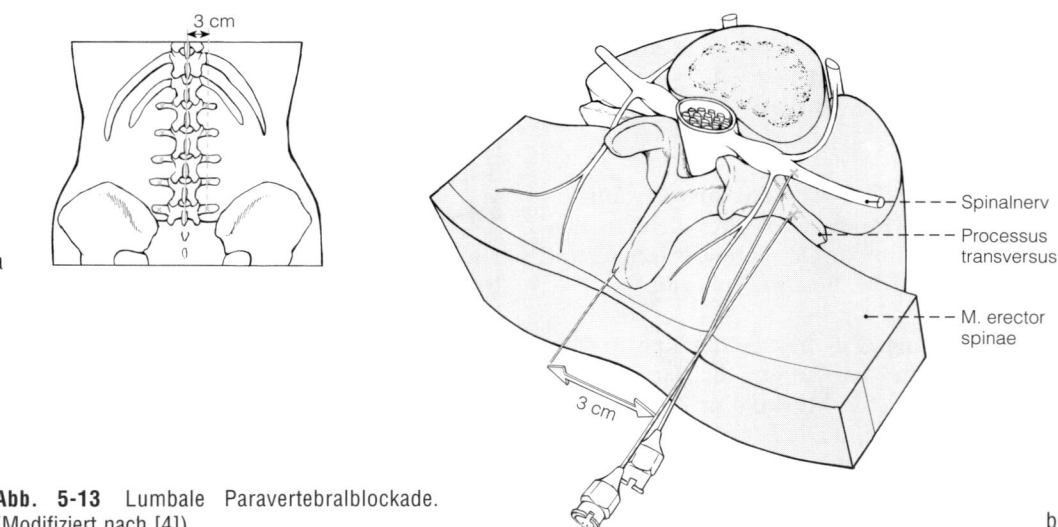

**Abb. 5-13** Lumbale Paravertebralblockade. (Modifiziert nach [4])

### 5.4.3.4 Nervenblockaden im Bereich der unteren Extremität

*N. cutaneus femoris lateralis*

**Topographie:** Der N. cutaneus femoris lateralis enthält Fasern aus der 2. und 3. lumbalen Spinalwurzel. Er verläuft schräg über den M. iliacus und gelangt medial der Spina iliaca anterior superior durch die Lacuna musculorum in den Oberschenkel. Nach Durchbrechen der Fascia lata versorgt er mit seinen Endästen die Haut und Faszie der anterolateralen Oberschenkelseite vom Trochanter major bis zum Knie.

**Durchführung:** Der Patient befindet sich in Rückenlage, die Hände sind hinter dem Kopf verschränkt. Die Einstichstelle liegt ca. 2,5 cm medial und 2,5 cm kaudal der Spina iliaca anterior superior, direkt unterhalb des Leistenbands (Abb. 5-14). Der N. cutaneus femoris lateralis verläuft hier unmittelbar unter der Fascia lata. Nach Setzen einer Hautquaddel wird mit einer 3–4 cm langen Kanüle (z. B. Nr. 2 grün, 21 G) senkrecht zur Haut eingegangen. Bei langsamem Vor-

schieben der Kanüle ist die Perforation der Faszie als deutlicher Widerstandsverlust spürbar. Anschließend werden durch Korrektur der Nadelspitze in medialer, lateraler und kranialer Richtung insgesamt 10 ml Lokalanästhetikum fächerförmig unterhalb sowie oberhalb der Faszie injiziert. Der größte Anteil des Volumens sollte unter der Faszie deponiert werden. Bei einer alternativen Technik, die mit der oben beschriebenen kombiniert werden kann, wird von der gleichen Einstichstelle aus eine längere Kanüle (z.B. 20 G, 70 mm) in leicht lateraler und kranialer Richtung vorgeschoben. Direkt unterhalb und medial der Spina iliaca anterior superior erhält man Knochenkontakt zum Os ilium. Fächerförmig werden nach medial gerichtet ebenfalls 10 ml Lokalanästhetikum injiziert.

**Indikationen:** Die Blockade wird diagnostisch zur Abklärung von oberflächlichen Schmerzen im Bereich des lateralen Oberschenkels durchgeführt, therapeutisch ist sie bei Einklemmungsneuropathien des N. cutaneus femoris lateralis (Meralgia paraesthetica) indiziert.

*N. ischiadicus*

**Topographie:** Die Wurzeln des N. ischiadicus stammen aus den Rr. ventrales des 4. Lumbal- bis 3. Sakralnerven. Er ist der größte periphere Nerv des Körpers mit einem im Querschnitt ovalen Stamm von 16–20 mm Durchmesser. Im kleinen Becken vor dem M. piriformis gelegen, gelangt der N. ischiadicus in der Regel an dessen Unterrand durch das Foramen infrapiriforme in das Gesäß (in ca. 20 % aller Fälle verläuft der N. ischiadicus allerdings **durch** den M. piriformis). Vom Gesäß zieht der Nerv, bedeckt vom M. gluteus maximus, zwischen Tuber ischiadicum und Trochanter major zur Rückseite des Oberschenkels und verläuft unter dem langen Bizepskopf bis zur Fossa poplitea. An deren Oberrand teilt er sich in 90% der Fälle in seine Endäste, den N. tibialis und den N. peroneus communis.

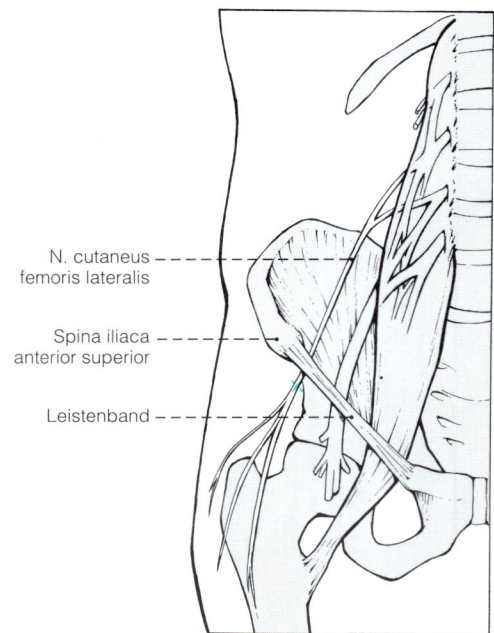

N. cutaneus femoris lateralis

Spina iliaca anterior superior

Leistenband

**Abb. 5-14**  Blockade des N. cutaneus femoralis lateralis. X = Einstichstelle.

**Durchführung:** Der N. ischiadicus läßt sich von verschiedenen Seiten aus erreichen. Die wichtigsten und am häufigsten angewandten Techniken sind die ventrale Ischiadikusblockade und der dorsale transgluteale Zugangsweg nach Labat. Die klassische dorsale Technik nach Labat wird hier, als von uns bevorzugte Standardmethode, ausführlicher dargestellt. Die ventrale Technik wird eingesetzt, wenn dem Patienten die für die dorsale Technik notwendige Seitenlage und Hüftbeugung nicht möglich ist.

Für den dorsalen Zugang liegt der Patient auf der nicht betroffenen Seite. Das zu blockierende obenliegende Bein wird in der Hüfte ca. 40° und im Kniegelenk 90° gebeugt, so daß die Ferse an das Knie des unteren gestreckten Beins zu liegen kommt. Zwischen den Leitpunkten Spina iliaca posterior superior und Trochanter major zieht man eine Linie, die sich meist mit dem Oberrand des M. piriformis deckt. Durch den Mittelpunkt dieser Linie legt man dann eine Senkrechte 3,5–5,0 cm nach unten und markiert den Endpunkt als gesuchte Einstichstelle. Die Markierung liegt über der Austrittsstelle des N. ischiadicus durch das Foramen infrapiriforme. Zur Kontrolle wird schließlich eine weitere Linie vom Trochanter major zu einem Punkt 1–2 cm unterhalb der Cornua sacralia gezogen, die die zuvor markierte Stelle schneiden sollte (Abb. 5-15). Nach Setzen einer Hautquaddel wird mit einer 10 cm langen 22-G-Kanüle senkrecht zur Haut eingegangen. Der Nerv wird meist in 6–8 cm Tiefe erreicht. Bei Verwendung eines Nervenstimulators zeigt eine motorische Antwort im Fuß oder Unterschenkel die korrekte Lage der Kanülenspitze an. Das Auslösen von Parästhesien ist nicht erforderlich. Kommt es ohne eine motorische Antwort zu Knochenkontakt, muß die Kanülenführung nach Zurückziehen der Nadel in kranialer und kaudaler Richtung variiert werden, bis die gewünschte motorische Antwort im Fuß oder Unterschenkel erzielt wird. Ein tieferes Eingehen als beim ersten Knochenkontakt ist nicht erforderlich. Nach negativer Aspiration werden 15 ml Lokalanästhetikum injiziert.

**Indikationen:** Da die sympathische Versorgung der unteren Extremität zum größten Teil über den N. ischiadicus erfolgt, werden Blockaden des N. ischiadicus therapeutisch häufig alternativ zur lumbalen Grenzstrang-

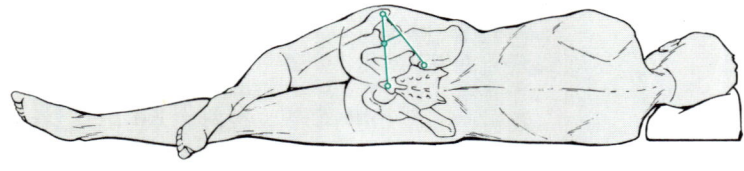

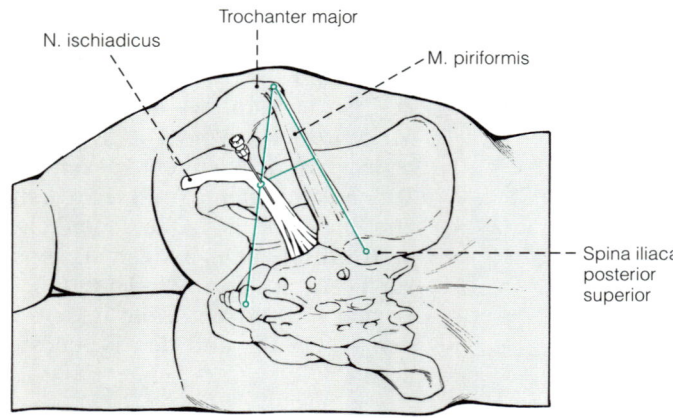

N. ischiadicus

Trochanter major

M. piriformis

Spina iliaca posterior superior

**Abb. 5-15** Blockade des N. ischiadicus. (Modifiziert nach [4])

blockade durchgeführt. Postischialgische Durchblutungsstörungen in Unterschenkel und Fuß, posttraumatische oder postoperative algodystrophische Störungen und Schmerzen nach Herpes-zoster-Infektionen im entsprechenden Versorgungsgebiet sind typische Indikationen.

### 5.4.4 Plexusblockaden

#### 5.4.4.1 Plexus brachialis

**Topographie:** Der Plexus brachialis enthält Fasern aus den Rr. ventrales des 5.–8. Zervikalnerven und des 1. Thorakalnerven mit Zuschüssen aus dem 4. Zervikal- und dem 2. Thorakalnerv. Die Nerven vereinigen sich zu Bündeln, die durch die **Skalenuslücke** zwischen den Mm. scaleni anterior und medius im äußeren Halsdreieck austreten. Über die 1. Rippe ziehen die Bündel, unter der Mitte der Klavikula hindurch, zur Axilla. Aus dem Plexus gehen nach Umgruppierung der Fasern in Sekundärstränge folgende periphere Nerven für die Versorgung der oberen Extremität hervor: N. radialis, N. medianus, N. ulnaris, N. musculocutaneus, N. axillaris, N. cutaneus brachii medialis und N. cutaneus antebrachii medialis.

**Durchführung:** Der Plexus brachialis verläuft in einem zusammenhängenden perineuralen Bindegewebsraum. Daher kann der gesamte Plexus von einer einzigen Kanülenposition aus erreicht werden [19]. Nicht die Kanüle, sondern das Lokalanästhetikum sucht die verschiedenen Plexusteile auf, die Ausdehnung der Blockade wird durch das verwendete Injektionsvolumen bestimmt. Drei nach dem Zugangsweg benannte Techniken sind für die Blockade des Plexus brachialis gebräuchlich: der **Interskalenusblock,** die **supraklavikuläre** und die **axilläre Plexusblockade.** Bei der axillären Plexusblockade befindet sich der Patient in Rückenlage, der Arm wird um 90° abduziert. Direkt oberhalb oder unterhalb der in der vorderen Achselhöhle zu tastenden A. axillaris wird eine Hautquaddel gesetzt und eine stumpfe Kanüle vorgeschoben bis die Faszienscheide des peri-

neuralen Bindegewebsraums als federnder Widerstand fühlbar wird. Beim langsamen weiteren Vorschieben der Nadel ist die Perforation der Faszie als deutlicher Widerstandsverlust zu bemerken. Nach negativer Aspiration werden 30 ml Lokalanästhetikum injiziert.

Vorzugsweise sollte die Blockade des Plexus brachialis mit Hilfe eines Nervenstimulators durchgeführt werden.

**Indikationen:** In der Diagnostik wird die Blockade vor allem zur Differenzierung einer peripheren von einer zentralen Schmerzgenese eingesetzt. Schmerzen durch Deafferentierung nach Wurzelausrissen und Thalamusschmerzen lassen sich im Gegensatz zu Schmerzen nach peripheren Nerven- oder Plexusläsionen nicht durch eine Blockade des Plexus brachialis beeinflussen. Therapeutisch werden Blockaden des Plexus brachialis immer dann durchgeführt, wenn eine sensible oder sympathische Faserblockade erwünscht ist. Typische Indikationen sind sympathische Reflexdystrophien, Schmerzen nach Herpes-zoster-Infektionen, Schmerzen bei Polyneuropathien, traumatische Nerven- oder Plexusläsionen.

**Spezielle Komplikationen:** Beim Interskalenusblock die hohe oder totale **Spinalanästhesie;** bei der supraklavikulären Blockade der **Pneumothorax** und bei der axillären Plexusblockade die **Hämatombildung** mit druckbedingter **Nervenläsion.**

#### 5.4.4.2 Plexus lumbalis

**Topographie:** Der Plexus lumbalis entsteht aus den Rr. ventrales des 1.–3. und des größten Teils des 4. lumbalen Spinalnerven. Aus dem Plexus gehen für die Versorgung der Leiste und der unteren Extremität folgende Nerven hervor: N. iliohypogastricus, N. ilioinguinalis, N. genitofemoralis, N. cutaneus femoris lateralis, N. obturatorius und N. femoralis.

**Durchführung:** Die wesentlichen lumbalen Plexusblockaden sind der **Drei-in-eins-**

**Block** und der **Psoas-Kompartment-Block**. Da der lumbale Plexus ebenfalls in einem zusammenhängenden Bindegewebsraum verläuft, können mit der häufiger angewandten Drei-in-eins-Blockade gleichzeitig folgende drei Nerven von einer Kanülenposition aus erreicht werden: der N. cutaneus femoris lateralis, der N. obturatorius und der N. femoralis. Zur Blockade liegt der Patient in Rückenlage, das zu blockierende Bein ist leicht abduziert. Die Einstichstelle liegt direkt lateral der A. femoralis, ca. 1–2 cm unterhalb des Leistenbands (Abb. 5-16). Nach Setzen einer Hautquaddel wird mit einer stumpfen Kanüle senkrecht zur Haut vorgegangen. Wie bei der axillären Plexusblockade ist die Perforation der Bindegewebsscheide in einer Tiefe von 1,5–2,5 cm meist gut spürbar. Für eine Blockade des N. femoralis sind 5–10 ml Lokalanästhetikum ausreichend, für die vollständige Blockade aller drei Nerven werden 30 ml benötigt. Vorzugsweise sollte auch bei der lumbalen Plexusblockade ein Nervensti-

mulator verwendet werden. Eine sichtbare Bewegung der Patella bei niedriger Reizstärke garantiert in nahezu allen Fällen ein erfolgreiches Blockadeergebnis.

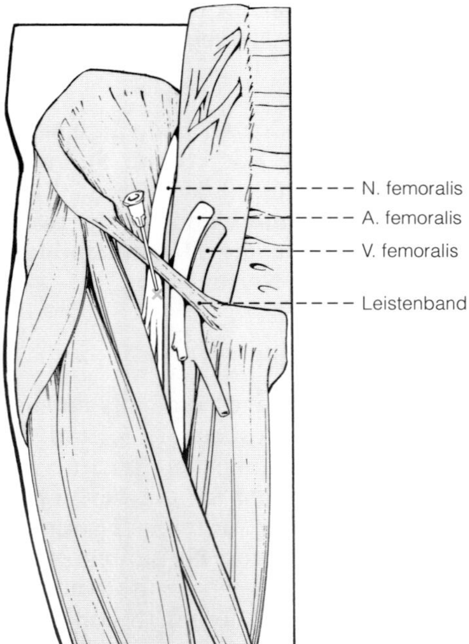

**Indikationen:** Da das Hüftgelenk sensibel überwiegend durch den N. obturatorius versorgt ist, wird die „3-in-1-Blockade" in der Diagnostik von Hüftschmerzen verwandt. Therapeutisch sind Arthrosen oder Arthropathien des Hüft- und Kniegelenks, sowie Schmerzen bei Läsionen der entsprechenden Nerven die hauptsächlichen Indikationen.

### 5.4.5 Blockaden des sympathischen Grenzstrangs

**Topographie:** Die Injektionsorte für Blockaden des Sympathikus liegen im Bereich der zervikalen und lumbalen Grenzstrangkette an der anterolateralen Wirbelkörperkante. Im Abdominalbereich befinden sich die unpaaren Ganglien und sympathischen Plexus vor den Wirbelkörpern.

**Indikationen:** In der diagnostischen Lokalanästhesie haben Sympathikusblockaden eine herausragende Bedeutung bei der Abklärung von sympathisch unterhaltenen Schmerzzuständen. Nur durch eine Ausschaltung von sympathischen Fasern im Bereich der Ganglienkette können selektiv, ohne mögliche Beeinflussung sensorischer Fasern, sympathische Schmerzursprünge abgeklärt werden. Therapeutisch werden Sympathikusblockaden bei Schmerzen nach Herpes-zoster-Infektionen und allen sympathisch unterhaltenen oder beeinflußten Schmerzzuständen eingesetzt (posttraumatische oder postoperative algodystrophische Störungen, Sudeck-Syndrom, Quadrantensyndrome, arterielle Durchblutungsstörungen, Angiopathien) [12]. Schmerzen bei Pankreastumoren lassen sich durch Blockaden des Plexus coeliacus häufig positiv beeinflussen. Nach einer prognostischen Blockade mit Lokalanästhetika wird bei dieser Indikation meist eine neurolytische Blockade durchgeführt. Die Blockade des **zervikothorakalen Grenzstrangs (Ganglion**

- - - - - N. femoralis
- - - - - A. femoralis
- - - - - V. femoralis
- - - - - Leistenband

**Abb. 5-16** 3-in-1-Blockade: N. femoralis, N. obturatorius und N. cutaneus femoralis lateralis. X = Einstichstelle.

**stellatum)** soll exemplarisch ausführlicher dargestellt werden.

**Topographie:** Der Grenzstrang des Sympathikus verläuft im Halsbereich beidseits ventral der Querfortsätze neben den anterolateralen Wirbelkörperkanten. Er wird durch den M. longus colli von der Wirbelsäule getrennt. Das Ganglion stellatum, in 75–80% die Verschmelzung des unteren Halsganglions mit dem ersten Thorakalganglion, hat eine variable Ausdehnung von ca. 1–3 cm Länge und 0,3–1 cm Breite und liegt in Höhe des ersten Brustwirbelkörpers dem Köpfchen der ersten Rippe auf.

**Durchführung:** Insgesamt wurden 34 verschiedene ventrale, dorsale und laterale Techniken zur Blockade des Ganglion stellatum beschrieben. Für den ventralen Zugang nach Herget befindet sich der Patient mit rekliniertem Kopf in Rückenlage; ein Lagerungskissen wird unter die Schulterblätter gelegt. Man fordert den Patienten auf, nicht zu sprechen und zu schlucken.

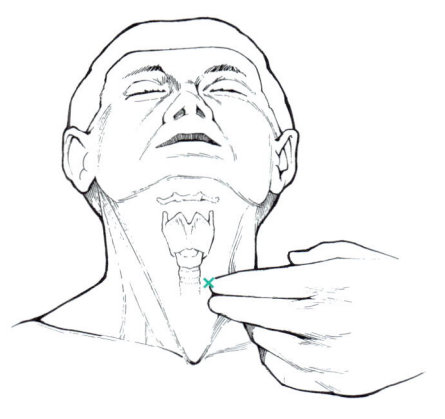

Die Einstichstelle befindet sich über dem Querfortsatz des 6. Halswirbels am Schnittpunkt einer Linie durch die Unterkante des Ringknorpels mit dem medialen Rand des M. sternocleidomastoideus (Abb. 5-17). Geht man von der Fossa jugularis aus zwei Querfinger nach lateral und zwei Querfinger nach kranial, erreicht man den Querfortsatz des 7. Halswirbels ca. 1 cm unterhalb der oben beschriebenen Einstichstelle. Vor der Injektion werden die A. carotis und der M. sternocleidomastoideus mit zwei Fingern zur Seite gedrängt, die Pulsationen der A. carotis müssen dabei lateral der haltenden Finger tastbar sein. Nach Eingehen mit der Kanüle (z.B. Nr. 2 grün, 21 G, 40 mm) senkrecht zur Haut findet man in ca. 2,5–3,5 cm Tiefe Kontakt zum Querfortsatz des 6. Halswirbels. Um vor den M. longus colli zu gelangen wird die Kanüle nach Erreichen des Querfortsatzes um ca. 3 mm zurückgezogen. Kommt es in der beschriebenen Tiefe zu keinem Knochenkontakt oder werden Parästhesien im Arm ausgelöst, muß die Kanüle zurückgezogen und die Einstichstelle nach medial korrigiert werden. Wird noch immer kein Knochenkontakt erzielt, sollte die Stichrichtung leicht nach kranial oder kaudal verändert werden. Nach sorgfältiger Aspiration werden langsam 5–10 ml Lokalanästhetikum (z.B. Bupivacain 0,5%, Mepivacain 1,0%, Prilocain 1,0%) injiziert. Das Lokalanästhetikum breitet sich vor dem M. longus colli überwiegend nach kranial und kaudal aus, so daß mit einem Volumen von 10 ml nicht nur das Ganglion stellatum, sondern auch die oberen thorakalen Ganglien, das mittlere zervikale Ganglion und die zwischen den Ganglien liegenden sympathischen Fasern erreicht werden.

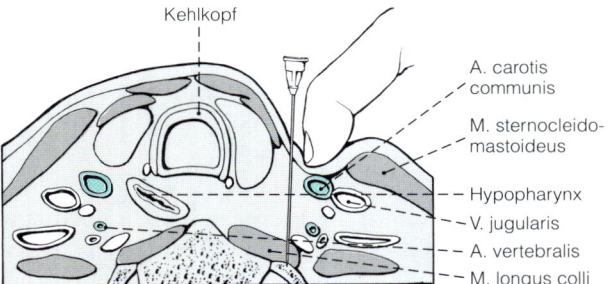

Kehlkopf

A. carotis communis

M. sternocleidomastoideus

Hypopharynx

V. jugularis

A. vertebralis

M. longus colli

**Abb. 5-17** Blockade des Ganglion stellatum. (Modifiziert nach [1])

**Indikationen:** Stellatumblockaden werden vor allem zur Differentialdiagnose und Therapie von sympathisch unterhaltenen Schmerzzuständen im Bereich des Kopfes und der oberen Extremität eingesetzt (posttraumatische oder postoperative Algodystrophie, Sudeck-Syndrom, Kausalgie). Weitere therapeutische Indikationen sind Schmerzen bei Gefäßzonenstörungen, oberen Quadrantensyndromen, akutem Herpes zoster und Herpes-zoster-Neuralgien, chronische Kopfschmerzen mit ausgeprägter vegetativer Begleitsymptomatik, akuter Hörsturz und Durchblutungsstörungen im Versorgungsgebiet des Halssympathikus.

**Nebenwirkungen:** Die erfolgreiche Blockade des zervikothorakalen Grenzstrangs führt auf der Seite der Injektion zu folgender Symptomatik:

▷ Horner-Trias (Ptosis, Miosis, Enophthalmus)
▷ konjunktivale Injektion, verstärkte Tränenproduktion und Anschwellen der Nasenschleimhaut
▷ Überwärmung und Anhidrosis in Arm und Gesichtshälfte.

**Spezielle Komplikationen:** Blockade des N. laryngealis recurrens (Heiserkeit, Schluckstörungen, Gefühl der Luftnot), Blockade des Plexus brachialis, hohe Spinal- oder Periduralanästhesie, intravasale Injektion (A. carotis und A. vertebralis) und Pneumothorax (bei der beschriebenen Technik sehr selten).

## 5.4.6 Rückenmarknahe Blockaden

Hierunter werden alle Verfahren subsumiert, bei denen das Lokalanästhetikum in den Periduralraum (**Periduralanästhesie** und **Sakralblockade**) oder in den Liquor cerebrospinalis (**Spinalanästhesie**) injiziert wird.

**Indikationen:** Diagnostisch werden rückenmarknahe Blockaden zur Abgrenzung von peripheren und zentralen Schmerzmechanismen eingesetzt. Mit einer hohen Spinalanästhesie (Th4) lassen sich periphere Schmerzursachen der unteren Extremität und des Stamms mit Sicherheit ausschließen. Therapeutisch haben Spinalanästhesien keine Bedeutung. **Periduralanästhesien** und **Sakralblockaden** sind bei sympathischen Reflexdystrophien, Schmerzen nach Herpes-zoster-Infektionen, Angiopathien und bei Nerven- oder Plexusläsionen der unteren Extremität indiziert. **Radikulär** bedingte **Schmerzen** bei **Bandscheibenvorfällen** lassen sich vor allem in der Frühphase rasch und anhaltend positiv beeinflussen. Liegen keine motorischen oder progredienten sensiblen neurologischen Ausfälle vor, sind rückenmarknahe Blockaden (vorzugsweise mit Kathetertechnik) eine höchst effektive therapeutische Alternative zur operativen Intervention.

## 5.4.7 Intravenöse Regionalanästhesie (IVRA)

Das Verfahren wurde 1908 von August Bier entwickelt. Man versteht hierunter die Injektion eines Lokalanästhetikums in eine Vene einer abgebundenen Extremität.

**Durchführung:** Nach Anbringen von zwei Blutleeremanschetten wird die betroffene Extremität mit einer Esmarch-Binde ausgewickelt und die proximale Manschette mindestens 100 mmHg über den systolischen Blutdruck des Patienten aufgeblasen. Über eine zuvor gelegte Venenverweilkanüle erfolgt die Injektion des Lokalanästhetikums. Empfindet der Patient den Manschettendruck als zu schmerzhaft, wird nach 5 bis 10 Minuten die distale, nun im analgetischen Gebiet liegende, Manschette aufgeblasen und der Druck aus der proximalen Manschette abgelassen. Die Blutleere bleibt für mindestens 30 Minuten bestehen. Die innerhalb weniger Minuten eintretende **Analgesie** wird durch Blockade der peripheren Nerven und nicht durch eine Unterbrechung der Erregungsleitung in den Hauptnervenstämmen hervorgerufen. An der später einsetzenden **Anästhesie** (nach 20 bis 30 Minuten) ist auch die blutleerebedingte Ischämie der dickeren Afferenzen beteiligt. Verwendet werden Lidocain, Mepivacain oder Prilocain in 0,5%iger Lösung. Aufgrund der geringsten Kardiotoxizität ist Prilocain das Mittel der ersten Wahl. Das erforderliche Volumen richtet sich nach der Lage der Blutleeremanschette. Für eine komplette Anästhesie der Hand sind 10–15 ml ausreichend, für Arm und Unterschenkel können bis zu 40 ml erforderlich sein.

**Indikationen:** Das Verfahren ist vor allem bei Schmerzen in Hand, Unterarm und Fuß geeignet. Diagnostisch ist die intravenöse Regionalanästhesie ein Globalverfahren, das zum Ausschluß von Schmerzursachen im anästhesierten Gebiet eingesetzt wird (z. B. Thalamusschmerzen der Hand). Therapeutisch wird die IVRA vor allem bei sympathischen Reflexdystrophien, oft unter Zusatz von 10–30 mg des Antisympathitonikums **Guanethidin**, durchgeführt.

## Literatur

[1] Astra Chemicals GmbH (Hrsg.): Regionalanästhesie. Fischer, Stuttgart 1989.

[2] Becker, A.: Praktische Neuraltherapie von Kopf bis Fuß. Med.-Literarische Verl.-Ges., Uelzen 1991.

[3] Birbaumer, N., R. F. Schmidt: Biologische Psychologie. Springer, Berlin–Heidelberg–New York 1991.

[4] Cousins, M.J., P.O. Bridenbaugh (ed.): Neural blockade in clinical anesthesia and management of pain. J.B. Lippincott, Philadelphia 1988.

[5] Dosch, P.: Lehrbuch der Neuraltherapie nach Huneke 13., erw. Aufl. Haug, Heidelberg 1989.

[6] Fields, H. L., J. C. Liebeskind (ed.): Pharmacological approaches to the treatment of chronic pain: new concepts and critical issues. IASP Press, Seattle 1994.

[7] Gerbershagen, H. U.: Diagnostische Regionalanästhesie. Acron, Berlin 1978.

[8] Gerbershagen, H. U., Ch. Panhans, H. Waisbrod: Diagnostische Lokalanästhesie zur Differenzierung des Kreuzschmerzursprungs, Teil I: Kreuzschmerz bei ilio-lumbo-sakraler Bänderinsuffizienz. Rorer GmbH, Bielefeld 1986.

[9] Gross, M. J.: Lehrbuch der Therapeutischen Lokalanästhesie. Hippokrates, Stuttgart 1994.

[10] Kaiser, H., H. C. Niesel, V. Hans, L. Klimpel: Untersuchungen zur Funktion peripherer Nervenstimulatoren für die Durchführung von Nerven- und Plexusblockaden. Regional-Anästhesie 13 (1990), 172–178.

[11] Merskey H.: Pain terms: a list with definitions and notes on usage. Pain, 6 (1979), 249–252.

[12] Meyer, J.: Indikationen und Möglichkeiten der Blockade des Nervus sympathicus. Regional-Anästhesie, 10 (1987), 55–58.

[13] Moore, D. C.: Regional Block. Thomas, Springfield 1981.

[14] Schmidt, R. F., G. Thews (Hrsg.): Physiologie des Menschen. 24. Aufl. Springer, Berlin–Heidelberg–New York 1990.

[15] Seelander, D., K.S. Dhuner, G. Lundberg: Peripheral nerve injury due to injection needles used for regional anesthesia. Acta. Anaesthesiol. Scand. 21 (1977),182.

[16] Seithel, R. (Hrsg.): Neuraltherapie 4 / Speyerer Tage der Akademie für Neuraltherapie; [1985 bis 1989]. Hippokrates, Stuttgart 1991.

[17] Travell, J.G., D.G. Simons: Myofascial Pain and Dysfunction: The Trigger Point Manual, Vol. 1. Williams & Wilkins, Baltimore 1983.

[18] Travell, J. G., D. G. Simons: Myofascial Pain and Dysfunction: The Trigger Point Manual, Vol. 2. Williams & Wilkins, Baltimore 1992.

[19] Winnie, A. P., S. Ramamurthy, Z. Durrani, R. Radonjic: Interscalene cervical plexus block: a single-injection technic. Anesthesia and Analgesia: Current Researches Vol. 54, No. 3, 1975.

[20] Wall, P. D., R. Melzack: Textboock of pain. Churchill Livingstone, Edinburgh 1994.

[21] Zenz, M., I. Jurna: Lehrbuch der Schmerztherapie. Wiss.Verl.-Ges., Stuttgart 1993.

# 6 Akupunktur

*J. Gleditsch*

## 6.1 Einführung

Der Begriff **Akupunktur** steht heute für zweierlei: zum einen für die bekannteste Disziplin innerhalb der traditionellen chinesischen Medizin (TCM), eine Methode, die in wörtlicher Übersetzung **Stechen und Brennen** heißt; zum anderen wurde er im Westen zum Sammelbegriff für die Vielzahl all jener Methoden, die sich mehr oder weniger auf die klassische Akupunktur – ihre Punkterfahrung, ihr energetisches bzw. philosophisches Konzept – berufen oder aus ihr fortentwickelt haben.

Das vorliegende Kapitel will eine Einführung in beides geben: sowohl in die klassische Lehre, als auch in die meist aus westlichen Forschungen stammenden Weiterentwicklungen.

Der Akupunktur mag eine Urerfahrung zugrunde liegen: nämlich die Beobachtung, daß Druck oder Stich an ausgewählten Orten des Körpers ein Beschwerdebild und auch Schmerzzustände beeinflussen können. Aus sehr alten Grabfunden – Bian-Steinen, Knochensplittern, Keramikgebilden – ist zu schließen, daß eine Primitivform der Ritzung schon in sehr frühen Zeiten üblich war. Grabfunde speziell aus der Zeit der Han-Dynastie (200 v. Chr.) haben die Verwendung von Nadeln – aus Gold wie aus Silber – belegt. Die mündliche Überlieferung hat immer im Vordergrund gestanden; die ersten schriftlichen Aufzeichnungen stammen ebenfalls erst aus dieser Epoche, so zum Beispiel das **Huang Ti Nei Ching Su Wen,** zu deutsch: „Des Gelben Kaisers Lehrbuch der Inneren Medizin". Es ist – in Anlehnung an die ursprüngliche Tradition der mündlichen Unterweisung – in Dialogform geschrieben als Gespräche des „Kaisers", als des mit den Gesetzen von Mensch und Kosmos vertrauten Weisen, mit dem „Leibarzt" als dem fachkundigen Therapeuten.

Die traditionelle chinesische Medizin umfaßt weit mehr als die Akupunktur allein, nämlich eine sehr weitreichende Phytotherapie, die nicht nur auf dem großen einheimischen Pflanzenschatz Chinas gründet, sondern auch auf Aufbereitungen von mineralischen und tierischen Substanzen; des weiteren Massage, so vor allem die punktuelle Reizmassage Tuina, ferner Manuelle Therapie, Ordnungs- und Ernährungstherapie sowie Bewegungstraining (Tai Chi und das meditative Qi Gong). Alle diese Sparten sind weitgehend westlichen Naturheilverfahren vergleichbar – mit Ausnahme eben der Akupunktur, die mit ihrer eigentümlichen und gegenüber allen anderen Medizintraditionen einmaligen Applikationsform der Nadelung aus dem Rahmen fällt.

Sämtlichen Disziplinen der TCM – auch den unseren Naturheilverfahren ähnelnden – liegt freilich ein völlig andersartiges Menschen-, Gesundheits- und Krankheitsverständnis zugrunde. In der chinesischen Kultur hat von alters her die phänomenologische, symbolkundige Art des Erfassens im Vordergrund gestanden – wie sie auch in den chinesischen Schriftzeichen zum Ausdruck kommt, die vom Inhalt, nicht der Phonetik her bestimmt sind und immer deutungsbedürftig bleiben. Es gilt eine nichtkausale und dennoch systematische – weil finalistische, zielbezogene – Sichtweise, in der der Mensch als in übergreifende Zusammenhänge, Werdeprozesse und Wechselbeziehungen eingebettet verstanden wird. Solche Zusammenhänge müssen nicht kausal oder logisch ableitbar sein, sondern werden über Generationen hinweg als **stimmig** erlebt und stellen auf diese Weise Axiome dar.

Paul Unschuld, der Münchner Medizinhistoriker, weist darauf hin, daß die traditionelle chinesische Medizin übrigens keineswegs so einheitlich konzipiert wurde, wie im Westen oft angenommen, sondern in den verschiedenen Epochen – Taoismus, Konfuzianismus – jeweils anderen Gewichtungen unterlag [20]. Aus westlichem Blickwinkel lassen sich die Teile des Mosaiks durchaus zu einem einheitlichen Bild zusammenfügen, eben wegen des einheitlich phänomenologischen und damit holistischen Grundkonzepts.

Die der chinesischen Sichtweise zugrundeliegenden Wechselwirkungen zwischen Mensch und Umwelt, Makro- und Mikrokosmos, zeugen von einer funktionell-dynamischen Wirklichkeit. Das vitalisierende, dynamisierende Agens liegt nach altchinesischer Erkenntnis in dem Phänomen der Polarität, umschrieben mit den klassischen Begriffen **Yin** und **Yang** (Abb. 6-1). Zwischen den sich im Räumlichen wie im Zeitlichen ergebenden Polarisierungen entsteht notwendig ein Gefälle – ein Steigen und Fallen.

Auch den Organismus durchfließt im Rahmen dieser Dynamik eine **vis vitalis**, chinesisch **Qi** (gesprochen **Tschi**) genannt. Dieses Qi ist mit dem naturwissenschaftlichen Begriff Energie nicht adäquat übersetzbar. Das Vorhandensein einer solchen vitalisierenden Fließkraft sollten wir als eines der Axiome der TCM und als Basis weiterer, daraus folgender Grundsätze gelten lassen. Auch wenn sich Qi nicht dingfest machen läßt, sind doch die daraus abgeleiteten Erwägungen zur Krankheitsentstehung nicht nur in sich schlüssig, sondern auch in die therapeutische Praxis umsetzbar. Nach traditioneller Vorstellung durchströmt das Qi in spezifischen Bahnen und geregelter Periodik und Verteilung den Körper: Gleichmäßige Durchströmung und Ausbreitung des Qi wird damit zur Voraussetzung von Gesundheit, sowohl im Somatischen wie im Psychischen.

Die hinter der TCM, und damit auch der Akupunktur, stehende Lehre bietet einen pragmatischen und zugleich methodischen Zugang zu den verschiedensten Krankheitsbildern, und zwar über die sich darbietenden Punkte in ihrer systemischen Funktionalität innerhalb der Meridiane. Der westliche Mediziner, der mehr als ein bloß symptom-orientiertes Nadelstechen sucht, tut gut daran, sich auch mit dem kulturellen und philosophischen Kern der TCM vertraut zu machen. Der Vorteil für den naturwissenschaftlich ausgebildeten westlichen Arzt gegenüber dem traditionell-chinesischen mag sogar darin liegen, daß er die kausal-analytische Erkenntnisweise, in der er ausgebildet ist, niemals verlassen wird, sondern die phänomenologische hinzugewinnt. Der westliche Arzt wird die Auseinandersetzung mit der Akupunktur immer mit kritischen Maßstäben vornehmen müssen; denn erst auf dem Boden einer soliden, universitären Schulung naturwissenschaftlicher Prägung gewinnen TCM und Akupunktur ihre Bedeutung als adjuvante Ergänzung.

## 6.2 Die Akupunktur als Methode der Prävention

Die Akupunktur zeichnet sich nicht zuletzt dadurch aus, daß ihre Regeln und Erkenntnisse, obgleich vor über 2000 Jahren entwickelt, sich bis in unsere moderne Zeit hinein therapeutisch bewähren. Keine an-

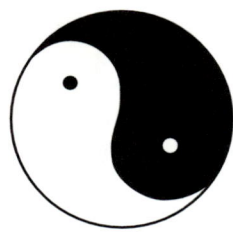

**Abb. 6-1** Die traditionelle chinesische Monade als Symbol des polaren Wechselspiels und der gegenseitigen Ergänzung von Yin (schwarz) und Yang (weiß); in jedem ist der Kern des anderen angelegt.

dere medizinische Methode hat sich derart über mehr als einhundert Ärztegenerationen hinweg unverändert erhalten.

Einer der Gründe mag darin liegen, daß das Konzept von TCM und Akupunktur bereits früheste Verschiebungen im gesundheitlichen Gleichgewicht aufzuspüren vermag, also schon vor Ausbruch einer Krankheit. Der Akupunkturarzt richtet sein diagnostisches und therapeutisches Augenmerk auf die allerersten Tendenzen funktioneller wie energetischer Störungen, die bekanntlich oftmals Vorboten bzw. Beginn manifester Erkrankungen bedeuten. Dabei sind, in energetisch-funktioneller Sicht, die Übergänge zwischen Gesundheit und Krankheit immer fließend und keineswegs absolut definierbar. Folgerichtig wurde im alten China der Hausarzt, der die Familien zweimal jährlich vorsorglich untersuchte, nur dann bezahlt, wenn er seine Patienten dank dieser Überwachung und der entsprechend aufgestellten Verhaltensregeln hatte gesund erhalten können.

So können TCM und Akupunktur die westliche Medizin insbesondere auf dem Gebiet der Prävention komplettieren und damit eine Lücke schließen helfen. Der frühe und rechtzeitige Einsatz von Akupunktur kann zudem Nebenwirkungen vermeiden helfen und auch hohe Kosten sparen. Leider kommt bei uns heute die Akupunktur oft erst in fortgeschrittenem Krankheitsstadium zum Zuge, meist vom Patienten selbst verlangt, wenn bisherige Therapien ohne Erfolg geblieben sind. Vielfach werden dann zu hohe Erwartungen in die Akupunktur gesetzt und ihre eigentlichen Indikationen überschritten. So setzt der sinnvolle Einsatz von Akupunktur die realistische Abgrenzung ihrer Indikationen und Möglichkeiten unbedingt voraus.

## 6.3 Indikationen der Akupunktur

Grundsätzlich gilt: Akupunktur kann regulieren, was ge-stört ist, jedoch nicht wiederherstellen, was zer-stört ist: Sie muß dort versagen, wo bereits manifeste Strukturveränderungen eingetreten sind, und eignet

sich im Falle degenerativer Krankheitsbilder allenfalls zur unterstützenden Begleittherapie, so zur Schmerzbehandlung o.ä.

Die Akupunktur reiht sich in die Gruppe der Regulationstherapien ein, unter denen sie sich allerdings durch ihre Ordnungsregeln besonders hervorhebt. Es hat den Anschein, als ob die körpereigenen Regulationsmechanismen zuweilen eines therapeutischen Anstoßes bedürfen, um wieder effektiver in Gang zu kommen. Hier hat die Akupunktur als Präventivmethode eine besondere Domäne.

> Auf jeden Fall bietet sie sich immer nur als additive, komplementäre Therapie an: Akupunktur sollte niemals monoman eingesetzt werden.

Akupunktur kann sehr hilfreich in der **Schmerzbehandlung** sein. Chronische Schmerzzustände gelten heute als eigenes Krankheitsbild und bedürfen oft einer interdisziplinären Intervention. Zu diesem Zweck wurde von Bonica vor 30 Jahren in Seattle, USA, die erste Pain Clinic mit einem Team verschiedenster Fachrichtungen gegründet, unter anderem mit einem Akupunktur-Konsiliararzt. Zunehmend wird Akupunktur heute in die Schmerztherapie integriert und in vielen namhaften Schmerzambulanzen in aller Welt praktiziert.

Auch die Weltgesundheitsorganisation (WHO) hat sich mit den Möglichkeiten der Akupunktur auseinandergesetzt und bereits Mitte der siebziger Jahre einen überaus weiten Akupunktur-Indikationskatalog als Empfehlung erarbeitet (Tab. 6-1). Hierbei hatte man vor allem die Zustände und den Bedarf in den Ländern der dritten Welt im Auge, wo es oftmals an einer medizinischen Versorgung im westlichen Sinne fehlt und kostengünstige Therapiemöglichkeiten gefragt sind.

Diese weitgefaßte Indikationsliste läßt sich jedoch nicht ohne weiteres für die Verhältnisse der zivilisierten Länder übernehmen. Bei Infektionskrankheiten zum Beispiel ist die westlich-naturwissenschaftliche Medizin auf alle Fälle überlegen, auch wenn sie im WHO-Katalog mit aufgeführt sind.

**Tab. 6-1**  Akupunktur-Indikationskatalog der WHO.

| | |
|---|---|
| ▷ **Respirationstrakt:**<br>akute Sinusitis<br>akute Rhinitis<br>allgemeine Erkältungskrankheiten<br>akute Tonsillitis | ▷ **gastrointestinale Erkrankungen:**<br>Ösophagus- und Kardiospasmen<br>Singultus<br>Gastroptose<br>akute und chronische Gastritis<br>Hyperazidität des Magens<br>chronisches Ulcus duodeni<br>akute und chronische Kolitis<br>Obstipation<br>Diarrhö<br>paralytischer Ileus |
| ▷ **bronchopulmonale Erkrankungen:**<br>akute Bronchitis<br>Asthma bronchiale | |
| ▷ **Augenerkrankungen:**<br>akute Konjunktivitis<br>zentrale Retinitis<br>Myopie (bei Kindern)<br>Katarakt | ▷ **neurologische Erkrankungen:**<br>Kopfschmerzen<br>Migräne<br>Trigeminusneuralgie<br>Fazialisparese<br>Lähmungen nach Schlaganfall<br>periphere Neuropathien<br>Poliomyelitislähmung<br>Ménière-Krankheit<br>neurogene Blasendysfunktion<br>Enuresis nocturna<br>Interkostalneuralgie<br>Ischialgie |
| ▷ **Erkrankungen der Mundhöhle:**<br>Zahnschmerzen<br>Schmerzen nach Zahnextraktion<br>Gingivitis<br>akute und chronische Pharyngitis | |
| ▷ **orthopädische Erkrankungen:**<br>Schulter-Arm-Syndrom<br>Periarthritis humeroscapularis<br>Tennis-Ellenbogen<br>Lumbalgie<br>rheumatoide Arthritis | |

Lediglich bei denjenigen Patienten, die auf gewisse Antibiotika oder Chemotherapeutika hochgradig allergisch reagieren, erscheint der alternative Einsatz von Akupunktur berechtigt; ebenso bei Schwangeren mit lumbalgisch-ischialgischen Beschwerden o. ä., wenn etwaige Medikamentenwirkungen auf den Fetus vermieden werden sollen.

## 6.4 Kontraindikationen bzw. Nebenwirkungen der Akupunktur

Die Akupunktur kennt jedoch gerade im Falle der Schwangerschaft unerwünschte Nebenwirkungen, was übrigens als indirekter Beweis für ihre generelle Wirksamkeit zu bewerten ist: Die Stimulation bestimmter hormonell wirksamer Punkte kann unter Umständen zum Abort führen, so daß diese speziellen Punkte bei Graviditas streng kontraindiziert sind.

Wie jede Therapie, setzt auch die Akupunktur voraus, daß die Grundregeln von Hygiene und steriler Arbeitsweise beachtet und die Methode lege artis ausgeführt wird. So bürgert sich, nicht zuletzt aus forensischen Gründen, immer mehr die Verwendung von steril verpackten Einmalnadeln ein, die sich zudem durch besondere Schärfe und Feinheit der Spitze auszeichnen. – Zu den Kunstfehlern zählt insbesondere der tiefe Einstich im oberen Thorax wegen der Gefahr eines Pneumothorax. Die von Skeptikern behaupteten Verletzungen von Nerven oder Gefäßen kommen bei sensibler Punktsuche und Nadelführung selten vor – nicht öfter als bei den üblichen Injektionen; ein etwaiger Bluterguß mag im Sinne eines Langzeitreizes die Umstimmungswirkung in manchen Fällen sogar erhöhen.

Eine nicht seltene Folge ist die sog. **Erstverschlimmerung** nach Akupunktur: eine kurzfristige, aber merkliche Verstärkung der Beschwerden während der ersten Stunden bzw. des ersten Tages, die jedoch in der Regel spätestens nach 48 Stunden wieder abgeklungen ist. Derartige vorübergehende Überreaktionen zeigen an, daß der Therapie-Reiz die im Krankheitsverlauf erlahmten oder überforderten Eigenregulationsmechanismen des Patienten wieder anzuregen vermochte: ein durchaus nicht unerwünschter Effekt.

## 6.5 Das offene Regulations- und Reaktionssystem des Organismus

Die Akupunktur ist eine Regulationsmethode, die offensichtlich autoregulative Impulse und Mechanismen des Organismus zu induzieren bzw. zu stärken vermag. Über die Stimulation spezifischer Punkte der Körperoberfläche vermag die Akupunktur ausgleichend-harmonisierende und damit modulierende Reize zu setzen. Eine solche Methode darf – wie Bachmann, der Gründer der Deutschen Ärztegesellschaft für Akupunktur es 1952 formuliert hat – als **Ordnungstherapie** gelten und erfüllt damit die Maßstäbe der Naturheilverfahren [1].

Grundlage der Reflektorik und der Wechselwirkungen der Akupunktur bildet letztlich die **Innen-Außen-Polarität:** Es geht um ein Innen-Außen- bzw. Außen-Innen-Kommunikationssystem mit an der Körperoberfläche befindlichen Reaktionsstellen von vorzüglicher Sensibilität. In der Akupunktur spielt also das **Reiz-Reaktions-Prinzip** eine entscheidende Rolle.

Die Gesamtheit der miteinander vernetzten Punkte und Punktsysteme der Akupunktur nimmt sich wie ein kybernetisches Regelkreismodell aus, das mit Hilfe der in den Punkten gegebenen **Inputs** und **Outputs** reguliert werden kann. Der Therapeut erlebt durch den ständigen direkten Kontakt mit der Körperoberfläche und deren spezifischen Punkten und Arealen die Reagibilität dieses offenen **Response**-Systems des Organismus unmittelbar. Zugleich wird ein enger Kontakt zum Patienten hergestellt; denn dieser erlebt die erforderliche palpative

Punktsuche als Be-handlung im wörtlichen Sinne und als ein Auf-den-Punkt-Bringen seiner Beschwerden.

Die Reizantwort als die spezifische Reagibilität ist nicht allein von somatischen, sondern gleichermaßen von psychischen Faktoren abhängig. Deshalb ist es zur vollständigen Erfassung des kranken Menschen erforderlich, nicht nur den objektivierbaren Befund, sondern auch das subjektive Befinden einzubeziehen und gelten zu lassen. Auch jene subjektiven Komponenten, die nicht ohne weiteres offenkundig sind, müssen vom Therapeuten ermittelt und gewürdigt werden. Diese Hinwendung zum **ganzen** Menschen geschieht durch geduldiges Zuhören und Auffangen von Informationen, die oft unbewußt ausgesprochen oder in der Gebärdesprache deutlich werden.

Wie bei jeder Regulationstherapie, die sich des Reiz-Reaktions-Systems des Organismus bedient, ist es auch in der Akupunktur erforderlich, den Reizort und die Reizstärke jeweils passend zu wählen. Hierbei kommt den Fernpunkten – als von dem eigentlichen, lokalen Geschehen fernab gelegenen vorzugsweisen Therapieorten – eine besondere Bedeutung zu. In bezug auf die Reizart und -stärke findet generell die **Arndt-Schulz-Regel** Anwendung, daß schwache Reize die Lebenstätigkeit anfachen, während starke sie hemmen.

## 6.6 Naturwissenschaftliche Grundlagen der Akupunktur

In den letzten Jahren hat die Akupunktur nicht nur an Aktualität gewonnen, insbesondere in der Schmerztherapie, sondern ist im Rahmen der modernen Schmerzforschung auch in vielen ihrer Wirkungen verifiziert worden. Die Erforschung der körpereigenen Opiatstoffe, der Endorphine, wie auch der verschiedenen Neurotransmitter, wie zum Beispiel des Serotonin, hat wesentlich zur Klärung der Akupunkturwirkung beigetragen: Da die Endorphinwirkung durch Naloxon sehr rasch aufgehoben wird, kann durch Naloxon-Gabe der Beweis für eine zuvorige Endorphinwirkung – z. B. Schmerzminderung durch Nadelinsertion an spezifischen Punkten – erbracht werden. Die neurohumorale Wirkung der Akupunktur ließ sich im Tierversuch dadurch nachweisen, daß sich die bei einem Versuchstier erzielte Anhebung der Schmerzschwelle durch Zusammenschluß beider Kreisläufe auf ein anderes Tier übertragen ließ.

Ein intaktes Nervensystem ist auf jeden Fall Voraussetzung für das Eintreten der Akupunkturwirkung, die bei Querschnitts-

lähmung in den betroffenen Arealen ausbleibt.

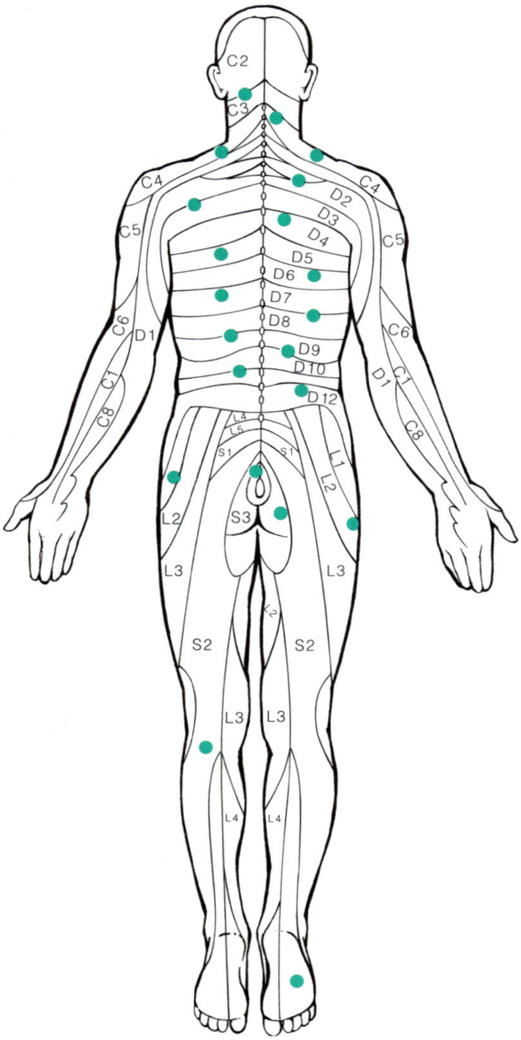

Die seit Head und Mackenzie bekannte Innen-Außen-Wechselwirkung aufgrund reflektorischer Mechanismen gilt gleichfalls für die Akupunktur. Head hat vor einhundert Jahren nicht nur die segmentale Gliederung und Ordnung entdeckt und in die Neuroanatomie eingebracht, sondern auch die **Maximalpunkte** als Orte gesteigerter Sensibilität (Abb. 6-2). Die diagnostische und therapeutische Nutzbarkeit dieser Maximalpunkte hängt damit zusammen, daß sie ihr jeweiliges Segment charakterisieren: So setzte Head an diesen Punkten seine Segmenttherapie an, damals mittels Senfpflastern und Schröpfköpfen.

Interessanterweise sind die von Head beschriebenen Maximalpunkte weitgehend identisch mit den traditionellen Akupunkturpunkten. Gleiches gilt für die aus der modernen Schmerztherapie bekannten Trigger-Punkte, für die Melzack eine 71%ige Übereinstimmung mit Akupunkturpunkten nachwies [12]. Es scheint, daß das Punktphänomen – den Chinesen seit über 2000 Jahren vertraut – in der westlichen Medizin erst jetzt in seiner diagnostischen und therapeutischen Tragweite erfaßt wird.

Nach Hansen und Schliack, die in ihrem Standardwerk die Arbeiten von Head und Mackenzie ausgewertet haben, sind Reaktionen und Phänomene, die „bei Erkrankung eines inneren Organs auf die Bedeckung ausstrahlen" – gemeint ist die Körperoberfläche – als **segmentale vegetativ-reflektorische Beziehungen** erklärbar [6]. Infolge der Einbeziehung des vegetativen Nervensystems breiten sich diese reflektorischen Phänomene weit über die algetischen Segmentzonen hinaus aus, oft die obere bzw. untere Extremität miterfassend. Bereits Head wies auf die häufige Segmentüberschreitung und insbesondere auch auf die Reflexwirkung zu Kopforganen hin.

Aus der modernen Triggerpunkt-Therapie ist bekannt, daß es weniger um eine Therapie in dem Reflexionsgebiet geht, das der Patient als den Ort seiner Schmerzen erlebt, als vielmehr um das Auffinden und Behandeln des punktförmigen Ortes der Auslö-

**Abb. 6-2** Headsche Maximalpunkte innerhalb der Segmente.

sung: des **Triggerpunktes.** Dieser liegt erfahrungsgemäß meist außerhalb bzw. in einiger Entfernung vom Schmerzgebiet. Für die Lokalisation von Triggerpunkten im Verhältnis zu den zugehörigen Reflexionszonen konnten geradezu Gesetzmäßigkeiten festgestellt werden, wie aus dem Standardwerk von Travell und Simons hervorgeht [19]. Auch in dieser Hinsicht schlägt sich eine Brücke zur Akupunktur; denn gesetzmäßige Zueinanderordnungen wie überhaupt das Phänomen des Fernpunktes sind ein entscheidendes Charakteristikum in der Akupunkturerfahrung.

Ebenso wie für die Ausbreitung von Triggerpunkten und Reflexionsarealen gilt auch für die Akupunktur-Punktketten (Meridiane) eine enge Anlehnung an die kinetischen Muskelfunktionsketten. Der Parallelverlauf und die wohl darauf zurückzuführende Wechselwirkung zwischen Muskelfunktionsketten und Meridianen wird im Bereich der Extremitäten vollends deutlich. Auch die segmentalen Innervationsbänder haben den gleichen Longitudinalverlauf. Solche Gleichrichtungen sind sicher von großer Bedeutung, denn von den Extremitäten aus ist die Akupunkturwirkung bekanntlich am stärksten: Hier halten sich die Meridiane in ihrem Verlauf zumeist an die Überlappungszonen der einzelnen Zervikalbzw. Lumbosakralsegmente. Überhaupt gilt für viele bedeutsame Akupunkturpunkte eine überdurchschnittliche **Rezeptorendichte,** so zum Beispiel im Areal des berühmten Punktes **Dickdarm 4** zwischen Daumen und Zeigefinger.

Andererseits haben Forschungen ergeben, daß die Rezeptorendichte nicht das entscheidende Merkmal der Punkte allgemein darstellt. Durch die erst in den letzten Jahren bekannt gewordene Morphologie und Histologie der Akupunkturpunkte ist das Augenmerk zusätzlich auf die **Bindegewebsstruktur** gerichtet worden: Nach Heine, Witten-Herdecke, stimmt die Lage der spezifischen Akupunkturpunkte überall dort, wo eine oberflächliche Faszie vorhanden ist, mit Perforationen überein, durch die feine Gefäß-Nerven-Bündel zur Oberfläche ziehen [7]. Dieses morphologische Merkmal

verleiht den Akupunkturpunkten den Charakter von Öffnungen – so wie es auch ihrer Bezeichnung im Chinesischen entspricht. Die zur Oberfläche ziehenden feinen Gefäß-Nerven-Bündel sind jeweils von einer weichen, polsterigen bindegewebigen Schicht umhüllt. Dies unterstreicht die Bedeutung der Matrix für das Reiz-Reaktions-System: Der Wiener Histologe Pischinger hat als erster in der Matrix ein Zelle-Milieu-System erkannt, das für die Ver- und Entsorgung einer jeden Organzelle bestimmend ist [16]. Dieses von Pischinger beschriebene „Grundsystem" enthält die miteinander vernetzten Strukturen der bindegewebigen Grundsubstanz, der feinsten Blut- und Lymphkapillaren sowie der feinsten Verästelungen des autonomen Nervensystems inmitten der Interzellularflüssigkeit.

Blechschmidt, Göttingen, stieß mit seinen embryonalen Studien auf die geradezu hierarchische Wertigkeit der ektodermalen Schicht: In der Embryonalphase lösen Formveränderungen der Oberflächenstruktur die jeweils fälligen Entwicklungsschritte aus [3].

Der Schwede Nordenström, Karolinska-Institut Stockholm, sieht in den Akupunkturpunkten Zugänge zu den von ihm entdeckten **Closed electrical circuits,** das sind bioelektrische, sich über lange Bahnen aufbauende Ströme innerhalb des Organismus [14].

Schließlich sei auf die besondere Form der Zellkommunikation hingewiesen, die sich – wie Popp u.a. beweisen konnten – über **Biophotonen** abspielt [17]. Laut diesen Forschungsergebnissen vermögen die einzelnen Körperzellen Photonen zu emittieren, zu modulieren und zu perzipieren. Diese Art der Kommunikation ist an anatomische Leitstrukturen – Blutgefäße, Nervenbahnen o.ä. – nicht gebunden.

Die aufgezählten Erkenntnisse neuester Forschung mögen zur Klärung der Frage beitragen, auf welche Weise in der Akupunktur so spezielle Reizvermittlungen und Wechselwirkungen auf mehreren Ebenen möglich sind.

Chapman, Seattle, einer der führenden Schmerzforscher weltweit, äußerte sich anläßlich eines internationalen Akupunktur-kongresses in Deutschland [4] dahingehend, daß er der Akupunktur eine breitgefächerte Gesamtwirkung zuschreibe: Diese lasse sich jedoch nicht so sehr an Einzelparametern ablesen, sondern betreffe weit mehr die allgemeine Anhebung der Lebensqualität – was ja auch als der entscheidende Faktor in der Psychoonkologie gilt. Nach Chapman ist bei solchen qualitativen Veränderungen die Hypophysen-Zwischenhirn-Nebennieren-Achse entscheidend beteiligt.

## 6.7 Akupunkturwirkungen

Folgende Akupunkturwirkungen können heute als erwiesen gelten:

▷ **Analgetische Wirkung:** Sie ist der wissenschaftlich am meisten erforschte und akzeptierte Effekt der Akupunktur. Die Methode bewährt sich insbesondere in der Therapie des myofaszialen Schmerzsyndroms, bei Migräne und Spannungskopfschmerz, Trigeminusneuralgie und atypischem Gesichtsschmerz, ferner bei pseudoradikulären Beschwerden am Bewegungsapparat.
▷ **Anästhesie-Wirkung:** Die mittels Nadelung an spezifischen Punkten – ggf. durch Elektrostimulation verstärkt – auslösbare Operationsanalgesie hat in den siebziger Jahren großes Aufsehen erregt. Wenngleich die in einem fernab gelegenen Operationsgebiet erzielbaren Anästhesien zahlreich dokumentiert und unbestritten sind, ist diese Möglichkeit dennoch aufgrund technischer Probleme, mangelnder Einarbeitung und einer etwa 15%igen Versagerquote verlassen worden.
▷ **Vegetative Wirkung:** Des weiteren sind vegetativ regulierende, harmonisierende, sedierende Wirkungen der Akupunktur nachgewiesen, wie überhaupt ein homöostatischer Effekt. Bei vielen Akupunkturerfolgen dürfte eine vegetative Umstimmung beteiligt sein.
▷ **Psychische Wirkung:** Auf ähnliche Weise nimmt die Akupunktur auf die Psyche

Einfluß, und zwar nicht nur im Sinne einer momentanen Sedierung, sondern weit mehr einer Regulation. So kommt es zuweilen zu psychischer Katharsis, befreiendem Schluchzen oder Weinen bzw. einer Öffnung der Patienten in der Weise, daß sie – für sie selbst überraschend – über ihre Probleme sprechen können.
▷ **Sympatholytische Wirkung:** Die durch Akupunktur über das autonome Nervensystem auslösbaren sympatholytischen Effekte können z. B. zur Verbesserung der Durchblutung führen. Kaada (Norwegen) konnte nachweisen, daß es nach peripherer Reizung an spezifischen Punkten mittels Elektrostimulation zu einer gesteigerten Durchblutung bis in die unteren Extremitäten kommt – bis zu den Zehen [9]. Das Verfahren ist in Norwegen an vielen Krankenhäusern erfolgreich erprobt.
▷ **Motorische Wirkung:** Ein Nachlassen von Muskelspannungen nach Akupunktur spezifischer Punkte konnte elektromyographisch belegt werden: Neben der Spasmolyse konnte Bergsmann, Wien, die Rückkehr zu harmonischen Rhythmen in den EMG-Amplituden der Muskelaktionen feststellen [2]. Auch im Falle von motorischen Paresen ließ sich selbst noch nach Jahren ein Rückgang erzielen (Naeser, USA [13]; Yamamoto, Japan [22]).
▷ **Wirkung auf das Immunsystem:** Eine signifikante Abnahme von IgE, ebenso wie der eosinophilen Leukozyten, konnte nachgewiesen werden. Klinisch läßt sich häufig nach gezielter Akupunktur ein sofortiges Abschwellen entfernt gelegener Lymphstaubezirke beobachten: Dies ist Ausdruck einer spontanen Regulationsumstimmung im Lymphfluß, insbesondere an den Lymphkapillaren.
▷ **Endokrine Wirkung:** Die hormonelle Wirkung der Akupunktur ist durch eine Anzahl Studien bewiesen, u. a. von I. Gerhard, Heidelberg [5]. So lassen sich die Gestagen-positive Oligo- und Amenorrhö in einer der Antiöstrogen- und Gonatropinwirkung gleichwertigen Weise günstig beeinflussen.

## 6.8 Besondere Grundbegriffe der traditionellen chinesischen Medizin und der Akupunkturlehre

Es wird der Akupunktur oft vorgeworfen, sie beziehe sich auf ein mystisch-okkultes Gedankengut, das wissenschaftlich nicht ernstzunehmen, ja dem modernen Mediziner nicht zumutbar sei. In der Tat sind die tradierten Regeln in einer bildhaften Sprache gehalten, die dem westlichen Arzt befremdlich sein mag. Wer sich aber in Symbole und deren Aussagekraft vertieft, wird entdecken, daß diese Bilder bei psychischen bzw. psychosomatischen Bezügen weit beredter und treffender sind, als kausal-logische Begriffe es je sein können.

Faszinierend ist an der Akupunktur, daß sie trotz ihres philosophischen Bezuges eine praktische Methode bleibt. Dennoch kann es nicht ausbleiben, daß sie den Arzt zu einem besonderen Menschenverständnis hinführt, in dem Somatisches und Psychisches zur Einheit werden; denn aufgrund des Analogieverständnisses der Akupunkturlehre bildet das eine den Schlüssel für das andere. Das Wissen um solche unmittelbaren psychosomatischen bzw. somatopsychischen Wechselbezüge, die darüber hinaus den weiten Bogen von Natur und Kosmos einbeziehen, dürfte außer der traditionellen chinesischen Medizin und Akupunktur wohl kaum eine andere medizinische Methode auszeichnen.

### 6.8.1 Das Phänomen der Polarität

Die Akupunktur wie die TCM berücksichtigen in Diagnostik und Therapie ein Phänomen, dessen Tragweite in der westlichen Medizin kaum beachtet wird, nämlich die Polarität – umschrieben mit dem Begriffspaar **Yin/Yang.** Gemäß der der tradierten chinesischen Lehre zugrundeliegenden Weltauffassung des Taoismus stellt das Zusammenwirken dieser beiden antagonistischen Kräfte ein kosmisches Grundprinzip dar; aus ihm werden die mannigfaltigen Fließbewegungen gegenseitigen Bedingens und Bewirkens, ja die Dynamik des Kosmos

selbst erklärt. Die sich aus den überall vorhandenen Polarisierungen ergebenden Spannungen und Wechselwirkungen sind die Auslöser energetischer Prozesse.

Polarität ist der westlichen Naturwissenschaft von der Elektrizität und vom Magnetismus her geläufig. Antagonistische und zugleich synergistische kontrapolare Kräfte kennt die Medizin in Sympathikus und Parasympathikus, in Assimilation und Dissimilation, in Flexoren und Extensoren der Muskulatur. Auch die im unablässigen Phasenwechsel ablaufenden Funktionen wie Systole und Diastole, Inspirium und Exspirium veranschaulichen das laufende Zusammenwirken konträrer Impulse: Das Wesen aller rhythmischen Prozesse besteht eben darin, daß ihre alternativen Phasen gegenpolare Wertigkeit aufweisen.

Die Akupunkturlehre nun geht hier noch weiter und ordnet selbst die einzelnen Körperbereiche und Organe jeweils dem Yin bzw. Yang zu. Dies ist allerdings immer als **Relation von Yin zu Yang** zu verstehen, je nachdem welche antagonistischen Bereiche gerade zur Gegenüberstellung gelangen: Im Verhältnis zum Kopf hat der Rumpf die Wertigkeit „Yin", zu den Füßen jedoch die Wertigkeit „Yang". Bei einer jeden Gegenüberstellung geht es prinzipiell um das Funktionelle: um das Aufeinander-Angewiesensein und den Synergismus der als einander ergänzend zu verstehenden Funktionen.

Nach traditionellem chinesischem Verständnis ist der Mensch selbst zwischen die polaren Kräfte Yin und Yang gestellt in dem Sinne, daß Yin der Erde und den materiell-irdischen Kräften, Yang dem Geist und den bewußtseinsmäßigen Kräften zugeschrieben werden. Der Mensch ist somit in ein Spannungsfeld zwischen „Oben" und „Unten" gestellt. Solche theoretisch und philosophisch erscheinenden Erwägungen haben durchaus praktische Konsequenzen für die Therapie: Patienten, die zu sehr kopflastig, vergeistigt oder realitätsfern leben, bedürfen der „Erdung" mittels Yin-bezogener Punkte und Meridiane, während umgekehrt extrem materiebezogene, ihren Lebenssinn verdrängende Patienten eine Aktivierung zum Yang, zum Geistigen, hin benötigen – was freilich durch Punktestechen allein nicht möglich ist. Das Phänomen der Polarität wird somit zum Garant für die Abgestimmtheit im Verbund lebendiger Funktionen sowohl somatischer als auch psychischer Natur. Immer also geht es darum, den Menschen in die „Mitte seines Wesens" zu bringen, die allerdings nicht statisch ist, sondern weit mehr dynamischen Ausgleichsbewegungen entspricht.

Das Spiel um die Mitte und den Ausgleich vollzieht sich primär im Räumlichen: in den Polaritäten oben/unten, rechts/links, vorn/hinten und innen/außen. Hier geht die Akupunktur wiederum ganz pragmatisch vor, indem sie zum einen fast alle Therapien über symmetrische Punkte vornimmt und damit immer den Seitenausgleich im Auge hat. Zum anderen spiegelt sich die Vorn-Hinten-Polarität im Segment mit dessen dorsaler und ventraler Ausbreitung; auch die moderne Schmerztherapie weist neuerdings auf die oft notwendige Behandlung in beiden Bereichen eines Segments hin. Besonders erstaunlich ist für den westlichen Arzt die Wirksamkeit von Fuß- und Zehenpunkten auf Kopfbeschwerden wie Migräne, Gesichtsschmerz u. ä.; sie ergeben sich aus der Oben-Unten-Polarität und sind aus den Verläufen solcher Meridiane abzuleiten, die sich vom Kopf bis hin zu den Zehen erstrecken. Der Ausgleich wird hier also innerhalb eines Longitudinalsystems vollzogen. Nicht zuletzt spielt auch die Außen-Innen-Polarität eine Rolle: Sie tritt uns generell bei den reflektorischen Wechselwirkungen entgegen, wie sie Head als kutiviszerale und viszerokutane Reflexe durchschaut hat. Aber auch die Beziehung von Schleimhaut-Punkten (also „Innen"-Punkten) zur gesamten Hautoberfläche („Außen") ist inzwischen bekannt geworden durch die Akupunkturpunkte von Mund- und Vaginalschleimhaut.

## 6.8.2 Die Akupunkturpunkte

Spezifische Punkte innerhalb der Haut sind ein Faktum: Ihr Vorhandensein am menschlichen – und auch tierischen – Organismus und ihre spezifischen Merkmale sind in den letzten Jahrzehnten auf dem Wege naturwissenschaftlicher Forschungen erklärt und nachgewiesen worden.

Die klassischen Akupunkturpunkte der traditionellen chinesischen Medizin sind topographisch definiert, d.h., sie sind keineswegs individualspezifisch, sondern lassen sich bei allen Menschen an etwa gleicher Stelle auffinden.

Die spezifischen Punkte – seien sie am Körper oder einem der Mikrosysteme wie z.B. der Ohrmuschel gelegen – sind eindeutig von ihrer Umgebung abgrenzbar aufgrund folgender **Charakteristika:**

▷ verminderter elektrischer Hautwiderstand; infolgedessen erhöhte elektrische Leitfähigkeit;
▷ vermehrte Wärmeabstrahlung, wie es sich mittels Bolometermessungen nachweisen läßt;
▷ gesteigerte Sensibilität und Druckempfindlichkeit; Kellner, Wien, konnte an 11 000 histologischen Schnitten für viele Punkte eine vermehrte Rezeptorendichte nachweisen [10];
▷ Neigung zu erhöhtem Bindegewebsturgor bzw. erhöhtem Muskeltonus;
▷ anatomisch-morphologische Besonderheit – Lage der Akupunkturpunkte an Perforationsstellen der oberflächlichen Hautfaszie (Heine [7]). Dies erklärt die praktische Akupunkturerfahrung, daß die feinen Nadeln bei präziser Lokalisation oft sehr leicht in das Gewebe hineingleiten, gleichsam wie in präformierte Kanäle.

## 6.8.3 Die Meridiane

Die kettenartige Aufreihung der Akupunkturpunkte hat von Anfang an zu einer Systematisierung geführt; in inkorrekter Übersetzung steht für diese Leitbahnen im Westen der Begriff **Meridiane.** Im Gegensatz zu den Akupunkturpunkten haben diese Meridiane keine morphologischen oder elektrischen Merkmale. Statt dessen stellen sie funktionelle Ordnungsgrößen dar, die jeweils durch eine Wechselwirkung zu einem spezifischen inneren Organ gekennzeichnet sind. Nicht alle Punkte eines Meridians stehen mit dem namengebenden Organ in unmittelbarer Wechselbeziehung, sondern hauptsächlich die peripheren und terminalen Punkte.

Laut der chinesischen Modellvorstellung bilden die Meridiane die Leitbahnen („Kanäle") für die bereits erwähnte Vitalkraft **Qi.** Dieses Qi – so die Akupunkturlehre – durchströmt binnen 24 Stunden die 12 Hauptmeridiane in einer bestimmten Reihenfolge, so daß die Meridiane selbst wie auch ihre räumliche und zeitliche Sequenz vorgegeben sind. Auf diese Weise erfährt jeder der 12 Hauptmeridiane eine zweistündige eigene Zeit, die sog. **Maximalzeit,** in der der Organismus seine restaurativen Kräfte diesem speziellen Bereich zukommen läßt. Die sich aus diesem Zirkadianrhythmus ergebende **chinesische Organuhr** (Abb. 6-3) weist einige auch dem westlichen Arzt vertraute zeitliche Schwerpunkte auf, so die Maximalzeit der Gallenblase nach Mitternacht, wo erfahrungsgemäß am häufigsten Gallenkoliken auftreten; oder aber die typische Zeit der Pankreasschwäche und der Hypoglykämie in den späten Vormittagsstunden.

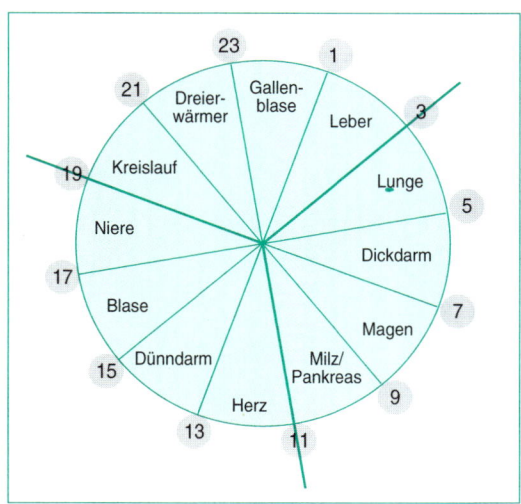

**Abb. 6-3** Die chinesische Organuhr.

Diese zeitliche Zuordnung optimiert nach traditioneller chinesischer Erfahrung auch die Therapiechancen. Wo es sich als schwierig oder unmöglich erweist, eine bestimmte Stunde therapeutisch zu nutzen, kann statt dessen auch die kontrapolare Zeit, also um 12 Stunden verschoben, gewählt werden. Daß diese Möglichkeit der Optimierung wenig genutzt wird, mag daran liegen, daß gute Erfolge auch zu anderen Zeiten zu erzielen sind.

Die 12 Hauptmeridiane sind jeweils symmetrisch angelegt, d.h., sie sind bilateral vorhanden.

Die Meridiane sind entweder dem Prinzip Yin oder dem Prinzip Yang zugeordnet, je nach ihrem namengebenden Organ: Die parenchymalen sog. **Speicherorgane** Niere, Leber, Herz, Milz und Lunge besitzen Yin-Qualität; den **Hohlorganen** Blase, Gallenblase, Dünndarm, Magen und Dickdarm wird Yang-Qualität zugesprochen. Es kommen zwei weitere, nicht organbezogene sondern eher funktionell zu verstehende Hauptmeridiane hinzu: der mit dem Endokrinium in Verbindung stehende sog. **Dreierwärmer**-Meridian (Yang) und der **Kreislauf**-Meridian (Yin).

Außer den beidseits vorhandenen 12 Hauptmeridianen verlaufen zwei Meridiane auf der Mittellinie: auf dem Rücken das sog. **Lenker-Gefäß**, dem Yang zugeordnet, auf der Ventralseite das sog. **Konzeptions-Gefäß**, dem Yin zugesprochen (Abb. 6-4 a, b).

Eine optimale Regulation der Meridiane ist über die Zustimmungs- und Alarmpunkte möglich (**Shu-Mo-Methode;** Abb. 6-5): Die **Zustimmungspunkte** sind spezielle paravertebrale Rückenpunkte, etagenweise auf dem Blasen-Meridian gelegen und je einem der 12 Meridiane zugeordnet („zugestimmt"); von ihnen aus können die einzelnen Meridiane insbesondere bei chronischen Funktionsstörungen gestärkt werden. Die **Alarmpunkte** sind auf der Ventralseite des Rumpfes verteilt und melden sich, zuweilen signalartig, im Falle einer akuten Irritation des mit ihnen korrespondierenden Meridians, meist in Form von Drucksensibilität oder sogar Spontanschmerz. Der gleichzeitige Einsatz des dorsalen paravertebralen Zustimmungspunktes und des auf denselben Meridian bezogenen ventralen Alarmpunktes bedeutet eine äußerst wirksame Segmenttherapie.

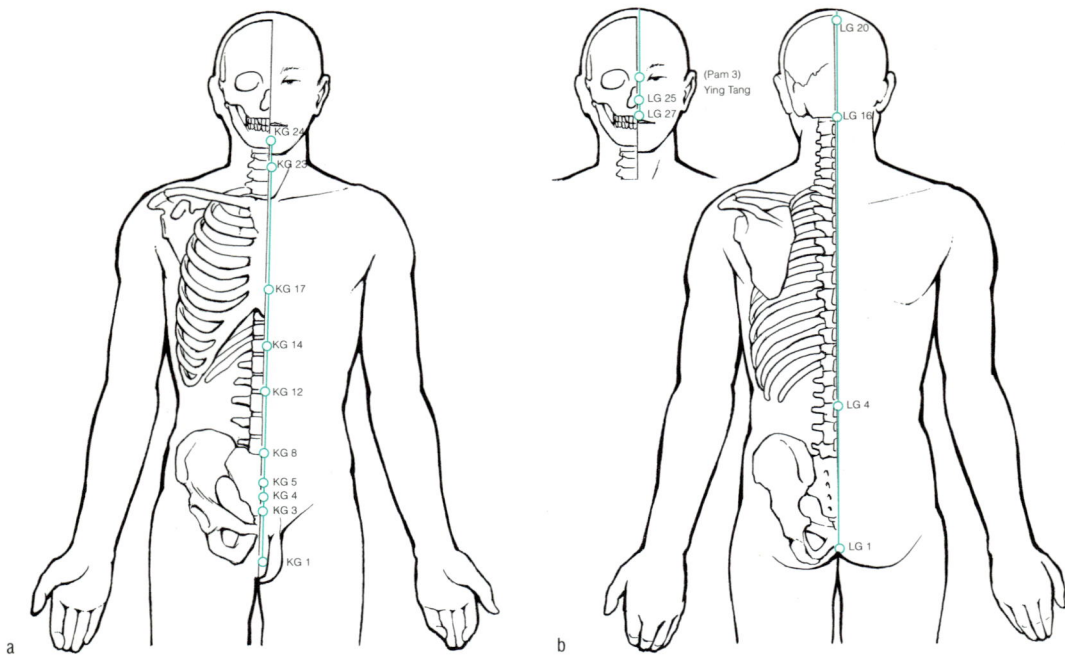

**Abb. 6-4** Die Mittellinien-Meridiane. **a:** Konzeptionsgefäß (KG); **b:** Lenkergefäß (LG)

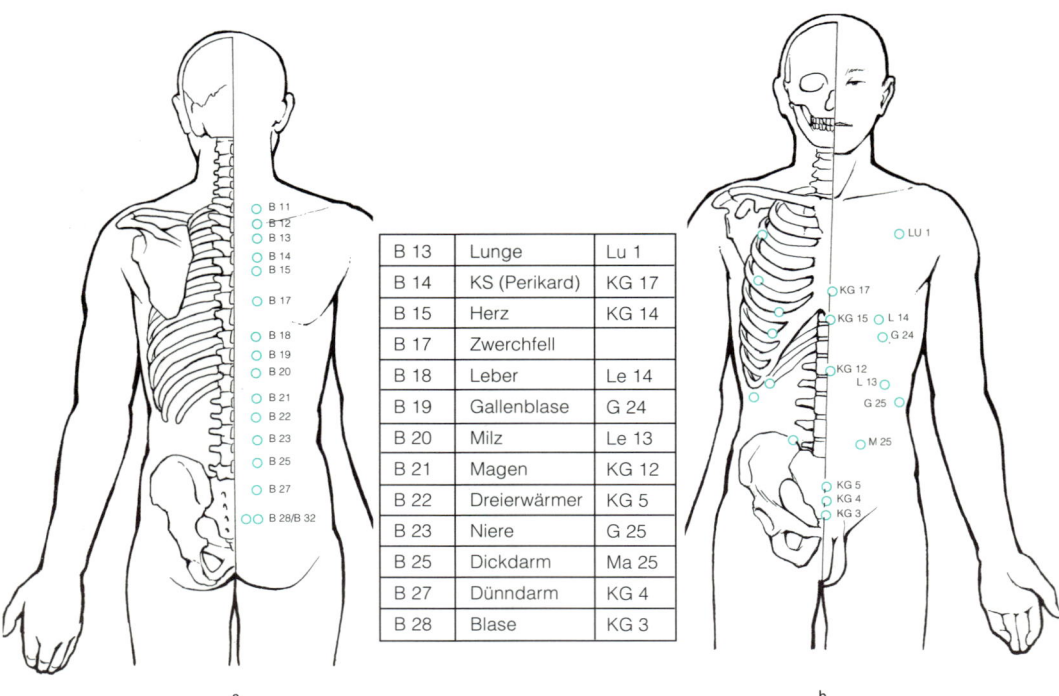

| B 13 | Lunge | Lu 1 |
|------|-------|------|
| B 14 | KS (Perikard) | KG 17 |
| B 15 | Herz | KG 14 |
| B 17 | Zwerchfell | |
| B 18 | Leber | Le 14 |
| B 19 | Gallenblase | G 24 |
| B 20 | Milz | Le 13 |
| B 21 | Magen | KG 12 |
| B 22 | Dreierwärmer | KG 5 |
| B 23 | Niere | G 25 |
| B 25 | Dickdarm | Ma 25 |
| B 27 | Dünndarm | KG 4 |
| B 28 | Blase | KG 3 |

**Abb. 6-5** Die Zustimmungs-(Shu-) und die Alarm-(Mo-)Punkte. Die paravertebral gelegenen Zustimmungspunkte **(a)** liegen auf dem inneren Ast des Blasenmeridians. Die ventral gelegenen Alarmpunkte **(b)** liegen meist nicht auf dem eigenen Meridian (Ausnahme Lunge). (Nach Gleditsch: Reflexzonen und Somatotopien, WBV, Schorndorf 1983)

### 6.8.4 Qi und De Qi

Für die Fließrichtung des Qi innerhalb des Systems der 12 Hauptmeridiane gilt, daß das Yang von Kopf und Händen hinabströmt, während das Yin von Zehen bzw. Thorax aufsteigt. Als Anschauungsbild ist der Mensch mit nach oben erhobenen Armen vorzustellen: Die Yin-Meridiane ziehen entweder vom oberen Thoraxbereich hinauf in die Fingerspitzen, oder aber an den Zehenspitzen beginnend hinauf zum oberen Thorax; die Yang-Meridiane laufen von den Fingerspitzen abwärts zum Kopf und zum Gesicht oder aber vom Kopf bzw. Gesicht hinunter zu den Zehenspitzen.

Nach dem Gesetz der Polarität müssen jeweils ein bestimmter Yin- und ein bestimmter Yang-Meridian aufeinander bezogen sein. Dies ergibt sich aus ihrem Synergismus, der bereits an der Topographie abzulesen ist: Polar zusammengehörige, sog. **gekoppelte** Meridiane stehen einander jeweils auf derselben Extremität gegenüber, indem der Yang-Partner auf der Außenseite als der Streckseite verläuft, der Yin-Partner auf der Innenseite als der Beugeseite. So gehen gekoppelte Meridiane im peripheren Bereich gleichsam ineinander über, indem ihre End- bzw. Anfangspunkte an den Finger- bzw. Zehennägeln benachbart gelegen sind.

Patient und Arzt können häufig erleben, wie sich innerhalb des Meridianverlaufs eine für die Akupunktur spezifische Sensation fortleitet: das sog. **De Qi** oder **propagated sensation along the meridian** (PSM). Dieses De Qi wird vom Patienten als ein Wärme- oder Taubheitsgefühl, als ein Kribbeln oder als ein feiner elektrischer Schlag erlebt. Immer aber erfolgt die Ausbreitung longitudinal, sich an den Meridianverlauf haltend. In der traditionellen Akupunkturlehre gilt es geradezu als Voraussetzung einer erfolgreichen Behandlung, ein solches De Qi auszulösen. Die dem erfahrenen Akupunkteur geläufige feine Nadelmanipulation – durch eine Minirotation oder aber durch ein Vibrieren o. ä. – vermag das De Qi zu verstärken oder überhaupt in Gang zu bringen. Zuweilen erlebt der Patient spontane Reaktionen an Körperbereichen, die weit über den behandelten Meridian hinausreichen.

Der freie und gleichmäßige Qi-Fluß in den Meridianen gilt nach traditioneller Lehre als Voraussetzung für die Gesundheit und somit auch als Behandlungsziel im Krankheitsfall. Im Falle einer lokalen Störung, z. B. eines schmerzhaften bzw. bewegungseingeschränkten Gelenks, wird die Frage nach dem am dichtesten vorbeiziehenden Meridian gestellt: Dieser Meridian bestimmt das Therapiekonzept, wobei möglicherweise zuerst Fernpunkte desselben zum Einsatz kommen.

Da die Therapie zumeist symmetrisch, also bilateral erfolgt, sind die kontralateralen Punkte bereits als Fernpunkte anzusehen.

### 6.8.5 Die drei Qi-Umläufe

Der Qi-Fluß beginnt nach klassischer Vorstellung am Thorax mit einem Yin-Meridian der oberen Extremität, an den sich dessen direkt gekoppelter Yang-Partner anschließt. Dieser endet am Kopf bzw. Gesicht und es schließt sich ihm ein zweiter Yang-Meridian von extrem langem Verlauf an, nämlich vom Kopf bis hinunter zum Fuß. Mit dem ihm folgenden gekoppelten Yin-Partner, der wieder zum Thorax zurückzieht, vollendet sich ein schleifenförmiger **Umlauf.** Für den Gesamtkreislauf des Qi, der 12 Meridiane erfaßt, ergibt sich somit das Bild von drei nacheinandergeschalteten Umläufen zu je vier Meridianen (Abb. 6-6).

Es darf nicht verwirren, daß sich innerhalb der einzelnen Umläufe, bestehend aus vier Meridianen, verschiedene Zweiergruppierungen aufstellen lassen: zum einen die schon erwähnten Yin-Yang-Meridiankopplungen (im Sinne des Nebeneinander jeweils an derselben Extremität, also „horizontal"), zum anderen aber je ein Yang-Yang-Paar und ein Yin-Yin-Paar als zwei Vertikalachsen.

Die drei Qi-Umläufe zu je vier Meridianen sind durch ihre unterschiedliche Phänomenologie differenzierbar, die aus dem jeweils enthaltenen überlangen Yang-Meridian folgt: Der eine Umlauf ist **dorsal**

Meridian-Anschlüsse:

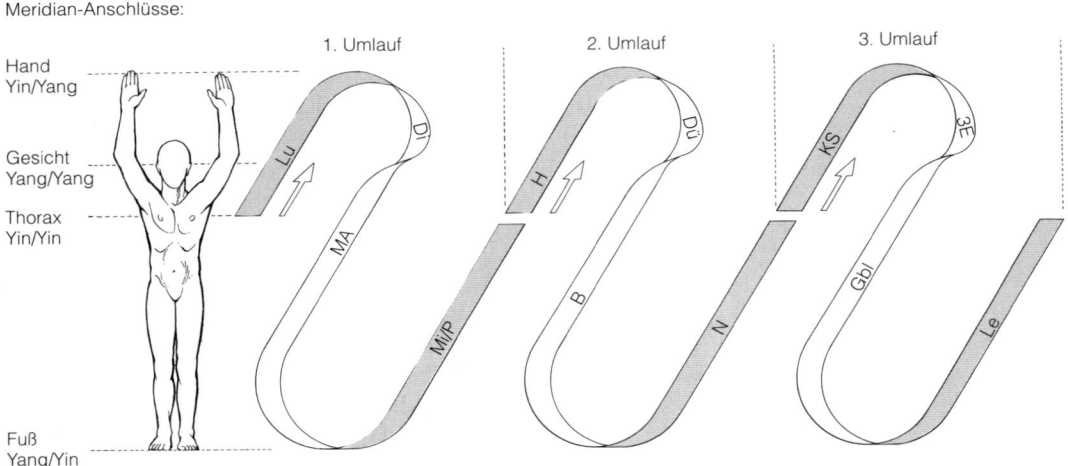

**Abb. 6-6** Übersicht über die drei Umläufe, bestehend aus jeweils vier aufeinanderfolgenden Meridianen, wobei die Yang-Meridiane (hell) von oben nach unten und die Yin-Meridiane (dunkel) von unten nach oben verlaufen. Die Umläufe beginnen und enden jeweils im Thorakalbereich.

geprägt (Blasen-Meridian), der zweite **lateral** (Gallenblasen-Meridian) und der dritte **ventral** (Magen-Meridian).

## 6.8.6 Fernpunkte

Ein sehr wichtiges Konzept der Akupunktur, das zunehmend auch auf die Segment- und Triggerpunkt-Therapie übertragen wird, liegt in dem Einsatz von Fernpunkten.

Die Akupunktur-Fernwirkungen von weitab gelegenen spezifischen Punkten aus lassen sich aus der Polarität bzw. dem Gefälle zwischen Anfangs- und Endbereichen der Meridiane ableiten. Von besonderer Bedeutung sind die drei extrem langen **Yang-Meridiane.** Diese drei überlangen Meridiane, die jeweils vom Kopf bis zum Fuß reichen, besitzen freilich keine Punkte auf der oberen Extremität, doch bilden sie, wie erwähnt, mit demjenigen Yang-Meridian eine gemeinsame **vertikale Yang-Yang-Achse,** der vom gleichen Strahl ausgeht (Abb. 6-7). Dieser ergänzende Yang-Meridian der oberen Extremität geht jeweils im zeitlichen Umlauf – und damit im energetischen Gefälle – unmittelbar voran.

Indem sich die drei Yang-Yang-Vertikalachsen topographisch so unterschiedlich orientieren, erlauben sie die differenzierte

**Therapie** von Schmerzzuständen, beispielsweise von **Kephalgien:**

▷ Kopfschmerzen, die von der Halswirbelsäule herrühren oder überhaupt von dorsal aufsteigen, sind am ehesten über Fernpunkte der Dorsalachse therapierbar, sei es von der Hand oder vom Fuß aus (Dünndarm- bzw. Blasen-Meridian).

▷ Hingegen lassen sich Kephalgien, die einseitig auftreten bzw. den seitlichen Schädel betreffen, wie Hemikranie und Migräne, am besten von der Lateralachse aus behandeln (Fernpunkte an Dreierwärmer- bzw. Gallenblasen-Meridian).

▷ Schließlich lassen sich Gesichtsschmerzen – atypischer Gesichtsschmerz, Trigeminusneuralgie – am ehesten über die Ventralachse beeinflussen (Dickdarm- bzw. Magen-Meridian).

Wenngleich es auch oft zu Überschneidungen kommt, so bewährt sich doch eine solche vereinfachte rasterartige Einteilung und ist hilfreich zur Auffindung von Fernpunkten in einer über das Lokale und Regionale hinausgehenden Therapie.

Fernpunkte haben den Vorzug, daß sie auch im Falle akuter Entzündungen mit Schwellung und starkem Lokalschmerz unbehelligt eingesetzt werden können; ebenso

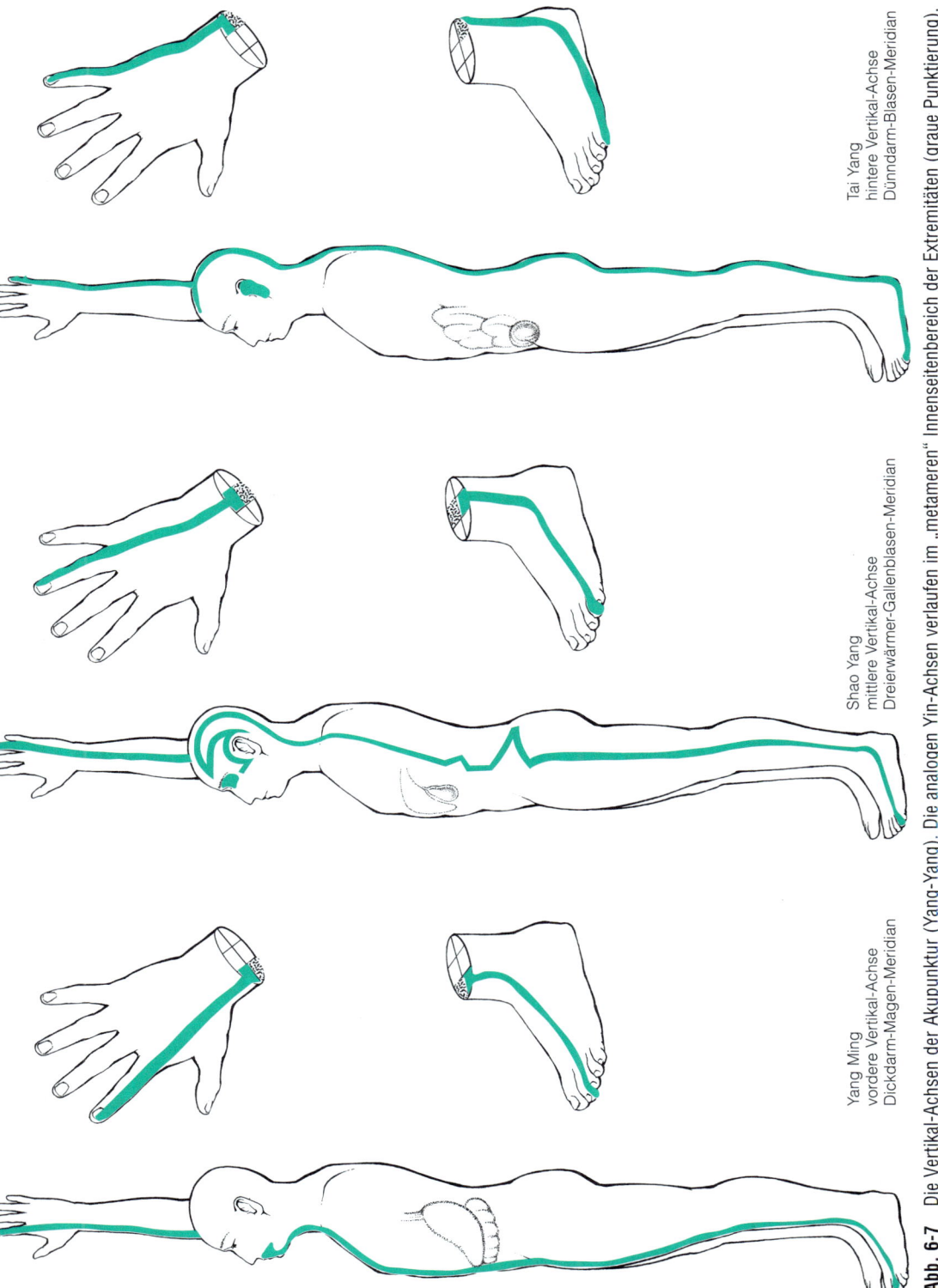

Tai Yang
hintere Vertikal-Achse
Dünndarm-Blasen-Meridian

Shao Yang
mittlere Vertikal-Achse
Dreierwärmer-Gallenblasen-Meridian

Yang Ming
vordere Vertikal-Achse
Dickdarm-Magen-Meridian

**Abb. 6-7** Die Vertikal-Achsen der Akupunktur (Yang-Yang). Die analogen Yin-Achsen verlaufen im „metameren" Innenseitenbereich der Extremitäten (graue Punktierung).

falls ein Gips- oder anderer Verband den Zugang zum eigentlichen Krankheitsort behindert.

Auf die in Kap. 6.10 beschriebenen Mikrosysteme ist das Fernpunktprinzip ebenfalls anwendbar: Auch sie entfalten ihre Wirksamkeit über weite Entfernungen hinweg.

### 6.8.7 Akupunktur-Diagnostik

Die traditionellen chinesischen Ärzte mußten für ihre Diagnosefindung ohne alle apparativen Hilfsmittel auskommen; auf diese Weise entwickelten sie einen besonderen diagnostischen Blick und Untersuchungsverfahren von hoher Kunstfertigkeit. So wird bei der chinesischen Puls-Tastung der Radialispuls von drei Fingern und in zwei verschiedenen Tiefen gefühlt, und zwar beidseitig, um 12 Qualitäten und damit eine Aussage über die 12 Hauptmeridiane zu erhalten. Bei der Zungendiagnostik werden aus der Zungenkonsistenz und -farbe sowie aus Art und Farbe des Zungenbelags diagnostische Rückschlüsse gezogen.

Nach traditioneller Lehre gilt es, sich mittels **Sehen, Fragen, Fühlen** und **Riechen** ein Urteil über die Krankheit zu bilden. Beim Sehen geht es nicht nur um die Inspektion, sondern auch um das Erfassen der größeren Zusammenhänge, in die der Patient gestellt ist – soziale, psychische, klimatische Faktoren und dergleichen. Beim Fragen wird nicht nur die Anamnese aufgenommen, sondern auch die subjektive Befindlichkeit des Patienten zu erfassen gesucht. Beim Fühlen geht es um das Ertasten von Punkten bzw. Punktketten, die die Störung eines speziellen Systems anzeigen. Beim Riechen soll zum einen der besondere Geruch, z.B. ein Foetor ex ore, wahrgenommen werden, aber auch das Wittern und Ahnen mag gemeint sein als die intuitive Fähigkeit des Arztes.

Als ein besonderes Diagnoseschema gilt **Ba Gang:** Es betrifft die aus vier Gegensatzpaaren ablesbare Tendenz einer Krankheit, ob sie nämlich eher nach „oberflächlich" oder nach „tief" tendiert, nach „Yin" oder „Yang", „Fülle" oder „Leere", „warm" oder „kalt". Solche Polarisierungstendenzen bereits in ihren Frühstadien zu erfassen, entspricht dem chinesischen Verständnis von Gesundheit und Krankheit.

Auch in der westlichen Medizin gibt es Vierer-Differenzierungen, die dem traditionellen Ba Gang nicht unähnlich sind; so die Gliederung in vier **Grund-Dimensionen der Sinnesmannigfaltigkeit,** wie sie Hensel im Lehrbuch der Physiologie trifft: Die Sinnesfunktionen sind – weil kausal nicht ableitbar – originär. Ihre Kriterien sind phänomenologischer Art und beziehen sich letztlich auf **Lokalität, Zeitlichkeit, Quantität (Intensität)** sowie **Qualität.**

▷ Die erste Frage des chinesischen Ba Gang – **oberflächlich oder tief?** – bezieht sich ebenfalls auf die Lokalität, nämlich den Sitz der Krankheit bzw. deren Tendenz, nach außen zu drängen oder sich in die Tiefe auszubreiten. Als „außen" gelten die oberflächlichen Schichten, vor allem Muskulatur und Bewegungsapparat; als „innen" die inneren Erkrankungen samt deren psychischen Komponenten.

▷ Die Differenzierung **Yang oder Yin?** wird meist als Oberbegriff gewertet: Hier geht es um das Grundsätzliche der Krankheit in Richtung dieser beiden Urtendenzen. Sicherlich spielt bei dieser Differenzierung das Zeitlich-Situative eine maßgebliche Rolle. Entsprechend der Lebenssituation können Soma wie auch Psyche die Krankheit eher yang-haft aktiv ausreagieren, oder aber eher yin-haft zu einem inneren Prozeß werden lassen.

▷ Die Kriterien **Fülle/Leere** beziehen sich vordergründig auf das Qi, inwieweit es im Zusammenhang mit der vorliegenden Krankheit eher Symptome des Überschusses oder der Spärlichkeit und Schwäche aufweist. Das Merkmal von Fülle bzw. Leere mag den ganzen Organismus betreffen oder nur einzelne Bereiche, Meridiane bzw. Funktionskreise. Hier gilt es, den energetischen Ausgleich zu schaffen. Wenn auch Qi physikalisch nicht definierbar ist, so ist doch das Quantitative, die Intensität, in dieser dritten Beurteilung offensichtlich.

▷ Bei der Feststellung der Tendenz **Hitze oder Kälte** geht es hingegen eher um Qualitatives; zum einen um die Differenzierung zwischen akuten Phasen mit Rubor, Calor, Dolor im Vergleich zu chronischen, eher degenerativen Prozessen. In der Tradition scheint aber auch die phänomenologische Zuordnung des „Als ob" einbezogen: „Kälte" zum Beispiel im Sinne der Frigidität als Zeichen mangelhafter Belebung einer speziellen Funktion; oder „Hitze" im Sinne der Hyperfunktion und Übersteigerung, auch im Psychischen.

## 6.8.8 Die fünf Funktionskreise

Unter den erwähnten Yin-Yang-Meridiankopplungen gilt für diejenigen fünf Meridianpaare, die einen Organbezug aufweisen – nämlich für Niere/Blase, Leber/Gallenblase, Herz/Dünndarm, Milz (Pankreas)/Magen, Lunge/Dickdarm – eine Besonderheit. Diese fünf Paare bilden fünf funktionelle Verbundsysteme des Organismus, in der Überlieferung als **fünf Elemente** oder **Wandlungsphasen** bezeichnet (Abb. 6-8). Sie sind nach modernem Verständnis als fünf **Funktionskreise** bzw. **Regelkreise** aufzufassen, denn sie stellen umfassende und doch sehr spezielle Regulationssysteme dar mit kybernetisch interpretierbaren Merkmalen. Innerhalb dieser Regelkreise kommen die Ausgleichs- und Auffangmechanismen des Organismus für die Erhaltung des Fließgleichgewichts zum Tragen.

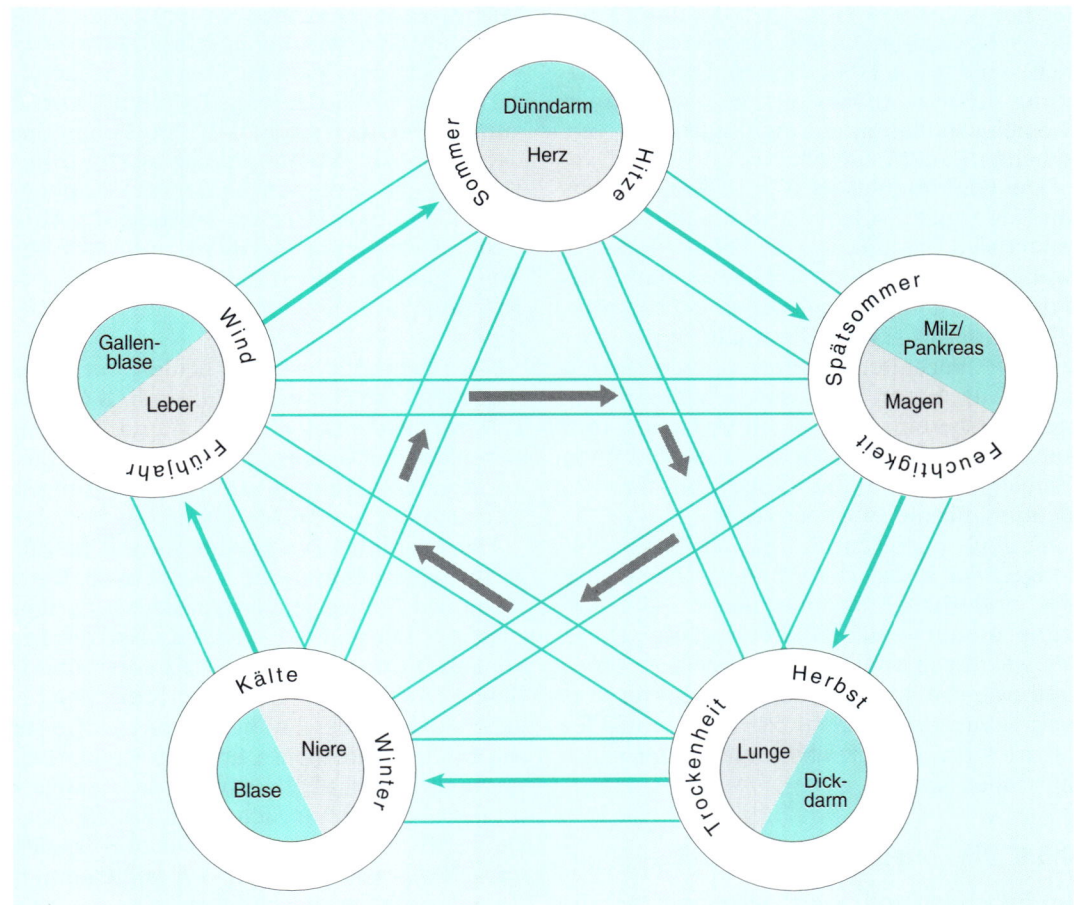

**Abb. 6-8** Die fünf Elemente bzw. Wandlungsphasen der Akupunktur in ihrer gegenseitigen Wechselwirkung und im zeitlichen Rhythmus. Die Yin-Meridiane sind dunkel unterlegt.

Der Verlauf der jeweiligen gekoppelten Meridiane erklärt oft schon, warum – außer dem namengebenden Yin- und Yang-Organ – bestimmte weitere Körperbereiche dem betreffenden Funktionskreis zuzuordnen sind. Manche Körperteile sind dabei auf mehrere Funktionskreise aufgeteilt, z. B. die Schulter, die vorn vom Dickdarm-, seitlich vom Dreierwärmer- und auf der Rückseite vom Dünndarm-Meridian überquert wird. Außer den durch den Meridianverlauf begründeten Zuordnungen sind weitere Organbezüge über die Zahn-Kiefer-Wechselbeziehungen nach Voll ermittelt worden [21]. Von besonderer Bedeutung ist die schon in der klassischen Fünf-Elementen-Lehre vollzogene Zuordnung der einzelnen Sinnesorgane sowie von fünf spezifischen Gewebsschichten (Knochen–Skelett, Muskel–Sehnen, Blut–Gefäße, Interstitium–Bindegewebe sowie Haut–Haare). Diese Zuordnung leitet sich jeweils aus auffälligen Gemeinsamkeiten, aus Analogien, der versehenen Funktionen ab.

Die Funktion des jeweiligen Sinnesorgans und der spezifischen Gewebsschicht charakterisiert die funktionelle Thematik des jeweiligen Regelkreises und kann damit als Funktionsschlüssel gelten: eine Thematik, die sich bis in psychische Analogien, in spezifische Verhaltensmuster weiterverfolgen läßt. Aus diesen grundsätzlichen funktionellen Übereinstimmungen zwischen fünf spezifischen somatischen und psychischen Bereichen gewinnt die Akupunktur ihre Bedeutung für die Psychosomatik.

Freilich bedürfen die bildhaften Vorstellungen der klassischen chinesischen Lehre der modernen Interpretation und Übersetzung in nachvollziehbare Begriffe. Diese Vorstellungen sind aber von größtem Wert; und es ginge am Kern der Akupunktur vorbei, wollte man das Konzept der Fünf Elemente als antiquiert abstempeln oder gänzlich fallen lassen.

## 6.8.9 Die einzelnen Funktionskreise

Im folgenden sollen die einzelnen Meridiane und Punkte nicht – wie sonst üblich – einzeln dargestellt, sondern gleich im Zu-

sammenhang mit den gemeinschaftlichen funktionellen Bezügen und Verknüpfungen beschrieben werden.

Grundlage dieser funktionellen Verbundsysteme sind, wie ausgeführt, die fünf aus den organbezogenen Meridianen gebildeten **Yin-Yang-Kopplungen.** Dem Herz-Dünndarm-Funktionskreis wird zusätzlich die sechste, nicht-organbezogene Meridiankopplung zugeordnet: Kreislauf-Dreierwärmer. Somit sind alle 12 Haupt-Meridiane in ihren paarweisen Verknüpfungen in den fünf Regelkreisen ausgedrückt.

### Nieren-Blasen-Funktionskreis

Der **Blasen-Meridian** ist durch seinen sehr langen Verlauf – von Kopf bis Fuß – gekennzeichnet: Am inneren Orbitalrand beginnend, über den Schädel und paravertebral über den ganzen Rücken ziehend, verläuft er an der unteren Extremität dorsal zum kleinen Zeh (Abb. 6-9). Am Rumpf finden sich die Zustimmungspunkte (Shu-Punkte), die jeweils einen der 12 Hauptmeridiane zu beeinflussen vermögen (Abb. 6-5a). Der **Nieren-Meridian** zieht von der Fußsohle über die Innenseite der unteren Extremität aufwärts bis zum oberen Sternalrand.

Die wichtigsten Punkte beider Meridiane finden sich im Gebiet der Malleoli: **B 60** und **B 62** am Außenknöchel; **Ni 3** und **Ni 6** am Innenknöchel. Druckempfindlichkeiten dieser Areale weisen oft schon auf Störungen in einem der beiden Meridiane hin.

Der Nieren-Blasen-Funktionskreis betrifft die Urogenitalfunktionen. Aber auch Knochen und Skelett stehen zu diesem System in enger Verbindung – Kräfte also, die **Festigkeit, Stütze** und **Sicherheit** versinnbildlichen. Aus diesem Bezug wird die psychische Analogie des Funktionskreises, wie sie die traditionelle Lehre überliefert, deutbar, nämlich **Angst**, als Ausdruck des Mangels an Halt und innerer Sicherheit. Solche Ängste werden meist durch **Schreck** und **Schock** ausgelöst, was ja auch im allgemeinen Sprachgebrauch umschrieben wird mit: „Es geht einem an die Nieren; es fährt einem in die Knochen". Aus diesen Zusammenhän-

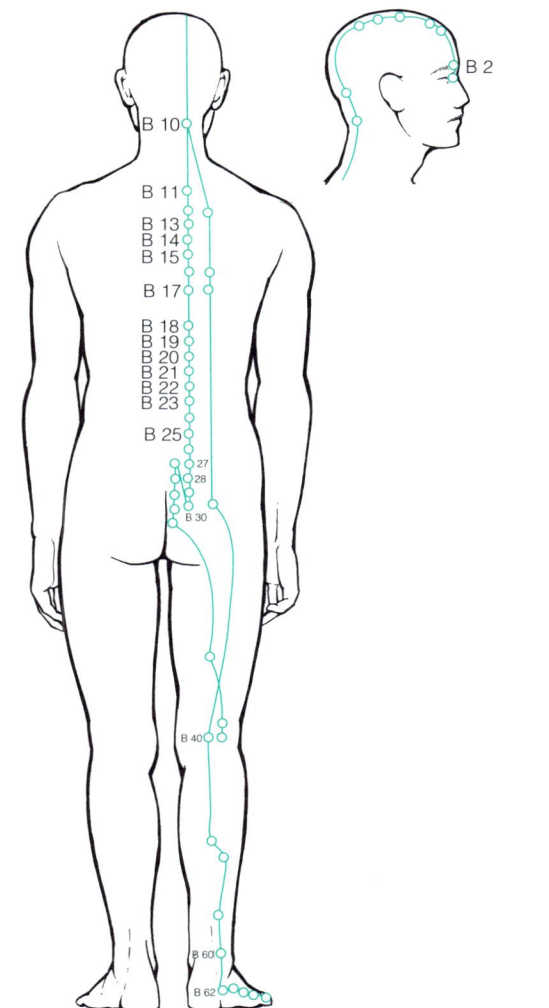

**Abb. 6-9**  Der Blasen-Meridian.

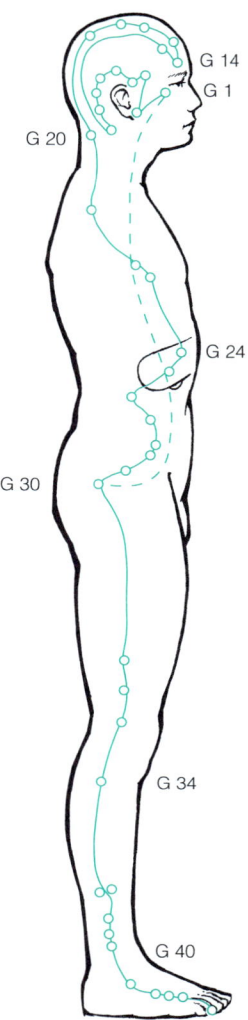

**Abb. 6-10**  Der Gallenblasen-Meridian.

gen werden die somatischen und psychischen Indikationen des Funktionskreises ersichtlich. **Kälte** und **Winter** – auch im Sinne von **Starre** und **Permanenz** – bilden weitere Analogien; daraus folgt, daß Wärmetherapie und – soweit die Kondition es erlaubt – auch Abhärtung für diesen Funktionskreis günstig sind.

### Leber-Gallenblasen-Funktionskreis

Der **Gallenblasen-Meridian** zieht ebenfalls vom Kopf zum Fuß, jedoch lateral und mit diversen Zickzack-Schwüngen, die schon rein optisch an ein Spannungssystem, an eine Feder erinnern (Abb. 6-10). Der **Leber-Meridian** zieht vom Großzeh (Innenseite) auf der Yin-Bahn der unteren Extremität zum Rumpf und endet im Bereich der Rippen inframamillär.

Die wichtigsten Punkte beider Meridiane finden sich wiederum an der unteren Extremität, so der Punkt **Le 3** („Quellpunkt") mit seiner spasmolytischen Wirkung. Die Punkte des Gallenblasen-Meridians am Fuß, z.B. **G 41, G 42,** sind oft bei Migräne und Hemikranie empfindlich und indiziert.

Der Leber-Gallenblasen-Funktionskreis

betrifft die Fähigkeit, plötzliche Reize **spontan** und **situativ abreagieren zu können.** Folgerichtig ist die Gewebsschicht von Muskeln und Sehnen dem Funktionskreis zugeordnet. Die Fähigkeit, sowohl flexibel als auch befreiend zu agieren, kennzeichnet nicht nur die somatischen, sondern auch die psychischen Zuordnungen. **Wut** und **Zorn,** die traditionell überlieferten psychischen Ausdrucksformen, bedeuten Überreaktionen: die unangepaßte Reizantwort. Auch in der hippokratischen Medizin vertritt der **Choleriker** ein gleiches Temperament. Heftige klimatische Wechselreize, **Wind, Turbulenz** sowie die launische Jahreszeit des **Frühjahrs** gelten als weitere Entsprechungen; die therapeutischen Reize sollen daher ausgleichend, mäßigend wirken. In **Tai Chi** und **Qi Gong** finden sich optimale Übungen, dieses „Unruhesystem" in Soma und Psyche zu harmonisieren.

### Milz/Pankreas-Magen-Funktionskreis

Der dritte der drei extrem langen Meridiane ist der **Magen-Meridian:** Er verläuft vom Gesicht über die Ventralseite des Rumpfes und der unteren Extremität zum 2. Zeh (Abb. 6-11). Der **Milz-Meridian** wird nach den Erfahrungen der Elektroakupunktur links und der **Pankreas-Meridian** rechts angenommen. Diese beiden symmetrischen Meridiane ziehen von der Außenseite des Großzehs auf der Innenbahn (Yin) des Unter- und Oberschenkels nach oben und steigen weiter am Rumpf – lateral vom Magen-Meridian – zum oberen Thorax auf.

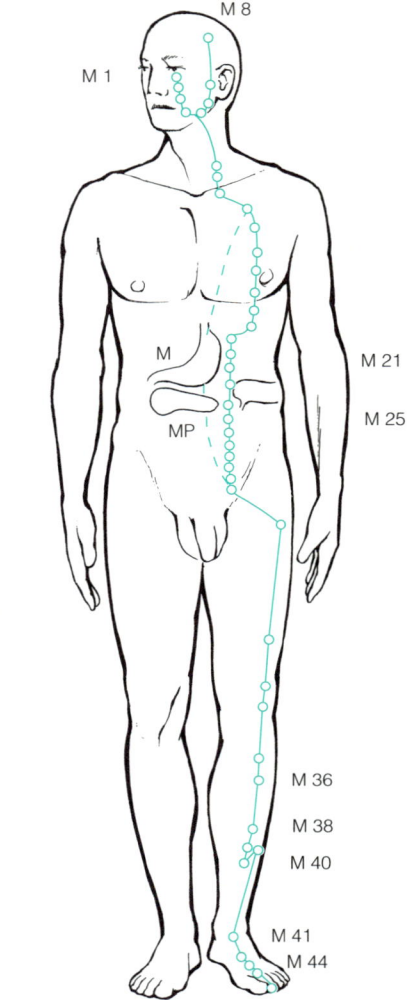

**Abb. 6-11** Der Magen-Meridian.

Die wichtigsten Punkte beider Meridiane finden sich am Unterschenkel: **M 36** und auch **M 38** (Fernpunkte für Schulterbeschwerden); **M/P 6** als ein Punkt, der u.a. die Funktion der inneren Beckenorgane zu beeinflussen vermag. Die Punktkombination von **M/P 6** und **M 36** wird gern zur Aktivierung des Qi-Umlaufs, also zur generellen Vitalisierung, eingesetzt.

Interessanterweise weist dieser Funktionskreis zwei Schwerpunkte auf: zum einen die Verarbeitung und Integration der Nahrung; zum anderen aber auch die mentale, d.h. kognitive Verarbeitung. Aus dieser Aussage erklärt sich die für diesen Funktionskreis geltende psychische Analogie: das **Grübeln („worry"),** die mühsame und oft träge Auseinandersetzung mit Lernstoff und Problemen als Mangel an Integrationsfähigkeit. Was in der chinesischen Klassik als „Fleisch" bezeichnet wird, dürfte dem **Bindegewebe** als dem alle Zellen versorgenden und entsorgenden Zwischengewebe (**Grundsystem** nach Pischinger) entsprechen, auch im Sinne der Auseinandersetzung mit toxischen Umweltbelastungen, wie die Elektroakupunktur nachgewiesen hat. **Feuchte Schwüle** – dem üppigen **Spätsom-**

mer entsprechend – gilt hier als Analogie, die zugleich **Fülle, Inhalt, Masse, Materie** („**Erde**") versinnbildlicht. Diesen quantitativen Kriterien stehen die qualitativen Attribute des Lunge-Dickdarm-Funktionskreises – Trockenheit, Reife – polar gegenüber.

### Lunge-Dickdarm-Funktionskreis

Bei den folgenden drei Meridian-Paaren sind nur noch kurze Meridiane der oberen Extremität im Spiel. Der **Lungen-Meridian** zieht vom oberen Thorax auf der Innenseite der oberen Extremität zum Daumen (Außenseite) (Abb. 6-12). Der **Dickdarm-Meridian** verläuft vom Zeigefinger auf der radialen Außenseite des Arms zur vorderen Schulter und von dort zur Nasolabialfalte (Abb. 6-13).

Die wichtigsten Punkte beider Meridiane finden sich im Bereich von Hand und Unterarm: Die Punkte **Lu 9, Lu 7** und **Lu 5** wirken auf den oberen und unteren Respirationstrakt. Die Punkte **Di 4, Di 10** und **Di 11** haben eine analgetische Wirkung (Di 4) insbesondere auf Schmerzen im Bereich des Gesichtsschädels (Trigeminus, atypischer Gesichtsschmerz, Zahnschmerzen); Di 10 und Di 11 eignen sich ferner zur Therapie von Schleimhautirritationen sowohl im Na-

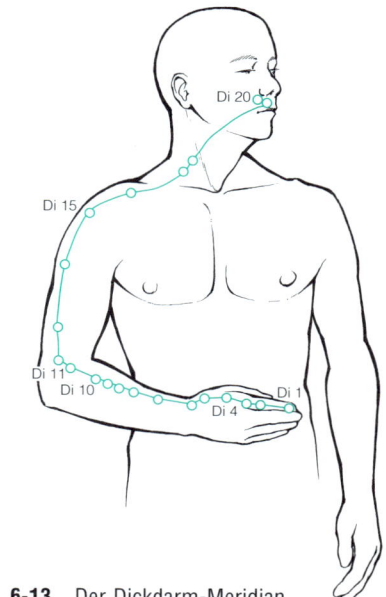

**Abb. 6-13** Der Dickdarm-Meridian.

sen-Nebenhöhlen-Mund-Rachen-Bereich, als auch der Darmschleimhäute. Rachen- und Respirationsschleimhäute bilden auch in der modernen Immunologie zusammen mit den von Peyerschen Plaques durchsetzten Darmabschnitten (darm-assoziiertes Immunsystem) ein gemeinsames Schleimhautsystem (MALT = **mucosa associated lymphatic tissue).** So finden die heute bekannten immunologischen Funktionsverknüpfungen in der klassischen Funktionseinheit „Lunge-Dickdarm" ihre Vorläufer.

Das hier zugeordnete Gewebe ist die Körperoberfläche: Haut und Schleimhaut mit ihrer **Semipermeabilität.** Entsprechend der Jahreszeit des **Herbstes** und der klimatischen **Trockenheit** und **Dürre** hat dieser Funktionskreis eine Analogie zu **Reifen, Loslassen** und **Grenzüberschreitung.** Die traditionelle psychische Zuordnung von **Traurigkeit** und **Hoffnungslosigkeit** erfährt in der heutigen Zeit ihre Entsprechung in der „no-hope"-Situation, wie auch in der meist nicht vollzogenen Trauerarbeit. So sind wäßrige, schleimige Katarrhe zuweilen als „nicht-geweinte Tränen" im Sinne einer somato-psychischen Kompensation zu deuten.

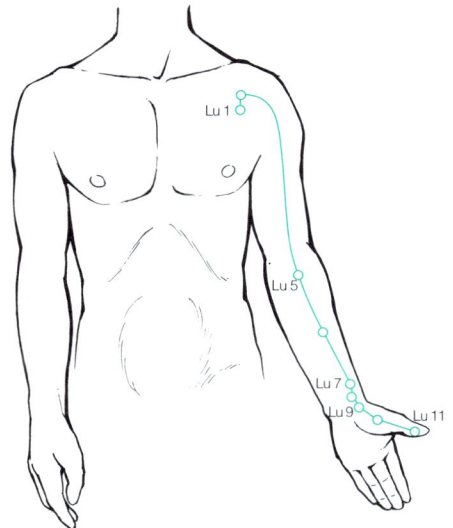

**Abb. 6-12** Der Lungen-Meridian.

### Kreislauf- und Dreierwärmer-Meridian

Die Meridiane „Kreislauf" und „Dreierwärmer" sind im Fünf-Elementen-Modell dem Herz-Dünndarm-Funktionskreis beigeordnet. Beide Meridiane verlaufen – innen bzw. außen – im mittleren Metamerstreifen der oberen Extremität, also zwischen radial und ulnar. Der **Kreislauf-Meridian** beginnt im oberen Thorax neben der Mamille; der **Dreierwärmer-Meridian** am 4. Strahl (analog dem Gallenblasen-Meridian an der unteren Extremität).

Die beiden wichtigsten Punkte sind **KS 6** zwischen den beiden Sehnen oberhalb des Handgelenks innen, sowie der Punkt **3 E 5** etwa gegenüber auf der Dorsalseite. Der Dreierwärmer nimmt an der Schulter das Areal zwischen Dickdarm- und Dünndarm-Meridian ein, zieht über den Hinterrand des M. sternocleidomastoideus zum Mastoid und umrundet von dort aus die Ohrmuschel. Hieraus sind wichtige Indikationen für Ohr und Kiefergelenk sowie die seitliche Halsmuskulatur abzuleiten.

### Herz-Dünndarm-Funktionskreis

Der **Herz-Meridian** zieht von der Achselhöhle zum kleinen Finger; sein ulnarer Verlauf entspricht auch dem Ausstrahlungsgebiet stenokardischer Beschwerden. Der **Dünndarm-Meridian** beginnt demgegenüber am äußeren Nagelfalzwinkel des kleinen Fingers und zieht über die Ulnarstrecke von Hand, Unter- und Oberarm hinauf zur Scapula; von dieser dorsalen Position zieht er zum seitlichen Gesicht präaurikulär am Zygomatikum.

Die wichtigsten Punkte des Herz-Meridians sind im Bereich der inneren proximalen Handgelenksfalte gelegen: **H 7, H 6, H 5.** Der Endpunkt des Herz-Meridians dient ebenso wie der des Kreislauf-Meridians (3. Finger) als Wiederbelebungspunkt bei Kollaps o. ä. In diesem Zusammenhang sei auf den wirksamsten Reanimationspunkt hingewiesen, der auf dem Mittellinien-Meridian zwischen Nase und Oberlippe gelegen ist. Der Punkt **Dü 3** an der proximalen Falte des angewinkelten Grundgelenks des klei-

nen Fingers vermag Beschwerden der Halswirbelsäule, zum Teil sogar der gesamten Wirbelsäule, zu beeinflussen. Er gilt auch als spasmolytischer Punkt, wobei hier eher innere – psychische – Spannungen und Negationen im Vordergrund stehen. Überhaupt haben die Punkte von Herz- und Kreislauf-Meridian eher eine vegetativ-psychisch harmonisierende Wirkung. Zur Behandlung von somatopsychischen Herzbeschwerden, zuweilen auch für Rhythmusstörungen, sind die Punkte des Kreislauf-Meridians oft vorrangig gegenüber dem Herz-Meridian.

Dem Herz-Funktionskreis sind Blutgefäße und Blut zugeordnet sowie **Hochsommer** samt **Wärme** und **Hitze.** Im Psychischen gelten **Freude** und **Erfüllung,** wobei diese Zuordnungen eine sehr positive Aussage beinhalten, im Gegensatz zu den psychischen Analogien der übrigen Funktionskreise (Angst, Zorn, Grübeln, Traurigkeit). In der traditionellen Literatur wird mehrfach darauf hingewiesen, daß dem Herzen die Qualität **Shen** – das ist **Geist, Bewußtsein** –zuzuschreiben ist. Mit dieser Aussage wird die Sonderstellung des Herz-Dünndarm-Funktionskreises im Reigen der fünf Elemente bzw. Wandlungsphasen offensichtlich.

## 6.9 Punktfindung und -nadelung

Zur Praxis der Punktfindung und -nadelung gehört die Palpation im Bereich der Schmerzzonen wie auch die Tastung entlang der betroffenen Meridiane und ihrer Punkte. Die Nadelinsertion selbst wird durch zügiges Durchstechen der Haut vorgenommen; die Tiefe der Insertion ergibt sich aus der anatomischen Struktur des Punktes und der Erfahrung. Oft spürt der Arzt nach einer gewissen Einstichtiefe einen Widerstand, der nur bei besonderer Indikation und Erfahrung überzogen werden darf.

Techniken des Tonisierens und Sedierens unterscheiden sich grundsätzlich: Im Falle des **Tonisierens** gilt es, leichte Reize zu setzen mit feinen und möglichst wenigen Nadeln; im Falle der **Sedierung** können auch viele und stärkere Nadeln inseriert werden, evtl. auch in Kombination mit blutigem

Schröpfen o. ä. Überhaupt ist das Phänomen der Blutung aus einem oberflächlich gestochenen Punkt ein Hinweis darauf, daß in diesem Bereich eine „Fülle" des Qi bzw. eine „Stauung" vorhanden war.

Die im Rahmen der Mundakupunktur von mir entwickelte **Very-Point-Technik** eignet sich nicht nur für die präzise Punktfindung und -nadelung in den Mikrosystem-Akupunktursonderformen, sondern in gleichem Maße auch für die Körperakupunktur. Gerade im Falle enger Nachbarschaft potentieller Reaktionspunkte ist die subtile „Punctum-verum"-Suche allen apparativen und damit notgedrungen flächigen Detektionen überlegen: Das Areal, in dem der Therapiepunkt vermutet oder durch Fingerpalpation grob bestimmt wurde, wird mit der tangential zu führenden Nadel nochmals fein und sensibel tupfend bzw. wischend nachgetastet. Dabei erweist sich in der Regel eine Mini-Stelle als hochsensibel und damit als der **wahre** Punkt: Im Moment der Berührung reagiert der Patient spontan sowohl mimisch, als meist auch verbal mit einem Ausruf der Zustimmung. Der Therapeut spürt an eben diesem Punkt eine weit nachgiebigere Gewebsstruktur, fast als öffne sich ein feiner Kanal; so können Detektion und Insertion ineinander übergehen. Bei der sensibel-tupfenden Nadelführung kommt es auf die „leichte Hand" an, was – wie dem Zahnarzt selbstverständlich – durch Abstützung der ulnaren Handkante gewährleistet ist.

## 6.10 Neue Wege der Akupunktur

### 6.10.1 Überblick

In den letzten vierzig Jahren ist die Akupunktur durch eine Reihe neuer Erfahrungen und Methoden bereichert worden. Diese neuen Erkenntnisse, die zumeist im Westen entdeckt und entwickelt worden sind, beruhen aber wesentlich auf den Grunderfahrungen der traditionellen Akupunktur.

Soweit heute statt Nadeln Laser-Einstrahlungen – Soft-Laser-Akupunktur – eingesetzt werden oder aber Applikation von Tönen (Phono-Akupunktur) oder bestimmten Lichtfrequenzen, kommen auch hier für die Punktwahl die traditionellen Akupunkturregeln zur Anwendung; lediglich die Form der Stimulation ist weniger invasiv bzw. schmerzhaft als die Nadelapplikation. Der Akupunktur entlehnte therapeutische Massagen finden sich zum Beispiel in der von Penzel entwickelten **Meridian-Massage** [15] sowie im **Shiatsu**.

Die wichtigsten Neuerungen auf dem Gebiet der Akupunktur ergeben sich aus den somatotopischen Projektionsfeldern, heute als **Mikrosysteme** definiert. Am bekanntesten unter ihnen ist die Ohrakupunktur; ferner gibt es eine Schädelakupunktur, Mundakupunktur, Handakupunktur etc. Eine andere Entwicklung stellt die **Elektroakupunktur** dar, vor allem die von Voll inaugurierte Methode (EAV). Überhaupt sind die biometrischen Verfahren, wie auch die bioelektrische Funktionsdiagnostik und die Bioresonanztherapie, erst auf dem Boden der traditionellen Akupunktur begreiflich. Auf dem energetischen Grundverständnis und den energetischen Meridianbahnen basieren wesentlich auch Methoden wie die sensationelle Kinesiologie mit ihren verschiedenen Unterformen.

### 6.10.2 Akupunktur an Mikrosystemen: Beispiel Ohrakupunktur

Die **Ohrakupunktur** wurde Anfang der fünfziger Jahre durch den französischen Arzt Nogier, Lyon, entdeckt: Er konnte eine Patientin von Ischiasbeschwerden befreien durch Kauterisation an einer spezifischen Ohrmuschelstelle, die durch eine Narbe infolge einer früher in Indochina vorgenommenen Behandlung kenntlich war.

Nogier gelang es im Laufe der Jahre, auf der Ohrmuschel eine punktuelle Landkarte zu entschlüsseln, die ein funktionelles Abbild des Gesamtorganismus mit dessen Vielzahl von Organen und Funktionen ergibt (Abb. 6-14). Das Gesamtbild in der Anordnung der einzelnen Projektionen entspricht einem auf dem Kopf stehenden Embryo: Die Repräsentation des Organismus wird wesentlich durch die vorspringende Kante der

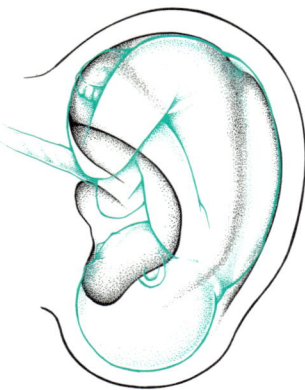

**Abb. 6-14** Die Ohrmuschel als Abbild des Embryos (nach Paul Nogier).

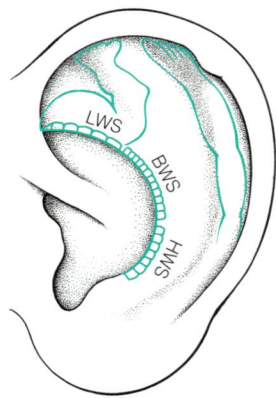

**Abb. 6-15** Projektion des Bewegungsapparates in der Ohrmuschel.

Anthelix bestimmt, die in ihrer geschwungenen Form die Wirbelsäule darstellt, und zwar oben-unten-verkehrt: Die Halswirbelsäule findet sich im kaudalen Bereich der Anthelixkante, dicht am Antitragus projiziert, Lendenwirbelsäule und Sakralregion zum oberen Ende der Anthelix hin, die unter der überkrängenden Helix mündet. In der von der Anthelix umrundeten Concha finden sich die Repräsentationspunkte für die Viszeralorgane: im unteren Bereich für die Thoraxorgane, vor allem den Respirationstrakt; in der oberen Conchahälfte für den gesamten Verdauungskanal – seine Projektion umzieht die Helixwurzel, die die Concha in ihre obere und untere Hälfte teilt.

Der Bewegungsapparat findet seine weiteren Projektionsorte im Bereich der Helixrinne, also dem Raum zwischen Anthelix und der außen umrandenden Helix, wo Schulter, Arm, Ellbogen und Hand repräsentiert sind; die untere Extremität ist in der Fossa triangularis dargestellt mit wirksamen Punkten insbesondere für Hüft-, Knie- und Ischiasbeschwerden (Abb. 6-15).

Für die Therapie über die Akupunktur-Sonderformen gelten im allgemeinen gleiche Indikationen wie für die Körperakupunktur, d.h., funktionelle Beschwerden stehen im Vordergrund. Die Mikrosystem-Punkte selbst zeichnen sich durch eine Besonderheit aus, die für die Diagnostik von Bedeutung ist: Im Gegensatz zu den Körperaku-

punkturpunkten sind sie **reaktive Punkte,** d.h., sie werden erst im Falle ihrer Irritation auffällig. Dies hat seinen Grund darin, daß sie nicht in den zyklisch-dynamischen Kreislauf des Qi eingebunden sind, sondern immer erst dann in Aktion treten, wenn die mit ihnen jeweils korrespondierende Organfunktion in einen Irritationszustand gerät. In diesem Sinne erfüllen die Mikrosystem-Punkte eine Signalfunktion von besonderem Zweck und Nutzen für den Organismus: Nach den Forschungen des Biologen Zhang-Yingqing, Universität Shandong, finden sich innerhalb der verschiedenen biologischen Gattungen – Pflanze, Tier, Mensch – gleiche Mechanismen, aus denen er schließt, daß hier embryonal geprägte Informationsmuster zeitlebens präsent bleiben und im Falle von Krankheit und Entartung vermittelt werden können [23]. Wenngleich diese Hypothese von Zhang noch weiterer wissenschaftlicher Verifizierung bedarf, so hat sie doch ihr Gewicht durch ihre zweckdienliche Einschätzung und Zuordnung zum einen, und durch die Parallele zu Pflanze und Tier zum anderen. Zhang konnte beweisen, daß solche Pflanzenbereiche – vor allem Samen und Keime –, die morphologisch, also von ihrer Form her, der Gesamtpflanze am ähnlichsten sind, zu größeren Erträgen führen. Damit erscheint das Phänomen der Selbstspiegelung im biologischen Bereich in einem neuen Licht und wird mit den aktuellen Erkenntnissen in

Physik und Kybernetik vereinbar. Das Prinzip der Selbstähnlichkeit ist demnach weder Zufall noch Spiel der Natur, sondern dient der Regeneration und Selbstheilung, indem die aus der Embryonalphase verbliebenen Entwicklungsfähigkeiten informativ aus vielen Körperbereichen abrufbar bleiben zum Zwecke der Restauration und der Regeneration.

Für alle Mikrosysteme gilt das Erfordernis, daß die Punkte möglichst exakt gefunden und genadelt werden müssen. Da es sich immer um reaktive, d. h. irritierte Punkte handelt, ermöglicht ihre erhöhte Druckdolenz ein Auffinden durch Feintastung mit einem Detektorgerät, einer feinen Sonde oder mit der Akupunkturnadel selbst („Very-Point"-Technik).

Die einzelnen somatotopischen Mikrosysteme nun sind wiederum untereinander verschaltet in der Weise, daß die Therapie an einem der Systeme zuvor vorhandene, korrespondierende Reaktionspunkte an anderen Mikrosystemen quasi „auszulöschen" vermag. Der Therapeut, der mit mehreren Mikrosystemen arbeitet, kann dieses Auslöschphänomen täglich erleben; es läßt sich nur informativ-kybernetisch erklären.

Die Therapie an Mikrosystemen hat gegenüber der Körperakupunktur den Vorteil, daß die Wirkung rascher – häufig unmittelbar – eintritt. Das überzeugt und motiviert beide, Arzt wie Patient. Ohrakupunktur sowie die anderen Sonderformen können ohne weiteres mit Körperakupunktur, wie auch untereinander, kombiniert werden, sei es in derselben Sitzung, sei es im Verlauf der Behandlung. Oftmals kommt auf diese Weise eine Verstärkung der Wirkung zustande.

## 6.10.3 Andere Mikrosysteme

Außer der Ohrakupunktur haben vor allem die Schädel-, die Hand- und die Mundakupunktur in den letzten Jahrzehnten an Bedeutung gewonnen.

### Schädelakupunktur

Neben der aus China herrührenden Schädelakupunktur, die speziell bei Lähmungen mit langen, am Schädelperiost entlanggeführten Nadeln durchgeführt wird, hat sich die von Yamamoto entwickelte **Neue japanische Schädelakupunktur, YNSA,** bewährt [22].

Yamamoto entdeckte am vorderen und hinteren Schädel ein System spezifischer Punkte mit Wirkung auf die verschiedenen Bereiche des Bewegungsapparats sowie auf die inneren Organe und Funktionen, den Akupunktur-Meridianen entsprechend. Die wichtigsten Punkte zur Therapie von Störungen des Bewegungsapparats sind entlang der Kopfhaargrenze gelegen; die zur Therapie von inneren Erkrankungen im periaurikulären Temporalisgebiet.

Auch bei der YNSA-Schädelakupunktur sollen die Punkte möglichst exakt aufgesucht und gestochen werden; auch soll mittels der Nadel jeweils ein Periostreiz erzeugt werden.

Sowohl mittels der überlieferten chinesischen, wie mit der Neuen japanischen Schädelakupunktur lassen sich postapoplektische Zustände zuweilen günstig beeinflussen; allerdings bedarf es hierfür einer sehr intensiven langfristigen Therapie: Yamamoto behandelt in diesen Fällen anfangs täglich und später in zweitägigem Rhythmus.

### Handakupunktur

Im Bereich der Hand führten unterschiedliche Beobachtungen zur Beschreibung differierender – bzw. inteferierender – Mikrosysteme:

In Korea wird die Handakupunktur sogar in weiten Laienkreisen praktiziert. Die koreanische Literatur stellt die Vielzahl der Meridiane der Körperakupunktur nochmals in verkleinerter Projektion auf der Dorsal- und Palmarseite der Hand dar; auch hier bedarf es der exakten Punktfindung sowie sehr feiner, kurzer Nadeln.

Von besonderem Interesse ist ein eigenes **Mikrosystem am 2. Metacarpale,** das der bereits erwähnte Biologe Zhang beschrieben hat. Auf der kurzen Strecke des zweiten Mittelhandknochens sind – nach einer inzwischen in über 400 Publikationen bestätigten Erfahrung – die Projektionen der einzelnen Körperareale aufgereiht: die der Kopforgane zu den Fingern hin, die der Beckenorgane zum Handgelenk hin. Dieses Mikrosystem kann sowohl diagnostisch als auch therapeutisch genutzt werden: freilich – wie bei allen palpativen Verfahren – nur im Sinne der Hinweisdiagnostik, die sich aber auch gut zur Verlaufskontrolle eignet.

Schließlich gibt es spezifische Punkte aus der **traditionellen Handakupunktur,** die sich besonders bewährt haben, so die Punkte zwischen den 2. und 3. sowie zwischen den 4. und 5. Metacarpalia: Über diese Punkte lassen sich Lumbalgien und Ischialgien oft sehr rasch bessern oder gar beheben.

Nach meiner Erfahrung findet sich ein **Strich-Homunculus** in Nachbarschaft des klassischen Punktes **Dünndarm 3** der Körperakupunktur – ähnlich dem am 2. Metacarpale [18]. Im Umgebungsareal des Punktes Dü 3, der bekanntlich auf die Halswirbelsäule wirkt, sind weitere spezifische Punkte auffindbar mit Wirkung nicht nur auf Halswirbelsäule, Hals, Nacken- und Kaumuskeln, sondern auch auf Schulter und Ellenbogen sowie auf die untere Extremität. Auch diese Punkte sind wiederum reaktive Punkte, die erst im Irritationszustand detektierbar werden.

Im Rahmen der Elektroakupunktur erkannte Voll eine spezifische Wechselwirkung der **Punkte am äußeren Daumenrand** als lymphwirksames Areal, speziell geeignet bei der Therapie von Kindern mit lymphatischer Diathese (d.h. Kindern, die zu Infekten neigen), bei denen statt Nadeln die Softlasertherapie vorteilhaft ist [21].

Die Fülle an Punkten und Punktsystemen an der Hand bezeugt die Vielschichtigkeit der Akupunkturwechselwirkungen, zumal hier außer den Mikrosystemen die hochwirksamen Anfangs- und Endpunkte von 6 Meridianen gelegen sind.

### Untere Extremität

An der **unteren Extremität** sind die Fußreflexzonen bekannt, die seit Jahrzehnten mit einer speziellen Massageform therapeutisch genutzt werden.

Darüber hinaus hat Siener eine Reihe wirksamer Punkte bzw. Areale an **Unterschenkel und Fuß** beschrieben, die sich zum Beispiel bei der Therapie von Störungen der unteren Wirbelsäule, von Hüfte und Knie bewährt haben. Auch hier liegt ein somatotopisches Mikrosystem zugrunde, das sich über die Länge des Unterschenkels erstreckt: Kopf und Gesichtsorgane sind am Knie bzw. der Kniescheibe repräsentiert, die Wirbelsäule rückwärtig auf der Mittellinie der Wade, die inneren Organe jeweils im seitlichen Wadenbereich. In Nähe der Knöchel – innen wie außen – finden sich sehr wirksame Fernpunkte zur Therapie von Hüft- und Kniebeschwerden, aber auch zur Behandlung von funktionellen Störungen des Urogenitaltraktes.

### Zahn-Kiefer-Wechselbeziehungen und Mundakupunktur

Schließlich seien die Zahn-Kiefer-Wechselbeziehungen sowie die Mundakupunktur erwähnt.

Mittels der **Elektroakupunktur nach Voll (EAV)** konnten schon vor 40 Jahren höchst spezifische Wechselwirkungen zwischen den einzelnen Zähnen samt deren Umgebungsareal mit einzelnen Organen und Funktionen des Organismus aufgeschlüsselt werden. Diese Erkenntnisse sind wichtig für die Beurteilung von Erkrankungen, bei denen einzelne Zähne oder Kieferareale ursächlich beteiligt sind: Die EAV nutzt diese Wechselwirkungen diagnostisch, speziell zur Ermittlung von Störfeldern.

In Fortführung der Erkenntnisse von Voll und Kramer [11] konnte ich selbst ein auch therapeutisch wirksames **Punktsystem in der Mundhöhle** beschreiben. Die Mundakupunktur beruht auf der Erfahrung, daß innerhalb der Mundschleimhaut eine Fülle von Akupunkturpunkten mit Beziehungen zu den verschiedensten Organen und Systemen des Gesamtorganismus auffindbar ist. Durch punktuelle Therapie an diesen jeweils reaktiv auftretenden Punkten lassen sich die verschiedensten Störungen am Bewegungsapparat – Schulter-Hüft-Knie-Wirbelsäulen-Beschwerden –, aber auch der inneren Organe – von Respirations-, Verdauungs- und Urogenitaltrakt – beeinflussen. Die Therapie im Munde erfolgt durch Injektionen, und zwar mit schwachprozentigen Lokalanästhetika **ohne** Vasokonstriktorzusatz, oder allein mit physiologischer Kochsalzlösung. Wegen der Mundfeuchtigkeit lassen sich die enoralen Reaktionspunkte nicht mittels elektrischer Detektorgeräte ermitteln; statt dessen lassen sie sich durch Finger- bzw. Sondenpalpation auffinden. Zumeist genügt die Infiltration von nur wenigen Tropfen – wobei der Punkt so genau wie möglich zu treffen ist –, um die Fernwirkung auszulösen.

### 6.10.4 Nebenwirkungen der Mikrosystem-Akupunktur

Für sämtliche Mikrosysteme gilt die gleiche Erfahrung wie für die Körperakupunktur, daß Nebenwirkungen äußerst selten vorkommen: allenfalls vorübergehende Verschlimmerungen aufgrund einer Überreaktion des Organismus auf den gesetzten Reiz bzw. aufgrund der Wiederaktivierung alter, nicht abgeschlossener Prozesse.

## 6.11 Stellenwert der Akupunktur

Nach eigener, nun mehr als 25jähriger Erfahrung kann ich aussagen, daß die Akupunktur eine optimale Ergänzung zur modernen westlichen Medizin darstellt: Bei den funktionellen Beschwerdebildern, die heute in erheblichem Maß zunehmen, führt sie in vielen Fällen zu raschen Erfolgen, wobei sie durch ihre einfache, kostensparende und nebenwirkungsfreie Anwendungsweise besticht. Für funktionelle Beschwerden bedarf es einer funktionellen Therapie, die eben die Mechanismen anspricht, mit denen der Organismus seine Regulation selbst zu bewirken sucht; und die häufigen psychischen Begleitsymptome mit ihrem Botschaftscharakter bedürfen weniger einer medikamentösen Phsychopharmaka-Therapie, als vielmehr der funktionellen Umstimmung über die somatopsychische Verflechtung.

Der Patient wird oft bereits durch die erste Akupunktursitzung eine Besserung verspüren und dadurch zur Kooperation für weitere Therapiemaßnahmen motiviert werden. Er fühlt sich – schon durch den palpativen Duktus – angenommen und verstanden; er erlebt die vitalen Reaktionen seines Organismus, wenn im Lauf der Behandlung zuvor unempfindliche Bereiche sensibel werden, und dies meist an Stellen früherer, nicht zur vollständigen Ausheilung gelangter Prozesse. Die aktivierte Autoregulation zeigt sich nicht nur auf der physischen, sondern auch auf der psychischen Ebene. Und gerade hier ergibt sich – aufgrund der in der Akupunkturlehre bekannten Analgien zwischen spezifischen Organ- und spezifischen seelischen Funktionen – ein Schlüssel zum Verständnis des ganzen Menschen in seiner somatopsychischen, sozialen und geistigen Befindlichkeit.

Akupunktur ist besonders sinnvoll und hilfreich, wenn sie als erste Maßnahme eingesetzt wird. Entscheidend ist daher, daß bereits der erste behandelnde Arzt – gleichviel ob Allgemeinarzt oder Facharzt, ob in freier Praxis, in einer Rehaklinik oder im Krankenhaus – über Erfahrungen mit Regulationstherapie verfügt. Der heute weit üblichere Gang der Dinge, nämlich die Akupunktur-Spätbehandlung nach vielen vorausgegangenen und oftmals präjudizierenden Versuchen mit anderen Therapien, beläßt der Akupunktur geringere Chancen.

Im Falle der heute so häufigen pseudoradikulären Wirbelsäulensyndrome zum Beispiel kann – nach Ausschluß einer radikulären Genese – oft mit wenigen Nadelreizen eine sofortige Besserung der Beschwerden erzielt werden; bei einer nicht-purulenten Sinusitis oder Bronchitis ein weit rascheres Abklingen der Entzündung; bei Schwindelzuständen – die völlige diagnostische Abklärung wiederum vorausgesetzt – ein schneller Rückgang der Beschwerden.

Wenn auch chronische Krankheiten wie Schmerzsyndrome, Neuralgien, Migräne u.ä. eine längere Behandlungszeit erfordern, so ist doch auch hier in vielen Fällen der Versuch der Akupunkturtherapie lohnend und sollte der erste Schritt sein, ehe der Arzt sich zu einer Dauermedikation mit Nebenwirkungsrisiko entschließt.

Selbst bei degenerativen Krankheitsbildern vermag die Akupunktur oftmals noch in dem Sinne zu helfen, daß begleitende funktionelle Störungen, Einbußen und Schmerzen gelindert bzw. gebessert werden.

**Resümee**

▷ Die Akupunktur eignet sich vorzüglich als additives komplementäres Verfahren, insbesondere bei funktionellen Krankheitsbildern, Schmerzsyndromen, neurovegetativen Störungen, zuweilen auch bei Allergien und den neueren Syndromen des „chronic fatigue" und des „burnt out";

▷ die Stärke der Akupunktur liegt in ihrem präventiven Einsatz, indem sie die körpereigene Regulationsfähigkeit günstig beeinflußt;

▷ sie hat günstige Indikationen gerade dort, wo sonst oft nur mit aufwendigen und nebenwirkungsbelasteten Maßnahmen gearbeitet wird;

▷ im Gegensatz zur High-Tech-Medizin vermittelt die Akupunktur allein schon durch die Palpation einen direkten Kontakt zwischen Patient und Behandler und steigert zunehmend die Sensibilität des Therapeuten;

▷ sie bietet einen anderen, mehr auf das Ganzheitliche bezogenen Denk- und Verständnisansatz für Physiologie und Pathologie, unter Einbeziehung von Phänomenologie und Analogien;

▷ sie ermöglicht über die fünf Funktionskreise mit deren psychischen Inhalten einen somatopsychischen Einstieg in die Behandlung;

▷ letztlich wird aus den fünf Funktionskreisen ein lebendiges und keineswegs nur theoretisches Menschenbild transparent.

## Literatur

*1. Quellen*

[1] Bachmann, G.: Die Akupunktur, eine Ordnungstherapie. Bd. I. Haug, Heidelberg 1959.
[2] Bergsmann, O.: Zur Biophysik des Akupunkturpunktes. Egermann, Wien 1975.
[3] Blechschmidt, E.: Beziehungen zwischen oberflächlichen und tiefen Differenzierungsvorgängen. Intern. Kongreß über Akupunktur in Praxis und Forschung, Mainz, September 1981.
[4] Chapman, C. R.: Research on acupuncture: Lessons from the past for the future. ICMART-Symposium „New trends in acupuncture", München 1991.
[5] Gerhard, I.: Akupunkturbehandlung der weiblichen und männlichen Infertilität. Vortrag, Medizinische Woche Baden-Baden 1992.
[6] Hansen, K., H. Schliack: Segmentale Innervation. Thieme, Stuttgart 1962.
[7] Heine, H.: Funktionelle Morphologie der Akupunkturpunkte. In: Akupunktur – Theorie und Praxis 1, S. 4 ff. ML-Verlag, Uelzen 1988.
[8] Hensel, H.: In: Keidel: Lehrbuch der Physiologie. Thieme, Stuttgart.
[9] Kaada, B.: Vasodilation induced by transcutaneous nerve stimulation in peripheral ischemia (Raynaud's phenomenon and diabetic polyneuropathy). Europ. Heart J. 1982, 303 ff.
[10] Kellner, G.: Elektrobiologische und morphologische Grundlagen elektrischer und thermischer Teste. Österr. Z. Stomatologie 6/1975.
[11] Kramer, F.: Lehrbuch der Elektroakupunktur. Haug, Heidelberg 1976.
[12] Melzack, R.: Myofascial trigger points: relations to acupuncture and mechanisms of pain. Arch. phys. Med. 62 (1981) 114 ff.
[13] Naeser, M. A.: Research with acupuncture and low-energy laser in the treatment of paralysis in stroke patients: A CT scan study. Behavioral Neurology Grand Rounds, Harvard Medical School, Beth Israel Hospital, Boston, Mass. 1989.
[14] Nordenström, B. E. W.: Biologically closed electric circuits. Nordic Medical Publications, Stockholm 1983.
[15] Penzel, W.: Energielehre. Eigenverlag o. J.
[16] Pischinger, A.: Das System der Grundregulation. 7. Aufl. neubearb. v. H. Heine. Haug, Heidelberg 1989.
[17] Popp, F. A.: Biophysikalische Zellforschung. DVA, Stuttgart 1977.
[18] Siener, R.: Kursskript.
[19] Travell, J., D. Simons: Myofascial pain and dysfunction. Williams & Wilkins, Baltimore – London 1984.
[20] Unschuld, P. U.: Medizin in China. C. H. Beck, München 1980.
[21] Voll, R.: Wechselbeziehungen von odontologischen und lymphatischen Herden zu Organen. ML-Verlag, Uelzen 1977.

[22] Yamamoto, T., W. Maric-Oehler: Yamamoto Neue Schädelakupunktur YNSA. Chun-Jo, Freiburg i. Br. 1991.

[23] Zhang-Yingqin (Hrsg.): ECIWO-Theory in medicine. Higher Education Press, Beijing 1992.

## 2. Weiterführende Literatur

1. Bischko, J.: Sonderformen der Akupunktur. Haug, Heidelberg 1981.
2. Gleditsch, J.: Mundakupunktur. WBV, Schorndorf 1979.
3. Gleditsch, J.: Reflexzonen und Somatotopien als Schlüssel zu einer Gesamtschau des Menschen. WBV, Schorndorf 1983

4. Kampik, G.: Propädeutik der Akupunktur. Hippokrates, Stuttgart 1986.
5. König, G., I. Wancura: Praxis und Therapie der Neuen chinesischen Akupunktur. 2. Aufl. Maudrich, Wien – München – Bern 1983.
6. König, G., I. Wancura: Neue chinesische Akupunktur. Lehrbuch und Atlas. 4. Aufl. Maudrich, Wien – München – Bern 1985.
7. Nogier, P.: Praktische Einführung in die Auriculotherapie. Maisonneuve, Paris 1978.
8. Richter, K., H. Becke: Akupunktur – Tradition – Theorie – Praxis. VEB Verlag Volk und Gesundheit, Berlin 1989.
9. Schmidt, H.: Akupunkturtherapie nach der chinesischen Typenlehre. Hippokrates, Stuttgart 1983.

# 7 Ernährungsmedizin: Vollwertige und alternative Kost

*J. Schrezenmeir, E. Schultheis, R. Kluthe*

## 7.1 Schwerpunkte und sozialmedizinische Bedeutung der Ernährungsmedizin

Die Schwerpunkte der Ernährungsmedizin gliedern sich in drei große Bereiche [26, 28, 36]:

▷ Medizinische Ernährungslehre beschäftigt sich zum einen mit **alimentär bedingten Krankheiten,** die einen Großteil der sog. Zivilisationskrankheiten ausmachen. Hierbei ist vor allem an die Volkskrankheiten Adipositas, Hypertonie, Dyslipoproteinämie, Diabetes mellitus, Gicht und Arteriosklerose zu denken, die unter dem Begriff metabolisches Syndrom zusammengefaßt werden, oder auch an Krebserkrankungen.

▷ Einen anderen Themenschwerpunkt bilden Krankheiten, die auf **Ernährungstherapie im Sinne bestimmter Diäten** ansprechen. Hierzu zählen Nieren-, Leber-, Pankreasinsuffizienzen, gastrointestinale Erkrankungen schlechthin, Enzephalopathien und einzelne internistische sowie neurologische Krankheitsbilder.

▷ Darüber hinaus beinhaltet Ernährungsmedizin krankheitsbedingte Formen von **Fehlernährung.** Als Ursachen von Ernährungsstörungen kommen vor allem Resorptionsstörungen, Infektionen bzw. Sepsis, Postaggressionen, Tumorkachexie und Verhaltensstörungen wie Anorexie, Bulimie und Alkoholismus in Betracht.

Da all die genannten Erkrankungen eine ernährungstherapeutische Vorgehensweise erfordern, ist die medizinische Ernährungslehre durchaus als Teilgebiet der Naturheilverfahren zu verstehen. Doch auch in der klassischen Medizin hatte sie schon seit den ersten Anfängen einen besonderen Stellenwert [38]. Zu Zeiten des Hippokrates (460 bis 377 v. Chr.) beispielsweise stand die Ernährung im Mittelpunkt der Behandlung von Krankheiten und beschränkte sich nicht nur auf eine gesunde Kostform, sondern forderte eine ganzheitliche gesunde Lebensführung [28, 38].

Die Bedeutung der Ernährungsmedizin nahm in den letzten Jahren sowohl in der Naturheilkunde als auch in der klassischen Medizin wegen der wachsenden Prävalenz der Zivilisationskrankheiten zu. Nach vorsichtigen Schätzungen ist bundesweit die Hälfte der behandlungsbedürftigen Erkrankungen auf Ernährungsfehler zurückzuführen. Die hierdurch anfallenden Kosten für die Solidargemeinschaft wurden schon für das Jahr 1978 mit 17 Mrd. DM und in einer erneuten Studie für das Jahr 1990 mit 83,5 Mrd. DM beziffert. Sie machen damit nahezu ein Drittel aller Kosten im Gesundheitswesen aus.

Ein wichtiger Ansatz zur Dämpfung dieser Kostenbelastung und besonders auch der individuellen, krankheitsbedingten Belastung der Betroffenen ist eine Umstellung der Ernährungsgewohnheiten. Zur Popularisierung solcher präventivmedizinischer Maßnahmen wurden in der Vergangenheit von der Bundeszentrale für gesundheitliche Aufklärung (BZgA) und der Deutschen Gesellschaft für Ernährung (DGE) eine Reihe von Aufklärungskampagnen initiiert [13, 16, 19, 27, 50]. (Diese Unterlagen können unter den im Literaturverzeichnis angegebenen

Adressen bestellt werden). Auch Krankenkassen, Printmedien, Fernsehsender und privatwirtschaftliche Anbieter beteiligten sich – allerdings mit dem Primärziel der Gewichtsreduktion – durch Propagierung spezieller Diäten (z. B. [13, 20]).

Die Ergebnisse des Ernährungsberichts 1988 der DGE und einer Felduntersuchung „Einstellung der deutschen Bevölkerung zum Essen" von 1989 zeigten jedoch, daß sich die oben genannten Interventionen kaum auf das Ernährungsverhalten auswirkten. Vielmehr hatte das Interesse an Ernährungsfragen im Vergleich zu 1978 nicht zuletzt wegen der verwirrenden Informationsvielfalt abgenommen.

Um diesem Orientierungsverlust in Ernährungsfragen von seiten der klassischen Medizin zu begegnen, wurde 1978 ein **Rationalisierungsschema zur Anwendung wichtiger und häufig gebrauchter Diäten** konzipiert und 1990 bzw. 1994 an den jeweiligen Wissensstand angepaßt [42]. Dieses Rationalisierungsschema grenzt pseudowissenschaftliche gegen wissenschaftlich fundierte Diäten ab und gliedert sie in folgende Kostformen:

▷ Vollkostformen: Vollkost bzw. leichte Vollkost
▷ energiedefinierte Diäten: Reduktionskost, Diabetesdiät, lipidsenkende Diät, purinreduzierte Kost
▷ eiweiß- und elektrolytdefinierte Diäten: Diät bei Hypertonie, Nieren- und Leberinsuffizienz
▷ Sonderdiäten: gastroenterologische Diät, diagnostische Diät.

Die drei zuletzt genannten Kostformen sind als therapeutische Diäten an bestimmte Indikationen gebunden. Die **Vollkost** (= vollwertige Kost) dagegen ist eine **Ernährungsform für die Allgemeinbevölkerung mit präventivmedizinischem Charakter.** Sie ist am ehesten geeignet, die oben genannten individuellen und sozioökonomischen Probleme dauerhaft zu lösen. Dabei spielt der Arzt, besonders der Hausarzt, eine maßgebliche Rolle. Nach Ergebnissen der nationalen Verzehrsstudie von 1991 sieht die Bevölkerung in ihm – noch vor allen anderen

Berufsgruppen – den ersten Ansprechpartner in Ernährungsfragen.

Dabei stehen **für den Patienten** ganz bestimmte Fragen im Mittelpunkt:

▷ Ernähre ich mich richtig?
▷ Wieviel darf ich wiegen?
▷ Was darf ich noch/nicht mehr so viel essen?
▷ Paßt das zu meinen Vorlieben/Gewohnheiten?
▷ Wie kann ich das Essen am besten über den Tag verteilen?
▷ Wie kann ich gelegentliche Ernährungsfehler wieder ausgleichen?
▷ Unterstützt meine Familie eine Ernährungsumstellung?

Eine sachgerechte und individuelle Patientenbetreuung setzt **beim Arzt** folgende Kenntnisse voraus:

▷ Bedarfswerte bzw. Empfehlungen für die Energie- und Nährstoffzufuhr
▷ Anpassung dieser Empfehlungen an die individuellen Bedingungen des Patienten (Risikofaktoren, Beruf, Alltagsstruktur, Belastbarkeit u. ä.)
▷ praktische Umsetzung dieser Empfehlungen in Kriterien einer gesunden (= vollwertigen) Kost.

Hierbei dient die **Vollkost** dem Arzt quasi **als Referenz-Kostform** zur Beurteilung der Ernährungsweise seiner Patienten. Über eventuelle Abweichungen sollte der Arzt den Patienten aufklären und ihm Wege öffnen, seine Ernährung im Sinne einer vollwertigen Kost umzustellen.

Aus den unterschiedlichsten Gründen finden in zunehmendem Maße auch **alternative Kostformen** das Interesse von Patienten [2, 17, 28]. Aber „alternativ" ist nicht unbedingt gleichbedeutend mit „gesund". Einige dieser Kostformen stellen aufgrund ihrer Lebensmittelauswahl und der daraus resultierenden extremen Nährstoffrelation sogar ein Gesundheitsrisiko dar [17, 28, 41]. Auch hier kann der Arzt den Patienten orientierend unterstützen. Da alternative Kostformen trotz ihrer zunehmenden Popularität in der medizinischen Ausbildung bisher wenig diskutiert wurden, soll der Themenschwerpunkt „Alternative Kost – Darstellung und kritische Bewertung" zum Ausgleich dieses Defizits beitragen.

## 7.2 Ernährungsempfehlungen

### 7.2.1 Ziele und Herausgeber von Empfehlungen

Empfehlungen für die Nährstoffzufuhr sollen die Basis für eine bedarfsgerechte Ernährung sein. Damit setzen sich die Herausgeber solcher Empfehlungen nicht nur das Ziel, die Versorgungslage der Bevölkerung sicherzustellen, sondern auch deren Gesunderhaltung bzw. Krankheitsvorbeugung. Zu diesem Zweck gehen die Empfehlungen über den reinen Bedarf hinaus. Folgende Begriffsbestimmungen sollen den **Unterschied zwischen Bedarf und Empfehlungen** verdeutlichen:

▷ **Grundbedarf:** niedrigste Zufuhrmenge, die Mangelerscheinungen verhütet
▷ **Mehrbedarf:** zusätzlicher Bedarf durch Wachstum, Geschlecht, Schwangerschaft, Stillen, Alter, Krankheit, Medikamenteneinnahme u.ä.
▷ **Nährstoffbedarf:** zur Aufrechterhaltung aller Körperfunktionen benötigte Menge = Grund- und Mehrbedarf
▷ **Sicherheitszuschlag:** empirischer Zuschlag zum durchschnittlichen Nährstoffbedarf. Er soll Teilpopulationen berücksichtigen, deren spezifischer Bedarf noch unaufgeklärt ist. Außerdem soll er die Unzulänglichkeiten der Bedarfsermittlung [2, 38] kompensieren. Er kann von Nährstoff zu Nährstoff unterschiedlich sein und beträgt in der Regel 20–30% vom Durchschnittsbedarf.

Solche Empfehlungen werden von verschiedenen nationalen und internationalen Ernährungsgesellschaften herausgegeben. Sie unterscheiden sich wegen unterschiedlicher Differenzierungen der Bevölkerungsgruppen, sozialer, religiöser, kultureller, gesellschafts-, wirtschafts- und gesundheitspolitischer Intentionen. Innerhalb der Industriestaaten sind die Unterschiede relativ geringfügig, so daß die Empfehlungen der folgenden Ernährungsgesellschaften gemeinsam auf eine gesunde Kost („prudent diet" der American Heart Association) abzielen:

▷ Deutsche Gesellschaft für Ernährung (DGE): Empfehlungen für die Nährstoffzufuhr (1991)
▷ Food and Nutrition Board (FNB); (USA): Recommended Dietary Allowances – RDA (1989)
▷ Food and Agriculture Organization (FAO) der WHO: Handbook on Human Nutritional Requirements (1988)
▷ EWG: Richtlinie über die Nährwertkennzeichnung von Lebensmitteln 90/496 (1990) (Rechtsvorschrift).

Ähnliche Empfehlungen geben die Deutsche Diabetes-Gesellschaft [47], die Diabetes and Nutrition Study Group of the European Association for the Study of Diabetes (EASD) [14, 15], die European Atherosclerosis Society, die British, Canadian und American Diabetes Association (ADA) und die American Heart Association (AHA) [1, 6, 11, 12, 22]. Denn gerade in Industriestaaten mit einer hohen Inzidenz an alimentär verursachten Krankheiten, decken sich die allgemeinen Prinzipien der diabetesgerechten oder atherosklerosegerechten, lipidsenkenden Kost mit denen einer gesunden Kost schlechthin.

Erkenntnisse über die Zusammenhänge zwischen Ernährung und Mangelerscheinungen bzw. Folgen einer Hyperalimentation unterliegen dem zeitlichen Wandel ebenso, wie die Ernährungsweise in der Bevölkerung. Daher wurden in der Vergangenheit z.B. von der American Diabetes Association (ADA) deutlich andere Empfehlungen gegeben, als heute üblich [1]. Die Empfehlungen der DGE, wie sie dem heutigen Stand der Forschung entsprechen, werden in Kap. 7.2.4 im einzelnen dargestellt.

### 7.2.2 Bestimmungsfaktoren der Empfehlungen

Der Nährstoffbedarf kann sowohl interindividuell als auch intraindividuell sehr unterschiedlich sein. Er wird u.a. von **konstitutio-**

**nellen Parametern** wie Alter, Größe, Gewicht und Geschlecht bestimmt. Bei Frauen ändert sich der Bedarf zusätzlich während des Menstruationsalters und insbesondere während Schwangerschaft und Stillzeit.

Auch **alltagsabhängige Parameter**, wie Art der Arbeit, Streß, körperliche Aktivität in der Freizeit, berufs- oder interessenbedingter Bewegungsmangel und Genußmittelanamnese bestimmen den Nährstoffverbrauch. Gerade der Mehrbedarf an bestimmten Stoffgruppen durch regelmäßigen Zigaretten- und/oder Alkoholkonsum wird häufig unterschätzt [2]. Er kann trotz Hyperalimentation zu Mangelerscheinungen führen, die in industrialisierten Ländern sonst kaum noch auftreten [50].

Die drei Stoffgruppen – Kohlenhydrate, Eiweiße und Fette – üben im Organismus neben der Energiefreisetzung zusätzliche Funktionen aus (vgl. Kap. 7.2.5.1). Um ein physiologisches Ablaufen dieser Funktionen sicherzustellen, empfiehlt die DGE im Konsens mit anderen nationalen und internationalen Gesellschaften eine Nährstoffrelation mit einem

▷ Eiweißanteil von 10–15%
▷ Fettanteil < 30%
▷ Kohlenhydratanteil von 50–60% des
  Energiebedarfs.

Der Mehrbedarf bestimmter Stoffgruppen kann auch **medikamenteninduziert** sein, z.B. bei oralen Kontrazeptiva, für Kalium und Magnesium bei Laxanzien oder Diuretika, für Vitamin $B_6$ bei manchen Aminoglykosiden u.a. [23, 32]. Gerade bei den verschreibungspflichtigen Medikamenten ist ein zusätzlicher Hinweis des verordnenden Arztes wichtig und kann nicht durch den Beipackzettel ersetzt werden.

Bei Erkrankungen kann sich der Bedarf durch **klinische Parameter** ändern. Ganz alltägliche Beispiele sind Fieber mit erhöhtem Energie- und Flüssigkeitsbedarf oder Durchfall und Erbrechen mit erhöhtem Flüssigkeits- und Elektrolytbedarf.

Solche groben Regeln reichen bei einer Vielzahl von Erkrankungen nicht aus. Hier sind spezielle Diäten erforderlich, also eine gezielte Ernährungstherapie.

## 7.2.3 Die Empfehlungen der DGE

Die DGE-Empfehlungen berücksichtigen den Bedarf verschiedener Bevölkerungsgruppen, individuelle Schwankungen und den Aufbau bzw. die Aufrechterhaltung eines ausreichenden Körpervorrats (Tab. 7-1). Sie setzen sich – wie in Kap. 7.2.1 beschrieben – aus Grundbedarf, Mehrbedarf und Sicherheitszuschlag zusammen.

Für die Energiezufuhr und die Stoffgruppen Fett, Cholesterin, Saccharose, Phosphor, Natrium und Chlorid gibt die DGE keine Empfehlungen an. Richtlinien zur Berechnung des Energiebedarfs werden in Kap. 7.2.4 dargestellt. Für die genannten Stoffgruppen sind die **Richtwerte als gewünschte Begrenzung der Zufuhr nach oben** zu verstehen. Für Kohlenhydrate, Ballaststoffe, Wasser, Kalium, Fluorid und β-Carotin sind die Richtwerte als **wünschenswerte Mindestzufuhr** zu betrachten.

Für die Vitamine Pantothensäure und Biotin sowie für die Spurenelemente Kupfer, Mangan, Molybdän, Chrom und Selen konnte der Bedarf nicht genau genug ermittelt werden, um verbindliche Empfehlungen auszusprechen. Deshalb gibt die DGE die gewünschten Zufuhrmengen nur als **Schätzwerte** an.

## 7.2.4 Energiebedarf

Der Energiebedarf ist – wie der Nährstoffbedarf – von Mensch zu Mensch und auch zeitlich verschieden. Er setzt sich aus Grundumsatz, Leistungszuschlag und zum kleinen Teil aus ernährungsbedingter Wärmeproduktion (Thermogenese) zusammen.

Den **Grundumsatz** ermittelt man durch indirekte Kalorimetrie – einer Messung von $O_2$-Verbrauch und $CO_2$-Abgabe unter standardisierten Bedingungen. Er hängt u.a. von Größe, Gewicht, Alter und Geschlecht ab und wird in der Praxis mit Hilfe von Formeln berechnet oder aus Tabellen (z.B. der DGE oder den RDA der FNB) entnommen (Abb. 7-1).

Für die Praxis haben sich die Formeln von Harris und Benedict bewährt:

**Tab. 7-1** Empfohlene tägliche Zufuhr von Eiweiß (EW), essentiellen Fettsäuren (eFS), Mineralstoffen und Vitaminen (nach DGE 1991)

| Altersgruppe | | EW (g) | EW (g/kg) | eFS (% der Energie) | Ca (mg) | Mg (mg) | Fe (mg) | Zn (mg) | J (µg) | Vitamine | | | | | | | | | | | |
|---|---|---|---|---|---|---|---|---|---|---|---|---|---|---|---|---|---|---|---|---|---|
| | | | | | | | | | | $A^1$ (mg) | D (mg) | $E^2$ (mg) | K (mg) | $B_1$ (mg) | $B_2$ (mg) | $B_3^3$ (mg) | $B_6$ (µg) | $B_9^4$ (µg) | ges. Folsäure (µg) | $B_{12}$ (µg) | C (mg) |
| 0–3 Monate | | 11 | 2,2 | 4,5 | 500 | 40 | 6 | 5 | 50 | 0,5 | 10 | 3 | 5 | 0,3 | 0,3 | 5 | 0,3 | 40 | 0 | 0,5 | 40 |
| 4–11 Monate | | 13 | 1,6 | 3,8 | 500 | 60 | 8 | 5 | 80 | 0,6 | 10 | 4 | 10 | 0,4 | 0,5 | 6 | 0,6 | 40 | 80 | 0,8 | 50 |
| 1–3 Jahre | | 16 | 1,2 | 3,5 | 600 | 80 | 8 | 7 | 100 | 0,6 | 5 | 6 | 15 | 0,7 | 0,8 | 9 | 0,9 | 60 | 120 | 1 | 55 |
| 4–6 Jahre | | 21 | 1,1 | 3,5 | 700 | 120 | 8 | 10 | 120 | 0,7 | 5 | 8 | 20 | 1 | 1,1 | 12 | 1,2 | 80 | 160 | 1,5 | 60 |
| 7–9 Jahre | | 27 | 1 | 3,5 | 800 | 170 | 10 | 11 | 140 | 0,8 | 5 | 9 | 30 | 1,1 | 1,2 | 13 | 1,4 | 100 | 200 | 1,8 | 65 |
| 10–12 Jahre | m | 38 | 1 | 3,5 | 900 | 230 | 12 | 12 | 180 | 0,9 | 5 | 10 | 40 | 1,2 | 1,4 | 15 | 1,6 | 120 | 240 | 2 | 70 |
| | w | 39 | 1 | 3,5 | 900 | 250 | 15 | 12 | 180 | 0,9 | 5 | 10 | 40 | 1,2 | 1,3 | 14 | 1,5 | 120 | 240 | 2 | 70 |
| 13–14 Jahre | m | 51 | 1 | 3,5 | 1000 | 310 | 12 | 15 | 200 | 1,1 | 5 | 12 | 50 | 1,4 | 1,5 | 17 | 1,8 | 150 | 300 | 3 | 75 |
| | w | 50 | 1 | 3,5 | 1000 | 310 | 15 | 12 | 200 | 1 | 5 | 12 | 50 | 1,2 | 1,4 | 15 | 1,6 | 150 | 300 | 3 | 75 |
| 15–18 Jahre | m | 60 | 0,9 | 3,5 | 1200 | 400 | 12 | 15 | 200 | 1,1 | 5 | 12 | 70 | 1,6 | 1,8 | 20 | 2,1 | 150 | 300 | 3 | 75 |
| | w | 47 | 0,8 | 3,5 | 1200 | 350 | 15 | 12 | 200 | 0,9 | 5 | 12 | 60 | 1,3 | 1,7 | 16 | 1,8 | 150 | 300 | 3 | 75 |
| 19–24 Jahre | m | 60 | 0,8 | 3,5 | 1000 | 350 | 10 | 15 | 200 | 1 | 5 | 12 | 70 | 1,4 | 1,7 | 18 | 1,8 | 150 | 300 | 3 | 75 |
| | w | 48 | 0,8 | 3,5 | 1000 | 300 | 15 | 12 | 200 | 0,8 | 5 | 12 | 60 | 1,2 | 1,5 | 15 | 1,6 | 150 | 300 | 3 | 75 |
| 25–50 Jahre | m | 59 | 0,8 | 3,5 | 900 | 350 | 10 | 15 | 200 | 1 | 5 | 12 | 80 | 1,3 | 1,7 | 18 | 1,8 | 150 | 300 | 3 | 75 |
| | w | 48 | 0,8 | 3,5 | 900 | 300 | 15 | 12 | 200 | 0,8 | 5 | 12 | 65 | 1,1 | 1,5 | 15 | 1,6 | 150 | 300 | 3 | 75 |
| 51–64 Jahre | m | 58 | 0,8 | 3,5 | 800 | 350 | 10 | 15 | 180 | 0,8 | 5 | 12 | 80 | 1,3 | 1,7 | 18 | 1,6 | 150 | 300 | 3 | 75 |
| | w | 48 | 0,8 | 3,5 | 800 | 300 | 10 | 12 | 180 | 0,8 | 5 | 12 | 65 | 1,1 | 1,5 | 15 | 1,6 | 150 | 300 | 3 | 75 |
| über 64 Jahre | m | 55 | 0,8 | 3,5 | 800 | 350 | 10 | 15 | 180 | 1 | 5 | 12 | 80 | 1,3 | 1,7 | 18 | 1,8 | 150 | 300 | 3 | 75 |
| | w | 47 | 0,8 | 3,5 | 800 | 300 | 10 | 12 | 180 | 0,8 | 5 | 12 | 65 | 1,1 | 1,5 | 15 | 1,6 | 150 | 300 | 3 | 75 |
| Schwangere | | 58 | 0 | 3,5 | 1200 | 300 | 30 | 15 | 230 | 1,1 | 10 | 14 | 65 | 1,5 | 1,8 | 17 | 2,6 | 300 | 600 | 3,5 | 100 |
| Stillende | | 63 | 0 | 3,5 | 1200 | 375 | 20 | 22 | 260 | 1,8 | 10 | 17 | 65 | 1,7 | 2,3 | 20 | 2,2 | 225 | 450 | 4 | 125 |

1 Retinoläquivalent, 2 Tocopheroläquivalent, 3 Niacinäquivalent, 4 freies Folsäureäquivalent, m = männlich, w = weiblich

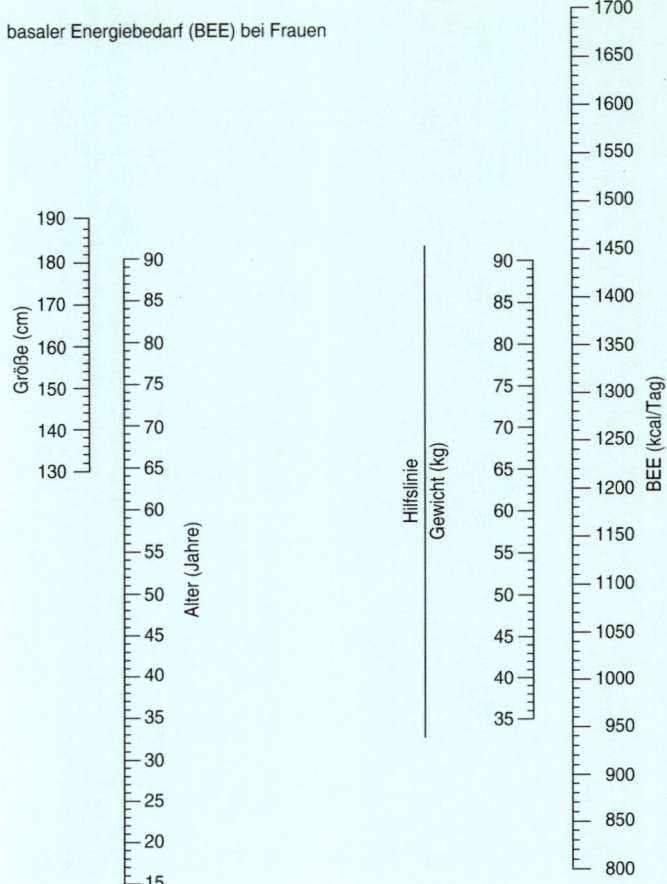

basaler Energiebedarf (BEE) bei Frauen

**Abb. 7-1a, b** Nomogramme zur Schätzung des Energiebedarfs (nach Rainey-MacDonald et al. JPEN 6 [1982] 59).
Anleitung: Zuerst suche man Größe und Gewicht auf der jeweiligen Skala auf, verbinde die beiden Punkte und markiere den Schnittpunkt der Verbindungslinie mit der Hilfslinie. Dann suche man das Alter auf der Altersskala auf und ziehe eine Linie von dort durch den auf der Hilfslinie markierten Punkt bis zur BEE-Skala. Dieser Schnittpunkt gibt den geschätzten Energiebedarf an.

a

Der BEE (= basal energy expenditure [basaler Energiebedarf] [kcal/Tag]), errechnet sich folgendermaßen

für Frauen:
BEE = 655,1 + 9,56 × G + 1,85 × L – 4,68 × A
für Männer:
BEE = 65,47 + 13,74 × G + 5,0 × L – 6,70 × A

G = Gewicht [kg], L = Körpergröße [cm], A = Alter [J]

Die Formeln setzen die Kenntnis von Größe, Gewicht, Alter und Geschlecht voraus.

Für die klinische Praxis kann der Grundumsatz auch behelfsmäßig mit 25 kcal/kg KG veranschlagt werden.

Den **Leistungszuschlag** erhält man durch Multiplikation des Grundumsatzes mit einem Korrekturfaktor (Tab. 7-2).

**Tab. 7-2** Zunahme des Kalorienbedarfs bei körperlicher Aktivität.

| Aktivität | Zunahme des Kalorienbedarfs in % | Grundumsatz × Faktor |
|---|---|---|
| Bettruhe | 20 | 1,2 |
| leichte Tätigkeit (z.B. Büroarbeit) | 30 | 1,3 |
| mittlere Tätigkeit (z.B. Handwerker, Servicepersonal) | 60 | 1,6 |
| Schwerarbeit (z.B. Maurer, Waldarbeiter) | 70 und mehr | 1,7 und mehr |

Unter **energiebezogener Wärmeproduktion (Thermogenese)** versteht man eine Steige-

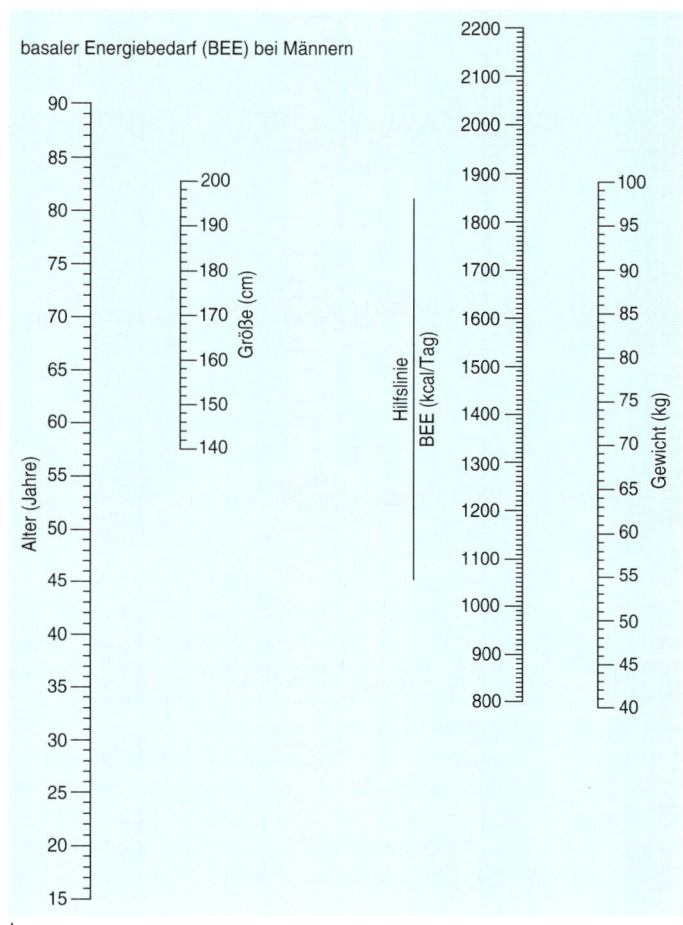

basaler Energiebedarf (BEE) bei Männern

b

rung des Grundumsatzes nach der Nahrungsaufnahme. Sie hängt von Art und Menge der Nahrung ab. Die Thermogenese setzt sich aus einem obligatorischen Anteil durch Kauen, Magen-Darm-Motilität, Salivationen, Absorption und Speicherung der Nahrung zusammen und aus einem fakultativen Anteil, der von der hormonellen Antwort des Organismus bestimmt wird. Diese kommt hauptsächlich durch β-adrenerge Stimulation zustande.

Es ist evident, daß der individuelle Energiebedarf sich nicht exakt berechnen, sondern nur schätzen läßt. Solche Schätzungen bilden die Grundlage für Tabellarien der verschiedenen Ernährungsgesellschaften. Hier seien wieder exemplarisch die Richtwerte der DGE aufgeführt (Tab. 7-3).

Allerdings gelten diese Angaben nur für Normalgewichtige. Ansonsten würde der Energiebedarf so veranschlagt, daß er das überschüssige Gewicht miterhält. Zur Einschätzung des Sollgewichts werden in der Praxis am häufigsten die **Broca-Formeln** oder der **Body-Mass-Index (BMI)** verwendet:

Broca-Formeln:

Normalgewicht nach Broca für Männer:
Größe [cm] – 100 [kg],
Idealgewicht   - „ -: Normalgewicht – 10%

Normalgewicht nach Broca für Frauen:
(Größe [cm] – 100 [kg]) – 10%,
Idealgewicht   - „ -: Normalgewicht – 15%

Body-Mass-Index (BMI) = Gewicht/Größe$^2$ [kg/m$^2$]

**Tab. 7-3** Richtwerte für die Energiezufuhr (Summe aus Grundumsatz und Leistungszuwachs bei sitzenden Tätigkeiten).

| Alter (Jahre) | männlich | | weiblich | |
|---|---|---|---|---|
| | kcal | kJ | kcal | kJ |
| 0–0,5 | 550 | 2300 | 550 | 2300 |
| 0,6–1 | 800 | 3300 | 800 | 3300 |
| 1–3 | 1300 | 5400 | 1300 | 5400 |
| 4–6 | 1800 | 7500 | 1800 | 7500 |
| 7–9 | 2000 | 8400 | 2000 | 8400 |
| 10–12 | 2250 | 9400 | 2150 | 9000 |
| 13–14 | 2500 | 10500 | 2300 | 9600 |
| 15–18 | 3000 | 12500 | 2400 | 10000 |
| 19–24 | 2600 | 11000 | 2200 | 9000 |
| 25–50 | 2400 | 10000 | 2000 | 8500 |
| 51–64 | 2200 | 9000 | 1800 | 7500 |
| 65 | 1900 | 8000 | 1700 | 7000 |
| Schwangere ab 4. Monat | | + 300 | | +1200 |
| Stillende max. Zuschlag | | + 650 | | +2700 |

Entsprechend der international anerkannten Einteilung nach Bray und Garrow liegt der BMI bei Normalgewichtigen zwischen 20 und 25 kg/m² für Männer und zwischen 19 und 24 kg/m² für Frauen. Übergewicht mit mehr als 30 BMI-Punkten (> 30 kg/m²) gilt als per se therapiebedürftig [28], auch wenn das Risiko bereits bei einem BMI > 25 kg/m² steigt. Angaben über die **Prävalenz der Adipositas** in der BRD mit über 25 BMI-Punkten schwanken zwischen 30 und 50% der Bevölkerung. 5 bis 16% der Bundesbürger haben sogar therapiepflichtiges Übergewicht.

Unter diesen Voraussetzungen ist der Energiebedarf so zu veranschlagen, daß der Betreffende auf sein Sollgewicht hingeführt wird. Dazu setzt man bei der Bedarfsberechnung statt des Ist-Gewichts das Soll-Gewicht ein. Wünscht man eine gezielte Gewichtsreduktion, so kann man bei einer täglichen Kalorienrestriktion um 500 kcal mit einem wöchentlichen Gewichtsverlust von 0,5 kg rechnen [26]. Die Ziele sollte man allerdings nicht zu ehrgeizig setzen. Eine milde Gewichtsreduktion auf der Basis einer vollwertigen energiedefinierten Mischkost zeigt langfristig höhere Erfolgschancen, als eine schnelle Gewichtsreduktion. Bei rascher Gewichtsabnahme adaptiert der Organismus im Sinne eines „Hungerstoffwechsels" und kommt mit weniger Energie aus. Beendet der Betreffende seine Diät, dann wird diese Stoffwechselumstellung in der Regel nicht vollständig reversibilisiert. Dadurch kommt es automatisch zu einer überproportionalen Zunahme. Oftmals liegt nun das Gewicht über dem Ausgangsgewicht zu Beginn der Diät. Bei mäßiger Reduzierung der Energiezufuhr lassen sich solche Umstellungsmechanismen jedoch umgehen [5, 44].

### 7.2.5 Nährstoffgruppen im einzelnen

Nährstoffe lassen sich unter funktionellen Gesichtspunkten in drei Gruppen einteilen: Energiesubstrate, Bausubstrate und Wirksubstrate (Tab. 7-4).

#### 7.2.5.1 Energiesubstrate

Zu den Energiesubstraten zählen Kohlenhydrate (KH), Fette und Eiweiße. In ihrer Eigenschaft als Energielieferanten sind sie untereinander frei austauschbar **(Isodynamiegesetz nach Rubner)** [26, 28, 38].

#### Kohlenhydrate

**Kohlenhydrate sind die wichtigsten Energielieferanten,** 1 g Kohlenhydrate liefert 4,1 kcal.

**Tab. 7-4** Einteilung der Nährstoffe.

**Energiesubstrate**
▷ Kohlenhydrate
▷ verseifbare Fette (Triglyceride)
▷ Eiweiß
austauschbar (Isodynamie-Gesetz)

**Bausubstrate**
▷ Aminosäuren (teilweise essentiell)
▷ Fettsäuren (teilweise essentiell)
▷ Monosaccharide
▷ Nukleotide
▷ einzelne Mineralstoffe (z.B. Kalzium)

**Wirksubstrate** (essentiell)
▷ Vitamine
▷ Mineralstoffe
  – Mengenelemente (Elektrolyte)
  – Spurenelemente
▷ Wasser

Einen spezifischen Kohlenhydratbedarf gibt es jedoch nicht (vgl. Isodynamiegesetz), da sie durch Glukoneogenese aus Aminosäuren und Glyzerin synthetisiert werden können.

Langanhaltende kohlenhydratfreie Ernährung führt jedoch zu Stoffwechselumstellungen mit z.B. verminderter Glukosetoleranz und Ketose. **Eine Zufuhr von 50–60% der Gesamtenergieaufnahme wird als wünschenswert angesehen** (vgl. Kap. 7.2.3).

Kohlenhydrate werden nach ihrer chemischen Struktur in einfache, komplexe Kohlenhydrate und unverdauliche Nahrungsfasern eingeteilt. Zu den **einfachen Kohlenhydraten** zählen die Monosaccharide Glukose, Fruktose, Galaktose und die Disaccharide Saccharose, Laktose, Maltose. Sie sind leicht abbaubar und führen zu raschen Blutzuckerspitzen. Die **komplexen Kohlenhydrate** (Polysaccharide, z.B. Stärke) sind hochmolekular und liefern langsamer Energie, d.h. glattere Blutzuckerprofile, da sie erst im Darm zu Monosacchariden abgebaut werden müssen. Aus ernährungsphysiologischer Sicht sind sie deshalb zu bevorzugen.

**Ballaststoffe (dietary fiber)** können vom menschlichen Verdauungsapparat nicht aufgeschlossen werden. Ein Teil wird allerdings im Kolon bakteriell degradiert. Wegen ihrer Quellfähigkeit bzw. ihrer Viskosität und der daraus resultierenden Darmfüllung beeinflussen sie die Kolonmotilität und Nahrungsaufnahme günstig. Sie verzögern die Resorption und führen damit zu einer Abflachung des postprandialen Blutzuckerspiegels. Außerdem wirken sie serumcholesterinsenkend. **Die tägliche Zufuhr sollte ≥ 30 g betragen** (vgl. 7.2.3).

### Fette

Fette sind schwerer verdaulich und resorbierbar als Kohlenhydrate, liefern aber auch mehr Energie (9 kcal/g). Die nicht verseifbaren „einfachen Lipide", bestehen aus freien Fettsäuren oder Isoprenoid-Lipiden (z.B. Steroide, Carotinoide) oder Tocopherolen. Die verseifbaren Acyllipide sind aus Fettsäuren einerseits und Glyzerin, Phosphorsäure, Sphingosin oder Alkoholen andererseits aufgebaut, die nach Anzahl der Doppelbindungen in gesättigte (SFA), einfach und mehrfach ungesättigte Fettsäuren (MUFA, PUFA) eingeteilt werden [10].

Linol-, Linolen- und Arachidonsäure, die zu den mehrfach ungesättigten Fettsäuren zählen, können vom Organismus nicht selbst bzw. nicht ausreichend synthetisiert werden. Diese **essentiellen Fettsäuren** bilden aber die Vorstufen hochaktiver Gewebshormone wie Prostazykline, Prostaglandine, Thromboxan und Leukotrien. Deshalb sollte eine **Mindestzufuhr von 4% des täglichen Energiebedarfs** gewährleistet sein.

Ansonsten ist die Fettzufuhr wegen der Risikofaktoren Dyslipoproteinämie im Hinblick auf die Entwicklung einer Arteriosklerose zu beschränken. Sie sollte **30% der täglichen Kalorienzufuhr nicht überschreiten** und die **Fettsäureanteile** – SFA, MUFA, PUFA – sollten **im Verhältnis 1:1:1** stehen (vgl. Kap. 7.2.3). Der antioxidative und damit antiatherosklerotische Effekt der einfach ungesättigten Fettsäuren läßt allerdings eine proportional höhere Zufuhr zu. Sie sind in Olivenöl besonders reichlich enthalten, aber auch in Gänse- und Schweineschmalz [1, 15].

*Proteine*

**Proteine dienen in erster Linie als Aminosäure-Lieferanten für die Proteinsynthese** und erst in zweiter Linie der Energiezufuhr (4 kcal/g). Damit gehören sie auch zur Gruppe der Bausubstrate (s. u.).

Je nach Aminosäure-Zusammensetzung und vor allem nach Gehalt an den essentiellen Aminosäuren haben die Proteine unterschiedliche **biologische Wertigkeit** [10]. Sie bilden Stützgewebe und Muskulatur und üben als Hormone, Transportvehikel, Enzyme und Antikörper wichtige Funktionen im Körper aus. Zur Energiegewinnung zieht der Körper Proteine erst bei Mangel an anderen Energieträgern heran. Da aber eine kontinuierliche Proteinoxidation von ca. 0,8 g/kg KG/Tag stattfindet, sollte dieser Verlust mit der täglichen Nahrung ausgeglichen werden. Dauerhafter Proteinmangel führt zu erhöhter Infektanfälligkeit, verzögerter Wundheilung und Ödembildung. Ein Proteinüberschuß dagegen schädigt mit der Zeit Leber und Nieren. Außerdem ist er meist gleichbedeutend mit einer erhöhten Fettzufuhr, da viele proteinreiche Nahrungsmittel „versteckte" Fette enthalten. Daher empfiehlt die DGE neben der **Mindestzufuhr von 0,8 g/kg KG/Tag** auch eine **Beschränkung von bis zu 15% der Gesamtenergieaufnahme.**

### 7.2.5.2 Bausubstrate

Die wichtigsten Vertreter sind Aminosäuren, Fettsäuren und Monosaccharide und wurden in Kap. 7.2.4.1 mitbeschrieben. Ansonsten sei auf weiterführende Literatur verwiesen [26, 28, 36].

### 7.2.5.3 Wirksubstrate

Stoffe, die der Mensch ständig als Katalysatoren des Intermediärstoffwechsels braucht, werden Wirksubstrate genannt (Tab. 7-4). Hierzu gehören Vitamine, Mineralien und – da alle Stoffwechselvorgänge im wäßrigen Milieu ablaufen – auch Wasser.

▷ **Vitamine.** Vitamine sind organische Substanzen, die keine Energie liefern. Sie werden in kleinen Mengen benötigt, denn der Körper kann sie nicht oder nur unvollständig synthetisieren. Ein Mangel führt zu Hypo- und schließlich zu Avitaminosen. Nach ihrer Löslichkeit unterscheidet man wasser- und fettlösliche Vitamine.

– Fettlösliche Vitamine. Im Gegensatz zu den wasserlöslichen Vitaminen können die fettlöslichen Vitamine über längere Zeit im Körper gespeichert werden. Die Hypovitaminosegefahr ist also vergleichsweise geringer (Fettverwertungsstörungen ausgenommen). Vielmehr kann sich eine erhöhte Zufuhr auf Dauer toxisch auswirken. Die fettlöslichen Vitamine sind mit ihren Funktionen, Mangelerscheinungen und toxischen Symptomen in Tab. 7-5 zusammengestellt.

– Wasserlösliche Vitamine. Ein Nahrungsüberschuß an wasserlöslichen Vitaminen wird mit dem Harn ausgeschieden. Dadurch stellen sich Mangelsymptome schneller ein als bei fettlöslichen Vitaminen, toxische Auswirkungen sind dagegen nur bei pharmakologischen Megadosen zu beobachten. Eine Übersicht ist in Tab. 7-6 zusammengestellt.

▷ **Mineralien.** Mineralstoffe sind anorganische Substanzen und werden nach Höhe des Bedarfs in **Elektrolyte (= Mengenelemente)** und **Spurenelemente** unterteilt. Eine Übersicht über Funktionen, Mangelsymptome und deren Ursachen geben Tab. 7-7 für die Elektrolyte und Tab. 7-8 für die Spurenelemente.

▷ **Wasser.** Wasser zählt zwar nicht zu den Nährstoffen im engeren Sinne, aber sein Bedarf ist essentiell. Eine ausgeglichene Flüssigkeitsbilanz ist Voraussetzung für das ungestörte Ablaufen der Stoffwechselvorgänge. Hierzu werden täglich 2,5 l Wasser benötigt, die zu 1,5 l aus Getränken, zu 0,7 l aus fester Nahrung und zu 0,3 l aus Oxidationswasser stammen sollten [10] (Tab. 7-9).

Alle Nährstoffgruppen verteilen sich völlig heterogen auf die verschiedenen Lebensmittel. Will man eine Kostform auf ihre Vollwertigkeit hin beurteilen, muß man die Um-

**Tab. 7-5** Fettlösliche Vitamine.

| Vitamin | physiologische Funktion | Mangelsymptome | Toxizität | Nahrungsmittel- und andere Quellen | durchschnittlicher Tagesbedarf für gesunde Erwachsene |
|---|---|---|---|---|---|
| **Vitamin A** (Retinol) | Produktion von Rhodopsin (Sehpurpur), Zelldifferenzierung, Aufbau und Erhaltung der epithelialen Gewebe (Haut, Schleimhäute), Erhöhung der Resistenz gegenüber Infektionen, Wachstum, Reproduktion | Herabsetzung des Dämmerungssehens, Nachtblindheit, Funktionsstörungen von Haut und Schleimhäuten, Wachstumsverzögerung, männliche Sterilität | Kopfschmerzen in Okzipitalregion, Hautschuppung, Schleimhautrhagaden, Knochen- und Gelenkschmerzen, Hyperkalzämie | Leber, Milchprodukte, Eigelb, grüne und gelbe Gemüse, gelbe Früchte | Männer 1000 µg, Frauen 800 µg Retinoläquivalente |
| **Vitamin D** (Calciferol) | fördert die Resorption und Verwertung von Kalzium und Phosphor, Erhaltung der Knochensubstanz, Regulation von Abwehrreaktionen, hat hormonähnliche Wirkung | Erwachsener: Osteomalazie; Hypokalz- und Hypophosphatämie, pathol. Frakturen Kind: Rachitis, Knochendeformationen durch Vergrößerung der Epiphysenwachstumsfuge, gehemmtes Wachstum | Kopf- und Gelenkschmerzen, Muskelschwäche, Störungen im Gastrointestinal-(GI-) Trakt, Hyperkalzämie, Hemmung der Nierenfunktion, Wachstumsstoß bei Kindern | Milchprodukte, Lebertran; Sonnenlicht auf der Haut | Männer 5 µg, Frauen 5 µg |
| **Vitamin E** (Tocopherol) | Antioxidationsmittel für ungesättigte Fettsäuren | Anämie, Störungen des Nerven- und Muskelstoffwechsels und der Gefäßpermeabilität | | pflanzliche Öle, Weizenkeimöl, Erdnüsse, Vollkornprodukte, Blattgemüse | Männer 12 mg, Frauen 12 mg α-Tocopheroläquivalente |
| **Vitamin K** (Phyllochinon) | aktiviert die Synthese von Blutgerinnungsfaktoren (V, VII, IX, X); Bildung z.T. durch Darmbakterien | Blutungen, Ekchymosen; Prothrombinzeit (Quick) verlängert; Hämorrhagien beim Neugeborenen | | Käse, Eigelb, Leber, grüne Blattgemüse; Synthese durch Darmbakterien | Männer 80 µg, Frauen 65 µg |

**Tab. 7-6** Wasserlösliche Vitamine.

| Vitamin | physiologische Funktion | Mangelsymptome | Nahrungsmittelquellen | durchschnittlicher Tagesbedarf für gesunde Erwachsene |
|---|---|---|---|---|
| **Vitamin B$_1$** (Thiamin) | Kohlenhydratstoffwechsel (Dekarboxylierung von α-Ketosäuren der Transketolasereaktion) | „nasser Beriberi": Kardiomegalie, Tachykardie, Herzversagen; „trockener Beriberi": periphere Polyneuropathie mit Parästhesien, Hypästhesie, Anästhesie; alkoholische Polyneuropathie: Myelopathie, zerebellare Zeichen, Anorexie, Hypothermie; Wernicke-Korsakow-Syndrom: Konfabulieren, Desorientiertheit, Ophthalmoplegie, zerebellare Ataxie | Schweine- und Rindfleisch, Leber, Vollkorn, Hülsenfrüchte | Männer 1,3 mg, Frauen 1,1 mg |
| **Vitamin B$_2$** (Riboflavin) | Gesamtstoffwechsel (Koenzym der Flavoproteine) | Entzündungen der Schleimhäute: Stomatitis, Cheilosis, Himbeerzunge, Atrophie der Zungenpapillen, Blepharitis angularis, Rhagaden, Seborrhö | Milch, Leber, Getreide | Männer 1,7 mg, Frauen 1,5 mg |
| **Vitamin B$_6$** (Pyridoxin) | Gesamtstoffwechsel (Kofaktor zahlreicher Reaktionen, hauptsächlich im Aminosäurestoffwechsel) | erniedrigter Serumspiegel bei Schwangerschaft und Einnahme oraler Kontrazeptiva. Veränderungen von Haut und Schleimhäuten (Dermatitis an Mund und Augen), Krampfneigung, mikrozytäre Anämie | Weizen, Mais, Fleisch, Leber | Männer 1,8 mg, Frauen 1,6 mg |
| **Vitamin B$_{12}$** (Cobalamin) | Gesamtstoffwechsel (z.B. Synthese von Aminosäuren, Häm) | megaloblastäre Anämie (perniziöse Anämie), periphere Neuropathie, funikuläre Myelose, Stomatitis, Glossitis | Leber, Fleisch, Milchprodukte, Eier | Männer 3,0 μg, Frauen 3,0 μg |
| **Niacin** (Nicotinamid) (Vitamin PP) | Gesamtstoffwechsel (Komponente von NAD und NADH, die bei Glykolyse und Zellatmung beteiligt sind) | Pellagra: Diarrhö, Dermatitis, Demenz, scharlachrote Zunge, atrophe Zungenpapillen, Hautpigmentierung, schuppende Dermatitis, Störungen von Herz- und ZNS-Funktion | Fleisch, Erdnüsse | Männer 18 mg, Frauen 15 mg |
| **Folsäure** | Gesamtstoffwechsel (Formylgruppentransfer, Biosynthese von Purinsäuren, Histidinen, Cholin, Serin) | megaloblastäre Anämie, Panzytopenie, Embryogenese-Störung (Neuralrohrdefekte) | Leber, grüne Blattgemüse | Männer 150 μg, Frauen 150 μg |
| **Biotin** | Gesamtstoffwechsel (Kofaktor für Karboxylaseenzyme, die am Stoffwechsel von Fettsäuren, Kohlenhydraten, Proteinen und Cholesterin beteiligt sind) | Dermatitis, atrophe Zungenpapillen, Hypercholesterinämie, EKG-Abnormitäten | Eigelb, Leber; Synthese durch Darmbakterien | Männer 100 μg, Frauen 100 μg |

**Tab. 7-6** Fortsetzung

| Vitamin | physiologische Funktion | Mangelsymptome | Nahrungsmittelquellen | durchschnittlicher Tagesbedarf für gesunde Erwachsene |
|---|---|---|---|---|
| **Pantothensäure** | Gesamtstoffwechsel (am Aufbau des Ko-enzyms A beteiligt, das für die Synthese von Fettsäuren, Cholesterin und den Fett-, Kohlen-hydrat- und Aminosäurestoffwechsel ge-braucht wird) | nur experimentell: abdominale Beschwerden, periphere Neuropathie, Krämpfe | Leber, Ei, Milch | Männer 10 mg, Frauen 7 mg |
| **Vitamin C** | Antioxidans; Kollagenbiosynthese; Gesamtstoffwechsel:<br>– steigert Fe-Resorption<br>– hemmt Cu-Resorption<br>– hilft bei der Bildung aktiver Verbindungen aus Tetrahydrofolsäure<br>– Beteiligung an der Synthese der Steroidhormone in der NNR<br>– verbesserte Bioverfügbarkeit von Fe und Folsäure<br><br>Toxizität bei Überdosierung: gastrointestinale Beschwerden (Diarrhö), Oxalatsteinbildung | Zahnfleischbluten, Gingivitis, Petechien, Hämatome, follikuläre Hyperkeratose, ver-schlechterte Wundheilung, erhöhte Infekt-anfälligkeit, verminderte Reaktion auf Streß | frische Früchte, beson-ders Zitrusfrüchte, Tomaten, Kohl, Kartof-feln, Chilischoten, Broccoli | Männer und Frauen 75 mg |

**Tab. 7-7** Übersicht über die Mineralstoffe I: Elektrolyte (Bedarf: > 100 mg/Tag); EZF = Extrazellulärflüssigkeit, IZF = Intrazellulärflüssigkeit.

| Elektrolyt | physiologische Funktionen | Mangelsymptome | Hauptursachen für Mangel | Nahrungsmittelquellen | durchschnittlicher Tagesbe-darf für gesunde Erwachsene |
|---|---|---|---|---|---|
| **Ca** | Bestandteil von Knochen und Zähnen; beteiligt bei Blutge-rinnung, Nervenreizleitung, Muskelarbeit, Zellmembran-permeabilität, Enzymaktivie-rung | Tetanie, Osteoporose, Arrhythmie | verringerte Zufuhr, Malab-sorption, Maldigestion, Vit-amin-D-Mangel, schwere Hypomagnesiämie | Milchprodukte, Vollkorn, Ei-gelb, grüne Blattgemüse, Mi-neralwasser, Hülsenfrüchte, Nüsse | Männer und Frauen 800–1000 mg |

229

**Tab. 7-7** Fortsetzung

| Elektrolyt | physiologische Funktionen | Mangelsymptome | Hauptursachen für Mangel | Nahrungsmittelquellen | durchschnittlicher Tagesbedarf für gesunde Erwachsene |
|---|---|---|---|---|---|
| P | Bestandteil von Knochen und Zähnen, ATP, phosphorylierten Intermediärstoffwechselprodukten; beteiligt an Resorption von Glukose und Glyzerin, Transport von Fettsäuren, Energiestoffwechsel, Puffersystem | Dysfunktion der Leuko- und Thrombozyten, hämatolytische Anämie, Wachstumsstillstand, Myopathie bis zu Rhabdomyolyse, Herzinsuffizienz, respiratorische Insuffizienz | Malabsorption, renale Ausscheidung, Äthylismus, parenterale Ernährung, diabetische Ketoazidose | Milchprodukte, Fleisch, Eigelb, Vollkorn, Hülsenfrüchte, Nüsse | Männer und Frauen 1200–1500 mg |
| Mg | Bestandteil von Knochen und Zähnen, Koenzym im allgemeinen Stoffwechsel, Aktion der glatten Muskulatur, neuromuskuläre Erregbarkeit | Tetanie, Muskelzucken, Muskelschwäche, Arrhythmien | Malabsorption, Äthylismus, parenterale Ernährung | Milchprodukte, Fleisch, Meeresfrüchte, Vollkorn, Hülsenfrüchte, Nüsse | Männer 350 mg, Frauen 300 mg |
| Na | Hauptkation der EZF, Flüssigkeits- und Säure-Basen-Gleichgewicht, Zellmembranpermeabilität, Resorption von Glukose, normale Muskelerregbarkeit | Hypotonie, Muskelschwäche | gastrointestinale Verluste (Erbrechen, Diarrhö), renale Verluste | Salz (NaCl), Milchprodukte, Fleisch, Eier, Karotten, Rote Bete, Spinat, Sellerie | Männer und Frauen 550–2200 mg |
| K | Hauptkation der IZF, Flüssigkeits- und Säure-Basen-Gleichgewicht, normale Muskelerregbarkeit, Glykogenbildung, Proteinsynthese | Muskelschwäche, Arrhythmie | gastrointestinale Verluste (Erbrechen, Diarrhö), renale Verluste (z.B. Diuretika, Aldosteronismus) | | Männer und Frauen 1875–5625 mg |
| Cl | Hauptanion der EZF, Flüssigkeits- und Säure-Basen-Gleichgewicht; Magen: Salzsäure, Verdauung | Muskelschwäche, Arrhythmie | gastrointestinale Verluste (Erbrechen, Diarrhö), renale Verluste (z.B. Diuretika, Aldosteronismus) | Salz (NaCl) | Männer und Frauen 1700–5100 mg |
| S | essentieller Bestandteil einiger Proteine, Enzymaktivität und Energiestoffwechsel durch freie Sulfhydrylgruppen (-SH), Desintoxikationsreaktionen | | | Fleisch, Eier, Milchprodukte, Hülsenfrüchte, Nüsse | |

**Tab. 7-8** Übersicht über die Mineralstoffe II: Spurenelemente (Bedarf < 100 mg/Tag).

| Spuren-element | physiologische Funktionen | Mangelsymptome | Hauptursachen für Mangel | Nahrungsmittelquellen | durchschnittlicher Tagesbedarf für gesunde Erwachsene |
|---|---|---|---|---|---|
| Fe | Hämoglobinsynthese, $O_2$-Transport, Zelloxidation, Hämenzyme | mikrozytäre Anämie; anguläre Stomatitis, wunde Zunge | Blutverlust (Gastrointestinalblutung, Menstruation), erhöhter Bedarf (Kindheit, Schwangerschaft) | Leber, Fleisch, Eier, Vollkorn, dunkelgrüne Gemüse, Hülsenfrüchte, Nüsse | Männer 10 mg, Frauen 15 mg |
| J | Synthese von Thyroxin, das den Zellstoffwechsel reguliert | Hypothyreose, Struma | verminderte Zufuhr | jodiertes Salz, Meeresfrüchte, Obst, Gemüse (vom Jodgehalt des Bodens abhängig) | Männer und Frauen 200 µg |
| Zn | Bestandteil vieler Enzyme und Enzymfaktoren; beeinflußt Wachstum, Entwicklung, Immunfunktion | Hautausschläge (Akrodermatitis enteropathica); Lethargie, Alopezie, Wachstumsverzögerung, zelluläre Immunschwäche, schlechte Wundheilung | Malabsorption und Diarrhö, Verlust von zinkreichen gastrointestinalen Sekreten (z.B. Fisteln), Sichelzellanämie | weit verbreitet – Meeresfrüchte, Leber, Fleisch, Milchprodukte, Eier, Vollkorn | Männer 15 mg, Frauen 12 mg |
| Cu | Mit Fe assoziiert, essentiell für Hämoglobinsynthese, Bestandteil von Enzymen | mikrozytäre Anämie, Neutropenie, Depigmentierung von Haut- und Haarfarbe (bei Kindern), Aneurysmen | Malnutrition, Frühgeburt | weit verbreitet – Leber, Fleisch, Meeresfrüchte, Vollkorn, Hülsenfrüchte, Nüsse | Männer und Frauen 1,5–3 mg |
| Mn | Enzymkomponente im Gesamtstoffwechsel | Hypercholesterinämie, Gewichtsverlust | nicht bekannt | Getreide, Vollkorn, Sojabohnen | Männer und Frauen 2–5 mg |
| Cr | mit Glukosestoffwechsel assoziiert, verbesserte Glukoseaufnahme durch die Gewebe; Glukosetoleranzfaktor | Glukoseintoleranz, periphere Neuropathie | totale parenterale Ernährung | Getreide, Vollkorn, Bierhefe, tierisches Eiweiß (Fleisch) | Männer und Frauen 50–200 µg |
| Co | Bestandteil von Vit. $B_{12}$, wirkt mit dem Vitamin zusammen | nicht bekannt | nicht bekannt | Vitamin-$B_{12}$-Quellen | |
| Se | Bestandteil des Enzyms Glutathionperoxidase | Kardiomyopathie, Myalgie | totale parenterale Ernährung | Meeresfrüchte, mageres Fleisch, Milchprodukte, Hülsenfrüchte, Vollkorn, Gemüse (variiert mit dem Selengehalt des Bodens) | Männer und Frauen 20–100 µg |
| Mo | Bestandteil von Oxidaseenzymen | Kopfschmerzen, Nachtblindheit | Kurzdarmsyndrom | Hülsenfrüchte, Vollkorn, Milch, Innereien, Blattgemüse | Männer und Frauen 75–250 µg |
| F | akkumuliert in Knochen und Zähnen, härtende Wirkung | Karies, Osteoporose möglich | nicht bekannt | Fisch, Fischprodukte, Trinkwasser | Männer und Frauen 1,5–4 mg |

**Tab. 7-9** Durchschnittliche tägliche Flüssigkeitsbilanz gesunder Erwachsener.

| Aufnahme (ml/Tag) | | Verlust (ml/Tag) | | |
|---|---|---|---|---|
| | | | obligatorisch | nach Situation |
| Flüssigkeitszufuhr: | | Nieren | 900 | ± 500 |
| ▷ Getränke | 1200–1500 | Lunge | 350 | |
| ▷ Wasser in der festen Nahrung | 700–1000 | Haut | 450 | ± 250 |
| | | Stuhl | 150 | |
| Stoffwechsel: | | | | |
| ▷ Oxidationswasser | 200– 300 | | | |
| | | | 1850 | 750 |
| gesamt | 2100–2800 | gesamt | ca. 2600 | |

setzung der Empfehlungen für die Nährstoffgruppen in Regeln für eine gesunde Kost kennen. Diese „Übersetzung" der Zufuhrempfehlungen in Ernährungsregeln sind Inhalt des folgenden Kapitels.

## 7.3 Vollwertige Kost

### 7.3.1 Prinzipien

Vollkostformen sind nach dem **Rationalisierungsschema der Deutschen Gesellschaft für Ernährungsmedizin (DGEM)** von 1994 die gesunde Ernährung für die Allgemeinbevölkerung (vgl. Kap. 7.1) [42]. Nach diesem Schema muß eine **vollwertige Ernährung folgende Kriterien** erfüllen:

1. der Bedarf an essentiellen Nährstoffen ist gedeckt,
2. der Energiegehalt berücksichtigt den Energiebedarf,
3. präventivmedizinische Erkenntnisse der Ernährungsforschung werden berücksichtigt
4. die Zusammensetzung ist den üblichen Ernährungsgewohnheiten angepaßt – soweit Punkt 1–3 nicht berührt werden. Die Bedarfswerte bzw. Richtwerte sind den DGE-Empfehlungen für die Nährstoffzufuhr zu entnehmen (vgl. Kap. 7.2.3)

Da kein Lebensmittel alle lebenswichtigen Nährstoffe in geeigneter Menge enthält, ist auf eine vollwertige Zusammenstellung der Lebensmittel zu achten. Als Maß für die Vollwertigkeit einer Kost gilt die Nährstoff-

dichte. Sie ist definiert als das Verhältnis von essentiellen Nährstoffen zum Energiegehalt. Obst und Gemüse beispielsweise haben – dank ihres geringen Energiegehalts – die höchsten Nährstoffdichten. Bei tierischen Lebensmitteln wird die Nährstoffdichte v.a. durch den Fettgehalt bestimmt. Deshalb sollte z.B. auf fette Käse, Wurstwaren und Fleischgerichte verzichtet werden. Als Anleitung für die Umsetzung dieser Empfehlungen wurde von der Deutschen Gesellschaft für Ernährung (DGE) ein Ernährungskreis entwickelt [20] (Abb. 7-2). Er enthält alle Lebensmittelgruppen – d.h., grundsätzlich muß auf nichts verzichtet werden. Um die oben angeführten Forderungen an eine vollwertige Kost zu erfüllen, müssen diese Lebensmittelgruppen in einer Relation stehen, die der Zusammensetzung der Segmente entspricht. Dieses Ziel muß nicht mahlzeitenbezogen erreicht werden, sondern bei den meisten Nährstoffen genügt eine wöchentlich ausgelegte Bedarfsdeckung [2]. Tab. 7-10 gibt Aufschluß über die sieben Lebensmittelgruppen des Ernährungskreises, die jeweils enthaltenen Nährstoffe und Verzehrsempfehlungen.

### 7.3.2 Anleitungen zur praktischen Umsetzung

Der Ernährungskreis (Abb. 7-2) mit den in Tab. 7-10 dargestellten Empfehlungen vermittelt zwar die Prinzipien einer vollwertigen Kost, als praktische Hilfe für die tägliche Nahrungszufuhr ist er jedoch zu abstrakt [2]. Deshalb wurden ergänzend

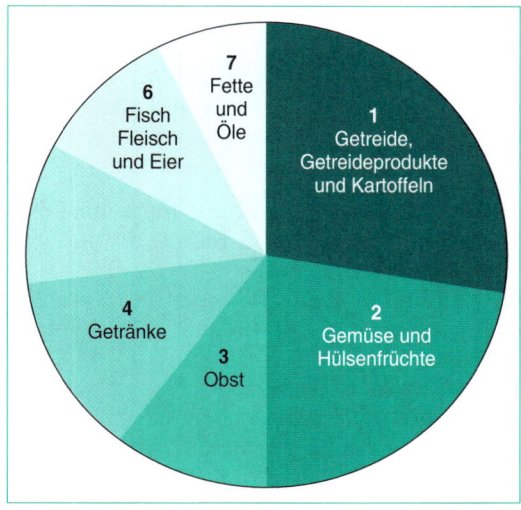

**Abb. 7-2** Der Ernährungskreis der Deutschen Gesellschaft für Ernährung (DGE).

zum Ernährungskreis verschiedene, griffigere Anleitungen zur Realisierung einer vollwertigen Ernährung entwickelt. Von diesen sollen nun drei wissenschaftlich fundierte Beispiele exemplarisch vorgestellt werden [16, 18, 28, 50].

### 7.3.2.1 Die zehn Regeln der DGE

Die zehn Regeln der DGE [50] wurden von den Herausgebern für die bundesdeutsche Bevölkerung aufgestellt, entsprechen aber dem internationalen Stand der Ernährungswissenschaft und stimmen weitgehend mit den acht Richtlinien der American Heart Association (AHA) für eine „prudent diet" überein [22].

Solche Richtlinien unterstützen nicht nur die Empfehlungen für die Nährstoffzufuhr

**Tab. 7-10** Lebensmittel des Ernährungskreises, ihre Nährstoffe und Verzehrsempfehlungen.

| Lebensmittelgruppe | hauptsächlich enthaltene, wertgebende Nährstoffe | Verzehrsempfehlungen | Bemerkungen |
|---|---|---|---|
| Gruppe I:<br>Brot, Nudeln, Kartoffeln, Reis und Getreideprodukte | komplexe Kohlenhydrate, Ballaststoffe, pflanzliches Eiweiß, B-Vitamine, Kalium | täglich 5–7 Scheiben Brot (250–300 g), zusätzlich 1 Portion Reis oder Nudeln (roh 75–90 g) oder 4–5 mittelgroße Kartoffeln | Vollkornprodukte bevorzugen |
| Gruppe II:<br>Gemüse und Hülsenfrüchte | Kohlenhydrate, Ballaststoffe, Vitamine, Mineralstoffe | täglich 1 Portion Gemüse (200 g) und 1 Portion Salat | zum Teil als Rohkost essen; Auswahl des Gemüses nach saisonalem Angebot |
| Gruppe III:<br>Obst | Kohlenhydrate, Vitamin C, Kalium, Ballaststoffe | täglich 1–2 Portionen/Stück (200–250 g) | |
| Gruppe IV<br>Getränke | Wasser, Mineralstoffe | täglich 1,5 l Flüssigkeit: Wasser, Mineralwasser, verdünnte Obst- und Gemüsesäfte, Tee und Kaffee in geringen Mengen | |
| Gruppe V:<br>Milch und Milchprodukte | Eiweiß, Kalzium, Vitamin A, B-Vitamine | täglich 0,25 l fettarme Milch und 2 Scheiben Käse | |
| Gruppe VI:<br>Fisch, Fleisch, Wurst und Eier | Eiweiß, Fett, Magnesium, Eisen, Jod, Zink, B-Vitamine | wöchentlich 1–2 Portionen Seefisch (300 g) und 3 Portionen (max. 450 g) Fleisch und Wurst; zusätzlich höchstens 3 Eier (einschließlich der in Lebensmitteln enthaltenen Eier) | sparsam, aber abwechslungsreich auswählen, fettarme Wurst- und Fleischsorten bevorzugen |
| Gruppe VII:<br>Fette (Butter, Pflanzenmargarine und Pflanzenöle) | essentielle Fettsäuren, fettlösliche Vitamine | täglich maximal 40 g Streichfett | äußerst sparsam verwenden; auf versteckte Fette und fettarme Zubereitung achten |

(DGE-Empfehlungen oder RDA der FNB), sondern auch ein gesundes Ernährungsverhalten, das – neben der einer ausgeglichenen Nährstoffbilanz – ausschlaggebend ist.

### 1. Vielseitig – aber nicht zuviel

Der Energiebedarf kann mit der folgenden Faustregel grob abgeschätzt werden:

Körpergewicht × 20–25 kcal/kg KG
bei Bettruhe
Körpergewicht × 30 kcal/kg KG
bei leichter Arbeit
Körpergewicht × 35–40 kcal/kg KG
bei mittelschwerer Arbeit
Körpergewicht × 50 kcal/kg KG
bei schwerer Arbeit

Hierbei werden Alter und Größe indirekt berücksichtigt, wenn man statt des Ist-Gewichts das Soll-Gewicht (vgl. Kap. 7.2.4) einsetzt. Die Einhaltung dieser Kalorienvorgabe führt automatisch zur Gewichtsnormalisierung.

### 2. Weniger tierisches Eiweiß

Tierisches Eiweiß ist in Fleisch, Wurst, Eiern, Milch und Milchprodukten enthalten. Diese Lebensmittel enthalten außerdem reichlich Fett, Cholesterin und z.T. auch Purine. Eine Reduktion ist daher – v.a. an Fleisch, Wurst und Eiern – empfehlenswert. Milch und Milchprodukte sollten in der fettarmen Form verzehrt werden. Für die evtl. Gestaltung des wöchentlichen Speiseplanes bedeutet dies:

▷ ≤ 2–3 Fleischmahlzeiten
▷  1–2 Fischmahlzeiten
▷ ≥ 2–3 Eier.

Als Alternative zu diesen Lebensmitteln sollte pflanzlichen Eiweißen in Kartoffeln, Hülsenfrüchten und Getreiden der Vorzug gegeben werden. Sie machen zusammen mit den Gemüsen allein die Hälfte des Ernährungskreises aus.

### 3. Weniger Fett

Mit Fett sollte man sparsam umgehen (< 30% der Energiezufuhr) und gleichzeitig auf eine günstige Fettverteilung achten (vgl. Kap. 7.2.5). Praktisch bedeutet das:

▷ möglichst weitgehend auf tierische Fette (fettes Fleisch, Wurst, Sahne, Butter, fetten Käse) verzichten
▷ pflanzliche Fette (Pflanzenöle) verwenden (z.B. Sonnenblumenöl, Maiskeimöl, Distelöl, Olivenöl)
▷ nicht mehr als 1 g Fett/kg Normalgewicht (!) verzehren, dabei beachten, daß in der Regel die Hälfte des Fettes in Form „versteckter" Fette konsumiert wird (Fleisch, Wurst, Butter, Käse, Sahne, Schokolade, Kuchen, Nüsse etc.).

### 4. Reichlich Gemüse, Kartoffeln und Obst

Diese Lebensmittel haben die höchste Nährstoffdichte. Sie gehören als Hauptlieferanten für Vitamine, Mineralien und Ballaststoffe kontinuierlich auf den Speiseplan. Die DGE empfiehlt täglich 200 g Gemüse, 75 g Salat und 200–250 g Obst.

### 5. Mehr Vollkornprodukte

Sie liefern pflanzliche Eiweiße, B-Vitamine, Kohlenhydrate in komplexer Form und Ballaststoffe. Daher sollten Brot, Nudeln, Cerealien und Reis regelmäßig und als Vollkornprodukte verzehrt werden.

### 6. Selten süß

Süßigkeiten, Backwaren, Cremespeisen und gesüßte Getränke haben eine ausgesprochen niedrige Nährstoffdichte, d.h., sie liefern „leere" Kalorien. Aus ernährungsphysiologischer Sicht ist ihr Verzehr nicht zu befürworten, zumal sie oft wertvolle Lebensmittel aus dem Speiseplan verdrängen. Sie enthalten meist auch Fett und können zu erhöhten Cholesterin- und Triglyceridwerten führen und somit die Entstehung einer Arteriosklerose fördern. Darüber hinaus verursachen sie Karies.

## 7. Würzig, aber nicht zu salzig

Eine hohe Kochsalzzufuhr begünstigt die Entwicklung einer arteriellen Hypertonie, der Hochdruck seinerseits fördert die Arterioskleroseentwicklung. Der empfohlene Kochsalzkonsum von 5–6 g/Tag wird normalerweise ohne zusalzen durch den üblichen Nahrungsverzehr erreicht. Wenn man jedoch zusalzt, sollte man zur Prävention des Jodmangels Jodsalz verwenden.

## 8. Trinken mit Verstand

Die empfohlene Trinkmenge beträgt zumindest 1,5–2 l/Tag. Dabei ist die Auswahl der Getränke wichtig: Leitungswasser, Mineralwasser, ungesüßten Tees, verdünnten Obst- und Gemüsesäften ist der Vorzug zu geben. Diät-Säfte und Diät-Limonaden sind im Rahmen der gesunden Kost tolerabel. Schwarzer Tee und Kaffee sollten ebenso wie Alkohol nur in Maßen getrunken werden. Als Richtwert für einen noch vertretbaren Alkoholkonsum gelten 30 g/Tag (= ca. 1/4 l Wein). Gründe für eine Alkoholrestriktion sind neben Suchtpotential und der Gefahr alkoholtoxischer Organ- und Nervenschäden bzw. die Erhöhung des Krebsrisikos [2]. Auch auf reine Fruchtsäfte, Gemüsesäfte, Limonaden und Milchgetränke sollte man wegen des hohen Energiegehalts nach Möglichkeit verzichten.

## 9. Häufiger kleinere Mahlzeiten

Statt der drei klassischen Hauptmahlzeiten sind fünf Mahlzeiten mit folgender Energieverteilung über den Tag zu empfehlen:

▷ 1. + 2. Frühstück: 35 %
▷ Mittagessen: 30 %
▷ Zwischenmahlzeit: 10 %
▷ Abendessen: 25 %

## 10. Schmackhaft und nährstoffschonend zubereiten

Verluste an lebenswichtigen Nährstoffen werden durch Luft, Licht und Hitze bei der Lagerung bzw. beim Kochen oder durch Wasser beim Reinigen und Kochen zerstört und mindern den Wert der Lebensmittel bei ihrer Zubereitung. Solche Verluste lassen sich durch nährstoffschonendes Zubereiten minimieren. Hierzu gelten folgende Verarbeitungshinweise [49]:

▷ Lebensmittel möglichst frisch verwenden
▷ erst kurz vor dem Verzehr vor- und zubereiten
▷ unter fließendem Wasser waschen
▷ nur grob schneiden
▷ Garzeiten kurzhalten
▷ richtige Gartemperatur wählen
▷ Garwasser für Soßen weiterverwenden (Kalium!)
▷ Speisen bis zum Wiederverwenden kühl stellen.

### 7.3.2.2 Die „Halb-Pfund-Regel" nach Kluthe

Die „Halb-Pfund-Regel" [28] ist eine hilfreiche „Faustregel" zur Gestaltung von Tages- und auch Wochenplänen (Tab. 7-11).

Die „Halb-Pfund-Regel" nach Kluthe setzt im Vergleich zu den zehn Regeln der DGE weit weniger Ernährungswissen voraus und ist daher wesentlich breiter einsetzbar. Tages- und wochenbezogene Zielvorgaben

**Tab. 7-11** Die Halb-Pfund-Regel.

▷ **täglich**
1/2 Pfund Kartoffeln
1/2 Pfund Brot und andere Vollkornerzeugnisse
1/2 Pfund Gemüse
1/2 Pfund Obst
1/2 Pfund Fruchtsaft
1/2 Pfund Milch oder Sauermilchprodukte

▷ **wöchentlich**
1/2 Pfund Fleisch oder Fisch
1/2 Pfund Wurstwaren (je 1/3 Koch-, Schnitt- und Streichwurst)
1/2 Pfund Käse
1/2 Pfund Eier (4–5 Stück)
1/2 Pfund Fett (100 g Butter, 100 g Margarine und 50 g Öl)
1/2 Pfund Reis oder Teigwaren
1/2 Pfund Getreidekörner (ganz oder gemahlen) und Cerealien
1/2 Pfund Honig oder Konfitüre u.a. Süßigkeiten

1/2 Pfund = 250 g oder 0,25 l

in der Maßeinheit $1/2$ Pfund bzw. $1/4$ Liter sind leicht verständlich und lassen gleichzeitig ein hohe Variabilität bei der Ausgestaltung des Speiseplans zu. Wer diese Emp-

**Tab. 7-12**  Tagesplanbeispiel für die Halb-Pfund-Regel (ca. 2150 kcal).

| | ▷ **Frühstück** | kcal |
|---|---|---|
| 50 g | Weizentoastbrot | 129 |
| 10 g | Butter | 75 |
| 30 g | Johannisbeergelee, rot | 74 |
| 50 g | Speisequark, 20% Fett i.Tr. | 54 |
| 5 g | Zitronensaft, frisch gepreßt | 1 |
| 2 g | Schnittlauch | 1 |
| 200 g | Apfelsinensaft (Orangensaft) | 91 |
| | ▷ **Zwischenmahlzeit** | |
| 100 g | Joghurt, 3,5% Fett i.Tr. | 70 |
| 80 g | Apfel | 43 |
| | ▷ **Mittagessen** | |
| | Kartoffelomelette mit Zucchini und Paprika, Apfelmus | |
| 250 g | Kartoffeln | 176 |
| 100 g | Zucchini | 18 |
| 100 g | Paprikafrüchte | 20 |
| 55 g | Hühnerei | 85 |
| 40 g | Schweineschinken, gekocht | 50 |
| 30 g | Zwiebel | 8 |
| 10 g | Sonnenblumenöl | 90 |
| 2 g | Schnittlauch | 1 |
| 100 g | Apfelmus | 79 |
| | ▷ **Zwischenmahlzeit** | |
| 100 g | Brötchen (Semmeln) | 272 |
| 10 g | Margarine (Diätmargarine) | 72 |
| 40 g | Honig (Blütenhonig) | 121 |
| | ▷ **Abendessen** | |
| 100 g | Roggenvollkornbrot | 193 |
| 10 g | Margarine (Diätmargarine) | 72 |
| 20 g | Goudakäse, 45% Fett i.Tr. | 73 |
| 40 g | Briekäse (Rahmbrie), 50% Fett i.Tr. | 138 |
| | ▷ **Spätmahlzeit** | |
| | Hüttenkäse mit Kirschen | |
| 50 g | Kirschen in Dosen | 41 |
| 50 g | Cottagekäse (Hüttenkäse) | 51 |
| 5 g | Zitronensaft, frisch gepreßt | 1 |
| 5 g | Zucker (Rohrzucker, Rübenzucker) | 20 |
| | gesamt | 2119 |
| Eiweiß | | 76 g (15%) |
| Fett | | 75 g (32%) |
| Kohlen-hydrate | | 280 g (54%) |

fehlungen umsetzt, ernährt sich vollwertig, d.h., er deckt seinen Bedarf an Energie und Nährstoffen. Gleichzeitig schützt er seine Gesundheit und beugt der Entstehung von Zivilisationskrankheiten vor [2]. Tab. 7-12 zeigt einen Tagesplan nach der „Halb-Pfund-Regel".

### 7.3.2.3 Der „Ernährungsberater" nach Schrezenmeir

Der „Ernährungsberater" [18] ist ein Diskettenprogramm zur Daueranwendung für jedermann. Dieses Programm dient als elektronisches Ernährungstagebuch, als Rezeptbuch und zur individuellen und kontinuierlichen Ernährungsberatung. Nachdem der Anwender seine persönlichen Daten, wie Alter, Größe, Gewicht, Geschlecht und körperliche Aktivität eingegeben hat, protokolliert und bilanziert der Ernährungsberater kontinuierlich alle Eingaben für die Nährstoffzufuhr.

Ausgehend von der aktuellen Bilanz führt der „Ernährungsberater" den Anwender bei der Rezeptauswahl für die nächste Mahlzeit. Hierzu präsentiert er die Rezepte in einer Reihenfolge, die das Erreichen langfristiger Ziele von Körpergewicht, Energiezufuhr und Nährstoffrelation am ehesten gewährleistet.

Der besondere Vorteil des Ernährungsberaters besteht in der permanenten Führung des Anwenders einerseits und der hohen Variabilität bei der Auswahl der Lebensmittel oder Rezepte andererseits. Wie auch immer der Anwender seine Nahrungszufuhr gestaltet, der Ernährungsberater gibt ihm jederzeit Empfehlungen, eventuelle Energie- und Nährstoffdefizite bzw. -überladungen innerhalb kürzester Zeit wieder auszugleichen.

Von den genannten Anleitungen gibt der Ernährungsberater am ehesten konkrete Empfehlungen, die zusätzlich die „Ausgangssituation" des Anwenders berücksichtigen. Die vorgenannten Beispiele dagegen setzen jeweils eine konsequente Einhaltung der Regeln voraus. Allerdings wird ein solches Ernährungsverhalten in der Allgemeinbevölkerung kaum praktiziert.

**Tab. 7-13** Tagesplanbeispiel für eine Vollkost mit Fleisch (ca. 2000 kcal).

| | ▷ **Frühstück** | kcal |
|---|---|---|
| 40 g | Müsli | 49 |
| 30 g | Haferflocken | 113 |
| 100 g | Dickmilch aus Vollmilch | 65 |
| 100 g | Banane | 92 |
| 200 ml | Apfelsinensaft, frisch gepreßt | 94 |
| | ▷ **Zwischenmahlzeit** | |
| 50 g | Rosinenmischbrot mit Weizenkleie | 106 |
| 10 g | Halbfettmargarine | 38 |
| 30 g | Speisequark, mager | 23 |
| 20 g | Aprikosenkonfitüre | 50 |
| | ▷ **Mittagessen** | |
| | Geflügelpfanne: | |
| 120 g | Huhn, Schlegel | 136 |
| 10 g | Margarine, pflanzlich | 75 |
| 100 g | Möhren (Karotten, Mohrrüben) | 25 |
| 100 g | Porree (Lauch) | 24 |
| 20 g | Zwiebel | 6 |
| 5 g | Margarine, pflanzlich | 37 |
| | Kartoffelgratin: | |
| 200 g | Kartoffeln | 140 |
| 40 g | Kuhmilch mit 1,5% Fett, fettarm | 19 |
| 20 g | Edamerkäse 45% Fett i.Tr. | 74 |
| 150 g | Fruchjoghurt, mager | 104 |
| | ▷ **Zwischenmahlzeit** | |
| | Obstsalat mit Sahnehaube: | |
| 50 g | Äpfel | 28 |
| 50 g | Birne | 28 |
| 50 g | Banane | 46 |
| 50 g | Kiwi | 26 |
| 20 g | Zitronensaft, frisch gepreßt | 6 |
| 30 g | Sahne mit 30% Fett | 95 |
| | ▷ **Abendessen** | |
| 50 g | Roggenbrot | 114 |
| 20 g | Knäckebrot | 63 |
| 10 g | Halbfettmargarine | 38 |
| 20 g | Corned beef, deutsch | 30 |
| 25 g | Briekäse, 50% Fett i. Tr. (Rahmbrie) | 90 |
| 100 g | Tomate | 19 |
| 50 g | Gurke (Salatgurke) | 6 |
| 5 g | Sonnenblumenöl | 46 |
| | ▷ **Spätmahlzeit** | |
| 120 g | Apfel | 66 |
| | gesamt | 1972 |
| Eiweiß | | 81 g (17%) |
| Fett | | 64 g (30%) |
| Kohlen-hydrate | | 257 g (52%) |

**Tab. 7-14** Tagesplanbeispiel für eine ovo-lacto-vegetabile Vollkost (ca. 2000 kcal).

| | ▷ **Frühstück** | kcal |
|---|---|---|
| 50 g | Roggenbrot | 114 |
| 30 g | Knäckebrot | 95 |
| 10 g | Margarine (reich an mehrfach ungesättigten Fettsäuren | 75 |
| 20 g | Honig (Blütenhonig) | 60 |
| 20 g | Johanniskonfitüre | 47 |
| 60 g | Hühnerei | 100 |
| | ▷ **Zwischenmahlzeit** | |
| | Milchreis mit Zimt: | |
| 30 g | Reis, unpoliert (Naturreis) | 104 |
| 150 g | Kuhmilch, fettarm, mit 1,5% Fett | 74 |
| 50 g | Apfel | 28 |
| | Zimt | |
| | ▷ **Mittagessen** | |
| | gefüllte Paprika mit Käse überbacken: | |
| 100 g | Paprikafrüchte (Paprikaschoten) | 20 |
| 50 g | Reis, poliert, gekocht und abgetropft | 44 |
| 40 g | Erbsen, grün, gekocht, abgetropft | 29 |
| 40 g | Champignon (Zuchtchampignon) | 6 |
| 40 g | Tomate | 8 |
| 30 g | Edamerkäse, 45% Fett i. Tr. | 111 |
| 150 g | Kartoffel | 105 |
| | Obstsalat: | |
| 50 g | Erdbeeren | 16 |
| 50 g | Banane | 46 |
| 50 g | Zuckermelone (Honigmelone) | 27 |
| 20 g | Zitronensaft, frisch gepreßt | 6 |
| | ▷ **Zwischenmahlzeit** | |
| 80 g | Mamorkuchen | 362 |
| 200 g | Apfelsaft, Handelsware | 94 |
| | ▷ **Abendessen** | |
| 40 g | Weizentoastbrot | 106 |
| 5 g | Margarine (reich an mehrfach ungesättigten Fettsäuren) | 37 |
| 30 g | Edamerkäse, 45% Fett i. Tr. | 111 |
| | Möhren-Apfel-Rohkost: | |
| 100 g | Möhren (Karotten, Mohrrüben) | 25 |
| 50 g | Apfel | 28 |
| 5 g | Sonnenblumenöl | 46 |
| 20 g | Zitronensaft, frisch gepreßt | 6 |
| | gesamt | 1932 |
| Eiweiß | | 57 g (12%) |
| Fett | | 67 g (32%) |
| Kohlen-hydrate | | 264 g (55%) |
| Alkohol | | 0 g (0%) |

### 7.3.3 Vollkost

Vollkost wird auch als Normalkost bezeichnet und stellt die Basisernährung für die Allgemeinbevölkerung dar. Man versteht darunter jede Kostform, die die Kriterien einer vollwertigen Kost nach dem Rationalisierungsschema der DGEM erfüllt [2, 26, 28, 42] (vgl. Kap. 7.3.1).

Zwei Beispiele (Tab. 7-13 und 7-14) sollen die Unterschiedlichkeit von Tagesplänen verdeutlichen, mit denen man sich vollwertig ernähren kann.

### 7.3.4 Leichte Vollkost

Den betreffenden Patienten wird empfohlen, auf der Basis der Regeln für die Vollkost das zu meiden, was ihnen nach persönlicher Erfahrung Beschwerden bereitet. Anhaltspunkte beim Erstellen einer individuellen „Unverträglichkeitsliste" kann eine Checkliste der DGEM sein, die das Ergebnis einer Erhebung über die Häufigkeiten von Lebensmittelintoleranzen enthält [28]. Anhand dieser Checkliste läßt sich eine Tabelle erstellen, die für den Patienten leichter handhabbar ist. Sie enthält die Lebensmittel nach Gruppen sortiert und führt zusätzlich auch geeignete Lebensmittel auf (Tab. 7-15). Für die Krankenhauskost wird entsprechend dem Rationalisierungsschema auf die Lebensmittel verzichtet, die in mehr als 5% der Fälle als unverträglich eingestuft werden [42].

Ergänzend zur Lebensmittelauswahl kann man Unverträglichkeitsreaktionen durch entsprechendes Ernährungsverhalten beeinflussen. Günstige Verhaltensweisen sind:

▷ langsam essen und gut kauen
▷ mehrere kleine Mahlzeiten; eventuell mehr als fünf
▷ besonders heiße oder kalte Speisen meiden
▷ scharf gewürzte Speisen meiden.

Zu den Krankheitsbildern, bei denen eine leichte Vollkost indiziert ist, zählen:

▷ Magen- und Zwölffingerdarmgeschwüre
▷ chronisch-entzündliche Darmerkrankungen (z.B. Morbus Crohn, Colitis ulcerosa, sofern keine Astronautenkost erforderlich ist)
▷ chronische Pankreatitis (solange noch keine Reduktion des Fettanteils nötig ist)
▷ Leberkrankheiten und chronische Hepatitis (sofern keine spezielle Diät erforderlich ist)
▷ Stufe V beim Kostaufbau nach Niereninsuffizienz.

**Tab. 7-15** Für die leichte Vollkost geeignete Lebensmittel und solche, die im allgemeinen schlecht vertragen werden. Die Reihenfolge entspricht nicht der Häufigkeit der Unverträglichkeiten.

| geeignete Lebensmittel | Lebensmittel, die im allgemeinen schlecht vertragen werden |
|---|---|
| ▷ **Milch und Milchprodukte:** fettarme Trinkmilch und fettarme gesäuerte Milchprodukte, fettarmer Joghurt (fettarm = 1,5% Fett), milde Käsesorten bis 30/45% Fett i.Tr., z.B.: Schnitt-, Weich-, Schmelz- und Frischkäse | Vollmilch und gesäuerte Vollmilchprodukte, Sahne, Rahm, pikante und sehr fetthaltige Käsesorten über 45% Fett i.Tr., wie z.B.: abgelagerter Camembert, Gorgonzola, Roquefort |
| ▷ **Fleisch:** vom Kalb, mageres Rindfleisch, mageres Schweinefleisch (Filet, Schnitzel), Hammelfilet, Ziegenfleisch, Kaninchen, Wild und Wildgeflügel – alle Sorten; Geflügel – Brathuhn, Hähnchen, Pute, Taube | fettes, geräuchertes oder scharf angebratenes Fleisch, Wild, mit Speck gespickt, Gans, Ente, fette Geflügelhaut |
| ▷ **Fleischwaren:** milde, fettarme Wurstsorten, wie z.B.: Bierschinken, milder Schinken ohne Fettrand, Corned beef, Puten- oder Geflügelwurst, kalter Braten | fette und geräucherte Wurst- und Fleischwaren |

**Tab. 7-15** Fortsetzung

| geeignete Lebensmittel | Lebensmittel, die im allgemeinen schlecht vertragen werden |
|---|---|
| ▷ **Suppen, Soßen:**<br>fettarme Bouillon, Suppen, Soßen | fette Bouillon, Suppen und Soßen |
| ▷ **Fisch und Fischwaren:**<br>frische oder tiefgekühlte Süß- und Salzwasserfische; nicht paniert; naturell eingelegte Fischwaren, Schalen- und Krustentiere | fette Sorten, wie z.B. Aal, Hering, geräucherte Fische, eingelegte oder konservierte Fische oder Fischwaren, die mit viel Fett zubereitet sind |
| ▷ **Eier:**<br>weichgekochte Eier oder weiche, fettarme Eierspeisen | hartgekochte Eier, süße und pikante Eierspeisen mit viel Fett zubereitet, Mayonnaise |
| ▷ **Speisefette:**<br>kleine Mengen an Koch- und Streichfett | reichliche Mengen an Koch- und Streichfett |
| ▷ **Brot:**<br>altbackenes Brot, feine Vollkornbrote | frisches Brot, ungenügend ausgebackene Brotsorten, grobe Vollkornbrote |
| ▷ **Backwaren:**<br>Biskuit, einfache Rühr- oder Hefekuchen, Kuchen aus Quark-Öl-Teig ohne Creme, Obstkuchen ohne Sahne, Baiser, einfache Kekse | frischer Hefekuchen, fette Backwaren, wie z.B.: Sahne-, Cremetorten und Kuchen, Fettgebackenes, Blätterteig, Brandteig |
| ▷ **Nährmittel:**<br>Reis, Nudeln, Grieß, Mehle, Stärkemehle, Getreideflocken | keine Einschränkung |
| ▷ **Kartoffeln:**<br>ohne oder mit sehr wenig Fett zubereitet, wie z.B.: Dampf- und Pellkartoffeln, Kartoffelschnee, Kartoffelbrei, gekochte Klöße | alle gebratene und in Fett schwimmend ausgebackene Kartoffelgerichte, wie z.B.: Kartoffelpuffer, Pommes frites, Bratkartoffeln, Kroketten, Kartoffelsalat mit Mayonnaise oder Speck |
| ▷ **Gemüse:**<br>alle Sorten, die nicht rechts aufgeführt sind. Leichtverträgliche Sorten, wie z.B.: Karotten, Fenchel, junge Kohlrabi, Blumenkohl, sehr feine grüne Erbsen und Bohnen, Tomaten, Zucchini, grüner Salat | alle schwerverdaulichen und blähenden Sorten, wie z.B.: Grün-, Rot-, Weiß-, Rosenkohl und Sauerkraut, Wirsing, Lauch, Zwiebeln, Pilze, Paprika, Oliven, Gurken- und Rettichsalat, getr. Hülsenfrüchte, Gemüsesalate, die mit Mayonnaise oder anderen sehr fetten Marinaden zubereitet sind |
| ▷ **Obst:**<br>reife, leichtverträgliche Sorten, roh oder gekocht | unreifes Obst, rohes Steinobst (Kirschen und Pflaumen), Nüsse, Mandeln, Pistazien, Avocados |
| ▷ **Zucker:**<br>in kleinen Mengen | in großen Mengen |
| ▷ **Süßigkeiten:**<br>Konfitüre, Gelee, Honig | Schokolade, Pralinen, Nougat, Marzipan, Sahnebonbon u.ä. |
| ▷ **Getränke:**<br>Tee, alle Sorten; milder Kaffee, Tafelwässer mit wenig Kohlensäure, Gemüsesäfte, verdünnte Obstsäfte | Alkohol in jeder Form, kohlensäurehaltige Tafelwässer und Limonaden, eisgekühlte Getränke |
| ▷ **Gewürze und Kräuter:**<br>milde Gewürze, frische und getrocknete Kräuter, milder Essig, Zitronensaft | große Mengen Curry, Pfeffer, Zwiebel- oder Knoblauchpulver, Senf, Meerrettich, scharfe Gewürzmischungen, Essigessenz |
| ▷ **geeignete Zubereitungsarten:**<br>Kochen, Dünsten, Dämpfen, Garen in Alufolie, in Bratenklarsichtfolie, im Tontopf, in der beschichteten Pfanne oder im beschichteten Topf, im Backofen, in der Mikrowelle, Grillen ohne Fett | ▷ Zubereitungsarten, die im allgemeinen schlecht vertragen werden:<br>starkes Anbraten, Rösten, Frittieren, mit Speck anbraten |

**Tab. 7-16** Tagesplanbeispiel für eine leichte Vollkost mit Fleisch (ca. 2000 kcal).

| | ▷ **Frühstück** | kcal |
|---|---|---|
| 45 g | Brötchen (Semmeln) | 114 |
| 50 g | Roggenvollkornbrot | 102 |
| 20 g | Halbfettmargarine | 76 |
| 30 g | Salami, deutsche | 165 |
| 20 g | Pflaumenkonfitüre | 48 |
| | ▷ **Zwischenmahlzeit** | |
| 40 g | Haferflocken | 150 |
| 150 g | Joghurt, fettarm, mit 1,5% Fett | 80 |
| 60 g | Apfel | 33 |
| 100 ml | Kuhmilch, fettarm, mit 1,5% Fett | 49 |
| | ▷ **Mittagessen** | |
| | Scholle mit Kartoffeln und Feldsalat: | |
| 150 g | Scholle | 124 |
| 200 g | Kartoffeln | 140 |
| 10 g | Zitronensaft, frisch gepreßt | 3 |
| 5 g | Petersilie, Blatt | 1 |
| 10 g | Safloröl (Distelöl) | 92 |
| 150 g | Feldsalat | 20 |
| 5 g | Safloröl (Distelöl) | 46 |
| | Salz, Pfeffer | |
| | ▷ **Zwischenmahlzeit** | |
| | Möhrenrohkost: | |
| 200 g | Möhren (Karotten, Mohrrüben) | 50 |
| 100 g | Apfel | 55 |
| 5 g | Safloröl (Distelöl) | 46 |
| 20 g | Zitronensaft, frisch gepreßt | 6 |
| 20 g | Knäckebrot | |
| | ▷ **Abendessen** | |
| 100 g | Roggenvollkornbrot | 205 |
| 20 g | Halbfettmargarine | 76 |
| 30 g | Schweineschinken, gekocht | 65 |
| 30 g | Kirschkonfitüre | 75 |
| | ▷ **Spätmahlzeit** | |
| 120 g | Banane | 110 |
| | gesamt | 1997 |

| Eiweiß | 79 g (17%) |
|---|---|
| Fett | 68 g (32%) |
| Kohlen-hydrate | 255 g (52%) |

In Tab. 7-16 und 7-17 wieder jeweils ein Tagesplanbeispiel für leichte Vollkost mit Fleisch und ohne Fleisch (ovo-lacto-vegetabil).

**Tab. 7-17** Tagesplanbeispiel für eine ovo-lacto-vegetabile leichte Vollkost (ca. 2000 kcal).

| | ▷ **Frühstück** | kcal |
|---|---|---|
| 45 g | Brötchen (Semmeln) | 114 |
| 50 g | Weizenvollkornbrot | 102 |
| 30 g | Camembertkäse 30% Fett i.Tr. | 68 |
| 20 g | Margarine (reich an mehrfach ungesättigten Fettsäuren) | 149 |
| 30 g | Le Parfait, Pflanzenpaste, Champignon | 4 |
| | ▷ **Zwischenmahlzeit** | |
| 200 g | Joghurt, fettarm, mit 1,5% Fett | 106 |
| 120 g | Apfel | 66 |
| | ▷ **Mittagessen** | |
| | Grießbrei mit Aprikosen: | |
| 40 g | Weizengrieß | 131 |
| 250 g | Kuhmilch, fettarm, 1,5% Fett | 122 |
| 30 g | Honig (Blütenhonig) | 91 |
| 10 g | Weinbeeren, getrocknet (Rosinen) | 28 |
| 30 g | Aprikose | 68 |
| | ▷ **Zwischenmahlzeit** | |
| 50 g | Vollkornmürbekekse | 231 |
| 120 g | Banane | 110 |
| | ▷ **Abendessen** | |
| 120 g | Weizenvollkornbrot | 205 |
| 20 g | Margarine (reich an mehrfach ungesättigten Fettsäuren) | 149 |
| 30 g | Speisequark, mager | 2 |
| 30 g | Honig (Blütenhonig) | 91 |
| 30 g | Edamerkäse, 45% Fett i.Tr. | 111 |
| | gesamt | 2051 |

| Eiweiß | 61 g (13%) |
|---|---|
| Fett | 70 g (32%) |
| Kohlen-hydrate | 281 g (55%) |

## 7.3.5 Energiedefinierte Kost

Zu dieser Gruppe zählen alle Kostformen, bei denen die Energiezufuhr entweder unter oder über den Richtwerten der DGE liegt. Hyperalimentation ist das bei weitem häufigere Problem und führt zur hohen Inzidenz ernährungsabhängiger Erkrankungen (vgl. Kap. 7.1). Deshalb zählen in erster Linie Reduktionskostformen zu den energiedefinierten Diäten. Sie werden u.a. bei Übergewicht, Fettstoffwechselstörungen, Hypertonie, Diabetes mellitus und Gicht eingesetzt.

Die beste und erfolgversprechendste Form einer Reduktionskost, die auch auf Dauer eingehalten werden kann, ist die ausgewogene, aber energiedefinierte Mischkost [26, 28].

Die Einschränkung der Energiezufuhr hängt vom Ausmaß des Übergewichts und der gewünschten Geschwindigkeit der Gewichtsreduktion ab. In der Regel ist bei einer Minderung der Energiezufuhr um 500 kcal/Tag eine wöchentliche Gewichtsabnahme um 0,5 kg zu erzielen [26, 28] (vgl.

Kap. 7.2.4). Allerdings adaptiert der Organismus seinen Energiebedarf an eine verminderte Energiezufuhr. Damit es nicht zum Stagnieren der Gewichtsabnahme kommt, sollte die Negativierung der Energiebilanz mindestens 500 kcal betragen [28] und durch körperliche Aktivität unterstützt werden. Möchte man trotz Beschränkung der Energiezufuhr eine vollwertige Kostform erreichen, verlagert sich automatisch die Lebensmittelauswahl von Zucker, leicht resorbierbaren Kohlenhydraten und energie-

**Tab. 7-18** Tagesplanbeispiel für eine kalorienreduzierte Mischkost mit 1000 kcal.

| | ▷ Frühstück | kcal |
|---|---|---|
| 40 g | Kölln Feinschmecker Müsli | 158 |
| 80 g | Joghurt, fettarm, mit 1,5% Fett | 42 |
| 50 g | Apfel | 28 |
| | ▷ Zwischenmahlzeit | |
| 20 g | Knäckebrot | 63 |
| 5 g | Butter | 39 |
| 50 g | Tomate | 10 |
| 5g | Petersilie, Blatt | 2 |
| | ▷ Mittagessen | |
| 100 g | Köhler (Seelachs) | 88 |
| 100 ml | Zitronensaft, frisch gepreßt | 3 |
| 5 g | Margarine, pflanzlich | 37 |
| 150 g | Kartoffel, gekocht, mit Schale | 105 |
| 150 g | Blumenkohl, gekocht, abgetropft | 27 |
| | Quarkspeise: | |
| 80 g | Speisequark, mager | 62 |
| 30 ml | Kuhmilch, fettarm, mit 1,5% Fett | 15 |
| 50 g | Brombeeren | 22 |
| | ▷ Zwischenmahlzeit | |
| 50 g | Banane | 46 |
| 15 g | Vollkorn-Zwieback | 54 |
| | ▷ Abendessen | |
| | Toast-Hawaii: | |
| 30 g | Weizentoastbrot | 80 |
| 5 g | Butter | 39 |
| 29 g | Schweineschinken, gekocht | 43 |
| 40 g | Ananas in Dosen | 34 |
| 20 g | Edamerkäse, 30% Fett i.Tr. | 53 |
| | gesamt | 1049 |
| Eiweiß | | 61 g (25%) |
| Fett | | 29 g (26%) |
| Kohlen-hydrate | | 129 g (49%) |

**Tab. 7-19** Tagesplanbeispiel für eine kalorienreduzierte Mischkost mit 1500 kcal.

| | ▷ Frühstück | kcal |
|---|---|---|
| 60 g | Weizenvollkornbrot | 123 |
| 15 g | Halbfettmargarine | 57 |
| 50 g | Speisequark, mager | 39 |
| 20 g | Brombeerkonfitüre | 47 |
| | ▷ Zwischenmahlzeit | |
| 30 g | Haferflocken | 113 |
| 200 g | Fruchtjoghurt, fettarm, 1,5% Fett | 164 |
| | ▷ Mittagessen | |
| | Nudeln mit gedünstetem Gemüse | |
| 60 g | Vollkornteigwaren | 206 |
| 100 g | Aubergine | 17 |
| 100 g | Tomate | 19 |
| 100 g | Zucchini | 18 |
| 30 g | Sahne, 30% Fett | 95 |
| 10 g | Sonnenblumenöl | 93 |
| | Obstsalat: | |
| 50 g | Apfel | 28 |
| 50 g | Apfelsine (Orange) | 22 |
| 50 g | Birne | 28 |
| 20 g | Zitronensaft, frisch gepreßt | 6 |
| | ▷ Zwischenmahlzeit | |
| | Milchshake mit Brombeeren: | |
| 200 g | Kuhmilch, fettarm, mit 1,5% Fett | 98 |
| 50 g | Brombeeren | 22 |
| | ▷ Abendessen | |
| 60 g | Roggenmischbrot mit Weizenkleie | 128 |
| 10 g | Halbfettmargarine | 38 |
| 20 g | Schweineschinken, gekocht | 43 |
| 30 g | Edamerkäse, 30% Fett i.Tr. | 80 |
| | gesamt | 1482 |
| Eiweiß | | 60 g (17%) |
| Fett | | 50 g (32%) |
| Kohlen-hydrate | | 190 g (51%) |

reichen tierischen Lebensmitteln zu ballaststoffreichen, vegetabilen Nahrungsmitteln. Damit erhöht sich die Nährstoffdichte des Speiseplans, und somit führt die energiedefinierte Kost nicht nur zur Gewichtsreduktion, sondern auch zu einer gesünderen Ernährung schlechthin.

Begleitend zur Gewichtsreduktion können passagere Hypotonien, Obstipation und vermehrte Kälteempfindlichkeit auftreten. Doch durch eine höhere Flüssigkeitszufuhr (> 1,5 l/Tag) kann man normalerweise niedrigem Blutdruck und Verdauungsproblemen entgegenwirken. Damit wird gleichzeitig für eine ungestörte Ausscheidung der anfallenden Stoffwechselprodukte (wie z.B. der Harnsäure!) bei kataboler Stoffwechsellage gesorgt.

Bei längerfristiger Anwendung von Reduktionskostformen unter 1500 kcal/Tag kommt es in der Regel zum Mangel an essentiellen Nährstoffen. Sie sollten laborchemisch kontrolliert und rechtzeitig substituiert werden bzw. auf eine mildere vollwertige Reduktionskost umgestellt werden. Tab. 7-18 und 7-19 zeigen jeweils ein Tagesplanbeispiel mit 1000 bzw. 1500 kcal.

## 7.4 Alternative Kost – Darstellung und kritische Bewertung

Alternative Ernährung ist ein Sammelbegriff für verschiedenste Kostformen, die sich jeweils von der allgemein üblichen Ernährung unterscheiden.

Sie haben während der letzten Jahre in der Bevölkerung an Popularität zugenommen und gewinnen somit auch für den Arzt an Bedeutung, da er als kompetenter Ansprechpartner in Ernährungsfragen gilt. Nach einer im Jahr 1991 durchgeführten Repräsentativbefragung (in Baden-Württemberg) kennen 93% der Haushalte mindestens eine alternative Kostform namentlich, 19% haben schon eine ausprobiert, 7% halten sich streng und 5% weniger streng daran. Somit wird in 12% der Haushalte regelmäßig alternative Kost verzehrt. Für diesen Personenkreis stellen sich in der Arztpraxis folgende Fragen:

▷ Ist die Kostform vollwertig? Wie ist sie aus ernährungsmedizinischer Sicht zu bewerten?
▷ Sind eventuell versprochene Heilerfolge medizinisch fundiert?
▷ Können beobachtete Mangelerscheinungen auf die Ernährungsweise zurückgeführt werden?

Manche Kostformen stellen aufgrund ihrer Lebensmittelauswahl und der daraus resultierenden Nährstoffrelation eine Gefahr für die Gesundheit dar. Auch für die in Aussicht gestellten Heilerfolge fehlt meist eine wissenschaftliche Grundlage, insbesondere fehlen prospektiv angelegte kontrollierte vergleichende Studien. Unter diesen Gesichtspunkten sollte der Arzt die Kostform kompetent bewerten können.

Gerade wenn der Arzt zu einer fraglichen bzw. negativen Bewertung der Kost kommt, ist es wichtig, die Motive des Patienten zu kennen. Erst dann kann er seine Argumentation so aufbauen, daß die erforderliche Ernährungsumstellung vom Patienten akzeptiert wird.

Nun sind die Beweggründe, sich alternativ zu ernähren, recht heterogen. Die häufigsten Motive sind:

▷ gesundheitliche Aspekte (zu 70%), z.B. geringere Umweltbelastung oder Kontamination der Lebensmittel
▷ religiös-ethische Überlegungen als Teil einer Weltanschauung (z.B. „Solange die Menschen Tiere schlachten, werden die Menschen einander töten" [Pythagoras])
▷ ökonomisch-ökologische Gründe als Beitrag zur Lösung des Welternährungsproblems, z.B. durch Verzicht auf Lebensmittel tierischer Herkunft; Vermeiden von Veredelungsverlusten; Energieeinsparung u.a.

Die häufigsten alternativen Ernährungsformen werden nun im einzelnen dargestellt.

### 7.4.1 Vegetarismus
*Definition und postuliertes Wirkprinzip*

Begründer der vegetarischen Ernährungsweise war der griechische Philosoph Pytha-

**Tab. 7-20** Motive und Ziele des Vegetarismus.

| Motiv | Ziel |
|---|---|
| ▷ „naturwissenschaftliche" Aspekte: | |
|   gesundheitliche | Reinigung des Körpers, Prophylaxe und Therapie ernährungsabhängiger Krankheiten, Stärkung der körpereigenen Abwehrkräfte |
|   ernährungsphysiologische | Verringerung der Fett- und Proteinaufnahme |
|   toxikologische | Verringerung der Schadstoffaufnahme |
|   kosmetische | Körpergewichtsreduktion |
|   ökologische | Vermeidung von Veredlungsverlusten, Schonung natürlicher Ressourcen |
| ▷ weltanschauliche Aspekte: | |
|   religiöse | körperliche und geistige Reinheit, Töten als Tabu |
|   ethische | geistige Entwicklung des Menschen, Ehrfurcht vor dem Leben, Recht auf Leben für Tiere |
|   ästhetische | Meiden des Anblicks toter Tiere |
|   philosophische | fortschrittliche Entwicklung der Menschheit |

goras (6. Jh. v. Ch.). Für ihn standen ethisch-moralische Aspekte im Vordergrund („Solange der Mensch Tiere schlachtet, werden die Menschen einander töten"). Deshalb verzichten Vegetarier auf Lebensmittel von toten Tieren (Fleisch, Fisch und deren Produkte) und **bevorzugen pflanzliche Kost.** Produkte lebender Tiere wie Milch, Milchprodukte, Eier und Honig sind grundsätzlich zugelassen. Je nach Anteil tierischer Nahrungsmittel unterscheidet man:

▷ **Ovo-lacto-Vegetarier:** Verzicht auf Lebensmittel von toten Tieren, alle o.g. Lebensmittel werden verzehrt
▷ **Lacto-Vegetarier:** Verzicht auf den Genuß von Eiern
▷ **Veganer** (strenge Vegetarier): rein pflanzliche Ernährung; selbst Milch und Honig werden abgelehnt.

Die Motive wandelten und erweiterten sich im Laufe der Zeit. In Tab. 7-20 sind die unterschiedlichen Beweggründe zusammengestellt:

### Ernährungswissenschaftliche Beurteilung (DGE)

Aus ernährungswissenschaftlicher Sicht ist die **ovo-lacto-vegetabile Kost als Dauerkostform zu empfehlen,** denn die Lebensmittelauswahl bei vegetarischer Ernährung stimmt im wesentlichen mit den Empfehlungen der DGE (1991) überein. So ist der Verzicht auf tierische Produkte mit einem hohen Fett-,

Cholesterin- und Purinanteil sowie die Bevorzugung pflanzlicher Lebensmittel (wie Obst, Gemüse und Getreideprodukte) mit entsprechend hohem Gehalt an hochmolekularen Kohlenhydraten und Ballaststoffen von Vorteil. Deshalb werden der ovo-lacto-vegetabilen Kostform präventive Effekte im Hinblick auf die Entstehung ernährungsabhängiger Krankheiten zugesprochen [5, 16, 19, 25, 26, 38, 40, 43, 44] (s.u.).

Wichtig ist jedoch ein gewisser Kenntnisstand über den ernährungsphysiologischen Wert der Lebensmittel, um eine ausreichende Nährstoffversorgung zu gewährleisten.

Im Rahmen der **Berliner Vegetarier-Studie** [43, 44] wurde eine vergleichende Untersuchung der Nährstoffzufuhr für Vegetarier und Nichtvegetarier durchgeführt. So zeigen beide Gruppen einen vergleichbar hohen Fettverzehr, wobei Vegetarier weniger gesättigte Fettsäuren und Cholesterin zu sich nehmen. Auch die Proteinaufnahme ist bei Vegetariern niedriger. Unter Ausnutzung der Protein-Ergänzungswirkung, d.h. durch geeignete Auswahl der Lebensmittel ist bei der ovo-lacto-vegetabilen Ernährung grundsätzlich kein Proteinmangel zu erwarten.

Probleme können lediglich bei Personen mit einem erhöhten Proteinbedarf auftreten, wie z.B. bei Kindern, Jugendlichen oder Schwangeren, die streng vegetarisch ernährt werden (Veganer). Hier ist auch eine ausreichende Versorgung mit Kalzium schwierig, da Milch und Milchprodukte als Hauptkalziumlieferanten entfallen.

Die konsumierte Kohlenhydrat- und Ballaststoffmenge liegt höher als bei Nichtvegetariern.

Diese geänderte Nährstoffrelation der Hauptnährstoffe Fett, Eiweiß und Kohlenhydrate geht mit einer geringeren Gesamtenergiezufuhr einher. Deshalb zeigen sowohl männliche als auch weibliche Vegetarier ein **niedriges mittleres Körpergewicht.**

In bezug auf die Versorgung mit Vitaminen, Mineralstoffen und Spurenelementen zeigt die vegetarische Ernährungsweise jedoch auch Nachteile. So läßt sich bei Ovolacto-Vegetariern häufig eine niedrige Aufnahme an **Vitamin B$_{12}$** feststellen, da dieses in erster Linie in tierischen Produkten zu finden ist.

Auch der Eisenspiegel ist bei Vegetariern oftmals niedriger, da das **Eisen** aus tierischen Produkten besser resorbiert wird als aus pflanzlichen Lebensmitteln. Es bedarf daher einer sorgfältigen Lebensmittelauswahl und -kombination. So kann z.B. die gleichzeitige Gabe von Vitamin C die Eisenausnutzung aus pflanzlichen Lebensmitteln um ein Vielfaches erhöhen. Auch durch eine geeignete Lebensmittelauswahl, z.B. durch den Verzehr von milchsaurem Gemüse und Milchprodukten, kann einem Eisenmangel vorgebeugt werden.

Die **Jodversorgung** ist durch den Verzicht auf Fisch noch weitaus kritischer als sie bei der üblichen Ernährungsweise ohnehin schon ist. Daher ist die Verwendung von jodiertem Speisesalz dringend zu empfehlen.

### Ernährungsmedizinische Beurteilung

Auch unter ernährungsmedizinischen Aspekten ist die ovo-lacto-vegetabile Kost zu befürworten. Die diätetische Behandlung von Patienten mit Fettstoffwechselstörungen, erhöhten Harnsäurewerten oder erhöhtem Blutdruck zielt auf eine vegetarische Ernährungsweise hin.

Der geringe Gehalt an gesättigten Fettsäuren und Cholesterin sowie ein höherer Ballaststoffgehalt der vegetarischen Kost wirkt sich auf den **Fettstoffwechsel** günstig aus. Er führt nachweislich zu niedrigeren Triglycerid- und Gesamtcholesterinspiegeln (Tab. 7-21). Somit ist die vegetarische Kost im Hinblick auf das Arterioskleroserisiko positiv zu bewerten.

Der hohe Kaliumgehalt von Gemüse, einem Hauptbestandteil der vegetarischen Ernährung, ist von Vorteil für Patienten mit **Hypertonie.** Die Berliner Vegetarier-Studie [43] und andere vergleichende epidemiologische Studien zeigten, daß die Minderung an Risikofaktoren der Arterioskleroseentwicklung durch eine vegetarische Lebensweise zu einem 3–4mal selteneren Auftreten der koronaren Herzkrankheit in dieser Bevölkerungsgruppe führt. Auch liegen die Blutdruckwerte bei Vegetariern niedriger als in der Gruppe der Nichtvegetarier (Tab. 7-22).

Der Positiveffekt einer hohen Ballaststoffzufuhr zeigt sich u.a. am seltenen Auftreten von **Kolon-Divertikulosen und kolorektalen Karzinomen** bei Vegetariern.

Die günstige Wirkung auf den Harnsäurestoffwechsel bei **Gicht-Patienten** beruht vor allem auf dem reduzierten Puringehalt vege-

**Tab. 7-21**  Gesamtcholesterin bei Männern und Frauen (nach [44]).

| | Männer | | Frauen | |
|---|---|---|---|---|
| | Vegetarier (n = 163) | Nichtvegetarier (n = 165) | Vegetarier (n = 208) | Nichtvegetarier (n = 189) |
| Gesamtcholesterin (mg/dl) | | | | |
| < 200 | 71% | 43% | 55% | 43% |
| > 260 | 3% | 18% | 10% | 15% |

**Tab. 7-22** Blutdruck bei Männern und Frauen (nach [44]).

| | Männer | | Frauen | |
|---|---|---|---|---|
| | Vegetarier (n = 163) | Nichtvegetarier (n = 165) | Vegetarier (n = 209) | Nichtvegetarier (n = 189) |
| diastolischer Blutdruck (mg/dl) | | | | |
| < 95 | 97% | 91% | 98% | 95% |
| > 95 | 3% | 9% | 2% | 5% |

tarischer Kost. Dementsprechend kommt es seltener zur Bildung von Uraten. Gleiches gilt für für die Entwicklung von Oxalaten, so daß Vegetarier insgesamt weniger von **Nierensteinleiden** betroffen sind.

Darüber hinaus kommt es bei vegetarischer Kost seltener zur Bildung von **Cholesteringallensteinen**, die das Risiko der Cholezystitis und einem konsekutiven Gallenblasenkarzinom erhöhen.

Auch der Gesamtenergiegehalt ist niedriger als bei sonst üblicher Kost (s. o.), so daß Vegetarismus einen bereits bestehenden **Diabetes mellitus** positiv beeinflußt. Da Adipositas der Hauptmanifestationsfaktor für Typ-II-Diabetes ist, kann der vegetarischen Ernährungsweise hier durchaus protektive Wirkung zugeschrieben werden.

Insgesamt wird somit einer Reihe sog. Zivilisationskrankheiten mit vegetarischer Lebensweise vorgebeugt.

### 7.4.2 Vegetarismus nach Kollath

#### Definition und postuliertes Wirkprinzip

Die von Kollath propagierte Ernährungsweise folgt dem Grundsatz: „Laßt unsere Nahrung so natürlich wie möglich sein", d. h., die Lebensmittel sollen, wenn überhaupt, so wenig wie möglich verarbeitet werden [30, 31].

Nach der Art bzw. dem Grad der Verarbeitung unterteilt er die Lebensmittel in sechs Wertstufen:

▷ Wertstufe 1 – natürliche Lebensmittel: Nüsse, Getreide, Früchte, Eier, Milch
▷ Wertstufe 2 – mechanisch veränderte Nahrung: Vollkornmehl, Buttermilch, Butter, Molke

▷ Wertstufe 3 – fermentativ (enzymatisch) veränderte Nahrung: vergorene Fruchtsäfte, Sauerkaut, Sauermilch, Joghurt, Wein, Bier
▷ Wertstufe 4 – erhitzte Nahrung: Vollkornbrot, gekochtes Gemüse, gekochte Milch
▷ Wertstufe 5 – konservierte Nahrung: chemisch sterilisierte oder gefrorene Früchte und Gemüse, geräuchertes, gesalzenes, gefrorenes Fleisch, Trockenmilch, Weißbrot und Feingebäck
▷ Wertstufe 6 – Präparate: Zucker, Stärkepulver, Vitaminmischungen, Fleischextrakt, Branntwein

Die sechs Gruppen faßt er zusammen in:
I. „Lebensmittel" (lebende Nahrung): Wertstufen 1–3
II. „Nahrungsmittel" (tote Nahrung): Wertstufen 4–6
(übliche Definition: Lebensmittel = Nahrungsmittel und Genußmittel).

Kollath empfiehlt folgende Kostzusammensetzung:
10%: Lebensmittel der Wertstufe 1
20%: Lebensmittel der Wertstufe 2
30%: Lebensmittel der Wertstufe 3
40%: Nahrungsmittel der Wertstufe 4

Auf Nahrungsmittel der Wertstufen 5 und 6 soll nach Möglichkeit ganz verzichtet werden.

Aus diesen Wertstufen setzt sich nach Kollath die sog. **Zivilisationskost** zusammen, während Lebensmittel der Stufen 1–4 in der o. g. Relation eine **vollwertige Kulturkost** darstellen.

Auch hier stehen die pflanzlichen Lebensmittel im Vordergrund, insbesondere Getreide und Getreideprodukte. Empfohlen werden des weiteren Roh- und Vorzugsmilch sowie naturbelassene Fette und Öle. Eingeschränkt werden soll der Verzehr von Fleisch, Fisch und Eiern.

Die Bedeutung der geringen Lebensmittelverarbeitung gründet sich nach Kollath auf den Erhalt von **„Auxonen"** in der Nahrung. Hierunter versteht er essentielle Zellwuchsstoffe, die durch die verschiedenen Methoden der Lebensmittelverarbeitung zerstört werden. Ein Mangel an diesen, nicht näher definierten Stoffen, führt nach seiner Ansicht zur Entstehung heutiger Zivilisationskrankheiten. Kollath postuliert jedoch nicht nur eine prophylaktische Wirkung dieser Stoffe, sondern auch eine therapeutische, d.h., er erhebt den Anspruch, mit seiner auxonreichen Kost Krankheiten heilen zu können. Hierbei beruft er sich auf Rattenversuche, die von ihm durchgeführt wurden. Tab. 7-23 gibt einen Überblick über auxonhaltige und -freie Lebensmittel.

Die heute übliche, auxonarme Ernährungsweise bezeichnet Kollath als „Mesotrophie" oder „Halbernährung". Sie führt zu gesundheitlichen Dauerschäden, da ihr **Auxone als Voraussetzung für die Wirksamkeit von Vitaminen und anderen essentiellen Nährstoffen** fehlen.

Als weitere lebenserhaltende Faktoren gelten bei Kollath Vitamin B$_1$ und „natives" Protein der Milch. Beide Faktoren können nur dann ihre volle Wirksamkeit entfalten, wenn sie gemeinsam mit der Nahrung zugeführt werden.

Auf diesen Postulaten basieren die folgenden **Ernährungsregeln:**
1. Von tierischen Lebensmitteln ist die Milch für uns unentbehrlich.

2. Obst und Gemüse können ihre eigenen Werte anscheinend nur entfalten, wenn Getreide und Milch ausreichend vorhanden sind (s. o.).
3. Fleisch jeder Art ist diesen Produkten nachzuordnen, ist Zukost und nichts anderes, auf keinen Fall Hauptnahrungsmittel, ebensowenig die tierischen Fette.
4. Iß einfach und mäßig, nicht zu heiß und nicht zu kalt.
5. Bevorzuge pflanzliche Kost und erhitze sie so selten und wenig wie möglich.
6. Vermeide Konserven und Präparate sowie alle bedenklichen und gefährlichen Genußmittel.
7. Iß nur, wenn Du Hunger hast.
8. Kaue gründlich, nimm Dir Zeit zum Essen.
9. Iß maßvoll und einfach, jedoch vollwertig und abwechslungsreich.
10. Es gibt kaum schwer verdauliche Speisen, es gibt aber falsche Zusammenstellungen, falsche Zubereitung und ein Übermaß.
11. Zur vollen Nahrungsverwertung gehört ausreichende Bewegung.

### Ernährungswissenschaftliche Beurteilung (DGE)

Insgesamt ist die ovo-lacto-vegetabile Kost nach Kollath bei **sorgfältiger Lebensmittelauswahl** als Dauerkostform geeignet. Hierbei gelten die Anmerkungen zur vegetarischen Kost schlechthin [26, 30, 31] (vgl. Kap. 7.4.1). Einige Grundannahmen Kollaths dagegen sind aus ernährungswissenschaftlicher Sicht nicht fundiert:

**Tab. 7-23** Auxongehalt der Lebensmittel (nach [31]).

| auxonhaltig | auxonhaltig | auxonfrei |
| --- | --- | --- |
| Getreide | keimhaltige Keime | Feinmehl |
| Kartoffeln | Schlempe | Stärke |
| Zuckerrüben | Schnitzel | Zucker |
| Ölfrüchte | Preßkuchen | Öle |
| Obst | Trester | Säfte |
| Vollmilch | Buttermilch | Butter |
| Eier | Gelbei | Weißei |

▷ Manche Lebensmittel müssen verarbeitet werden, z. B. Kartoffeln, um das Eiweiß in einen Zustand zu überführen, in dem es vom menschlichen Organismus verdaut werden kann.

▷ Auxone konnten bisher nicht nachgewiesen werden.

▷ Vitamin B$_1$ ist nicht nur in Verbindung mit „nativen" Proteinen wirksam.

*Ernährungsmedizinische Beurteilung*

Bei Bevorzugung von Nahrungsmitteln ohne vorherige Hitzebehandlung muß auf die erhöhte Gefahr der Lebensmittelinfektion und der **Nahrungsmittelallergie** hingewiesen werden. Es sei betont, daß Infektionsrisiken wie Tbc, Brucellose etc. durch Pasteurisierung der Milch eliminiert wurden und Salmonelleninfektionen z. B. über Eier ein reales Risiko darstellen, das durch Erhitzen auf 70 °C ausgeräumt werden kann.

Je naturbelassener Nahrungsmittel sind, um so größer ist ihre allergene Potenz. Dies trifft vor allem auf viele Stein- und Kernobstsorten sowie Nüsse zu. Patienten mit Pollenallergie sind besonders prädisponiert, bei Verzehr unbehandelter Nahrungsmittel allergisch zu reagieren.

Im Hinblick auf die Heilerfolge bei verschiedenen Krankheiten ist diese Kostform kritisch zu sehen. Kollath erhebt den Anspruch, durch eine auxonhaltige Kost Krankheiten heilen zu können. Nach neueren Aussagen soll sie sogar Aids heilen. Diesen Behauptungen fehlen jegliche wissenschaftliche Grundlagen. Vielmehr handelt es sich hierbei um ein Versprechen Kollaths, das die Patienten durch Versäumen einer adäquaten Therapie in ernste Gefahr bringen kann!

Positiv zu bewerten ist jedoch die ganzheitliche Betrachtungsweise, die den Verzicht auf Genußmittel und ein ausreichendes Maß an Bewegung fordert. Auch die konkreten Hinweise auf ein gesundes Eßverhalten, wie sie in Punkt 4, 7, 8 und 9 der Ernährungsregeln zum Ausdruck kommen, sind aus ernährungsmedizinischer Sicht uneingeschränkt zu befürworten. In ähnlicher Form werden sie auch in den zehn Regeln der DGE für eine vollwertige Ernährung bzw. in den acht Regeln der AHA für eine „prudent diet" herausgegeben [22, 50].

### 7.4.3 Vegetarismus nach Bircher-Benner

*Definition und postuliertes Wirkprinzip*

Die von M. Bircher-Benner (Schweiz 1867 bis 1939) begründete Kostform basiert auf den Prinzipien des Vegetarismus. Charakteristisch für die Bircher-Benner-Kost sind folgende Richtlinien:

**Mindestens 50% der Nahrung soll als Rohkost** verzehrt werden. Die Nahrungsmenge soll sich am Minimalbedarf orientieren. **Drei Mahlzeiten pro Tag** sind ausreichend (eine Hauptmahlzeit und zwei kleine Zwischenmahlzeiten).

Zu den bevorzugten Lebensmitteln gehören Obst und Gemüse, Salate, Rohsäfte, Nüsse, Vollkornschrotbrei, kaltgepreßte Öle, Kräuter und – in Maßen – Honig. Gemieden werden sollen Fleisch, Eier, Auszugsmehle, raffinierte Zucker sowie Genußmittel wie Alkohol, Kaffee oder schwarzer Tee.

Bircher-Benner behandelt **Rheuma-Patienten** in den ersten zwei bis vier Wochen mit einer Kost, die arm an tierischem Eiweiß und Fett ist. Verboten werden Kaffee, Alkohol, Nikotin und Süßigkeiten. Nach Besserung der Symptomatik werden Vollkornprodukte, Gemüsebouillon und ungeschälte, gekochte Kartoffeln erlaubt, später dann auch gekochtes Gemüse, Vollkornbrot, Butter, milder Käse und Quark. Insgesamt sollten sich Rheumatiker kochsalzarm, fettarm und fleischlos ernähren, mit viel Frischkost und wenig denaturierten Lebensmitteln. Die Energiezufuhr sollte sich auch hier am Minimum orientieren.

*Ernährungswissenschaftliche Beurteilung (DGE)*

Eine bedarfsdeckende Ernährung nach Bircher-Benner ist bei optimaler Lebensmittelauswahl möglich.

Insgesamt zeigen sich Vor- und Nachteile der lacto-vegetabilen Ernährung [3, 4, 9, 19, 25, 26] (siehe Kap. 7.4.1).

### Ernährungsmedizinische Beurteilung

Auch aus ernährungsmedizinischer Sicht ist die Ernährung nach Bircher-Benner ähnlich zu beurteilen, wie eine lacto-vegetabile Kost (vgl. Kap. 7.4.1)

Eindeutige, wissenschaftlich fundierte Angaben zur Beeinfussung des Rheumas durch vegetarische Kost liegen jedoch bisher nicht vor.

Eine Reduktion der Nahrungszufuhr auf drei Hauptmahlzeiten pro Tag ist jedoch weder aus ernährungswissenschaftlicher, noch aus ernährungsmedizinischer Sicht zu befürworten. Allerdings birgt die deutliche Forderung nach Bevorzugung roher Kost ein erhöhtes Risiko für **Nahrungsmittelallergien**. Viele Nahrungsmittel, insbesondere diejenigen, die nach Bircher-Benner bevorzugt werden sollen, verlieren ihre allergene Potenz bei Hitzebehandlung (vgl. Kap. 7.4.2). Deshalb ist Anhängern dieser Kostform bei auftretenden Unverträglichkeiten vorheriges Kochen der Nahrungsmittel durchaus zu empfehlen.

### 7.4.4 Vollwerternährung nach Körber, Männle und Leitzmann

#### Definition und postuliertes Wirkprinzip

Das Konzept der Vollwerternährung wurde von den genannten Begründern während der letzten Jahre entwickelt. Der Vollwerternährung liegt eine **ganzheitliche Betrachtungsweise** zugrunde. Außer ernährungswissenschaftlichen und medizinischen Aspekten spielen hier auch soziale sowie ökologische Überlegungen eine Rolle. Zu den Zielen dieser Kostform zählen daher – neben der optimalen Nährstoffversorgung und dem Vermeiden ernährungsabhängiger Krankheiten – auch die Schonung der Umwelt mit ihren Ressourcen, das Vermeiden von Veredlungsverlusten bei der Herstellung tierischer Produkte und die Einsparung von Energie.

Die Vollwerternährung ist eine **weitgehend lacto-vegetabile Kostform.** Fleisch darf zwar auch in geringen Mengen verzehrt werden, doch der Großteil der Nahrungsmittel ist pflanzlich.

Ähnlich wie bei Kollath werden nach der Maxime „Laßt unsere Nahrung so natürlich wie möglich sein" Lebensmittel aus kontrolliert-biologischem Anbau bevorzugt. Davon sollten 50% der Nahrung als Rohkost verzehrt werden.

Generell sollten die Nahrungsmittel so wenig wie möglich verarbeitet sein, d. h. Auszugsmehle, raffinierte Zucker, Süßwaren, gehärtete Fette etc. sind möglichst zu meiden. Denn nach Meinung der Begründer geht fast jede Art der Verarbeitung mit einer Verminderung des Gehalts an essentiellen Bestandteilen einher. Je nach **Verarbeitungsgrad** werden die Lebensmittel in verschiedene **Wertstufen** eingeteilt. Besonders empfehlenswert sind Lebensmittel der Gruppe I (unveränderte rohe Lebensmittel), während isolierte Lebensmittelsubstanzen und Fertiggerichte zu den nicht empfehlenswerten Lebensmitteln der Gruppe V gehören. Einen Überblick über die **Vollwertigkeit** verschiedener Lebensmittel gibt Tab. 7-24.

Vom Begriff des „Vollwertes der Nahrung" unterscheidet man den „Reinwert". Er wird gemessen anhand des Gehalts unerwünschter Inhaltsstoffe, wie Rückstände (Pestizide etc.), Verunreinigungen (Nitrate etc.), Zusatzstoffe (Konservierungsstoffe etc.), Gifte, die bei der Verarbeitung und Lagerung entstehen (Nitrosamine, Schimmelpilze etc.) sowie natürliche Gifte (Solanin etc.).

Unter Berücksichtigung von Voll- und Reinwert der Nahrung gelten folgende **Ernährungsrichtlinien:**

1. Bevorzugung pflanzlicher Lebensmittel
2. Bevorzugung gering verarbeiteter Lebensmittel
3. reichlicher Verzehr unerhitzter Frischkost (Rohkost)
4. schonende Zubereitung frischer Lebensmittel mit wenig Fett
5. Meiden von Produkten mit Lebensmittelzusatzstoffen
6. Meiden von Produkten aus problematischer Bearbeitung und Herstellung (wie Lebensmittelbestrahlung)
7. Bevorzugung von Lebensmitteln aus ökologischem Anbau
8. Bevorzugung von Lebensmitteln aus re-

**Tab. 7-24**   Einteilung der Lebensmittel nach Wertstufen (nach [29]).

| Wertstufe | Verarbeitungsverfahren | Beispiele |
|---|---|---|
| I besonders empfehlenswert | unverarbeitete Lebensmittel | gekeimtes Getreide, rohes Obst und Gemüse, Nüsse, Vorzugsmilch |
| II sehr empfehlenswert | bearbeitete Lebensmittel | Vollkornschrot und -mehl, zerkleinertes Obst und Gemüse sowie Säfte, kaltgepreßte Öle, Rohmilch-Produkte |
| III empfehlenswert | erhitzte Lebensmittel | Brot, Kuchen, Knäckebrot, Dauerbackwaren, Mehlspeisen, erhitztes Obst und Gemüse, Obst- und Gemüsesäfte, Pflanzenfette, pasteurisierte Milch und daraus hergestellte Produkte |
| IV weniger empfehlenswert | verarbeitete Lebensmittel | polierter Reis, Getreideflocken ohne Keim, Auszugsmehl und daraus hergestellte Produkte, Gemüse- und Obstkonserven, H-Milch, fettarme Milch, Schmelzkäse, Fleisch- u. Wurstwaren |
| V nicht empfehlenswert | isolierte Lebensmittel | isolierter Zucker, Stärke u.a., isolierte Produkte, Frittierfette, Limonaden |

gionaler Herkunft – entsprechend der Jahreszeit

9. Bevorzugung umweltschonend verpackter Lebensmittel
10. Verwendung umweltverträglicher Lebensmittel.

### Ernährungswissenschaftliche Beurteilung (DGE)

Die Vollwerternährung ist als Dauerkostform zu empfehlen. Sie zeigt die Vorteile der ovo-lacto-vegetabilen Kost [19, 25, 26, 29, 37, 38, 39, 40, 44] (vgl. Kap. 7.4.1).

Die Zufuhr an Fett, Cholesterin und Purinen ist somit gesenkt. Da jedoch Fleisch und Fisch nicht völlig fehlen, ist die Vitamin-$B_{12}$-, Eisen- und Jodversorgung im Vergleich zu Vegetariern verbessert.

Der bevorzugte Verzehr von Vollkornprodukten, Gemüse und Obst sichert den Bedarf an Vitaminen, Mineralstoffen und Spurenelementen sowie an Ballaststoffen.

Auszugsmehle und raffinierter Zucker sind in erster Linie Kalorienträger. Sie liefern nur noch wenige essentielle Nährstoffe, so daß deren eingeschränkter Verzehr zu begrüßen ist.

Die Verarbeitung von Lebensmitteln ist allerdings nicht grundsätzlich abzulehnen (vgl. Kap. 7.4.2). Der Wert mancher Lebensmittel steigt sogar aus ernährungsphysiologischer Sicht mit der Verarbeitung (z.B. Kartoffeln oder Karotten).

Ein weiterer Kritikpunkt ist die hohe Werteinschätzung von Nüssen. Sie läßt sich aus ernährungswissenschaftlicher Sicht nicht begründen.

### Ernährungsmedizinische Beurteilung

Die Beurteilung der Vollwerternährung aus ernährungsmedizinischer Sicht deckt sich weitgehend mit der der ovo-lacto-vegetabilen Ernährung (siehe Kap. 7.4.1).

Somit ist sie zur diätetischen Behandlung von Fettstoffwechselstörungen, Gicht, Hypertonie, Adipositas und zur Protektion weiterer alimentär assoziierter Erkrankungen geeignet.

## 7.4.5 Vitalstoffreiche „Vollwertkost" nach Bruker

### Definition und postuliertes Wirkprinzip

Das Prinzip der Vollwertkost nach Bruker ähnelt weitgehend der vegetarischen Kost nach Kollath (siehe Kap. 7.4.2). „Lebendigkeit und Natürlichkeit" sind die Kriterien, nach denen Bruker die Lebensmittel einteilt bzw. Lebens- von Nahrungsmitteln abgrenzt.

Zu den **Lebensmitteln** gehören rohes Obst, Getreide, Gemüse, rohe Milch, Butter, kaltgepreßte Öle, während z.B. Auszugsmehl, raffinierte Zucker u.a. verarbeitete oder konservierte Produkte zu den **toten Nahrungsmitteln** zählen.

Unter dem Begriff „vitalstoffreich" versteht Bruker einen hohen Gehalt an Vitaminen, Mineralstoffen, Spurenelementen, Enzymen, mehrfach ungesättigten Fettsäuren, Ballaststoffen und Aromastoffen. Auch den Kollathschen „Auxonen" wird eine besondere Bedeutung zugemessen. Diese Inhaltsstoffe sind in den „Nahrungsmitteln" aufgrund der Verarbeitung nicht mehr in der gleichen Menge enthalten wie in den „Lebensmitteln". Die tägliche Nahrung soll sich daher in erster Linie aus „Lebensmitteln" zusammensetzen.

Bruker empfiehlt die Bevorzugung von frischem Gemüse und Obst, naturbelassenen Fetten und Ölen, Vollkornbrot sowie täglich drei Eßlöffeln Frischkornbrei. Die Lebensmittel sollen aus kontrolliert-biologischem Anbau stammen.

Der **Frischkornbrei** soll wie folgt zubereitet werden:

Drei Eßlöffel (ca. 50 g) Getreide werden frisch geschrotet und über Nacht in ungekochtem, kaltem Wasser eingeweicht. Man verwendet gerade so viel Wasser, daß morgens nichts mehr weggegossen werden muß. Hinzugefügt werden dann vor dem Verzehr frisches Obst (ein geriebener Apfel u.a.), Zitronensaft und ein Teelöffel Honig.

Auf Grau- oder Weißbrot, Teigwaren, Obst- und Gemüsesäfte, Süßspeisen, raffinierten Zucker, raffinierte Fette und Öle sowie daraus hergestellte Produkte soll verzichtet werden. Auch den Fleisch- und Wurstkonsum sieht Bruker als unnötig an. Der Verzehr von Käse, Eiern und Milchprodukten sollte ebenfalls eingeschränkt werden. Wie Kollath, so empfiehlt auch Bruker drei Mahlzeiten pro Tag ohne Zwischenmahlzeiten.

Unter Einhaltung dieser Vollwertkost behauptet Bruker, sämtliche Zivilisationskrankheiten, wie Rheuma, Diabetes mellitus u.a., verhindern bzw. heilen zu können [7, 8].

### Ernährungswissenschaftliche Beurteilung (DGE)

Einige Behauptungen Brukers sind ohne wissenschaftliche Grundlage [19, 25, 26, 40]:

▷ Unterscheidung zwischen Lebensmitteln und Nahrungsmitteln
▷ H-Milch ist gesundheitsschädlich
▷ Fett macht nicht fett
▷ Arteriosklerose ist kein Fettproblem
▷ Eier eher roh verzehren als gekocht
▷ drei Eßlöffel Frischkornbrei pro Tag verhindern die Entstehung ernährungsbedingter Zivilisationskrankheiten.

Auch die Empfehlung von nur drei Mahlzeiten täglich steht im Widerspruch zu den zehn Regeln der DGE für eine vollwertige Ernährung. Günstiger sind kleinere Hauptmahlzeiten und ergänzende Zwischenmahlzeiten.

### Ernährungsmedizinische Beurteilung:

Bruker verspricht, ähnlich wie Kollath, mit seiner Kostform sowohl das Auftreten sog. Zivilisationskrankheiten zu verhindern als auch verschiedene Krankheiten zu heilen, wie z.B. Rheuma, Diabetes mellitus etc. Hierdurch kann u.U. sogar ein Gesundheitsrisiko entstehen (vgl. Kap. 7.4.2).

### 7.4.6 Schnitzer-Kost
#### Definition und postuliertes Wirkprinzip

Die Schnitzer-Kost wird seit den 80er Jahren durch den Zahnmediziner J.G. Schnitzer propagiert. Er begründet seine Ernährungsempfehlungen mit der Beobachtung, daß der Mensch aufgrund seines Gebisses kein Allesesser (Omnivore), sondern ein **Fruchtesser (Frugivore)** sei. Dementsprechend sollte er pflanzliche Rohkost bevorzugen. Je nach Anteil von Lebensmitteln tierischen Ursprungs, Kaloriengehalt und Verarbeitungsgrad unterscheidet man zwei Formen der Schnitzer-Kost:

▷ **Schnitzer-Intensivkost.** Sie stellt eine streng vegetarische Rohkosternährung dar und wird als „neue Heilnahrung für Diabetiker" propagiert. Grundsätzlich zu meiden sind alle Lebensmittel tierischen Ursprungs, wie Fleisch, Wurst, Fisch, Milch und Milchprodukte, sowie erhitzte Lebensmittel, also auch Brot. Das Frühstück besteht aus einem „Naturmüsli". Es wird aus frisch gemahlenem Getreide, frischem Obst, Nüssen, Zitronensaft und dem sog. Pulvin (Mineralstoffgemisch) hergestellt. Dazu gibt es Tee oder mineralarmes Tafelwasser. Das Mittag- und Abendessen setzt sich aus jeweils dreierlei Salaten und Getreideschrot oder Keimlingen zusammen (mit Zitronensaft, Obstessig sowie Kräutern und kalt gepreßten Ölen), wobei abends andere Salate verzehrt werden sollen als mittags. Der Energiegehalt beträgt ca. 1500 kcal (6300 kJ) pro Tag.

▷ **Schnitzer-Normalkost.** Grundlage bildet die Schnitzer-Intensivkost, wobei weitere Lebensmittel erlaubt werden, wie z.B. Vollkornschrot und -brötchen, Kartoffeln, Naturreis, Milch, Milchprodukte und Eier. Die Normalkost entspricht also einer ovo-lacto-vegetabilen Ernährung, die für Gesunde gedacht sein soll. Der Energiegehalt beträgt 2200 kcal (9200 kJ) pro Tag und Person.

Bei beiden Kostformen sind die sog. „Teilwertprodukte", z.B. raffinierter Zucker, Auszugsmehle, Obst- und Gemüsesäfte, alle Milchprodukte (mit Ausnahme von Vorzugsmilch und daraus hergestellten Sauerprodukten) zu meiden.

Schnitzer sieht im Verzehr dieser Teilwertprodukte die Ursache für das Auftreten sämtlicher Zivilisationskrankheiten und verspricht mit seiner Intensiv- und Normalkost die Verhütung, Besserung und Heilung sämtlicher Krankheiten, z.B. von Rheuma, Herz-Kreislauf-Krankheiten, Diabetes mellitus etc. [45, 46].

### Ernährungswissenschaftliche Beurteilung (DGE)

Aus ernährungswissenschaftlicher Sicht ist von der **Schnitzer-Intensivkost** als Dauerkostform abzuraten. Lediglich der hohe Ballaststoffgehalt ist hier positiv anzumerken [16, 19, 25, 26, 38].

Die Lebensmittelauswahl ist zu einseitig und führt auf Dauer zu einer **Unterversorgung, insbesondere an Eiweiß, Eisen, Kalzium, Jod und Vitamin B$_{12}$.**

Die Empfehlung, weniger als 35 g Eiweiß pro Tag zu verzehren, liegt weit unter den Empfehlungen der DGE (1991). Zudem soll tierisches Eiweiß streng gemieden werden. Hier stellen Kinder, Heranwachsende, Schwangere und Stillende eine Risikogruppe dar.

Die Notwendigkeit eines Mineralstoffgemisches deutet schon auf die unzureichende Nährstoffversorgung hin. Sie wäre bei einer geeigneteren Lebensmittelauswahl nicht nötig.

Bei der Verwendung von Rohmilch muß auf hygienische Aspekte hingewiesen werden.

Die **Schnitzer-Normalkost** dagegen zeigt Vor- und Nachteile der vegetarischen Kost (vgl. Kap. 7.4.1).

### Ernährungsmedizinische Beurteilung

Die **Schnitzer-Intensivkost** führt nicht nur zu den o.g. Mangelerscheinungen – welche per se eine Gesundheitsgefährdung darstellen –, sondern auch zu unerwünschten Interferenzen in der Diabetes-Therapie. Für den in Aussicht gestellten Heilerfolg bei Diabetes mellitus und Folgeschäden fehlen beweisende Untersuchungen.

Die Empfehlung von drei großen Mahlzeiten täglich geht nicht mit den diätetischen Prinzipien der Diabetestherapie konform und kompliziert eine normnahe Blutzuckereinstellung insulinpflichtiger Diabetiker in unnötiger Weise. Noch fataler sind die Folgen für den Diabetiker dann, wenn er sich im Glauben an den Heilerfolg ganz der ärztlichen Betreuung entzieht und deshalb eine sachgerechte Monitorisierung und Therapie entfällt.

Die **Schnitzer-Normalkost** ist nach den Kriterien der ovo-lacto-vegetabilen Kost zu bewerten (vgl. Kap. 7.4.1).

## 7.4.7 Haysche Trennkost

### Definition und postuliertes Wirkprinzip

Die Haysche Trennkost wurde Ende des 19. Jh. durch den Arzt Dr. Howard Hay begründet und in den letzten Jahren durch den deutschen Arzt Dr. H. L. Walb hierzulande bekannt.

Mit dieser Kostform soll der Grundsatz „Der Mensch soll nicht mischen, was die Natur zu mischen unterließ" realisiert werden. Dabei geht Hay davon aus, daß zur Verdauung von Eiweiß ein saures Milieu erforderlich ist, Kohlenhydrate aber im alkalischen Milieu aufgespalten werden.

Diese Behauptung ist Basis seiner Empfehlung, Eiweiß und Kohlenhydrate zeitlich getrennt, also nicht gemeinsam bei einer Mahlzeit, aufzunehmen. Fette gelten als neutral und sind zu allen Mahlzeiten erlaubt. Die gleichzeitige Aufnahme von Eiweiß und Kohlenhydraten führt seiner Meinung nach zu einer **Übersäuerung des Magens.**

Säurebildner sind alle eiweißhaltigen Lebensmittel. Zur Basennahrung dagegen zählen Gemüse, Obst und Salate. Um eine Übersäuerung des Magens zu verhindern, soll das Verhältnis säure- zu basenbildender Nahrung 1:5 betragen.

Die Lebensmittel werden unterteilt in:

▷ konzentriert eiweißreiche Lebensmittel und saures Obst
▷ konzentriert kohlenhydratreiche Lebensmittel
▷ „neutrale" Lebensmittel.

Zu meiden sind Auszugsmehle, raffinierter Zucker, polierter Reis, konservierte Früchte sowie sterilisierte Milch.

Hay sieht in der Übersäuerung des Magens die Ursache zahlreicher Zivilisationskrankheiten und empfiehlt seine Kost zur Prävention. Gleichzeitig berichtet er von Heilerfolgen bei der Behandlung verschiedener Krankheiten, wie z.B. Nierenkrankheiten, perniziöse Anämie, Diabetes mellitus, Verdauungsstörungen, Kröpfe aller Art, Tumoren etc. [21, 24, 48, 51, 52].

### Ernährungswissenschaftliche Beurteilung (DGE)

Die Haysche Trennkost ist aus ernährungsphysiologischer Sicht **nicht zu empfehlen** [19, 26, 27].

Insbesondere der Trennung von Eiweiß und Kohlenhydraten liegen keine wissenschaftlichen Erkenntnisse zugrunde. Es können sehr wohl **Eiweiß und Kohlenhydrate gleichzeitig verdaut** werden.

Die Einteilung der Lebensmittel nach ihrem Eiweiß- und Kohlenhydratgehalt, wie sie nach Hay erfolgt, ist nicht ganz richtig. Auch in Vollkornprodukten ist Eiweiß enthalten, ebenso wie Milch Kohlenhydrate enthält. Auch in der Muttermilch sind beide Hauptnährstoffe zu finden, ohne daß der Säugling Schwierigkeiten bei der Verdauung hat.

Die sog. **„Ergänzungswirkung" bei Proteinen** kann nicht ausgenutzt werden aufgrund der Empfehlung, Eiweißträger nur einer bestimmten Sorte zu wählen (Fleisch oder Fisch etc.).

Durch die Trennung von Eiweiß und Kohlenhydraten entfällt auch die **Proteinsparwirkung** der Kohlenhydrate, d.h., Proteine werden zur Energiegewinnung und/oder für die Glukoneogenese genutzt. Sie entfallen somit für die Synthese von Körpereiweiß.

Eine „Übersäuerung" des Magens bei üblicher Mischkost erfolgt aufgrund der effektiven Puffersysteme nicht. Protonen können entsprechend eingespart bzw. vermehrt ausgeschieden werden.

Auch die Ansicht, Eiweiße würden im sauren Magenmilieu verdaut, entbehrt jeder wissenschaftlichen Grundlage. Es ist nachgewiesen, daß den Enzymen des Pankreas die Hauptaufgabe der Eiweißverdauung zukommt. Sie findet also im Dünndarm statt, wo bekanntlich ein basisches Milieu herrscht.

Eine ausgewogene Ernährung ist aufgrund der Empfehlung, 80% basenüberschüssige und 20% säureüberschüssige Lebensmittel zu verzehren, nicht gewährleistet.

Es kommt zudem zu einem **Mangel an bestimmten Vitaminen, Mineralstoffen und Spurenelementen** (Vit. $B_1$, Kalzium, Eisen, Jod), da Milch, Milchprodukte, Getreide, Getreideprodukte, Eier, Fleisch und Fisch zu den säureüberschüssigen Lebensmitteln zählen, deren Verzehr eingeschränkt werden soll.

Zu begrüßen ist dagegen die Empfehlung, weniger Fleisch und Fett zu verzehren sowie

Auszugsmehle und raffinierten Zucker zu meiden.

### Ernährungsmedizinische Beurteilung

Den berichteten Heilerfolgen liegen keine wissenschaftlichen Daten zugrunde, diese können wohl auch nicht geliefert werden.

Positiv-Effekte der Hayschen Trennkost sind weniger auf das Prinzip der Trennkost zurückzuführen, sondern auf die Lebensmittelauswahl mit einem geringeren Fleisch-, Fett- und Cholesterinanteil bei hohem Ballaststoffgehalt.

Insgesamt ist auch aus ernährungsmedizinischer Sicht die Haysche Trennkost nicht empfehlenswert.

## 7.4.8 Makrobiotik

### Definition und postuliertes Wirkprinzip

Begründer dieser Ernährungsform ist der japanische Philosoph Georges Ohsawa (1893–1966). Er sieht sie als Teil einer ganzheitlich orientierten Lebensweise, die zu Glück, Gesundheit, Freiheit und sozialer Gerechtigkeit führen soll. Dieses Ziel eines **erfüllten Lebens** wird zusammengefaßt mit dem Begriff „Makrobiotik". Den weltanschaulichen Hintergrund bildet der aus China stammende **Zen-Buddhismus.** Nach buddhistischer Auffassung steht der Mensch in stetigem Kräftespiel zwischen Yin und Yang, zwei antagonistischen Prinzipien, die sich aber in ihrer Wirkung ergänzen. Ziel des Lebens ist der Ausgleich zwischen Yin und Yang.

Dementsprechend teilt Ohsawa auch die Lebensmittel nach überwiegendem Yin-Anteil (z. B. polierter Reis, Auszugsmehle, Tomaten, Kartoffeln, Milch, Sahne, Joghurt, Pfeffer, Curry, Kaffee) oder Yang-Anteil (z. B. Tafelsalz, Eier, Fleisch, salziger Hartkäse, Geflügel, Fisch, Meerestiere) ein.

Durch geeignete Lebensmittelauswahl soll das **optimale Yin-Yang-Verhältnis** von 5:1 erreicht werden. Ein besonders gutes Yin-Yang-Verhältnis wird Reis und anderen Getreidesorten zugesprochen. Damit gehört die makrobiotische Kost nach westlichen Einteilungskriterien zu den überwiegend vegetarischen Ernährungsformen.

Diese zunächst willkürliche Kategorisierung und Proportionierung der Lebensmittel begründet Ohsawa unter anderem (ähnlich wie Schnitzer) mit seiner **Philosophie der Zähne.**

Von den 32 Zähnen des menschlichen Gebisses seien die 8 Schneidezähne zum Gemüse-Zerkleinern, die 4 Eckzähne zum Zerreißen von Fleisch und die 20 Backenzähne zum Zermahlen von Getreidekörnern bestimmt.

Ohsawa unterscheidet zehn Ernährungsstufen (Tab. 7-25), die sich in ihrem Anteil an Getreide und Getreideprodukten unterscheiden (–3 bis 7). Höchste Stufe ist eine ausschließliche Ernährung mit Getreide

**Tab. 7-25** Verschiedene makrobiotische Ernährungsformen (nach [25]).

| Stufe | Cerealien | Gemüse | Suppen | tierisches Eiweiß | Salate Früchte | Nachtische | Getränke* Flüssigkeiten |
|-------|-----------|--------|--------|-------------------|----------------|------------|-------------------------|
| 7 | 100% | – | – | – | – | – | |
| 6 | 90% | 10% | – | – | – | – | |
| 5 | 80% | 20% | – | – | – | – | |
| 4 | 70% | 20% | 10% | – | – | – | |
| 3 | 60% | 30% | 10% | – | – | – | |
| 2 | 50% | 30% | 10% | 10% | – | – | |
| 1 | 40% | 30% | 10% | 20% | – | – | |
| –1 | 30% | 30% | 10% | 20% | 10% | – | |
| –2 | 20% | 30% | 10% | 25% | 10% | 5% | |
| –3 | 10% | 30% | 10% | 30% | 15% | 5% | * so wenig wie möglich |

(Stufe 7), da dieses ein optimales Yin-Yang-Verhältnis enthält. Ohsawa ist der Meinung, daß

▷ der Mensch Vitamin C synthetisieren kann und folglich eine Zufuhr mit der Nahrung nicht notwendig ist
▷ der Mensch zur sog. „stofflichen Transformation" chemischer Elemente befähigt ist, (Umwandlung von Natrium und Sauerstoff in Kalium; Kalium und Kalzium können variabel ineinander überführt werden)
▷ der Mensch so wenig Flüssigkeit wie möglich zu sich nehmen sollte
▷ Spurenelemente über Speisesalz zugeführt werden sollten; dabei sind bis zu 30 g/Tag erlaubt
▷ auf den Einsatz jeglicher Schädlingsbekämpfungsmittel verzichtet werden soll und alle Produkte aus kontrolliert-ökologischem Anbau zu gewinnen sind
▷ **alle Krankheiten** durch entsprechende Ernährungsumstellung **heilbar** sind, so daß Medikamente und chirurgische Eingriffe überflüssig werden [33–35].

### *Ernährungswissenschaftliche Beurteilung (DGE)*

Die Makrobiotik ist als Dauerkost **nicht zu empfehlen** [16, 19, 25, 26].

Die Behauptung, der Mensch sei zu stofflichen Transformationen oder zur Eigensynthese von Vitamin C in der Lage, entbehrt jeder wissenschaftlichen Grundlage. Auch die Empfehlung, so wenig Flüssigkeit wie möglich zu sich zu nehmen, ist – insbesondere bei einer Kochsalzzufuhr von bis zu 30 Gramm täglich – aus ernährungsphysiologischer Sicht untragbar.

Der ausschließliche Verzehr von Getreide (Stufe 7) stellt eindeutig eine Mangelernährung dar (Vitamin A, Vitamin D, Vitamin B$_{12}$, Niacin, Folat, Vitamin C, Eisen, Kalzium, Jod).

Eine Unterversorgung mit Vitamin C durch den weitgehenden Verzicht auf Obst sowie ein Kalziummangel durch zu wenig Milch und Milchprodukte können zu den typischen Krankheitsbildern des Skorbut bzw. der Rachitis führen.

Die Proteinversorgung ist bei makrobiotischer Ernährung grenzwertig und führt Risikogruppen (Kinder, Schwangere, Stillende, verschiedene Erkrankungen) in eine Mangelsituation.

### *Ernährungsmedizinische Beurteilung*

Auch aus medizinischer Sicht ist von einer makrobiotischen Ernährung insgesamt abzuraten. Sie stellt aus mehrerlei Gründen ein Gesundheitsrisiko dar:

▷ o. g. Mangelversorgung durch inadäquate Nährstoffrelation
▷ gesteigertes Hypertonierisiko bei erhöhter Kochsalzzufuhr
▷ Verschiebung des Elektrolytgleichgewichts durch erhöhte Kochsalzzufuhr bei gleichzeitig verminderter Flüssigkeitsaufnahme mit den möglichen Folgen einer gestörten Reizleitung und -übertragung, verminderter neuromuskulärer Erregbarkeit und kardialen Reizleitungsstörungen sowie Nierenfunktionsstörungen und vermehrter Ödemneigung.

Vor dem Hintergrund solcher gesundheitsgefährdender Auswirkungen makrobiotischer Kost wirken die Heilversprechen Ohsawas geradezu paradox. Da sie wissenschaftlich in keiner Weise fundiert sind, stellen sie für die Betroffenen ein ausgesprochenes Gesundheitsrisiko dar. Der Verzicht auf sachgerechte medizinische Versorgung incl. Medikamentenverordnung und chirurgischer Intervention, kann fatale Folgen haben.

### 7.4.9 Kushi-Diät

#### *Definition und postuliertes Wirkprinzip*

Die von Kushi modifizierte makrobiotische Kost wurde in den 80er Jahren publiziert und vor allem in den USA zur **Krebsprophylaxe** empfohlen. Sie stellt eine ernährungsphysiologisch sinnvolle Variante der Makrobiotik dar und verzichtet auf die 10-Wertstufen-Einteilung nach Ohsawa.

Das **Yin- und Yang-Prinzip** spielt für die Lebensmittelauswahl zwar nach wie vor eine große Rolle, doch sie führt hier nicht zu solch extremen Nährstoffrelationen.

Kushi empfiehlt folgende **Kostzusammensetzung**:

▷ 50–60% Vollgetreide
▷ 25–30% Frischgemüse
▷ 10% Hülsenfrüchte und Sojaprodukte
▷ 5% Algengemüse
▷ außerdem 1–2mal wöchentlich weißfleischigen Fisch.

Der Verzehr von Fleisch jeglicher Art, Eiern, Milch und Milchprodukten, Konserven, Tiefkühlkost, industriell bearbeiteten Lebensmitteln, Vitamin- und anderen Zusatzpräparaten wird generell abgelehnt [33–35].

### Ernährungswissenschaftliche Beurteilung (DGE)

Die Kushi-Diät ist als **vollwertige Kostform** empfehlenswert [15, 16, 25, 26].

Sie stimmt weitgehend mit den Empfehlungen der DGE (1991) überein. Bei sorgfältiger Lebensmittelauswahl ist eine bedarfsgerechte Ernährung sichergestellt. Lediglich bei Personen mit erhöhtem Nährstoffbedarf, sollte die Kalzium-, Eisen- und Jodversorgung kontrolliert werden.

### Ernährungsmedizinische Beurteilung

Die Kushi-Diät genügt den Kriterien einer vollwertigen Kost und kann zur Dauerernährung empfohlen werden. Außerdem berücksichtigt sie den aktuellen Kenntnisstand zur Krebsprophylaxe, d.h., der Fettanteil wird niedriger, während ballaststoffreiche Lebensmittel und Frischgemüse den Hauptanteil der Nahrung ausmachen.

Da Kushi im Gegensatz zu Ohsawa keine Heilversprechen gibt, ist seine Kostform auch von daher unbedenklich.

## 7.5 Alternative Kost und vollwertige Kost im Vergleich

Die wesentlichen Unterschiede alternativer Kostformen zu einer vollwertigen Kost sind:

▷ **Verarbeitete Lebensmittel** werden bei alternativen Kostformen vielfach **abgelehnt.**

Doch der einfache Rückschluß, daß naturbelassene Lebensmittel grundsätzlich gesünder seien als Produkte der Lebensmitteltechnologie oder zubereitete Naturprodukte, ist ernährungswissenschaftlich nicht haltbar. Vielmehr werden ernährungsphysiologisch wertvolle Nahrungsmittel wie z.B. Vollkornbrot, Kartoffeln, blanchiertes Gemüse, Tiefkühlware, Gemüsekonserven, Sojaprodukte, Pflanzenöle und Margarine ausgeklammert, obwohl sie einen wichtigen Beitrag zur gesunden Kost leisten.

▷ Die häufige **Bevorzugung von Produkten aus kontrolliert-ökologischem Anbau** ist aus ernährungswissenschaftlicher Sicht problematisch. Strittig ist dabei die Frage, ob sie überhaupt höheren ernährungsphysiologischen Wert haben bzw. weniger Rückstände aufweisen als herkömmlich gewonnene Lebensmittel. Bisher vorliegende Untersuchungen ließen jedenfalls keine anbaubedingten Unterschiede erkennen. Dagegen ist der positive Einfluß kontrolliert-ökologischer Landbaumethoden auf die Umwelt, d.h. Boden und Gewässer, unbestritten.

▷ Die Konzeption alternativer Kostformen beruht oftmals auf Philosophien, die **ernährungswissenschaftliche Erkenntnisse nicht berücksichtigen.** Daher sind auch die versprochenen Ziele wie Gesundheit, Steigerung der Leistungsfähigkeit oder gar Heilerfolge kritisch und vorsichtig zu bewerten.

Ausgenommen von diesen Merkmalen alternativer Kost ist die „Halb-Pfund-Regel" nach Kluthe, die sämtliche Kriterien einer vollwertigen Kost erfüllt (vgl. Kap. 7.3.2.2).

An gemeinsamen Empfehlungen sind hervorzuheben:

▷ **Bevorzugung** von Getreide bzw. Getreideprodukten und zwar aus Vollkorn, von Obst und Gemüse
▷ **Restriktion** von Fleisch, Wurstwaren, Salz, Zucker und Alkohol.

Gerade die Gemeinsamkeiten bieten sich an, das Gespräch mit Patienten aufzunehmen, die sich alternativ ernähren. So läßt sich die Kost des Patienten durch gezielte Hinweise auf eventuell nötige „Ergänzungen optimieren" und wird nicht von vornherein negativ bewertet.

## Literatur

[1] American Diabetes Association: Nutritional recommendations and principles for individuals with diabetes mellitus. Diabetes Care 17 (1994) 519.
[2] Biesalski, H.K., et al. (Hrsg.): Ernährungsmedizin. Thieme, Stuttgart 1995.
[3] Bircher, R.: Ende der Lebensreform oder Aufstieg? In: Wendepunkt 1973, Erlenbach (Schweiz): Bircher-Benner-Vlg. 1973.
[4] Bircher-Benner, M.: Handbuch für Rheuma und Arthritiskranke. Bad Homburg, Bircher-Benner-Vlg. 1984.
[5] Bitsch, R., et al.: Alternative Diäten – Wunderdiäten? Akt. Ernähr.-Med. 19 (1994) 195.
[6] British Diabetic Association, Nutrition Subcommittee Advisory Committee: Dietary recommendations of diabetics for the 1980s – A policy statement by the British Diabetic Association. Hum. Nutr. appl. Nutr. 36A (1982) 378.
[7] Bruker, M.O.: Rheuma – Ursache und Heilbehandlung. EMU Verlag GmbH, Lahnstein 1991.
[8] Bruker, M.O.: Idealgewicht ohne Hungerkur. EMU Verlag GmbH, Lahnstein 1992.
[9] Brupbacher-Bircher, M.: Das Wendepunkt-Kochbuch. Wendepunkt-Verlag, Zürich–Leipzig 1928.
[10] Buddecke, E.: Grundriß der Biochemie. de Gruyter, Berlin 1994.
[11] Canadian Diabetes Association: Special report committee guidelines for the nutritional management of diabetes mellitus; 1980 a special report from the Canadian Diabetes Association. J. Canad. Diet. Ass. 42 (1981) 110.
[12] Consensus Conference of the American Heart Association; Lowering blood cholesterol to prevent heart disease. J. Amer. med. Ass. 253 (1985) 2080.
[13] Der Mensch ist, was er ißt. BZgA, Ostmerheimer Str. 200, 51109 Köln.
[14] Diabetes and Nutrition Study Group of the European Association for the Study of Diabetes (EASD): Nutritional recommendations for individuals with diabetes mellitus: Diab. nutr. Med. 1 (1988) 145.
[15] Diabetes and Nutrition Study Group of the European Association for the Study of Diabetes (EASD) 1994: EASD 1994 Revision of 1987 Dietary Recommendations.
[16] Empfehlungen für die Nährstoffzufuhr. DGE, Im Vogelsang 40, 60488 Frankfurt.
[17] Erbersdobler, H., G. Wolfram (Hrsg.): Echte und vermeidliche Risiken der Ernährung. Wiss. Verlags GmbH, Stuttgart 1993.
[18] Ernährungsberater nach Schrezenmeir (Diskettenprogramm). tecura GmbH, Eichendorffstr. 62, 24116 Kiel.
[19] Ernährungsbericht 1992. DGE, Im Vogelsang 40, 60488 Frankfurt.
[20] Ernährungskreis. DGE, Im Vogelsang 40, 60488 Frankfurt.
[21] Flaws, B., H.L. Wolfe (Hrsg.); Das Yin und Yang der Ernährung. Scherz, München 1992.
[22] Grundy, S.M. et al.: Rational of diet heart statement of the American Heart Association. Circulation 65 (1982) 839A.
[23] Hahn, H., D. Falke, P. Klein: Medizinische Mikrobiologie. Springer, Heidelberg 1991.
[24] Heintze, T., M. Heintze, H.L. Walb, I. Walb (Hrsg.): Original Haysche Trennkost: Nach Dr. Hay und Dr. Walb (mit Diabetikeranhang). Haug, Heidelberg 1991.
[25] Infothek: Alternative Ernährungsformen. DGE, Im Vogelsang 40, 60488 Frankfurt.
[26] Kasper, H.: Ernährungsmedizin und Diätetik. Urban & Schwarzenberg, München – Wien – Baltimore 1991.
[27] Kleine Nährwerttabelle der DGE. DGE, Im Vogelsang 40, 60488 Frankfurt.
[28] Kluthe, R., et al.: Ernährungsmedizin in der Praxis. Balingen: Perimed-Spitta 1994.
[29] Koerber, W., T. Männle, C. Leitzmann: Vollwert-Ernährung. Haug, Heidelberg 1993.
[30] Kollath, W.: Die Ordnung unserer Nahrung. Haug, Heidelberg 1977.
[31] Kollath, W.: Der Vollwert der Nahrung. Haug, Heidelberg 1983.
[32] Kuschinsky, G., H. Lüllmann: Kurzes Lehrbuch der Pharmakologie und Toxikologie. Thieme, Stuttgart 1989.
[33] Kushi, M.: Natürliche Heilung mit Makrobiotik. Merlin Verlag, Frankfurt 1981.
[34] Kushi, M.: Die Kushi-Diät, Makrobiotik der Vorsorge. Droemer, München 1984.
[35] Kushi, M.: Frieden und Harmonie durch Makrobiotik. Heyne, München 1986.
[36] Leitzmann, C. in: Huth, K., R. Kluthe (Hrsg.): Lehrbuch der Ernährungstherapie. Thieme, Stuttgart 1986.
[37] Leitzmann, C.: Vollwert-Ernährung: Grundlagen einer zeitgemäßen Ernährungsweise. Aktuelle Berliner Fortbildungsreihe 1992.
[38] Leitzmann, C., I. Elmadfa (Hrsg.): Ernährung des Menschen. Ulmer, Stuttgart 1988.
[39] Leitzmann, C., et al.: Vollwerternährung. In: Ernährungsbericht 1992, DGE (Hrsg.), Frankfurt: Druckerei Henrich (1992) 68.
[40] Leitzmann, C., P. Michel: Alternative Kostformen aus ernährungsphysiologischer Sicht. Akt. Ernähr.-Med. 18 (1993).
[41] Przyrembel, H.: Ernährungsrisiken bei Außenseiterdiäten, In: Somogy, A., D. Großklaus (Hrsg.): Gesundheit und Umwelt '92: Beiträge zur ärztlichen Fortbildung. Vorträge aus dem Bundesgesundheitsamt anläßlich des 41. Ärztl. Fortbildungskongresses in Berlin, Juni 1992,

bga-Schriften 7/92. MMV Medizin Verlag, München (1993) 15.

[42] Rationalisierungsschema 1994 der DGEM; Akt. Ernähr.-Med. 19 (1994) 227.

[43] Rottka, H., E. Hermann-Kunz, B. Hahn, H.-P. Lang: Berliner Vegetarier-Studie – Erste Mitteilung. Akt. Ernähr.-Med. 13 (1988).

[44] Rottka, H., E. Hermann-Kunz, B. Hahn, H.-P. Lang: Berliner Vegetarier-Studie – Zweite Mitteilung. Akt. Ernähr.-Med. 14 (1989).

[45] Schnitzer, J. G.: Schnitzer-Kost als Basistherapie bei Diabetes. Dtsch. med. Wschr. 105 (1980) 1227.

[46] Schnitzer, J. G.: Der alternative Weg zur Gesundheit. München: Mosaik Verlag GmbH 1982.

[47] Stellungnahme der Deutschen Diabetes-Gesellschaft vom 20. 11. 1989; Grundlagen der Ernährung und Diätempfehlungen für Diabetiker. Akt. Ernähr. 15 (1990) 27.

[48] Summ, U. (Hrsg.): Trennkost. Falken-Verlag GmbH, Niedernhausen 1991.

[49] Vitamine und Mineralstoffe. AID-Verbraucherdienst, Postfach 200153, Bonn 1992.

[50] Vollwertig essen und trinken nach den 10 Regeln der DGE. DGE, Im Vogelsang 40, 60488 Frankfurt.

[51] Walb, H.L.: Einfache Diätetik für den Praktiker, Erfahrungen mit der Hayschen Trennkost. Der Landarzt/Z. f. Allgemeinmedizin 44 (1968) 1434.

[52] Walb, H. L.: Erfolgreiche diätetische Behandlung der Cholesterinämie mit Trennkost. Ernährungs-Umschau 24 (1977) 369.

# 8 Phytotherapie

*E. Rau*

## 8.1 Entwicklung der Phytotherapie

### 8.1.1 Geschichtliche Entwicklung der Phytotherapie

Bereits zu einem frühen Zeitpunkt in der Evolution begann die Nutzung von Mineralien, tierischem Material und Pflanzen. Durch experimentelle Anwendung verschiedener Pflanzen gewann die primitive Medizin erste Erfolgserlebnisse bei ihrem Versuch, Mißempfindungen und Krankheiten günstig zu beeinflussen. Die Erfahrung, daß bei verschiedenen Erkrankungen bestimmte Pflanzen eine heilende und wohltuende Wirkung entfalten, war der Beginn der Phytotherapie.

Daß dieser Beginn sehr weit zurückliegt, konnte z. B. durch eine **Pollenanalyse** dokumentiert werden, aufgrund derer man Arzneipflanzen in einem irakischen Grab auf die Zeit um etwa 60000 v. Chr. datieren konnte.

Von den Persern weiß man, daß sie um 3000 v. Chr. bestimmte Schimmelpilzarten, nämlich **Aspergillus** und **Penicillin** zu Wundsalben verarbeiteten. Die Nutzung dieser Pilze, die von den Geschirren der Lastesel und Wasserbüffel abgeschabt wurden, war vermutlich eine der ersten Formen der antibiotischen Therapie.

Sumerische Keilschrift-Tontafeln von 2000 v. Chr. beweisen, daß in der altbabylonischen Kultur Rezepturen aus Heilpflanzen bekannt waren und angewendet wurden (z. B. **Senfkörner** und – gegen Zahnschmerzen – **Tamariske**).

Der als Gott verehrte Ägypter Imhotep, der um 2500 v. Chr. als Priester, Bildhauer und Arzt lebte, verordnete gegen Infektionskrankheiten tägliche Rationen von Knoblauch, Zwiebeln und Rettich, die allesamt antibakteriell wirksam sind.

Als in der medizinischen Kultur Griechenlands um 500 v. Chr. in Epidauros (Tempelanlagen in Epidauros) der Kult des Asklepios entstand, wurde Imhotep auch in Griechenland als Gott der Heilkunst verehrt. Allerdings gaben ihm die Griechen einen neuen Namen. Imhotep wurde bei den Griechen zu Asklepios. Bei den Römern wurde er um 300 v. Chr. unter dem Namen Äskulap ebenfalls als Gott der Heilkunst verehrt. Seit Äskulap ist der sog. **Äskulapstab** mit der Schlange, deren giftiger Biß über Leben und Tod entscheiden kann, das Symbol der Ärzteschaft.

Imhotep wurde durch seine Verehrung als Gott Asklepios und später als Äskulap das verbindende Element zwischen der ägyptischen, der griechischen und der römischen Heilkunst.

Die Blüte griechischer Heilkunst ist auch eng verknüpft mit Hippokrates von Kos (460–377 v. Chr.). Interessant ist, daß er bereits ganz gezielt für die Behandlung von Gicht, Rheuma und Fieber den Extrakt aus **Pappel-** und **Weidenrinde** verwendete. Mit der Zuordnung dieser Indikationen zum Wirkprinzip der beiden Arzneipflanzen nutzte Hippokrates die antiphlogistischen und antipyretischen Wirkungen des inzwischen isolierten und genau bekannten Pflanzeninhaltsstoffs **Salicylsäure.**

Auch mit dem Arzt Galenus von Pergamon (131–199 n. Chr.) ist wieder ein Heilkundiger das verbindende Glied zwischen verschiedenen medizinischen Kulturen. Galenus verfaßte wichtige Grundregeln für die verschiedenen Arten von Arzneizubereitungen. Deshalb ist die Kunst der Arzneizubereitung nach seinem Namen benannt: **Galenik**. Mit Galenik bezeichnet man heute die inzwischen weit fortentwickelte pharmazeutische Technologie.

Im Mittelalter sind die Klöster die Träger der bis dahin entwickelten Medizinkultur. Bekannte Vertreter aus dieser Zeit sind Hildegard von Bingen und Theophrastus Bombastus von Hohenheim, bekannt als Paracelsus. Er verwendete z. B. „zur Erfrischung des Geistes, zur Verbesserung der Atmung und gegen Leibschmerzen" die **Pfefferminzpflanze** (s. Tafelabb. 4). Er behandelte Husten gezielt mit der Schleimdroge **Eibisch** und Blähungen und Leibschmerzen nach dem Verzehr bestimmter Nahrungsmittel mit **Fenchel, Kümmel** und **Anis**.

Paracelsus begründete die Signaturenlehre, mit der er versuchte, zwischen der Farbe und der Wirkung einer Arzneipflanze einen Zusammenhang herzustellen. Die Erkenntnis, daß erst die Dosis ein Medikament zu einem Gift oder zu einer Arznei werden läßt, geht auf Paracelsus zurück: „Die Dosis bestimmt die Wirkung."

Mit Beginn der Neuzeit vollzog sich der Übergang zu einer neuen Qualität der Medizinkultur. Im Rahmen allgemeiner wissenschaftlicher Aufbruchstimmung und der Entwicklung der Chemie mit der Möglichkeit zur Reindarstellung kam es, daß mittels neuer Untersuchungsmethoden bedeutende und weitreichende Erkenntnisse gewonnen werden konnten.

Viele bekannte Arzneipflanzen konnten so in ihre einzelnen Wirkstoffe aufgetrennt, isoliert und in ihrer chemischen Strukturformel beschrieben werden. So gelangt es z. B. dem Apotheker Sertürner, aus **Schlafmohn** das Alkaloid **Opium** zu isolieren. Der Weg zur Synthese war frei. Heute spricht man nicht umsonst von der chemisch-synthetischen Therapie mit künstlich gewonnenen Arzneistoffen im Vergleich zur Phytotherapie mit natürlich gewonnenen Arzneistoffen. Der Begriff Phytotherapie – frei übersetzt: Lehre von der therapeutischen Nutzung der Arzneipflan-

zen – stammt von dem französischen Arzt Henry LeClerk (Paris, 1870–1955), der sich auf Naturheilmittel spezialisiert hatte. Phytotherapie ist ein kurzer und eindeutiger Begriff und hat sich deshalb international durchgesetzt. Der Begriff Chemotherapie dagegen bezieht sich nur auf die Krebstherapie. Bedeutende Wirkstoffe aus verschiedensten Pflanzen sind heute Modelle für synthetische und partialsynthetische Pharmaka, z. B. Atropin, Curare, Penicillin, Digitoxin und Digoxin.

Nach diesem Auftakt zu einer rasanten Entwicklung in der Phytopharmakologie herrschte dann für einige Jahre wieder „Ruhe". Erst aufgrund von Arzneimittelkatastrophen, der allgemeinen „grünen Welle" und der zunehmenden Entmenschlichung in einer apparategeprägten Medizin, gewinnt die Phytotherapie als schonende Behandlungsmöglichkeit für Arzt und Patient wieder an Bedeutung.

Wie die Geschichte der Phytotherapie zeigt, war Phytotherapie schon immer ein wichtiger Bestandteil ärztlicher Heilkunst. Sie ist keine Alternative zur Therapie mit chemisch-synthetischen Arzneimitteln. Diese Kategorisierung führt nur zu einer unnötigen Polarisierung bei der Standortbestimmung der verschiedenen Therapierichtungen. Vielmehr ist Phytotherapie eine **sinnvolle Ergänzung** im Spektrum der medikamentösen Behandlungsmöglichkeiten von nicht lebensbedrohlichen Erkrankungen und leichteren Gesundheitsstörungen. Seit der Einführung des Phytostandards ist auch eine exakte und verläßliche Dosierung der wirksamen pflanzlichen Inhaltsstoffe gewährleistet [20, 21].

### 8.1.2 Moderne Entwicklung der Phytotherapie

Im deutschen Arzneimittelgesetz (AMG) von 1976, das seit 1978 rechtsgültig ist, bekennt sich der Gesetzgeber zum sog. Wissenschaftspluralismus in der Medizin und erklärt ihn für unverzichtbar. Dieser bemerkenswerte Beschluß ist im Bericht des Ausschusses für Jugend, Familie und Gesundheit vom 28. 04. 1976 nachzulesen:

„Nach einmütiger Auffassung des Ausschusses kann und darf es nicht Aufgabe des Gesetzgebers sein, durch die einseitige Festlegung bestimmter Methoden für den Nachweis der Wirksamkeit eines Arzneimittels eine der miteinander konkurrierenden Therapierichtungen in den Rang eines allgemeinverbindlichen Standes der wissenschaftlichen Erkenntnisse und damit zum ausschließlichen Maßstab für die Zulassung eines Arzneimittels zu erheben.

Der Ausschuß hat sich vielmehr bei der Beschlußfassung über die Zulassungsvorschriften, insbesondere bei der Ausgestaltung der Anforderungen an den Wirksamkeitsnachweis von der politischen Zielsetzung leiten lassen, daß sich im Zulassungsbereich der in der Arzneimitteltherapie vorhandene Wissenschaftspluralismus deutlich widerspiegeln muß."

Unter dem im AMG verankerten Wissenschaftspluralismus versteht das AMG derzeit die naturwissenschaftlich orientierte „Schulmedizin" und die drei sog. „besonderen Therapierichtungen", nämlich: **Phytotherapie, Homöopathie** und **anthroposophische Medizin.** Mit der Festschreibung der verschiedenen Therapierichtungen hat das AMG den Bestand der Phytopharmaka gesichert. Für alle drei Therapierichtungen sind spezielle Zulassungs- und Aufbereitungskommissionen gegründet worden, die mit der Neuzulassung sowie der Nachzulassung von im Handel befindlichen Präparaten betraut sind. Sie sind jeweils für eine bestimmte Therapierichtung zuständig:

▷ Kommission C  → anthroposophische Medizin
▷ Kommission D  → Homöopathie
▷ Kommission E  → Phytotherapie.

Die Kommissionen sollen unter Berücksichtigung neuester wissenschaftlicher Erkenntnisse und der speziellen, jeweiligen Vorschriften des AMG die Neubewertung der Arzneimittel ihres Zuständigkeitsbereichs vornehmen. (Kommission A und B bearbeiten mit all ihren Untergruppen die Gesamtheit der chemisch-synthetischen Arzneimittel.)

Angesichts dieser Entwicklung hat das AMG in § 3 Abs. 2 den Begriff Phytopharmaka noch präziser gefaßt:

Phytopharmaka sind Arzneimittel, die ausschließlich oder überwiegend aus Pflanzen, Pflanzenteilen, Pflanzeninhaltsstoffen oder deren galenischen Zubereitungen bestehen, soweit sie nicht in den Aufgabenbereich der Kommission C oder D gehören.

Die ursprüngliche AMG-Definition der „stofflichen Bausteine" von Phytopharmaka lautete: Pflanzen, Pflanzenteile und Pflanzenbestandteile in bearbeitetem oder unbearbeitetem Zustand.

Die Expertenkommissionen entwerfen nach wissenschaftlicher Aufbereitung von neuesten, wissenschaftlichen Erkenntnissen, langjährigem Erfahrungswissen und überliefertem Erkenntnismaterial sog. **Monographien,** die nach Vorpublikation und Verabschiedung in den Kommissionen im Bundesgesetzblatt veröffentlicht werden. Wissenschaftlich entsprechen Monographien immer dem zum Zeitpunkt der Publikation anerkannten und allgemeingültigen Wissensstand der modernen Forschung. Da dieser Wissensstand durch neugewonnene Erkenntnisse ständig zunimmt, müssen einmal verabschiedete Monographien immer wieder dem neuesten Erkenntnisstand angeglichen werden.

Die **Kommission E** hat insgesamt mehr als 340 Arzneipflanzen monographiert. Sie hat damit die bei uns am meisten verwendeten Arzneipflanzen erfaßt. Nur etwa 10% der neubewerteten Drogen wurden aus Gründen eines **unvertretbaren Risikos** negativ bewertet. Mono- und Kombinationspräparate mit solchen negativ monographierten Drogen müssen aus dem Handel gezogen werden. Zu dieser Gruppe gehören folgende Drogen: Alantwurzel, Besenginster, Boldoblätter, Brechnußsamen, Blauer Eisenhut, Heidelbeerblätter, Küchenschellenkraut, Muskatnuß, Mutterkorn, Oleanderblätter, Rainfarn, Rhapontikrhabarber, Safran, Sumpfporstkraut, Zaunrübe.

Eine weitere Gruppe von Drogen wurde

wegen **fehlender Wirkung** negativ bewertet. Diese Drogen können aber in Kombinationspräparaten trotzdem weiter verwendet werden. Jedoch ist eine Deklaration als Wirkstoff nicht mehr zugelassen.

Eine dritte Gruppe von Drogen, die bisher nur in Kombinationspräparaten verwendet wurde, konnte nicht monographiert werden, da kein therapeutischer Nutzen als Monotherapie erkennbar war. Deshalb wurden für diese Drogen nur sog. Stoffcharakteristika erstellt, damit ihre Weiterverwendung in Kombinationspräparaten gesichert ist.

Analog zur Kommission E auf nationaler Ebene ist auf europäischer Ebene die **ESCOP-Kommission** (= European Scientific Cooperative for Phytotherapy; s. Anhang) gegründet worden, die sich darum bemüht, über die Ländergrenzen hinweg einheitliche, europäische Monographien zu erstellen, die von jedem EG-Mitgliedsland anerkannt werden. Schwierigkeiten bereiten zuweilen die national z. T. sehr unterschiedlichen Auffassungen über die Kriterien von nachgewiesener Wirksamkeit einer Arzneipflanze. Bisher konnte die ESCOP dennoch schon 15 europäische Monographien bearbeiten und verabschieden:

▷ Faulbaumrinde – Frangulae cortex
▷ Kamillenblüten – Matricariae flos
▷ Sennesblätter – Sennae folium
▷ Sennesfrüchte – Sennae fructus
▷ Baldrianwurzel – Valerianae radix
▷ Knoblauchzwiebel – Allii sativi bulbus
▷ Weißdorn – Crataegus (Tafelabb. 7)
▷ Hopfen – Lupuli strobilus
▷ Passionsblumenkraut – Passiflorae herba
▷ Spitzwegerichkraut – Plantaginis ovatae semen
▷ Ringelblumenblüten – Calendulae flos
  Ringelblumenblüten mit Kraut – Calendulae flos cum herba
▷ Pfefferminzöl – Menthae piperitae aetheroleum
▷ Löwenzahnblätter – Taraxaci folium
▷ Löwenzahnwurzel – Taraxaci radix
▷ Bärentraubenblätter – Uvae ursi folium

## 8.2 Allgemeines

### 8.2.1 Definition Arzneimittelgesetz (§ 1 AMG)

Das AMG regelt „im Interesse einer ordnungsgemäßen Arzneimittelversorgung von Mensch und Tier die Sicherheit im Verkehr mit Arzneimitteln". Auf dieser Basis fordert das AMG, daß Arzneimittel drei Grundforderungen erfüllen müssen. Sie müssen über anerkannte

▷ Qualität
▷ Wirksamkeit und
▷ Unbedenklichkeit

verfügen. In den weitaus meisten Fällen erhält heute ein Patient ein Fertigarzneimittel als Medikament. Sie werden industriell hergestellt und unterliegen den Vorschriften des AMG. Für alle Arzneimittel und damit auch für Phytopharmaka gilt, daß sie eine gleichbleibend hohe Qualität, eine nachweisbare Wirksamkeit und eine überzeugende Unbedenklichkeit hinsichtlich unerwünschter Nebenwirkungen aufweisen müssen. Alle drei Begriffe stehen in direktem Zusammenhang. Der Grad an Qualität muß sich am Grad der Wirksamkeit messen lassen und umgekehrt. Ebenso muß sich der Grad der Unbedenklichkeit an den beiden anderen Meßgrößen orientieren.

### 8.2.1.1 Qualität

Eine gesicherte Qualität soll gewährleisten, daß ein Arzneimittel gleichbleibende therapeutische Eigenschaften besitzt. Dies wird durch Identität, Gehalt, Reinheit, Lagerfähigkeit, sonstigen chemischen, physikalischen, biologischen Eigenschaften oder durch das Herstellungsverfahren bestimmt. Phytopharmaka müssen dem Phytostandard gerecht werden.

Um patientengerecht und sicher dosieren zu können, ist es für Therapeuten von großer Bedeutung, daß Phytopharmaka mit einer garantierten Mindestmenge an wirksamen Inhaltsstoffen zur Verfügung stehen. Mit dem sog. Phytostandard, ein Qualitätsbegriff der 1956 eingeführt und zweimal erweitert wurde, können diese Forderungen erfüllt werden [20, 21].

Der Begriff **Phytostandard** bezeichnet:

▷ einen **Mindestgehalt an Extraktstoffen** („Extraktwert"). Der Extraktwert einer Arzneipflanze ist ein Maß für die Herauslösbarkeit der Wirkstoffe und Begleitstoffe, die für die Wirkung und Verträglichkeit einer Droge bedeutend sind.

Der Mindestgehalt an Extraktstoffen muß z. B. beim Tee in allen Teechargen immer überschritten werden. Dies ist abhängig von der Eingangsware. Nach sorgfältiger Prüfung wird geeignete „Rohware", die „niedrigwertig" ist, mit höherwertiger Ware gemischt, um über das Niveau des Mindestgehalts an Extraktstoffen zu kommen.

▷ einen **maximalen Feuchtigkeitsgehalt** von 10%. Dadurch ist die gleichbleibende Wirksamkeit einer Droge gewährleistet. Bei erhöhter Feuchtigkeit können stoffliche Veränderungen, z. B. Abbau und Zerstörung der Wirkstoffe, stattfinden, die aufgrund von Pilzwachstum und fermentativen Prozessen in feuchtwäßrigem Milieu erfolgen.

▷ einen **maximalen Aschegehalt**, durch den die mineralischen Komponenten einer Droge und die Verunreinigungen durch Sand und Erde erfaßt werden.

Alle E-Monographien enthalten genaue Angaben über den Mindestgehalt an Extraktstoffen, Wirkstoffen oder Leitsubstanzen sowie zur mittleren Tagesdosierung und Einzeldosierung einer Arzneipflanze.

Jeder Arzneimittelhersteller ist verpflichtet, sich an diesen Vorgaben der E-Monographien zu orientieren, die vom Bundesinstitut für Arzneimittel und Medizinprodukte (früher: Bundesgesundheitsamt [BGA]) als verbindlich angesehen werden.

### 8.2.1.2 Wirksamkeit

Das AMG fordert den eindeutigen, wissenschaftlich geführten Nachweis, daß ein Arzneimittel für die beanspruchten Indikationen auch tatsächlich wirksam ist. Der **Ausschließlichkeitsanspruch** auf die Methode der kontrollierten klinischen Studie – im Idealfall der randomisierte Doppelblindversuch – bereitet aber beim Wirksamkeitsnachweis von Phytopharmaka große Probleme. Der Doppelblindversuch eignet sich gut für Arzneimittelprüfungen, in denen klar definierte und objektivierbare Krankheitsbilder mit Monosubstanzen von linearem Dosis-Wirkungs-Verhalten behandelt werden. Pflanzenextrakte sind aber Vielstoffgemische, deren Dosis-Wirkungs-Verhalten sich in komplexen Zusammenhängen vollzieht und deren Domäne die Behandlung von subjektiven und deshalb schwer objektivierbaren Befindlichkeitsstörungen ist.

### 8.2.1.3 Unbedenklichkeit

Da die vorschriftsmäßige Einnahme eines Arzneimittels auch langfristig zu schwerwiegenden, unerwünschten Nebenwirkungen führen kann, fordert der Gesetzgeber, daß der im Einzelfall z. T. auch sehr schwierige Nachweis von Kausalbeziehungen geführt wird, auch wenn Exposition und Effekt sehr lange auseinanderliegen. Hierher gehört z. B. die genotoxische Wirkung einer Substanz, wie z. B. Contergan®, oder die direkte Korrelation von Nikotin und Krebsentstehung.

In den Arzneimittel-Prüfrichtlinien (einer allgemeinen Verwaltungsvorschrift, die seit dem 01.01.1990 in Kraft ist) werden deshalb, neben der Prüfung auf Qualität, pharmakologische, toxikologische und klinische Prüfungen gefordert. Wenn kein ausreichendes oder überhaupt kein Erkenntnismaterial (AMG § 22 Abs. 3) vorliegt, dürfen vom Bundesinstitut für Arzneimittel und Medizinprodukte die pharmakologischen, toxikologischen und klinischen Prüfungen gefordert werden. Sind dagegen die Wirkungen und Nebenwirkungen eines Arzneimittels bekannt und für solche, deren Zusammensetzung vergleichbar ist (genauso wie die Komponenten von Kombinationspräparaten), dann sind diese Prüfungen nicht mehr notwendig.

**Arzneimittelsicherheit** umfaßt auch genaue Herstellerangaben zur Art und Menge der Bestandteile eines Arzneimittels. Mit der Anwendung dieser Qualitätsanforderungen auf Phytopharmaka hinsichtlich ihrer Unbedenklichkeit wird ein hohes Maß an Transparenz erreicht und damit auch an Arzneimittelsicherheit.

### 8.2.1.4 Die vier therapeutischen Kategorien für Phytopharmaka

Phytopharmaka sind wenig „interventionistische" Arzneimittel [9]. Sie haben ihre **Domäne in der Behandlung von Befindlichkeitsstörungen, subakuten und chronischen Erkrankungen**. Der therapeutische Nutzen von Phytopharmaka kann vier verschiedenen Kategorien zugeordnet werden [9]. Diese Zuordnung ist für die Handhabung der Phytotherapie in der täglichen Praxis sehr nützlich, da sie auf Anhieb und sehr konkret den Vergleich mit dem therapeutischen Nutzen anderer Pharmaka ermöglicht und damit den jeweiligen therapeutischen Stellenwert eines Phytopharmakons bestimmt. Die vier therapeutischen Kategorien bewerten den Nutzen von Phytopharmaka folgendermaßen:

▷ Kategorie I → Mittel der 1. Wahl
▷ Kategorie II → alternativ
▷ Kategorie III → adjuvant
▷ Kategorie IV → überzogen.

**Kategorie I:** Indikationenen, bei denen Phytopharmaka Mittel der 1. Wahl sind, weil keine synthetischen Alternativen vorhanden sind. Dazu zählen: toxische Lebererkrankungen, wie z.B. Knollenblätterpilzvergiftungen, die erfolgreich mit **Mariendistel** (Silybum mariae) behandelt werden; häufig rezidivierende Infekte im Bereich der Atemwege und ableitenden Harnwege werden mit pflanzlichen Immunmodulatoren, z.B. **Sonnenhut** (Echinacea; s. Tafelabb. 1), behandelt, Gallenwegserkrankungen mit pflanzlichen Cholagoga, wie z.B. **Schöllkraut** (Chelidonium; s. Tafelabb. 5) und **Curcuma** (Curcuma).

**Kategorie II:** Indikationen, bei denen Phytopharmaka alternativ zu Synthetika eingesetzt werden können; z.B. bei unspezifischen Harnwegsinfektionen, Prostatahyperplasie Grad I und II, katarrhalischen Infekten der Atemwege, Hirnleistungsstörungen, gynäkologischen Erkrankungen wie prämenstruelles Syndrom (= PMS) und klimakterische Beschwerden, Schlaflosigkeit und Angstzuständen.

**Kategorie III:** Indikationen, bei denen Phytopharmaka adjuvant zu einer Basistherapie eingesetzt werden; z.B. bei chronisch entzündlichen Lebererkrankungen und bei Atemwegserkrankungen.

**Kategorie IV:** Indikationen, bei denen der Einsatz von Phytopharmaka als überzogen erscheint, da eine rationale Therapie mit synthetischen Arzneimitteln verhindert oder nur verzögert angeboten wird. Dies gilt z.B. für manifeste Herzinsuffizienz (NYHA[1] III und IV), Herzrhythmusstörungen, manifeste Hypertonie, akutes Asthma bronchiale, Diabetes mellitus und endogene Psychosen.

Dem Arzt stehen heute für die Ergänzung einer rationalen Arzneimitteltherapie insgesamt zahlreiche, nach Qualität und Wirksamkeit geprüfte Phytopharmaka in bewährten klassischen und modernen neuen Arzneiformen (wie z.B. Dragees, Instanttees) zur Verfügung. Es wäre deshalb falsch, den modernen Phytopharmaka nur Placeboeffekte zuschreiben zu wollen und deren Ausnutzung nur als therapeutische „Dreingabe" zu betrachten.

## 8.2.2 Zubereitung von Phytopharmaka

Arzneipflanzen werden entweder in frisch gepflücktem Zustand oder in getrocknetem Zustand durch spezielle Zubereitung zu den verschiedenen pharmazeutischen Darreichungsformen verarbeitet. Die zur Erntezeit gepflückten Frischpflanzen müssen entweder sofort weiterverarbeitet werden (z.B. zu Preßsäften, Sirupen oder alkoholischen Mazeraten), damit die speziell zum Zeitpunkt der frischen Ernte vorhandenen Heilkräfte auch voll zur Wirkung kommen, oder sie müssen durch Trocknung in einen gut lagerfähigen und länger haltbaren Zustand versetzt werden, um dann als „Droge" durch

---

[1] NYHA = Klassifikation der Herzinsuffizienz durch die New York Heart Association.

verschiedene galenische Zubereitungsarten zu den einzelnen pharmazeutischen Darreichungsformen verarbeitet werden zu können.

Im pharmazeutischen Sprachgebrauch ist es traditionell üblich, bei einer **getrockneten Arzneipflanze** von einer **„Droge"** zu sprechen, aber wohlgemerkt (!) nicht als Synonym für Rauschgift. Die meisten pharmazeutischen Darreichungsformen werden aus Drogen zubereitet.

Das Deutsche Arzneibuch (DAB) 9 und 10 umfaßt Herstellungsvorschriften für verschiedene pharmazeutische Darreichungsformen: nicht-überzogene Tabletten, Filmtabletten, Kapseln, nicht-überzogene Granulate, Pulver, Pulver zur Herstellung von Parenteralia, Suppositorien, Vaginalkugeln, Suspensionen zur Herstellung von Injektionen.

Folgende galenische Zubereitungsarten werden entweder als Therapeutika genutzt oder für die oben aufgeführten pharmazeutischen Darreichungsformen als galenische Basis verwendet: Preßsäfte, Sirupe, Mazerate, Tees/Teemischungen, Tinkturen, Extrakte, Infuse, Dekokte, Externa.

### 8.2.2.1 Preßsäfte

Hergestellt aus Frischpflanzen nach den Vorschriften des DAB. Das DAB erlaubt keine Konservierungsstoffe, keine Farbstoffe und keine Haltbarmachung durch Erhitzen. In Frischpflanzen-Preßsäften kommt es zu unkontrolliert ablaufenden, enzymatischen Reaktionen. Deshalb sind Frischpflanzen-Preßsäfte nur kurz haltbar und zum baldigen Gebrauch bestimmt.

### 8.2.2.2 Sirupe

Zuckersirup (Sirupus simplex) ist eine hochkonzentrierte, gesättigte Zuckerlösung und dient als Basis zur Haltbarmachung von pflanzlichen Sirupen. Tinkturen oder Fluidextrakte werden z. B. in geringen Mengen in Zuckersirup eingerührt und sind aufgrund des hohen Zuckergehalts lange haltbar und gut lagerfähig (vergleichbar mit Rumtopf und Likör).

### 8.2.2.3 Mazerate

Mazerat ist ein Ausdruck für alle Auszüge, die durch längeres Verweilen frischgeschnittener Arzneipflanzen oder Drogen in einer „angreifenden" Flüssigkeit gewonnen werden. Diese „angreifende" Flüssigkeit ist das Extraktionsmedium, entweder nur Wasser oder nur Alkohol oder ein Wasser-/Alkoholgemisch, je nach DAB-Vorschrift. Das Mazerationsgut wird in einem Glas- oder Tongefäß 10–14 Tage an einem kühlen Ort ruhig aufbewahrt und immer wieder umgerührt.

Für Harze und ätherische Öle wird Alkohol als Extraktionsmedium gewählt. Für Gerbstoffe, Flavonoide und Bitterstoffe eignet sich dagegen Wasser als Extraktionsmedium. Bei wäßrigen Mazeraten besteht die Gefahr der mikrobiellen Kontamination. Das DAB begrenzt deshalb die Dauer der Kaltmazeration auf 30 Minuten (die Einnahme von länger mazerierten Auszügen wäre vergleichbar mit dem Trinken abgestandenen Wassers aus einer Blumenvase).

### 8.2.2.4 Tees und Teemischungen

Tees werden ausschließlich aus getrockneten Arzneipflanzen, also aus Drogen hergestellt. Für die Herstellung bzw. Zubereitung von Tee ist es sinnvoll, die Drogen bis zu verschiedenen Feinheitsgraden zu zerkleinern.

**Zerkleinerungsgrade:** Um ein optimales Extraktionsergebnis zu erhalten, wird die Oberfläche der Drogen um ein Vielfaches vergrößert, indem die Droge einer verschieden groben bis feinen Zerkleinerung unterworfen wird:

▷ Blätter, Blüten und Kräuter werden grob bis mittelfein geschnitten
▷ Hölzer, Rinden und Wurzeln werden fein geschnitten bis grob gepulvert
▷ Früchte und Samen werden erst kurz vor Gebrauch gequetscht oder grob gepulvert.

**Ganzdrogen** („toto"-Droge) sind zwar sehr gut haltbar und lagerfähig, müssen aber vor der Teezubereitung zerkleinert werden. Die meisten Früchte (Fructus) und Samen (Semen) werden als Ganzdroge aufbewahrt. Ein kurzes Anstoßen in der Reibschale genügt, um diese Drogenarten für die Extraktion, z. B. mittels Infus-Zubereitung, aufzuschließen.

**Schnittdrogen** („concis"-Droge) sind verschieden grob oder fein geschnittene, getrocknete Ganzpflanzen oder Pflanzenteile (Blüten, Blätter, Kräuter, Wurzeln etc.). Die Extraktionsausbeute ist geringer als bei der toto-Droge, da durch das Aufschließen der Droge bereits ein Austritt an Wirkstoffen möglich ist.

Bei der **Pulverdroge** („pulvis"-Droge) ist die Extraktionsausbeute optimal. Allerdings entstehen durch die vergrößerte Oberfläche neue Probleme. Die Gefahr der Verdunstung von Inhaltsstoffen und die Gefahr von Keimbesiedlung ist stärker vorhanden als bei den verschiedenen Zerkleinerungsgraden der Schnittdroge, z. B. gelangen von pulverisierter Faulbaumrinde 90% der Anthracenderivate in den Tee, bei grobgeschnittener Droge dagegen nur 30% [30].

Verschiedene Drogen mit gleicher oder ähnlicher Wirkung werden in bewährter Kombination vom Arzt oder Apotheker gemischt. Teemischungen enthalten in der Regel zwischen vier und sieben verschiedene Drogen. Etwa zwei bis drei wirksame **Leitdrogen** werden ergänzt von etwa zwei adjuvanten Drogen („Fülldrogen") mit gleicher Wirkungsrichtung.

Bei bitter schmeckenden Drogen können zur Geschmacksverbesserung noch Süßholzwurzel oder die Apiaceenfrüchte Fenchel, Anis oder Koriander hinzugefügt werden. Zur „Schönung" der Teemischung können noch sog. **„Schmuckdrogen"** von indifferenter bis schwacher Wirkung hinzugesetzt werden (z. B. Kornblume, Pfingstrose, Klatschmohn).

**Teezubereitung:** Ätherischöldrogen, Pflanzenteile wie Blütenblätter und Samen werden nur heiß übergossen (**Infus**). „Harte Drogen" wie Pflanzenwurzeln, -rinden und -hölzer werden ca. 10–15 Minuten gekocht (**Dekokt**).

**Instant-Tee und Granulat-Tee:** Beide Teeformen sind moderne Weiterentwicklungen der klassischen, vegetabilen Teeform und haben den großen Vorteil, daß sie unterwegs oder im Büro schnell, sicher und problemlos zubereitet werden können und daß sie besser dosiert werden können als die klassische „vegetabile" Teeform.

Instant-Tees sind Extraktlösungen, die in einem besonderen Herstellungsverfahren zu einem Teepulver verarbeitet werden. Die bei der Verarbeitung verlorengegangenen ätherischen Öle werden zum Schluß wieder hinzugefügt.

Granulat-Tees sind Extraktlösungen, die durch ein Spezialverfahren auf Trägermaterial aufgebracht und zu Granulat zerkleinert werden.

Sowohl Instant- als auch Granulat-Tees sind hygroskopisch (= wasserbindend) und müssen in luftdichten Behältnissen konfektioniert werden. Die Gläser oder Metalldosen müssen nach Tee-Entnahme wieder gut verschlossen werden.

### 8.2.2.5 Tinktur

Ursprünglich bedeutete dieser Begriff (lat. tingere = färben) gefärbte, dünnflüssige Auszüge aus pflanzlichen Drogen. Die heutige Definition dieses Begriffs lautet: mit Ethanol-/Wassergemischen verschiedener Konzentration gewonnene Auszüge aus pflanzlichen Drogen. Verschiedene Verfahren dienen der Tinkturenherstellung, z. B. Mazeration oder Perkolation[1]. Der Tinkturenbegriff umfaßt auch die Lösung von Trockenextrakten in Ethanol unterschiedlicher Konzentration (siehe DAB). Üblich ist im allgemeinen ein Verhältnis Droge zu Tinktur von 1:10, selten 1:5.

**Spagyrische Tinktur:** Sie ist eine Sonderform der Tinktur, unterliegt keinem einheitlichen Herstellungsverfahren und ist keine DAB-konforme Tinktur.

---

[1] Perkolation = Gewinnung von flüssigen Drogenextrakten. Dabei werden die pulverisierten Drogenstoffe durch ein hindurchtropfendes Lösungsmittel ausgelaugt.

DAB-Tinkturen enthalten flüchtige Bestandteile (ätherische Öle) und wasserlösliche Bestandteile (hydrophile organische Verbindungen und lösliche Salze). Die unlöslichen Bestandteile – meist mineralische Bestandteile – bleiben bei der Tinkturenherstellung im Ansatzrückstand. Sie gehen dem Endprodukt verloren, da dieser Rückstand gewöhnlich verworfen wird. In der Spagyrik werden diese Rückstände getrocknet und verascht. Die **amorphe Asche** wird danach fein gepulvert und dem pflanzlichen Auszug wieder zugesetzt. Zu beachten ist bei der spagyrischen Tinkturenherstellung der Einfluß von Sonnenlichtexposition, Rhythmen der Exposition, Tageszeit der Herstellung und die Beschränkung auf manuelle Herstellung.

### 8.2.2.6 Extrakte

Extrakte sind mehr oder weniger eingedickte Säfte oder Auszüge aus Frischpflanzen oder pflanzlichen Drogen. Auszugsmittel sind Wasser, Weingeist, Äther oder Mischungen davon in verschiedenen Mengenverhältnissen. Diese können auch noch zusätzlich Glycerinsäuren, Alkalien oder andere Substanzen enthalten, die einen Einfluß auf die zu extrahierende Substanz ausüben.

Extrakte lassen sich z.B. durch Mazeration oder durch Perkolation gewinnen. Extrakte als konzentrierte Zubereitungen aus Drogen werden je nach Konsistenz in verschiedene Gruppen eingeteilt:

▷ **Fluidextrakte** (Extractum fluidum). Sie sind Flüssigextrakte und tropfbar. Ihr Gehalt an wirksamen Stoffen entspricht dem Gewicht der verwendeten Droge. Meist entspricht ein Teil Droge einem Teil Extrakt, seltener ist das Verhältnis 1:2.

▷ **Dünnflüssige Extrakte** (Tenua-Extrakt). Sie haben die Konsistenz von frischem Honig und sind gerade noch fließfähig.

▷ **Dickflüssige Extrakte** (Extractum spissum). Sie sind in der Wärme zähflüssig und lassen sich in kaltem Zustand nicht mehr ausgießen. Sie enthalten meistens kein Extraktionsmittel mehr.

▷ **Trockene Extrakte** (Extractum siccum). Sie werden durch Einengen und Trocknen von flüssigen Extrakten gewonnen und lassen sich verreiben. Sie enthalten kein Lösungsmittel mehr.

Standardisierte Extrakte dienen sehr oft als arzneiliche Basis für die Herstellung von Tabletten, Kapseln, Pulvern, Suppositorien, Vaginalkugeln, Parenteralia und Suspensionen.

### 8.2.2.7 Infus

Die zerkleinerte Droge wird mit einer alkoholischen Lösung bestimmter Konzentration versetzt und bleibt 15 Minuten lang bedeckt stehen. Dieser Ansatz wird mit siedendem Wasser übergossen und fünf Minuten lang am Sieden gehalten. Nach dem Abkühlen bleibt der Ansatz 24 Stunden lang verschlossen stehen. Danach wird abgepreßt und gefiltert. Diese pharmazeutische Darreichungsform ist besonders für zarte Pflanzenteile geeignet wie Blätter, Blüten, Kraut und Triebspitzen. (Sie läßt sich vergleichen mit der klassischen Kaffeezubereitung, bei der sich das Kaffeepulver „setzen" mußte.)

### 8.2.2.8 Dekokt

Die zerkleinerte Droge wird mit kaltem Wasser angesetzt, erhitzt und je nach DAB-Vorschrift der entsprechenden Pflanze unterschiedlich lange gekocht. Die Droge wird mit einem Teesieb abgeseiht (Dekokt-Zubereitung ist vergleichbar mit der Zubereitung von türkischem Mokka).

Für die Dekoktzubereitung eignen sich besonders härtere, getrocknete Pflanzenteile, wie z.B. Wurzeln, Rinden, Hölzer, Samen und Früchte. Ätherischöldrogen eignen sich nicht für die Dekokt-Zubereitung, da die Zersetzungstemperatur vieler ätherischer Öle unter dem Siedepunkt liegt. Dekokte sind also nur dann sinnvoll, wenn die Arzneipflanze keine flüchtigen, wirkungstragenden Bestandteile, wie z.B. ätherische Öle, enthält.

### 8.2.2.9 Externa

Außer den bisher genannten innerlich anzuwendenden Arzneipflanzenzubereitungen,
den sog. „Interna" gibt es noch die äußerlich anzuwendenden pharmazeutischen
Darreichungsformen, die „Externa", z. B.
Cremes, Emulsionen, Gele, Pasten, Salben,
Pflaster.

Für **feste Externa** werden pflanzliche Extrakte oder Tinkturen in verschiedenen Sal-
bengrundlagen (z. B. gelbe oder weiße Vase-
line, Wollwachs, Lanolin usw.) eingearbeitet
und auf die entsprechende, zu behandelnde
Hautstelle aufgebracht. Beim medizinischen
Pflaster wird die angerührte Salbe auf ein
Stück Stoff mit klebefähigen Rändern aufgebracht und für mehrere Tage auf der Haut fixiert. So kann z. B. eine hyperämisierende
Pflasterzubereitung (z. B. ABC-Pflaster) an
der jeweiligen Stelle gezielt einwirken.

Für die **flüssigen Externa**, z. B. Linimente,
Lotionen, werden pflanzliche Extrakte oder
Tinkturen in einem bestimmten Mengenver-
hältnis mit alkoholischen Lösungen gemischt und als Einreibung großflächig auf
die Haut aufgebracht.

Die Anwendung von Gurgelwässern und
Badezusätzen erstreckt sich auf die im
Namen enthaltenen Anwendungsgebiete.

### 8.2.2.10 Angaben bei Rezepturen

#### Dosierungen

In allen E-Monographien sind genaue Angaben zur Einzeldosis und mittleren Tages-
dosis enthalten. Da sie sich aber auf
Erwachsene beziehen, müssen die Dosierungen für Kinder und Säuglinge entsprechend modifiziert werden: für Kinder unter
sechs Jahren die Hälfte der Erwachsenen-
Dosis, für Säuglinge ein Drittel der Erwach-
senen-Dosis. Diese Vorgehensweise hat sich
in der Praxis bewährt und gilt **nur** für Phytopharmaka.

#### Einnahmemaße

| | | |
|---|---|---|
| 1 Kaffee- oder Teelöffel | ca. | 5 ml |
| 1 Kinder- oder Dessertlöffel | ca. | 10 ml |
| 1 Eßlöffel | ca. | 15 ml |
| 1 Tasse | ca. | 150 ml |
| 1 Weinglas | ca. | 100 ml |
| 1 Messerspitze | ca. | 0,5–1,5 g |

#### Tropfenangaben

Tropfenzahl von **einem Gramm** Flüssigkeit:

| | | |
|---|---|---|
| 1 g Wasser | $\cong$ | 20 Tropfen Wasser (oder verdünnter wäßriger Lösung) |
| 1 g Sirup | $\cong$ | 18 Tropfen Sirup |
| 1 g ätherisches Öl | $\cong$ | 35–50 Tropfen ätherisches Öl |
| 1 g Tinktur | $\cong$ | 50–60 Tropfen Tinktur |
| 1 g Fluidextrakt | $\cong$ | 35–40 Tropfen Fluidextrakt |
| 1 g Äther | $\cong$ | 80 Tropfen Äther |

#### Rezeptur-Abkürzungen für die verschiedenen Pflanzenteile

| Abkürzung | ausführliche Bezeichnung (Singular/Plural) | deutsch |
|---|---|---|
| Bulb. | Bulbus/Bulbi | Zwiebel |
| Calyc. | Calyx/Calyces | Kelch |
| Cort. | Cortex/Cortices | Rinde |
| Extr. | Extractum/Extracta | Extrakt |
| Flor. | Flos/Flores | Blüte |
| Fol. | Folium/Folia | Blatt |
| Fruct. | Fructus/Fructus | Frucht |
| Gem. | Gemma/Gemmae | Knospe |
| Herb. | Herba/Herbae | Kraut |
| Lich. | Lichen/Lichenes | Flechte |
| Lign. | Lignum/Ligna | Holz |
| Öl | Oleum/Olea | Öl |
| Pericarp. | Pericarpium/Pericarpia | Fruchtschale |
| Rad. | Radix/Radices | Wurzel |
| Rhiz. | Rhizoma/Rhizomae | Wurzelstock |
| Sem. | Semen/Semina | Samen |
| Stip. | Stipes/Stipites | Stengel |
| Tub. | Tuber/Tubera | Knollen |

### 8.2.3 Abgrenzung von anderen Therapie-richtungen

Die **Phytotherapie** bezieht ihr Ausgangsmaterial zur Herstellung von Phytopharmaka ausschließlich aus dem Pflanzenreich. Arzneipflanzen werden nach den Vorschriften des Deutschen Arzneibuchs (DAB) und der European Pharmacopoeia (Pharm. Eur.) zu den verschiedenen pharmazeutischen Darreichungsformen (siehe Kap. 8.2.2) verarbeitet.

Die **Homöopathie** und die **anthroposophische Medizin** beziehen dagegen ihr Ausgangsmaterial zur Arzneimittelherstellung aus insgesamt vier verschiedenen Lebensbereichen – Pflanzenreich, Tierreich, Mineralreich und menschlichen Organpräparationen – mit der Möglichkeit der Kombination untereinander. Während die Homöopathie sich bei der Arzneimittelherstellung an den Vorschriften des homöopathischen Arzneibuchs (HAB)[1] orientiert, spielen bei der anthroposophischen Medizin verschiedene anerkannte Pharmakopoen u. a. auch das HAB sowie spezielle, z.T. firmeneigene Herstellungsvorschriften[2] eine Rolle.

„Die Phytotherapie erfordert das Erfassen komplexer Vorgänge. Die Wirksamkeit von Phytopharmaka ist nicht im Sinne eines linearen Dosis-Wirkungs-Verhaltens zu verstehen, sondern im Sinne einer Begegnung von zwei verschiedenen Wirkprinzipien (Organismus – Pflanze wirkt ein auf den Organismus – Mensch) und daraus entstehender Interferenzen, die sich in einer veränderten Regulation, Organisation oder Struktur des Wirkorts zeigen. Dabei sind die jeweiligen Antworten durchaus individuell, d.h. als Einzelfall zu betrachten" [8].

In diesem Sinne sind auch die homöopathische und die anthroposophische Therapierichtung zu verstehen.

Die moderne Pharmakologie in der schul-medizinisch orientierten Therapierichtung fordert, daß Arzneimittelwirkstoffe einen adäquaten Wirkungseintritt zeigen und eine definierte Dosis-Wirkungs-Beziehung besitzen. Da aber naturgemäß Arzneipflanzen mit der quantitativen und qualitativen Variabilität ihrer Inhaltsstoffe immer Mehrstoffgemische sind, die nicht immer einem linearen Dosis-Wirkungs-Verhalten folgen und durch die verschiedenen pharmazeutischen Verarbeitungsprozesse in mehreren Richtungen beeinflußt werden, ist diese Forderung z.T. sehr problematisch. Die Komplexität und Andersartigkeit von Arzneipflanzen gegenüber chemisch-synthetischen Arzneistoffen wird ganz besonders deutlich beim Versuch, mit modernen randomisierten Doppelblindversuchen nicht nur die Wirksamkeit und Unbedenklichkeit, sondern auch die Indikationsansprüche vor allem hinsichtlich der Langzeitwirkungen, wie z.B. Tonisierung, Umstimmung oder Roboration zu überprüfen.

#### 8.2.3.1 Biochemische Entwicklung und Physiologie der Arzneipflanzen

Arzneipflanzen führen physiologisch aktive Inhaltsstoffe und sind deshalb als Therapeutika einsetzbar. Diese physiologisch aktiven Inhaltsstoffe, sog. Sekundärstoffe oder Sekundärmetaboliten, werden häufig erst als Antwort auf eine mikrobielle Infektion gebildet. Werden z.B. Kartoffeln von Krankheitserregern befallen, so kommt es zur Synthese von Sesquiterpenen. Sekundärstoffe können auch nach Verletzung des pflanzlichen Gewebes aus inaktiven Vorstufen entstehen. Hierzu gehören Senföle und Zyanwasserstoff. Die meisten der in Phytopharmaka genutzten Stoffe sind jedoch präformierte Abwehrstoffe, die in den Pflanzen akkumuliert werden. Die Tropanalkaloide der Tollkirsche gehören z.B. zu dieser Kategorie [22].

Pflanzeninhaltsstoffe sind genauso wie die Artenvielfalt veränderbar und ein Ergebnis permanenter Wechselwirkung zwischen den verschiedenen Organismen. Brauchbare Pflanzeninhaltsstoffe wurden in der Evolution konserviert und akkumuliert, schädli-

---

1 auf der Basis der Lehre von Samuel Hahnemann (1755–1843) (s. Kap. 9 „Homöopathie").
2 auf der Basis der anthroposophischen Menschen- und Naturerkenntnis nach der Lehre von Rudolf Steiner (1861–1925), dem Begründer der Anthroposophie.

che dagegen eliminiert und indifferente zuweilen mitgeschleppt.

Grundsätzlich führen verwandte Pflanzen gleiche oder ähnliche Inhaltsstoffe, die in ihrer Grundstruktur vielfältige Variationen aufweisen. Die Monoterpene in den ätherischen Ölen der Nadelbäume sind ein Beispiel dafür oder die Triterpensaponine im Seifenkraut und in anderen Vertretern dieser Pflanzenfamilie (Caryophyllaceae = Nelkengewächse). Ähnliche chemische Strukturen bewirken häufig ähnliche physiologische Effekte. Allerdings können aber schon kleine strukturelle Unterschiede deutliche Wirkungsunterschiede verursachen. Beispiele dafür sind das Morphin und das nur schwach analgetisch wirkende Thebain in verschiedenen Mohnarten.

Einige strukturidentische Pflanzeninhaltsstoffe werden aber punktuell in ganz verschiedenen Pflanzenarten bzw. Organismengruppen gebildet, z.B. Lysergsäure-Derivate in höheren Pflanzen (Prachtwinde) und im Mutterkorn-Pilz, Herzglykoside im Fingerhut (Digitalis) sowie Zyanglykoside in Leinpflanzen. Dies könnte ein Beispiel dafür sein, daß es im Verlauf der Evolution zu genetischem Transfer zwischen verschiedenen Organismenreichen gekommen ist.

Die Bildung pflanzlicher Inhaltsstoffe (Sekundärstoffbildung) innerhalb einer Art ist nicht konstant. Ökologische Bedingungen und enge genetische Fixierung können das Sekundärstoffmuster einer Pflanze stark beeinflussen. In Langtagpflanzen der Pfefferminze (s. Tafelabb. 4), die viel Licht erhalten, wird mehr Menthol gebildet als in Kurztagpflanzen. Genetisch bedingt ist allerdings der Sekundärstoffgehalt in den chemischen Rassen (Chemotypen), was bei Thymian besonders deutlich wird (Chemotyp: Thymol). Die Sekundärstoffakkumulation kann in Organen derselben Pflanze variieren. So sind z.B. die Saponine der Primel nur in der Wurzel konzentriert, die Sesquiterpene der Kamille sind dagegen in der Blüte angereichert.

Auch die Lebensphase der Pflanze hat Einfluß auf die Sekundärstoffakkumulation, so daß die Droge nur jeweils zu einem bestimmten Zeitpunkt der Vegetationsperiode geerntet werden sollte; z.B. verändert sich der Atropin- und Scopamingehalt in den Blättern der Tollkirsche (s. Tafelabb. 6) im Verlauf der Vegetationsperiode. Im April ist der Scopamingehalt am höchsten, Ende Juli dagegen die Atropinkonzentration.

Durch den Menschen erzeugter Selektionsdruck im Rahmen traditioneller Züchtung führt zu Hochleistungsstämmen (Rassen) mit speziell erwünschten Pflanzeninhaltsstoffen für die Phytopharmaka-Produktion (z.B. Manzana-Rasse der Kamille). Die Arzneipflanze ist mit ihren wirkungstragenden Inhaltsstoffen ein komplexes biologisches System. Es ist abhängig von Umweltbedingungen und genetischer Ausstattung und variabel in Ort und Zeit.

### 8.2.3.2 Wechselwirkungen von Blütenprozessen und Giftbildung

Pflanzenfamilien, bei denen Blüten gegenüber der Blattbildung zurücktreten, wie z.B. bei Gräsern und Kätzchenträgern, sind in der Regel giftarm, ebenso Meerespflanzen. Pflanzenfamilien mit starken Blütenprozessen enthalten dagegen eine Fülle verschiedener Gifte. In den Tropen gibt es sehr viel mehr Giftpflanzen als in unseren Breiten. Das Hochgebirge und der hohe Norden sind fast frei davon. Typische Giftpflanzen zeigen ungewöhnlich starke und frühe oder sich sonstwie abnorm vollziehende Blütenprozesse.

### 8.2.4 Qualitätsunterschiede in Abhängigkeit von Ökologie und Drogenaufarbeitung

Die biochemischen und physiologischen Eigenschaften der pflanzlichen Inhaltsstoffe, Wirkstoffe und Leitstoffe unterliegen natürlichen Schwankungen, die von verschiedenen klimatischen Einflüssen wie Sonneneinstrahlung, Niederschlägen, Temperaturen sowie vom geographischen Standort und der Erntezeit abhängig sind. Auch die einzelnen Schritte bei der Verarbeitung, wie z.B. Trocknung, Lagerung, Zerkleinerungsgrad, Extraktionsmethoden und Stabilisierung, beeinflussen Qualität und Quantität pflanzlicher Inhaltsstoffe.

Die Forderung des Arzneimittelgesetzes, eine bestimmte Arzneimittelqualität zu gewährleisten, bedeutet, daß auch die einzelnen Schritte bei der Herstellung von Phytopharmaka transparent gemacht werden müssen. Aus der Übersicht (Abb. 8-1) geht anschaulich hervor, daß Drogen und daraus

hergestellte Zubereitungen in vier Typen eingeteilt werden können.

Phytopharmaka mit „anerkannten" pharmakologischen Wirkstoffen gehören entweder Typ A oder Typ B an.

**Typ A** enthält nur **einen** definierten Einzelstoff. Aus diesem Grund kann sowohl ein absoluter Gehalt angegeben werden als

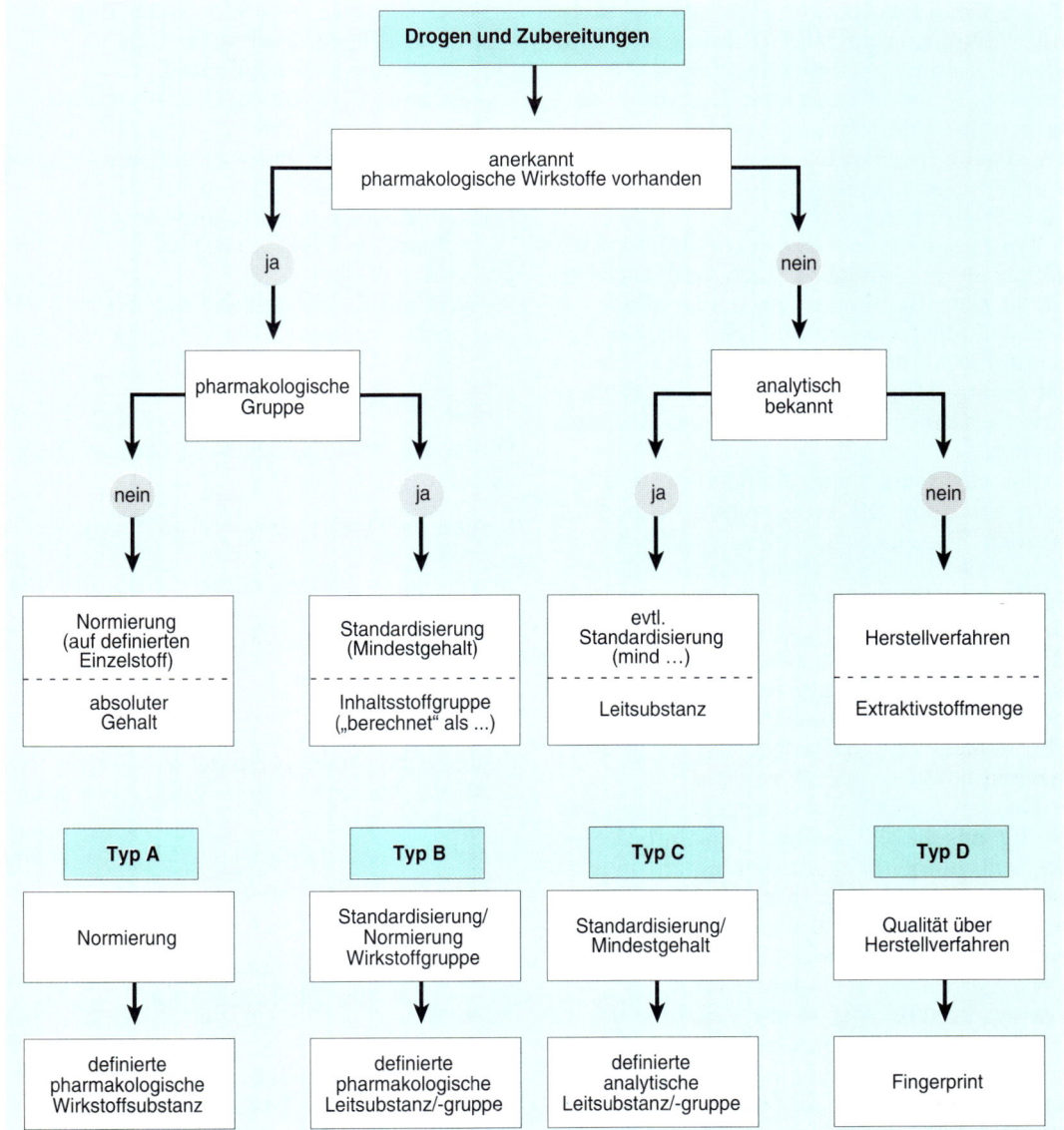

**Abb. 8-1**   Einteilung der Phytopharmaka in vier Typen. (Modifiziert nach [14].)

271

auch eine Normierung erfolgen. Vertreter der Phytopharmaka vom Typ A sind z.B. Digitalis-, Atropin- und Rauwolfia-Präparate.

**Typ-B-Präparate** enthalten mehrere Wirkstoffe. Die Standardisierung dieser Präparate wird nach dem Mindestgehalt einer definierten pharmakologischen Leitsubstanz oder Leitgruppe vorgenommen. In diese Gruppe sind sehr viele Phytopharmaka einzuordnen.

**Typ C** sind Präparate ohne anerkannten pharmakologischen Wirkstoff. In ihnen sind aber bekannte analytische Merkmale vorhanden. In ihnen kann über den Mindestgehalt einer analytisch bekannten Leitsubstanz eine Standardisierung vorgenommen werden. Auch diese Gruppe umfaßt sehr viele Phytopharmaka.

**Typ D** sind Präparate, deren Inhaltsstoffe weder pharmakologisch noch analytisch bekannt sind. Bei ihnen entscheidet allein das Herstellungsverfahren über die Qualität. Sowohl ihre Extraktivstoffmengen als auch der chromatographische Vergleich im Fingerprintverfahren geben analytische Anhaltspunkte.

Für ein pflanzliches Arzneimittel müssen grundsätzlich alle Ausgangsstoffe geprüft werden. Es muß geprüft und gesichert werden, daß die gewünschte Wirksubstanz in ausreichender Menge vorhanden ist. Falls dies nicht möglich ist, muß aber zumindest die Identität der verwendeten Arzneipflanze überprüft werden. Zum Teil ist es analytisch noch nicht immer möglich zu erfassen, welche Begleit- und Ballaststoffe in einer Arzneipflanze enthalten sind.

Drogen sind komplex zusammengesetzte Stoffgemische natürlicher Herkunft, die jeweils als einheitlicher Gesamtorganismus zu betrachten sind. Dies gilt auch für die daraus hergestellten pharmazeutischen Zubereitungen. Deshalb können sich die Anforderungen einer Gehaltsbestimmung auch nur am konkret Machbaren orientieren.

Pflanzliche Arzneimittel müssen selbstverständlich auch auf ungewöhnliche Verunreinigungen und exogene Belastungen geprüft werden. Dazu zählen u.a. Herbizide, Pestizide, mikrobiologische Kontamination,

Aflatoxine und Schwermetalle. Phytotherapeutische Fertigprodukte müssen denselben Prüfkriterien unterworfen werden, die auch für synthetische Arzneimittel gelten.

### 8.2.4.1 Gründe für die Verwendung von Extrakten in Phytopharmaka

▷ **Herstellungsbedingte Gründe sind**
- Wirkstoff unbekannt
- Isolierung zu teuer
- Zerstörung oder Verlängerung des Wirkstoffs bei Isolierung.

▷ **Einsatzbedingte Gründe sind**
- Summenwirkung (Synergismus) mehrerer Wirkstoffe und
- geringere Nebenwirkungsquote bei Vielstoffgemischen.

▷ **Biopharmazeutische Gründe sind**
- schlechte Resorption von Reinstoffen und
- größere therapeutische Breite von Vielstoffgemischen.

### 8.2.4.2 Wirkstoffisolierung

Die Wirkstoffisolierung hat folgende Gründe:

▷ genaue Dosierbarkeit des Therapeutikums
▷ Weiterentwicklung zu besser dosierbaren Präparaten, wie z.B. Ampullenpräparaten möglich
▷ Aufkonzentrierung geringer Wirkstoffmengen
▷ Vorliegen eines reinen Stoffs für pharmakologische Untersuchungen
▷ Abklopfen auf weitere Wirkungen möglich
▷ Entwicklungsmöglichkeiten kostengünstiger Synthesewege.

## 8.3 Bevorzugte Anwendungsgebiete der Phytotherapie

Die nachfolgenden Tabellen orientieren sich strukturell an der Neufassung des Gegenstandskatalogs des Instituts für Medizinische und Pharmazeutische Prüfungsfragen

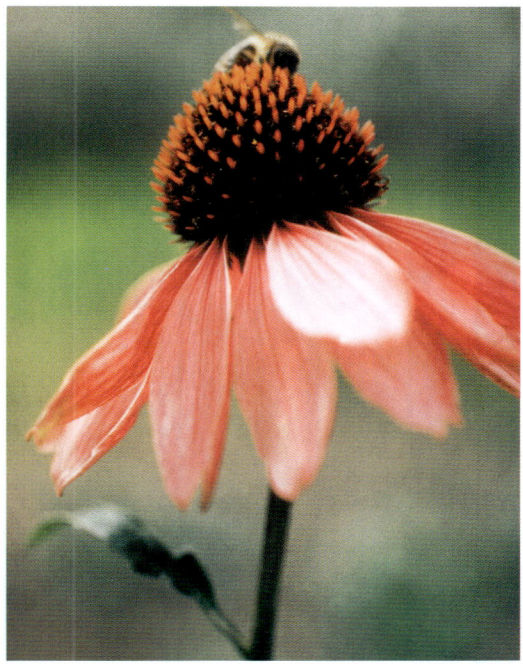

**Tafelabb. 1** Echinacea purpurea herba = purpurfarbenes Sonnenhutkraut (siehe Kap. 8.3.1, 8.3.7, 8.3.9)

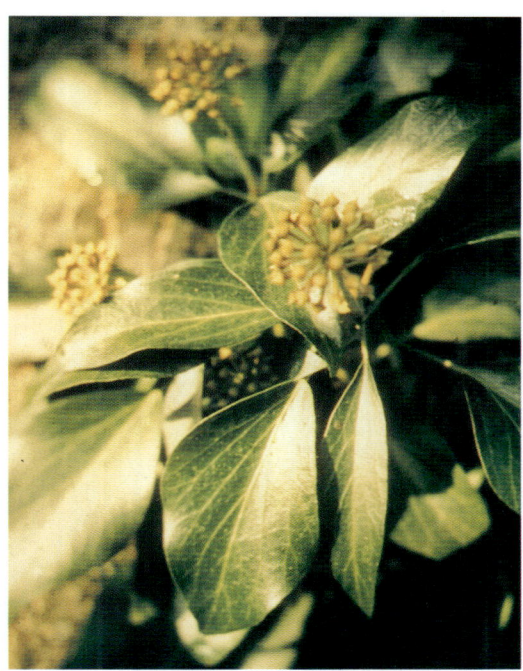

**Tafelabb. 2** Hederae helicis folium = Efeublätter (siehe Kap. 8.3.1)

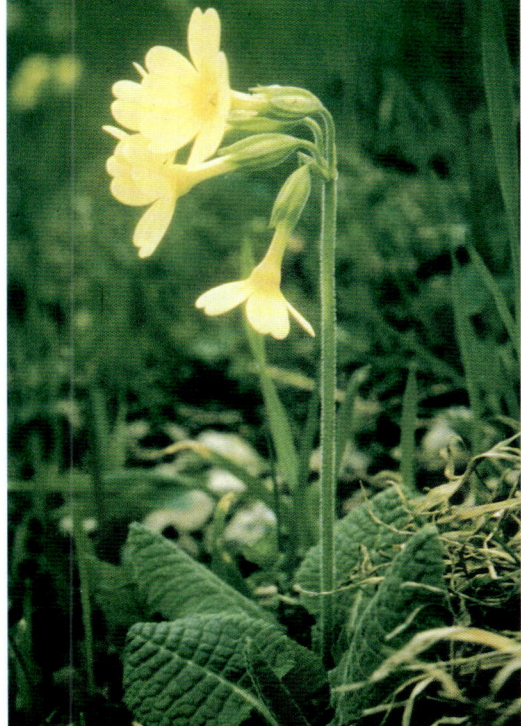

**Tafelabb. 3** Primulae flos = Schlüsselblumenblüten (siehe Kap. 8.3.1)

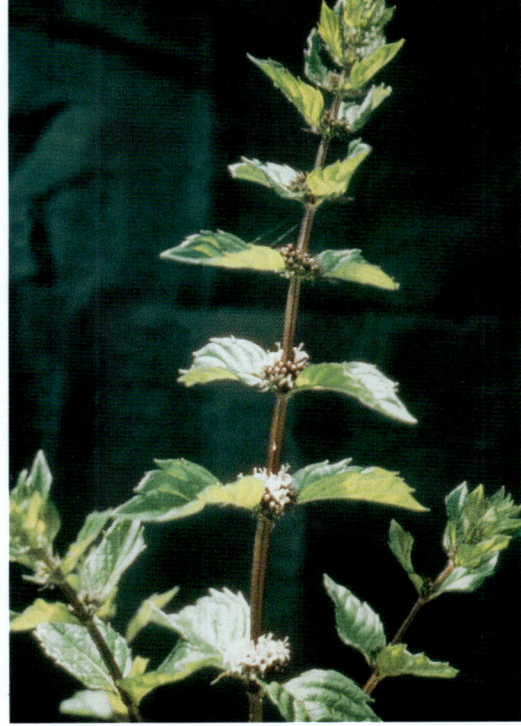

**Tafelabb. 4** Menthae piperitae folium = Pfefferminzblätter (siehe Kap. 8.3.2)

Tafel 1

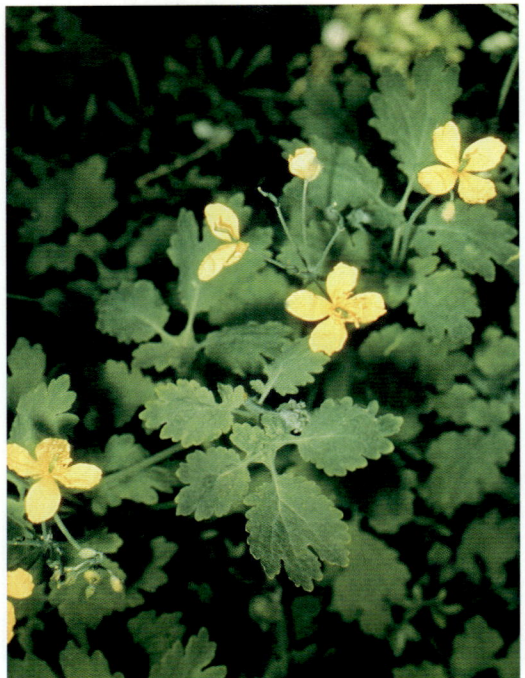

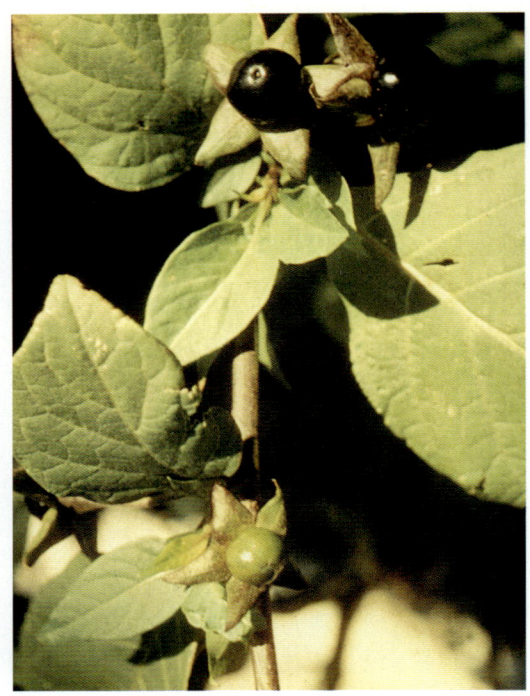

**Tafelabb. 5** Chelidonii herba = Schöllkraut (siehe Kap. 8.3.2)

**Tafelabb. 6** Belladonna folium = Belladonnablätter (siehe Kap. 8.3.2)

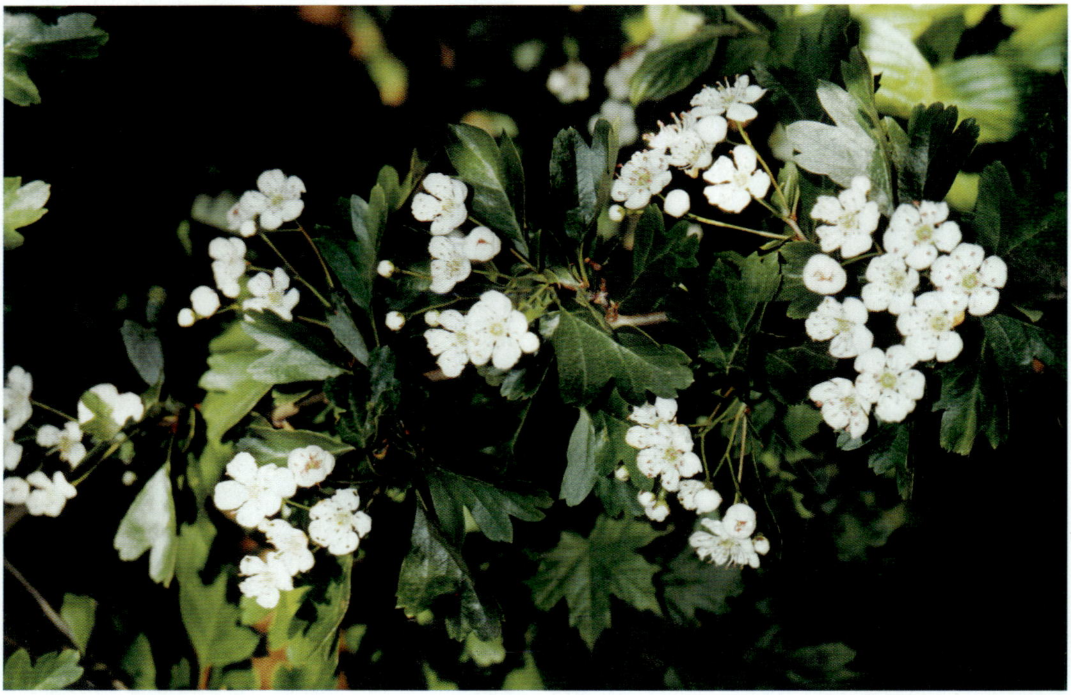

**Tafelabb. 7** Crataegus, Crataegi folium cum floribus/fructibus = Weißdorn/-blätter mit Weißdornblüten/-früchten (siehe Kap. 8.3.3)

(IMPP), an den von der Kommission E verabschiedeten E-Monographien und an den klassischen Werken der Phytotherapie. Die im Gegenstandskatalog aufgeführten Arzneipflanzen und Wirkstoffgruppen als beispielhafte Vertreter des jeweiligen Indikationsgebiets werden noch um weitere interessante Beispiele ergänzt.

## 8.3.1 Atemwegserkrankungen

Die Therapie der Atemwegserkrankungen mit Schleimdrogen (= Muzilaginosa), Ätherischöldrogen und Saponindrogen wird in die folgenden Gruppen unterteilt:

▷ **Behandlung von Erkältungskrankheiten**

| deutsch | lateinisch | Inhaltsstoffe |
|---|---|---|
| Grindeliakraut | Grindeliae herba | ätherisches Öl |
| Mädesüßblüten/-kraut | Filipendulae ulmariae flos/-herba | ätherisches Öl in den Blüten, Flavonoide, Salicylate |
| Meerrettichwurzel | Armoraciae rusticanae radix | Senföl, Senfölglykoside |
| Sonnenhutkraut, purpurfarbenes (s. Tafelabb. 1) | Echinacea purpurea herba | ätherisches Öl, Heteropolysaccharide, Polyen-, Polyinverbindungen, Harzstoffe |

▷ **Linderung von Hustenreiz mit Schleimdrogen (= Muzilaginosa)**

| deutsch | lateinisch | Inhaltsstoffe |
|---|---|---|
| Eibischwurzel/-blätter | Althaeae radix/-folium | Schleimstoffe |
| Huflattichblätter | Farfarae folium | Schleimstoffe, Gerbstoffe; wechselnde Mengen an Pyrrozilidin-Alkaloiden, für die im Rahmen der Risikoabwehr ein Grenzwert eingehalten werden muß |
| Isländisches Moos | Lichen islandicus | Schleimstoffe, Bitterstoffe, bitterschmeckende Flechtsäuren |
| Malvenblüten/-blätter | Malvae flos/-folium | Schleimstoffe |
| Spitzwegerichkraut | Plantaginis lanceolatae herba | Schleimstoffe, Gerbstoffe, Iridoidglykoside wie Aucubin und Catalpol |
| Taubnesselblüten, weiße | Lamii albi flos | Gerbstoffe, Schleimstoffe, Saponine |

▷ **Behandlung von unproduktivem, trockenem Reizhusten mit Antitussiva**

| deutsch | lateinisch | Inhaltsstoffe |
|---|---|---|
| Efeublätter (s. Tafelabb. 2) | Hederae helicis folium | Saponine, Triterpene |
| Lindenblüten | Tiliae flos | Flavonoide, Gerbstoffe, Schleimstoffe |
| Sonnentaukraut | Droserae herba | Naphthochinonderivate berechnet als Juglon |

▷ **Förderung der Expektoration bei produktivem, verschleimtem Husten mit Sekretolytika/Sekretomotorika**

| deutsch | lateinisch | Inhaltsstoffe |
|---|---|---|
| Anisfrüchte | Anisi fructus | ätherisches Öl, trans-Anethol |
| Bibernellwurzel | Pimpinellae radix | ätherisches Öl, Saponine |
| Campher | Camphora | Bornanon mind. 96%, maximal 104% (bizyklisches Monoterpen) |
| Eibischwurzel/-blätter | Althaeae radix/-folium | Schleimstoffe |
| Eukalyptusöl | Eucalypti aetheroleum | ätherisches Öl, Cineol |
| Fenchelfrüchte | Foeniculi fructus | ätherisches Öl mit Anethol und Fenchon |
| Fenchelöl | Foeniculi aetheroleum | Anethol, Fenchon und maximal 5% Estragon |
| Fichtennadelöl | Piceae aetheroleum | Monoterpene |
| Fichtenspitzen, frische | Piceae turiones recentes | ätherisches Öl mit Monoterpenen |
| Holunderblüten | Sambuci flos | Flavonoide, Triterpene, Steroide |
| Huflattichblätter | Farfarae folium | Schleimstoffe, Gerbstoffe, toxische Pyrrozilidin-Alkaloide in wechselnden Mengen, für die im Rahmen der Risikoabwehr ein Grenzwert eingehalten werden muß |
| Kiefernnadelöl | Pini aetheroleum | ätherisches Öl, Monoterpene |
| Kiefernsprossen | Pini turiones | ätherisches Öl, Harze |
| Königskerzenblüten | Verbasci flos | Flavonoide, Aucubin, Saponine, Schleim |
| Lärchenterpentin | Terebinthina laricina | verschiedene Terpene |
| Minzöl | Menthae arvensis aetheroleum | Menthol |
| Pfefferminzöl | Menthae piperitae aetheroleum | Menthol, Menthon |
| Primelwurzel | Primulae radix | Triterpensaponine, Methylester der Salicylsäure |
| Schlüsselblumenblüten (s. Tafelabb. 3) | Primulae flos | Saponine |
| Seifenwurzel, rote | Saponariae rubrae radix | Saponine |
| Seifenwurzel, weiße | Gypsophilae radix | Saponine, Gerbstoffe, Stärke |
| Sternanisfrüchte | Anisi stellati fructus | ätherische Öle, Gerbstoffe, fettes Öl |
| Süßholzwurzel | Liquiritiae radix | Glycyrrhizinsäure, ihre Kalium- und Calciumsalze, Flavonoide, Phytosterole, Cumarine |
| Taubnesselblüten, weiße | Lamii albi flos | Saponine, Gerbstoffe, Schleimstoffe |
| Terpentinöl, gereinigtes | Terebinthinae aetheroleum rectificatum | Terpene: $\alpha$-Pinen, $\beta$-Pinen, Caren, Limonen |
| Thymiankraut | Thymi herba | ätherisches Öl, berechnet als Thymol |
| Tolubalsam | Balsamum tolutanum | Benzoesäure, Zimtsäure, ätherisches Öl |
| Wollblume | Verbasci flos | Saponine |

▷ **Behandlung von spastischer Bronchitis mit Bronchospasmolytika**

| deutsch | lateinisch | Inhaltsstoffe |
|---------|------------|---------------|
| Efeublätter (s. Tafelabb. 2) | Hederae helicis folium | Triterpensaponine |
| Ephedrakraut | Ephedrae herba | Ephedrin |

▷ **Behandlung von Schleimhautentzündungen im Mund- und Rachenraum mit Mund- und Rachendesinfizienzien aus Gerbstoffdrogen**

| deutsch | lateinisch | Inhaltsstoffe |
|---------|------------|---------------|
| Eichenrinde | Quercus cortex | Gerbstoffe, Flavonole wie Quercetin |
| Myrrhe | Myrrha | ätherisches Öl, Monoterpene wie α-Pinen, Proteine, Kohlenhydrate als Gummianteile |
| Ratanhiawurzel | Ratanhiae radix | Gerbstoffe vorwiegend, Catechin-Gerbstoffe |
| Rosenblüten | Rosae flos | Gerbstoffe |
| Salbeiblätter, dreilappige | Salviae trilobae folium | ätherisches Öl mit Thujon, Cineol, Campher, Gerbstoffe, Flavonoide, Triterpene, Steroide |
| Syzygiumrinde | Syzygii cumini cortex | Gerbstoffe, Triterpensäuren |
| Tormentillwurzelstock | Tormentillae rhizoma | Catechin-Gerbstoffe, Tormentosid (Glukosid) |

## 8.3.2 Magen- und Darmerkrankungen

Für dieses Indikationsgebiet eignen sich ganz besonders Bitterstoffdrogen (= Amara), die entsprechend ihrer individuellen Eigenschaften in folgende Gruppen eingeteilt werden:

▷ **Amara pura**: reine Bitterstoffdrogen; sie enthalten nur Bitterstoffe
▷ **Amara aromatica**: aromatische Bitterstoffdrogen; sie enthalten außer Bitterstoffen noch ätherische Öle

▷ **Amara acria**: Scharfstoffdrogen
▷ **Amara adstringentia**: enthalten noch zusätzlich Gerbstoffe, z.B. Chinarinde, Condurangorinde
▷ **Amara mucilaginosa**: enthalten noch zusätzlich Schleimstoffe, z.B. Isländisch Moos.

Die Therapie von Magen-Darm-Erkrankungen wird unterteilt in:

▷ **Behandlung von Appetitlosigkeit**

| deutsch | lateinisch | Inhaltsstoffe |
|---------|------------|---------------|
| a) mit Bitterstoffdrogen aus allen Amara-Gruppen | | |
| Bitterkleeblätter | Menyanthus folium | Bitterstoffe, Gerbstoffe, Flavonoide |
| Enzianwurzel | Gentianae radix | Bitterstoffe, bitterschmeckende Gentiobiose, Bitterwert mindestens 10000 |
| Ingwerwurzelstock | Zingiberis rhizoma | ätherisches Öl, Scharfstoffe wie Gingerole |

| deutsch | lateinisch | Inhaltsstoffe |
|---|---|---|
| Löwenzahnwurzel mit Kraut | Taraxaci radix cum herba | Bitterstoffe wie Lactucopikrin (Taraxacin), Triterpenoide, Phytosterine, Bitterwert 600 |
| Orangenschalen | Citri sinensis pericarpium | ätherisches Öl, bitterschmeckende Flavonoidglykoside, Flavonoide |
| Pomeranzenschale | Aurantii pericarpium | Flavonoide, ätherisches Öl vorwiegend aus Terpenen und Bitterstoffen, wie z.B. Neohesperidin und Naringin, Bitterwert 600–1500 |
| Tausendgüldenkraut | Centaurii herba | Bitterstoffe, z.B. Swertiamarin, Gentiopikrin, Amarogentin, Bitterwert mindestens 2000 |
| Wermutkraut | Absinthii herba | Sesquiterpenlacton-Bitterstoffe wie Absinthin, Anabsinthin, Artabsin, Anabsin, thujonhaltiges ätherisches Öl, Flavone, Gerbstoffe und Ascorbinsäure |
| b) mit Scharfstoffdrogen (= Amara acria) | | |
| Galgantwurzelstock | Galangae rhizoma | ätherische Öle, Scharfstoffe, Flavonoide |
| Gelbwurz, javanische | Curcumae xanthorrhizae rhizoma | ätherisches Öl, Dicinnamoylmethan-Derivate |

▷ **Behandlung von Appetitlosigkeit in Zusammenhang mit dyspeptischen Beschwerden (mit Bitterstoffdrogen aus den Gruppen Amara aromatica und Amara pura)**

| deutsch | lateinisch | Inhaltsstoffe |
|---|---|---|
| Chinarinde | Cinchonae cortex, Chinchona pubescens | Gesamtalkaloide vom Typ Chinin, Bitterstoffe |
| Korianderfrüchte | Coriandri fructus | ätherisches Öl |
| Schafgarbenkraut/-blüten | Millefolii herba/-flos | ätherisches Öl, Proazulene, Flavonoide, Gerbstoffe, Sesquiterpenlacton-Bitterstoffe |
| Teufelskrallenwurzel, südafrikanische | Harpagophyti radix | Bitterstoffe vom Iridoidtyp, Procumbid, freie Zimtsäure |

▷ **Behandlung von dyspeptischen Beschwerden infolge verminderter Mangensaftsekretion (mit Bitterstoffdrogen aus der Gruppe der Amara-Aromatika)**

| deutsch | lateinisch | Inhaltsstoffe |
|---|---|---|
| Benediktenkraut | Cnici benedicti herba | Bitterstoffe wie Cnicin und andere Sesquiterpenlactone, ätherisches Öl, Bitterwert mindestens 800 |
| Chinarinde | Cinchonae cortex | Gesamtalkaloide vom Typ Chinin und Bitterstoffe |
| Enzianwurzel | Gentianae radix | Bitterstoffe, bitterschmeckende Gentiobiose, Bitterwert mindestens 10000 |

| deutsch | lateinisch | Inhaltsstoffe |
|---|---|---|
| Korianderfrüchte | Coriandri fructus | ätherisches Öl |
| Löwenzahnwurzel mit -kraut | Taraxaci radix cum herba | Bitterstoffe wie Taraxacin, Triterpenoide, Phytosterine, Bitterwert 600 |
| Tausendgüldenkraut | Centaurii herba | Bitterstoffe wie z.B. Swertiamarin, Gentiopicrin, Amarogentin, Bitterwert mindestens 2000 |
| Wermutkraut | Absinthii herba | thujonhaltiges ätherisches Öl, Sesquiterpenlacton-Bitterstoffe wie Absinthin, Anabsinthin, Artabsin, Anabsin, Flavone, Ascorbinsäure, Gerbstoffe |

▷ **Behandlung von dyspeptischen Beschwerden infolge verminderter Gallebildung bzw. Gallenwegsdyskinesie mit Cholagoga, Choleretika und Spasmolytika**

| deutsch | lateinisch | Inhaltsstoffe |
|---|---|---|
| Artischockenblätter | Cynarae folium | Bitterstoffe, Kaffeoylchinasäure wie Cynarin |
| Curcumawurzelstock | Curcumae longae rhizoma | Dicinnamoylmethan-Derivate, berechnet als Curcumin, ätherisches Öl |
| Kardamomen | Cardamomi fructus | ätherisches Öl mit Terpinylacetat, $\alpha$-Terpiniol, Cineol |
| Minzöl | Menthae arvensis aetheroleum | Ester, berechnet als Menthylacetat; Alkohole, berechnet als Menthol; Ketone, berechnet als Menthon |
| Pfefferminzblätter (s. Tafelabb. 4) | Menthae piperitae folium | ätherisches Öl, Lamiaceen-Gerbstoffe |
| Rettich | Raphani sativi radix | Senfölglykoside, ätherisches Öl |
| Schöllkraut (s. Tafelabb. 5) | Chelidonii herba | Gesamtalkaloide, berechnet als Chelidonin |

▷ **Behandlung von dyspeptischen Beschwerden infolge exokriner Pankreasinsuffizienz mit Drogen verschiedener Kategorien**

| deutsch | lateinisch | Inhaltsstoffe |
|---|---|---|
| Ananas | Ananas comosus | Bromelain (Gemisch proteolytisch wirksamer Enzyme), ph-Optimum 4,5–5 |
| Harongablätter/-rinde | Harunganae folium/-cortex | Anthracenderivate wie Harunganin und Madagascin |
| Melonenbaumfrüchte | Caricae papayae fructus | Rohpapain (genuines Gemisch proteolytischer Enzyme), pH-Optimum 4,5–5 |

▷ **Behandlung von dyspeptischen Beschwerden infolge kolikartiger Beschwerden und Blähungen mit Carminativa und Spasmolytika**

| deutsch | lateinisch | Inhaltsstoffe |
| --- | --- | --- |
| Anisfrüchte | Anisi fructus | ätherisches Öl mit trans-Anethol |
| Boldoblätter | Boldo folium | Alkaloide berechnet als Boldin, Flavonoide, ätherisches Öl |
| Erdrauchkraut | Fumariae herba | Isochinolin-Alkaloide, Flavonglykoside |
| Fenchelfrüchte | Foeniculi fructus | ätherisches Öl mit Anethol und Fenchon |
| Fenchelöl | Foeniculum aetheroleum | Anethol, Fenchon und maximal 5% Estragon |
| Korianderfrüchte | Coriandri fructus | ätherisches Öl |
| Kümmel/Kümmelöl | Carvi fructus/ Carvi aetheroleum | ätherisches Öl mindestens 50% D-Carvon |
| Minzöl | Menthae arvensis aetheroleum | Ester berechnet als Menthylacetat; Alkohole, berechnet als Menthol; Ketone, berechnet als Menthon |
| Pfefferminzblätter (s. Tafelabb. 4) | Menthae piperitae folium | ätherisches Öl, Lamiaceen-Gerbstoffe |
| Pfefferminzöl | Menthae piperitae aetheroleum | Ester, berechnet als Menthylacetat; Alkohole, berechnet als Menthol; Ketone, berechnet als Menthon |

▷ **Behandlung von Gastritis mit Drogen verschiedener Kategorien**

| deutsch | lateinisch | Inhaltsstoffe |
| --- | --- | --- |
| Kamillenblüten | Matricariae flos | ätherisches Öl mit (-)α-Bisabolol, Bisabololoxide A und B, Matricin, Flavonderivate wie Apigenin, Apigenin-7-Glukosid |
| Melissenblätter | Melissae folium | ätherisches Öl mit Citronellal, Citral a und b, weitere Mono- und Sesquiterpene, Lamiaceen-Gerbstoffe, Triterpensäuren, Bitterstoffe und Flavonoide |
| Minzöl | Menthae arvensis aetheroleum | Ester, berechnet als Menthylacetat; Alkohole, berechnet als Menthol; Ketone berechnet als Menthon |
| Pfefferminzblätter (s. Tafelabb.4) | Menthae piperitae folium | ätherisches Öl, Lamiaceen-Gerbstoffe |
| Pfefferminzöl | Menthae piperitae aetheroleum | Ester, berechnet als Menthylacetat; Alkohole, berechnet als Menthol; Ketone, berechnet als Menthon |

▷ **Behandlung von Ulcus ventriculi et duodeni**

| deutsch | lateinisch | Inhaltsstoffe |
| --- | --- | --- |
| a) bei spastischen Schmerzen: Belladonnablätter/-wurzel (s. Tafelabb. 6) | Belladonna folium/-radix | Alkaloide wie L-Hyoscyamin, Atropin, Scopolamin |

| deutsch | lateinisch | Inhaltsstoffe |
|---|---|---|
| **b) Zur Entzündungshemmung:** | | |
| Kamillenblüten | Matricariae flos | ätherisches Öl mit (-)$\alpha$-Bisabolol, Bisabololoxide A und B, Matricin, Flavonderivate wie Apigenin, Apigenin-7-Glukosid |
| Süßholzwurzel | Liquiritiae radix | Glycyrrhizinsäure, Kalium- und Kalziumsalze, Flavonoide, Phytosterole, Cumarine |
| **c) zur Unterstützung der Schleimhautschutzfunktion:** | | |
| Süßholzwurzel | Liquiritiae radix | Glycyrrhizinsäure, deren Kalium- und Kalziumsalze, Flavonoide, Phytosterole, Cumarine |

▷ **Behandlung von Durchfallerkrankungen**

| deutsch | lateinisch | Inhaltsstoffe |
|---|---|---|
| **a) mit Gerbstoffdrogen als Antidiarrhoika** | | |
| Eichenrinde | Quercus cortex | Gerbstoffe, Flavonole (Quercetin) |
| Brombeerblätter | Rubi fruticosi folium | Gerbstoffe |
| Heidelbeeren | Myrtilli fructus | Gerbstoffe, Flavonglykoside, Anthocyane |
| Tormentillwurzelstock | Tormentillae rhizoma | Katechin-Gerbstoffe und Tormentosid |
| Uzarawurzel | Uzarae radix | Glykoside mit Cardenolid-Grundgerüst |
| **b) mit Adsorbenzien als Antidiarrhoika** | | |
| Kaffeekohle | Coffeae carbo | Coffein, Chlorogensäure |

▷ **Behandlung von Obstipation**

| deutsch | lateinisch | Inhaltsstoffe |
|---|---|---|
| **a) mit Quellmitteln als Laxanzien:** | | |
| Flohsamen | Psyllii semen | Schleimstoffe |
| Frohsamenschalen, indische | Plantaginis ovataetesta | Schleimstoffe |
| Leinsamen | Lini semen | Ballaststoffe wie Hemizellulose, Zellulose und Lignin, fettes Öl, Linolensäureester, Eiweiß, Linostatin, Linamarin |
| **b) mit antiabsorptiv und hydragog wirkenden Laxanzien (Anthracen-Derivate):** | | |
| Aloe, Kap-Aloe | Aloe capensis | Hydroxyanthracen-Derviate, z.B. Barbaloin/Aloin (ein Glykosid des Aloe-Emodin-Anthrons: Aloe-Emodin), Aloinoside A und B nur in Kap-Aloe, aber Aloeharze und Bitterstoffe in beiden Arten |

| deutsch | lateinisch | Inhaltsstoffe |
|---------|-----------|---------------|
| Faulbaumrinde | Frangulae cortex | Hydroxyanthracen-Derivate, berechnet als freies Glucofrangulin A; Frangulin A und B, Glykoside: Frangula-Emodin, Chrysophanol und Physcion |
| Rhabarber | Rhei radix | Hydroxyanthracen-Derivate, berechnet als Rhein; Hydroxyanthracen-Glykoside und deren Aglykone, z.B. Rheum = Frangula-Emodin, Chrysophanol und Physicon, Dianthrone (Rheidine, Sennidine) Heterodianthrone, Gerbstoffe, Flavone, Harze, Stärke, Salze |
| Sennesblätter | Sennae folium | Hydroxyanthracen-Derivate, berechnet als Sennosid B; Aloe-Emodin-Derivate |
| Sennesfrüchte, Alexandriner | Sennae fructus acutifoliae | |
| Sennesfrüchte, Tinnevelly | Sennae fructus angustifoliae | |

▷ Behandlung von Lebererkrankungen

| deutsch | lateinisch | Inhaltsstoffe |
|---------|-----------|---------------|
| Mariendistelfrüchte | Cardui mariani fructus | Flavonolderivate, z.B. Silibinin, Silydianin, Silychristin; bezeichnet als Silymarin, berechnet als Silybin |

## 8.3.3 Herz und Gefäßsystem

Die Therapie von Herz- und Kreislauferkrankungen wird unterteilt in:

▷ **Behandlung von funktionellen Herzbeschwerden**

| deutsch | lateinisch | Inhaltsstoffe |
|---------|-----------|---------------|
| Herzgespannkraut | Leonuri cardiacae herba | Alkaloide wie Stachydrin, Bitterstoffglykoside und Bufenolide |
| Weißdorn/-blätter mit Weißdornblüten/-früchten (s. Tafelabb. 7 | Crataegus, Crataegi folium cum floribus/-fructus | Flavonoide, berechnet als Hyperosid; Procianidine, biogene Amine und Triterpensäuren |

▷ **Behandlung von Herzinsuffizienz (NYHA I und II)**

| deutsch | lateinisch | Inhaltsstoffe |
|---------|-----------|---------------|
| Adoniskraut | Adonidis herba | Glykoside, z.B. Adonitoxin, Cymarin, Flavonoide |
| Maiglöckchenkraut | Convallaria herba | Glykosid Convallatoxin |
| Meerzwiebel | Scillae bulbus | Scillaren A, Proscillaridin A, Flavonoide, Anthocyane |
| Weißdorn, Weißdornblätter mit -blüten/-früchten (s. Tafelabb. 7) | Crataegus, Crataegi folium, cum floribus/-fructus | Flavonoide, berechnet als Hyperosid, Procianidine, biogene Amine und Triterpensäuren |

▷ **Behandlung von arterieller Hypertonie**

| deutsch | lateinisch | Inhaltsstoffe |
|---|---|---|
| Rauwolfiawurzel | Rauwolfiae radix | Alkaloid, berechnet als Reserpin |

▷ **Behandlung von hypotoner Kreislaufschwäche**

| deutsch | lateinisch | Inhaltsstoffe |
|---|---|---|
| Campher | Camphora | Bornanon mindestens 96%, maximal 104% (bizyklisches Monoterpen) |
| Lavendelblüten | Lavandula flos, | ätherisches Öl mit z.B. Campher, Cineol, Lamiaceen-Gerbstoffe |
| Rosmarinblätter | Rosmarini folium | ätherisches Öl |

▷ **Behandlung von Gefäßerkrankungen**

| deutsch | lateinisch | Inhaltsstoffe |
|---|---|---|
| a) periphere und zentrale arterielle Durchblutungsstörungen | | |
| Ginkgo-Blätter (ausschließlich in Form von Extrakten mit standardisiertem Wirkstoffgehalt) | Ginkgo biloba folium | Flavonoide, Procianidine, Diterpenoide, Ginkgolide, Bilobalid |
| b) altersbedingte Gefäßerkrankungen und Fettstoffwechselstörungen | | |
| Knoblauchzwiebel | Alli sativus bulbus | Alliin und dessen Abbauprodukte, ätherisches Öl |
| Sojalecithin | Lecithinum ex soja | Phosphatidylcholin, Phosphatidylethanolamin, Phosphatidylinosit |
| Zwiebel | Alli cepae bulbus | Alliin, Peptide, Flavonoide, ätherisches Öl |
| c) Venenerkrankungen | | |
| Mäusedornwurzelstock | Rusci aculeati rhizoma | Steroidsaponine wie Ruscin, Ruscosid |
| Roßkastaniensamen | Hippocastani semen | Triterpenglykoside, berechnet als Aescin; Purinderivate, Flavonoide |
| Steinkleekraut | Meliloti herba | Cumarin (Benzo-$\alpha$-Pyron), Melilotin (3,4-Dihydrocumarin), o-Cumarinsäure, Melilotosid, Flavonoide |

## 8.3.4 Niere und ableitende Harnwege

Die Therapie von Harnwegserkrankungen
wird unterteilt in:

▷ **Durchspülungstherapie mit harntreibenden Mitteln (= Diuretika)**

| deutsch | lateinisch | Inhaltsstoffe |
|---|---|---|
| Birkenblätter | Betulae folium | Flavonoide, berechnet als Hyperosid; Saponine, Gerbstoffe, ätherisches Öl |
| Brennesselkraut | Urticae herba | Kieselsäure, Mineralsalze, besonders $K^+$- und $Ca^{2+}$-Salze; in den Haaren der Blätter sind biogene Amine wie Histamine und Serotonin |
| Goldrutenkraut | Solidaginis herba | Flavonoide, Saponine, Phenylglykoside |
| Hauhechelwurzel | Ononidis radix | Isoflavonoide wie Ononin, Flavonoide und ätherisches Öl |
| Orthosiphonblätter | Orthosiphonis folium | ätherisches Öl, Kaliumsalze, lipophile Flavone |
| Petersilienkraut/-wurzel | Petroselini herba/-radix | ätherisches Öl mit Apiol, Myristicin, Terpene, Flavonoide, in der Wurzel Polyine |
| Spargelwurzelstock | Asparagi rhizoma | Saponine |
| Wacholderbeeren | Juniperi fructus | ätherisches Öl mit $\alpha$-Pinen, $\beta$-Pinen, Myrcen, Sabinen, Thujen, Limonen, Sesquiterpen-Kohlenwasserstoffe wie Caryophyllen, Cadinen, Elemen, Terpinen-4-ol, Flavonglykoside, Gerbstoffe, Zucker, harz- und wachsartige Bestandteile |

▷ **Harndesinfektion mit Harndesinfizienzien**

| deutsch | lateinisch | Inhaltsstoffe |
|---|---|---|
| Bärentraubenblätter | Uvae ursi folium/-radix | Hydrochinonderivate, berechnet als Arbutin, Flavonoide, Gerbstoffe, organische Säuren, Monotropein |
| Meerrettichwurzel | Armoraciae rusticanae radix | Senföl, Senfölglykoside |

▷ **Behandlung von Miktionsbeschwerden bei Reizblase oder Prostataadenom**

| deutsch | lateinisch | Inhaltsstoffe |
|---|---|---|
| Brennesselwurzel | Urticae radix | 3-$\beta$-Sitosterin, Scopoletin |
| Kürbissamen | Curcurbitae peponis semen | Cucurbitin, Phytosterine, $\beta$- und $\gamma$-Tocopherol, Mineralstoffe u.a. Selen, fettes Öl, Eiweiß |
| Pappelrinde/-blätter | Populi cortex/-folium | Salicylderivate, Flavonoide |
| Sägepalmenfrüchte | Sabalis serrulati fructus | Gerbstoffe, Sitosterol, Polysaccharide, fettes Öl mit Phytosterinen |
| Gartenbohnenhülsen, samenfreie | Phaseoli fructus sine semine | Phaseolin, Flavonoide |

▷ **Vorbeugung bei Urolithiasis mit harntreibenden Mitteln (= Diuretika)**

| deutsch | lateinisch | Inhaltsstoffe |
|---|---|---|
| Goldrutenkraut | Solidaginis herba | Flavonoide, Saponine, Phenylglykoside |
| Hauhechelwurzel | Ononidis radix | Isoflavonoide wie Ononin, Flavonoide, ätherisches Öl |
| Orthosiphonblätter | Orthosiphonis folium | Flavonoide, ätherisches Öl, Kaliumsalze |

▷ **Behandlung von spastischen Schmerzen der ableitenden Harnwege mit harntreibenden Mitteln (= Diuretika)**

| deutsch | lateinisch | Inhaltsstoffe |
|---|---|---|
| Pestwurzelstock | Petasitidis rhizoma | Sesquiterpene wie Petasin, Pyrrolizin-Alkaloide |

## 8.3.5 Benigne Prostatahyperplasie (BPH)

Die Therapie der benignen Prostatahyperplasie konzentriert sich auf die Behandlung von Miktionsbeschwerden bei Prostataadenom oder Reizblase.

▷ **Behandlung von Miktionsbeschwerden bei Prostataadenom oder Reizblase**

| deutsch | lateinisch | Inhaltsstoffe |
|---|---|---|
| Brennesselwurzel | Urticae radix | 3-$\beta$-Sitosterin, Scopoletin |
| Kürbissamen | Cucurbitae peponis semen | Curcurbitin, Phytoaterine, $\beta$- und $\gamma$-Tocopherol, Mineralstoffe u.a. Selen, fettes Öl, Eiweiß |
| Pappelrinde/-blätter | Populi cortex/-folium | Salicylderivate, Flavonoide |
| Sägepalmenfrüchte | Sabalis serrulati fructus | Gerbstoffe, Sitosterol, Polysaccharide, fettes Öl mit Phytosterinen |
| Gartenbohnenhülsen, samenfreie | Phaseoli fructus sine semine | Phaseolin, Flavonoide |

## 8.3.6 Erkrankungen des Endokriniums

▷ **Behandlung von Schilddrüsenüberfunktion**

| deutsch | lateinisch | Inhaltsstoffe |
|---|---|---|
| Wolfstrappkraut | Lycopi herba | Hydroxyzimtsäure, Kaffeesäurederivate, Lithospermsäure, Flavonoide |

▷ **Behandlung von gynäkologischen Erkrankungen**

| deutsch | lateinisch | Inhaltsstoffe |
|---|---|---|
| a) dysmenorrhoische Beschwerden | | |
| Gänsefingerkraut | Potentillae anserinae herba | Gerbstoffe, mindestens mit 2% Casein fällbar, berechnet als Gallussäure; Tormentosid, Flavonoide, Phytosteroide, Anthocyane |
| Traubensilberkerzen-Wurzelstock | Cimicifugae rhizoma | Triterpenglykoside wie Actein, Cimifugosid und Harze |
| b) Menorrhagien/Metrorrhagien | | |
| Hirtentäschelkraut | Bursae pastoris herba | Flavonoid, Kaliumsalze |
| c) prämenstruelles Syndrom (PMS) | | |
| Mönchspfeffer Synomym: Keuschlammfrüchte | Agni casti fructus | Iridoide: Aucubin, Agnosid, Flavonoide, ätherisches Öl, Bitterstoff Castin, fettes Öl |
| d) klimakterische Beschwerden | | |
| Traubensilberkerzen-Wurzelstock | Cimicifugae rhizoma | Triterpenglykoside wie Actein, Cimifugosid und Harze |
| e) Mastodynie | | |
| Mönchspfeffer Synonym: Keuschlammfrüchte | Agni casti fructus | Iridoide, Aucubin, Agnosid, Flavonoide, ätherisches Öl, Bitterstoff Castin, fettes Öl |
| Wolfstrappkraut | Lycopi herba | Hydroxyzimtsäure, Kaffeesäurederivate, Lithospermsäure, Flavonoide |

## 8.3.7 Immunsystem

Die Beeinflussung des Immunsystems erfolgt durch Immunmodulation.

▷ **Immunstimulation bei allgemeiner Infektanfälligkeit sowie bei chronisch rezidivierenden Harnwegsinfekten**

| deutsch | lateinisch | Inhaltsstoffe |
|---|---|---|
| Sonnenhutkraut, purpurfarbenes (s. Tafelabb. 1) | Echinaceae purpureae herba | Polyen- und Polyinverbindungen, ätherisches Öl, Harzstoffe, Heteropolysaccharide |

## 8.3.8 Erkrankungen des Nervensystems

Die Therapie von Erkrankungen des Nervensystems wird unterteilt in:

▷ **Behandlung von Schlafstörungen**

| deutsch | lateinisch | Inhaltsstoffe |
|---|---|---|
| Baldrianwurzel | Valerianae radix | ätherisches Öl mit Mono- und Sesquiterpenen (Valerensäuren); in den therapeutisch verwendeten Darreichungsformen sind die thermo- und chemolabilen genuinen Valepotriate nicht mehr enthalten. |
| Haferstroh | Avenae stramentum | Kieselsäure |
| Hopfenzapfen | Lupuli strobulus | ätherisches Öl, $\alpha$- und $\beta$-Bittersäuren, 2-Methyl-3-Butenol |
| Lavendelblüten | Lavandulae flos | ätherisches Öl mit Linalool, Campher, Cineol, Lamiaceen-Gerbstoffe |
| Melissenblätter | Melissae folium | ätherisches Öl mit Citronellal, Citral a und b, weitere Mono- und Sesquiterpene, Lamiaceen-Gerbstoffe, Triterpensäuren, Bitterstoffe und Flavonoide |

▷ **Behandlung von Angst-, Spannungs- und Unruhezuständen mit Sedativa und Anxiolytika**

| deutsch | lateinisch | Inhaltsstoffe |
|---|---|---|
| Johanniskraut | Hyperici herba | Gesamt-Hypericin, Flavonoide, ätherisches Öl, Gerbstoffe |
| Kava-Kava-Wurzelstock | Piperis methystici rhizoma | Kava-Pyrone, Kavalactone, berechnet als Kavain |

▷ **Behandlung von Verstimmungszuständen mit milden Antidepressiva**

| deutsch | lateinisch | Inhaltsstoffe |
|---|---|---|
| Johanniskraut | Hyperici herba | Gesamt-Hypericin, Flavonoide, ätherisches Öl, Gerbstoffe |

▷ **Förderung von körperlicher und geistiger Aktivität**

| deutsch | lateinisch | Inhaltsstoffe |
|---|---|---|
| Colasamen | Colae semen | Methylxanthine wie Coffein und Theobromin |
| Eleutherokokkus-Wurzel | Eleutherococci senticosi radix | Cumarinderivate, Phenylpropane, Lignane |
| Ginsengwurzel | Ginseng radix | Ginsenoide, bereitet als Ginsenoid Rg 1 |
| Mateblätter | Mate folium | Coffein, Gerbstoffe, Chlorogensäure |

## 8.3.9 Hauterkrankungen

Die Therapie von Hauterkrankungen wird
unterteilt in:

▷ **Behandlung von leichten entzündlichen Hauterkrankungen**

| deutsch | lateinisch | Inhaltsstoffe |
|---|---|---|
| Eichenrinde | Quercus cortex | Gerbstoffe, Flavonole (Quercetin) |
| Hamamelisblätter/-rinde | Hamamelidis folium/-cortex | Gerbstoffe, hauptsächlich Gallotannine; Flavonoide, ätherisches Öl |
| Walnußblätter | Juglandis folium | Gerbstoffe |

▷ **Behandlung von seborrhoischen Hauterkrankungen**

| deutsch | lateinisch | Inhaltsstoffe |
|---|---|---|
| Haferstroh | Avenae stramentum | Kieselsäuren |
| Stiefmütterchenkraut | Violae tricoloris herba | Flavonoide, Saponine, Methylsalicylglykosid |

▷ **Behandlung von chronischen Ekzemen**

| deutsch | lateinisch | Inhaltsstoffe |
|---|---|---|
| Bittersüßstengel | Dulcamarae stipites | Gerbstoffe, Steroidalkaloide, Steroidsaponine |

▷ **Förderung der Wundheilung**

| deutsch | lateinisch | Inhaltsstoffe |
|---|---|---|
| Kamillenblüten | Chamomillae flos | ätherisches Öl mit (-)$\alpha$-Bisabolol, Bisabololoxide A und B, Matricin, Flavonderivate wie Apigenin, Apigenin-7-Glukosid |
| Perubalsam | Balsamum peruvianum | Estergemisch, hauptsächlich aus Benzylestern der Benzoesäure und Zimtsäure, freie Zimtsäure, Harz |
| Ringelblumenblüten | Calendulae flos | Carotinoide, ätherisches Öl, Bitterstoffe, Triterpenglykoside |

▷ **Behandlung von oberflächlichen Wunden, Hämorrhoiden und Frostbeulen**

| deutsch | lateinisch | Inhaltsstoffe |
|---|---|---|
| Hamamelisblätter/-rinde | Hamamelidis folium/-cortex | Gerbstoffe, hauptsächlich Gallotannine, Flavonoide, ätherisches Öl |
| Pappelknospen | Populi gemma | ätherisches Öl (Bisabolol), Flavonoide (Apigenin), Phenylglykoside (Salicin) |
| Perubalsam | Balsamum peruvianum | Estergemisch, hauptsächlich aus Benzylestern der Benzoesäure und Zimtsäure, freie Zimtsäure, Harz |

▷ **Behandlung von Herpes simplex**

| deutsch | lateinisch | Inhaltsstoffe |
|---|---|---|
| Melissenblätter | Melissae folium | ätherisches Öl mit Citronellal, Citral a und b, weitere Mono- und Sesquiterpene, Lamiaceen-Gerbstoffe, Triterpensäuren, Bitterstoffe und Flavonoide |
| Sonnenhutkraut, purpurfarbenes (s. Tafelabb. 1) | Echinaceae purpureae herba | Polyen- und Polyinverbindungen, ätherisches Öl, Harzstoffe, Heteropolysaccharide |

▷ **Behandlung von spitzen Kondylomen**

| deutsch | lateinisch | Inhaltsstoffe |
|---|---|---|
| Podophyllumwurzelstock/-harz | Podophylli peltati rhizoma/-resina | Podophyllotoxin, Harz |

▷ **Behandlung von Hyperhidrosis**

| deutsch | lateinisch | Inhaltsstoffe |
|---|---|---|
| Salbeiblätter, dreilappige | Salviae trilobae folium | ätherisches Öl mit Thujon, Cineol, Campher, Gerbstoffe, Bitterstoffe, Flavone, Triterpene, Steroide |
| Walnußblätter | Juglandis folium | Gerbstoffe |

## 8.3.10 Stumpfe Traumen

▷ **Therapie von posttraumatischen Ödemen, Hämatomen, Muskelprellungen und Distorsionen**

| deutsch | lateinisch | Inhaltsstoffe |
|---|---|---|
| Ananas | Ananas comosus | Bromelain (Gemisch proteolytisch wirksamer Enzyme, pH-Optimum 4,5–5) |
| Arnikablüten | Arnicae flos | Sesquiterpenlactone, Helenalin, Flavonoide wie Isoquercitin und Astragalin, ätherisches Öl, Thymolderivate, Phenolcarbonsäuren, Cynarin, Kaffeesäure, Cumarine wie Umbelliferon und Scopoletin |
| Beinwellwurzel/-kraut/-blätter | Symphyti radix/-herba/-folium | Allantoin, Schleim-Polysaccharide, toxische Pyrrozilidin-Alkaloide, die einen kritischen Grenzwert nicht überschreiten dürfen. |

## 8.3.11 Stütz- und Bewegungsapparat

Die Therapie von Rheuma und schmerzhaften Erkrankungen des Stütz- und Bewegungsapparats wird unterteilt in:

▷ **Behandlung von Muskelrheumatismus**

| deutsch | lateinisch | Inhaltsstoffe |
|---|---|---|
| Campher | Camphora | Bornanon, mindestens 96%, maximal 104% (bizyklisches Monoterpen) |
| Eukalyptusöl | Eucalypti aetheroleum | ätherisches Öl mit mindestens 70% Cineol |
| Fichtennadelöl | Piceae aetheroleum | Monoterpene |
| Fichtenspitzen, frische | Piceae turiones recentes | ätherisches Öl mit Monoterpenen |
| Kiefernnadelöl | Pini aetheroleum | ätherisches Öl mit Monoterpenen |
| Lärchenterpentin | Terebinthina laricina | ätherisches Öl mit verschiedenen Terpenen |
| Minzöl | Menthae arvensis aetheroleum | Ester, berechnet als Menthylacetat; Alkohole, berechnet als Menthol; Ketone, berechnet als Menthon |
| Paprikafrüchte | Capsici fructus | Capsaicinoide mit Hauptkomponente Capsaicin, Carotinoide, Flavonoide |
| Pfefferminzöl | Menthae piperitae aetheroleum | Ester, berechnet als Menthylacetat; Alkohole, berechnet als Menthol; Ketone, berechnet als Menthon |
| Rosmarinblätter | Rosmarini folium | ätherisches Öl |
| Senfsamen, weißer | Sinapis albae semen | Senfölglykoside und Senföle |
| Terpentinöl, gereinigtes | Terebinthinae aeteroleum rectificatum | Terpene: $\alpha$-Pinen, $\beta$-Pinen, Caren, Limonen |
| Weidenrinde | Salicis cortex | Gesamtsalicin, berechnet als Salicin |

▷ **Behandlung von degenerativ-entzündlichen Gelenkerkrankungen**

| deutsch | lateinisch | Inhaltsstoffe |
|---|---|---|
| Mistelkraut | Visci albi herba | toxische Polypeptide, Viscotoxine, Lectine, Flavonoide, biogene Amine, Phenylpropanderivate, Lignane |

▷ **Behandlung von Gicht**

| deutsch | lateinisch | Inhaltsstoffe |
|---|---|---|
| Herbstzeitlose | Colchicum autumnale | Alkaloide, z. B. Colchicin |

# 8.4 Unerwünschte Wirkungen

## 8.4.1 Möglichkeiten der Sensibilisierung

Phytopharmaka gelten bei vielen Menschen als nebenwirkungsarm und gut verträglich. Diese Verallgemeinerung ist aber aufgrund mehrerer Faktoren, die die Unbedenklichkeit von Phytopharmaka in Frage stellen, nicht zulässig. Es ist ein verbreitetes Mißverständnis, daß sich die milde und unschädliche Wirkung der von R. F. Weiß als „Mite" bezeichneten Phytotherapeutika auf alle Phytotherapeutika beziehen würde.

Dieser theoretische Rückschluß trifft nicht zu. Zum Beispiel können pflanzliche Abführmittel, die über einen langen Zeitraum eingenommen wurden zum sog. „Laxanzien-Kolon" führen, bei dem es aufgrund von Elektrolytstörungen bis zu lähmungsartigen Erscheinungen und Schwächezuständen kommen kann.

Hänsel versteht unter „Mite-Phytotherapeutika" definierte Naturstoffe oder naturbelassene Arzneimittel, die sich durch große therapeutische Breite auszeichnen, keine auffallenden toxikologischen Nebenwirkungen mit morphologischen Schädigungen zeigen, meist keine auffallenden Immediat-Effekte aufweisen, sondern oft erst nach längerer therapeutischer Anwendung wirksam sind (Tab. 8-1).

Ob **Frischpflanzen**, **Volldrogen** oder **isolierte Reinsubstanzen** als Heilmittel besser

**Tab. 8-1**  Beispiele für milde Phytopharmaka im Vergleich zu stark wirksamen Arzneimitteln. (Nach [12, 13].)

|  | milde Wirkung | starke Wirkung |
|---|---|---|
| Antiphlogistika | Azulen, Flavonoide | Cortison |
| Spasmolytika | Kamille, Fenchel, Pfefferminze | Atropin, Papaverin |
| Analeptika | Campher | Lobelin, Coramin |
| Sedativa | Baldrian, Hopfen, Kawain | Barbiturate |
| β-Sympathiko-mimetika | Prozyanidine (Crataegus) | Adrenalin, Isoproterenol |

sind, ist noch nicht eindeutig geklärt. Während die Anwendung der Frischpflanze oder Volldroge mit ihrer Gesamtheit an pflanzlichen Inhaltsstoffen große Vorteile in der Anwendung am Patienten zeigt, arbeitet die experimentelle Forschung dagegen bevorzugt mit isolierten Reinsubstanzen.

Der **Zeitfaktor** spielt bei Phytotherapeutika eine besondere Rolle. Phytotherapeutika wirken oft erst nach längerer Latenzzeit durch Summierung der inzwischen sich ansammelnden Effekte. Werden milde Phytotherapeutika über längere Zeiträume im pharmakologischen Modell gegeben, so können sich nach Hänsel durchaus Nebenwirkungen entfalten, indem Phytotherapeutika regulativ in pathologische Vorgänge eingreifen (Abb. 8-2). Damit ist widerlegt,

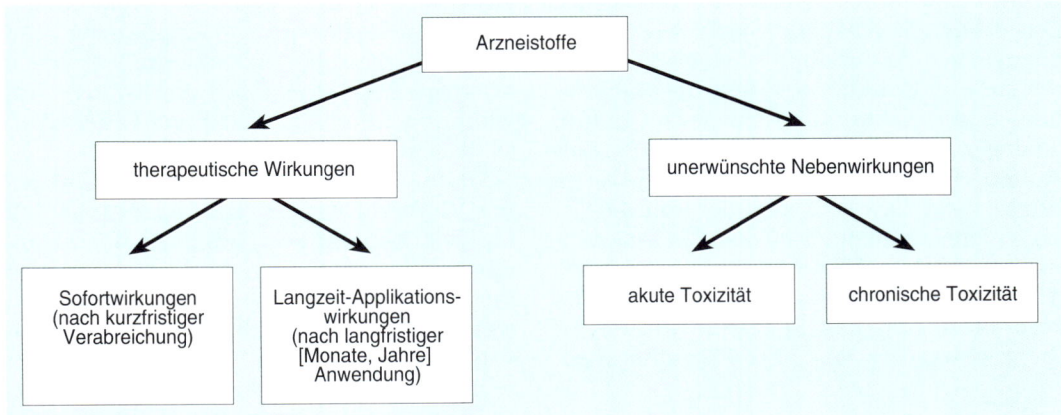

**Abb. 8-2**  Einteilung der Arzneimittelwirkungen in Abhängigkeit von der Anwendungsdauer. (Modifiziert nach [12, 13].)

daß eine Substanz, die keine toxischen Erscheinungen hervorruft, auch keine therapeutischen Wirkungen besitzen könne.

Nach Hänsel werden Mite-Phytotherapeutika nur deshalb als schwach wirksam angesehen, weil sie mit Methoden geprüft werden, die für stark wirksame, chemisch-synthetische Substanzen entwickelt wurden; z. B. läßt sich beim Baldrian im Gegensatz zum Barbiturat keine zentrale Lähmung hervorrufen. Die beruhigende Wirkung, die sich am Menschen in der Schlafkammer enzephalographisch objektivieren läßt, kommt sicher in anderer Weise zustande, als die einer schwachen Barbituratdosis.

Grundsätzlich können pflanzliche Arzneimittel in gleichem Maße unerwünschte Nebenwirkungen verursachen wie chemisch-synthetische Arzneimittel: z. B. pflanzliche Abführmittel (Aloe, Sennesblätter), herzwirksame Glykoside (Maiglöckchenkraut, Oleanderblätter, Meerzwiebel) sowie Belladonnaextrakt, Kaffee, schwarzer Tee, Campher, Terpentinöl. Die Nebenwirkungen kommen dabei durch den gleichen Mechanismus zustande wie die erwünschten therapeutischen Effekte.

Bei stark wirksamen Phytotherapeutika, wie z. B. Digitalis, Belladonna und Colchicum, können erhebliche Risiken bestehen.

Arzneipflanzen, die als Phytotherapeutika bereits in geringer Dosierung zu unerwünschten Nebenwirkungen führen, liegen an der Nahtstelle zwischen chemisch-synthetischen Arzneimitteln und der großen Gruppe der Mite-Phytotherapeutika. Die Dosierung dieser sehr stark wirksamen pflanzlichen Arzneistoffe ist so exakt vorzunehmen, daß man mit ihnen die Behandlung einer Erkrankung „titrieren" kann, analog zu chemisch-synthetischen Arzneistoffen. Bei einer derartig engen „Dosierungsbreite" läßt sich eine perorale $DL_{50}$[1)] auch tierexperimentell messen. In Anknüpfung an diese zahlenmäßig kleine Gruppe der stark wirksamen Phytotherapeutika verbreitert sich das Spektrum an Phytotherapeutika mit den Mite-Phytotherapeu-

tika trichterförmig in unendliche Breite. Bei Mite-Phytotherapeutika läßt sich eine perorale $DL_{50}$ überhaupt nicht tierexperimentell messen. Deshalb sind aber Mite-Phytotherapeutika nicht notwendigerweise nebenwirkungsfrei. Bei längerer Anwendung können – wenn auch sehr selten – Allergien auftreten. Ein potentielles Allergen ist z. B. Arnikatinktur, wenn sie konzentriert zur Anwendung gelangt. Auch können bei Parenteralia unerwünschte Nebenwirkungen durch Endotoxine aus der Zellwand gramnegativer Bakterien hervorgerufen werden, die als Verunreinigungen der Arzneidroge bis in das Fertigarzneimittel gelangen können [3].

## 8.4.2 Risikoabschätzung mutagener, teratogener und kanzerogener Inhaltsstoffe und Gegenanzeigen

Neben dem therapeutischen Nutzen ist das toxikologische Risiko ein wesentliches Kriterium für die Beurteilung von Arzneimitteln. Dabei richtet sich das Hauptaugenmerk auf die Gebiete Kanzerogenität, Mutagenität und Teratogenität. Speziell die Frage nach der Kanzerogenität hat einen hohen Stellenwert, der allerdings vielfach überzogen erscheint, da nach einer amerikanischen Statistik Arzneimittel nur mit knapp 1% an der Krebsentstehung beteiligt sind. Auch Phytopharmaka werden an der Nutzen-Risiko-Relation gemessen. An mehreren Beispielen läßt sich aufzeigen (z. B. Aristolochiasäure, Pyrrolizidinalkaloide), wie schnell bewährte Heilpflanzen und daraus hergestellte Arzneimittel in Verruf kommen können, so daß ihre weitere Anwendung durch die entsprechenden Aufsichtsbehörden untersagt wird.

Wenn es sich um irreversible Wirkungen wie Embryotoxizität und Kanzerogenität handelt, können aus naheliegenden Gründen positive Befunde aus dem Tierversuch am Menschen nicht prospektiv überprüft werden. Es ist vielfach äußerst problematisch vom Tierversuch Rückschlüsse zu ziehen, da viele Unsicherheitsfaktoren berücksichtigt werden müssen. Beispielsweise wird mit massiven Dosen experimentiert, die je-

---

[1] DL = letale Dosis; $DL_{50}$ = die Dosis, bei der 50% der Versuchstiere nicht überleben.

doch einer anderen Entgiftungs- und Ausscheidungskinetik folgen als kleine Dosen. Auch gibt es Reparaturenzyme, die spontane oder induzierte Fehler eines Einzelstrangs der DNA-Doppelhelix korrigieren. Ob es aber deshalb für gentoxische Kanzerogene eine schädigungslose untere Dosis geben sollte [18], ist derzeit mehr als umstritten.

Grundsätzlich stellt sich die Frage, ob die in der Regel an isolierten Substanzen erhobenen Befunde generalisiert werden können, oder ob das Herauslösen aus dem natürlichen Verbund, aus dem Vielstoffgemisch der Arzneipflanze, nicht möglicherweise zu einer spezifischen Toxizität führt. Es sind Fälle bekannt, in denen sich die mutagene Wirkung einer Einzelkomponente beim Gesamtextrakt in eine desmutagene Wirkung verkehrt hat. Diese Auffassung steht allerdings im Gegensatz zu der überwiegend vertretenen pharmakologischen Lehrmeinung, nach der das Risiko einer Einzelkomponente ausreicht, um zu einer Risikobewertung für das gesamte Gemisch zu kommen.

Aufgrund der in der Öffentlichkeit vorhandenen hohen Sensibilität gegenüber Arzneimittelrisiken ist es relativ leicht, aus strategischen oder möglicherweise auch opportunistischen Gründen das Risikoproblem von Phytopharmaka zu einer Existenzfrage dieser Arzneimittelgruppe werden zu lassen, zumal in bestimmten Kreisen auch der Nutzeffekt dieser Arzneimittel stark angezweifelt wird. Diese mit naturwissenschaftlichen Methoden leicht erreichbare Bedrohung kann nur dadurch abgewehrt werden, daß naturwissenschaftlich unanfechtbar nachgewiesen wird, daß das Nebenwirkungsrisiko von Arzneimitteln aus Pflanzenextrakten (= Vielstoffgemische) geringer ist als das von solchen Arzneimitteln, die nur die aus Pflanzen isolierten Einzelstoffe enthalten.

Für die Zukunft ist es nicht damit getan, nur die sog. „Grüne Welle" als Legitimation für Phytotherapie heranzuziehen, vielmehr müssen die Vorteile pflanzlicher Arzneimittel wissenschaftlich untermauert und mit ärztlicher Erfahrung belegt werden. Um den Fortbestand der Phytotherapie auch über das Jahr 2000 hinaus sicherzustellen und ihren Stellenwert weiter auszubauen, sind noch viele gemeinsame Anstrengungen erforderlich für das Ziel, die Phytotherapie auf eine wissenschaftlich fundierte Basis zu stellen.

## Anhang

### 1. Gesellschaft für Phytotherapie

1971 haben die Vereinigungen aus dem Bereich der Naturheilverfahren die Gesellschaft für Phytotherapie e.V. Köln gegründet. Sie fördert die pharmakologische und klinische Forschung und die Erfassung des ärztlichen Erfahrungswissens auf dem Gebiet der Phytopharmaka und unterstützt die Sammlung, Erarbeitung und Auswertung von wissenschaftlichem Erkenntnismaterial für die therapeutische Anwendung der Phytopharmaka in Klinik und Praxis.

### 2. ESCOP

Auf europäischer Ebene besteht eine enge Kooperation der Gesellschaft für Phytotherapie e.V. mit anderen nationalen Gesellschaften, die sich zur ESCOP zusammengeschlossen haben.
ESCOP = European Scientific Cooperative of Phytotherapy.
▷ Vollmitglieder von ESCOP sind z. Zt.: Belgien, Deutschland, England, Frankreich, Niederlande, Italien, Irland, Griechenland, Schweiz
▷ assoziierte Mitglieder sind: Dänemark, Finnland, Island, Kroatien, Norwegen, Österreich, Portugal, Rußland, Schweden, Spanien, Ungarn, Türkei
▷ wissenschaftliche Kontakte bestehen mit Gesellschaften in: USA, Indien, Australien.

## Literatur

[1] Ammon, H. P. T.: Möglichkeiten und Grenzen der Selbstmedikation mit Phytopharmaka. In: Arzneimittelnebenwirkungen und Arzneimittelwechselwirkungen. Wissenschaftliche Verlagsgesellschaft, Stuttgart 1991.
[2] Arends, J.: Volkstümliche Namen. Springer, Berlin–Heidelberg–New York 1971.
[3] Becker, K. P., B. Ditter, Ch. Nimsky, R. Urbaschek, B. Urbaschek: Untersuchungen zum Endotoxingehalt von Phytopharmaka. Dt. med. Wschr. 113 (1988) 83–87.
[4] DAB 9, DAB 10 mit erstem Nachtrag.
[5] Daunderer, M., L. Roth, K. Karmann: Giftpflanzen, Pflanzengifte. Ecomed, Landsberg 1988.
[6] Dörfler, H. P., G. Roselt: Heilpflanzen. Enke, Stuttgart 1984.
[7] E-Monographien, BGA.

[8] Fintelmann, V., H. G. Menßen: Gegenwart und Zukunft einer modernen Phytotherapie, 1987.

[9] Fintelmann, V., H. G. Menßen, C. P. Siegers: Phytotherapie Manual. Hippokrates, Stuttgart 1992.

[10] Forth, W., D. Hentschler, W. Rummel: Pharmakologie und Toxikologie. Wissenschaftsverlag, Mannheim–Wien–Zürich 1987.

[11] Gesellschaft für Phytotherapie: Beurteilung pflanzlicher Kombinationsarzneimittel. Deutscher Apotheker Verlag, Stuttgart 1988.

[12] Hänsel, R., H. Hager: Therapie mit Phytopharmaka. Springer, Berlin–Heidelberg–New York 1983.

[13] Hänsel, R., G. Trunzler: Wissenswertes über Phytopharmaka. TW-Taschenbuch Medizin, Braun-Verlag, Karlsruhe 1989.

[14] Hanke, G.: APV-Seminar Phytopharmaka – wie geht es weiter. Darmstadt 1994.

[15] Harnischfeger, G.: Qualitätskontrolle von Phytopharmaka. Thieme, Stuttgart–New York 1985.

[16] Hoppe, H. A.: Drogenkunde, 8. Aufl. De Gruyter, Berlin 1975.

[17] Liste Pharmindex (Phytopharmaka und Homöopathika) 1993.

[18] Lorke, D.: Wie sicher sind Phytopharmaka? In: Reuter, H. D., R. Deininger, V. Schulz (Hrsg.): Phytotherapie, S. 108–110. Hippokrates, Stuttgart 1988.

[19] Madaus, G.: Lehrbuch der biologischen Heilmittel I–III. Thieme, Stuttgart 1938.

[20] Menßen, H.G.: Von einem gesteuerten Drogenanbau über moderne Drogenbearbeitung zu standardisierten Teepräparaten. Schweizer Apothekenzeitung 105 (1967) 565.

[21] Menßen, H. G.: Standardisierung von Arzneipflanzen und ihre industrielle Gewinnung. Pharmazeut. Zeitung 114 (1969) 1521.

[22] Nahrstedt, A.: Nattermann Phyto Workshop, Epidauros 1991. Münch. med. Wschr. 133 (1991) Beilage 126.

[23] Reinhard, E.: Pharmazeutische Biologie. Wissenschaftliche Verlagsanstalt, Stuttgart 1978.

[24] Schilcher, H.: Phytotherapie in der Urologie. Hippokrates, Stuttgart 1992.

[25] Schilcher, H.: Phytotherapie in der Kinderheilkunde. Wissenschaftliche Verlagsgesellschaft, Stuttgart 1992.

[26] Schubert, W.: Skriptum Naturheiltage. Berlin 1991.

[27] Steinegger, E., R. Hänsel: Lehrbuch der Pharmakognosie und Phytopharmazie. Springer, Berlin–Heidelberg–New York 1988.

[28] Wagner, H.: Drogen und ihre Inhaltsstoffe. G. Fischer, Stuttgart 1985.

[29] Weiss, R. E.: Lehrbuch der Phytotherapie. Hippokrates, Stuttgart 1985.

[30] Wichtl, M.: Teedrogen. Ein Handbuch für die Praxis auf wissenschaftlicher Grundlage. Wissenschaftsverlag, Mannheim–Wien–Zürich 1989.

[31] Vogel, G., M. Gaisbauer, W. Winkler: Phytotherapie in der Praxis. Deutscher Ärzteverlag, Köln 1990.

[32] Zeitschrift für Phytotherapie. Hippokrates, Stuttgart.

# 9 Homöopathie

*K.-H. Gebhardt*

## 9.1 Geschichte

Schöpfer der Homöopathie war der deutsche Arzt, Chemiker und Pharmazeut Christian Friedrich Samuel Hahnemann. Er wurde am 10.04.1755 in Meißen als Sohn eines Porzellanmalers der dortigen Manufaktur geboren. Seine Begabung fiel schon früh auf, und er erhielt ein Stipendium für die berühmte Fürstenschule St. Afra. Nach dem Abitur gab ihm sein Vater 20 Taler. Damit wanderte er nach Leipzig, um Medizin zu studieren. Das Geld war bald verbraucht, so daß er seinen Lebensunterhalt durch Übersetzungen wissenschaftlicher Werke, vor allem medizinischer und chemischer Bücher ins Deutsche, bestritt. Auf diese Weise eignete er sich ausgezeichnete Literaturkenntnisse an. Die krankenferne Lehrmethode in Leipzig, wo lediglich aus alten Schriften, besonders des Galenus, vorgelesen wurde, befriedigte ihn nicht. Deshalb wanderte er nach Wien. Dort wurde nämlich moderner, klinischer Unterricht am Krankenbett erteilt. Der begabte junge Mann fiel bald dem Leibarzt der Kaiserin Maria Theresia, **Quarin**, auf. Dieser nahm sich seiner an, und Hahnemann durfte ihn sogar zu seinen Privatpatienten begleiten. Nach kurzer Zeit war das ersparte Geld aber verbraucht. Nun vermittelte ihm Quarin eine Stelle als Hausarzt und Bibliothekar beim Freiherrn von Brukenthal, dem Gouverneur von Siebenbürgen in Hermannstadt. Die große Bibliothek des Freiherrn war eine wahre Fundgrube für Hahnemann. Damals war in Siebenbürgen die Malaria noch endemisch.

Im Jahre 1779 ging er nach Erlangen, um dort mit seiner Arbeit „Conspectus adfectuum spasmodicorum aetiologicus et therapeuticus" zu promovieren. Im Jahre 1780 ließ er sich zunächst in Hettstedt nieder, ging aber bereits 1781 nach Dessau, wo er die Apothekerstochter Henriette Küchler kennenlernte, die er 1782 heiratete. In der Apotheke seines Schwiegervaters hatte er Gelegenheit, sich eingehend mit der Pharmazie der damaligen Zeit zu beschäftigen.

Nun begann ein unstetes Wanderleben, das ihn im Laufe der nächsten 30 Jahre mit vielen Zwischenstationen von Dresden bis Hamburg-Altona führte. Die Medizin seiner Zeit hatte ihn enttäuscht. Nach der damals herrschenden Humoralpathologie war Gesundheit (**Eukrasie**) eine optimale Mischung der **vier Kardinalsäfte**, Blut, Schleim, gelbe und schwarze Galle, Krankheit (**Dyskrasie**) dagegen eine falsche Mischung. Diese versuchte man durch ausleitende Verfahren wie Aderlässe, Brech- und Abführmittel oder Erzeugen künstlicher Hauteiterungen zu korrigieren. Da man diese Methoden maßlos übertrieb, wurde dadurch mehr Schaden als Nutzen gestiftet. Bei der medikamentösen Therapie sah es nicht besser aus. Die Ärzte wußten wenig von den Wirkungen ihrer Medikamente. Sie verschrieben viel zuviele gleichzeitig und in zu hoher Dosierung. Dies veranlaßte Hahnemann zu der Feststellung: „Je zusammengesetzter eine Rezeptur, desto finsterer wird es in der Heilkunde"[57]. Er machte selbst Vorschläge für eine Verbesserung der Behandlung [54]. So empfahl er eine Regelung der Diät, die Anwendung von **Wasser**, den Einsatz von **Musik** zur Behandlung sowie die Beseiti-

293

gung psychischer Störungen. Bei Infektionskranken sollten die Ärzte Schutzkittel tragen, die Hände mit Essigwasser waschen und Kleider und Ausscheidungen der Patienten verbrennen lassen, um die Infektionskette zu unterbrechen. Ganz besonders setzte er sich für die Geisteskranken ein, die man damals als vom bösen Geist besessen betrachtete, wie wilde Tiere ankettete und mit Schlägen behandelte. Er nahm selbst einen Patienten mit Schizophrenie, den geheimen Kanzleisekretär Klockenbring, in seine Familie auf und heilte ihn, wahrscheinlich teilweise mit **Stramonium**, teilweise mit **Psychotherapie**.

In Dresden war er ein Jahr lang als Stadtarzt tätig und leitete in dieser Eigenschaft die dortigen Krankenanstalten. Außerdem erfand er eine Methode zum Nachweis von Weinverfälschungen und von Arsen. Er gehörte zu den berühmtesten **Chemikern** seiner Zeit und erhielt einen Ruf auf den Lehrstuhl für Chemie in Dorpat, den er ablehnte.

Von der Medizin zog er sich immer wieder fast ganz zurück und ernährte seine größer werdende Familie mehr schlecht als recht mit Übersetzungen. Die Hahnemanns lebten in äußerst ärmlichen Verhältnissen.

Im Jahre 1790 übersetzte er die Materia medica des damals berühmten schottischen Pharmakologen Cullen. In seinem Kapitel über die **Chinarinde** führte dieser die bekannte Wirkung des Mittels bei der Malaria auf die magenstärkende Kraft der Rinde zurück, die zu den **Amara pura** gehört. Dem widersprach Hahnemann [54] in einer Fußnote mit folgenden Worten: „Man kann durch Vereinigung der stärksten bitteren und der stärksten adstringierenden Substanzen eine Zusammensetzung bekommen, welche in kleinerer Gabe weit mehr von beiden Eigenschaften besitzt, als die Rinde hat, und doch wird in Ewigkeit kein Fieberspezifikum aus einer solchen Zusammensetzung. Dies hätte der Verfasser beantworten sollen. Dies uns zur Erklärung ihrer Wirkung noch fehlende Prinzipium der Rinde wird wohl so leicht nicht ausfindig gemacht werden. Man bedenke jedoch folgendes: Substanzen, welche eine Art Fieber erregen (sehr starker Kaffee, Pfeffer, Wolferlei, Arsenik), löschen die Typen des Wechselfiebers aus. Ich nahm des Versuchs halber etliche Tage zweimal täglich jedes Mal vier Quentchen gute China ein; die Füße, die Fingerspitzen usw. wurden mir erst kalt, ich ward matt und schläfrig, dann fing mir das Herz an zu klopfen, mein Puls ward hart und geschwind; eine unleidliche Ängstlichkeit, ein Zittern (aber ohne Schaudern), eine Abgeschlagenheit durch alle Glieder; dann ein Klopfen im Kopfe, Röte der Wangen, Durst, kurz alle mir sonst beim Wechselfieber gewöhnlichen Symptome erschienen nacheinander, doch ohne eigentlichen Fieberschauder. Mit kurzen: Auch die mir beim Wechselfieber gewöhnlichen charakteristischen Symptome, die Stumpfheit der Sinne, die Art von Steifigkeit in allen Gelenken, besonders aber die taube widrige Empfindung, welche in dem Periostium über allen Knochen des ganzen Körpers ihren Sitz zu haben scheint – alle erschienen. Dieser Paroxismus dauerte 2–3 Stunden jedes Mal und erneuerte sich, wenn ich diese Gabe wiederholte, sonst nicht. Ich hörte auf, und ich ward gesund." Hier leuchtete wohl zum ersten Mal bei ihm der homöopathische Gedanke auf. Der Name stammt von den griechischen Wörtern ὅμοιος πάθος = ähnliche Krankheit. Als Gegensatz schuf Hahnemann den Begriff Allopathie von ἄλλος πάθος = andere Krankheit. Damit war das gegensätzliche Heilprinzip der Schultherapie gemeint.

Man hat später immer wieder eingewandt, daß Hahnemanns Schlüsselerlebnis von 1790 auf einem Irrtum beruhen müsse, da ja die meisten Menschen nach Chinarinde oder **Chinin** kein Fieber bekommen. Dies war Hahnemann bereits bekannt. Deshalb wies er selbst darauf hin, daß offenbar nur wenige Menschen mit einer Idiosynkrasie (= Überempfindlichkeit) so reagierten. Andererseits war von Segelschiffsbesatzungen bekannt, die in den Tropen prophylaktisch Chinarinde erhielten, daß ein Teil der Mannschaft mit Fieber reagierte. Gleiches wird auch aus Chininfabriken nach Einatmen von Chininstaub durch die Arbeiter berichtet.

Im Jahre 1796 veröffentlichte Hahnemann [21] in Hufelands Journal seine berühmte Arbeit „Versuch über ein neues Prinzip zur Auffindung der Heilkräfte der Arzneisubstanzen nebst einigen Blicken auf die bisherigen". Darin schrieb er wörtlich: „Man ahme die Natur nach, welche zuweilen eine chronische Krankheit durch eine andere hinzukommende heilt und wende in der zu heilenden Krankheit dasjenige Heilmittel an, welches eine andere, möglichst ähnliche künstliche Krankheit zu erregen imstande ist und jene wird geheilet werden. Similia similibus." Dabei stützte er sich keineswegs nur auf seinen Chinarindenversuch, sondern führte über 50 weitere Beispiele für solche Heilungen nach dem **Ähnlichkeitsprinzip** an. Er wies auch von Anfang an darauf hin, daß dies nicht seine Entdeckung sei, denn schon bei Hippokrates fand er in dessen Schrift „Von den Stellen im Menschen" die Formulierung: „Die Schmerzen (Beschwerden) werden durch das ihnen Entgegengesetzte behoben, jede Krankheit nach ihrer Eigenart … Eine andere Art ist folgende: Durch das Ähnliche entsteht die Krankheit, und durch Anwendung des Ähnlichen wird die Krankheit geheilt." Paracelsus faßte dasselbe in die Worte: „Similia similibus curantur." Seine diesbezüglichen Schriften hat Hahnemann aber nicht gelesen, da sie ihm ein „unverständliches Kauderwelsch" waren und Paracelsus in der Zeit der Aufklärung nicht als ernstzunehmender Wissenschaftler galt. Hahnemann selbst faßte das Ähnlichkeitsprinzip in die Worte: „Similia similibus curentur." Er benutzte also im Gegensatz zu Paracelsus den Konjunktiv.

Im weiteren Verlauf kam es nun darauf an, die Symptome der damals bekannten Arzneistoffe bei ihrer Einwirkung auf den Menschen genauer zu erforschen. Bekannt waren ja nur die grobtoxischen Symptome und die Beobachtungen der überlieferten Medizin. Hahnemann führte deshalb systematisch Arzneimittelprüfungen an sich, seiner Familie, seinen Freunden und Schülern durch. Auch dabei war er nicht der erste. Der Botaniker Conrad Gesner prüfte 1577 in Zürich an sich Eupatorium (Wasserdost),

Gratiola (Gnadenkraut), Helleborus (Nieswurz, Schneerose) und Nicotiana (Tabak). Young berichtete 1753 über Versuche mit Opium. Der wichtigste Vorläufer ist aber wohl Anton Störck in Wien, der zwischen 1760 und 1762 Arzneimittelprüfungen mit Conium (Schierling), Stramonium (Stechapfel), Hyoscyamus (Bilsenkraut) und Aconitum (Eisenhut) publizierte. Störck [54] stellte auch bereits die Frage: „Wenn Stramonium durch Verwirrung des Geistes Gesunde krank macht, warum darf man dann nicht den Versuch machen, ob es nicht, indem es den Kranken und Verrückten die Gedanken stört und ändert, Geistesgesundheit geben und bei mit Krämpfen Behafteten die Krämpfe heben könnte?"

Im Jahre 1805 veröffentlichte Hahnemann seine erste **Arzneimittellehre** in lateinischer Sprache mit dem Titel: „Fragmenta de viribus medicamentorum positivis", in der er die Prüfungsergebnisse von 27 Mitteln darstellte.

Im Jahre 1810 erschien dann sein Hauptwerk „Organon der rationellen Heilkunde", ein Lehrbuch der Homöopathie, das er ab der zweiten Auflage (1819) in „Organon der Heilkunst" umbenannte. Das Werk hat insgesamt sechs Auflagen erlebt, wobei die sechste, deren Redaktion er noch 1842 abgeschlossen hatte, erst 1921 von Richard Haehl herausgegeben werden konnte. Es ist in Paragraphen gegliedert.

1812 habilitierte sich Hahnemann in Leipzig mit einer Arbeit „De Helleborismo veterum" und lehrte dort an der Universität bis 1821. Er war inzwischen ein berühmter Arzt geworden, den sogar Fürst Schwarzenberg aus Wien, der Oberbefehlshaber der Völkerschlacht bei Leipzig, konsultierte. Hahnemann prüfte laufend weiter Arzneimittel und veröffentlichte die Ergebnisse von jetzt ab in deutscher Sprache in der reinen Arzneimittellehre, einem fünfbändigen Werk, sowie in den „Chronischen Krankheiten" Bände 2–5.

Bei der Behandlung **chronischer Krankheiten** stellte er fest, daß oft nach anfänglichen Erfolgen die Wirkung der homöopathischen Arznei rasch nachließ, um dann ganz zu versagen. Er schrieb [54]: „Der Anfang war erfreulich, der Fortgang minder günstig, der Ausgang hoffnungslos." Das veranlaßte ihn als ersten Arzt überhaupt, über das Problem der chronischen Krankheiten zehn Jahre intensiv nachzudenken. Dann veröffentlichte er seine Ergebnisse im ersten Band der „Chronischen Krankheiten" [24]. Darin führte er diese auf drei sog. **Urübel** oder Miasmen zurück, die er **Psora, Sykosis** und **Syphilis** nannte. Diese Begriffe sind nicht identisch mit bestimmten Krankheiten, sondern sollen die Pathogenese und Verlaufsarten dieser Grundformen chronischer Krankheiten kennzeichnen. Seine Konzeption, auf die später noch genauer eingegangen wird, hat bereits zu Lebzeiten Hahnemanns zum Streit unter den homöopathischen Ärzten geführt, der erst in unseren Tagen durch die interpretierenden Arbeiten von Dorcsi [11] und Ortega [43] beigelegt werden konnte.

Hahnemann hatte eine sehr subtile **Herstellungstechnik** für seine Arzneien entwickelt, die von den Apothekern sehr genaue und langwierige Arbeit bei relativ niedrigem Verdienst verlangte. Dies führte dazu, daß sie häufig pfuschten, weshalb Hahnemann das Recht beanspruchte, seine Arzneien selbst herzustellen. Da ihm dies der sächsische König verweigerte, siedelte er 1821 nach Köthen um, wo ihm der dortige Herzog das Selbstdispensierrecht gewährte. Hier feierte er mit seinen Freunden und Schülern 1829 sein goldenes Doktorjubiläum. Bei dieser Gelegenheit wurde der Deutsche Zentralverein homöopathischer Ärzte gegründet, der noch heute der maßgebende Berufsverband für die Mehrzahl der homöopathischen Ärzte ist.

1830 starb Hahnemanns Frau. 1832 wurde in Köthen die „Allgemeine homöopathische Zeitung für kritische und wissenschaftliche Homöopathie" gegründet, die seitdem bis heute ununterbrochen erscheint und damit die älteste Zeitung überhaupt im deutschsprachigen Raum ist.

1835 heiratete Hahnemann seine Patientin Melanie d'Hervilly, eine Französin, die sich sehr intensiv in die Homöopathie einarbeitete. Mit ihr zog er noch im selben Jahr nach Paris und eröffnete dort eine Praxis,

die er bis zu seinem Tode 1843 zusammen mit seiner Frau höchst erfolgreich führte. Auch in Paris war er noch immer wissenschaftlich tätig.

In **Deutschland** hatten sich die homöopathischen Ärzte inzwischen in zwei Gruppen gespalten. Die reinen Hahnemannianer forderten eine Ausübung der Homöopathie streng nach den Regeln, die Hahnemann aufgestellt hatte, ohne Vermischung mit Methoden der Schultherapie. Die sog. naturwissenschaftlich-kritischen Vertreter der Homöopathie beanspruchten dagegen das Recht, erfolgreiche Verfahren der Schultherapie ebenfalls neben der Homöopathie anzuwenden. Sie wurden von Hahnemann als After- oder Bastard-Homöopathen beschimpft. Inzwischen hatte sich die Homöopathie über die deutschsprechenden Länder hinaus vor allem in Frankreich ausgebreitet. Dazu trugen besonders ihre Erfolge bei den Cholera-Epidemien seit 1830 bei. So starben nach einer Statistik [54] von 20 000 allopathisch behandelten Kranken fast 50%, von 1557 homöopathisch behandelten dagegen nur 6%. Constantin Hering, ein Schüler Hahnemanns in Leipzig, breitete die Homöopathie sehr erfolgreich in den **USA** aus. Dort gab es im 19. Jahrhundert einige bedeutende homöopathische Universitäten.

Um die Jahrhundertwende waren die führenden homöopathischen Ärzte der USA weitgehend dogmatisch erstarrt und konnten sich den durch den Flexner-Report geschaffenen neuen Verhältnissen nicht anpassen, so daß nach und nach alle homöopathischen Lehr- und Forschungsstätten verlorengingen und die Homöopathie in den USA zur Bedeutungslosigkeit herabsank. Erst seit den 80er Jahren dieses Jahrhunderts steigt die Zahl der homöopathischen Ärzte dort wieder.

Im Gegensatz dazu breitete sich die Homöopathie in **Südamerika** und **Mexiko,** vor allem aber in **Indien** rasch aus. Dort gibt es sogar eigene Hochschulen für Homöopathie.

In der **Bundesrepublik Deutschland** wurde die Homöopathie 1976 in das neue Arzneimittelgesetz aufgenommen und eine eigene Kommission für diese Heilweise beim Bundesgesundheitsamt geschaffen. Seit 1993 wurde sie auch in den Lernzielkatalog für Medizinstudenten eingefügt und ist seitdem Lehr- und Prüfungsfach. Seit Jahren gibt es eine Zusatzbezeichnung „Homöopathie", die jeder Arzt nach einem abgeschlossenen Hochschulstudium erwerben kann. Sie wird von den Ärztekammern verliehen. Die dafür erforderliche Weiterbildungszeit wurde von bisher eineinhalb Jahren jetzt auf drei Jahre erhöht.

## 9.2 Grundlagen der Homöopathie

Die Homöopathie ruht auf vier Säulen:
▷ Ähnlichkeitsregel
▷ Arzneimittelprüfungen an gesunden reaktionsfähigen Versuchspersonen – Arzneimittelbild
▷ Individualisierung an Kranken – Krankheitsbild
▷ homöopathische Pharmazie

### 9.2.1 Ähnlichkeitsregel

Hahnemann formulierte die Ähnlichkeitsregel lateinisch: Similia similibus curentur; Ähnliches soll durch Ähnliches geheilt werden. Das bedeutet: Zur Heilung eines Kranken wird dasjenige Arzneimittel eingesetzt, das in seinem Arzneibild dem beim Patienten vorliegenden Krankheitsbild möglichst ähnlich ist. Hahnemann selbst beschrieb im § 29 der 6. Auflage des Organons [22] der Heilkunst diese Heilregel mit folgenden Worten: „Indem jede (nicht einzig der Chirurgie anheim fallende) Krankheit nur in einer besonderen, krankhaften, dynamischen Verstimmung unserer Lebenskraft (Lebensprincips) in Gefühlen und Thätigkeiten besteht, so wird bei homöopathischer Heilung dieß, von natürlicher Krankheit dynamisch verstimmte Lebensprincip, durch Eingabe einer, genau nach Symptomenähnlichkeit gewählten Arznei-Potenz, von einer etwas stärkern, ähnlichen, künstlichen Krankheits-Affection ergriffen; es erlischt und entschwindet ihm dadurch das Gefühl der natürlichen (schwächern) dynamischen

Krankheits-Affection, die von da an nicht mehr für das Lebensprincip existiert, welches nun bloß von der stärkern künstlichen Krankheits-Affection beschäftigt und beherrscht wird, die aber bald ausgewirkt hat und den Kranken frei und genesen zurückläßt. Die so befreite Dynamis kann nun das Leben wieder in Gesundheit fortführen." Daraus geht nun hervor, daß Hahnemann offenbar eine, von ihm Lebenskraft genannte, Energie als Fundament unserer Existenz und Gesundheit betrachtete, deren „Verstimmung" aber als Krankheit. Überlagerte man nun die natürliche Krankheit mit einer ähnlichen künstlichen Arzneikrankheit, so würden die Abwehrmechanismen des Körpers (von ihm als von der Lebenskraft gesteuert gedacht) stimuliert und konnten so nach Wegnahme der Arzneikrankheit die natürliche Krankheit heilen. Es kam also hier darauf an, die körpereigene Regulation zur Heilung anzustoßen. Die Existenz einer solchen Heilungsmöglichkeit wurde oft bestritten. Tatsächlich wird sie auch heute noch in der Schulmedizin, allerdings meist unbewußt, angewandt. Beispiele hat Coulter zusammengestellt [10]. Hier seien nur genannt die Verwendung von Nitroglyzerin bei Angina pectoris, das Präparat wurde zuerst in der Homöopathie unter dem Namen Glonoin verwendet, und der Gebrauch von Gold beim Rheumatismus. Ein besonders gutes Beispiel bildet Colchicin [10], dessen Ausgangsprodukt **Colchicum** (Herbstzeitlose) in der Homöopathie schon lange gebraucht wurde. Deshalb soll darauf hier etwas näher eingegangen werden.

Die **homöopathische Arzneimittelprüfung** von Colchicum ergab folgende Symptome:

▷ Kribbeln in der rechten Großzehe – wie eingeschlafen
▷ Schmerzen in der linken Großzehe – wie von eingewachsenem Nagel
▷ Schmerzen im linken Großzehenballen – wie entzündet
▷ Brustschmerz, heftig, stechend, unterbricht die Atmung
▷ schneidender Schmerz wie von einem Messer in der rechten Thoraxhälfte.

Die **klinischen Indikationen** für Colchicum sind:

▷ Die **Gicht.** Ihre Symptomatik entspricht weitgehend den ersten drei genannten Symptomen.
▷ Die familiäre paroxysmale **Polyserositis** (Siegal-Cattan-Mamou-Syndrom): Dabei handelt es sich um ein seltenes mediterranes Fieber mit den Symptomen: arthritische Gelenkschmerzen und stechender, die Atmung behindernder Brustschmerz.

Speziell die Symptome des Brustschmerzes ergaben sich ebenfalls bei der homöopathischen Arzneimittelprüfung, und – für die Schulmedizin überraschenderweise – bewährte sich das Mittel auch bei dieser Indikation.

1983 veröffentlichten Adams und Pearson [1] den Fall eines Knaben mit jahrelanger therapieresistenter Neutropenie, die erst nach subtherapeutischen Dosen von Chloramphenicol ausheilte. Auch das ist eine typische Anwendung des **Simileprinzips,** denn Chloramphenicol kann in hohen Dosen eine Neutropenie hervorrufen.

Man kann also davon ausgehen, worauf bereits im Abschnitt 9.1 über die Geschichte der Homöopathie hingewiesen wurde, daß es sich hierbei um ein allgemein gültiges Prinzip handelt, das nicht von Hahnemann entdeckt, wohl aber von ihm methodisch ausgearbeitet und praktikabel gemacht wurde.

## 9.2.2 Arzneimittelprüfungen an gesunden reaktionsfähigen Versuchspersonen – Arzneimittelbild

Hahnemann griff zunächst in erster Linie auf die zu seiner Zeit verwendeten Arzneistoffe zurück. Von diesen waren in der Regel nur grobtoxikologische Eigenschaften und die überlieferten Beobachtungen der alten Ärzte bekannt, z.B. Erkältungen als Folge von kaltem (Nord-Ost-)Wind bei Aconitum (Eisenhut). Das aber reichte Hahnemann bei weitem nicht aus. Er führte deshalb systematisch Arzneimittelprüfungen

durch. Dabei erkannte er früh, daß solche Untersuchungen nur dann zu Ergebnissen führen, wenn man Responder und Non-Responder vorher trennt. Dazu verabreichte er jedem Prüfer (= Versuchsperson) zunächst eine relativ große Dosis der Prüfarznei. Erfolgte keine Reaktion, erhielt er eine zweite Dosis. Blieb auch diese ohne Wirkung, schied er für dieses Mittel als Prüfer aus. Spätere Nachprüfungen, insbesondere von Martini [36] und Pirtkien [46] berücksichtigten dies nicht und erbrachten deshalb erheblich schlechtere Ergebnisse, weshalb von Gegnern der Homöopathie immer wieder behauptet wurde, auch die Prüfungen Hahnemanns und seiner Nachfolger seien völlig wertlos. Walach [57], wie vor ihm schon Schoeler, hat kürzlich erneut die Martinischen Prüfungen analysiert und zahlreiche Fehler bei der Durchführung und Auswertung nachgewiesen, so daß man auf diese Untersuchungen kein ablehnendes Urteil stützen kann. Pirtkien, der mit einem Computer arbeitete, hat selbst betont, daß damit frühere Prüfungen nicht in Frage gestellt werden könnten. Tatsächlich sind die alten Prüfberichte so gut, daß heute oft Patienten ihre Symptome im gleichen Wortlaut schildern, den die damaligen Prüfer für ihre Symptome benutzten, wie von Keller [28] mittels Tonbandaufzeichnungen nachgewiesen.

Aus den Ergebnissen der Arzneimittelprüfungen, der Toxikologie, den tradierten Berichten der alten Ärzte und Beobachtungen an geheilten Kranken ergibt sich das sog. **Arzneimittelbild.** Dieser Begriff stammt von Rademacher [49], einem Zeitgenossen Hahnemanns, während der Erfinder der Homöopathie selbst vom „Inbegriff der Symptome" sprach. Die anschaulichere Bezeichnung „Arzneimittelbild" hat sich heute allgemein durchgesetzt. Hahnemann führte die Symptome in seiner Arzneimittellehre nach dem sog. Kopf-zu-Fuß-Schema auf. Dies hat für den Lernenden erhebliche Schwierigkeiten, weshalb später didaktische Verbesserungen eingeführt wurden, auf die unten noch eingegangen wird.

### 9.2.3 Individualisierung am Kranken – Krankheitsbild

Jeder homöopathische Arzt erhebt zunächst die normale Anamnese und einen klinischen Befund mit eventuell notwendigen technischen Zusatzuntersuchungen. Danach stellt er eine klinische Diagnose. Diese ist notwendig für die Prognose und um eine Entscheidung treffen zu können, welche Therapie im vorliegenden Fall angezeigt ist. Wenn eine homöopathische Behandlung indiziert erscheint, muß zunächst die **homöopathische Anamnese** aufgenommen werden (siehe unten). Sie unterscheidet sich ganz wesentlich von der in der Schulmedizin üblichen. Es kommt hier darauf an, die vorhandenen Krankheits- und individuellen **Symptome in größtmöglicher Vollständigkeit** zu erhalten. Bei chronischen Leiden ist zusätzlich auch die genaue Kenntnis der Erkrankungen der Vorfahren, des Verlaufs von Schwangerschaft und Geburt sowie der kindlichen Entwicklung erforderlich. Da die vom Patienten erhaltenen Symptome in der Regel nur bruchstückhaft angegeben werden, müssen sie nach Möglichkeit zum sog. **vollständigen Symptom** ergänzt werden. Dazu gehören:

▷ der **Ort der Erkrankung** (z.B. Kopf, im Stirnbereich links)
▷ die **Sensation** (z.B. stechende Schmerzen)
▷ die **Umstände,** unter denen sich die Beschwerden bessern oder verschlechtern, in der Homöopathie **Modalitäten** genannt (z.B. besser durch kalte Umschläge oder schlimmer durch Wetterwechsel zu feucht und kalt oder durch Geräusche oder Gerüche).
▷ Die vierte notwendige Ergänzung bildet die sog. Auslösung des Symptoms, auch **Causa** im homöopathischen Sinne genannt. Dies wäre z.B. die Angabe: „Die Kopfschmerzen traten erstmals nach einer Gehirnerschütterung vor 20 Jahren auf und bestehen seitdem unverändert." Selbst wenn ein solches Ereignis lange zurückliegt, kann es ein wichtiger Ansatzpunkt für die Therapie sein.

**Geistes- und Gemütssymptome** besitzen in der Homöopathie für die Wahl des Mittels einen besonders hohen Stellenwert, weshalb deren Kenntnis von großer Bedeutung ist. Dazu gehören auch Charaktereigenschaften, falls sie ein normales Maß übersteigen, z.B. extreme Eifersucht, großer Haß, übersteigerte Ängste jeder Art, von der Norm abweichendes sexuelles Verhalten usw. Es leuchtet ein, daß derartige Informationen oft schwer zu erhalten sind und besonders von seiten des Arztes viel Einfühlungsvermögen und psychologisches Geschick erfordern sowie die Fähigkeit, Masken zu durchschauen, mit denen viele Menschen im täglichen Leben ihre Gefühle verbergen. Die Erhebung der subjektiven Symptome ist genauso wichtig wie ein sorgfältiger klinischer Befund, bei dem alle Zeichen (objektive Symptome) genau registriert werden müssen. Objektive Symptome haben die größte Bedeutung für die Mittelwahl in der Tierheilkunde und bei der Behandlung von Säuglingen und Kleinkindern sowie von Bewußtlosen. Die Summe aller Symptome und Zeichen ergibt das sog. **Krankheitsbild,** das dann – entsprechend der Ähnlichkeitsregel – mit den bekannten Arzneimittelbildern verglichen wird, um das Mittel mit dem ähnlichsten zur Behandlung auszuwählen.

### 9.2.4 Homöopathische Pharmazie

Hahnemann verwandte die Arzneien zunächst in den zu seiner Zeit üblichen Grandosen (ein Gran = 0,06 g). Dabei stellte er in vielen Fällen zunächst eine Verschlimmerung der Krankheitssymptomatik fest, ehe die Heilung eintrat. Um diese heute als **Erstreaktion** bezeichnete, für den Patienten unangenehme Erscheinung möglichst geringzuhalten, verkleinerte er die Arzneidosis systematisch. Als Verdünnungsmittel wählte er Alkohol in verschiedener Konzentration für flüssige Stoffe und Milchzucker für feste. Diese waren deshalb besonders geeignet, weil sie selbst „unarzneilich" sind und gleichzeitig konservierend wirken. Nach vielen Versuchen kam er zu folgender **Standardmethode:** Flüssige Arzneistoffe wurden im Verhältnis 1:100 mit zehn kräftigen Schüttelschlägen verdünnt, feste im Mörser mit Milchzucker in drei Portionen eine Stunde lang verrieben. Die so gewonnenen Verdünnungen von $10^{-2}$ oder C 1 (von lateinisch Centum) konnten dann auf gleiche Weise weiter verdünnt werden, was zunächst zur C 2 (entspricht $10^{-4}$) führte usw.

Hahnemann benutzte das **Mehrglasverfahren,** bei dem für jede weitere Verdünnung neue Gläser verwendet werden. Später führte Korsakoff [54] das **Einglasverfahren** ein. Dabei wird dasselbe Fläschchen lediglich entleert, mit Verdünnungsmittel halb gefüllt, geschüttelt, dann wieder entleert usw. Auf diese Weise kommt man durch die Adhäsionen an den Glaswänden nicht über eine Verdünnung von C 4 hinaus. Später wurden von Hering und Vehsemeyer [54] Verdünnungen im Verhältnis 1:10 eingeführt. Sie werden mit D von lateinisch Decem = 10 bezeichnet. Eine D 1 entspricht einer Verdünnung von $10^{-1,}$ eine D 2 einer Verdünnung von $10^{-2}$ und damit rein rechnerisch einer C 1. Sie unterscheidet sich von dieser aber dadurch, daß sie zweimal mit zehn Schlägen geschüttelt wurde, die C 1 nur einmal. Deshalb darf der Apotheker auch nicht eine C 1 anstelle von D 2 abgeben. Die D-Potenzen sind heute überwiegend in Deutschland gebräuchlich, während in der übrigen Welt vor allem C-Potenzen nach Hahnemann verwendet werden, meist in der Bezeichnung CH, was C-Potenz nach Hahnemann bedeutet.

Zu seiner Überraschung stellte Hahnemann mit zunehmender Verdünnung eine Wirksamkeitssteigerung der homöopathischen Arznei fest. Deshalb sprach er später nicht mehr von Verdünnungen sondern von **Potenzen** (lateinisch potentia = Kraft) oder **Dynamisationen** (griechisch δύναμις = Kraft), um die größere Kraftentfaltung der homöopathisch verdünnten Arznei zu kennzeichnen. Verdünnungen bis D 6 (C 3) bezeichnet man als **Tiefpotenzen,** solche bis D 18 (C 9) als **Mittelpotenzen,** die darüberliegenden, in der Regel ab D 30, als **Hochpotenzen.** Zwischen D 18 und D 30 werden in der Regel keine Zwischenpotenzen verwendet. Hahnemann fand heraus, daß Hochpotenzen lange nachwirken und des-

halb nur als seltene Einzeldosen verabreicht werden dürfen. Dies wiederum schafft psychologische Probleme, da die meisten Menschen wenig Geduld haben und durch eine tägliche Medikamenteneinnahme selbst aktiv sein möchten. Deshalb entwickelte Hahnemann in seiner Pariser Zeit eine weitere Form der Verdünnung, die sog. **50 000er-Potenzen,** auch **Q**- (von quinquagesimamille) oder fälschlich **LM-Potenzen** genannt. Dabei wird das Mittel zunächst bis zur C 3 mit Milchzucker verrieben, anschließend 1:100 verdünnt, aber im Gegensatz zu den sonst üblichen C-Potenzen einhundertmal geschüttelt. Anschließend benetzt man mit einem Tropfen dieser Lösung 500 Streukügelchen der Stärke 1. Diese bilden nach dem Trocknen die Q 1 oder 1 LM. Löst man ein solches Körnchen in einem Tropfen Wasser, versetzt es mit 99 Tropfen verdünntem Alkohol, schüttelt hundertmal und benetzt damit wiederum 500 Streukügelchen der Stärke 1 so erhält man die Q 2 usw. Auf diese Weise gelangt man relativ rasch in den Hochpotenzbereich. Dennoch kann man die so potenzierte Arznei täglich geben. Sie wirkt überdies milder als eine übliche Hochpotenz.

Bei der heutigen modernen industriellen Herstellung gibt es keine Handverreibung mehr. Diese Arbeit erledigen besser sog. Retschmühlen, in denen manche Stoffe, wie Graphit, bis zu 100 Stunden verrieben werden und dadurch eine viel größere Oberfläche erhalten als dies mit der Handverreibung jemals möglich wäre. Das Endprodukt steht dann in Tropfen, Tabletten (gepreßte Milchzuckerverreibung) oder Globuli (Rohrzuckerkügelchen mit der Arznei benetzt und getrocknet) zur Verfügung, wobei letztere besonders in der Kinderpraxis viel verwendet werden.

Durch die von Hahnemann entwickelte pharmazeutische Technik werden auch sonst unarzneiliche Stoffe wie Silicea, Lycopodium (Bärlapp), Graphit zu hochwirksamen Arzneimitteln. Hahnemann fand überdies, daß unlösliche Substanzen ab C 4 oder D 8 löslich sind. Wie wir heute wissen, handelt es sich dabei meist um kolloidale Lösungen. Solche Arzneien kann man dann flüssig weiter potenzieren, was die Arbeit natürlich sehr erleichtert.

In der Homöopathie werden mineralische, chemische, pflanzliche und tierische Stoffe als Arzneimittel verwendet. Darunter befinden sich auch schwere **Gifte** wie Arsen, Aconitum (Eisenhut), Schlangen- und Spinnengifte. Sie alle bewähren sich in homöopathischer Verdünnung als vorzügliche Heilmittel, entsprechend der Feststellung des Paracelsus: „Nur die Dosis macht's, ob ein Stoff Gift oder Arznei ist." Eine besondere Gruppe bilden die **Nosoden.** Dabei handelt es sich um potenzierte Krankheitsprodukte, Krankheitserreger oder auch Organteile. Sie werden vor allem zur Konstitutionsverbesserung, zur Anregung träger oder gestoppter Reaktionsabläufe und zu Testzwecken, z.B. auf Fokalinfekte, gewöhnlich in seltenen Einzelgaben benutzt.

Die Wirkung homöopathischer Einzelmittel kann durch Erhitzen, Abkühlen oder Bestrahlen zerstört werden.

Untersuchungen von Wiesenauer [59] und anderen [53] haben ergeben, daß die volle Wirksamkeit nicht durch Verdünnen, sondern allein durch das von Hahnemann vorgeschriebene Verschütteln erreicht werden kann.

## 9.3 Stellung der Homöopathie innerhalb der Therapiemöglichkeiten

Tabelle 9-1 gibt eine Übersicht über die vorhandenen Therapiearten. Schon Hahnemann bezeichnete die **kausale Therapie** als königlichen Heilweg, der immer Vorrang habe. Er ist nur leider selten gangbar. Ein Beispiel wäre die Beseitigung der entsprechenden Symptomatik durch Abtreibung eines Bandwurms. Eine notwendige **Substitution** hat ebenfalls immer Vorrang. Als Beispiel seien die Gaben von Vitamin $B_{12}$ bei der Perniziosa oder von Insulin beim Diabetes mellitus Typ I genannt.

Bei andauernder Insuffizienz eines Organs, etwa des Herzens, kann auf dessen kontinuierliche **Stützung,** z.B. mit Digitalis, nicht verzichtet werden.

**Tab. 9-1** Möglichkeiten der Therapie

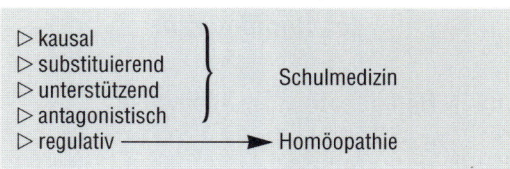

Starke Schmerzen müssen rasch gelindert werden. Dabei empfahl selbst Hahnemann eine **antagonistische** „allopathische" Behandlung mit Mohnsaft, der zu seiner Zeit ähnlich wie heute Morphium als stärkstes schmerzlinderndes Mittel galt. Die antagonistische Methode ist die Hauptbehandlungsart der Schultherapie. Dabei werden unerwünschte Krankheitssymptome durch entgegengesetzt wirkende Mittel beseitigt, z.B. Schlaflosigkeit durch Schlafmittel, Verstopfung durch Abführmittel, rheumatische Entzündungen durch entzündungshemmende Arzneien oder Fieber durch Antipyretika. Dazu sind jeweils große Dosen der verwendeten Stoffe nötig, um die körpereigene Regulation zu unterdrücken. Diese bergen in sich wiederum die Gefahr von unerwünschten Nebenwirkungen oder sogar Arzneischäden. Deshalb wurde der Satz geprägt: Eine Arznei, die keine Nebenwirkungen hat, hat auch keine Wirkungen. Es wird hierbei nicht individuell, sondern nach einer klinischen Diagnose oder einem führenden Symptom behandelt. Darum lassen sich leicht Kollektive bilden, bei deren gezielter Behandlung mit solchen stark wirkenden Arzneien immer eine Wirkung feststellbar ist.

Anders steht es mit der **Regulationstherapie.** Hier soll die körpereigene Regulation zur Heilung der Krankheit angestoßen werden. Dazu sind streng individuell angepaßte Arzneien in **kleiner** Dosis erforderlich. Wegen der notwendigen Individualisierung lassen sich Kollektive kaum bilden. Bei den kleinen Dosen sind Wirkungen kaum nachweisbar, wohl aber eine Wirksamkeit.

## 9.4 Praktische Anwendung der Homöopathie

### 9.4.1 Homöopathische Anamnese

Unter der Voraussetzung, daß eine exakte klinische Diagnose bereits gestellt und eine Entscheidung zugunsten der Homöopathie getroffen wurde, steht am Anfang die homöopathische Anamnese. Sie wurde von Hahnemann in den Paragraphen 83–104 dargestellt. Die Präzision dieser Beschreibung ist auch heute noch unübertroffen.

Die homöopathische Anamnese ist gegliedert in:
▷ Spontanbericht
▷ gelenkten Bericht
▷ indirekte Befragung
▷ biographische Anamnese

#### Spontanbericht

Der Patient teilt seine Beschwerden mit. Wichtig ist hierbei, daß ihn der Arzt ausreden läßt und nur bei sehr geschwätzigen Patienten, die ständig abschweifen, den Redestrom vorsichtig kanalisiert. Alle genannten Symptome werden vom Arzt notiert, wobei er mit jedem Symptom eine neue Zeile beginnt, damit er spätere Ergänzungen nachtragen kann, da der Patient ja kein vollständiges Symptom mitteilt, sondern immer nur Bruchstücke.

#### Gelenkter Bericht

Nach Abschluß des Spontanberichtes stellt der Arzt gezielte Fragen, um möglichst viele vollständige Symptome zu erhalten. Dabei muß er streng darauf achten, daß er dem Patienten die Antwort nicht in den Mund legt oder bei seinen Fragen suggestiv wirkt. Überhaupt sind Fragen zu vermeiden, auf die der Patient mit ja oder nein antworten kann. Man fragt also nicht: „Essen Sie gern Süßes?“, sondern: „Für welche Speisen haben Sie eine Vorliebe?“. Bei seinen Antworten muß man den Patienten genau beobachten. Kommen diese rasch und werden sie emotional vorgetragen, sind sie wertvoll. Muß der Patient dagegen erst längere Zeit überlegen, ehe er zögernd antwortet, liegt kein brauchbares Symptom vor.

#### Indirekte Befragung

Es werden nun nach dem Kopf-zu-Fuß-Schema bei allen Körperteilen früher aufgetretene Krankheiten abgefragt. Danach folgen Fragen nach den sog. Allgemeinsymptomen. Diese betreffen den ganzen Körper und haben deshalb einen besonders hohen Stellenwert. Dazu gehören: Appetit, Verlangen und Abneigung gegen bestimmte Speisen, Durst, Schwindel, Schlaf – hier muß besonders auch die Schlaflage erfragt werden – Schweiß, bei Frauen Menstruation – hier ist neben der üblichen Regelanamnese noch wichtig, ob das Blut hell oder dunkel ist, ob es mehr tags oder nachts fließt, ob es flüssig oder klumpig ist, einen bestimmten Geruch hat und welche Begleitsymptome vor, während und nach der Periode bestehen. Weitere wichtige Allgemeinsymptome sind alle Dinge, die mit der Sexualität zusammenhängen. Um hier zuverlässige Angaben zu erhalten, ist allerdings ein gewisses Vertrauensverhältnis, das erst allmählich aufgebaut werden kann, Voraussetzung. Den Schluß bilden die intellektuellen und Gemütssymptome, obwohl sie bei körperlichen Erkrankungen die wichtigsten sind, aber auch hierzu ist bereits eine positive Beziehung zwischen Arzt und Patient erforderlich.

#### Biographische Anamnese

Hier werden Krankheiten der Vorfahren erforscht sowie das soziale Umfeld, beginnend mit dem Verlauf von Schwangerschaft und Geburt sowie der kindlichen und späteren Entwicklung einschließlich der Berufswahl und Zufriedenheit im Beruf. Auch die familiären Verhältnisse des Patienten gehören hierher, besonders die Beziehung zum Ehepartner und zu den Kindern.

*Wahl der homöopathischen Anamnese*

Bei akuten Erkrankungen, besonders im Kindesalter, genügen oft schon Spontanbericht und gelenkter Bericht. Längerdauernde Erkrankungen erfordern auf jeden Fall die indirekte Befragung, alle chronischen Krankheiten zusätzlich die biographische Anamnese. In solchen Fällen kann die Erhebung der Vorgeschichte allein 1 bis 2 Stunden dauern.

## 9.4.2 Untersuchung

Eine sorgfältige klinische Untersuchung mit Registrierung aller Zeichen wird an die Anamnese angeschlossen, falls sie nicht zur Stellung der klinischen Diagnose bereits vorher erforderlich war. Auch eventuell notwendige technische und Zusatzuntersuchungen werden durchgeführt. Damit ist die handwerkliche Arbeit des homöopathischen Arztes beendet. Es beginnt die Arbeit des Denkens. Sie wird als Hierarchisierung bezeichnet.

## 9.4.3 Hierarchisierung, Wahl des Arzneimittels, Dosierung

Die durch Anamnese und Befund gewonnenen Symptome und Zeichen müssen sorgfältig geprüft werden. Schon Hahnemann hatte im Paragraph 153 seines Organon [22] geschrieben: „Bei dieser Aufsuchung eines homöopathisch-specifischen Heilmittels, das ist, bei dieser Gegeneinanderhaltung des Zeichen-Inbegriffs der natürlichen Krankheit gegen die Symptomenreihen der vorhandenen Arzneien, um unter diesen eine, dem zu heilenden Übel in Ähnlichkeit entsprechende Krankheits-Potenz zu finden, sind die auffallenderen, sonderlichen, ungewöhnlichen und eigenheitlichen (charakteristischen) Zeichen und Symptome des Krankheitsfalles, besonders und fast einzig fest ins Auge zu fassen; denn vorzüglich diesen, müssen sehr ähnliche, in der Symptomenreihe der gesuchten Arznei entsprechen, wenn sie die passendste zur Heilung sein soll. Die allgemeinern und unbestimmtern: Eßlust-Mangel, Kopfweh, Mattigkeit, unruhiger Schlaf, Unbehaglichkeit usw. verdienen in dieser Allgemeinheit, und wenn sie nicht näher bezeichnet sind, wenig Aufmerksamkeit, da man so etwas allgemeines fast bei jeder Krankheit und jeder Arznei sieht." Das heißt, die pathognomonischen Symptome und Zeichen sind für die Mittelwahl weniger wichtig. Diese muß sich vielmehr gerade auf die Symptome stützen, die diesen Kranken von allen anderen Patienten mit derselben Erkrankung, z.B. Schuppenflechte, unterscheiden. Dabei kommt es auch darauf an, das bei dem Patienten vorliegende individuelle Problem und seine spezifische Reaktion darauf so genau wie möglich zu erfassen. Eichelberger [12] hat das treffend als „Idee der Krankheit" bezeichnet. Das in der klinischen Medizin überwiegend trainierte Denken in Kausalketten reicht dazu in der Regel nicht aus. Es ist vielmehr ein Denken in **Netzstrukturen** erforderlich, wie es in der Epidemiologie und Kriminalistik üblich ist. Hierarchisieren bedeutet demnach: Ordnen der vorhandenen Symptome und Zeichen nach ihrer Wertigkeit, wobei in der Regel Gemüts- und intellektuelle Symptome den höchsten Rang einnehmen. Dann folgen Allgemeinsymptome und vollständige Symptome. Erst zum Schluß kommen die somatischen, sog. organotropen Symptome, auf die der Kliniker in der Regel seine Diagnose stützt. Sie dienen allenfalls zur Bestätigung der richtigen Mittelwahl. Sind die Symptome und Zeichen in dieser Reihenfolge geordnet, werden sie nach den Anweisungen des Paragraphen 153 gewichtet. Danach bleiben in der Regel zum Schluß noch drei bis fünf Symptome übrig, nach denen das ähnlichste homöopathische Arzneimittel ausgewählt wird. Dazu ist wiederum ein Denken in Analogien erforderlich. Der Arzt trifft die Mittelwahl dann entweder aufgrund seiner guten Kenntnis der Arzneimittelbilder oder mit Hilfe eines Repertoriums, wobei in der Regel das Werk von Kent [28a] benutzt wird. In beiden Fällen ist aber nach Abschluß der Mittelwahl ein sorgfältiges Studium des betreffenden Arzneimittelbilds in der Materia medica (Arzneimittellehre) erforderlich, um die Richtigkeit des Vorgehens nochmals zu überprüfen. Hat sich dabei diese bestätigt, wird die Arznei in individueller Dosis nach den oben geschilderten Richtlinien, den persönlichen Erfahrungen des Arztes und der Abschätzung der Reaktionslage des Patienten verordnet. Der Kranke muß dabei auf die Möglichkeit des Auftretens einer **Erstreaktion** hingewiesen werden, d.h. einer vorübergehenden Verschlimmerung der Krankheitssymptome. In diesem Fall ist die Einnahme bis zum Abklingen zu unterbrechen und der Arzt zu verständigen.

Die verwendete Dosis hängt sehr von der Erfahrung des einzelnen Arztes ab. Prinzipiell kann man sagen, daß bei akuten Krankheiten häufigere Gaben, bis stündlich oder noch öfter, von tiefen und mittleren Potenzen gegeben werden, bei chronischen Leiden und wenn die psychische Symptomatik im Vordergrund steht, dagegen eher Hochpotenzen in seltenen Gaben.

Grundsätzlich darf immer nur eine Arznei gleichzeitig verabreicht werden, da sonst eine Beurteilung der Arzneimittelwirkung unmöglich wird. Hahnemann [25] schrieb dazu im Jahre 1805 in der Heilkunde der Erfahrung: „Wenn wir klar sehen wollen, was das Heilmittel in einer Krankheit wirkt und was noch zu tun sei, so können wir nur ein einziges Mittel auf einmal geben …"

## 9.4.4 Beispiele

Einige Beispiele aus der Praxis sollen das Vorgehen illustrieren.

### 9.4.4.1 Akute Krankheit

**Fall 1: Akute fieberhafte Bronchitis**

Am 19.09.91 erscheint eine Mutter mit ihrem 3jährigen Sohn um 8.00 Uhr in der Sprechstunde.

**Spontanbericht:** Das Kind habe seit dem 15.09.91 Fieber bis 38 °C, seit dem 18.09.91 Husten, der wie ein Krupp-Husten klinge. Er sei trocken, und das Kind weine. Jetzt sei das Fieber schon am Morgen auf 38,6 °C axillar gestiegen.

**Gelenkter Bericht:** Der Husten ist bellend und tritt auch nachts, besonders nach Mit-

ternacht auf. Seit gestern abend läuft auch die Nase. Zusätzlich besteht Brechreiz. Das Kind trinkt nur in kleinen Schlucken und knirscht nachts mit den Zähnen.

**Befund:** Rachen gerötet, bellender Husten, Haut warm und trocken, Epidermophytie zwischen den Zehen, sonst internistisch unauffällig.

**Laborwerte:** BKS 21/55 mm n. W., Hb 12,5 g/dl, Erythrozyten 4,64 Mio./µl, Leukozyten 4500/µl, davon 2% Stabkernige, 57% Segmentkernige, 37% Lymphozyten, 3% Monozyten, 1% Eosinophile, Thrombozyten 315000/µl, Serum-Kupfer 186 µg/dl.

**Klinische Diagnose:** Akute fieberhafte Bronchitis, wahrscheinlich virusbedingt.

**Hierarchisierung:** Als wahlanzeigende, auffällige Symptome wurden ausgewählt: Durst fehlt, Husten bellend, Zähneknirschen im Schlaf. Die Repertorisation nach Kent mit Hilfe der Lochkartei nach Leers[1] ergab als einziges Mittel, das in allen drei Rubriken vorhanden war: Stramonium (Stechapfel).

**Therapie:** Das Kind erhielt sofort fünf Tropfen Stramonium D 12 auf die Zunge.

> Faustregel: Bei akuten Erkrankungen gibt man in der Regel Tief- und Mittelpotenzen, bei chronischen Erkrankungen eher Hochpotenzen.

**Verlauf:** Telefonischer Bericht am 20.09.91: Nach der Rückkehr nach Hause gegen neun Uhr schlief das Kind sofort ein und wachte erst gegen drei Uhr nachmittags wieder auf. Das Fieber war zu diesem Zeitpunkt schon deutlich abgesunken, der Krupp-Husten völlig verschwunden. Es bestand nur noch ein leichter lockerer Husten. Am 20.09.91 war das Kind fieberfrei und fühlte sich wieder gesund. Eine weitere Arznei war nicht erforderlich. Die in der Praxis verabreichte einmalige Dosis von Stramonium D 12 hatte bereits zur Heilung genügt.

---

[1] Die Lochkartei nach Leers ist ein auf Lochkarten übertragenes Repertorium nach Kent, in der Stichworte leicht aufzufinden sind. Man legt die Lochkarten aufeinander; das Mittel, das durch alle Karten geht, ist das Simile.

### 9.4.4.2 Chronische Krankheit mit einfacher Ätiologie

*Fall 2: Angina pectoris bei metastasierendem Mammakarzinom*

Eine 66jährige Hausfrau mit einem metastasierenden Mammakarzinom mit Pleuritis und Pericarditis carcinomatosa kam in meine Praxis.

**Spontanbericht:** Heftige krampfartige Schmerzen in der Herzgegend mit Ausstrahlung zur linken Schulter, die immer häufiger auftraten und sich bis zur Unerträglichkeit steigerten.

**Gelenkter Bericht:** Alle bisherigen Behandlungsversuche einschließlich Nitroglycerin hatten keine Wirkung gehabt. Bei den Schmerzen bestand eine hochgradige Todesangst.

**Diagnose:** Schwerste Angina pectoris als Folge der Pericarditis carcinomatosa.

**Hierarchisierung:** Im Vordergrund stand hier die hochgradige Todesangst in Verbindung mit den vorliegenden Schmerzen. Dieses Symptom hat in derartiger Ausprägung nur Aconitum (Eisenhut).

**Therapie:** Aconitum D 30, bei Auftreten von Schmerzen alle fünf Minuten fünf Tropfen.

**Verlauf:** Nach dem Einsatz von Aconitum D 30 waren regelmäßig bereits nach zehn Minuten die Schmerzen verschwunden und blieben tagelang fort. Dieser Zustand ließ sich jedesmal, bis zum Tode der Patientin nach einigen Monaten in gleicher Weise reproduzieren.

**Epikrise:** Da hier ein psychisches Symptom im Vordergrund stand, wurde die Hochpotenz gewählt, wegen der starken Heftigkeit der Anfälle die kurz aufeinanderfolgende Gabe.

### 9.4.4.3 Chronische Krankheit mit komplexer Ätiologie

*Fall 3: Ungeklärte Angstzustände*

Carsten M., geboren 14. 02. 75, Schüler, kommt am 08. 09. 86 in die Sprechstunde.

**Spontanbericht:** Hat seit Juli 1986 Angst im Dunkeln, wenn er allein ist. Diese Zustände haben sich verschlechtert. Er sieht alles grau und schwarz, spielt nicht, sitzt lustlos da.

**Gelenkter Bericht:** Im Dunkeln wird alles schlimmer. Er will nicht mehr mit dem Rad in den Wald fahren, kann vor Angst nicht allein schlafen, weint plötzlich. Ab drei Uhr nachmittags bis abends sieht er alles dunkler, hat zu nichts Lust, nur der Sport macht noch Spaß. Im Spielen verläßt ihn aber die Lust. Alles habe Ende Juli vor einem England-Urlaub begonnen. Im Januar 1986 habe er schon einmal ähnliche Symptome gehabt. Im Urlaub in England war es dann gut durch die Ablenkung. Inzwischen hatte die Mutter einen Kinderpsychiater hinzugezogen, der eine Neurose diagnostizierte und eine Psychotherapie vorschlug.

**Indirekte Befragung:** Als Kleinkind Masern, Windpocken, Mandelentzündung. Mit fünf Monaten Hautausschläge an Ohr, Hals, Ellenbeugen, Kniekehlen; er wurde deshalb mit Cortison-Salbe behandelt. Mit drei Jahren erster Asthmaanfall im Frühjahr zur Blütezeit nach einem Spaziergang; er bekam Euphyllin und eine Desensibilisierungskur. Er hat aber dies alles schlecht vertragen. Dann erhielt er Cromoglicinsäure (Intal®). Die schweren Anfälle ließen nach, er hat aber oft Bronchitis. 1981 Herpes im Bereich der linken Schläfe mit starker Anschwellung; zog sich zum Auge hin; die Lymphknoten waren angeschwollen. Seitdem hat er oft Herpes, etwa zehnmal im Jahr. Bei Genuß von Möhren und scharf gewürztem Reis muß er hüsteln. Die Stimme bleibt dann weg. Einmal im Jahr hat er Krupp-Husten. Im Juli 1986 hatte er ein trockenes Ekzem am linken Handgelenk. Er liebt die Wärme, aber auch kalte Getränke, hat Angst vor Gewitter und vor Krieg. Bei Belastungen bekommt er Asthma. Er ist leicht erregbar, wenn er etwas vorhat. Auch nach Freude bekommt er Asthma. Im Bett abends hat er noch Hunger und kann erst nach Essen einschlafen. Durch feuchtes Wetter wird alles noch schlimmer.

**Befund:** Schlanker, etwas blasser Junge mit feinem dunkelblondem Haar und großen lebhaften Augen. Tonsillen relativ groß, bohnengroße Lymphknoten beidseits submandibular. In der rechten Ellenbeuge trockenes Ekzem wie Neurodermitis. Geistig macht der Junge einen wachen, lebhaften und sehr intelligenten Eindruck.

**Laborbefunde:** BKS 7/17 mm n. W., Hb 13,4 g/dl, Erythrozyten 4,85 Mio./µl, Leukozyten 9500 µl, davon 58% Segmentkernige, 35% Lymphozyten, 2% Monozyten und 5% Eosinophile; Eisen 108 µg/dl. Serum-Kalzium 5,03 mval/l; alkalische Phosphatase 338,5 IE, Blutzucker 75 mg/dl.

**Klinische Diagnose:** Neurodermitis, Asthma bronchiale, rezidivierender Herpes simplex, ungeklärte Angstzustände.

**Hierarchisierung:** Wahlanzeigende Symptome waren hier: Angst im Dunkeln, Verlangen nach kalten Getränken, nächtlicher Hunger. Dies waren typische Symptome für Phosphor, wozu auch der Habitus paßte.

**Therapie:** Phosphor D 200 fünf Tropfen als einmalige Gabe.

**Verlauf:** 11.09.86 Bericht der Mutter: Carsten hatte am 08.09.86 leichtes Asthma, noch immer Angstzustände. 15.09.86 Asthma etwas stärker, es geht aber subjektiv etwas besser. 17.11.86: Ab und zu Kopfschmerzen, Angst besser, Asthma nur noch in Zimmern, in denen geraucht wird, erhält 3 ml Eigenblut i. m. (zur Umstimmung). 08.12.86: Angst verschwunden, hat seit einer Woche wieder Herpes im Mundbereich, erhält nochmals 4 ml Eigenblut i. m., außerdem wegen des Herpes morgens fünf Tropfen Rhus toxicodendron D 12 und abends fünf Tropfen Natrium muriaticum D 12.

Danach klangen sämtliche Beschwerden ab, auch der Herpes kehrte nicht wieder.

**Epikrise:** Offensichtlich war die frühkindliche Neurodermitis durch Cortison unterdrückt worden. Daraufhin entwickelte sich das Asthma, das ebenfalls unterdrückend behandelt wurde. Danach verlagerte sich die ganze Störung auf den psychischen Bereich, und es traten die Angstzustände auf. Im Verlauf der Heilung traten entsprechend der Heringschen Regel (siehe unten) die früheren Krankheiten wieder auf. Zur rascheren Abheilung des störenden Herpes wurden hier Rhus toxicodendron und Natrium muriaticum als Doppelmittel verabreicht. Dadurch läßt sich jetzt nicht beurteilen, welches von beiden Medikamenten wirklich geholfen hat.

### 9.4.5 Wirkungsarten homöopathischer Mittel

Die beschriebenen Fälle demonstrieren drei mögliche Wirkungsarten einer homöopathischen Arznei. Bei Fall 1 wirkte die Arznei in erster Linie auf das erkrankte Organ. Wir sprechen deshalb von einer **Organotropie.** Bei Fall 2 wurde ein krankhaft gestörter Funktionsablauf unterbrochen und neu einreguliert. Hier sprechen wir von einer **Funktiotropie,** und beim 3. Fall war eine Wirkung auf den ganzen Menschen erforderlich, wodurch eine Heilung von Grund auf erreicht wurde. Das nennen wir **Personotropie.** Je nach den Möglichkeiten im Einzelfall und der vorliegenden Erkrankung wird mehr die eine oder andere Wirkung des Arzneimittels im Vordergrund stehen. Bei sehr geringer Symptomatik und dadurch erschwerter individueller Mittelwahl kommen in erster Linie die organotropen oder funktiotropen Beziehungen einer Arznei zur Anwendung. Um aber tiefere Schichten des Krankseins zu erfassen, ist immer eine personotrope Wirkung erforderlich.

## 9.5 Beiträge der Homöopathie zur Krankheitslehre

### 9.5.1 Heringsche Regel

Die von Constantin Hering gefundene Gesetzmäßigkeit besagt: Krankheiten heilen von oben nach unten und von innen nach außen, wobei die Symptome in der umgekehrten Reihenfolge ihres Auftretens verschwinden. Von oben nach unten bedeutet: Erst muß sich die psychische Situation verbessern, danach die körperliche. Ebenso müssen erst innere Krankheiten verschwinden. Die Haut heilt immer zuletzt. Mit Hilfe dieser Regel läßt sich leicht überprüfen, ob ich mit meiner Therapie richtig oder falsch liege. Der Heilungsverlauf von Carsten M. (siehe Kap. 9.4.4.3) ist ein gutes Beispiel dafür.

## 9.5.2 Lehre von der Unterdrückung

Krankheitssymptome sind in der Regel Ausdruck einer tieferliegenden allgemeinen Regulationsstörung, von Hahnemann als „Verstimmung der Lebenskraft" bezeichnet und in diesem Zusammenhang Ausdruck des mehr oder weniger erfolgreichen Heilbestrebens des Körpers. Beseitigt man nun solche Symptome, ohne die dahinterstehende allgemeine Störung zu beheben, besteht die Gefahr, daß sich der Körper ein anderes Organ gleichsam als Ventil für seine Heilbestrebungen sucht. So kann anstelle eines mit Cortison beseitigten Hautausschlags z.B. Asthma bronchiale auftreten und nach dessen Eliminierung eine psychische Störung. In der Homöopathie wird dies als Unterdrückung bezeichnet. Die daraus folgenden Nachkrankheiten heißen dementsprechend **Unterdrückungskrankheiten.** Die Anamnese des Patienten Carsten M. demonstriert in klassischer Weise diese Pathogenese. Die Heilung gelang in diesem Falle mit dem Konstitutionsmittel Phosphor. Schon Hahnemann wies darauf hin, daß **Sulfur** ein Hauptmittel bei Unterdrückungskrankheiten ist. In der klinischen Medizin wird das Problem bis heute nicht gesehen. Daher werden unwissentlich immer wieder Unterdrückungskrankheiten erzeugt, welche oft zum chronischen Siechtum der Patienten führen und sicher eine Miturasche der Kostenexplosion im Gesundheitswesen bilden.

## 9.5.3 Lehre von der Auslösung

Dieses Problem wurde bereits oben gestreift. Entscheidend ist, daß ein jahrelang zurückliegendes psychisches oder physisches Trauma die vorliegende Krankheit ausgelöst haben kann und man diese nur dadurch zu heilen vermag, daß man die traumatisch erzeugte falsche Information mit dem Simile quasi löscht. Ein selbst erlebter Fall soll als Beispiel dienen:

### Fall 4: Kopfschmerzen nach Gehirnerschütterung

Im Jahre 1959 arbeitete ich auf einer Tuberkuloseabteilung und hatte auf meiner Station einen etwa 40jährigen Mann, der über ständige Kopfschmerzen klagte. Die Anamnese ergab, daß diese erstmals vor 20 Jahren nach einer Gehirnerschütterung durch einen Motorradunfall aufgetreten waren. Das war die Auslösung. Das Hauptmittel bei Traumen aller Art ist **Arnica.** Ich verordnete ihm daher dreimal täglich fünf Tropfen Arnica D 4. Bereits nach wenigen Tagen waren die Kopfschmerzen verschwunden, die 20 Jahre bestanden hatten. Sie kehrten auch während der monatelangen Weiterbehandlung wegen der Tuberkulose nicht mehr zurück.

## 9.5.4 Lehre von den chronischen Krankheiten

In der Sprache seiner Zeit führte Hahnemann alle chronischen Krankheiten auf drei sogenannte Miasmen, Psora, Sykosis und Syphilis, zurück. Unter einem **Miasma** verstand er eine Noxe, die entweder bereits das Erbgut der Vorfahren geschädigt und damit eine ererbte konstitutionelle Schwächung des Patienten verursacht hatte oder die auf den Kranken selbst im Laufe seines Lebens eingewirkt und bei ihm eine Disposition für bestimmte Krankheiten geschaffen hatte.

Sieht man die Fähigkeit des Organismus, auf einen Reiz oder eine Noxe mit einer gezielten Gegenregulation zu antworten, als Voraussetzung für die Erhaltung seiner Gesundheit oder die Heilung von Krankheiten an, so bedeuten:

▷ **Psora:** eine ungenügende, verminderte Reaktionsfähigkeit
▷ **Sykose:** eine überschießende Regulation mit Neigung zu proliferativen Prozessen. Dazu gehören auch Impfschäden.
▷ **Syphilis:** eine gänzlich fehlgesteuerte Regulation mit Gewebszerstörung.

Hahnemann empfahl nun neben zahlreichen anderen als Hauptmittel für die Behandlung der Psora **Sulfur,** für die Sykose **Thuja** und für die Syphilis **Mercurius** (Quecksilber).

Zu jedem einzelnen Miasma gehören noch zahlreiche Untergruppen der Krankheitsbilder, die eine Arzneiwahl nach dem

Simileprinzip erfordern. Dadurch kann die Behandlung einer chronischen Krankheit äußerst kompliziert sein, und man muß — ähnlich wie in der Archäologie – oft allmählich die einzelnen Schichten der Krankheit mit den passenden Mitteln nacheinander abtragen, um eine Heilung zu erreichen.

## 9.6 Möglichkeiten und Grenzen der Homöopathie

### 9.6.1 Indikationen

Aus dem Gesagten geht bereits hervor, daß die Homöopathie bei vielen akuten und chronischen Krankheiten erfolgreich eingesetzt werden kann. Auch **Befindlichkeitsstörungen,** bei denen noch keine Diagnose gestellt werden kann und deshalb eine Schultherapie unmöglich ist, lassen sich bereits homöopathisch behandeln. Oftmals kann damit ein Fortschreiten der Erkrankung bis zum Befund verhütet werden.

**Psychosomatische Erkrankungen** sind ebenfalls einer Homöotherapie zugänglich. Hier läßt sich sogar die Heilung meist rascher und wesentlich preiswerter als mit der Psychotherapie erzielen.

Müller [40] konnte zeigen, daß sogar **Geisteskrankheiten** auf eine homöopathische Therapie ansprechen.

Spezielle **organische Erkrankungen,** wie Neurodermitis, Psoriasis vulgaris, aber auch Multiple Sklerose lassen sich homöopathisch heilen oder zumindest zum Stillstand bringen und bessern, wie viele einschlägige Fallschilderungen beweisen.

Da bei jeder homöopathischen Behandlung niemals nur das erkrankte Organ, sondern immer der gesamte Mensch im Blickpunkt steht, wird mit der Heilung der vorliegenden Erkrankung auch die Grundgesundheit des Patienten nachhaltig verbessert, was zu einer Verminderung künftiger Krankheitsbereitschaft führt und dadurch in hohem Maße auch prophylaktisch wirkt. Mit der Homöopathie ist es möglich, nach-gewiesene oder nach der Familienanamnese zu erwartende konstitutionelle Schwächen im Rahmen einer sog. **eugenischen Kur** besonders bei Kindern zu bessern und auf diese Weise ebenfalls späteren Erkrankungen vorzubeugen.

### 9.6.2 Kontraindikationen

Wo eine kausale Therapie möglich ist, eine Substitution oder unterstützende Therapie erforderlich sind, besteht keine Indikation für die Homöotherapie. Auch wo eine antagonistische Behandlung wegen schwerer Schmerzen oder lebensbedrohlicher Komplikationen, z.B. bei intensivmedizinischen Indikationen, angezeigt ist, darf man die Homöopathie allenfalls zusätzlich zur Schultherapie einsetzen. Dasselbe gilt auch für chirurgische Indikationen.

Wo die körpereigene Regulation durch Fokalinfekte oder Störfelder blockiert ist, müssen diese erst beseitigt werden, ehe eine Homöotherapie überhaupt wirken kann.

Wenn der Patient weder Symptome noch Zeichen bietet, auf die sich eine Mittelwahl stützen könnte, ist eine homöopathische Behandlung unmöglich.

Eine besonders vorsichtige Dosierung ist bei Patienten mit überschießenden Reaktionen erforderlich. Hier können bei falscher Mittelwahl auch leicht Arzneiprüfsymptome auftreten, die vom behandelnden Arzt erkannt werden müssen. Sie klingen nach Absetzen des Medikaments in der Regel rasch ab.

Toxisch relevante Stoffe wie Arsen, Schlangengifte oder Quecksilber dürfen in tiefen Potenzen nicht oder allenfalls nur kurzzeitig eingesetzt werden. Bei besonders sensiblen Kranken sollte man sie in solchen Dosen ganz vermeiden, um nicht unerwünschte Nebenwirkungen zu riskieren.

Grundsätzlich ist hier zu sagen, daß die Breite der möglichen homöopathischen Anwendung auch ganz wesentlich vom Können des Arztes abhängig ist. Hier werden deshalb im Einzelfall immer große Unterschiede bestehen.

## 9.7 Komplexmittelhomöopathie

Während Hahnemann und seine Nachfolger grundsätzlich am Prinzip der Unitas remedii festhielten und die Arzneiwahl ausschließlich auf die Symptomenähnlichkeit stützen, gab es unter den homöopathischen Ärzten immer wieder Kollegen, denen dieses Verfahren zu umständlich erschien. Sie konnten sich auch von der klinischen Diagnose schwer lösen und benutzten deshalb zur Mittelwahl gern sog. **bewährte Indikationen,** bei denen die Arznei nach einer bestimmten häufig vorkommenden Symptomgruppierung ausgewählt wird und nach klinischer Erfahrung mit 70–80% Wahrscheinlichkeit in solchen Fällen auch wirksam ist. Dabei befindet man sich in der Regel im **organotropen** oder **funktiotropen** Bereich. Um die Effektivität noch weiter zu steigern, begann man organotrop oder funktiotrop ähnlich wirkende homöopathische Arzneien bei einer bewährten Indikation gleichzeitig mit dem bisher verwendeten Mittel zu verabreichen. Man erhoffte sich dadurch eine Wirksamkeitssteigerung, was in einzelnen Fällen auch beobachtet werden konnte. Aus diesen Erfahrungen entwickelten sich die sog. **homöopathischen Komplexmittel.** Es sind Mischungen homöopathischer Einzelmittel mit der gleichen organotropen oder funktiotropen Wirkung gezielt auf ein bestimmtes Syndrom, z.B. Husten, Dysmenorrhö, Ekzem, Kopfschmerzen, usw. Man orientiert sich bei der Auswahl dieser Gemische überwiegend an der klinischen Diagnose, so daß es sich im Grunde um eine Schultherapie mit homöopathischen Mitteln handelt. Durch die komplexe Zusammensetzung dieser Gemische läßt sich im Einzelfall auch nicht sagen, welcher der Inhaltsstoffe letzten Endes wirkte. Dennoch erfreuen sich solche Mittel besonders bei Ärzten, welche das mühevolle Einarbeiten in die Homöopathie scheuen, ihren Patienten aber gleichzeitig möglichst unschädliche Mittel anbieten wollen, einer zunehmenden Beliebtheit. Sie sind mit einem Schrotschuß zu vergleichen, während die Einzelmittelhomöopathie ein gezielter Schuß mit einem Zielfernrohr wäre.

## 9.8 Wissenschaftliche Forschung in der Homöopathie

Wie die gesamte Medizin beruht auch die Homöopathie auf **primär empirisch gefundenen Grundlagen.** Wissenschaftliche Forschung hat die Aufgabe, Gesetze aufzufinden, aus denen sich empirische Beobachtungen ableiten und sichere Voraussagen treffen lassen. Für eine Behandlungsform wie die Homöopathie ist ein weiteres Ziel, die Methode lehr- und lernbar zu machen und ihre praktische Anwendung auf eine möglichst sichere Basis zu stellen. Schon der geniale Hahnemann hat in diesem Sinne wissenschaftlich gearbeitet, aber auch ganze Generationen von nachfolgenden Ärzten haben sich dieser Aufgabe gestellt, wenn auch die äußeren Bedingungen im Vergleich zur klinischen Medizin weitaus schwieriger waren, denn die Homöopathen werden bis heute von den Hochschulen ferngehalten. Sie verfügen über keine eigenen Lehr- und Forschungsstätten mit einem Stab hauptamtlicher hochqualifizierter Mitarbeiter. So mußten alle neuen Erkenntnisse ganz überwiegend in den ärztlichen Praxen neben der dem Broterwerb dienenden Tätigkeit erarbeitet werden. Es ist klar, daß die Menge des so gewonnenen Materials im Vergleich zu dem in der klinischen Medizin klein sein muß. Dennoch sind die Ergebnisse sehr beachtlich.

Forschungsfelder waren in erster Linie:

▷ Arzneimittelprüfungen
▷ die Erstellung von Arzneimittelbildern
▷ die homöopathische Pharmazie
▷ der Wirksamkeitsnachweis homöopathischer Einzelmittel oder der Methode insgesamt und
▷ die Methoden zur möglichst erfolgreichen Anwendung des Ähnlichkeitsprinzips
▷ außerdem noch die Didaktik der Lehre der Homöopathie.

Die wichtigsten davon sollen nachstehend besprochen werden.

## 9.8.1 Arzneimittelprüfungen

Das Verfahren war bereits von Hahnemann so gut entwickelt worden, daß nur geringfügige Verbesserungen vorgenommen werden mußten. Dazu gehörten die regelmäßige Prüfung gegen Placebo im einfachen Blindversuch, gewöhnlich in alternierender Form mit dem Verum. Es zeigte sich bald, daß eine reine Protokollführung durch den Prüfer (= Versuchsperson) nur unbefriedigende Ergebnisse brachte; das tägliche Gespräch zwischen Prüfer und Prüfarzt, wie es schon Hahnemann gepflegt hatte, erwies sich als unverzichtbar [7], um Prüf- und Spontansymptome von vornherein zu trennen. Hahnemanns Methode der Unterscheidung von Respondern und Non-Respondern wurde zunächst aufgegeben. Darunter litt die Ergiebigkeit der späteren Prüfungen, weshalb ein solches Verfahren wieder eingeführt werden muß. Auch das wird ein Forschungsgegenstand sein. Die heute vorliegenden Arzneimittelbilder der wichtigsten Mittel sind insgesamt von hoher Qualität. Daneben gibt es aber noch zahlreiche sog. kleine Mittel, die diesen Namen nur deshalb verdienen, weil sie bisher ungenügend geprüft sind. Hier ist ebenfalls weitere Forschungsarbeit nötig.

## 9.8.2 Erstellung des Arzneimittelbildes

Hahnemann benutzte hierzu das sog. Kopf-zu-Fuß-Schema, bei dem erst die Symptome der einzelnen Organe aufgezählt und diesen dann die Allgemeinsymptome angefügt werden. Die Geistes- und Gemütssymptome wurden vor- oder nachgestellt. Zur Auffindung eines bestimmten Symptoms ist dieses Schema gut geeignet. Es hat aber große didaktische Mängel. Deshalb bemühten sich Mezger [38] und Leeser [34] um eine moderne Darstellung, welche das Einprägen der wichtigsten Symptome und das Vergleichen ähnlicher Arzneimittel erleichtert. So werden die Leitsymptome heute in der Regel vorangestellt und das Arzneimittelbild möglichst aus der Pathophysiologie abgeleitet.

## 9.8.3 Die homöopathische Pharmazie

Wie bereits erwähnt, wurden die Herstellungstechniken, besonders auf dem Gebiet der Verreibung und der Globuli erheblich verbessert. Die von Hahnemann geschaffenen Triturationen wurden weitgehend durch Tabletten ersetzt und außerdem auch injizierbare Präparate hergestellt, was bei manchen Indikationen von Vorteil ist. Insbesondere die Ausgangssubstanzen wurden standardisiert und hinsichtlich gleichbleibender Qualität überprüft. Alle diesbezüglichen Vorschriften und Methoden sind im „offiziellen deutschen homöopathischen Arzneibuch" niedergelegt. An der Verbesserung einzelner Techniken wird von der Arzneibuchkommission weiter gearbeitet. Durch das neue Arzneimittelgesetz von 1978 erhielt die Homöopathie in Deutschland einen offiziellen Status. Beim Bundesgesundheitsamt wurde eine eigene Kommission D für die Aufbereitung homöopathischer Arzneimittel geschaffen.

## 9.8.4 Anwendung des Ähnlichkeitsprinzips

Schon bald zeigte sich, daß die Fülle der Arzneimittelprüfsymptome unmöglich gleichzeitig im Gedächtnis behalten werden kann. Deshalb legte bereits Hahnemann für seinen persönlichen Gebrauch ein Symptomenverzeichnis an. Sein Schüler von Boenninghausen [5] verbesserte es und schuf das erste Repertorium (Nachschlagewerk), wobei er sich bemühte, den Zusammenhang zwischen den einzelnen Prüfsymptomen zu erhalten, weshalb man hier von einer synthetischen Methode spricht. Kent [28a] nahm gegen Ende des 19. Jahrhunderts in den USA, zusammen mit einem Stab von Mitarbeitern die Riesenarbeit auf sich, für sämtliche bis dahin bekannten Symptome in bestimmten Rubriken geordnet die passenden Mittel aufzulisten. Er bediente sich dabei der analytischen Methode, indem er die Aussagen der Prüfer und die vollständigen Symptome in Einzelteile zerlegte, die vom Benutzer des Werks erst wieder zusammengefügt werden müssen. Bei einiger Übung stellt dies allerdings kein großes Problem dar. Kent war sich der Unvollständigkeit und zum Teil Fehlerhaftigkeit seines Werks von Anfang an bewußt und lud alle homöopathischen Ärzte ein, mit den Erfahrungen ihrer Praxis ständige Ergänzungen und Korrekturen anzubringen und diese dem Autor mitzuteilen. Das ist bis heute nur teilweise gelungen, so daß hier noch eine große Aufgabe der Bearbeitung harrt. Neuerdings haben Barthel und Klunker [3] ein synthetisches Repertorium in drei Bänden publiziert, in dem die Geistes- und Gemüts- sowie die Allgemeinsymptome des „Kent" auf den neuesten Stand gebracht wurden unter Ausmerzung vohandener Fehler und sorgfältiger Angabe der Quellen. Weitere Verbesserungen des Kentschen Repertoriums stammen vor allem von Künzli von Fimmelsberg und Pierre Schmidt [28a].

Es sei an dieser Stelle aber nochmals betont, daß jedes Repertorium erfolgreich nur auf der Basis einer guten Arzneimittelkenntnis benutzt werden kann. Das gilt auch für die Repertorisation mit Hilfe eines Computers, die zunehmende Verbreitung findet.

## 9.8.5 Historische Forschung

Hier leistet insbesondere die Robert-Bosch-Stiftung vorbildliche Arbeit, die in ihrem Institut für Geschichte der Medizin in Stuttgart neben vielen anderen kostbaren Schriftstücken aus der Frühzeit der Homöopathie auch sämtliche Krankenjournale Hahnemanns mit Ausnahme des verschollenen ersten Bands verwahrt. Unter der Leitung von Professor Jütte werden diese wissenschaftlich bearbeitet, wobei sich bereits eine Menge neuer Gesichtspunkte über die allmähliche Ausformung der Homöopathie ergaben. Weitere sehr verdienstvolle historische Forschungen führen von Keller [28] und Gypser [29] durch.

## 9.8.6 Wirksamkeitsnachweis

Zur Zeit der Entstehung der Homöopathie sowie im ganzen vorigen Jahrhundert bestanden Wirksamkeitsnachweise für eine Therapie in der Medizin generell in Berichten über erfolgreich behandelte Patienten.

Martini [35] hat in seiner Methodenlehre der therapeutisch-klinischen Forschung noch 1953 dem **intraindividuellen Vergleich** beim Einzelfall eine hohe Bedeutung, ja eine Priorität für 80% aller Krankheiten zugemessen, wobei er allerdings die Bildung von Gruppen empfahl, um auch Mißerfolge analysieren zu können.

Erst ab der Mitte des 20. Jahrhunderts kam in der medizinischen Welt, besonders unter dem Einfluß der zytostatischen Therapie in der Onkologie, zunehmend die sog. **kontrollierte Studie** auf. Bei dieser werden aus einem Kollektiv von Patienten mit der gleichen Krankheit, möglichst auch im selben Stadium, nach dem Zufallsprinzip zwei Gruppen gebildet (randomisiert), die nun im einfachen oder doppelt blinden Verfahren jeweils mit **Verum gegen Placebo** bzw. wie zumeist in der Onkologie mit **Verum gegen eine Standardtherapie** behandelt werden. Das Ergebnis wird zum Schluß statistisch ausgewertet und die Wahrscheinlichkeit errechnet, mit der das Verum gegenüber Placebo oder einer Standardtherapie überlegen war. Im Gegensatz zu den Feststellungen Martinis, daß diese Form der Wirksamkeitsprüfung höchstens für 20% aller Krankheiten geeignet wäre, wurde die Methode auch unter dem Einfluß der US-Amerikaner in den letzten 20 Jahren zunehmend zum sog. „Goldstandard" erhoben und Einzelfallberichten lediglich ein „anekdotischer Wert" beigemessen. Kienle und Burkhardt [30] haben über 2000 kontrollierte Studien einer kritischen Analyse unterzogen und dabei in jedem Einzelfall erhebliche Mängel und Schwachstellen aufdecken können. Sie wiesen in ihrer Arbeit nach, daß dieses Verfahren für alle Arten von individuellen Behandlungen nicht geeignet ist.

Betrachten wir nun die Situation in der Homöopathie. Seit Anbeginn wurden in der homöopathischen Literatur viele erfolgreich behandelte Einzelfälle mit allen Krankheiten bis hin zum Krebs veröffentlicht. Viele von ihnen erfüllen allerdings nicht die strengen Martinischen Kriterien mit Vorbeobachtungszeit, Behandlungszeit und Nachbeobachtungszeit, wie das ja bis zum Beginn dieses Jahrhunderts auch für die schulmäßig behandelten Fälle nicht zutraf. Dennoch konnte Vogt [56] eine Reihe solcher Fallberichte zusammenstellen, die alle Kriterien erfüllen und die Wirksamkeit der Homöotherapie zweifelsfrei belegen.

Zu Beginn des 20. Jahrhunderts bemühten sich einzelne Forscher um den experimentellen Wirkungsnachweis homöopathischer Einzelmittel. Persson [45] hatte 1932/33 einen signifikanten Einfluß von Quecksilberchlorid in Potenzen bis D 120 auf die Fermentation von Stärke durch die Speichelamylase gefunden. Daran anknüpfend fand Boyd [6] in über 500 Vergleichsuntersuchungen unter Blindbedingungen von 1946 bis 1952, daß Quecksilberchlorid D 61 die Stärkespaltung durch Malzdiastase beschleunigt (Abb. 9-1). Harisch und Mitarbeiter [26] wiesen biochemisch am Tiermodell Wirkungen homöopathischer Einzelmittel bis D 1000 nach, wobei die Ergebnisse statistisch gesichert sind.

In Frankreich fanden experimentelle Studien besonders an den Universitäten in Straßburg und Lille statt. Zunächst wiesen Lapp, Wurmser [33] und andere nach, daß subletal, z. B. mit Arsen vergiftete Meerschweinchen, nur einen Teil des Gifts wieder ausscheiden.

Ein weiterer Teil kann durch das potenzierte Gift (z. B. Arsen C 4, 5 oder 7) mobilisiert werden. Diese Arbeiten wurden später von anderen französischen Forschergruppen bestätigt, die zum Teil mit Hochpotenzen bis C 30 arbeiteten [42].

Vergiftungsstudien wurden auch am Menschen durchgeführt. Raterson [44] prüfte 1944 in einer Doppelblindstudie Senfgas C 30, Rhus toxicodendron und Kalium bichromicum im Vergleich zu Placebo bei Senfgasverbrennungen. Dabei führten die homöopathisch potenzierten Mittel zu einer signifikanten Verminderung der Zahl tiefer Verbrennungen (Abb. 9-2). Ancarola und Fernandez [2] konnten bei den Opfern der Giftölkatastrophe in Spanien 1983 eine deutliche Verbesserung mit der Giftölnosode C 200 sowie einer Nachbehandlung mit den individuell angezeigten Akut- und Konstitutionsmitteln nachweisen.

> Kontrollierte Studien sind in der Homöopathie deshalb schwer durchzuführen, weil die zur Mittelwahl notwendige hochgradige Individualisierung die Bildung von randomisierbaren Kollektiven verhindert!

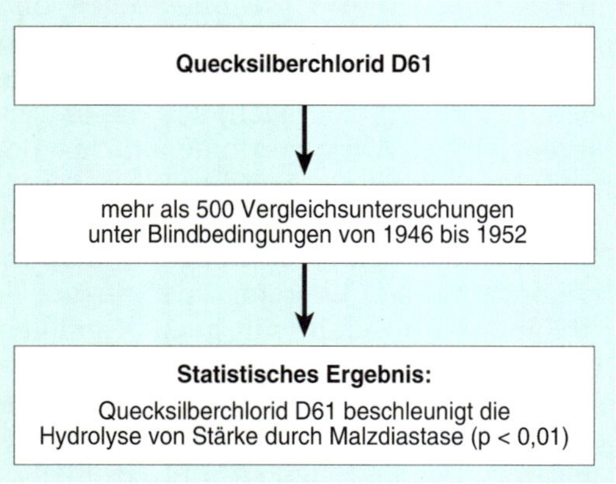

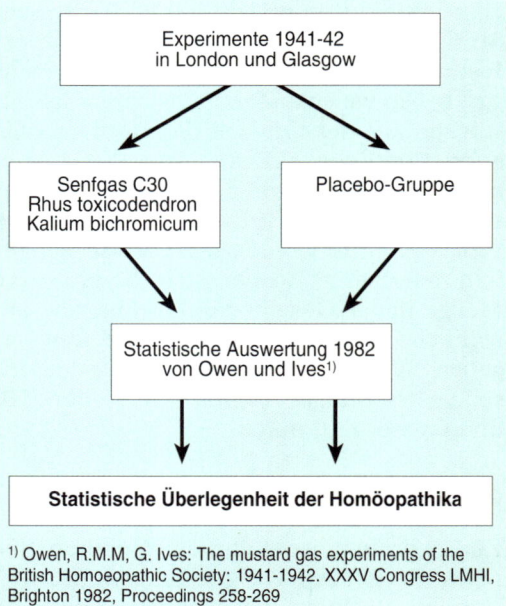

<sup>1)</sup> Owen, R.M.M, G. Ives: The mustard gas experiments of the British Homoeopathic Society: 1941-1942. XXXV Congress LMHI, Brighton 1982, Proceedings 258-269

**Abb. 9-1** Einfluß von Quecksilberchlorid auf die Fermentation von Stärke. (Modifiziert nach [6])

**Abb. 9-2** Vorbeugung und Behandlung von Senfgasverbrennungen. (Modifiziert nach [44])

---

**Quecksilberchlorid D61**

↓

mehr als 500 Vergleichsuntersuchungen unter Blindbedingungen von 1946 bis 1952

↓

**Statistisches Ergebnis:**
Quecksilberchlorid D61 beschleunigt die Hydrolyse von Stärke durch Malzdiastase (p < 0,01)

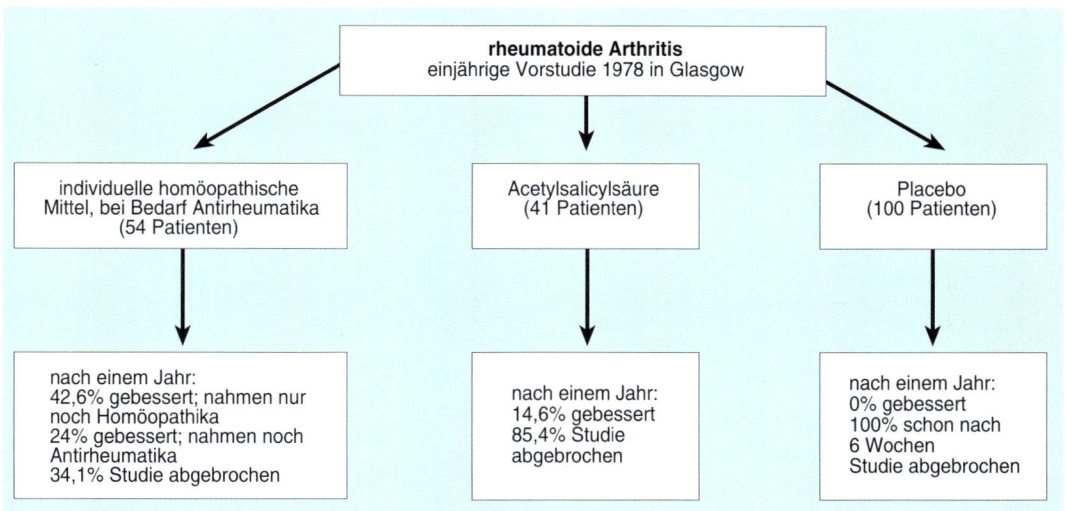

**Abb. 9-3** Homöopathische Behandlung der rheumatoiden Arthritis (ARA-Kriterien). (Modifiziert nach [18])

Eine gewisse Ausnahme bildet die sog. **bewährte Indikation.** Dabei handelt es sich um eine genau definierte Symptomengruppierung, die zu etwa 70–80% auf das gleiche homöopathische Einzelmittel anspricht. In solchen Fällen konnten Mössinger [41] und Wiesenauer [49] mindestens die Wirkung homöopathischer Einzelmittel belegen.

Unter **Wirkung** versteht man im klinischen Bereich die Beseitigung unerwünschter Krankheitssymptome, unter **Wirksamkeit** die Heilung der Krankheit. Beide Begriffe werden oft nicht sauber abgegrenzt und in der Diskussion vermengt.

Die üblichen randomisierten Doppelblindstudien lassen sich in der Homöopathie nur auf folgende Weise verwenden: Man bildet zwei vergleichbare Gruppen aus Patienten mit der gleichen klinischen Diagnose. Die eine wird mit Placebo oder schultherapeutisch, die andere homöopathisch mit dem jeweils individuell angezeigten Einzelmittel behandelt. Auf diese Weise kann man natürlich nicht ein bestimmtes homöopathisches Mittel mit einem schultherapeutisch gebrauchten vergleichen, sondern nur die Homöopathie als Behandlungsmethode mit der Schultherapie. Besonders unter blinden oder doppelblinden Bedingungen ergeben sich dabei größte

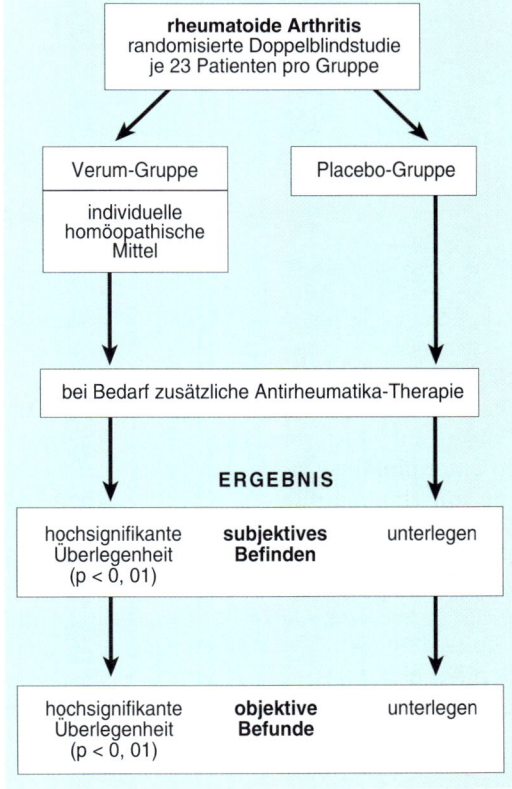

**Abb. 9-4** Homöopathische Behandlung der rheumatoiden Arthritis. (Modifiziert nach [18])

313

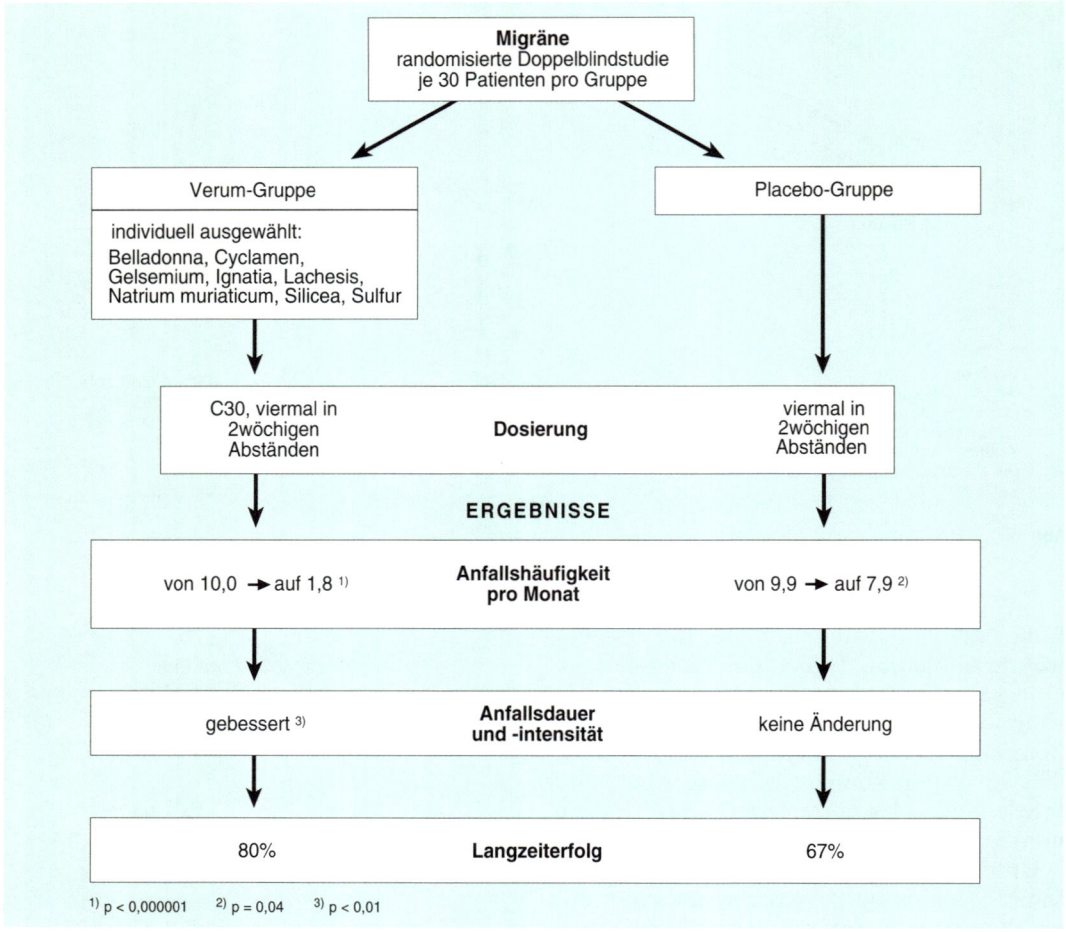

**Abb. 9-5**  Homöotherapie der Migräne. (Modifiziert nach [8])

Schwierigkeiten. Dennoch wurden solche Studien durchgeführt. Die beste stammt von Gibson und Mitarbeitern [18] aus Glasgow. In einer einjährigen Vorstudie bei 95 Patienten mit rheumatoider Arthritis nach ARA-Kriterien[1] wiesen die Autoren zunächst die Wirkung homöopathischer Einzelmittel nach (Abb. 9-3). Diese Ergebnisse konnten in einer randomisierten Doppelblindstudie mit 46 Polyarthritis-Patienten bestätigt werden (Abb. 9-4). Brigo [8] wies in einer ebenfalls randomisierten Doppelblindstudie die Wirksamkeit homöopathischer Einzelmittel in Hochpotenzen von C 30 bei der Migräne nach (Abb. 9-5).

Kleijnen und Mitarbeiter [31] haben kürzlich aus der Literatur 107 homöopathische Studien, von denen 105 auswertbar waren, genauer untersucht. Das für die Autoren überraschende Ergebnis waren mehrheitlich positive Befunde für die Homöopathie trotz zahlreicher methodischer Mängel, die, wie schon aus der Schultherapie bekannt, auch diese Studien aufwiesen. Eine Weiterarbeit auf diesem Gebiet wurde deshalb von den Autoren als sinnvoll erachtet.

Eine genaue Auflistung der vorliegenden Literatur durch Righetti [50] zeigt, daß eine Fülle von wissenschaftlichen Arbeiten die

---

[1] ARA-Kriterien = Kriterien nach der American Rheuma Association zur Klassifikation der chronischen Polyarthritis.

Wirkung oder Wirksamkeit homöopathischer Einzelmittel bis in den Hochpotenzbereich hinein belegen.

## 9.9 Wissenschaftstheoretische Grundlagen

Nach den vorangehenden Ausführungen ist die Homöopathie empirisch und wissenschaftlich gut begründet. Nach Umfragen steigt das Interesse an dieser Heilmethode in der Bevölkerung, aber auch bei Medizinstudenten und jungen Ärzten ständig an. Seit 1993 wurde die Homöopathie auch in den Lernzielkatalog für das Medizinstudium aufgenommen und ist damit Prüfungsfach. Dennoch wird sie von einigen Vertretern der Schultherapie weiterhin heftig bekämpft und zwar in verstärktem Maße, seit ihre Aufnahme in das Curriculum verfügt wurde.

Es werden dabei folgende Argumente gegen die Homöopathie vorgebracht:

▷ Das Ähnlichkeitsprinzip existiert gar nicht.

Bereits in seiner ersten Arbeit 1796 hat Hahnemann zahlreiche Beispiele dafür genannt, die bis zum heutigen Tage vermehrt werden konnten. Diese Behauptung kann daher als widerlegt gelten.

▷ Die homöopathischen Arzneimittelprüfungen sind nicht reproduzierbar.

Auch diese Behauptung, die sich besonders auf die Untersuchungen von Martini [36] und Pirtkien [46] stützt, wurde oben bereits widerlegt.

▷ Die Homöopathie ist keine Wissenschaft, sondern eine Ideologie und Irrlehre.

Hahnemann war ein völlig rational gesteuerter Wissenschaftler, ein glänzender Beobachter und Experimentator, der jeder Spekulation fernstand. Im § 6 des Organon schreibt er:

„Der vorurtheilslose Beobachter, – die Nichtigkeit übersinnlicher Ergrübelungen kennend, die sich in der Erfahrung nicht nachweisen lassen, – nimmt, auch wenn er der Scharfsinnigste ist, an jeder einzelnen Krankheit nichts, als äußerlich durch die Sinne erkennbare Veränderungen im Befinden des Leibes und der Seele, Krankheitszeichen, Zufälle, Symptome wahr, das ist, Abweichungen vom gesunden, ehemaligen Zustande des jetzt Kranken, die dieser selbst fühlt, die die Umstehenden an ihm wahrnehmen, und die der Arzt an ihm beobachtet. Alle diese wahrnehmbaren Zeichen repräsentieren die Krankheit in ihrem ganzen Umfange, das ist, sie bilden zusammen die wahre und einzig denkbare Gestalt der Krankheit." Man hat ihm besonders verübelt, daß er vom Lebensprinzip sprach, dessen Verstimmung hinter jeder Krankheit stünde. Hier ist zunächst einmal festzustellen, daß zu seiner Zeit der Vitalismus eine moderne philosophische Strömung war und die Vis medicatrix naturae ein vielgebrauchter Begriff. Darüber hinaus müssen wir auch heute noch zugestehen, daß die von uns angenommenen materiell faßbaren Ursachen einer Erkrankung häufig nur sehr vordergründig mit dem Krankheitsgeschehen zusammenhängen und dahinter weitere Ursachen ortbar sind bis hin zur psychosomatischen Begründung. Deshalb war es nur folgerichtig, wenn der vorsichtig abwägende Forscher Hahnemann eine allzu oberflächliche Ätiologie zurückwies und Zweifel an deren letztgültigen Erkennbarkeit hegte, die er deshalb lieber mit dem allgemeinen Ausdruck „Lebenskraft" bezeichnete.

Auch die Schüler und Nachfolger Hahnemanns haben ideologische Vorstellungen in Verbindung mit der Homöopathie stets abgelehnt und diese heftig bekämpft, wo sie auftauchten.

▷ Hochpotenzen enthalten kein Molekül der Ausgangssubstanz mehr und können deshalb nicht wirken.

Hier liegt in der Tat ein ernst zu nehmendes Argument vor, das einer gesonderten Betrachtung bedarf. Rein rechnerisch ist tatsächlich oberhalb einer Verdünnung von $10^{-23}$, der Loschmidtschen oder Avogadroschen Zahl, kein Molekül des Arzneistoffs mehr nachweisbar. Das trifft allerdings nur für nicht-mineralische Verbindungen zu. Natrium chloratum läßt sich kaum über eine D 8 hinaus verdünnen, da aus der

Glaswand immer wieder Ionen in das Verdünnungsmedium diffundieren. Nach den Erkenntnissen der modernen Physik gibt es unter der Molekularebene noch zahlreiche kleinste bis sogar masselose, aber hochenergetische Teilchen, worauf Schmid [51] kürzlich hinwies. Die Verhältnisse sind in Tabelle 9-2 dargestellt. Die Eigenschaften und Fähigkeiten dieser Teilchen als Träger einer Arzneiwirkung wurden bisher nie untersucht, ja deren mögliche Relevanz für die Medizin überhaupt nicht zur Kenntnis genommen. Die Kritiker der Hochpotenzwirkung gehen deshalb ausschließlich von ihren eigenen grobstofflichen Vorstellungen aus: „Eine Arznei wirkt durch die chemische Energie, die sie im Körper entfaltet und über spezielle Rezeptoren an das Erfolgsorgan überträgt. Diese ist aber an meß- und wägbare Arzneisubstanz gebunden. Ist eine solche nicht nachweisbar, kann folglich auch keine Wirkung auftreten." Diese der Physik des vorigen Jahrhunderts entlehnte Denkweise muß am Problem der Hochpotenzen scheitern.

Da nun einerseits Hochpotenzen nach den täglichen Erfahrungen in den homöopathischen Praxen wirksam sind, andererseits durch die zitierten experimentellen Untersuchungen besonders von Boyd [6] und Harisch [26] ihre Wirkung einwandfrei belegt ist, stellt sich die Frage, wie der unauflösbare Widerspruch zu den herrschenden Vorstellungen über eine Arzneiwirkung beseitigt werden kann. Gutmann und Resch [19] haben aufgrund experimenteller Untersuchungen der Wasserstruktur und theoretischer Überlegungen auf Indizien hingewiesen, die für eine Imprägnation des Verdünnungsmediums, Milchzucker oder Wasser-Alkohol-Gemisch, mit der arzneilichen Information sprechen. Letzten Endes ist das aber noch eine Hypothese.

Das Hochpotenzproblem stellt deshalb für das schultherapeutische Verständnis eine Aporie[1]) dar, ähnlich wie die gleichzeitigen Eigenschaften des Lichts als Wellen- und Korpuskelstrahlung in der Physik. Eine solche – scheinbar ausweglose – Situation kann nur wissenschaftstheoretisch gelöst werden, wie unten dargestellt werden soll.

▷ Die Homöopathie hat einen Wirksamkeitsbeweis nicht erbracht. Ihre zum Teil unbestreitbaren Erfolge sind reine Placeboeffekte, verstärkt durch die magische Wirkung des jeweiligen homöopathischen Arztes.

In diesem Zusammenhang werden die vorliegenden und zum Teil zitierten Forschungsergebnisse mit folgenden Begründungen abgelehnt:

1. Alle Studien haben methodische Mängel. Ihre Ergebnisse sind deshalb höchst fragwürdig. Wie oben gezeigt wurde, gilt dasselbe auch für schultherapeutische Studien [30].

2. Die Autoren interpretieren ihre Ergebnisse einseitig, wenn sie sie nicht gar manipulieren [37]. Der publication bias[2]) schönt zusätzlich die spärlichen Resultate.

Hier liegt eine besonders bösartige und ehrenrührige Unterstellung vor, die durch nichts bewiesen ist und deshalb nur den Mangel an wirklichen Argumenten demonstriert. Der publication bias spielt in der Schultherapie sicher eine weit größere Rolle als in der Homöopathie.

**Tab. 9-2** Materielle Strukturen unterhalb der Molekülebene.

**Molekül**
Element
Elementarteilchen
   ▷ Proton
   ▷ Neutron
   ▷ Elektron
   ▷ Myon
   ▷ Lepton
Massenlose Teilchen (Wechselwirkungsquanten)
   ▷ Neutrino
   ▷ Graviton
   ▷ Photon
   ▷ Gluon

---

[1] Aporie = Unmöglichkeit, eine (philosophische) Frage zu lösen.
[2] Unter publication bias versteht man eine einseitige Veröffentlichung von Forschungsergebnissen, wobei erwünschte Resultate publiziert, unerwünschte (in der Regel negative) dagegen nicht veröffentlicht werden.

3. Studien mit positiven Ergebnissen müssen zunächst von anderer Seite nachgearbeitet und bestätigt werden, ehe sie zur Kenntnis genommen werden können, denn „eine Studie ist keine Studie!"

Diese Forderung läßt sich im schultherapeutischen Bereich leicht erheben und wegen der großen Zahl hauptamtlicher Forscher auch verwirklichen. Da die homöopathische Forschung aber auf den Schultern weniger einzelner, überwiegend praktisch tätiger Ärzte, ruht, ist sie hier kaum durchzuführen.

Zwei weitere Einwände bedürfen noch der Besprechung:

4. Magische Wirkung.

Zweifellos übt jeder Arzt, auch der homöopathische, durch das Gewicht seiner Persönlichkeit eine mehr oder weniger starke magische Wirkung auf seine Patienten aus. In diesem Punkte sind homöopathische Ärzte sicher nicht bevorzugt. Eher wird diese Wirkung noch durch den Professoren-Titel verstärkt, der wiederum bei Homöopathen kaum zu finden ist. Dieses Argument trifft deshalb für jede, auch die Schultherapie, zu und ist daher beim Streit um die Wirksamkeit der Homöopathie ohne Wert.

5. Placeboeffekt (Tab. 9-3).

Dieses Argument erscheint auf den ersten Blick viel plausibler, zumal die ausgedehnte Placeboforschung in der zweiten Hälfte dieses Jahrhunderts interessante und neue Fakten über Placebowirkungen erbracht hat. Dabei sind zwei Behauptungen von besonderer Bedeutung:

5a) Placebos wirken lange.

Kiene [29] konnte aufgrund des Studiums der Originalliteratur nachweisen, daß dies nicht stimmt. Tatsächlich erschöpft sich die Placebowirkung rasch. Das merkt auch der homöopathische Arzt, wenn er anfangs mehrfach das falsche Mittel wählt. Die vom Patienten zu Beginn angegebene Besserung klingt dann immer schneller ab oder tritt gar nicht mehr auf.

5b) Placebos wirken bessernd auch auf organische Krankheiten ein.

Einer der besten Kenner des Placeboproblems, Shapiro [52], schreibt dazu: „It is likely in my opinion that the amount of variance accounted for by the placebo on organic clinical conditions is minimal, possibly even non-existent." Damit fällt die immer wieder vorgetragene Behauptung vom „powerful placebo" in sich zusammen, denn auch das Studium der Originalarbeit von Beecher [4] kann diese These nicht stützen. Tabelle 9-4 zeigt die Unterschiede zwischen Placebo und homöopathischer Arznei.

Wäre das Placebo wirklich ein so machtvolles Medikament, wie immer noch behauptet wird, dann muß man doch fragen, warum seine planmäßige Anwendung nicht längst an den Universitäten gelehrt wird, um damit mindestens so gute Erfolge zu erzielen wie die Homöopathie mit ihren Mitteln.

**Tab. 9-3** Der Placeboeffekt.

Er ist abhängig von der/dem
▷ Stärke des verglichenen Pharmakons
▷ Dosis
▷ Form
▷ Farbe
▷ Geschmack
▷ Applikationsart
▷ Anwendungsdauer
▷ Kondition des Patienten
▷ Verhalten des Arztes

**Tab. 9-4** Unterschiede zwischen Placebo und homöopathischer Arznei.

|  | Placebo | Homöopathicum |
|---|---|---|
| Wirkung | erschöpft sich bald | hält an, nimmt zu |
| Wirksamkeit | fehlt | vorhanden |
| Nebenwirkungen | unspezifisch: überwiegend vegetative Reaktionen | spezifisch: Arzneimittelprüf-Symptome, Erstverschlimmerung |
| Aussehen und Applikationsart | suggestiv | antisuggestiv |
| Heilung von Begleitkrankheiten | fehlt | häufig |

Tatsächlich dient dieses Argument in der Diskussion als Alibi, da man sich die homöopathischen Heilerfolge sonst einfach nicht erklären kann.

Es stellt sich nun die Frage: Woher kommt dieses ständige Zurück- und Ausweichen vor Fakten, die nicht in das eigene wissenschaftliche Weltbild passen. Diese Probleme haben besonders L. Fleck [13] und T. Kuhn [32] analysiert. Sie fanden, daß innerhalb einer wissenschaftlichen Gemeinschaft bestimmte dogmatische **Grundanschauungen** bestehen, von Fleck **Denkstil**, von Kuhn **Paradigma** genannt. Diese liefern den Fachleuten Fragestellungen und Problemlösungen. Nach Kuhn sind die meisten Wissenschaftler ständig mit der Untermauerung des gerade gültigen Paradigmas beschäftigt. Tauchen nun Fakten auf, die dem herrschenden Paradigma widersprechen, werden sie zunächst tabuisiert, falls das nicht mehr möglich ist, ins Lächerliche gezogen und schließlich in den Bereich des Okkultismus [48], heute vornehmer als Ideologie [27] bezeichnet, verwiesen. All das ist mit der Homöopathie in den letzten 200 Jahren immer wieder geschehen, weil sich ihre Paradigmen in wesentlichen Punkten von denen der Schultherapie unterscheiden. Tabelle 9-5 zeigt diesen Sachverhalt. Während in der klinischen Medizin die Diagnose für jede Therapie die unbedingte Voraussetzung darstellt, ist dies in der Homöopathie das individuelle Symptom. Voraussetzung für eine rationale Therapie in der klinischen Medizin ist die Erforschung der Pathogenese der Krankheit, in der Homöopathie ist dies dagegen die Kenntnis der Arzneimittel-

**Tab. 9-5** Paradigmata der Klinischen Medizin und der Homöopathie im Vergleich.

| Klinische Medizin | Homöopathie |
|---|---|
| ▷ Diagnose-Paradigma | ▷ Symptom-Paradigma |
| ▷ Pathogenese-Paradigma | ▷ Arzneiwirkungs-Paradigma |
| ▷ Kollektivtherapie-Paradigma | ▷ Individualtherapie-Paradigma |
| ▷ Wirkstoff-Paradigma | ▷ Signalsteuerungs-Paradigma |

wirkungen auf den Menschen. Nach gestellter Diagnose werden alle Patienten mit derselben Diagnose mit den gleichen Mitteln in der klinischen Medizin behandelt, während in der Homöopathie jeder Patient trotz gleicher Diagnose mit seinem individuellen homöopathischen Mittel therapiert wird, so daß z. B. bei zehn Patienten mit der gleichen klinischen Diagnose neun verschiedene homöopathische Arzneimittel zum Einsatz kommen können. Ohne einen genau definierten und nachweisbaren Wirkstoff ist in der klinischen Medizin eine Arzneitherapie nicht vorstellbar, während die homöopathische Hochpotenzwirkung nur über eine arzneiliche Information erklärbar ist. Durch diese werden körpereigene Regulationsmechanismen angestoßen, welche die Heilung der Krankheit in Gang setzen.

Wie schon T. Kuhn feststellte, kann aber ein Streit zwischen Vertretern verschiedener Paradigmata nicht durch Beweise entschieden werden.

Auf streng naturwissenschaftlichem Boden steht die Homöopathie im Bereich der Arzneimittelprüfung am Gesunden. Mit der Bewertung der subjektiven Symptomatik und ihren individuellen Bezügen gehört sie zum geisteswissenschaftlichen Teil der Medizin.

Die Basis der naturwissenschaftlichen Medizin ruht heute noch immer auf der streng kausalen Physik von Galilei und Newton des vorigen Jahrhunderts. Inzwischen haben sich jedoch die Grundlagen der klassischen naturwissenschaftlichen Fächer, Physik und Chemie, entscheidend weiterentwickelt. Wir sind über die Quantenphysik in das Zeitalter der Informationsvermittlung eingetreten, in dem sich die Homöopathie bereits befindet, während die naturwissenschaftliche Medizin noch immer Vorstellungen des 19. Jahrhunderts anhängt. Uexküll und Wesiack [55] haben darauf hingewiesen. Sie zeigten auch, daß die alten Erklärungsmodelle der naturwissenschaftlichen Medizin heute zum Teil versagen, weil das Maschinenmodell nicht den modernen Anforderungen des 20. Jahrhunderts gerecht wird. Nicht zuletzt dies hat die Krise ausgelöst, in der sich die naturwissenschaftliche Medizin heute befindet. Es ist deshalb kein Zufall, daß gerade theoretische Physiker wie Pietschmann [47] und Müller [39] so viel Verständnis für die Homöopathie zeigen, weil sie eben mit den modernen Paradigmata der echten Naturwissenschaften kompatibel ist. Sie erfüllt gleichzeitig alle Voraussetzungen, die man an ein naturwissenschaftliches Verfahren stellen muß, wie es Hahnemann im § 2 des Organon formuliert hat:

„Das höchste Ideal der Heilung ist schnelle, sanfte, dauerhafte Wiederherstellung der Gesundheit, oder Hebung und Vernichtung der Krankheit in ihrem ganzen Umfange auf dem kürzesten, zuverlässigsten, unnachtheiligsten Wege nach deutlich einzusehenden Gründen."

## Literatur

[1] Adams, G. R., H. A. Pearson: Chloramphenicol responsive chronic neutropenia. N. Engl. J. Med. 309 (1983) 1039–41.

[2] Ancarola, R. A., M. A. Fernandez: Toxic oil syndrome. Brit. Hom. J. 72 (1983) 235–241.

[3] Barthel, H., W. Klunker: Synthetisches Repertorium, Bd. 1–3. Haug, Heidelberg 1974.

[4] Beecher, K. H.: The powerful placebo. J.A.M.A. 17 (1955) 1602–1606.

[5] v. Bönninghausen, C.: Systematisch-alphabetisches Repertorium der homöopathischen Arzneien. Coppenrath, Münster 1833/35.

[6] Boyd, W. E.: Biochemical and biological evidence of the activity of high potencies. Brit. Hom. J. 44 (1954) 6–44.

[7] Böttger, H. E.: Erfahrungen mit der homöopathischen Arzneimittelprüfung (HAMP) an der Akademie für Homöopathie und Naturheilverfahren in Celle. Allg. hom. Ztg. 236 (1991) 232–239.

[8] Brigo, B.: Homoeopathic treatment of migraine, a sixty case double blind controlled study. Proceedings Congress LMHI, Arlington 1987.

[9] Cier, A., J. Boiron et al.: Sur le traitement du diabète expérimentel par des dilutions infinitésimales d'alloxane. Bit.. Hom. J. 56 (1967) 51–57.

[10] Coulter, H. L.: Homöopathische Wissenschaft und moderne Medizin. Elephas, St. Gallen 1991.

[11] Dorcsi, M.: Stufenplan und Ausbildungsprogramm in der Homöopathie, Bd. 1–3. Haug, Heidelberg 1977.

[12] Eichelberger, O.,: Klassische Homöopathie, 4. Aufl. Haug, Heidelberg 1989.

[13] Fleck, L.: Entstehung und Entwicklung einer wissenschaftlichen Tatsache. Suhrkamp, Frankfurt/M. 1980.

[14] Gebhardt, K.-H. (Hrsg.): Beweisbare Homöopathie. Haug, Heidelberg 1980.

[15] Gebhardt, K.-H.: Tumortherapie in der Praxis. Ärztezschr. Naturheilverf. 23 (1982), 505–509.

[16] Gebhardt, K.-H.: Die ganzheitliche Lösung psychosomatischer Probleme in der Homöopathie. Allg. hom. Ztg. 233 (1988) 223–228.

[17] Gebhardt, K.-H.: Homöo-Quiz: Akute fieberhafte Bronchitis. Allg. hom. Ztg. 237 (1992) 261–262.

[18] Gibson, R., S. L. M. Gibson et al.: Salicylates and homoeopathy in rheumatoid arthritis. Evaluation by double-blind clinical therapeutic trial. Brit. J. clin. Pharmacol. 9 (1980) 453–459.

[19] Gutmann, V., G. Resch: Wissenschaftliche Grundlagen der Homöopathie. O-Verlag, Berg 1986.

[20] Gypser, K. H.: Herings medizinische Schriften. Die Gynäkologie und Geburtshilfe. Burgdorf, Göttingen 1989.

[21] Hahnemann, S.: Versuch über ein neues Prinzip zur Auffindung der Heilkräfte der Arzneisubstanzen. J. pract. Arzneyk. u. Wundarzneykunst 2 (1796) 391–439 und 465–561.

[22] Hahnemann, S.: Organon der Heilkunst, 6. Aufl. Hippokrates, Stuttgart 1955.

[23] Hahnemann, S.: Reine Arzneimittellehre, Band 1–5. Arnoldi, Dresden und Leipzig 1826–1830.

[24] Hahnemann, S.: Die chronischen Krankheiten, Bd. 1. Arnoldi, Dresden und Leipzig 1835.

[25] Hahnemann, S.: Heilkunde der Erfahrung.

[26] Harisch, G., M. Kretschmer: Jenseits vom Milligramm. Springer, Berlin – Heidelberg – New York 1990.

[27] Hopff, W.: Homöopathie kritisch betrachtet. Thieme, Stuttgart – New York 1991.

[28] v. Keller, G.: Symptomensammlungen homöopathischer Arzneimittel. Heft 13, Ignatia. Haug, Heidelberg 1985.

[28a] Kent, J. T.: Kent's Repertorium. Übersetzt und herausgegeben von G. v. Keller und Künzli v. Fimelsberg. Haug, Heidelberg 1961.

[29] Kiene, H.: Komplementärmedizin – Schulmedizin. Schattauer, Stuttgart – New York 1994.

[30] Kienle, G., R. Burkhardt: Der Wirksamkeitsnachweis für Arzneimittel. Urachhaus, Stuttgart 1983.

[31] Kleijnen, I., P. Knipschild, G. ter Riet: Clinical trials of homoeopathy. Brit. med. J. 302 (1991) 316–323.

[32] Kuhn, T.: Die Struktur wissenschaftlicher Revolutionen. Suhrkamp, Frankfurt/M. 1981.

[33] Lapp, C., L. Wurmser: Mobilisation de l'arsenic fixé chez le cobaye sous l'influence de doses infinitésimales d'arséniate de sodium Thérapie 10 (1955) 625.

[34] Leeser, O.: Lehrbuch der Homöopathie, Bd. 1–6. Haug, Heidelberg 1963–1977.

[35] Martini, P.: Methodenlehre der klinisch-thera-peutischen Forschung. Springer, Berlin – Göttingen – Heidelberg 1953.

[36] Martini, P. et al.: Homöopathische Arzneimit-telnachprüfungen. Arch. exp. Path. u. Pharmakol. 191 (1938) 141–171, 192 (1939) 131–140, 425–446.

[37] Memorandum der Deutschen Gesellschaft für Pharmakologie und Toxikologie zu alternativen arzneitherapeutischen Verfahren. Neuherberg 1993.

[38] Mezger, J.: Gesichtete homöopathische Arznei-mittellehre, 4. Aufl. Bd. 1–2. Haug, Heidelberg 1977.

[39] Müller, K.: Die präparierte Zeit. Radius, Stuttgart 1873.

[40] Müller, H. V.: Homöopathische Psychotherapie. Haug, Heidelberg 1986.

[41] Mössinger, P.: Der praktische Arzt als Fachmann für Erfahrung und Beobachtung. Haug, Heidelberg 1974.

[42] Mouriquard, G., A. Cier: Speicherung und Mobilisierung exogener Gifte bei der Taube. Allg. hom. Ztg. 207 (1962) 325.

[43] Ortega, S.: Anmerkungen zu den Miasmen oder chronischen Krankheiten im Sinne Hahnemanns. Haug, Heidelberg 1980.

[44] Paterson, J.: Report on mustard gas experiments. J. Am. Inst. Hom. 37 (1944) 47–50 und 88–92.

[45] Persson, M. W.: Effects of very small amounts of medicaments and chemicals on urease, diastase and trypsin. Arch. int. Pharmacodynamie et Thérapie 46 (1933) 249–267.

[46] Pirtkien, R.: Eine Arzneimittelprüfung mit Belladonna. Hippokrates, Stuttgart 1963.

[47] Pietschmann, H.: Medizin – eine Disziplin zwischen Naturwissenschaft und Kunst. Vortrag März 1983, 18. Congress der Liga medicorum homoeopathica internationalis in Wien.

[48] Prokop, O.: Medizinischer Okkultismus. Fischer, Stuttgart – New York 1977.

[49] Rademacher, J. G.: Erfahrungsheillehre. Reimer, Berlin 1843.

[50] Righetti, M.: Forschung in der Homöopathie. Burgdorf, Göttingen 1988.

[51] Schmid, F.: Medikamentöse Therapie auf dem Prüfstand: Allopathie, Phytotherapie, Homöopathie. Vortrag in Marburg 3/93.

[52] Shapiro, A. K.: Placebos and the Philosophy of Medicine by Howard Brody. Social Science & Medicine 15 (1981) 96–97.

[53] Sharma, R. R.: Scientific bases of dynamisation. Hahnemannian Clearings 49 (1982) 14–24 und 51–61.

[54] Tischner, R.: Das Werden der Homöopathie. Hippokrates, Stuttgart 1950.

[55] v. Uexküll, T. W. Wesiack: Theorie der Humanmedizin. Urban & Schwarzenberg, München – Wien – Baltimore 1988.

[56] Vogt, P.: Der intraindividuelle Vergleich. In: Gebhardt, K.-H. (Hrsg.): Beweisbare Homöopathie. Haug, Heidelberg 1980.

[57] Walach, H.: Wissenschaftliche homöopathische Arzneimittelprüfungen. Haug, Heidelberg 1992.

[58] Walach, H.: Homöopathie als Basistherapie. Haug, Heidelberg 1986.

[59] Wiesenauer, M.: Klinisch-pharmakologische Untersuchungen mit Galphimia glauka bei der Pollinosis. Allg. hom. Ztg. 229 (1984) 3–9.

# 10 Ganzheitsmedizin

*H. Heine[1]*

## 10.1 Paradigmen medizinischen Denkens

Die Ganzheitsmedizin stellt unter wissenschaftssoziologischen Gesichtspunkten eine „außerordentliche Wissenschaft" dar, da sie nicht dem kausalanalytischen Denkstil der konventionellen Medizin entspricht. Die Ganzheitsmedizin ist außerdem **heterogen**, was sich in verschiedenen Bedeutungsnamen wie „Biologische Medizin", „Erfahrungsmedizin", „Naturheilkunde" u. a. widerspiegelt. Neben systematischen Ansätzen wie Phytotherapie, Homöopathie und Akupunktur sind noch weitere diagnostische und therapeutische Verfahren von Bedeutung (Tab. 10-1). Ihnen allen ist als ganzheitlicher Aspekt gemeinsam, daß sie der Verwirklichung des individuellen Menschen in Gesundheit und Krankheit dienen. Deshalb kann sich die Ganzheitsmedizin auch nicht auf häufigkeitsabhängige Normalwerte und starre nosologische Entitäten festlegen, wie dies in der konventionellen Medizin („Schulmedizin") durch „künstliche Therapien" geschieht. Diese weisen dem Organismus im Prinzip eine passive Rolle zu und versuchen, krankhafte Veränderungen oder die ihnen zugeschriebenen Ursachen direkt zu beseitigen durch:

▷ operative und chemische Ausschaltung,
▷ pharmakologische Lenkung und Gegen-

---
[1] Mit dankenswerter Unterstützung durch die ERTOMIS-Stiftung (Wuppertal), die Familie-Ernst-Wendt-Stiftung (Köln) und die EDEN-Stiftung (Bad Soden Ts)

**Tab. 10-1** Ganzheitsmedizinische Verfahren

**Klassische Regulationstherapien**
▷ Phytotherapie
▷ Homöopathie
▷ traditionelle chinesische Medizin
▷ Physiotherapie und Balneologie

**Therapieweisen mit gezielter Wirkung auf die Grundregulation**
▷ sämtliche Akupunkturverfahren (z.B. Elektroakupunktur nach Voll)
▷ Neuraltherapie
▷ Bioresonanzverfahren

**Therapieweisen mit systemischer (unspezifischer) Anregung der Grundregulation**
▷ Kneippsche Heilweise
▷ diätetische Verfahren
▷ alle über geistig-psychische Anregung laufende Heilverfahren
– asiatische und indische Medizin
– anthroposophische Medizin
– Musik-, Mal- und Gesprächstherapie

**Ab- und ausleitende Heilverfahren**
▷ Purgieren
– Ableitung auf den Darm
▷ Brechverfahren
▷ Blutentziehung
– Aderlaß
– Schröpfen
– Verfahren nach Baunscheidt
– Blutegel
▷ diaphoretische Verfahren
– Hautatmung
– Schweißabsonderung
▷ Hautreizverfahren
– Rubefazienzien
– Teil- und Vollbäder
– Vesikanzien
– Cantharidenpflaster
▷ Diurese
▷ emenagoge Methode nach Aschner

steuerung zur Wiederherstellung einer kybernetisch definierten Norm,

▷ künstlichen Ersatz von fehlenden oder mangelnden Körperwirkstoffen, ausgefallenen Organen und Funktionen.

Die Maßnahmen werden möglichst spezifisch, nach dem Ligand-Rezeptor-Prinzip („Schloß-Schlüssel"), gezielt und reizarm durchgeführt (mit einkalkulierten Nebenwirkungen). Die Wirkungsdauer ist, abgesehen von zeitunabhängiger Ausschaltung, zunächst auf die Anwesenheit der Wirkstoffe und Kunsthilfen begrenzt.

Die Therapieweisen der Ganzheitsmedizin wirken dagegen **indirekt** als Reaktion auf eine entsprechende Reizbelastung hin (**Reiz-Reaktions-Therapie**). Auch hier sind drei verschiedene Wirkprinzipien zu differenzieren:

1. Aktivierung von Selbstheilungs- und Erholungsprozessen durch Dämpfung übersteigerter Reaktionen, Schonung des Organismus, Ruhigstellung bestimmter Funktionen, Isolierung und Abstinenz von belastenden Faktoren.

2. Normalisierung durch Anregung und Übung innerer Selbstordnung. Die gesetzten Reize können im Unterschied zur direkten pharmakologischen Funktionskorrektur durch iteratives (= wiederholtes) Anregen körpereigener Kräfte eine Wiedereinregulierung vegetativer Gleichgewichte („vegetative Gesamtumschaltung") bewirken. Die dadurch anregbaren rhythmischen Organfunktionen bewirken ihrerseits eine verbesserte Koordination und Ökonomie aller Funktionsabläufe, eine Normalisierung und Regeneration der Gewebstrophik mit Verbesserung adaptiver Leistungen und Hebung der unspezifischen Resistenz.

3. Systematische Steigerung von Funktionsbeanspruchungen durch Kräftigung von Funktionskapazitäten und Organleistungen aufgrund spezifischer trophischer wie auch plastischer Anpassungsprozesse des Organismus.

Der Vergleich zeigt, daß sich die Maßnahmen der konventionellen Medizin („Schulmedizin") stets gegen manifeste krankhafte Veränderungen richten und daher im Prinzip pathogenetisch orientiert sind. **Biologisch medizinische Maßnahmen** zielen dagegen auf Anregung und Förderung endogener Eigenleistungen, die schon unter den jeweils individuellen Verhältnissen Bestand und Gesundheit des Organismus ermöglichen.

Es ist daher falsch, wenn die konventionelle Medizin die Anwendung ganzheitsmedizinischer Therapieweisen nur dann für möglich hält, wenn sie ebenfalls nach dem Kausalprinzip spezifisch auf zelluläre, molekulare und submolekulare Entitäten zurückgeführt werden können.

Mit Eingang ganzheitsmedizinischen Unterrichts an die Universitäten muß vor allem dieser grundsätzliche Unterschied hervorgehoben werden. Nur dann kann vermittelt werden, wo die Schwerpunkte beider Therapierichtungen liegen und wann sie jeweils am sinnvollsten anzuwenden sind.

Bei den ganzheitlich ausgerichteten biologischen Therapieweisen ist es vor allem das **Wiedereinschwingen chronobiologischer Vorgänge,** die den anhaltenden Wirkungen zugrunde liegen und durch Einzelanwendungen häufig nicht zu erzielen sind. Die von der Schulmedizin stets beanstandete schwache Pharmakologie der Ganzheitsmedizin zielt darauf ab, durch Regeneration rhythmischer Funktionsabläufe wieder eine Synchronisation und Normalisierung physiologischer Kerngrößen zu erreichen. Denn jede Periodik weist eine Aktiv- oder **Leistungsphase** sowie eine trophotrope **Regenerationsphase** auf. Derartige „biologische Fenster" können häufig, vor allem wenn es sich um Befindensstörungen handelt, mit geringsten pharmakologischen Wirkstoffkonzentrationen (Homöopathie!) wieder für allgemeine Regulationsprinzipien geöffnet werden. Dabei ist zu bedenken, daß die Beziehungen zwischen therapeutischer Reizdosis und Reaktionsdynamik nicht stetig sind, sondern unter Umständen mehrere Optima durchlaufen können. Die Wirksamkeit kann daher auch nicht im akuten Versuch beurteilt werden, da sie im besonderen Maße von Individualfaktoren bestimmt wird. Deshalb ist in der Ganzheitsmedizin auch der Tierversuch als kausale Erkenntnismethode ungeeignet. Auch am Gesunden kann der Wirkungsnachweis nur mit Einschränkung geführt werden. Die therapeutisch angestrebte Wirksamkeit läßt sich nur im zeitlichen Längsschnitt mit dichter Beobachtungsfolge und unter Beachtung besonderer Kriterien für die reaktiven Prozesse darstellen bzw. kontrollieren. Derartige Kriterien sind:

▷ periodische Reaktionsformen (u. a. Schlaf-Wach-Rhythmus),
▷ Annäherung der Funktionsgrößen an die Norm (nach meist initialer Steigerung der Abweichung, der sog. Erstverschlechterung) und
▷ Abhängigkeit der Reaktionsdynamik von der individuellen Ausgangslage.

## 10.2 Gesundheits- und Krankheitsbegriff in der Ganzheitsmedizin (biologische Medizin)

Der Mensch ist weder nur krank noch nur gesund, er hat vielmehr ein Vermögen sowohl zur Gesundheit als auch zur Krankheit. So stirbt z. B. nicht jeder Raucher an Lungenkrebs. Dieses Vermögen weist auf den „nomos", das individuelle rechte Maß. Laut Aristoteles ist damit eine Mitte gemeint, die durch ein Zuviel oder Zuwenig zerstört werden kann. Für den Arzt ist der „nomos" somit ein ethisches Prinzip, das über das bloße Handeln hinaus verlangt, sich im „Mitleiden" mit dem Patienten zu identifizieren. Damit ist Hilfe zur Selbsthilfe gemeint, wobei Krankheit als Möglichkeit zur individuellen Entwicklung gesehen wird und nicht als Bestrafung oder „Betriebsunfall", wie es sich gegenwärtig im verkürzten Begriff des „nomos" als Norm widerspiegelt. Eine Norm kann auch nicht auf ein Einzelindividuum bezogen werden, sondern immer nur auf eine Klasse von Individuen (die Rheumatiker, die Diabetiker usw.), wobei das qualitativ Subjektive zugunsten des quantitativ Objektiven in den Hintergrund tritt.

Der kybernetische Begriff der Norm in der konventionellen Medizin ist an der Zelle als kleinstem Baustein des Organismus orientiert („Virchowsche Zellularpathologie"). Dem liegt die Vorstellung zugrunde, daß jede der ca. 50 Billionen Zellen des menschlichen Organismus einen „Elementar-Organismus" darstelle, der eingehüllt und abgegrenzt durch die Zellmembran zunächst für sich allein existiere, jedoch eingebunden in einen arbeitsteiligen Organismus zur Funktion des Ganzen seinen Teil beitrage. Dieses lineare Ursache-Wirkungs-Denken, von Galilei (1564–1642) in die europäische Naturwissenschaft eingeführt, hat zur Konsequenz, daß ein Organismus, analog zu technischen Geräten, zusammengesetzt aus komplizierten zellulären Funktionseinheiten gesehen wird, die bei Defekten entsprechend repariert werden können. Letztlich komme es nur darauf an, das krankmachende Molekül in einer Zelle zu finden. Derzeit glaubt man, dies bereits in Punktmutationen einzelner Aminosäuren beobachtet zu haben. Diese Linearität im medizinischen Denken hat weitreichende Konsequenzen in den schulmedizinischen Therapieschemata: Ein Pharmakon muß an einen geeigneten zellulären Rezeptor koppeln, wobei eine Reaktion nur dann ausgelöst wird, wenn die Reaktanten wie „Schlüssel" und „Schloß" zusammenpassen.

Dabei unterliegt man dem Zwang, um an einfachen Ursache-Wirkungs-Beziehungen festhalten zu können, das akute Ereignis aus dem vernetzten biologischen Zusammenhang als Syndrom isolieren und therapieren zu müssen. Offensichtlich kann besonders bei chronischen Erkrankungen und Tumoren der Unterschied von Wirkung und Wirksamkeit dann kaum noch wahrgenommen werden [19]. Diese kausalanalytische Linearität hat somit Einfluß auf die Methodenlehre der klinischen Prüfung und Arzneitherapie. Das individuelle Phänomen des Krankseins wird einem Typ von Krankheit subsumiert. Dieser wird in einem Modell objektiviert und damit kausalanalytisch instrumentell zugänglich. Die Wirklichkeit wird durch Modelle ersetzt, die um so reduzierter sein müssen, je komplexer die Wirklichkeit ist. „Ärztliche Erfahrung wird insoweit gar nicht mehr gebildet, weil sich das

Handeln am Modell orientiert und nicht an der Wirklichkeit" [19]. Im Modell stehen weder Parameter für individuelle biologische Determinanten noch für Lebensqualität zur Verfügung.

Da zusätzlich hinter gleicher Symptomatik unterschiedliche Krankheiten verborgen sein können, kann der randomisierte, doppelblind durchgeführte klinische Versuch nur eine Methode zur Erkenntnisgewinnung sein. Es ist sicherlich falsch, ihn zur alleinigen Methode zu stilisieren, da Kasuistik und Erfahrungsberichte gerade das können, was der „objektive" kontrollierte klinische Versuch nicht kann: das Individuelle der Krankheit in den Vordergrund ärztlichen Bemühens zu stellen. Das Virchowsche Zellularparadigma ist in der modernen Medizin deshalb so erfolgreich geworden, da sich besonders für akute und durch Mikroorganismen verursachte Erkrankungen einzelne objektivierbare Ursachen finden, die sich unmittelbar ausschalten oder reparieren lassen. In der derzeitigen Situation zunehmender chronischer Erkrankungen und Tumoren gelingt dies jedoch kaum noch.

Die Schwelle von der Zellular- zur Molekularpathologie ist längst überschritten. Die Molekularisierung klinischer Entitäten schreitet gerade deshalb so rasch voran, weil nur im eingrenzbaren Mikrobereich das dem menschlichen Denken so entgegenkommende Ursache-Wirkungs-Prinzip als Ja-Nein-Entscheidung anwendbar bleibt. Dies fördert zwar die Diagnostik, erhöht aber die Nebenwirkungen bei den daraus abgeleiteten speziellen Therapien. Die Fehlentwicklungen in der Medizin (u.a. Suche nach kausaler Therapie von Tumor- und chronischen Erkrankungen) haben ihre erkenntnistheoretische Wurzel in der axiomatischen Behauptung, die Zelle wäre Ursache für das Entstehen eines Organismus. Dies ist falsch; die Zelle stellt vielmehr eine Bedingung für die Evolution höherer Organismen dar. Dies hat u.a. zur Konsequenz, daß Krebs und chronische Krankheiten keine unmittelbare Erkrankung einzelner Zellen sein müssen, sondern des gesamten Organismus, d.h. den **Charakter von Allgemeinkrankheiten** haben. Dabei steht der Organis-

mus als Ganzes dauernd in einem regulierenden Bemühen, die Zellen in geregelter funktioneller Beziehung zueinander zu halten. Dies gelingt aber nur, wenn unter Regulation nicht nur eine kybernetisch definierte Norm gemeint ist, sondern jene Lebensregel, die uns individuell als **körperlich-seelisch-geistige Einheit** in unsere Welt und den Kosmos einbindet. Allein über physikalisch-chemische Gesetze kann man die typischen Lebensvorgänge nicht verstehen. Der Gesamtplan, der das Lebendige ausmacht, wird erst in den Beziehungen von Zelle und „Nichtzelle", d.h. der Zelle und ihrem Extrazellulärraum deutlich.

Dem Begriff der Mitte entspricht ganzheitsmedizinisch das „Sowohl-als-Auch", also keine zwei-, sondern eine mehrwertige Logik. Sie findet sich schon bei Paracelsus (zurückgehend auf Hippokrates) in dem Satz: „Allein die Dosis macht's, daß ein Ding Gift sei." Das **Prinzip der Mitte** zeigt sich hier in der Wesensgleichheit aller Krankheitsprozesse. Da sie alle gleichen Wesens sind und nicht der Stoff, sondern die Dosis das Heilmittel ist, müssen viele Krankheiten durch die Heildosis ein und desselben Mittels heilbar sein; und muß die Heildosis vieler Mittel ein und dieselben Krankheiten lindern oder heilen können, ganz wie es die Erfahrung lehrt. Stets ist der ganze Körper betroffen, der auch die Beseitigung oder Etablierung einzelner örtlicher Symptome vollzieht (Rickersche Relationspathologie) [75].

Daß Einflüsse jeder Art sowohl heilend als auch krankmachend wirken können, zeigen Krankheiten, deren Ätiologie besonders gut erforscht ist, wie die **Ulkuskrankheit.** Jeder weiß, durch wie viele Maßnahmen man sie lindern kann. Bereits 1922 wurden von Singer [83] für die Genese des Ulcus duodeni 73 ätiologische und disponierende Einflüsse beschrieben, von denen einige nicht als Einzelfaktoren, sondern als komplexe Faktoren-Gruppen aufgeführt werden [75].

Die Medizin ist als Ganzes, als Heilkunst in das Spannungsfeld von Pathogenese und Hygiogenese (Gesunden bzw. Gesunderhaltung durch Aktivierung der Selbstheilungskräfte) eingeschlossen. Der cartesische My- thos der Trennung von Leib und Seele hat jedoch die Pathogenese, das Krankwerden, in den Mittelpunkt des medizinischen Inter- esses gestellt und dabei letztlich eine bio- technische Medizin, abgetrennt von einer psychosozialen, hervorgebracht. Solange das Krankwerden zentraler Angelpunkt wis- senschaftlich medizinischer Tätigkeit ist, ist das **Gesundwerden** oder **Gesundbleiben** nicht angesprochen.

Erst mit Beginn des 20. Jahrhunderts wurde mit Erweiterung der klassischen Newtonschen Physik durch Entwicklung der Quantenphysik und der Relativitäts- theorie erkannt, daß sich die Wirklichkeit gleichwertig durch verschiedene Modelle konsistent beschreiben läßt: Was z.B. psy- chologisch einfach und einleuchtend ist, muß es mathematisch nicht sein; das physi- kalisch Einfache kann aus biologischer Sicht extrem kompliziert sein usw. Die Ur- teilsmöglichkeit hängt somit vom jeweiligen Kontext ab, der wiederum entsprechend verschiedene Prüfverfahren notwendig macht. Eine einzige Theorie kann daher für sich allein nicht den Anspruch auf Vollstän- digkeit erheben, wie es der naturwissen- schaftlich kausalanalytische Ansatz der Schulmedizin macht. Dies führt unter dem Mantel der Wissenschaftlichkeit lediglich zu dogmatischen Zwängen. Falsch ist, wenn nur der Ausschnitt der Erfahrung, der quan- tifizierbar und experimentell reproduzierbar ist, als Wissenschaft bezeichnet wird. Zwar sind in diesem Bereich die Fehlerquellen ge- ringer, der Sicherheitsgrad größer – wir ver- danken ihm auch einen wesentlichen Teil unseres Fortschritts in Wissenschaft und Technik –, aber er genügt nur, um bestimmte Einzelergebnisse zu erzielen. Im Bereich der Medizin hat die Überbewertung der quanti- fizierenden Methode zu einer **Unterbewer- tung der Erfahrung** sowie zur Gefährdung von Therapiefreiheit und Pluralismus ge- führt. Wenn auch diese Erkenntnis inner- halb der Medizin zunehmend Raum ge- winnt, so wird doch zuwenig gesehen, daß hier der alte Grundsatzstreit zwischen Wis- senschaft und Wissenschaftsdogmatismus vorliegt. Der **Wissenschaftsdogmatismus**

stellt Anforderungen an die Erkenntnisme- thode, die sicherlich zu gewissen Teilergeb- nissen führt, verlangt aber eine Beschrän- kung auf diese und verliert das Übrige aus dem Blick. Bei kausalanalytischem Vorge- hen droht stets die Gefahr – und dies ist für die Medizin von besonderer Bedeutung –, Teilaspekte einer Gesamtstruktur als deter- minierend für einen anderen Teilaspekt zu halten. Denn mit fortschreitender Erkennt- nis müssen die erforderlichen Methoden zwangsläufig immer komplizierter werden. Letztlich führen sie zu einer Zersplitterung ehemals kohärenter Wissensgebiete. Dabei droht zusätzlich der Verlust gesicherten Wissens.

Ganzheit bedeutet daher immer eine **lo- gisch mehrwertige Struktur,** die sich nicht ohne Erkenntnisverlust in ein logisch zwei- wertiges Modell entsprechend der gängigen Ja-Nein-Entscheidungen transformieren läßt. Intuitiv verwendet daher jeder Arzt in seiner Praxis mehrwertige Logiken. In der Medizin ist zur Überwindung des kausal- analytischen Dogmas die **Schulung ganz- heitlicher Wahrnehmung** (Phänomenologie) mit Zuordnung aufgrund von Sinnhaftigkeit notwendig. Die sich dabei entwickelnde an- schauliche Abstraktion führt schließlich zur Erkenntnis des jeweils Typischen. Wahrneh- mung wird so zum nichtrationalen Erfassen realer Zusammenhänge; es ist ein für ganz- heitliches ärztliches Handeln unerläßliches intuitives Element, das V. von Weizsäcker [93] als „unbewußte Vernunft" bezeichnet hat. An diese „ratiomorphe Leistung" ist die allgemein bekannte Erscheinung geknüpft, daß z.B. ein Springer im richtigen Moment die Wadenmuskeln anspannt oder ein Speer zum richtigen Zeitpunkt, mit dem richtigen Anstellwinkel und der dafür notwendigen Muskelaktivität, geworfen wird. Die Eigen- reflexe sind dafür viel zu langsam. In Wahr- nehmung und Bewegung haben wir die Möglichkeit, die tatsächlichen Verhältnisse unserer Umwelt richtig zu erfassen. Dies muß jedoch ständig geübt werden, weil uns sonst sehr schnell Fehler unterlaufen kön- nen. Bei **chronischen Schmerzpatienten** scheint diese ratiomorphe Leistung gestört zu sein [16].

Das **Typusdenken,** das trotz Wechsels der Erscheinungen immer wieder die wesentlichen Gestaltmerkmale (z. B. der Typus Baum, Pferd oder Mensch) richtig erfassen läßt, ist auch das Entscheidende bei der Wirksamkeitsbeurteilung einer Therapie durch die Dynamik einer Krankheit [42, 43]. Die Typusforschung zielt keineswegs auf eine metaphysische „Wesenserkenntnis". Der Begriff bezeichnet vielmehr ein die Formenvielfalt beherrschendes, einheitliches Gestaltungsprinzip, durch das einer fließenden Mannigfaltigkeit eine Struktur gegeben wird („typenschaffendes Integrationsprinzip") [46, 55, 90, 99]. Der Typusbegriff kann auch nicht durch statistische Größen ersetzt werden, da er reduktionistisches Vorgehen ausschließt. Kein Teilbereich kann als der eigentlich zugrundeliegende betrachtet und alles andere darauf zurückgeführt werden.

Jedenfalls ist es der naturwissenschaftlichen Medizin bisher nicht gelungen, eine befriedigende und allgemeine Definition dessen zu geben, was eigentlich **Krankheit** ist. Dies ist auch mit Ursache für die Kostenexplosion im Gesundheitswesen, wodurch sich die chemischen und technischen Möglichkeiten der Medizin selbst allmählich begrenzen. Krankheit ist mit dem Wesen des Menschen verbunden und darf nicht isoliert von der Ganzheit des Menschen verstanden werden. Krankheit hat mit der Lebensordnung des Menschen im Ganzen zu tun. Diese in der antiken Medizin als „diaita" dargestellte Beziehung bedient sich der „physis", des natürlichen Wachsens und Gedeihens, und erreicht eben damit den „nomos", das rechte Maß und die Regel, den kultivierten Lebensstil einer verbindlichen Lebensordnung. Das geht nicht ohne „paideia", ohne Weisung und Lenkung, ohne „arete", die Tugend, und „sophrosyne", die Einsicht, nicht ohne Bildung in jenem geschlossenen Milieu, das die Alten „kosmos" nannten, die gefühlte Ordnung eines harmonisch durchstimmten Universums [78].

Es ist Ausdruck einer nominalistischen Weltanschauung, wenn man lediglich Beobachtungsinhalte als wirklich ansieht. Viel-

mehr gilt: „Der Mensch muß krank werden können, um sein Menschsein verwirklichen zu können." Seelische Ursachen von organischen Krankheiten sind heute gut bekannt. Insbesondere bei einem Ulcus ventriculi oder duodeni ist die psychische Genese häufig offenkundig (die „Ulkus-Persönlichkeit"), doch werden auch bei schweren somatischen Darmerkrankungen wie Colitis ulcerosa oder pseudomembranacea psychische „Begleiterscheinungen" als Ursache zumindest in Erwägung gezogen. Damit ist auch die persönliche Schicksalsfrage berührt, d.h. der Einfluß der Biographie auf Entwicklung und Durchleben von Krankheiten. **Krankheit ist bewußt gewordene Störung der individuellen Lebensordnung!** Das Gesundwerden ist entsprechend die Wiedergewinnung oder überhaupt erst Entwicklung einer eigenen Lebensordnung. Unter diesem Aspekt gewinnt Krankheit eine ganz andere Dimension, sie wird zum Helfer in der Entwicklung von Seele und Geist. Der krankheitsbedingte Strukturwandel ist entscheidend für die Rückgewinnung bzw. Entwicklung der eigenen Identität des Ichs. Dem scheint zu widersprechen, daß es Krankheiten gibt, die mit einer „Defektheilung" enden. Diese Bezeichnung ist nur unter dem physischen Aspekt gültig. Oft genug kann man erleben, daß gerade durch einen physischen Defekt eine seelisch-geistige Aktivierung erfolgt, wodurch ein Mensch einen Entwicklungsschritt vollziehen kann, der ihm ohne den „Defekt", d.h. die Krankheit, nicht möglich gewesen wäre. Auf organischer Ebene sieht man dasselbe Phänomen, z.B. in der Immunität nach überstandener Infektionskrankheit.

## 10.2.1 Konstitution, Disposition und Exposition

Im Spannungsfeld von Erleben und zugeordneten körperlichen Leistungen wird die individuelle psychosomatische Konstitution als Gesundheits- wie Krankheitsfähigkeit eines Individuums sichtbar und erlebbar. Besonders für die immer stärker in den Vordergrund tretenden chronischen Krankheiten und Tumoren ist es wichtig, die Konstitution eines Patienten zu berücksichtigen. Die **Konstitution** ist die individuelle, familiäre und rassische, auf Erblichkeit beruhende Gegebenheit, für eine Krankheit mehr oder weniger empfänglich zu sein. Die **Disposition** ist dabei die zeitliche Komponente, die im Rahmen der Konstitution die Möglichkeiten zur Erkrankung bündelt. Erst wenn zu den inneren Krankheitsursachen geeignete äußere als **Exposition** hinzutreten, z. B. klimatische Einflüsse, soziale Unverträglichkeiten, berufliche Überanstrengung, diätetische Fehler u. a. m., ist schließlich die Bereitschaft zur Erkrankung gegeben.

Konstitutionstypologisch wird zwischen den beiden Primärvarianten pyknomorph und leptomorph unterschieden, die auf elementar-biologischer Ebene Unterschiede der neurohumoralen Regulation aufweisen [90].

Bei **Pyknomorphen** tendiert der Energiehaushalt zu einer sympathiko-anabolen Stoffwechsellage mit erhöhter Insulintoleranz und erhöhter Empfindlichkeit auf Parasympathikomimetika. Aus psychiatrischer Sicht lassen sich ausgeprägte Affinitäten zwischen Pyknomorphie und manisch-depressiver Erkrankung unter Beteiligung des Leber-Galle-Systems beobachten. Pyknomorphe mit einem eher cholerischen Temperament neigen zu Cholelithiasis, Arteriosklerose, Hypertonie, Apoplex und Diabetes mellitus.

**Leptomorphe** sind dagegen eher vagotonkatabol eingestellt mit erhöhter Empfindlichkeit gegen Sympathikomimetika und geringer Insulintoleranz. Es bestehen Affinitäten zur Schizophrenie. Organmedizinisch prädisponiert Leptomorphie zu Lungentuberkulose, Ulcus ventriculi und duodeni. Die seelische Empfindlichkeit des Leptosomen, bei eher melancholischem Temperament, kann sich als körperliche Überempfindlichkeit manifestieren mit Neigung zur Allergie und Empfindlichkeit der Schleimhäute in den Atemwegen. Dabei können sich Asthma und Zwangsneurosen in den verschiedensten Formen entwickeln.

Darüber hinaus ergeben sich Beziehungen zwischen der Ausprägung des Körperbautyps und der Schwere psychiatrischer Krankheitsverläufe [57]: Je mehr pyknische Anteile bei leptosomem Habitus nachzuweisen sind, um so günstiger scheinen hinsichtlich Krankheitsbeginn und Remissionsneigung schizophrene Verläufe zu sein, wohingegen die extremen Ausprägungen von Leptosomie besonders bei der prognostisch ungünstigen hebephren-katatonen Kerngruppe gefunden wurden. So nimmt beispielsweise Bostroem [8] eine Schutzwirkung der pyknischen Konstitution gegenüber schizophrenen Erkrankungen an. Ungünstig soll sich nach Mauz [57] ein leptosomer Einschlag auf die Phasendauer von Manien und Melancholien auswirken.

Ist der Pykniker herzbetont, geht dem Leptosomen alles „an die Nieren". Dabei ist die anamnestische Erhebung von größter Bedeutung. Beobachtungen, wie der Patient mit Luft umgeht, ob es ihm z. B. in schlechter Luft leicht übel wird oder ein starkes Bedürfnis nach frischer Luft vorliegt, ist ebenso wichtig wie das Beobachten des Atemrhythmus. Wiederholtes schweres Tiefatmen kann nicht nur auf eine eventuell unbewußte seelische Bedrückung hinweisen, sondern auf eine Durchatmungsstörung, die konstitutionell auf die **Nierenfunktion** verweist. Bei Vorliegen eines erblich bedingten oder erworbenen Mangels an Erythropoetin, das überwiegend in der Nierenrinde gebildet wird und die Freisetzung und Reifung von Erythrozyten aus dem Knochenmark überwacht, entwickelt sich eine Hypoplasie des Knochenmarks mit Anämie. Diese Symptomatik entwickelt sich aber auch bei chronischer Nephritis. Störungen der Wasserausscheidung sind dagegen wegen der damit verbundenen Ödeme leicht zu erkennen. Ist die **Leber** primär in die Stauung einbezogen, treten besonders morgens oder vor der Menstruation deutliche Ödeme auf, die gut erkennbar die Oberlider befallen, wogegen bei Vorwiegen des Nieren-Nebennieren-Systems die typischen „Säcke" unter den Augen auffallen [97].

Bakterielle und virale **Infektionen** hängen ebenfalls von der Disposition und Konstitution eines Individuums ab, wobei die Exposition (Wetter, Klima, zeitliche und örtliche Verhältnisse) eine wesentliche Rolle spielt.

Bakterien und Viren können jedoch nur das bewirken, was im Individuellen vorgebildet ist. Bei Personen, die z. B. an ihren Zelloberflächen vermehrt das P-Antigen (ein blutgruppenantigen-ähnliches Glykosphingolipid) ausbilden, können sich E.-coli-Bakterien, die die Nieren und Harnwege infizieren, besonders leicht anlagern [36]. Nach Auslösung durch einen Erreger läuft die Infektion dann unabhängig von der Art und Beschaffenheit des Erregers allein nach Organismus-immanenten Gesetzen ab.

Eine besondere Situation stellen die Störungen der Myelinisierung der Pyramidenbahn dar. Sie treten beim Kleinkind bei ständiger körperlich-geistiger Überlastung (Deprivation) oder in Entwicklungsländern durch Proteinmangel auf, mit etwa nach dem 6. Lebensjahr bleibender Konzentrationsschwäche und Unruhe („Zappelphilipp"). Derartige Störungen mit Verwischung der Konstitution können bei Neugeborenen auch erworben sein, wenn die Mutter während der Schwangerschaft Alkohol- und Nikotinabsusus bzw. Mißbrauch von Psychopharmaka betrieben hat [52]. Dabei ist zu beachten, daß gerade die leichten organischen Störungen zur Entstehung seelischer Erkrankungen führen können. So treten z. B. die seelischen Erscheinungen einer Psychose bei einer schweren körperlichen Erkrankung zurück. Für eine Krankheitsdisposition müssen auch Jugend bzw. Alter berücksichtigt werden. Die anamnestische Frage nach Kinderkrankheiten kann ergeben, daß fieberhafte Erkrankungen (z. B. Masern) fehlen. Eine derart anergische Reaktionslage kann in späteren Jahren Grundlage zur Tumorbildung sein [5]. Besonders bei den typischen Kinderkrankheiten als rhythmische Infektionskrankheiten, zeigt sich die Bedeutung der Wärme in Form von Fieber häufig als wesentlich für die Ausprägung der Konstitution. Ein Kind kann nach überstandener Krankheit wie „neugeboren" erscheinen. Der Organismus hat mit Hilfe des Fiebers und der dadurch gesteuerten Reaktionen gerade das zum Vorschein gebracht, was ihm bisher fehlte. Andererseits werden beim älteren, wärmegestörten, „kalten" Tumorpatienten mit Erfolg Fiebertherapien angewandt [96].

Von großer Bedeutung sind in diesem Zusammenhang biologische Rhythmen, auf die in Kap. 10.3.3.4 eingegangen wird. Hier sei aus naturheilkundlicher Sicht eine konstitutionelle Verzerrung durch jahreszeitliche Befindensstörungen erwähnt: In den lichtschwachen Herbst- und Wintermonaten höherer geographischer Breiten kann sich eine auf diese Jahreszeiten beschränkende depressive Stimmungslage entwickeln mit Heißhunger auf Süßes und kohlenhydratreiche Nahrung (seasonal affective disorder, SAD). In diese Symptomatik gehört neben dem monatlich auftretenden prämenstruellen Syndrom (PMS) eine gewisse Form der Fettleibigkeit, die bei den Betroffenen am Spätnachmittag bis Abend durch ungezügelten Kohlenhydratappetit auffällt (carbohydrate craving obesity, CCO). Neben der lichtabhängigen Periodik sind diese Befindensstörungen begleitet von Depressionen, Lethargie, Konzentrationsschwäche, anfallsartigen Phasen von Eßsucht und Übergewicht [98]. Als Neuromodulatoren fand man das lichtabhängige Melatonin sowie den Neurotransmitter Serotonin. Bei Lichtexposition sinkt die Melatoninproduktion mit entsprechender Aufhellung der Stimmungslage. SAD, PMS und CCO sind daher einer Phototherapie zugänglich. Möglicherweise ist die abends einsetzende Melatoninsekretion ein wichtiger Förderer der Schlafbereitschaft, der das Gehirn für weitere schlafauslösende Faktoren empfänglich macht [91, 98]. Serotonin ist ebenfalls in den Schlaf-Wach-Rhythmus und die jeweiligen Stimmungsphasen eingeschaltet. Es wird aus der Aminosäure Tryptophan gebildet. Im Plasma wird Tryptophan durch Insulin angegriffen, und die Bruchstücke werden vor allem im Nervengewebe zu Serotonin und Katecholaminen (Adrenalin, Noradrenalin) umgebaut. Die altersabhängige Abnahme von Insulin führt zu einem latenten Serotonin- und Katecholaminmangel mit entsprechend depressiver Stimmungslage und verminderter Abwehrleistung des Immunsystems. In diesem Zusammenhang ist es von Bedeutung, daß sowohl das serotoninerge als auch das katecholaminerge System aus dem Hypothalamus und periaquäduktalen Grau schmerzhemmende, ins Rückenmark absteigende Bahnen haben [Übersicht bei 32]. Im Lebensablauf gesehen sind Krankheiten, wie Goethe es ausdrückte, ein „Kunstgriff der Natur", Vergangenes zu überwinden und Zukünftiges zu verwirklichen. Krankheit ist daher nicht nur ein Ergebnis abgelaufener Prozesse, sondern trägt den Keim zukünftiger Aufgaben in sich. Die im Verlauf des Lebens durchgemachten Krankheiten sind daher durch Sinnhaftigkeit verknüpft und selbst bei unheilbaren Krankheiten kann das Erkennen des Sinns einer Krankheit die Gesundheit des Kranken ausmachen.

Der ganzheitlich handelnde Arzt wird daher trotz aller technischen Möglichkeiten immer nach phänomenologischen Kriterien urteilen, d.h. das Hauptaugenmerk auf die subjektiven Schilderungen des Kranken richten und so Krankheit immer auch als Bewußtseinsphänomen, als Sinneserlebnis betrachten. Der Organismus wird dabei als synergistisches Prinzip aufgefaßt, in dem „alles auf alles" wirken kann. Aus dieser Sicht sollte das gestörte Funktionsgeschehen durch gezielte Reize wieder in Ordnung gebracht werden. Im Vordergrund der Behandlung steht dann als Individualmedizin eine konstitutionell ausgewählte Reiz- und Reaktionstherapie, die – wo nötig – durch die organbezogene Lokaltherapie der Schulmedizin zu ergänzen ist. Die Ganzheitsmedizin ist daher an **regulierenden Therapien** orientiert (Tab. 10-1). Unter diesem Aspekt erfährt der Arzt dabei das subjektive Krankheitssymptom als Sinneserlebnis mit den objektiven Parametern des „wo" als Lokalzeichen, des „wie lange" als Temporalzeichen, des „wie stark" als quantitativem und des „von welcher Art" als qualitativem Anteil. (Dem entsprechen z.B. in der traditionellen chinesischen Medizin die „vier Gegensatzpaare oder acht Prinzipien" [92].)

## 10.2.2 Eigenverantwortung des Patienten

Die Einheit von Seele und Leib äußert sich im Befinden [93]. Befindensstörungen seeli-

scher Art werden daher immer auch als körperliche Störungen zur Geltung kommen und umgekehrt. Besonders deutlich wird dies in der gegenwärtigen Gesellschaft, die im krassen Mißverständnis von Individualität zur sozialen Isolierung einzelner und ganzer Gruppen neigt. Die erhöhte Mortalitätsrate sozial isolierter Menschen hat sich dabei als unabhängig von den Lebensgewohnheiten erwiesen (Rauchen, Übergewicht, körperliche Aktivität, ökonomischer Status, Teilnahme an präventiven Gesundheitsprogrammen) [88]. In den westlichen Industrieländern weist nach von Uexkülls [88] Erkenntnissen etwa ein Drittel der Menschen, die mit gesundheitlichen Problemen einen Arzt aufsuchen, keine Anzeichen einer organischen Erkrankung auf. Aufgrund der enormen diagnostischen Möglichkeiten moderner Medizin werden derartige psychosomatische Störungen in ein organisches Erkrankungsschema gepreßt und entsprechend falsch behandelt. Die sich dadurch entwickelnden Patientenkarrieren können sich über Jahrzehnte erstrecken, wobei die moderne biotechnische Medizin zu einem „Risikofaktor ersten Grades" werden kann. Balint (1896–1970) erweiterte als einer der ersten den technologischen Ansatz der Medizin um den biographischen Aspekt wie auch um die jeweils gegenwärtige dynamische Lebenssituation des Patienten. Er wies darauf hin, daß Patient und Arzt in ein kommunikatives System eingeschlossen sind, in dem der Arzt selbst aktiver Teilnehmer ist. Ähnlich wie die Atomphysiker in der Quantentheorie zu Beginn dieses Jahrhunderts erkannten, daß der Beobachter selbst Einfluß auf sein Objekt hat, verstand Balint, daß objektive Beobachtungen überhaupt nicht existieren, sondern nur Beobachtungen, die in einer Kommunikationsmatrix eingeschlossen sind. Unsere Beobachtungen sind immer abhängig von unserer anatomisch-physiologischen Struktur, von der gegebenen sozialen Stufe oder unserem Platz in der gegenwärtigen Gesellschaft und Kultur sowie den Denk- und Handlungsweisen in unserer „ökologischen Nische". Wichtig sind dabei der Einfluß der eigenen Familie, die ganz persönliche Biographie, unser Wissen, unsere Arbeit, unser Gefühlsleben und unsere Dynamik [4].

Das mit der Aufklärung seit dem 18. Jahrhundert unser Denken und Handeln zunehmend bestimmende **Ursache-Wirkungs-Denken** läßt den Menschen, forciert durch den cartesischen Mythos der Trennung von Körper und Geist, sich selbst als technisch geordnet und funktionierend verstehen. Entsprechend wird Krankheit als Defekt und Heilung als Reparatur verstanden. Um sich in der Gesellschaft behaupten zu können, muß linear und zweiwertig logisch gedacht werden (auf A folgt B folgt C usw.).

Gegenwärtig tritt dabei der Begriff der **Information** immer stärker in den Vordergrund. Er gilt als Garant schneller soziologischer Umschaltung zur Erhöhung materieller Ausnutzung beruflicher Chancen. Dieser Informationsbegriff ist genauso eingeengt wie die Vorstellung eines technischen Funktionierens des Menschen. Information in der ursprünglichen Bedeutung des Worts heißt „Gestaltung" und „Bildung". Information als Gestaltungsprinzip bedeutet daher aus ganzheitsmedizinischer Sicht den Erhalt der Identität eines Patienten [32]. In den Naturwissenschaften und der naturwissenschaftlichen Medizin wird Information dagegen als Nachricht, Auskunft oder Belehrung verstanden [95]. In der Apparatemedizin müssen die Informationen so bewertet werden, daß sie einen diagnostischen Sinn ergeben, d.h. sie müssen stets mit einem vom Auswertenden abhängigen Ziel versehen werden. Die objektive Wirklichkeit entsteht dann in jedem einzelnen durch Verknüpfung von Erfahrung und Theorie. In der Medizin wird daher Information, ob bewußt oder unbewußt, immer teleologisch gebraucht, weil damit alle Bemühungen um den **Identitätserhalt** eines Patienten trotz krankheitsbedingten Strukturwandels verbunden sind.

Identitätserhalt ist auf das Wesentliche, die ureigenste Form gerichtet. Der gegenwärtige Informationsbegriff ist aber nicht mehr auf die Gestaltung als einem ganzheitlichen Prinzip ausgerichtet, sondern auf Partikularität. Wir erleben dies derzeit in der Weiterentwicklung der Virchowschen

Zellularpathologie zur **Molekularpathologie**. Die in der westlichen Zivilisation derzeit nicht adäquat gebrauchte Zusammengehörigkeit der Begriffe von Information und Identität stört die Entwicklung individueller Verantwortlichkeit vor allem im sozialen Bereich, fördert egoistisches Anspruchsdenken und führt letztlich zur Beschädigung des Ichs als Klammer und Vermittler zwischen den miteinander verschränkten somatischen und psychischen Bereichen.

Hat sich diese Beschädigung erst einmal somatisiert, dann liegt die Verantwortung des Patienten darin, die Handlungsbereitschaft des Arztes zu unterstützen. Denn dieser ist selbst auch an sein willentliches Ich gebunden und sollte jeweils jene realen Therapieschritte entwickeln können, die dem Kranken nicht sein individuelles Kranksein rauben, sondern seine Selbstheilungskräfte anregen [32].

### 10.2.3 Der Placebo-Begriff

In der Medizin geht es um Prozesse, deren allgemeine Bedingungen sich in steter Veränderung befinden und die daher nur unter bestimmten Annahmen einer experimentellen Behandlung zugänglich sind.

In der Schulmedizin wird bei Auswertung wissenschaftlicher Befunde, ähnlich wie in der Technik, von zwei **Ursache-Wirkungs-Zusammenhängen** ausgegangen:

▷ die **vollständig determinierte** Ursache-Wirkungs-Beziehung: B hat A zur Voraussetzung, d.h. die unabhängigen Variablen ziehen die abhängigen Variablen notwendig nach sich (z.B. durch Mikroorganismen verursachte Erkrankungen und Akuterkrankungen) (Abb. 10-1),

▷ die **nicht-vollständige** oder probabilistische Ursache-Wirkungs-Beziehung. Die unabhängigen Variablen ziehen nur mit einer gewissen Wahrscheinlichkeit die abhängigen Variablen nach sich. Die unabhängigen Variablen werden dabei auf eine Black Box abgebildet, die dann zufallsbedingt die abhängigen Variablen erzeugt (Abb. 10-1). Die Black Box stellt hierbei

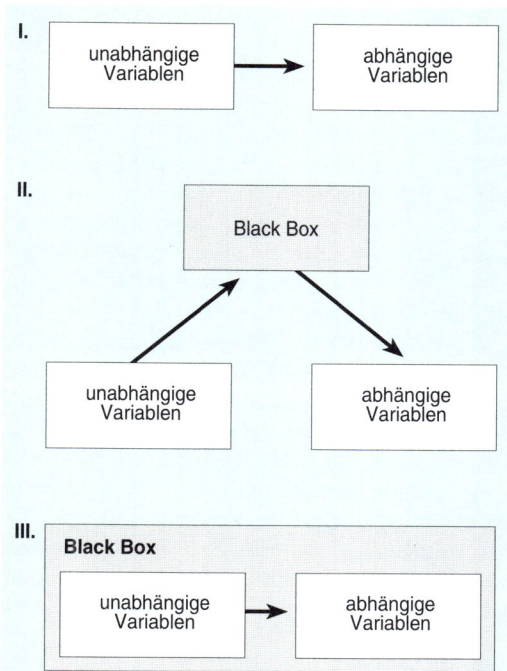

I.

| unabhängige Variablen | → | abhängige Variablen |

II.

Black Box

| unabhängige Variablen | | abhängige Variablen |

III. Black Box

| unabhängige Variablen | → | abhängige Variablen |

**Abb. 10-1** Varianten von Ursache-Wirkungs-Beziehungen. (Modifiziert nach [34]).

den nicht durchschaubaren Mechanismus dar, über den eine bestimmte Wirkung eintritt oder nicht. Um diesen Mechanismus „berechenbar" zu machen, müssen beispielsweise Annahmen über das Verteilungsgesetz, die Stichprobengröße, das gewünschte Signifikanzniveau, Konstanz von Randbedingungen oder Rezeptoreigenschaften von Zelloberflächen bzw. Zellreaktionen usw. gemacht werden. Der komplexe Vorgang des Krankseins wird sozusagen an einer Stelle unterbrochen und aus Gründen objektiver Beurteilung standardisiert (Syndrome als Modelle von Krankheiten).

Die kausal-analytische Objektivierung von Krankheiten trifft aber für die meisten medizinischen Probleme nicht zu. Denn fiktive Gesamtheiten können nur gebildet werden, wenn für diese das Ursachensystem mit allen Randbedingungen als konstant angesehen werden kann, d.h., die Laborbedingungen müssen dann auch außerhalb des

Labors Gültigkeit besitzen. Dies trifft aber in der Medizin praktisch nicht zu: Zwar ist das System Mensch jeweils nach dem gleichen Strukturprinzip aufgebaut, die jeweiligen individuellen Beziehungen und Bedingungen, in die es sich fügt und denen es ausgesetzt ist, sind dagegen multivariabel. Ein Wirksamkeitsnachweis im kausal-analytischen Sinn kann daher nur bei Kenntnis des Verteilungsgesetzes und konstantem Ursachensystem sowie bei Annahme fiktiver Gesamtheiten erfolgreich sein. Dies gelingt aber nur im eingrenzbaren Mikrobereich. Der Umkehrschluß bedeutet dann, daß ein Erfolg auch nur hier gefunden werden kann. Man ist daher um so erfolgreicher, je mehr man in den kontrollierbaren Mikrobereich vorstößt, da dort die obengenannten Prämissen hinlänglich erfüllt werden können. Diese Situation ist derzeit in der medizinisch-zellbiologischen Forschung deutlich zu erkennen: Die Molekularisierung klinischer Entitäten in pathogenetisch definierte Subgruppen schreitet immer schneller voran. Das Gesamtsystem kann bei dieser Sicht keine Rolle mehr spielen. Diese Erfolgssuche im Mikrobereich, weil einigermaßen gesichert und scheinbar objektiv, kann täglich in den einschlägigen Zeitschriften verfolgt werden. Dazu kommt, daß die bei doppelblind randomisierten klinischen Studien angewandten Signifikanztests meist verteilungsabhängig sind und bestimmte Randbedingungen eingehalten werden müssen (Syndrome). Sie können daher niemals direkte Beweise liefern. Um diese Problematik auszublenden, mußte der Begriff des „Placebo" (ich werde gefallen) eingeführt werden. Unter diesen Bedingungen verkommt jedoch das individuelle Patientenschicksal zur reinen Zahl („doppelblinde Zahlenlogik"). Derartige Signifikanztests eignen sich für Experimente unter Laborbedingungen, nicht aber für die Praxis.

Die Ganzheitsmedizin geht bewußt von **variablen individuellen Randbedingungen** aus und entzieht sich damit naturwissenschaftlich-experimenteller Kontrolle. „Die Verteilungsgesetze der dabei interessierenden Variablen sind uns verschlossen, und wir haben keine Aussicht, sie uns je zu erschließen" [34]. Wie ist dann mit den Daten ganzheitlich medizinischer Forschung umzugehen? Ein angemesseneres Vorgehen ist, anstatt von hochgerechneten Stichproben auszugehen, die Befunde als Beschreibung einer real existierenden Gesamtheit aufzufassen. Das Erkenntnisziel liegt somit in der Deskription (wie dies ganz besonders das Arzneimittelbild in der Homöopathie verdeutlicht)! Hier wird der Prozeß der Wirksamkeitsprüfung nicht mehr an einer Stelle unterbrochen, sondern das gesamte Geschehen wird als einer Blackbox immanent betrachtet (Abb. 10-1). Diese Sichtweise entspricht weitgehend dem Vorgehen, das auch in der „Fuzzy logic" (fuzzy = Unschärfe) angewendet wird, um elektronische Prozesse zu optimieren, bei denen zweifelhafte bzw. logisch unscharfe Situationen vorliegen. Die Fuzzy logic geht nämlich davon aus, daß die klassischen Gesetze der Logik zu grob sind, wenn eine Aussage nicht nur Ziel sondern auch Mittel ist, um zu einer möglichst guten Entscheidung zu finden. Die qualitativen Begriffe „heiß" und „kalt" sind zwar nicht so exakt definiert, wie dies an einem Thermoelement eingestellt werden kann, beschreiben aber gerade in der Medizin viele Situationen erheblich treffender, weil noch weitere Umstände (Randbedingungen), wie etwa persönliche Befindlichkeiten, berücksichtigt werden. Häufig sind daher diese unscharfen Konzepte den künstlich „scharf" gemachten der klassischen Logik überlegen [100].

Bei den auf „Hilfe zur Selbsthilfe" ausgerichteten biologischen Therapieweisen steht die Sachlogik ganz im Vordergrund, d.h. die Korrelation zwischen Meßzahl und subjektivem Befinden des Patienten. Dabei werden keine Randbedingungen festgelegt, da die Testverfahren verteilungsunabhängig sind. Deshalb kann es in der biologischen Medizin auch kein Placebo geben. Kienle [42] hatte bereits 1976 nach Auswertung von großen relevanten Materialmengen gezeigt, daß die Placebo-kontrollierten, randomisierten Doppelblindstudien in ihrer Signifikanzprüfung nicht besser abschneiden als die durch ärztliche Beurteilung von Einzelfällen erhobenen Wirksamkeitsbeurteilungen. Häufig wird bei medizin-statistischen Erhebungen übersehen, daß alle statistischen Tests lediglich einen Filter für Hypothesen bilden, aber nicht zur Hypothesenbildung verwendet werden können. Erst die richtig formulierte **Nullhypothese** (man nimmt das Gegenteil von dem an, was man beweisen will) führt zu einem brauchbaren Studiendesign und zu brauchbaren statistischen Aussagen. Die Statistik selbst ist prinzipiell wertfrei [64].

**Wissenschaftliche Fragestellungen** in der biologischen Medizin müssen daher immer zunächst darauf überprüft werden, ob ein Signifikanztest der Fragestellung überhaupt angemessen ist oder ob rein sachlogisch vorgegangen werden soll bzw. eine saubere Dokumentation von Einzelfällen (single case studies) eher zum Ziel führt. Dies ist aber kein statistisches Problem, sondern muß im Vorfeld durch die Fachkenntnis des Forschenden abgeklärt werden [34].

## 10.3 Das System der Grundregulation als theoretische Grundlage der Ganzheitsmedizin (regulationsorientiertes Erklärungsmodell)

Das lebensimmanente Streben nach Erhalt verlangt ein Ordnungsprinzip, das sowohl Zellindividualität als auch soziale Gemeinsamkeit aller Strukturelemente eines Organismus gewährleistet, d.h. den gesamten Organismus durchzieht. Dieses Prinzip ist bei Wirbeltieren (und hoch entwickelten Wirbellosen) durch die Trias **Kapillare – Grundsubstanz – Zelle** gegeben (Abb. 10-2). Bei niederen Tieren fehlen die Kapillaren und bei Einzellern vertritt das jeweils umgebende Milieu die Grundsubstanz. Bei Mehrzellern tritt eine strukturierte Grundsubstanz im Extrazellulärraum auf, die wesentlich die genetische gesteuerte Reaktivität einer Zelle bestimmt [30]. Die normale wie pathologische Reaktionsfähigkeit des genetischen Materials im Kern einer Zelle ist daher von der Funktionsfähigkeit der **Grundsubstanz** abhängig. Entsprechend durchzieht die Grundsubstanz die Extrazellulärräume des gesamten Organismus und

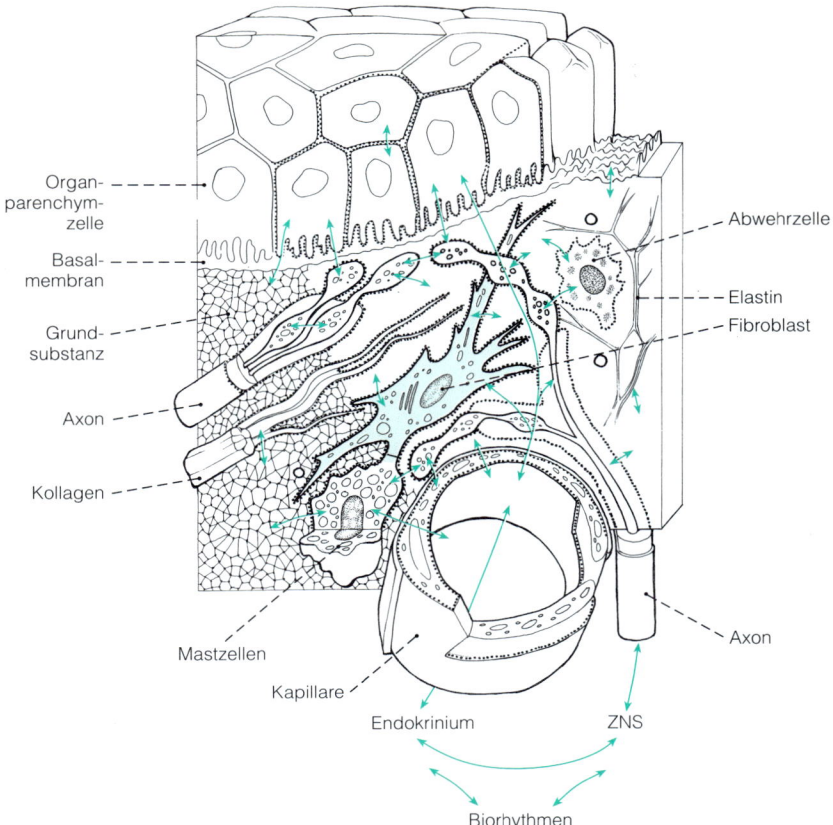

Organ-
parenchym-
zelle

Basal-
membran

Grund-
substanz

Axon

Kollagen

Abwehrzelle

Elastin
Fibroblast

Axon

Mastzellen

Kapillare

Endokrinium

ZNS

Biorhythmen

**Abb. 10-2** Beziehungssystem der Grundsubstanz. Wechselseitige Beziehungen (Pfeile) zwischen Kapillaren bzw. Lymphgefäßen, Grundsubstanz (Proteoglykane und Glykosaminoglykane = PG/GAGs, Strukturglykoproteinen (Kollagen, Elastin), Bindegewebszellen (Mastzellen, Abwehrzellen, Fibroblast), vegetativen terminalen Axonen und Organparenchymzellen; Basalmembran. Der Fibroblast stellt das Regelzentrum der Grundsubstanz dar. Nur dieser Zelltyp ist in der Lage, in Rückkopplung zu allen zellulären und nervösen Komponenten eine situationsgerechte Grundsubstanz zu synthetisieren. Wesentliche Informationsvermittler und -filter sind dabei PG/GAGs, Strukturglykoproteine sowie der Zellzuckeroberflächenfilm (Glykokalix; punktierte Linie auf allen Zellen, Kollagen und Elastin). (Modifiziert nach [32]).

ist in jeweils typischer Form jeder Zelle vorgeschaltet. Wo in epithelialen Zellverbänden oder der Hirnmasse der Extrazellulärraum auf minimale Spalten verengt ist, bildet die Grundsubstanz die Interzellularsubstanz. Der gesamte über die Kapillaren in die Körperperipherie gebrachte metabolische Strom muß daher, um in eine Zelle gelangen zu können, immer eine mehr oder weniger breite Strecke („Transitstrecke") durch die Grundsubstanz zurücklegen, wobei bereits eine molekulare Auswahl und erste enzymatische Aufbereitungen der Metaboliten erfolgen. Durch dieses „Molekularsieb" erfolgt auch die Entsorgung jeder

Zelle (Abb. 10-3). Dadurch, daß in der Grundsubstanz die vegetativen Nervenfasern blind enden, sich dort das gesamte Spektrum sessiler und beweglicher Zellen des Immunsystems befindet und über die Kapillaren auch das Hormonsystem angeschaltet ist, ergibt sich ein **hochvernetztes biologisches System,** das sowohl vor Ort als auch über höhere Zentren des Zentralnervensystems geregelt wird. Die einzelnen Komponenten der Grundsubstanz unterliegen gleichzeitig einem biologischen **Fließgleichgewicht** (Halbwertszeit).

Das Grundsystem ist wie alle biologischen Systeme energetisch offen und

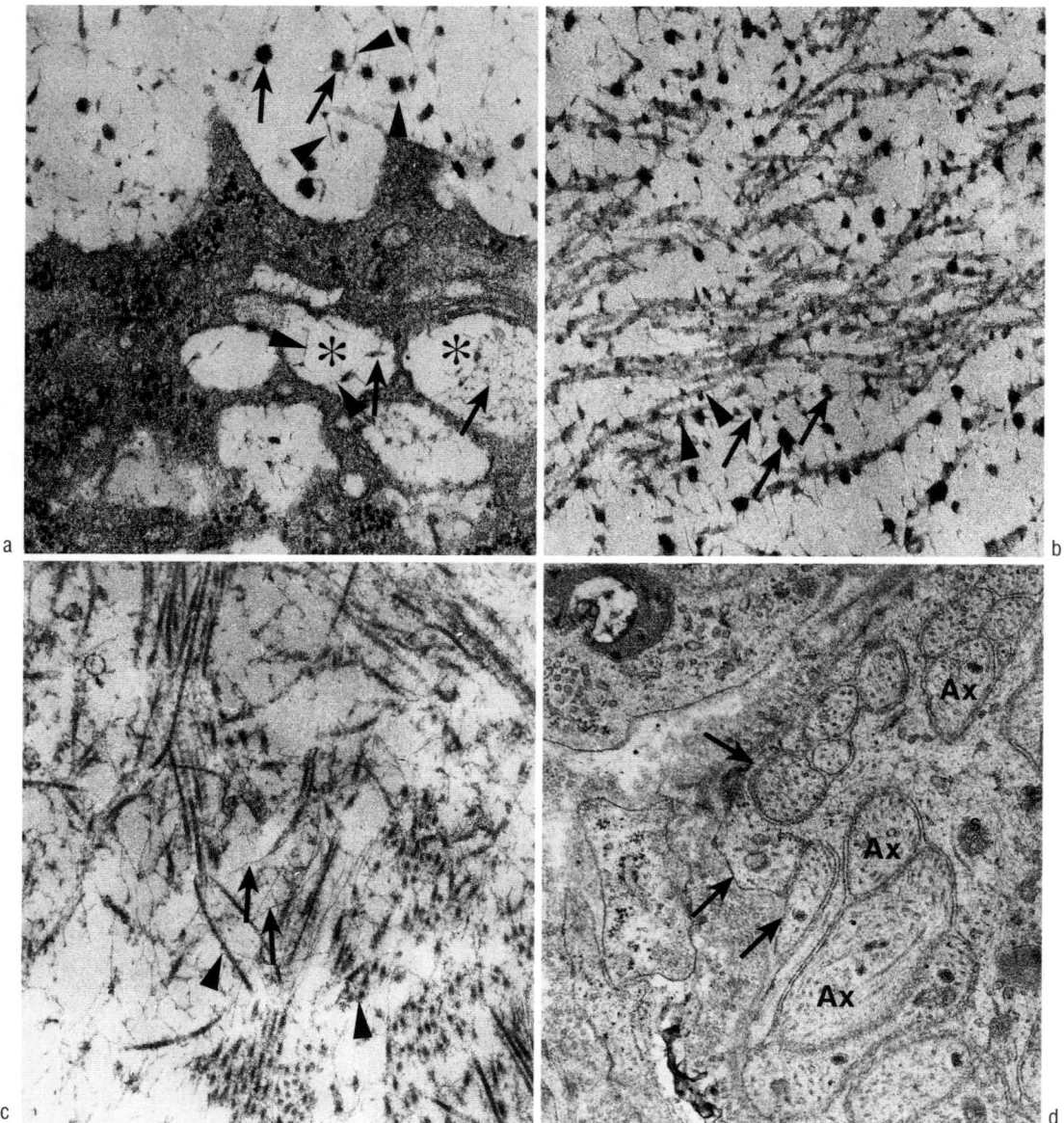

**Abb. 10-3**  Das Molekularsieb der Grundsubstanz.

**a** Anschnitt eines PG/GAGs-synthetisierenden Fibroblasten aus der Haut eines 21 Tage alten Hühnerembryos. Über Zisternen(*) des endoplasmatischen Retikulums werden Proteoglykane (elektronendichte Granula, Pfeile) und die sie verbindenden Glykosaminoglykane (im wesentlichen Hyaluronsäure) (Pfeilköpfe) in den Extrazellulärraum freigesetzt. Vergr. 19000fach.

**b** Grundsubstanz aus der knorpeligen Tibia des gleichen Embryos. Pfeile = PG/GAGs, Pfeilköpfe = Kollagenfibrillen. Vergr. 10000fach.

**c** Lockeres subepidermales Bindegewebe „Mesenchym" (Mensch, 23 Jahre alt) mit PG/GAGs (Pfeile) und Kollagenfibrillen (Pfeilköpfe). Vergr. 19000fach.

**d** Querschnitt einer vegetativen Nervenfaser. S = Schwann-Zelle; Ax = Axone, teilweise bereits aus der Schwann-Zelle ausgefaltet (Pfeile).

tauscht mit seiner Umgebung Energie und Materie aus. Die dabei auftretenden Ordnungszustände sind jedoch nicht stabil. Sie schwingen fernab von einem thermischen Gleichgewicht, das im allgemeinen eine völlige Rückkehr zum Ausgangszustand nicht erlaubt. Offene Systeme zeigen im Unterschied zu klassischen abgeschlossenen, sog. Newtonschen Systemen, daß bei Zufuhr geeigneter Energie auf autokatalytischem Weg neue Strukturen entstehen, die sich zu höherer Ordnung weiterentfalten können. Diese Spontaneität aufgrund hoher Vernetzung läßt keinen linearen Algorithmus zu, aus dem Anfangs- und Endzustand und damit das zukünftige Verhalten des Systems vorhersagbar wären. Biologische Systeme lassen sich daher als „determiniertes Chaos" beschreiben [13, 61, 69]. Damit gilt aber auch für sie, daß kleine Änderungen im gegenwärtigen Zustand des Systems große Veränderungen in der Zukunft hervorrufen können. Einmal auftretende Ungenauigkeiten werden nicht eliminiert, sondern den bestehenden Fehlern zugeschlagen [13, 48]. Das „determinierte Chaos" erlaubt jedoch flexible Reaktionen auf kleinste Störungen und macht dadurch Anpassungsprozesse möglich, d.h., Krankheiten können immer als **Systemstörungen** beschrieben werden. Determiniert chaotisches Verhalten läuft in Zustandsräumen, sog. **Attraktoren,** ab. So reagiert die Grundsubstanz bei mechanischer Belastung mit Übergang in ein viskoelastisches System, das nach Abnahme der äußeren Kraft in Form einer Hysteresisschleife[1] zurückstellt. Der Inhalt der Schleife stellt einen Arbeitsbetrag dar, der während des elastischen Zyklus in Wärme umgewandelt wird. Die Hysteresisschleife stellt somit den Attraktor der Grundsubstanz dar [32]. Durch Ermittlung derartiger Attraktoren läßt sich das Langzeitverhalten funktioneller Zusammenhänge in einem determinierten Chaos erfassen. Attraktoren bilden Muster („Profile", „Typen"), die im Bereich komplexer Beziehungen, wie einem Organismus, in bestimmter Art auftreten,

langfristig nicht zur Ruhe kommen, dabei verschiedene Zustände durchlaufen und vorhersagbar sind. Sie sind für Ganzheiten charakteristisch, wodurch auf allgemeine Bedingungen geschlossen werden kann, ohne daß man etwas von den Einzelheiten zu wissen braucht, die das auftretende Muster bestimmen.

Typisch für biologische Systeme ist der **Grenzzyklusattraktor,** wie er z.B. der Hysteresisschleife zugrunde liegt. Er tritt bei Rückführung von Gelenkbewegungen auf oder wird durch das Pumpendiagramm des Herzens repräsentiert. Das Grenzzyklusverhalten eines Organismus hat daher für medizinisch-physiologische Interpretationen von Systemzuständen nicht-linearer Natur große Bedeutung [32].

### 10.3.1 Struktur der Grundsubstanz (extrazelluläre Matrix)

Das Molekularsieb der Grundsubstanz wird strukturell durch hochpolymere Zucker-Protein-Komplexe bestimmt, bei denen Proteoglykane (PG), gebunden an Glykosaminoglykane (GAG) überwiegen, gefolgt von Strukturglykoproteinen (Kollagen, Elastin) und Vernetzungsglykoproteinen (Fibronektin, Laminin u.a.) (Abb. 10-2 und 10-3). Diese Komponenten werden von Fibroblasten synthetisiert und können durch freigesetzte lysosomale proteolytische (u.a. Plasmin) und hydrolytische Enzyme (u.a. Hyaluronidase, Glykosidasen) aus Makrophagen und neutrophilen Granulozyten abgebaut werden. Auch Radikalionen, wie sie bei allen Stoffwechselprozessen anfallen, können, falls sie nicht neutralisiert werden, sämtliche Grundsubstanzkomponenten abbauen.

Wesentlich für die Funktion der Grundsubstanz ist, daß die Struktur der PG/GAGs über ein gewisses Maß an Freiheit verfügt, d.h. lediglich sekundär genetisch festgelegt ist. Ihre Struktur ist nicht in derart strikter Weise in der DNS verschlüsselt wie die Aminosäuresequenzen eines Proteins, sondern ihr Grundgerüst wird erst nach Ausschleusung im Extrazellulärraum durch entsprechende Enzyme wie Glykosyltrans-

---

[1] Hysterese = Fortdauern einer Wirkung nach Aufhören der Ursache.

ferasen, Ekto- und Endoglykosidasen zu-
rechtgeschnitten. Dadurch treten sehr
starke Schwankungen in der Mikrozusam-
mensetzung der Polysaccharide auf (Übersicht bei [51]). In der Grundsubstanz laufen
zusätzlich spontane, eigenkatalytische Po-
lymerisationen, Depolymerisationen und
Ringschlüsse der Zuckerketten („Hybridisierung") ab, woraus sich ein ungeheuer
breites Anpassungsspektrum („Redundanz")
der PG/GAGs an das jeweilige Stoffwech-
selgeschehen ergibt. Dieses Moment der
Freiheit macht auch eine quantitative und
qualitative Bestimmung der PG/GAGs im
Extrazellulärraum unmöglich [56]. Nur die
einzelnen Bausteine lassen sich bestimmen.

Der ultrastrukturell als Netz erscheinenden Anordnung der PG/GAGs dürfte in
vivo ein dynamisches System verzweigter
Tunnelstrukturen zugrunde liegen, das zur
„guest-host"-Komplexierung befähigt ist
(Abb. 10-4). In das Tunnelinnere können lipophile Substanzen aufgenommen, an die
Tunnelaußenwand dagegen hydrophile ab-
gebunden werden. Auf diese Weise besteht
die Möglichkeit, beide Substanzklassen
gleichzeitig in jede Richtung zu transportie-
ren [32].

## 10.3.2 Strukturkomponenten der Grundsubstanz

Die bedeutendsten Proteoglykane (PG) der
Grundsubstanz sind **Chondroitinsulfat-Pro-
teine** (ihre Halbwertszeit beträgt ca. 7 bis
17 Tage), **Dermatansulfat-Protein** (u. a. Haut,
Arterienwände, Sehnen), **Keratansulfat-
Protein** (u. a. Kornea) und **Heparansulfat-
Protein** (u. a. Zelloberflächen). Das durch-
schnittliche Molekulargewicht eines
PG-Monomers liegt bei $10^6$ Dalton [28].
Das quantitativ wichtigste Glykosaminogly-
kan (GAG) ist die stark elektronegative
**Hyaluronsäure** (HA; Molekulargewicht
$10^6$–$10^7$ Dalton). Sie bildet das Trägermo-
lekül für andere PGs, weist aber selbst keine
Proteinbindung auf; ebenso fehlen Sulfat-
und Acetatgruppen. HA ist ubiquitär im Or-
ganismus verbreitet und stets mit Chon-
droitinsulfat-Protein vergesellschaftet (ihre
Halbwertszeit beträgt 6–12 Tage). In Abb.

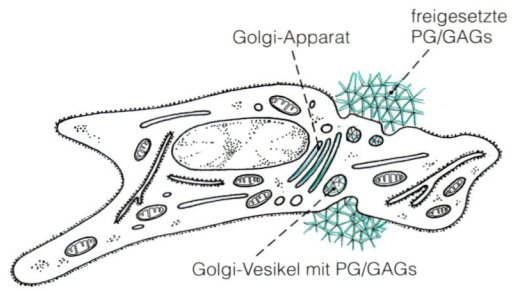

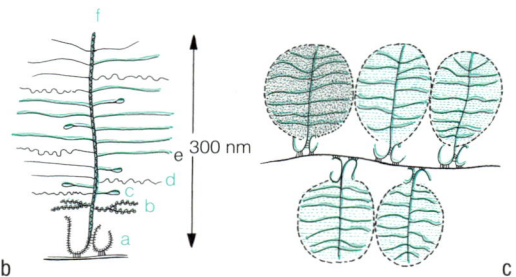

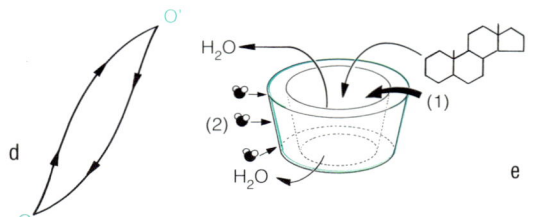

**Abb. 10-4** Funktionelle Morphologie der PG/GAGs.
a Schema eines PG/GAG-synthetisierenden Fibroblasten
(vgl. Abb. 10-3).
b Struktur eines Proteoglykans (Chondroitinsulfat-Pro-
tein). a = Binde(link-)Proteine, b = N-gebundene, c =
O-gebundene Oligosaccharidkette, d = Keratansulfat,
e = Chondroitinsulfat, f = Proteinrückgrat.
c Die PGs sind jeweils im Abstand ihrer Wasserdomäne
(gestrichelte Hüllinie) an Hyaluronsäure als GAG gebunden. Zwischen den Oligosaccharid-Seitenketten
der PGs ist Wasser flüssig-kristallin gebunden (Stri-
chelung im oberen linken PG).
d Plastizität des Molekularsiebs der Grundsubstanz der
PG/GAGs nach Art einer Hysteresisschleife.
e Tunnelstruktur der PG/GAGs. Durch „guest-host"-
Komplexierung werden in das Tunnelinnere hydro-
phobe (1) an die Tunnelaußenseite (2) hydrophile
Substanzen gebunden. (Modifiziert nach [32]).

10-4 sind am Beispiel eines monomeren
Chondroitinsulfat-Proteinmoleküls der prinzipielle Aufbau eines PG und seine Bindung

an HA skizziert. Ein weiteres bedeutungsvolles GAG ist **Heparin,** das vergesellschaftet mit Heparansulfat-Protein von allen Zellen gebildet werden kann. Mastzellen und Blutbasophile geben Heparin auch in ihre Umgebung ab. Bleiben die GAGs an der Zelloberfläche, bestimmen sie wesentlich deren elektronegative Oberflächenladung und damit viele Zellfunktionen [Übersicht 32].

Derzeit sind mehr als zehn Typen von Kollagen bekannt, wobei die weiteste Verbreitung Typ I (u.a. Sehnen, Bänder), Typ II (Knorpel) und Typ III (vor allem Bindegewebe) haben.

Typ-IV-Kollagen weicht von der tripelhelikalen Substruktur der Kollagenmoleküle ab. Es zeigt eine mattenartige Struktur und ist im wesentlichen auf Basalmembranen beschränkt.

Ein Kollagenmolekül hat bei einem MG von 400 kD einen Zuckeranteil von etwa 10 %. Die Länge eines Moleküls beträgt 280 nm bei einem Durchmesser von 1,5 nm [23]. Kollagen wird nicht in monomerer Form freigesetzt. Bereits in den Vesikeln des Golgi-Apparats der Fibroblasten erfolgt eine Aggregation der Moleküle zu fibrillären Strukturen (**Tropokollagen**), die ihre hexagonal dichteste Packung erşt extrazellulär nach Abspaltung nicht-helikaler Telopeptide unter dem Einfluß der Grundsubstanz und der hier gelösten Ascorbinsäure erreichen. Die Aggregation der Moleküle erfolgt linear und jeweils um ein Viertel ihrer Länge gegeneinander versetzt (Abb. 10-5). Die dabei entstehenden intrafibrillären Spalträume („Höhlen") enthalten vermehrt GAG-Derivate, vor allem Dermatansulfat. Diese Regionen sind nicht nur an der Quer-

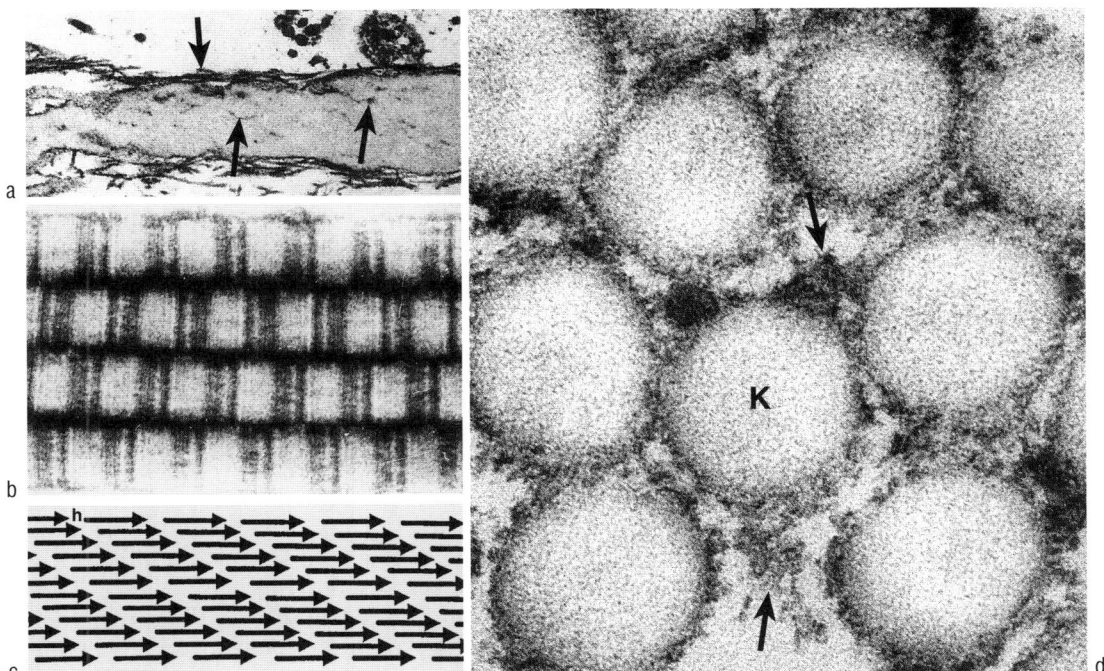

**Abb. 10-5**  Feinstruktur von Kollagen und Elastin.
**a** Elastische Faser. Die oberflächlich und in der Faser gebundenen PG/GAGs stellen sich nach Rhuteniumrot-Kontrastierung elektronendicht dar (Pfeile). Vergr. 19000fach.
**b** Kollagene Fibrille. Kontrastierung mit Wolframsäure zur Darstellung der Periodik. Vergr. 180000fach.
**c** Die Kollagenbänderung entsteht durch Versetzung der Tropokollagenmoleküle jeweils um ein Viertel ihrer Länge.
h = Höhlenbereich.
**d** Im Querschnitt zeigen Kollagenfibrillen (K) eine sehr dichte Packung. Die vermittelnden PG/GAGs wurden mit Rutheniumrot kontrastiert (Pfeile). Vergr. 240000fach.

vernetzung der Kollagenmoleküle beteiligt, sondern sie sind auch zu Wasserbindung und Ionenaustausch fähig. Die Höhlenregionen sind daher auch „Startpunkte" bei Verknöcherungsvorgängen durch Anlagerung von Hydroxylapatitkristallen [30]. Die typische Bänderung der Kollagenfibrillen mit einer Periode von zwölf Banden tritt erst bei einem Durchmesser der Fibrillen von 10 nm auf. Die an die Kollagenmoleküle gebundenen PG/GAGs (vor allem kleinmolekulare PGs wie Decorin) verankern die Fasern in der Grundsubstanz und binden gleichzeitig Wasser, wodurch die Faser Stabilität und funktionelle Orientierung erhält. Der eigentümliche Aufbau der Kollagenfibrillen bestimmt auch die für die Grundregulation wichtige Eigenschaft des Kollagens, nämlich dessen **Piezoelektrizität** [3]. Darunter wird eine bei Deformation unter mechanischer Beanspruchung (Druck, Zug, Torsion) auftretende elektrische Ladung verstanden. **Elastin** entsteht ebenfalls als Vorstufe (**Tropoelastin**) in Fibroblasten. Bei der Ausschleusung werden über Querverbindungen glykosilierte Mikrofibrillen (Durchmesser ca. 8 nm) verbunden, die in ihrem chemischen Aufbau auffällig mit den Telopeptiden der Kollagenvorstufen übereinstimmen [82]. Reife elastische Fasern weisen schließlich einen zuckerfreien amorphen Elastinkern auf, umgeben von glykosilierten Mikrofibrillen (Abb. 10-5). Wie bei Kollagen benötigt der intra- und extrazelluläre Reifungsprozeß anscheinend Ascorbinsäure (Vitamin C) [18]. Die Beziehungen zwischen Elastin und Kollagen bestimmen die mechanischen Fähigkeiten des Bindegewebes. Die kaum dehnbaren Kollagenfasern weisen in Ruhe durch Wellung eine Reservelänge auf, die durch netzartige Umwicklung mit elastischen Fasern zustande kommt. Daher nimmt die Zugkraft von Sehnen und Bändern schlagartig zu, wenn diese Reservelänge aufgebraucht ist.

Elastin wird durch Trypsin und Pepsin leichter abgebaut als Kollagen. **Elastase** wurde in neutrophilen Granulozyten, Makrophagen, Thrombozyten, Pankreas und Aortenwand nachgewiesen. Das Enzym nimmt mit dem Alter zu und tritt vermehrt bei Rauchern, Lungenemphysem, Pankreatitis und Arteriosklerose auf [29].

Bei den Vernetzungsglykoproteinen vom Typ des **Fibronektins** und **Laminins** handelt es sich um phylogenetisch uralte Glykoproteine der Grundsubstanz, die bei Mehrzellern schon immer mit PG/GAGs und den Strukturglykoproteinen vergesellschaftet waren. Aufgrund ihrer Kollagenbindungsfähigkeit helfen sie, die Zellen in der Grundsubstanz zu verankern, fördern die gegenseitige Zellhaftung, weisen wandernden Zellen den Weg, stimulieren die Fibroblastenproliferation u.a.m. Im Plasma und der Grundsubstanz hat Fibronektin neben Komplementfaktoren auch die Funktion eines „Opsonins" für Antigene und Antigen-Antikörper-Komplexe, wodurch diese für Makrophagen erkennbar werden. Von besonderer Bedeutung ist die Fähigkeit von Fibronektin, über einen integralen Proteinkomplex („Integrine") der Zellmembran mit dem Mikrofilamentsystem des Zytoplasmas in Verbindung treten zu können. Fibronektin greift auch in die Blutgerinnung ein, indem es Thrombozyten an die Ränder von Defektbezirken heftet, worauf die Gerinnungskaskade aktiviert wird. In Basalmembranen wird Fibronektin durch Laminin ersetzt, das Zelloberflächen an Basalmembranen bindet [31].

### 10.3.3 Funktionelle Beziehungen zwischen Endstrombahn, Grundsubstanz und Zelle

Geht man von der Endstrombahn aus, so wird deutlich, daß die „Beschickung der Transitstrecke" mit Metaboliten wesentlich von der qualitativen und quantitativen Zusammensetzung des Blutplasmas, den lokalen Fließeigenschaften des Bluts sowie den Ein- und Ausstrombedingungen des betreffenden Kapillargebiets abhängt. Der Blutstrom in die Kapillaren erfolgt über minutenrhythmische Wellen, wobei die glatte Muskulatur der vorgeschalteten Arteriolen mit frequenzmodulierten Folgen von Aktionspotentialen sympathischer terminaler Axone unter Freisetzung von Katecholaminen und Neuropeptiden (u.a. Somatostatin und Substanz P) in Wechselwirkung steht [32, 69]. Der myogene Rhythmus in den glatten Muskelzellen steht aufgrund einer minutenrhythmischen ATP-Synthese in Resonanz mit den neuronalen Aktionspotentialen. Die myogene Oszillation setzt weitere Rhythmuszeiger in Gang, an deren Ende der rhythmische Einstrom von Nährstoffen in die Grundsubstanz und anschließend in die Körperzellen erfolgt. Jede Zelle muß daher ihre Nährstoffe in **rhythmischer Form** aufnehmen [69]. Das Endothel als Pforte zur Grundsubstanz ist eines der größten Organe des menschlichen Körpers. Es wiegt bei einem 70 kg schweren Menschen etwa 3,5 kg und hat eine Gesamtoberfläche von ca. 1000 m². Diese dünne Zellschicht ist nicht nur eine mechanische Blut-Gewebs-Schranke, sie moduliert auch die Blutgerinnung und den Gefäßtonus, beeinflußt die Migration von Zellen und Makromolekülen und die Immunabwehr. Außerdem ist das Endothel aktiv an der Einleitung von Entzündungsreaktionen sowie des Gefäßwachstums und der Gefäßreparatur beteiligt. Für die Randstrombedingungen des Bluts und die Steuerung des transendothelialen Stofftransports sind die Endothelzellen mit einer Vielzahl von Rezeptoren ausgerüstet (Katecholamine [α- und β-Rezeptoren], Acetylcholin, Histamin, Serotonin, Angiotensin, Östrogen u. a. m.) und sind außerdem in der Lage, Substanzen von Hormoncharakter zu synthetisieren (Plasminogenaktivatoren, Endothelin, Fibronektin, Prostacyclin, Stickstoffmonoxid u. a. m.). Phagozytierende Endothelzellen (zusammengefaßt im retikuloendothelialen System [RES]), wie z. B. in der Leber und Milz, stehen im Dienst der Abwehr. Alle genannten Mechanismen können auch im Sinne eines gesteuerten Informationsflusses in die Grundsubstanz gedeutet werden [32].

Besonders deutlich wird dies am Beispiel des Stickstoffmonoxids (NO), das früher als EDRF (endothelial derived relaxing factor) bezeichnet wurde und u. a. den Blutzustrom in das Kapillarbett steuern hilft: Während die Gefäßkontraktion direkt über Noradrenalin-Rezeptoren auf den Gefäßwandmuskelzellen erfolgt, ist die Dilatation an Acetylcholin-Rezeptoren auf den Endothelzellen gekoppelt. Bei deren Erregung synthetisieren die Endothelzellen NO, das zu den Muskelzellen diffundiert und deren Entspannung bewirkt. NO zeigt darüber hinaus noch eine Vielzahl von Wirkmöglichkeiten: Es hilft, die Aggregation von Thrombozyten zu verhindern; mit seiner Hilfe zerstören Makrophagen Tumorzellen und im zentralen und peripheren vegetativen Nervensystem tritt es als Neurotransmitter auf [Übersicht bei 84].

### 10.3.3.1 Zuckermantel (Glykokalix) der Zelle als extra-/intrazellulärer Informationsvermittler

Die Kapillarendothelzellen verfügen wie alle anderen Zellen auch über einen membranständigen Zuckeroberflächenfilm (Glykokalix) (Abb. 10-6). Das hohe Potential struktureller Diversität der Kohlenhydrate macht Zuckerpolymere zu unübertroffen effizienten Trägern von Informationen. So können z. B. vier verschiedene Einfachzucker bereits theoretisch 35 560 unterschiedliche Tetrasaccharide bilden; vier verschiedene Aminosäuren von Proteinen können dagegen, weil es für sie nur eine Verknüpfungsweise gibt, nicht mehr als 24 Tetrapeptide bilden [81]. Die Zuckerketten der Glykokalix wurzeln in den Proteinen und Lipiden der Zellmembran, stellen also Glykoproteine und -lipide dar. Sie leiten Informationen aus dem Extrazellulärraum über vermittelnde Membranproteine (G-Proteine) auf zweite Boten (u. a. cAMP, cGMP) an der Membraninnenseite. Von hier aus erfolgt dann der Informationstransfer auf zytoplasmatische Proteinkinasen, die die kerngesteuerten zelltypischen Reaktionen anregen [54].

Die Zucker der Glykokalix tragen endständig überwiegend N-Glykosyl-gebundene Neuramin(Sialin-)säurereste, wodurch die Glykokalix stark negativ geladen wird. Sie hat daher ein von der Grundsubstanz und Zellmembran verschiedenes elektrisches Potential (Zeta-Potential), das ab einer gewissen Ladungsveränderung der angrenzenden Grundsubstanz mit einer eigenen

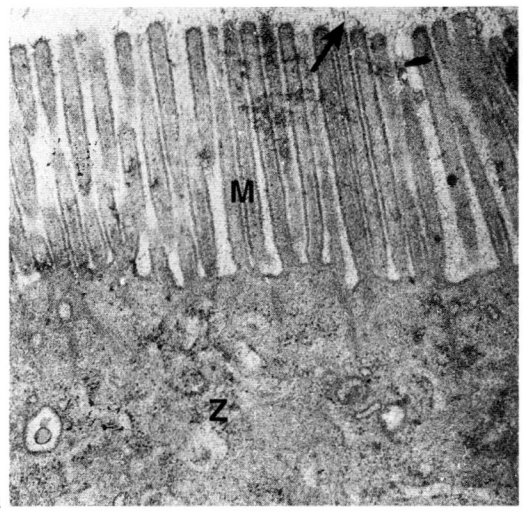

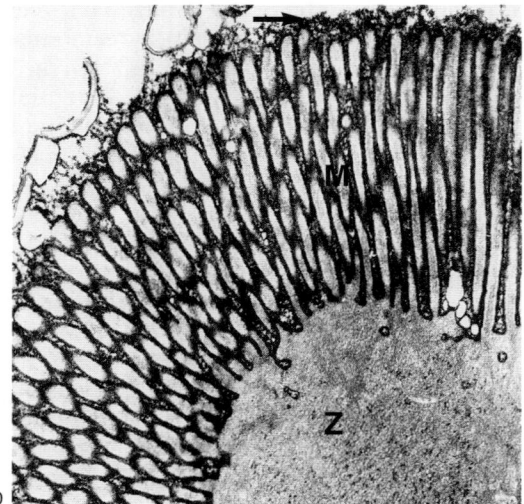

**Abb. 10-6** Ultrastrukturelle Darstellung des Zucker-oberflächenfilms (Glykokalix) an den Mikrovilli (M) einer angeschnittenen Dünndarmzelle (Z) (Hund).
**a** Konventionelle Kontrastierung. Die Glykokalix ist le-diglich als feiner „spinnwebartiger" Überzug der Mikrovilli zu erkennen (Pfeil). Vergr. 19000fach.
**b** Kontrastierung der Glykokalix mit Rutheniumrot. Kräf-tige Darstellung ihres Zuckeroberflächenfilms. Vergr. 19000fach.

Potentialänderung reagiert und so den transmembranösen Informationsfluß in Gang setzt.

Die Glykokalix stellt die Gesamtheit aller zellmembranständigen Rezeptoren und Antigene dar. Die bloße Anwesenheit eines Kohlenhydrats an der Zelloberfläche genügt jedoch noch nicht als Ankerstelle, es muß zugänglich sein und in der richtigen Weise präsentiert werden. Vermittler und Orientie-rungshilfen sind in die Glykokalix eingewo-bene PG/GAGs (besonders Hyaluronsäure, Heparansulfat, Heparin und Chondroitin-sulfat) zusätzlich Kollagenfibrillen und Fi-bronektin. Sie sind gleichzeitig Rezeptoren für Grundsubstanzkomponenten zwischen Zelle und Extrazellulärraum. Daneben existieren Membranproteine, die **Integrine,** die direkt bestimmte Aminosäuresequenzen extrazellulärer Matrixkomponenten (Fi-bronektin, Kollagen) erkennen und diese direkt mit den Mikrofilamenten und Mikro-tubuli des Zytoskeletts verknüpfen können, wodurch sämtliche Zellfunktionen beein-flußt werden [21]. Selbst die vorüberge-hende Kontaktaufnahme von Zellen unter-einander, z.B. von Abwehrzellen und ihren Zielzellen, werden über die Karbohydrate der Glykokalix gesteuert [14]. Dabei ist ein weiterer membranständiger Proteintyp be-hilflich, die **Lektine.** Sie sind eine sehr hete-rogene Stoffgruppe, die als zuckerbindende Proteine nicht-immunogenen Ursprungs, ohne enzymatische Aktivität charakterisiert werden können. Lektine wurden außer bei Pflanzen auch bei Viren, Bakterien, Ein-und Mehrzellern einschließlich Mensch ge-funden [Übersicht bei 20]. Sie können sich sehr schnell selektiv und reversibel mit Zuckern verbinden, so auch mit Kohlenhy-draten benachbarter Zellen. Dabei unter-scheiden sie nicht nur zwischen verschiede-nen Mono- sondern auch verschiedenen Oligosacchariden [81].

Das erste, gut untersuchte Säugetierlektin ist der sog. **Leberzellrezeptor.** Er bindet Gly-koproteine, die ihre endständigen Sialinsäu-rereste verloren haben oder keine besitzen, wie dies bei Tumorzellen der Fall sein kann. Gealterte Erythrozyten, die ebenfalls keine Sialinsäurereste mehr haben, werden statt in der Milz von Lebermakrophagen (phagozy-tierende Endothelzellen) abgefangen und abgebaut. **Tumorzellmembranen** weisen ei-gene, vom Muttergewebe abweichende Lek-tine auf, die wiederum an ganz bestimmte Monozucker binden. Möglicherweise liegt hier der Schlüssel zur Tumorausbreitung durch Metastasen, da diese je nach Herkunft eine gewisse Präferenz für bestimmte Organe haben. Dies könnte auch der Grund dafür sein, warum in manchen Organen häufiger Metastasen auftreten als in anderen. Andererseits könnte durch spezifische **Lektin-Blockierung** (z. B. den Leberzellrezeptor mit galaktosehaltigen Infusionen) die Metastasierung erschwert und eine Krebsprophylaxe durchgeführt werden [89].

Das β-Galaktosid-spezifische Mistellektin regt Lymphozyten vom Typ der **natural killer cells** zur Freisetzung immunstimulierender Zytokine, u.a. Tumor-Nekrose-Faktor, Interleukin-1 und -6 an [24]. Auf der Stufe kohlenhydratvermittelter extra-/intrazellulärer Information sind auch jene pathologischen Entgleisungen zu verstehen, wie das Phänomen der „zweiten Krankheit", die sich erst auf der Basis eines anderen, ganz unterschiedlichen pathologischen Geschehens entwickelt (z. B. Ulkus bei Lungenkrankheiten) wie auch das Problem von Zweittumoren nach Chemotherapie. Hier ist auch das Problem weitreichender Wechselwirkungen von Herd und Störfeld einzuordnen. Offensichtlich kann eine lokal gestörte Grundregulation sich im Spannungsfeld von Disposition und Exposition informativ (über biologische Botenstoffe, elektromagnetisch über pH-Wert-Änderungen usw.) über den Organismus ausbreiten und Resonanz mit Selbstorganisation („dissipative Zustände") in weit davon entfernten Bereichen auslösen.

Die kohlenhydratvermittelte Zellerkennung stellt auch den ersten Schritt bei Infektionen dar. Krankheitserregende Viren, Bakterien und Einzeller (Protozoen) müssen sich an mindestens eine Gewebeart ihres Wirts binden können, sonst werden sie durch Abwehrzellen zerstört. Dabei spielen Alter, Veranlagung und Gesundheitszustand eine entscheidende Rolle. Die gewebespezifische Zelladhäsion, z. B. von Bakterien, erfolgt an ihren langen Plasmafortsätzen (Fimbrien) über Lektine. Pathogene Stämme von E. coli sind z. B. die häufigste Ursache von Harnwegsinfektionen, in den oberen Atemwegen kommen sie dagegen kaum vor.

Kohlenhydratvermittelte Wechselwirkungen steuern auch das Verhalten des Immunsystems und die Wanderung von Leukozyten vor Ort. Wenn bei einer Infektion der Zytokinspiegel (u. a. Interleukine, Tumor-Nekrose-Faktor) im betroffenen Gewebe ansteigt, wird das Endothel der regionalen Kapillaren zur Produktion einer weiteren lektinverwandten Substanzklasse angeregt, die sog. **Selektine** (früher: Lektin-Zelladhäsionsmoleküle). Sie erkennen zirkulierende Leukozyten, halten geeignete fest und regen sie zur interendothelialen Passage (Diapedese) in das Gewebe an. Lymphozyten selbst werden über das L-Selektin (Homing-Rezeptor) des Hochendothels der Venolen lymphatischer Organe dazu bewegt, in diese zurückzukehren. Auch auf Tumorzellen kommen Kohlenhydrate vor, die von Selektinen erkannt und so transendothel zur Metastasierung angeregt werden können [Übersicht bei 81].

Über die Glykokalix verläuft auch der vom normalen Zelltod oder der Nekrose als degenerativer Zellprozeß zu unterscheidende, ohne Entzündung ablaufende, programmierte Zelltod. Dieses Phänomen tritt als aktive Zelleistung in zwei Formen auf, die nicht, wie es gegenwärtig geschieht, miteinander verwechselt werden dürfen: der Apoptose und der physiologischen Leukozytolyse (Abb. 10-7).

Die **Apoptose** ist das Sichabstoßen von Zellen aus dem Gewebe mit nachfolgendem Untergang. Die Apoptose ist wesentlich an der Strukturbildung und Formerhaltung eines Organismus beteiligt: Programmierter Zelluntergang findet sich in allen Organanlagen während der Embryonalentwicklung, dem normalen Gewebeumsatz (z. B. Darmepithel) lebenslang im Nerven- und hämatopoetischen System, in der Regelung des altersabhängigen Zelltods sowie im Thymus zur Elimination autoaggressiver T-Zellen. Für die Initiierung der Apoptose ist das Auftreten eines **APO-Rezeptors** (APO-1/FAS) in der Glykokalix notwendig. Das Erscheinen des Rezeptors ist mit einer erhöhten Synthese der Proteine des **c-myc-Onkogens** als Förderer und des **bcl-2-Onkogens** als Regulator verbunden. Beide Onkogene werden durch das **Tumor-Suppressor-Gen p53** kontrolliert. Ihr Zusammenspiel führt zu

341

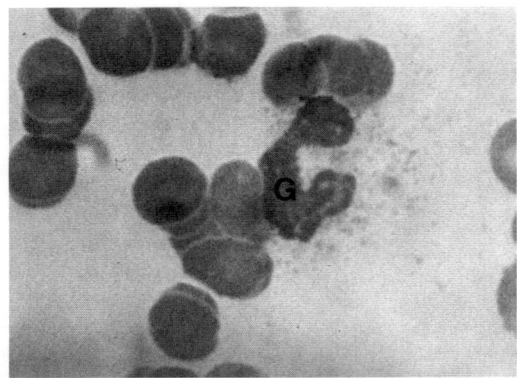

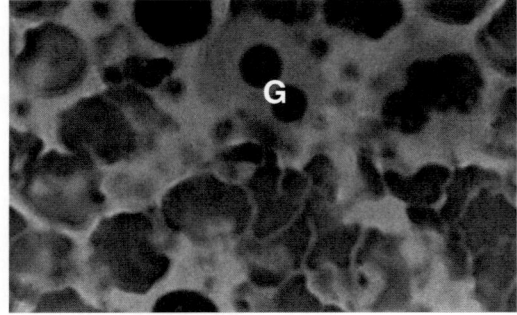

**Abb. 10-7**
**a** Physiologische Leukozytolyse eines neutrophilen Granulozyten (G). Deutlich ist die Freisetzung der Granula zu erkennen. Die Zellmembran ist verschwunden. Giemsa-gefärber Blutausstrich. Vergr. 1000fach.
**b** Apoptose eines neutrophilen Granulozyten (G). Vergr. 1000fach.

einer Synthese von Makromolekülen, wie Endonukleasen für den DNS-Abbau und Transglutaminasen, mit Versteifung des Zellskeletts und anschließender Apoptose. Eine fehlerhafte Suppression der Apoptose bzw. ein Mangel oder Fehlen von APO-Rezeptoren ist für autoimmune Erkrankungen, für die Karzinogenese wie auch die Resistenz von Tumorzellen gegenüber Bestrahlung oder Chemotherapie von Bedeutung. Es sind bereits Untersuchungen im Gang, um auf Tumorzellen über Vektoren APO-Antigene zu verankern und sie so zur Apoptose zu zwingen. Das APO-Antigen ist somit ein entscheidendes Molekül bei der Wachstumskontrolle normaler Zellen und daher zukünftig ein wichtiges Ziel zur therapeutischen Wachstumskontrolle maligner Zellen [10]. Davon ist die **physiologische**

**Leukozytolyse** (phL) zu unterscheiden. So hat Pischinger [67] das Phänomen bezeichnet, daß mehr Leukozyten dem Blut zugeführt werden, als insgesamt zu einem beliebigen Zeitpunkt im Blut vorhanden sind. Danach wird bisher eine wichtige Tatsache in der Immunologie nicht beachtet, nämlich der Verbrauch der Leukozyten im Blut. Die phL stellt im Unterschied zur Apoptose einen **aktiven** Beitrag der Leukozyten zur Grundregulation dar, d. h., sie ist ein wesentlicher Regler der momentanen Situation der Homöostase. Daher ist die phL auch nicht genetisch programmiert wie die Apoptose, sondern kann über jede denkbare Veränderung der Homöostase ausgelöst werden, wie pH-Wert, Sauerstoff- und Nährstoffmangel, Fluidität des Bluts, Hämatokrit, Mikroorganismen, Chemotherapeutika, Antigen-Antikörper-Komplexe, Besetzung der Komplementrezeptoren (C3) sowie der CD3- und/oder CD4-Rezeptoren usw. Therapeutisch ist die phL sehr gut über alle biologisch-medizinischen Therapieweisen anregbar, vor allem über Bestandteile von Pflanzenpräparaten (Lektine und Polysaccharide; Phytotherapie, Homöopathie). Die Auslösung der phL macht Neutropenien bei chronischen Prozessen verständlich. Das gleiche gilt für die Erstverschlechterung, u. a. mit Leukozytenabfall, wenn biologische Therapieweisen zu wirken beginnen [Übersicht 32].

Während die Apoptose nur unter bestimmten Voraussetzungen eintritt, ist die physiologische Leukozytolyse ein ständig ablaufender Prozeß. Pischinger [67] schätzt, daß normalerweise pro Sekunde 1,2 Millionen Lymphozyten physiologisch lysiert werden. Das beim Zerfall freiwerdende große Spektrum an Zytokinen, Lymphokinen, Prostaglandinen, Leukotrienen, Nukleinsäuren, Lipiden, Polysacchariden und Radikalionen ist in der Lage, jedes biologische Material zu regulieren.

Apoptose und phL haben eine interessante erkenntnistheoretische Beziehung: Sie verhalten sich analog zu dem seit der Antike diskutierten Problem der Beziehung von Form und Stoff. Die Apoptose dient dem genetisch programmierten Strukturerhalt, der final ausgerichteten Entwicklung der

Form, die der Selektion unterliegt. Die phL ist Ausdruck aktueller Homöostaseregelung, sie unterliegt nicht der Selektion und ist analog dem vergänglichen Stoff zu sehen. Ein Organismus als energetisch offenes System braucht jedoch beides, sowohl **Selektion** als auch **Regelung,** um sich zu erhalten. Beide Begriffe gehen in dem der Evolution auf. Die Glykokalix ist somit der große Vermittler zwischen aktueller zeitabhängiger Regelung und zeitlosem genetischem Programm. Sie entscheidet wesentlich über die quantitative und qualitative zelluläre Stoffaufnahme (Endozytose, Pinozytose, Phagozytose), deren Durchschleusung durch eine Zelle (Zytopempsis bzw. Transzytose) und Stoffabgabe (Exozytose) sowie über aktiven und programmierten Zelltod. Die Glykokalix ist entscheidend an der Entwicklung eines Zelltyps, von Zellkontakten, gegenseitiger Zellerkennung, Zellteilung, gerichteten Zellbewegungen, Substrathaftung, Antigen- und Lektinbindung beteiligt [30]. Besondere Bedeutung im Krankheitsgeschehen kommt den **Glykosphingolipiden** (GLS) der Glykokalix zu. Man unterscheidet nicht-sialinsäurehaltige als **Cerebroside** von den sialinsäurehaltigen als **Ganglioside.** Zunächst im Gehirn entdeckt, wurden die GLS als Blutgruppen-Antigene identifiziert und schließlich erkannte man, daß sie außer im Blut und Nervengewebe Bestandteil der Glykokalix aller Zelltypen, insbesondere der Epithelzellen, sind [25].

Die GLS reagieren viel empfindlicher auf geringfügige Veränderungen in ihrer Umgebung als etwa Glykoproteine. Aufgrund ihrer raschen Umbaufähigkeit sind GLS in der Lage, die Membranglykoproteine mit ihren vielfältigen Reaktionsmöglichkeiten regulierend zu beeinflussen. Sie sind daher an allen Wechselwirkungen einer Zelle mit ihrer Umgebung beteiligt. Da die GLS auch die Dichte zwischen den Zellen registrieren können, haben sie großen Einfluß auf Entwicklung und Wachstum von Organen. Tierexperimentell ließ sich zeigen, daß in verschiedenen embryonalen Entwicklungsstadien jeweils ein bestimmtes GLS als stadienspezifisches embryonales Antigen auftritt, das dem Lewis-Blutgruppenantigen

($Le^x$) entspricht. Es verschwindet im 32-Zellen-Stadium, statt dessen tritt dann das $Le^y$-Antigen auf. Zwischen der 13. Entwicklungswoche und 26 Monate nach der Geburt ließen sich beim Menschen Unterschiede im Gangliosidmuster des Großhirns, Kleinhirns und Gehirnstamms beobachten. Veränderungen des GLS-Musters wurden auch bei anderen Entwicklungsphänomenen beobachtet, wie dem rhythmischen Zellersatz der Darmepithelzellen oder dem Verschmelzen von Myotuben zu Muskelfasern. An Hühnerembryonen wurde gezeigt, daß die GLS der Zellmembran ein zirkadian-rhythmisch fluktuierendes Muster zeigen [Übersicht 32]. Tumorzellen weisen stets atypische GLS in der Glykokalix auf, wie sie sich häufig auf Embryonalzellen finden. Sie werden daher auch als **onkofetale Antigene** bezeichnet [Übersicht bei 25].

Entsprechend ihren vielfältigen Funktionen sind die GLS auch Angriffspunkte für verschiedene Arten von Viren, Bakterien und weiteren Mikroorganismen, die an bestimmte Kohlenhydratketten der GLS koppeln und dadurch die Zellen schwer schädigen können. Geraten polyvalente Stoffe (Toxine, Antikörper, Hormone) an die Zelloberfläche, schieben sich die GLS zu Clustern zusammen, die die Zellmembran destabilisieren können [77]. Das Gangliosid GM1 ist z. B. der spezifische Rezeptor für das Choleratoxin. E.-coli-Bakterien, die die Nieren und Harnwege infizieren können, werden besonders für solche Individuen gefährlich, die vermehrt das P-Antigen (ein GLS der Globosid-Reihe) an ihren Zelloberflächen exprimieren. Die Glykokalix zeigt neben Zell- auch Organspezifität, worauf z. B. auch die besondere funktionelle Beziehung der Glykokalix des Kapillarendothels zum Heparin weist. Dieses polyanionische Glykosaminoglykan wird vom Kapillarendothel aus der Grundsubstanz noch gegen einen Sättigungsgradienten von 1:100 an die luminale Oberfläche transportiert und so deren Elektronegativität und Antithrombogenität erhöht. Dadurch werden die Randstrombedingungen des Bluts so beeinflußt, daß u.a. ein bestmöglicher transendothelialer Stoffdurchtritt erfolgen kann. Heparin greift zusätzlich auf vielfältige Weise in die Fluidität des Bluts und der Grundregulation ein [Übersicht bei 32]. Als Beispiel soll die gerinnungshemmende Wirkung von Heparin kurz erläutert werden: Ursächlich ist dabei eine außerordentlich spezifische Reaktion einer Antithrombin-III-bindenden kurzen Region (sechs sulfatierte Zuckerreste) des Polysaccharids. Heparin reagiert mit den Gerinnungsfaktoren IIa, IXa, Xa, XIa und Plasmin, bildet mit intravasalem Fibronektin fibrilläre Komponenten und beschleunigt den Plättchenfaktor 4 der Thrombozyten. Heparin aktiviert die membranständige Lipoproteinlipase des Endothels ("Klärfaktor"), des Fettgewebes und der Leber. Heparin reguliert die Bindung der, im Überschuß arteriosklerotischen, Low-density-Lipoproteine (LDL) an Endothel- und Myozytenrezeptoren. Es greift damit in die Grundsubstanzsynthese der Gefäßwand ein [15]. Alle diese Funktionen tragen zur natürlichen Fluidität des Bluts bei.

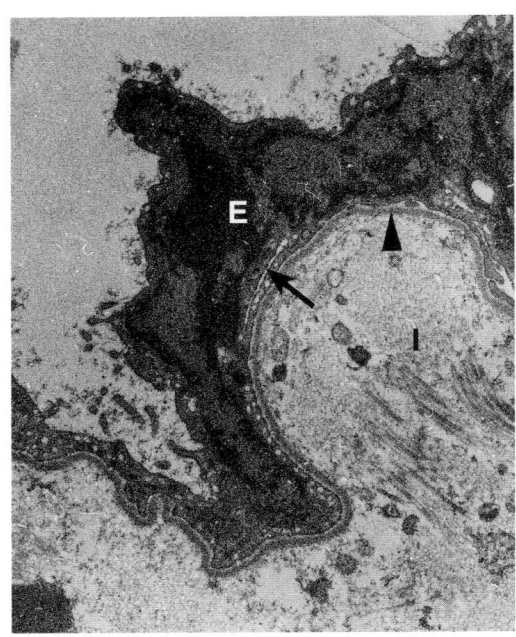

**Abb. 10-8** Endotheliale Basalmembran (Aorta, Maus). Pfeil = helle Lamina rara, Pfeilkopf = Lamina densa. E = Endothel, I = Bindegewebe der Intima. Vergr. 14 000fach.

### 10.3.3.2 Basalmembranen

Wie alle epithelialen Zellverbände wird auch das Gefäßendothel vom unterlagernden Bindegewebe durch eine gemeinsam geformte Struktur, die Basalmembran, getrennt. Sie umgibt auch Nervenzellen samt ihren Axonen, glatte Muskelzellen, Herzmuskelzellen und quergestreifte Muskelfasern (Abb. 10-8). In Bereichen besonders intensiven Stoffaustausches kann eine gemeinsame Basalmembran das einzige **Molekularsieb** sein, das Organepithel und Kapillarendothel voneinander trennt, z. B.:

▷ streckenweise zwischen Alveolarepithel und Alveolarkapillaren,
▷ in den Glomeruli der Niere zwischen den Podozyten des inneren Blatts der Bowman-Kapsel und den Glomeruluskapillaren,
▷ als Blut-Hirn-Schranke zwischen den Kapillaren des ZNS und den zur inneren Gliamembran zusammengeschlossenen Astrozytenfortsätzen (Lamina gliae perivascularis).

Jede pathologische Veränderung der Basalmembran hat schwerste Organschädigungen zur Folge (u.a. Schocklunge, Autoimmunerkrankungen der Niere, Sauerstoff- und Glukosemangel des Gehirns).

Ultrastrukturell weist die Basalmembran immer eine Schichtung auf in eine mit der Zelloberfläche verbundene, elektronenhelle **Lamina rara** (ca. 20 nm) und eine zur Grundsubstanz vermittelnde ca. 30 nm breite **Lamina densa.** Lamina rara und densa sind durch Laminin, Nidogen, Merosin und PG/GAGs (Hyaluronsäure, Heparansulfat-Protein, Dermatansulfat-Protein) miteinander verbunden [7]. In der Lamina densa tritt als struktureller Hauptanteil **Kollagen Typ IV** auf. Es unterscheidet sich von den wichtigsten Kollagentypen (Typ I, II, III) durch die Anwesenheit einer nicht-tripelhelikalen Sequenz im Molekül. Dadurch kann es sich mit anderen Typ-IV-Molekülen zu einem kontinuierlichen, elastisch wirkenden Netz verbinden, in dessen Maschen die erwähnten PG/GAGs und Vernetzungsglykoproteine eingefügt sind. Zwischen Basalmembran, den Epithel- und Endothelzellen besteht somit eine informative Rückkopplung, die entscheidend für den Erhalt des Differenzierungsgrads und der jeweiligen Zellfunktion ist. In vitro verlieren Epithel- und Endothelzellen ohne unterlagernde Basalmembran sehr schnell ihre Differenzierungscharakteristika [76]. Basalmembranen haben drei wesentliche Funktionen [32]:

▷ Sie stellen ein „**Molekularsieb**" dar. Am deutlichsten ist dies beim Kapillarendothel, dessen Basalmembran Moleküle von der Größe der Immunglobuline (MG 120 000 D) und der Antigen-Antikörper-Komplexe nicht passieren läßt. Umgekehrt kann ein anionisches polymeres Molekül von sehr hohem Molekulargewicht wie Heparin (MG $10^6$ D), das wegen seiner hohen Elektronegativität gestreckt vorliegt, sich aufgrund elektrischer Abstoßung durch die ebenfalls negativ geladenen PG/GAG-Komponenten der Grundsubstanz und das Typ-IV-Kollagennetz durchfädeln und die Endothelzellen erreichen.

▷ Basalmembranen stellen eine **antiphlogistische Barriere** zwischen Bindegewebe und Epithelien dar. Nur Bindegewebe ist zur Entzündung befähigt. Im Verlauf einer entzündlichen Reaktion entstehen durch Abbau zellulärer Membranen große Mengen an Radikalionen, die jedes biologische Material destruieren können. PG/GAGs (besonders Heparin) haben eine antiphlogistische Wirkung, die auf ihrer Fähigkeit beruht, Radikale abzufangen. In Basalmembranen wird dieser Effekt verstärkt durch einen hohen Gehalt an Ascorbinsäure (Vitamin C), die in Form des Redoxsystems Ascorbinsäure-Dehydroascorbinsäure vorliegt und nach Dehydrierung durch Radikalenfang („Redoxcoupling") in gewissem Ausmaß regeneriert werden kann [32].

▷ Basalmembranen vermitteln zwischen dem Stoffwechselrhythmus der zugehörigen epithelialen Zellverbände und dem unterlagernden Bindegewebe. Da die Lamina densa ähnlich der Grundsubstanz aufgebaut ist und die Lamina rara eher der Glykokalix entspricht, können der Rhythmus des metabolischen Stroms und der Eigenrhythmus des epithelialen Zellgeschehens einander angepaßt werden. Die Fähigkeit, den Eigenrhythmus an einen äußeren Erreger anpassen zu können, ist von allen energetisch offenen Systemen bekannt und wird als **Entrainment** bezeichnet [61]. Dabei ist anzunehmen, daß die rhythmische Informationsübertragung im wesentlichen vom Laminin der Basalmembran und dem verwandten Nidogen auf die für den epithelialen Zellzusammenhalt wichtigen transmembranösen Proteinfamilien, die Integrine und Cadherine, übertragen und von diesen direkt auf die Filamente und Tubuli des Zytoskeletts des Zellplasmas weitergeleitet wird. Dadurch werden sämtliche Zellfunktionen beeinflußt. Zur horizontalen Informationsausbreitung in Epithelien dienen dagegen die basal an der Zellmembran gelegenen, für kleine Ionen durchgängigen Zellhafte, die „gap junctions" bzw. „nexus", die auch als elektrische Synapsen bezeichnet werden. In diesem Zusammenhang ist interessant, daß in Tumorgeweben keine regelhaften Basalmembranen auftreten, wodurch das Entrainment zwischen Kapillaren, Grundsubstanz und Zellen schwer gestört ist [32].

### 10.3.3.3 Funktion der Grundsubstanz als Grundlage einer Reiz- und Reaktionstherapie

Der Stofftransport zwischen Zellen und Kapillaren ist von der „dynamischen Instabilität", d. h. dem aktuellen Vermögen der Proteoglykane/Glykosaminoglykane (PG/GAGs) der Grundsubstanz zur „guest-host"-Komplexierung (Tunnelbildung) abhängig. Voraussetzung für die Transportprozesse in der Grundsubstanz ist die **Elektronegativität** der PG/GAGs, wodurch diese zu Wasserbindung und Ionenaustausch befähigt sind. Sie sind damit Garanten für Isoionie, Isoosmie und Isotonie in der Grundsubstanz [27]. Die PG/GAGs schließen im Verhältnis zu ihrem Molekulargewicht durch Wasserbindung einen sehr großen Raum („Domäne") ein (siehe Abb. 10-4). Die „Domäne" bestimmt wiederum wesentlich den „Molekularsiebcharakter" sowie das stoßabsorbierende Verhalten PG/GAGs. Die Fähigkeit der PG/GAGs zur Wasserbindung erlaubt einen schnellen elektrischen Informationstransfer in der Grundsubstanz, da in der Domäne die Wassermoleküle über Wasserstoffbrücken so vernetzt sind, daß sie bei Körpertemperatur zu ca. 50 % aus Flüssigkristallen bestehen. Um Wasser in diesem Zustand halten zu können, soll es bei 37,5 °C, also der Körpertemperatur, den geringsten Energiebedarf haben [87]. In den Flüssigkristallen gespeicherte Fehlinformationen können entsprechend durch Temperaturerhöhung und damit Übergang zu mehr homogener Flüssigkeit schnell wieder gelöscht werden (Fieber und Fiebertherapie). (Wasser ist erst von 60 °C an eine echte Flüssigkeit ohne Anomalien; [17, 87].) Da Flüssigkristalle je nach Temperatur Energie bestimmter Wellenlänge reflektieren, ist das System der Wasser-Zucker-Polymeren der Grundsubstanz geeignet, alle, nicht nur biochemisch verursachte Energieschwankungen, weiterzuleiten und als Information an die Zellen weiterzugeben. PG/GAGs halten mit dem von ihnen gebundenen Wasser die Temperatur des Extrazellulärraums unter der des Intrazellulärraumes. Die Glykokalix muß dabei den Phasenwechsel vom wärmeren Intrazellulärraum in den kühleren Extrazellulärraum vollziehen. Andererseits dürfte die „Grenzflächentemperatur" zwischen Zelle und Umgebung entscheidend wichtig für den extra-/intrazellulären Informationstransfer sein.

Das in den Grundsubstanz-Komponenten gebundene flüssig-kristalline Wasser hat eine Struktur- und Energieverteilung, die Leben überhaupt erst möglich macht. Es ist an die sog. Anomalien des Wassers (u.a. zu hoher Schmelz- und Siedepunkt) gebunden. Diese paradoxen Effekte ergeben sich aus der Ladungsasymmetrie des Wassermoleküls. In diesem bilden der zentrale Sauerstoffatomkern und die beiden Protonen einen Winkel von ca. 104°. Dadurch fallen die Schwerpunkte der positiven und negativen Ladungen des Moleküls nicht zusammen, so daß jedes Wassermolekül einen polaren Charakter bekommt, der zahlenmäßig durch ein elektrisches Dipolmoment ausgedrückt wird. So können lockere Bindungen, sog. **Wasserstoffbrückenbindungen** (v.d.-Waals-Kräfte), nicht nur zwischen den Wassermolekülen, sondern auch zwischen diesen und anderen asymmetrischen Molekülen der Grundsubstanz-Komponenten geschlossen werden. Leider ist wenig darüber bekannt, welche Rolle dabei die polymeren Kiesel- und Phosphorsäuren spielen. Für die regelrechte Funktion der Grundsubstanz ist Kieselsäure jedoch von entscheidender Bedeutung [32]. Das flüssig-kristalline Wasser in der Grundsubstanz, das unser Leben erst ermöglicht, ist geprägt durch ständigen Auf- und Abbau von Wasserstoffbrückenbindungen zwischen den Wassermolekülen und den Zuckerkomponenten der Grundsubstanz sowie die dadurch ständig ablaufende supramolekulare Strukturbrechung und -bildung, an der alle Metaboliten, Kataboliten, Gase, toxische Substanzen usw. beteiligt sind. Dadurch kommt es in der Grundsubstanz autokatalytisch ständig zu neuer spontaner Ordnungsbildung mit angepaßter Informationsleitung, -bildung und -löschung. Wird der elektronegative Grundtonus der Grundsubstanz (ca. + 250 mV) [67] durch Reize lokal so verändert, daß auch das elektronegative Potential der Glykokalix regionaler Zellen bzw. Zellverbände einen individuellen Schwellenwert unterschreitet, kommt es bei Nerven- und Muskelzellen zur Depolarisation der Zellmembran, bei allen anderen Zellformen unmittelbar zur Aktivierung membranständiger zweiter Boten mit Übertragung der auslösenden Information auf das genetische Material und nachfolgender typischer Zellreaktion [32]. Fibroblasten reagieren z.B. in Minutenschnelle mit einer situationsgerechten Synthese von Grundsubstanz. Sie unterscheiden dabei nicht zwischen „gut" und „böse". Die Veränderungen in der Grundsubstanz korrelieren u.a. mit meßbaren Veränderungen von Blutparametern (Hämatokrit, Leukozyten, Immunglobuline,

Hormonspiegel, u.a.), da es sich beim Blutplasma ebenfalls um eine, wenn auch flüssige Grundsubstanz handelt. Veränderungen des elektrostatischen Grundtonus lassen sich im Blut als eine sympathikotone **Schock-** und eine parasympathikotone **Gegenschockphase** messen (Alarmreaktion nach [80]). Die Phasen korrelieren sehr gut mit Veränderungen der Immunglobuline und des Elektrolytspiegels (Abb. 10-9). Dabei kann die Reaktivität der Grund-

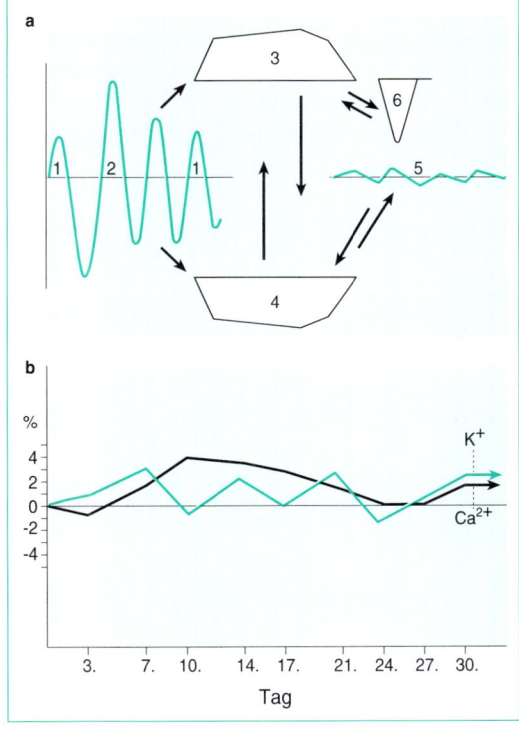

**Abb. 10-9**

**a** Reaktionsweisen der Grundregulation. 1 = normaler Rhythmus, 2 = akute Entzündung, 3 = Typ der rezidivierenden Entzündung mit proliferativem Charakter (Verharren in der Gegenschockphase), 4 = Typ der rezidivierenden Entzündung mit exsudativem Charakter (Verharren in der Schockphase), 5 = Typ der chronisch-progredienten Entzündung und Verhältnisse beim Malignom, 6 = anaphylaktische Reaktion. (Modifiziert nach [63]).

**b** Chronisch-progrediente konsumierende Erkrankungen (chronische Entzündungen und Krebserkrankungen). Die Reagibilität des Grundsystems ist „blockiert", die vegetative Reaktion „starr" (d.h. chronische Erregung mit Verluststoffwechsel). Es fehlt jede biologische Voraussetzung zur Spontanheilung.

regulation in der sauren Sympathikus-gesteuerten entzündlichen Schockphase steckenbleiben, und es entwickeln sich rezidivierende Entzündungen mit exsudativem Charakter (Dauer der Schübe ca. 6–8 Wochen). Die Grundsubstanz versulzt dabei gelartig, die Gefahr anaphylaktischer und autoaggressiver Reaktionen steigt. Ein Beispiel dafür ist die **Multiple Sklerose.** Die Schübe können von starken geistig-psychischen Irritationen provoziert und begleitet werden [63]. Bleibt das Geschehen in der alkalischen, Parasympathikus-gesteuerten Gegenschockphase stecken, können die Entzündungszeichen zunächst fortbestehen, im weiteren chronischen Verlauf fehlen sie dann zumeist. Schließlich kommt es zum Typ der rezidivierenden Entzündung mit proliferativem Charakter (Dauer der Schübe bis zu ca. 6 Monate; z.B. Polyarthritis). Die chronischen Zustände sind von einer **Überempfindlichkeit der Grundregulation** begleitet, d.h. es läßt sich durch einen beliebigen Reiz keine typische Schock- und Gegenschockphase mehr auslösen. In diesem Zusammenhang spricht man von einer „Blockade" bzw. „Starre" der Grundregulation [63]. Allerdings muß genau abgeklärt werden, ob nicht z.B. eine durch Schwermetallbelastung oder falsch zusammengesetzte Darmflora vorübergehende „Lähmung" der Grundregulation vorliegt [32]. Wichtig ist, daß die verschiedenen pathologischen Reaktionsmuster der Grundsubstanz immer mit Veränderungen der Immunglobuline (IgG, IgM, IgA) verbunden sind und daher als **Allgemeinerkrankungen** aufzufassen sind. Als wichtige Konsequenz ist bei Regulationsblockierungen der Grundsubstanz eine Aktivierung immunologischer Funktionen ebenfalls vermindert, denn eine starke Aktivierung des Immunsystems würde in diesen Fällen die Gefahr von **Autoaggressionen** erhöhen. Es muß auch mit der Gefahr gerechnet werden, daß chronisch progrediente Entzündungen in Malignome übergehen bzw. deren Entwicklung anregen können [63]. Eine besondere Situation ergibt sich in der Regulation der **Tumorgrundsubstanz.** Tumorzellen haben die Fähigkeit zur Abschnürung membranumschlossener Vesikel („Tumormatrixvesikel" [32], Abb. 10-10). Die Vesikelbildung wird durch ein nicht mehr regelhaftes Anheften der Filamente des Zytoskeletts an Verankerungsproteine (u. a. Vinculin) der Zellmembran ausgelöst. Vinculin wird dabei durch eine onkogenkodierte **Proteinkinase** (Onkogen 60 src, [40]) so phosphoryliert, daß die Verbindung zwischen Zytoskelett und Zellmembran so schwer gestört wird, daß sich von der instabilen Membran ständig Vesikel abschnüren können. Ihre Inhaltsstoffe, u. a. Radikalionen, Vorstufen hydrolytischer und proteolytischer Enzyme, bauen die Grundsubstanz um. Vor allem die in größeren Mengen freigesetzten **Plasminogenaktivatoren** setzen gewebsständiges Plasminogen zu **Plasmin** um, das dann Protein von den Proteoglykanen abspaltet. Letztlich bleiben vermehrt saure Zuckerspaltprodukte und vor allem **Hyaluronsäure** als hauptsächliches Glykosaminoglykan der Grundsubstanz übrig. Analog zur frühen Embryonalzeit wirkt diese so veränderte Grundsubstanz para- und autokrin auf Tumorzellen und Zellen der Tumorperipherie entdifferenzierend und mitogen zurück [32]; der Tumor breitet sich in die Umgebung aus. Neben operativen, strahlen- und chemotherapeutischen Maßnahmen zur Tumorverkleinerung muß daher alles getan werden, um die normale Regelung des gesunden Gewebes zu aktivieren (z. B. Misteltherapie), damit die Ausbreitung der falsch-embryonalen Tumorgrundsubstanz verhindert wird [32].

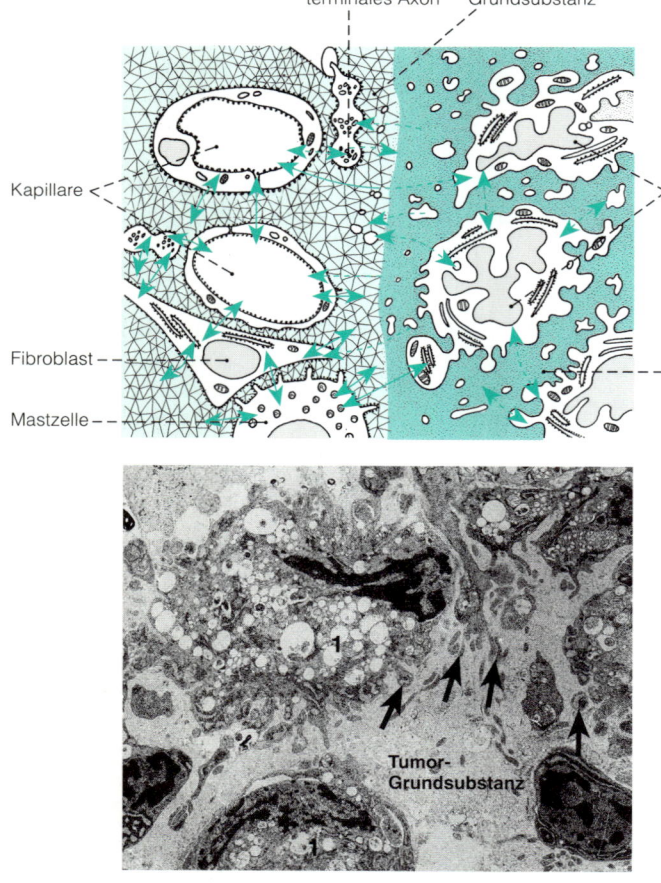

Abb. 10-10  „Tumormatrixvesikel" als Regulationsprinzip der Tumorgrundsubstanz.
a Schema der Grenze zwischen normalem (links) und Tumorgewebe (rechts). Die Pfeile geben einen kleinen Eindruck der gegenseitigen Wechselwirkungen wieder.
b Szirrhöses Mammakarzinom. Pfeile = Tumormatrixvesikel, 1 = Tumorzellen.

### 10.3.3.4 Biorhythmus und Chronomedizin

Wie am Beispiel des Entrainment zwischen Epithel und Basalmembran gezeigt, erfolgt eine Abstimmung aller extra-/intrazellulären Stoffwechselvorgänge rhythmisch. Entsprechend laufen alle Lebensvorgänge **periodisch** ab, von schnellen Sekundenintervallen bis hin zur Wiederholung erst nach Jahren (Abb. 10-11). Dieses Wissen nutzt der Mensch unterdessen medizinisch, z.B. beim Einsatz hormoneller Antikonzeptiva.

Die physiologische Zeit orientiert sich an Rhythmen mit einer Periode von ungefähr 24 Stunden, wobei in der Erdrotation ein ganz wesentlicher Synchronisator bzw. Zeitgeber für die verschiedensten physiologischen Funktionen der Lebewesen zu sehen ist. Diese Zeiteinteilung wird als „zirkadianer" (circa = etwa; dies = Tag) Rhythmus bezeichnet. Korrekterweise sollte von 24-Stunden-Rhythmen nur bei konstanter Temperatur in Abwesenheit von Licht-Dunkel-Zyklen gesprochen werden [50]. Denn wie die Untersuchungen von Aschoff und Wever [2] gezeigt haben, leben wir in einer **24-Stunden-Welt,** deren Taktgeber einst 25 Stunden gehabt haben muß. Wenn Probanden in künstlich konstantgehaltenen Räumen schlafen und arbeiten, verlängert sich der Schlaf-Wach-Rhythmus allmählich um 1,3 Stunden. Schon Säuglinge, deren Mütter nicht alle vier Stunden stillen, sondern dann, wenn ihr Kind Hunger hat, wechseln mit ihrem „Rhythmus" auf einen **25-Stunden-Takt.** In diesem Zusammenhang ist bedeutsam, daß auch das Zentriol als primärer Zellbestandteil, verantwortlich für Zellteilung und Bildung von Mikrotubuli, eine 25-Stunden-Rhythmik in seinen verschiedenen Zellpositionen aufweist. Zu Beginn der Entwicklung der Eukaryonten vor ca. 2 Milliarden Jahren bis hin zur Entwicklung mehrzelliger Lebewesen hat sich die Erde anscheinend um ca. eine Stunde langsamer um die eigene Achse gedreht.

Die innere Uhr bleibt konstant, auch wenn sich Helligkeit, Temperatur, mittlerer Geräuschpegel, Luftdruck, Umstellung der Lebensgewohnheiten (z.B. Schichtarbeiter) und Umweltbedingungen (Flug über mehrere Zeitzonen beim Ost-West- und West-Ost-Flug) ändern. Wie Untersuchungen am Rhythmus der Körpertemperatur gezeigt haben, unterliegen die endogenen Rhythmen einem Reifungsprozeß, der etwa mit dem siebten Lebensjahr erreicht wird. Erst dann ist die **Zweiteilung** der Periodendauer rhythmischer Funktionen beim Menschen voll erreicht [38, 49].

Im langwelligen Bereich finden sich die **umweltabhängigen** Tages-, Wochen- und Jahresrhythmen. Der Körper ist diesen Rhythmen nicht einfach passiv unterworfen, er hat sie verinnerlicht und ist in der Lage, sie auch selbst hervorzubringen. Jedoch haben die Umweltrhythmen einen synchronisierenden Einfluß. Sie sichern auf diese Weise die geophysikalische bzw. kosmisch geordnete Basis für die Zeitstrukturen des Organismus und seine richtige Umwelteinordnung [37, 38]. Der kürzerwellige Teil des Spektrums unterhalb des Tagesrhythmus enthält dagegen rein **endogene** Funktionsrhythmen, die keine Beziehungen zu Umweltrhythmen erkennen lassen. Es sind dies Rhythmen, die dem Informationstransfer und dem Stoffwechsel dienen. Zwischen diesen Polen vermittelt das rhythmische System von Kreislauf und Atmung oder allgemeiner von Spannung und Entspannung. Zu diesem Frequenzbereich gehören die motorischen Aktionsrhythmen des Organismus (Gehen, Laufen, musikalische Rhythmen). Der Informationstransfer ist durch die Möglichkeit einer gleitenden Frequenzmodulation der nervalen Aktionsrhythmik gegeben. Dabei steht die jeweilige **Frequenz** in enger Korrelation zum Erregungsgrad der nervösen Elemente, der wiederum die Intensität der spezifischen Umweltwirkung abbildet. Nur unter Ruhebedingungen (vor allem Schlaf) werden die nervösen Elemente zu Gewebsrhythmen mit bevorzugten Frequenzbanden synchronisiert [38]. Die Rhythmen des Stoffwechselsystems verhalten sich dazu polar. Sie sind ursprünglicher und in ihrer Frequenz nicht modulierbar. Jeder Funktionsbereich verfügt über eine Reihe von verschiedenen präformierten Frequenzbanden, die je nach Leistungsbeanspruchung sprunghaft wechselnd genutzt

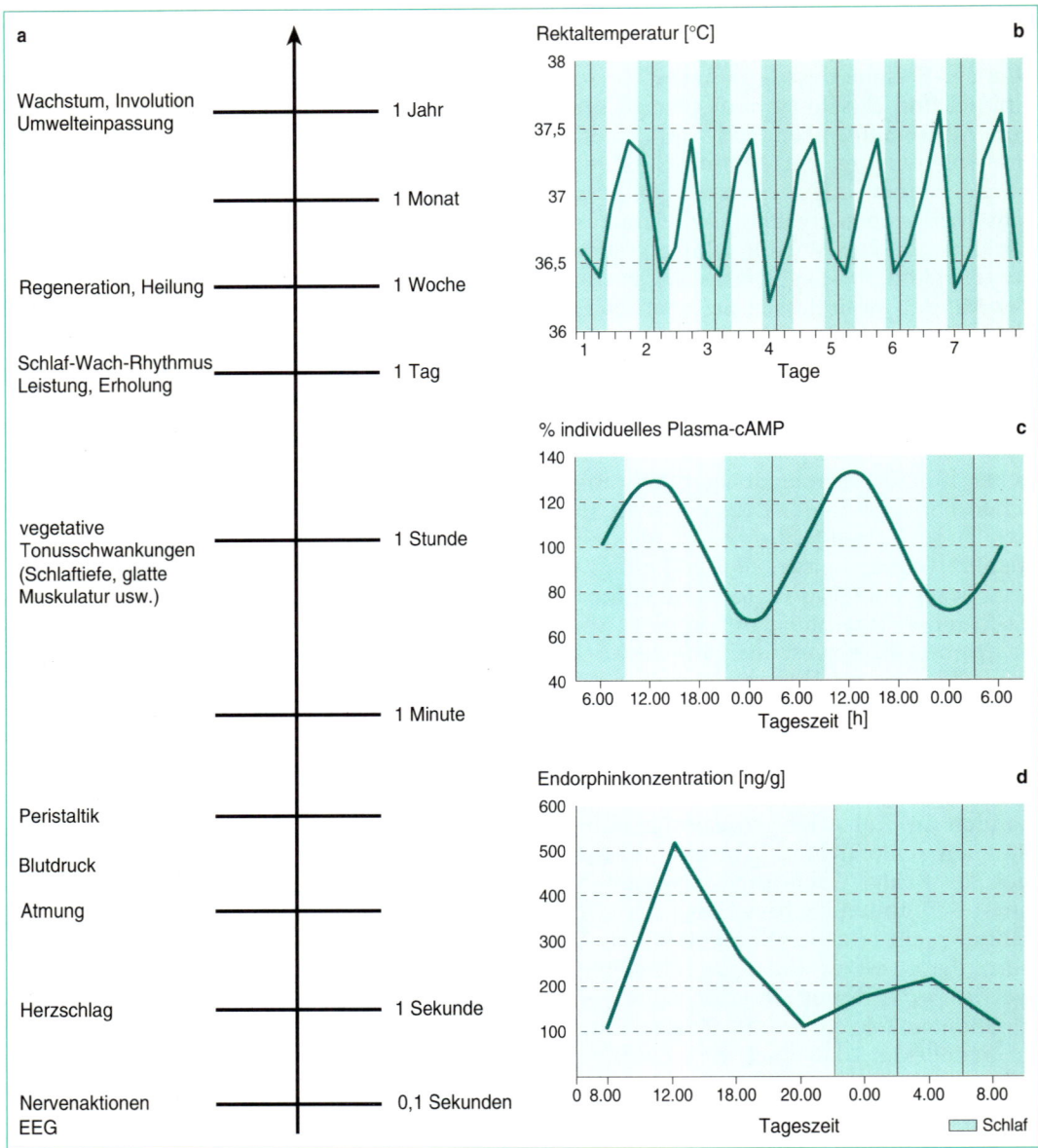

**Abb. 10-11**

**a** Spektrum der Periodendauer rhythmischer Funktionen beim Menschen. (Modifiziert nach [32]).

**b** Chronogramm der Rektaltemperatur über sieben Tage beim Menschen. Die dunklen Balken auf der Abszisse repräsentieren die Schlafphase. (Modifiziert nach [49]).

**c** Zirkadianer Rhythmus im cAMP-Gehalt des menschlichen Plasmas (die individuellen 24-Stunden-Mittelwerte im cAMP-Gehalt liegen im Bereich von 8 bis 14 pmol/ml Plasma). (Modifiziert nach [50]).

**d** Hypothetischer Rhythmus in der Endorphinkonzentration. Der dunkle Balken bezeichnet die Schlafphasen. Die Abbildung wurde durch eine Phasenverschiebung um 12 Stunden entsprechend den Befunden an Rattengehirnen erstellt. Es ist eine enge Korrelation zwischen (b), (c) und (d) zu erkennen. (Modifiziert nach [49]).

werden. Diese Frequenzbanden stehen untereinander in einfachen, ganzzahligen Beziehungen. Sie bilden eine harmonisch-musikalische Ordnung, die selbst in den geophysikalisch-kosmischen Umweltordnungen verankert sind. So stehen z. B. der Rhythmus der Magenperistaltik zum 1-Minuten-Grundrhythmus der Fundusmuskulatur des Magens im Verhältnis 3:1 und der Duodenalrhythmus zur Magenperistaltik im Verhältnis 4:1 [38]. Es ist jedoch zu beachten, daß ein zyklisch ablaufendes Phänomen noch nicht den Schluß auf einen endogenen Rhythmus zuläßt. So wird durch immer zur gleichen Zeit eingenommene Mahlzeiten eine bestimmte Rhythmik in der Resorption von Substanzen über den Darmtrakt auftreten, der bei Änderung des Zeitpunkts der Nahrungsaufnahme verschwindet. Derartigen exogenen Rhythmen stehen die „festen" endogenen, wie Schwankungen der Körpertemperatur und des Schlaf-Wach-Rhythmus, gegenüber (Abb. 10-11). Sie sind durch die Größe der Amplitude um einen 24-Stunden-Mittelwert (Mesor) und durch die zeitliche Lage von Maximum (Akrophase) und Minimum (Bathyphase) gekennzeichnet. Auch das Phänomen interner Desynchronisation ist zu beobachten, wobei vorher phasensynchron laufende Rhythmen, wie die Körpertemperatur und der Schlaf-Wach-Rhythmus, sich unter den oben erwähnten, künstlichen konstanten Bedingungen trennen können und mit unterschiedlichen Frequenzen weiterlaufen. Es liegen bereits zahlreiche Beobachtungen darüber vor, daß aufgrund der Änderung der physiologischen Rhythmen die Wirkungen von Arzneimitteln beeinflußt werden bzw. Arzneimittel den Prozeß der Synchronisation und Resynchronisation solcher Rhythmen beeinflussen. Besonders anfällig dafür sind z. B.:

▷ Blutdruck
▷ Durchblutung
▷ Lungenfunktionen (Minutenvolumen, forciertes exspiratorisches Volumen [$FEV_1$], Peak-flow, Widerstand)
▷ Leber (Metabolismus, first pass effect)
▷ Niere (glomeruläre Filtrationsrate, renaler Plasmafluß, pH, Urinvolumen, Elektrolytausscheidung)
▷ Blut- bzw. Plasmakonzentrationen an Hormonen (Cortisol, ACTH, Adrenalin, Renin, Angiotensin, Aldosteron, Insulin, Schilddrüsenhormone, Wachstumshormon, atrialer natriuretischer Faktor, Melatonin, cAMP u. a. m.)
▷ Elektrolyte
▷ Glukose
▷ Eiweißfraktionen und Enzyme sowie
▷ die Zahl der Erythrozyten, Leukozyten, Lymphozyten und Thrombozyten usw. [Übersicht bei 49].

Auch Krankheitssymptome unterliegen einer zirkadianen Rhythmik, wobei besonders die **Zirkaseptan**-(7-Tage-)Rhythmik auffällig ist, wie bei Genesung von Infekten, Entzündungen, chirurgischen Eingriffen und Infarkten. Diese Perioden waren bereits der hippokratischen Medizin bekannt; sie stehen zum Monats- und Lunarrhythmus im Verhältnis 4:1 [38]. Auch das Auftreten von Krankheitssymptomen kann eine ausgeprägte zeitliche Strukturierung aufweisen:

▷ Anfälle von Angina pectoris wie auch EKG-Veränderungen (vor allem Erhöhung der ST-Strecke) bei koronarspastischer Angina pectoris treten vermehrt zwischen vier und sechs Uhr morgens auf.
▷ Ventrikuläre Tachykardien haben ihr Maximum um elf Uhr, das QF-Maximum findet sich um zwei Uhr nachts.
▷ Kardiale Todesfälle treten mit größerer Häufigkeit zwischen zehn und zwölf Uhr auf.
▷ Hirninfarkte haben ein Maximum um drei Uhr nachts.

Dies korreliert mit dem Katecholamin- und Cortisolspiegel, die in den frühen Vormittagsstunden ihr Maximum haben. Der Tod tritt statistisch gesehen am häufigsten um sechs Uhr morgens auf; Geburten haben ein Maximum zwischen Mitternacht und sechs Uhr morgens. Darüber hinaus unterliegen Todesfälle aufgrund kardiovaskulärer oder respiratorischer Ursachen auch jahreszeitlichen Schwankungen mit erhöhten Mortalitätsraten in den Wintermonaten [49]. Asthmaanfälle erfolgen vermehrt in den frühen Morgenstunden, da zu dieser Zeit der Acetylcholinspiegel stark erniedrigt und gleichzeitig der Peak-flow am geringsten ist [49, 58]. Aus diesen Befunden ergibt sich schließlich die Möglichkeit einer **Chronopharmakologie.**

Alle Rhythmen eines Organismus spiegeln in irgendeiner Weise Wechselwirkungen zwischen Zelle und Extrazellulärraum wider. Zelluläre Zirkadianrhythmen bei enzymatischen sowie Speicher- und mitotischen Aktivitäten sind ebenfalls seit langem bekannt [Übersicht bei 49]. Auch der Sulfatierungs- und Hybridisierungsgrad der Zuckerbiopolymeren der Grundsubstanz schwankt zirkadianrhythmisch. Er ist in der nächtlichen vagotonen Phase erhöht, in der sympathikotonen Phase des Tages erniedrigt [32].

Besonders im Zuge zunehmender chronischer Erkrankungen sollte therapeutisch wie präventiv eine **Chronohygiene** entwickelt werden, die ein den biologischen Zeitordnungen angepaßtes Verhalten ins Bewußtsein rückt [32].

Die Entwicklung und Unterhaltung komplizierter zeitlicher Strukturen hängen mit der Potenz der Organismen zur Gestaltbildung zusammen. Periodisch auftretende Prozesse in biologischen Systemen dienen daher der zeitlichen und räumlichen Organisation bestimmter Lebensvorgänge, erhöhen die Zuverlässigkeit der Informationsübertragung und ermöglichen eine zeitlich und räumlich getrennte Organisation biologischer Abläufe. Rhythmen bieten die Möglichkeit der **Selbstsynchronisation,** wodurch die zeitliche Koordination verschiedener biologischer Prozesse, insbesondere auch die zeitliche Trennung von inkompatiblen Prozessen, garantiert wird. Endogene Rhythmen gestatten auch die exakte Voraussage sich wiederholender Ereignisse, wodurch es dem Organismus möglich ist, sich rechtzeitig auf Bevorstehendes einzustellen.

Durch periodisch auftretende Signale können die Effizienz inter- und intrazellulärer Kommunikation, z.B. über Zellhafte und das Zytoskelett, wesentlich erhöht und in der Grundsubstanz weitreichende Wech-

selwirkungen ausgelöst werden. Neben der biochemischen Kommunikation spielen dabei zweifellos **elektromagnetische Felder** eine große Rolle, da sie andere Systeme zum Mitschwingen anregen können. Dies wiederum ist wesentlich für die Steuerung von Regelkreisen, da die natürliche Frequenz der Schwingungen nicht immer genau fixiert ist und durch geringfügige Frequenzänderungen eine frequenzmodulierte Informationsübertragung dort erfolgen kann, wo die amplitudenabhängige versagt [68]. Organismen als energetisch offene Systeme sind durch labile Ordnungszustände gekennzeichnet, die fernab von einem thermischen Gleichgewicht schwingen und sich spontan einstellen, aber auch verändern können. Taktgeber sind intrazellulär biochemische Prozesse, wie die rhythmische Synthese von ATP durch die Mitochondrien, extrazellulär sind es die thermischen Schwingungen von Molekülen der Grundsubstanz, wie z.B. der Zuckerpolymeren und das von ihnen eingeschlossene Wasser (kenntlich an der Brownschen Molekularbewegung). Ein zellmembrangebundener Taktgeber ist z.B. der „zweite Bote" zyklisches Adenosinmonophosphat (cAMP), das Zirkadianrhythmik aufweist (Abb. 10-11) [49]. Die gestalt- und ordnungsbildenden Kräfte von Rhythmen werden besonders am **Herzrhythmus** deutlich: Das embryonale menschliche Herz beginnt in der 3. Entwicklungswoche bereits mit einem typischen EKG zu schlagen, obwohl noch keine Herzscheidewände, keine typischen Klappen und kein spezifisches Reizleitungssystem angelegt sind. Dieser Rhythmus wird zeitlebens beibehalten und ist Grundbedingung nicht nur für eine regelhafte Entwicklung des Herzens und der Blutgefäße, sondern des Organismus überhaupt [32]. Unphysiologische Eingriffe in das hochvernetzte System der Grundregulation können daher autokatalytisch sehr rasch neue Ordnungszustände herbeiführen, die unter Umständen mit dem menschlichen Leben oder der Lebensqualität nicht mehr vereinbar sind.

## 10.3.4 Ernährung und Grundregulation

Energetisch offene Systeme brauchen zur Aufrechterhaltung ihres Ordnungsgefüges die Zufuhr geeigneter Energie („dissipative" Energie). Dabei handelt es sich um **Elektronen**, die letztlich aus dem Weltall stammen und im Verlauf der Evolution chemisch strukturell gebunden wurden. Die für uns geeignete Form von Elektronen stellen unsere **Nahrungsmittel** dar.

Adenosintriphosphat (ATP) als wichtigster organischer Energieträger kann nur bei Bildung aktiver Elektronen entlang der mitochondrialen Atmungskette über Oxidations- und Reduktionsprozesse (Redoxreaktionen) gebildet werden; allerdings zu dem Preis, daß wie bei allen anderen Stoffwechselvorgängen auch Radikalionen (Ionen mit ungepaarten Elektronen) entstehen. Diese müssen, soll ein Organismus gesund bleiben, durch extra- und intrazelluläre **Radikalenfänger** wie Vitamine, Dismutasen und Spurenelemente abgefangen werden (orthomolekulare Therapie). Aber auch die Proteoglykane/Glykosaminoglykane (PG/GAGs) der Grundsubstanz sind Radikalenfänger, wobei über den Ladungsausgleich der größte Teil unserer Körperwärme entsteht. Dieses Redoxgleichgewicht zu halten wird durch die wachsende Umwelt- und Inweltverschmutzung immer schwieriger. Vermehrter Smog, Zunahme an hochreaktiven Chemikalien, Schwermetallionen, falsche Bodenbearbeitung, unzulängliche Nahrungsmittel und Ernährungsweise sowie allgemein erhöhter physischer und psychischer Streß haben zu einer pathologischen exogenen und endogenen Belastung des menschlichen Organismus mit Radikalionen geführt. Zusätzliche Gefahrenquellen stellen hochwirksame Medikamente, vermehrte Strahlung (u.a. UV-Licht, „Sonnenbaden"), möglicherweise „Elektrosmog" und chronische Entzündungen dar. Folgen solcher oxidativen Schäden sind Befindensstörungen, woraus sich dann Multimorbidität, chronische Krankheiten und Tumoren entwickeln können. Durch emotionalen Streß entstehen ebenfalls Radikale, die u.a. Katecholamine zu Derivaten oxidieren, die gewebs-

schädigend und immunsuppressiv wirken [53]. In den USA wird bereits eine „Ökokrankheit" definiert mit einer Symptomatik, die auch bei uns als „allgemeine Befindensstörung" eine zunehmende Rolle spielt mit Antriebsmangel, Vergeßlichkeit, Müdigkeit und Konzentrationsschwäche. Häufige Begleitsymptome sind: Kopfschmerz, Myalgie, Fibrositis, Arthralgie und Arthritis, Neuritis, Ödemneigung, Herzklopfen, Schweißausbrüche, Blässe und Schwäche (es bestehen Beziehungen zum „metabolischen Syndrom" mit Übergewicht, Hypertonie, Glukoseintoleranz u.a.) [53]. Bei anhaltendem „oxidativem Streß" schreitet die Symptomatik unabhängig von der Medikation in Richtung auf chronische Krankheiten und Tumoren fort [65]. Die große Gefahr bei vermehrter Bildung von Radikalen ist, daß die negativen Effekte nicht sofort wirksam zu werden brauchen, sondern sich über Jahrzehnte bei zunehmender „Verschlakkung" der Grundsubstanz hinziehen können. Die Kompensationsfähigkeit des Körpers gegenüber Streß ist außerordentlich individuell und mit einem Regenfaß vergleichbar, das unter Umständen durch einen einzigen zusätzlichen Tropfen überlaufen kann. Ein Beispiel dafür kann das viel diskutierte Problem von Amalgam als Zahnfüllung sein. Während diese Substanz bei mäßiger „Faßfüllung" keine erkennbaren Schäden zu setzen braucht, kann bei hoher „Streßladung" das Faß überlaufen. Sinngemäß gilt dies für viele körperfremde Substanzen. Allerdings kann sich der menschliche Organismus individuell verschieden an Stressoren adaptieren. Derartige Anpassungen dürfen aber keineswegs immer als positives Zeichen gewertet werden, sondern stellen zumeist eine „Maladaptation", d.h. eine falsche Norm dar, die über längere Zeit andauernd die Entwicklung chronischer Erkrankungen maskieren kann [72].

### 10.3.4.1 Grundsubstanz als Regulator der Grundnahrungsstoffe

In maximal 30 Tagen sind alle protoplasmatischen und karyoplasmatischen Strukturen unseres Körpers ausgetauscht bis auf die genetische Substanz und die parazellulären Festsubstanzen, wie z. B. Knochen und Sehnen. Bei Zellen, die ihre Struktur zeitlebens beibehalten (Stammzellen in den Gonaden, Nervenzellen, quergestreifte Muskulatur), erfolgt der Austausch der Strukturelemente einschließlich der DNS ausschließlich intrazellulär. Nach wenigen Wochen ist praktisch alles durch das biologische Fließgleichgewicht unter Kontrolle des Systems der Grundregulation erneuert. Wir bleiben dieselben und sind es doch nicht.

Wie eng und entscheidend dabei der Zusammenhang zwischen Ernährung und Grundsubstanz ist, zeigt die regulatorische Wirkung der Proteoglykane (PGs) auf alle vier Grundnahrungsstoffe, die von ihnen auch gespeichert werden können:

▷ Kohlenhydrate als Glukose und Galaktose,
▷ Eiweiß in Form von Amino-Gruppen,
▷ Fett als Kohlenhydrate mit Säureresten („Fettsäuren") und
▷ Wasser in der Domäne (Entfaltungsbereich) der PGs.

Wasser ist dabei der wichtigste Nährstoff, da bei ungenügender Zufuhr sich die bürstenartig gestalteten PGs zusammenfalten und damit die Transitstrecken in der Grundsubstanz funktionsunfähig werden. Überschüssige Kalorien können also nicht nur, wie es ein Prinzip der Ernährungslehre festschreibt, in Fettzellen als **Triglycerid** gespeichert werden [73], sondern auch in den PG/GAGs. **Kollagen** dient ebenfalls als Eiweißspeicher, wie es das vermehrte Kollagen bei Adipösen zeigt. Da Kollagenfibrillen zur Seit-zu-Seit-Polymerisation PG/GAGs benötigen, sind auch diese vermehrt. Die gesamte Grundsubstanz ist daher, mit Bevorzugung einzelner Organe (z. B. Haut), zur Eiweißspeicherung befähigt. Überschüssige Kohlenhydrate werden in Muskel- und Leberzellen als **Glykogen** gespeichert, führen aber ebenfalls zur vermehrten Bildung von PG/GAGs im interstitiellen Bindegewebe.

Aus der Bedeutung der PG/GAGs für die Regelung des Eiweißhaushalts im Körper darf aber, wie die Arbeiten von Pirlet [Übersicht 66] zeigen, nicht geschlossen werden,

daß eine kohlenhydratreiche Nahrung (z. B. Vollwertkost) immer die effizienteste wäre. Denn im Darm werden um so mehr toxische Gärungsalkohole (u. a. Methanol, Propanol, Butanol) gebildet, je kohlenhydratbetonter, naturbelassener und ballaststoffreicher die Kost ist (Abb. 10-12). Kommen dazu noch Eiweiß und vor allem noch Störungen der Darmflora, erhöht sich die Produktion der Gärungsalkohole nochmals. Diese Alkohole sind **zytotoxisch** und – wie tierexperimentell gezeigt wurde – auch **karzinogen** [66]. Es hängt von der Gewichtung der Nahrungskomponenten ab, ob nur geringe oder große Mengen dieser Gärungsstoffe gebildet werden. Denn das Ausmaß der Gärungs- und bakteriellen Zersetzungsprozesse hängt auch davon ab, ob die Nahrung küchentechnisch gut aufbereitet ist, d. h. leicht verdaulich gemacht worden ist, oder ob alles in roher, grober, naturbelassener Form konsumiert wird. Auch in der traditionellen chinesischen Medizin wird **Fehlernährung** als wichtige Krankheitsursache gewertet. Zuviel oder zuwenig Nahrung sowie ihre Zusammensetzung haben eine entscheidende Auswirkung auf die Energieverteilung der Organe. Die Polarität von **Yin und Yang** gilt auch bei Nahrungsmitteln. Zur „Yin-Nahrung" werden Kartoffeln, weißes Brot und Zucker, zur „Yang-Nahrung" Gemüse, Salate und Körner gezählt. Yin- und Yang-Anteile der Nahrungsmittel sollten nach chinesischer Auffassung ausgewogen sein [85]. Der Verweis auf Vollwertigkeit eines Ernährungsregimes kann von nahrungsmittelchemischer Seite so lange nicht hilfreich sein, als nicht Lebens- und Krankheitsgeschichte des Ratsuchenden beachtet werden. Die Diagnostik des Bauchraums, Alter des Patienten, welche Lebensumstände vorliegen (Familie, Beruf, psychische Belastungen, wie und wann wird die Nahrung aufgenommen) und konstitutionstypologische Eigenschaften sind von wesentlicher Bedeutung. Der Leptososome sollte sich an Eiweißträger halten und Kohlenhydrate zurückstellen. Der pyknosom-athletische Typ ist dagegen eher verdauungsstark und sollte eiweißschwache Kost bevorzugen. In der Diätetik ist daher stets die individuelle

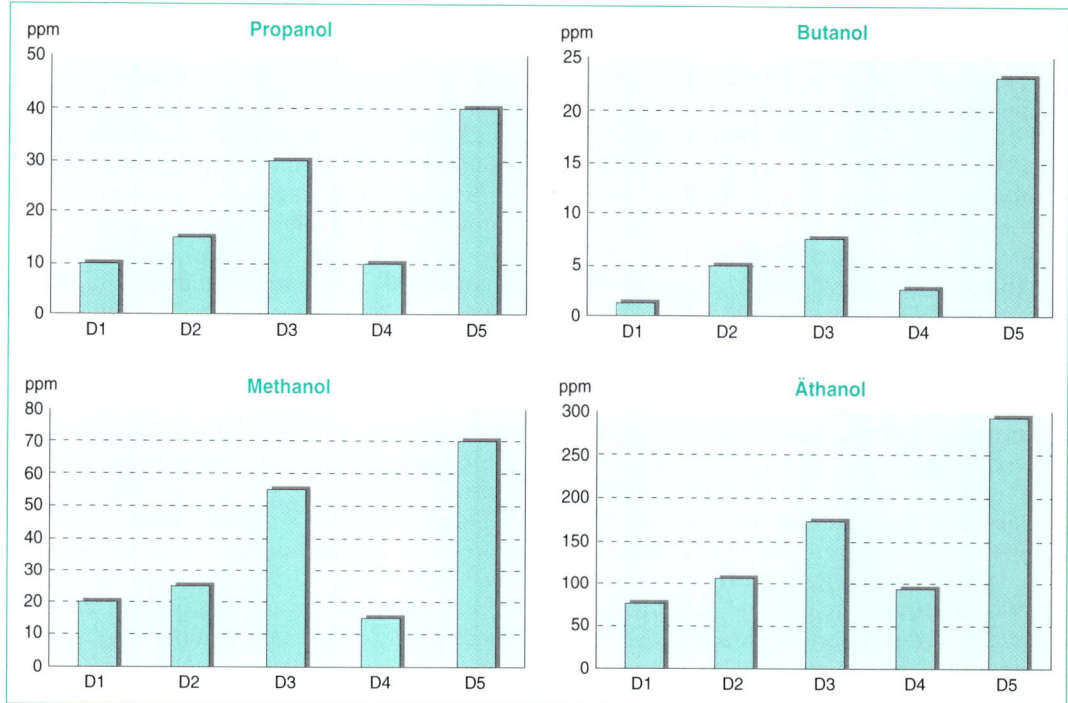

**Abb. 10-12** Tägliche Ausscheidung von Propanol, Butanol, Methanol und Äthanol im Stuhl bei verschiedenen Kostformen. Mittelwerte über 5 Tage. D1 = leichte Mischkost; D2 = betont Brot, Reis, Kartoffeln; D3 = Vollkornkost, Rohsalate, Obst; D4 = voll resorbierbare ballaststofffreie Kost (Biosorbin); D5 = leichte Mischkost, angereichert mit Fleisch, Eiern und Käse. (Modifiziert nach [66]).

Eigenart des Nahrungskonsumenten zu beachten [1, 66].

Einseitige und chronische Fehlernährung wird nach Kollath [45] als „**Mesotrophie**" bezeichnet, die zwar mit einem langen Leben verbunden sein kann, aber mit zahlreichen chronischen Veränderungen einhergeht. Als anschauliches Beispiel eines Frühsymptoms der Mesotrophie kann nach Kollath [45] die Karies gelten, der sich mit steigendem Alter „Umbauerscheinungen" des Bindegewebes aller Organe anschließen, d. h. Keim einer generellen Grundregulationsstörung sein kann, auf die sich viele Krankheitserscheinungen aufpfropfen können [32]. Aus der Sicht der Grundregulation kommt dabei der **Darmschleimhaut** größte Bedeutung zu: Sie verfügt über das ausgedehnteste lockere Bindegewebe und hat damit den höchsten Anteil an der Grundsubstanz und deren Regulation im Organismus. Entlang des Darmrohrs ist daher das Immunsystem am stärksten konzentriert. Das lymphoretikuläre Gewebe der Darmschleimhaut ist dicht vom autonomen Nervenplexus der Darmwand (Auerbach- und Meißner-Plexus) sowie von Sympathikus- und Parasympathikusaxonen durchsetzt. In der Mukosa findet sich zusätzlich ein eigenes immunologisches Informationssystem (mucosa associated lymphoid tissue, **MALT**), von dem aus sog. **M-Lymphozyten** das Darmepithel durchwandern, die Antigenität an der Epitheloberfläche prüfen und dann in das muköse Bindegewebe zurückkehren, um informativ in die Grundregulation einzugreifen. Dabei werden von den M-Lymphozyten zelluläre Kontakte zu Mastzellen, als den „Wächtern der Grundsubstanz", zu Fibroblasten und Makrophagen aufgenommen. Die Mastzellen sind ihrerseits sympathikotrop und informieren mit der Vielzahl ihrer freisetzbaren biologisch aktiven Substanzen die vegetativen Nervenplexus. Da adrenerge Axone immer auch in unmittelbarer Nähe von Kapillaren enden, ist damit wieder eine Rückkopplung zum Gefäßsystem gegeben. Auf diese Weise entstehen lokale Regelkreise mit übergeordnetem Anschluß, wodurch z. B. psychogene Einflüsse auf den Darm verständlich werden [Übersicht bei 32].

So ist leicht verständlich, daß Fehlernährung, Immunschwäche, Darmdysbiosen und alle Arten vegetativer Störungen (vor allem psychischer Streß) jeweils für sich, zumeist jedoch gekoppelt auftretend, den Darm zu einem riesigen Störfeld für die gesamte Grundregulation machen können. Dies führt z. B. zu diagnostisch verwertbaren Veränderungen der Zungenschleimhaut.

Der überwiegende Teil unserer Bevölkerung weist Störungen der Darmkeimbesiedelung auf. Bei Patienten mit chronischen Krankheiten zeigen über 95 % eine mehr oder minder schwere **Darmdysbiose** [63]. Primäre Darmkeimaberrationen (durch Nahrungsmittel, Magensäuremangel, Darminfektionen, antibakterielle Therapie), aber auch sekundäre Dysbiosen (extraabdominell verursachte schwere Störungen der Gesamtabwehrleistung, z. B. bei chronisch Kranken und Malignompatienten) ziehen stets drei Folgewirkungen nach sich:

▷ Resorptionsstörungen (Vitamine, Mineralstoffe, Spurenelemente)
▷ Toxine (Stoffwechselprodukte der Dysbiose-Keime, Fäulnis- und Gärungsstoffe)
▷ Blockierung des abdominellen Lymphapparats durch Toxine und lebende Erreger.

Die Sanierung des Darms und der Darmfunktionen ist für den Erfolg jeder Regulationstherapie, d. h. alle Therapieweisen der biologischen Medizin, von ausschlaggebender Bedeutung.

## 10.4 Altern

Das Altern beginnt mit der Entstehung eines Individuums, nämlich mit der Befruchtung der Eizelle. Der Vorgang setzt zielgerichtete Stoffwechselprozesse in Gang, die letztlich schon den Tod des Individuums vorprogrammieren. Dies ist auf die damit einhergehende Ausprägung bereits körpereigener Zelloberflächen-Antigene (stadienspezifische embryonale Antigene) zurückzuführen, letztlich auf die mit der Befruchtung eingeleitete individuell immunologische Auseinandersetzung zwischen Organismus und Umwelt. **Stadienspezifische Antigene** folgen irreversibel aufeinander und bestimmen zusammen mit dem extrazellulären Milieu den weiteren Entwicklungsablauf. So wirkt ein anfänglicher Hyaluronsäure-Überschuß (bis Ende der 2. Entwicklungswoche) in der Grundsubstanz mitogen und verzögernd auf die Differenzierung. Auf diese Weise werden die einzelnen Entwicklungsschritte koordiniert.

Leben kann nur so lange aufrechterhalten werden, als zwischen den wärmeproduzierenden Zellen und dem wärmeaufnehmenden Extrazellulärraum ein Gefälle besteht. Diese lebenserhaltende Temperaturdifferenz hängt wesentlich von den Wasser-Zucker-Biopolymeren der Grundsubstanz ab. Wie die „Lebenskurve" der PG/GAGs zeigt, haben sie zum Zeitpunkt der Geburt ihr quantitatives Maximum und nehmen dann ab (Abb. 10-13). Das relative Altern beginnt daher mit der Geburt [Übersicht bei 32].

Der physiologische Alternsprozeß ist – abgesehen von der Zunahme an Radikalionen – von vier ineinandergreifenden Prozessen gekennzeichnet, die durch die Abnahme der Verwertung von **Glukose** als zentralem Stoffwechselprodukt gekennzeichnet sind:

▷ Glukose steht unter der hormonellen Kontrolle von Insulin, das mit zunehmendem Alter abnimmt. Da aus Glukose die wichtigsten Bausteine der PG/GAGs – Glukosamin und Uronsäure – gebildet werden, nehmen diese bei Verwertungsstörungen ab.
▷ Mit zunehmendem Alter kommt es zu einem zellulären Verlust von Glukoserezeptoren. Dadurch kann Glukose nicht ausreichend aufgenommen und von Fettzellen, Leberzellen und Muskelfasern nicht ausreichend rasch bereitgestellt werden.

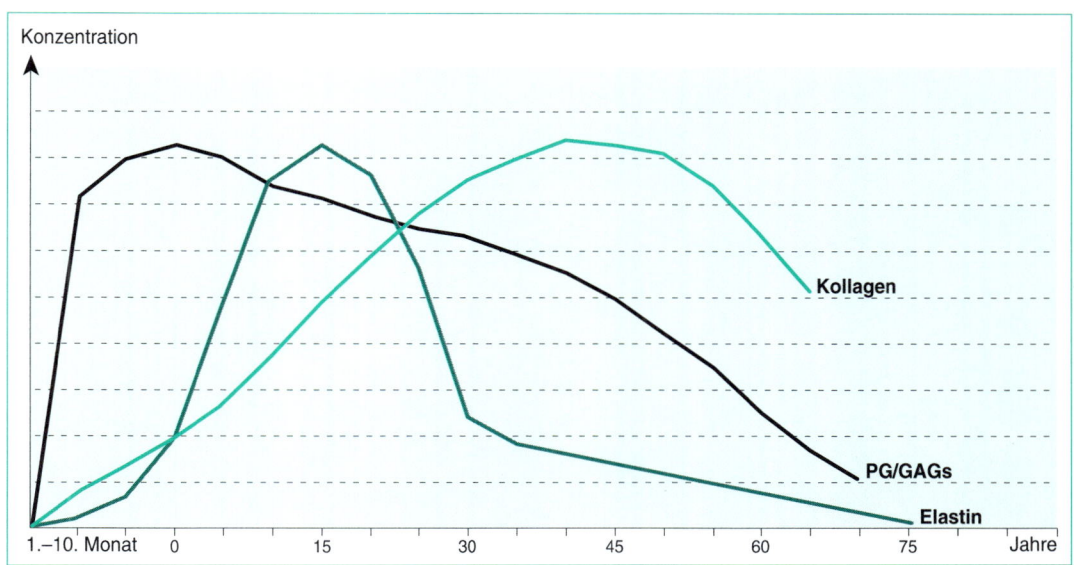

**Abb. 10-13**  Lebenskurve der wichtigsten Makromoleküle der Grundsubstanz. (Modifiziert nach [32]).

▷ An überschüssige Glukose werden Abfallstoffe gekoppelt. Der alternsbedingte Verschlackungsprozeß der Transitstrecken zwischen Kapillare und Zelle wird dann forciert durch die Bindung dieser Abfallstoffe an alle Grundsubstanz-Komponenten, Basalmembranen und die Zellglykokalix. Dieser Prozeß wird als **nichtenzymatische Glykosylierung** bezeichnet [11]. Die Reaktion wird durch Bindung von Aldehydgruppen (-CHO) eines Glukosemoleküls an eine $NH_2$-Gruppe eines Proteins gestartet (Abb. 10-14), wobei über Bildung einer Schiffschen Base durch Umlagerung eine stabile, aber immer noch reversible Bindungsform, ein sog. **Amadori-Produkt,** entsteht. Verweilt ein derartiges Amadori-Produkt monateoder jahrelang im Körper, verliert es Wasser und bildet neue Strukturen, die sich dann wiederum unter Vermittlung von Glukose mit den verschiedensten Arten von Molekülen zu irreversiblen Endprodukten quervernetzen können (Abb. 10-14). Gleichzeitig verlieren die Abwehrzellen altersbedingt zunehmend Rezeptoren für die Endprodukte nicht-enzymatischer Glykosylierung (EnG). Besondere Bedeutung hat dabei das langlebige Kollagen, dessen Fibrillen und Fasern sich für nicht-enzymatische Glykosylierungsprozesse besonders eignen [11]. EnGs können auch normalerweise kurzlebige Plasmaproteine auf Kollagen, Basalmembranen und Grundsubstanz-Komponenten niederschlagen. Cerami et al. [11] vermuten darüber hinaus, daß auch die DNS und RNS nicht-enzymatisch glykosyliert werden können. EnGs scheinen daher auch an dem bekannten altersbezogenen Anstieg chromosomaler Veränderungen mitzuwirken und damit auch an der Abnahme von Reparaturvorgängen, der Reduplikation und Transkription.

▷ Diese Veränderungen führen zu einer zunehmenden Störung der Entsorgung von Radikalionen, besonders im Alter. Die Grundsubstanz wird durch die genannten Prozesse in ihrem Molekularsiebcharakter zunehmend insuffizient, zumal auch die Phagozytosefähigkeit der Makrophagen und Mikrophagen aufgrund von Rezeptorenmangel im Alter abnimmt.

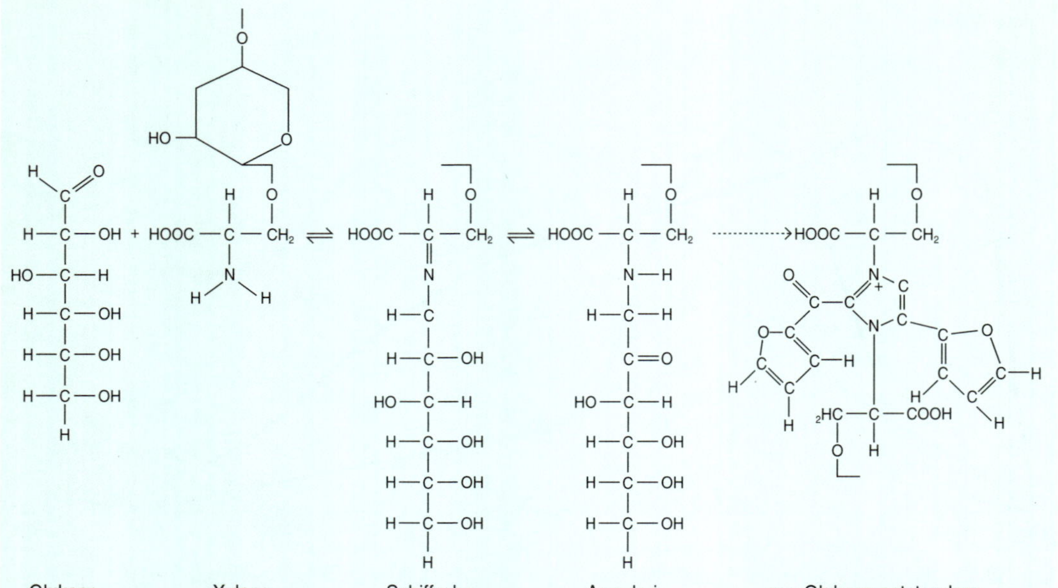

**Abb. 10-14** Nicht-enzymatische Glykosylierung eines Proteoglykans. Das PG ist lediglich im Bereich eines Serins des Proteinrückgrats mit dem daran gebundenen ersten Zucker (Xylose) der Oligosaccharid-Seitenkette dargestellt. Das Amadori-Produkt ist instabil und wandelt sich in ein Endprodukt fortgeschrittener nicht-enzymatischer Glykosylierung um (in diesem Falle ein Furanyl-Imidazol). Vergleichbar können alle anderen Grundsubstanzmoleküle, die Zucker der Glykokalix sowie DNS und RNS nicht-enzymatisch glykosyliert werden. (Modifiziert nach [32]).

## 10.5 Pathophysiologie des Grundsystems

Alle unphysiologischen Veränderungen unserer Mikro- und Makroumgebung, der Ernährung, körperlichen und geistigen Betätigung, der physischen Reaktivität usw. wirken über die Grundsubstanz auf die kerngesteuerten Synthesemechanismen der Zellen. Störungen dieser Beziehungen liegen allen zivilisationsbedingten Systemerkrankungen zugrunde und prägen das Bild von Befindensstörungen, chronischen Krankheiten und Tumoren. Der antiken Medizin war der Systemcharakter des Leibes wohlbekannt. Stets wurde die große Bedeutung der regelmäßigen physischen Inanspruchnahme der Gewebe im Hinblick auf ihre Funktionstüchtigkeit hervorgehoben. Es ist gut belegt, daß daran auch die Aktivitäten des körpereigenen Abwehrsystems gebunden sind.

### 10.5.1 Neuropsychoimmunologie

Unserer Auffassung von Immunologie liegt der Wahrheitsbegriff der Antike zugrunde, wonach **Gleiches** nur **durch Gleiches** erkannt werden könne. Damit ist die Bedeutung des Immunsystems für den Erhalt der Identität eines Individuums umrissen. Erkennen nach dem Gleichheitsprinzip setzt von vornherein eine Kooperation eines Selbst mit einem Nichtselbst voraus, wobei zwischen beiden ein erkenntnisstiftendes Maß an Identität gegeben sein muß. Ein Nichtselbst kann immer nur durch Vergleich mit Bekanntem erkannt werden: Dabei muß es sich nicht immer um Fremdmaterial handeln, es kann auch geschädigtes körpereigenes Material sein. Die molekulare Übereinstimmung zwischen Antigen und Antikörper darf aber ein gewisses Maß nicht überschreiten, da sonst eine Fremderkennung nicht mehr möglich ist und unter Umständen eine Abwehr gegen körpereigene Substanzen induziert wird (**Autoimmunität**). Biologisches (wie geistiges) Erkennen ist aufgrund seines Auswahl- und Ausschlußcharakters immer ordnungsstiftend. Erst dadurch können Wachstum, Gestaltbildung, Regeneration, Fortpflanzung, seelische und geistige Aktivitäten in funktionelle Zusammenhänge gebracht werden.

In der Evolution hat sich auf dem Boden des Auswahlcharakters des Molekularsiebs der Grundsubstanz zunächst das **unspezifische** zelluläre Abwehrsystem (Makrophagen, Granulozyten) und schließlich, in einem letzten Schritt, das **spezifische** zelluläre Abwehrsystem (B- und T-Lymphozyten mit ihren Subpopulationen) entwickelt [32]. Die Fähigkeit der Abwehrzellen zu Erkennen, zu Gedächtnisleistungen und Neutralisieren des „Ungleichen" bedarf daher der Zusammenarbeit mit der Grundsubstanz und ihren Regelmechanismen. Erst dadurch entsteht jene Redundanz, die es erlaubt, im System Organismus den Ausfall einzelner Komponenten oder Untersysteme durch Einspringen anderer Komponenten ganz oder teilweise bis zur Reparatur zu kompensieren. **Redundanz** ist in biologischen Systemen zur Fehlererkennung oder Korrektur zwingend notwendig, während der technische Begriff der Redundanz jenen Anteil einer Nachricht beschreibt, der überflüssig (redundant) ist. Das Immunsystem darf daher nicht einseitig nur als Abwehrsystem gesehen werden. Es ist vielmehr ein einheitliches System des Erkennens und des Kompromisses sowie der Balance zwischen Selbst und Nichtselbst. Über körpereigene individuelle Glykoproteine der Glykokalix, zusammengefaßt als MHC-I-Komplex (Major Histocompatibility Complex I; „Transplantationsantigene") erkennen sich alle Körperzellen einschließlich der Abwehrzellen untereinander. Makrophagen, B- und T-Lymphozyten, die in informativer Wechselwirkung über die aktuelle unspezifische und spezifische Immunsituation stehen, tragen zusätzlich einen individuellen MHC-II-Komplex, den sie im Thymus aufgeprägt bekommen und woran sie sich schnell und sicher gegenseitig erkennen und informieren können [86]. Komplement- und

jeweils passende Antigenrezeptoren werden im Unterschied zu den MHC-Komplexen qualitativ und quantitativ je nach dem zu bewältigenden antigenen Material auf den Abwehrzellen in kürzester Zeit exprimiert. B- und T-Lymphozyten können als „Gedächtniszellen" nach antigenem Kontakt Klone bilden, die über lange Zeit (u.a. lebenslang) ein erneut auftretendes Antigen erkennen und entsprechend reagieren können. Jedes Nichtselbst hat im Organismus das unspezifische Phänomen der physiologischen Leukozytolyse (siehe Kap. 10.3.3.1) zur Folge, wovon vor allem neutrophile Granulozyten für Erhalt und Regelung der Homöostase betroffen sind und mit der Vielzahl freigesetzter biologisch aktiver Substanzen sowohl das unspezifische als auch das spezifische Abwehrsystem aktivieren. Um das zu eliminierende Material für die Abwehrzellen unspezifisch erkennbar zu machen, d.h., ohne daß zunächst spezifische Antikörper gebildet werden, stehen als körpereigene Erkennungshilfen vor allem zwei Opsonine, **Komplement** und **Fibronektin** zur Verfügung. Diese Glykoproteine lagern sich an ein Antigen und machen es so für die Abwehrzellen erkennbar. Sie spielen auch als regulatorische Bestandteile in der Grundsubstanz eine bedeutende Rolle: Komplement antwortet gestuft auf Antigenkontakt durch Entwicklung einer Kaskade von neun Faktoren ($C_1$–$C_9$) aus Proteasen und deren Inhibitoren, die sowohl die Grundregulation anregen (u.a. die physiologische Leukozytolyse) als auch eine Brücke zum Immunsystem sowie zur Blutgerinnung schlagen [Übersicht bei 59]. Dadurch entsteht ein immunologisches Katastrophenmanagement, das eine feine Abstufung und Einpassung aller immunologischen Prozesse in den individuellen Biorhythmus der Homöostase bzw. eine rasche umfassende Reaktion bei dessen Störung erlaubt. Die heterogene Substanzgruppe der **Antigenrezeptoren** (z.B. C3-Rezeptoren, Fc-Rezeptoren, T-Zellrezeptor und die sich ständig erweiternde Gruppe der Differenzierungsantigene „CD") ist immer gleichzeitig Fühler gegenüber Körperfremdem und Körpereigenem.

Da alle ganzheitsmedizinischen Heilweisen in das Zusammenspiel von Grundregulation und Immungeschehen eingreifen, lösen sie auch **immunmodulatorische Effekte** aus. Daher ist auch die Bezeichnung dieser Therapieweisen als **Regulationstherapien** berechtigt, weil dadurch eine dem individuellen Gesundheitszustand förderliche zeitliche Abstimmung von Selbst und Nichtselbst erreicht werden kann. Für die Immunmodulation spielen die aus Leukozyten freigesetzten Botenstoffe, speziell **Lymphokine** (u. a. Interleukine) und **Zytokine** (u. a. Interferone und Kolonie-stimulierende Faktoren) eine entscheidende Rolle. Sie dienen nicht nur der gegenseitigen und allgemeinen Zellinformation, sondern sie wirken auch auf das ZNS. Eintrittsstelle sind die zirkumventrikulären Organe, denen eine Blut-Hirn-Schranke fehlt [12]. Im Bereich des Hypothalamus sind das die Eminentia mediana und der Hypophysenstiel. Der Hypothalamus verschaltet alle vegetativen Kerngebiete untereinander sowie mit dem endokrinen und dem limbischen System. Dieses ist als psychisches Reaktionszentrum über den Thalamus als dem „Tor zum Bewußtsein" an die Großhirnrinde gebunden. Kerngebiete des Hypothalamus liefern reaktiv die liberierenden und hemmenden Faktoren für die Hormonproduktion der Hypophyse. Aus dem Hypothalamus entspringen noradrenerge, in das Rückenmark absteigende Bahnen, wodurch eine große Feedback-Schleife zwischen ZNS, Endokrinium und vegetativer Peripherie gebildet wird, an die auch alle einzelligen entero-endokrinen Drüsen der inneren Organe (APUD-Zellsystem) angeschlossen sind.

Wesentliche Mediatoren im neuropsychoimmunologischen Geschehen sind die Hormone der **Hypothalamus-Hypophysen-Nebennieren-Achse,** vor allem ACTH, Katecholamine sowie verschiedene Neuropeptide. Über Sympathikusaxone erreichen Katecholamine und das Neuropeptid Substanz P auch das lymphatische Gewebe, wodurch dieses an den aktuellen Informationspool angekoppelt wird. Körpereigene Opiate (Enkephaline, Endorphine), wie sie u. a. von Nervenzellen des limbischen Sy-

stems produziert werden (z. B. Mandelkern), erreichen andererseits entsprechende Rezeptoren der Immunzellen und können sie hemmen [53]. Dies kann auch eine Erklärung für Immunschwächen bei Rauschgiftsüchtigen und deren Anfälligkeit gegenüber einer HIV-Infektion sein. Dabei ist auffällig, daß das HI-Virus sowohl das Immunsystem als auch das ZNS befällt. Da die psycho-somato-psychische Vernetzung durch Vermittlung der Grundsubstanz kreisförmig verläuft, kann auch bei einem aktuellen Leidensbild meist nicht angegeben werden, ob der Beginn in der Psyche oder im Soma liegt [6].

Immunmodulation bedeutet aber auch zeitabhängige Veränderung rhythmischen Geschehens. Leukozyten zeigen nämlich einen ausgeprägten Zirkadianrhythmus mit einem nächtlichen Minimum an Monozyten, Neutrophilen und B-Lymphozyten und einem Maximum in den frühen Morgenstunden. Die T-Lymphozyten verhalten sich umgekehrt [32]. Auch die Proteoglykane/Glykosaminoglykane (PG/GAGs) weisen einen ausgeprägten Zirkadianrhythmus auf. Nachts tritt ein Maximum an Sulfatierung, Proteinbildung und Hybridisierung („Vernetzungsgrad") auf, mit entsprechender Erhöhung an Wasser- und Elektrolytbindung. An diese Rhythmen ist wiederum das Nerven- und Hormonsystem angeschlossen. Das nächtliche Minimum an Glukokortikoiden und Katecholaminen fördert die Synthese und Sulfatierung der PG/GAGs und bremst zusätzlich die Abwehrleistung der Phagozyten. Vermehrte **Sulfatierung** der PG/GAGs führt außerdem zu vermehrtem Radikalenfang, d.h. erhöhter Entzündungshemmung. Dies entspricht ganz der nächtlichen parasympathikotonen Regenerationsphase, wobei der erhöhte Acetylcholinspiegel B-Lymphozyten zur Immunglobulinsynthese anregt [32, 41].

**Immunglobuline** als Antikörper vernichten das Antigen nicht direkt, sie machen es vielmehr durch Bindung an das Antigen (**Antigen-Antikörper-Komplex**) für die zelluläre Abwehr erkennbar. Aber auch die Determinanten („Idiotypen"; variable Teile der beiden leichten und schweren Ketten) der

Antikörper wirken selbst als Antigene und sind damit ebenfalls Ziel anderer, gegen sie gerichteter Antikörper (**anti-idiotypische Antikörper**), die wiederum die Produktion von Anti-Idiotypen auslösen. Über derartige Reaktionen tritt das Immunsystem mit sich selbst in Wechselwirkung [41]. Dieses Netz von Reaktionen kann dazu führen, daß idiotypische Antikörper mit einem Antigen um den gleichen Rezeptor konkurrieren und so autoimmune und degenerativ-entzündliche Erkrankungen auslösen können. Daran sind dann rückkoppelnd wieder zirkulierende Antigen-Antikörper-Komplexe beteiligt, die, wenn sie zu groß sind oder in zu hoher Zahl auftreten, das RES überfordern und sich dann, wie andere Schlackenstoffe, in der Basalmembran der Gefäße und im Molekularsieb der Grundsubstanz ablagern. Damit wird der ordnungsstiftende rhythmische Informationslauf in den Regelkreisen des Organismus belastet, bis hin zur **Blockierung** der Grundsubstanz. Regulationstherapien wirken dann nicht mehr, es sei denn, es wird durch Ausschwemmtherapien (Darmsanierung!) versucht, die Grundregulation wieder im Sinne eines regelhaften rhythmischen Verhaltens umzustimmen, das sich z. B. im Wiederauftreten der Alarmreaktion nach Selye [80] zu erkennen gibt. Eine beginnende Blockierung der Grundsubstanz geht immer mit unklaren Befindensstörungen einher, die individuell und entsprechend von Exposition und Disposition nach Jahren in chronische Krankheiten oder Tumoren übergehen können [63]. Dabei besteht ein Vermittlungszusammenhang zwischen Zirkadianrhythmus der Grundsubstanz, dem Schlaf-Wach-Rhythmus und der Abwehrlage. Tierexperimentell ließ sich zeigen, daß Elektrostimulation des Hypothalamus, aber auch Gewebsläsionen je nach Lokalisation immunologische Parameter heben oder senken können [60].

Besondere Lebenssituationen beeinflussen bekanntermaßen die **Abwehrlage:** Bei familiärem Streß (Tod des Ehepartners oder eines Kinds, Scheidung, soziale Notlage) treten Brustkrebsrezidive sehr viel häufiger auf [71]. Bei depressiven Patienten reagieren die neutrophilen Granulozyten mit verminderter Phagozytose, die Lymphozyten mit verminderter Teilungsfähigkeit [22, 47].

**Soziale Isolation** schwächt ebenfalls die Abwehr und erhöht das Risiko des Todes. Bei Allergikern reichen bereits emotionale Reaktionen aus, z. B. die Vorstellung einer bestimmten Blume, um Mastzellen zur Degranulation zu bringen und so u. a. über freigesetztes Histamin eine Bronchokonstriktion auszulösen. Das Immunsystem kann vermutlich nach Art eines Lern-Konditionierungs-Vorgangs geübt werden, analog den Konditionierungsversuchen von Pawlow. Kirschbaum und Mitarbeiter [44] haben dieses Phänomen an einer T-Lymphozytenpopulation (Natural Killer Cells) nachweisen können. Wurde Probanden eine harmlose Menge Adrenalin gespritzt, nachdem sie vorher ein Bonbon als Stimulus erhalten hatten, konnte bereits am 5. Versuchstag allein durch Gabe des Bonbons eine Aktivierung der Killerzellen erreicht werden.

Eine konstitutionell, psychisch temporär, aber auch durch Vorschädigungen disharmonisch regulierte Grundsubstanz könnte ursächlich für die ständig zunehmenden **Intoleranzreaktionen** sein. Sie können durch eine Vielzahl von Substanzen ausgelöst werden, wobei Zusatzstoffe zu Nahrungsmitteln und biogene Amine im Vordergrund stehen. Intoleranzreaktionen sehen zwar klinisch aus wie allergische Reaktionen, aber bis heute konnte dafür kein allergisch-immunologischer Mechanismus aufgedeckt werden. Wenn auch die Haut neben den Atemwegen bevorzugter Manifestationsort ist, so fällt auf, daß prinzipiell Kontaktort und Wirkort getrennt sein können [62].

### 10.5.2 Schmerz und Ganzheitsmedizin

Ganzheitliches Denken heißt Unterscheiden, aber nicht, wie es die gegenwärtige logisch-naturwissenschaftliche Forschung macht, verschiedene Seiten sofort logisch zu trennen mit Zustimmung für die eine und Ablehnung der anderen Seite. Der Mensch ist in seiner Leiblichkeit **Einheit von Körper, Geist** und **Seele.** Erst dadurch wird er zu einem sozialen Wesen. Entsprechend können vier Formen von Schmerz unterschieden werden:

▷ körperlicher Schmerz
▷ seelischer Schmerz (Leid)
▷ Schmerz durch Sinnverlust (Verzweiflung) und
▷ sozialer Schmerz (Vereinsamung, Isolation).

Diese vier Formen dürfen nicht voneinander getrennt werden, Schmerz tritt immer einheitlich, aber mit verschiedener Gewichtung auf. Auch ist zu bedenken, daß Schmerz Quelle individueller Entwicklung sein kann.

„Der Schmerz ist der Stachel der Tätigkeit und in dieser fühlen wir alle erst unser Leben" (Kant).

Suchtkranke, die ihre körpereigene Morphinproduktion durch exogene Zufuhr von Suchstoffen vernichtet haben, gehen bei Entzug im Schmerz unter („cold turkey"), – ein deutlicher Hinweis, daß unsere Existenz auf **moduliertem Schmerz** beruht [35].

Funktionell-morphologisch finden sich in Organen, Sehnen, Muskeln und der Haut eine Reihe spezialisierter Schmerzrezeptoren **(Nozizeptoren),** deren Axone (nicht-myelinisierte C-Fasern oder nur dünn myelinisierte A-delta-Fasern) die Erregung synaptisch auf das zweite Neuron in den oberflächlichen Laminae des Hinterhorns im Rückenmark übertragen. Durch dabei freigesetzte exzitatorische Aminosäuren (EAS; Glutamat, Aspartat), Substanz P, Calcitonin-gene-related Peptid (CGRP) und Neurokine (Interleukin-1, Zytokine, Leukotriene, Prostaglandine) werden bislang unerregte Neuronen aktiviert mit Erregungsausbreitung auf eigentlich nicht-nozizeptive Felder in der Umgebung. Dadurch wird die **Schmerzschwelle** verändert. Der vermehrte Erregungsstrom führt über den Tractus spinothalamicus rasch zur Aktivierung von Nervenzellen in Kernen des Gehirnstamms, des Thalamus, des limbischen Systems und der Hirnrinde. Dies ist wiederum Voraussetzung zur Aktivierung von deszendierenden anti-nozeptiven Einflüssen, die ganzheitsmedizinisch als psychosomatische Abwärtsbewegung verstanden werden müssen, d.h.

geistig-seelische Vorgänge können ebenfalls Schmerzen auslösen [35].

Verzögert zu den EAS und zur Substanz P werden im Hinterhorn inhibitorische Aminosäuren (Glycin, Serotonin, Taurin) ausgeschüttet. Dadurch kommt es zu einem inhibitorischen Feedback-Mechanismus, mit dem die exzitatorisch-toxischen Effekte von EAS durchbrochen werden können. Damit gehen auch Veränderungen in der Verteilung und des Umsatzes des endogenen Opioid-Systems einher.

Das Phänomen der Ausweitung auf zunächst nicht-nozizeptive Felder muß auch für höhere Relais im Gehirn angenommen werden, mit Verstärkungseffekten und vielen Wechselwirkungen. Der resultierende Schmerz ist somit nur zu Beginn eine Entität mit spezifischer Ursache und Behandlungsmöglichkeit. Je länger er dauert, desto mehr erweitert sich das Schmerzgeschehen über nicht-determinierte Rückkopplungs- und Wechselbeziehungen. Nur so ist auch der „sinnlos" gewordene Schmerz verstehbar, wenn der pathologisch verursachte Schmerz in einen neuropathischen Schmerz übergeht. Das Neuron fungiert hier selbst als Schmerzgenerator mit erhöhter Pulsaktivität und Neurotransmitter-Freisetzung, da keine äußere Ursache mehr einwirkt (Phantomschmerz). Rückkoppelnd kommt es dadurch zu einer weiteren Sensibilisierung peripherer Nozizeptoren, wobei neben den klassischen sensiblen Nozizeptoren stets auch insensitive „schlafende" Nozizeptoren auftreten (in der menschlichen Haut werden sie auf 17 % aller Schmerzrezeptoren geschätzt). Damit tritt in den Geweben der Peripherie eine analoge Situation zum ZNS auf, nämlich Erregungsausbreitung der Schmerzwelle in die Umgebung. Schlafende Nozizeptoren werden erst unter bestimmten Bedingungen, z.B. durch schädigende Druckreize oder entzündliche lokale Prozesse „geweckt" und können dann über Freisetzung von Neuropeptiden das entzündliche Geschehen vorantreiben mit Veränderung der Grundsubstanz und entsprechender zentralnervöser Rückkopplung sowie weiterer Senkung der Schmerzschwelle [70].

Die geschilderten pathophysiologischen Verhältnisse müssen aber stets vor dem Hintergrund gestörter Rhythmen gesehen werden. Denn schmerzfreie Ordnung wird in einem biologischen System über Rhythmen erreicht, wie es die zirkadianrhythmische Schmerzempfindlichkeit (**Chronästhesie**) entsprechend der rhythmischen Synthese körpereigener Opiate zeigt. So ist die affektiv-protopathische Schmerzempfindung beim Menschen um etwa 15 Uhr am geringsten, am höchsten dagegen in den Nacht- und Morgenstunden. Allerdings beeinflussen Grundeigenschaften von Geweben die rhythmische Ordnung, z.B. kann zu einem Zahnschmerz ein im Tagesrhythmus der Blutdruckamplitude auftretender klopfend-pulsierender Schmerz hinzukommen. Die Bindung an organbestimmte Frequenzbanden liegt auch bei den intermittierenden spastischen Schmerzen glattmuskulärer Organe vor [39]. Die rhythmischen Beziehungen im Schmerzerlebnis weisen auf eine Beteiligung der Grundregulation und damit einer strukturellen Engrammierung des Schmerzes in den Extrazellulärraum hin. Harkness [26] hatte bereits darauf hingewiesen, daß Gefügestörungen im Kollagen schmerzauslösend seien. Dabei ist zu bedenken, daß Kollagen als „Biosensor" über PG/GAGs sowohl Beziehungen zu terminalen Axonen als auch über Fibronektin und Integrine der Zellmembran zum Zytoskelett benachbarter Zellen hat. Bei Patienten mit **Fibromyalgie** (myofasziales Schmerzsyndrom) konnte ultrastrukturell gezeigt werden, daß in den schmerzhaften Bezirken um terminale Axone eine hohe parallel ausgerichtete Ordnung an auf Lücke (hexagonal) dicht gepackten **Kollagenfibrillen** auftritt (Abb. 10-15) [35]. Diese strenge Ordnung von Kollagenfasern ist auch von Narbengewebe bekannt. Da die piezoelektrischen Eigenschaften des Kollagens die negative Ladung ihrer PG-/GAG-Hüllen kapazitiv festhalten und bei dieser dichten parallelen Fibrillenordnung um die Axone ein saures, „schmerzhaftes" Mikro-pH-Milieu aufgebaut wird, wird die frequenzkodierte Informationsleitung terminaler Nervenfasern über deren membranständige Ionenkanäle

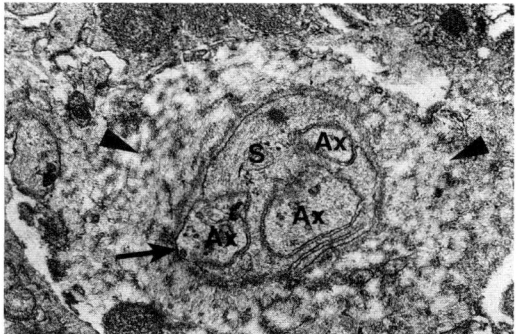

**Abb. 10-15** Fibromyalgie (43jähriger Patient). Bindegewebe der Haut. Probeexzision aus einem schmerzhaften Triggerpunkt der Schulter. Querschnitt eines schwach ummarkten präterminalen Nerven mit drei Axonen (Ax), wovon eines (Pfeil) bereits aus der Schwann-Zellhülle (S) ausgefaltet ist. Parallel zum Nerven ist ebenfalls im Querschnitt eine parallel dazu angeordnete dichtest gepackte Kollagenmanschette (Pfeilköpfe) entwickelt. Vergr. 12 000fach.

beeinflußt [74]. Auf diese Weise könnten auch „schlafende" Nozizeptoren geweckt werden. Wird diese Fehlfunktion auf molekularer Ebene lange genug unterhalten, können sich mental **dauerhafte Schmerzprogramme** aufbauen. Wir sehen hier die Eigentümlichkeit, daß ein Zuviel an morphologischer Ordnung in der Grundsubstanz genauso als Schmerz bewußt wird wie eine entzündlich destruierte Grundsubstanz. Unklare Befindensstörungen haben offensichtlich mit diesem Ordnungsproblem zu tun und sind daher besonders Regulationstherapien wie Akupunktur, Neuraltherapie, Biofeedback, aber auch Kneipp-Heilweisen zugänglich.

### 10.5.3 Chronische Krankheiten und Tumoren als Allgemeinkrankheiten

Chronizität tritt immer dann auf, wenn nicht abbaubare Gewebedesintegrationen vorliegen. Bevor ein klinisches Krankheitsbild erkennbar wird, können eine oder mehrere minimale chronische Dauerbelastungen, sog. Herde und Störfelder (z.B. Operationsnarben, parodontitische Prozesse, depotbildende Belastungen [z.B. Schwermetalle, Immunkomplexe, Dysbiosen des Darms]) alle Regelsysteme unter eine gewisse „Vorspannung" bringen. Ein **Herd** oder **Störfeld** kann über Jahre und Jahrzehnte zu lediglich unterschwelligen **Grundregulationsstörungen** führen. Wird jedoch ein durch minimale chronische Belastungen destabilisiertes Grundsystem von einer sekundären, unter Umständen banalen Noxe (u. a. Umweltgifte, Amalgam aus Zahnfüllungen) getroffen („Zweitschlag"), kann es zu einem raschen Zusammenbruch der Grundregulation kommen. Während ein Herd – er stellt immer eine Bindegewebsveränderung dar – histopathologisch immer faßbar ist, kann dieser über segmental-regulatorische Reflexe weit entfernt ein Störfeld induzieren, das lediglich ultrastrukturell an Veränderungen in der Textur der Grundsubstanz erkennbar sein kann. Wird ein Herd saniert, kann sich das zugehörige Störfeld unterdessen verselbständigt haben.

Für die Ausbreitung von Störungen über das Grundsystem auf den Gesamtorganismus spielen daher Dauer, Qualität und Quantität der **Vorbelastung** die entscheidende Rolle. Die veränderte Reaktionslage des Grundsystems kann dabei als fortschreitende Unfähigkeit erfaßt werden, mäßige Reize lokal oder ganzheitlich auszuregulieren (meßbar durch Thermoregulationsbestimmungen, Decoder-Dermographie). Dabei zeigt sich, daß das Grundsystem eine gewisse Autonomie gegenüber der zentralen Steuerung hat. In frühen Stadien ist die Grundregulationsstörung auf die belasteten Körpersegmente („Head-Zonen") begrenzt, ein Zeitpunkt zu dem auch die Herd- und Störfeldsuche am erfolgreichsten ist. In späteren Stadien greift dann die Störung auf die homolaterale Körperhälfte über und etabliert sich schließlich als Allgemeinkrankheit im gesamten Organismus [32]. Bei der Ausbreitung über den Ort der Belastung hinaus gewinnen zunehmend die vegetativ-nervösen Zentren an Einfluß. Nach segmentbezogener und zentralnervöser Verarbeitung führt die somato- und visceromotorische Antwort zu einer typischen tonisch-algetischen Schmerzsymptomatik im zugehörigen segmental-regulatorischen Komplex [6]. Die reflektorischen Krankheitszeichen innerer Organe induzieren dabei schmerzhafte tastbare Veränderungen im Hautbindegewebe (**Gelosen**) des betroffenen Dermatoms unter Beteiligung der Muskulatur (**Muskelverspannungen**) mit Ausprägung schmerzender **Triggerpunkte** (sie entsprechen Akupunkturpunkten!). Über die zugehörigen Spinalnerven ist immer auch das Achsenorgan (Wirbelsäule mit Bändern und Muskulatur) betroffen. Entsprechend kann durch einen peripheren Therapieansatz (Wärme, Kataplasmen, Wassergüsse, Akupunktur, Neuraltherapie usw.) auf den eventuell weit entfernten Auslöser zurückgewirkt werden.

Da bei **chronisch Kranken** Dysfunktionen und Befindensstörungen im Vordergrund stehen, deren Ursachen häufig nicht erkennbar sind, geben meist auch die bildgebenden Verfahren und biochemischen Parameter wenig Anhaltspunkte für einen möglichen Therapieansatz. Daraus ergibt sich fast zwingend eine typische medizinische Fehlleistung: Der diffuse, unklare Zustand wird dem ihm am nächsten kommenden, klinischen Syndrom zugeordnet und entsprechend behandelt. „Ein chronisches Leiden wird zur akuten Krankheit ernannt" [6]. Die verabreichten Pharmaka und Akutmaßnahmen stellen dann eine weitere Belastung und Gefährdung der Grundregulation dar. Chronizität ist ein kybernetisches Problem irregulär vernetzter Regelkreise. Der Körper arbeitet in toto oder partiell unökonomisch, wodurch er sein Leistungslimit früher erreicht. Die dauerhaft gestörten Regulationsprinzipien reagieren nicht mehr entsprechend einem durch Kurzzeitreize auslösbaren **Reiz-Reaktionsphänomen,** sondern entsprechend der Langzeit- bzw. Dauerreize nach einem **Adaptationsphänomen.** Aus kybernetischer Sicht ist der Sollwert so verstellt, daß alle anderen Regelparameter zunächst über dem Normalwert liegen. In späteren Phasen ist eine Rückkehr zur gesunden Norm nicht mehr möglich, es kommt zur Erschöpfung der Regulationsleistungen mit Absinken der Werte und Verminderung der Reagibilität im Sinne eines **Adaptationssyndroms** nach Selye [80].

Für **Tumorkranke** gilt dasselbe. Hier zeigt sich sehr deutlich, daß Krankheiten nicht ursachenspezifisch, sondern in ihren Reaktionen organismusspezifisch sind. Äußere Einflüsse dürfen nicht mit Ursachen verwechselt werden, sie stellen Bedingungen dar, auf die ein Organismus individuell und eigengesetzlich antwortet.

Tumorentstehung und Wachstum werden nicht von außen erzwungen, sondern vom Individuum aufgrund eines organismuseigenen Vermögens hervorgebracht. Es muß daher zwischen Tumor und der Möglichkeit der Tumorentstehung unterschieden werden. Die Mehrzahl der Raucher stirbt eben nicht an Lungenkrebs. Zur Prävention und erfolgreichen Behandlung von Tumoren muß daher die Gesamtsituation eines Organismus betrachtet werden. Damit ist die Tumorkrankheit als Allgemeinkrankheit zu verstehen, die genauso wie die chronischen Krankheiten nicht allein mit den schulmedizinisch-naturwissenschaftlichen Strategien „bekämpft" werden kann. Darauf weisen bei Tumorkranken auch die biologische Reaktionsstarre, die immunologische Erblindung, aber auch der Mangel an seelischer Wahrnehmungs-, Bewegungs- und Auseinandersetzungsfähigkeit hin [32]. Die „Starre" spiegelt die chaotische Entartung metabolischer und epigenetischer Rhythmen wider mit weitgehender Störung der Rhythmik der Grundregulation und des proliferativen Zellzyklus. Rhythmen sind Ausdruck einer harmonischen Lebensordnung – eines harmonisch gestimmten Ichs. Daher ist bei Tumorkranken neben chirurgischer, radiologischer und chemotherapeutischer Intervention alles angezeigt, was Rhythmus und Ich stärkt: künstlerische Betätigung wie Malen, Töpfern, Gesprächstherapien, Heileurythmie, anthroposophische Medizin u. a. Es sollte alles angeregt werden, was zur sinnvollen Gestaltung des Lebens beiträgt.

## Literatur

[1] Anemüller, H.: Das Grunddiät-System. 2. Aufl. Hippokrates, Stuttgart 1983.

[2] Aschoff, F., R. Wever: Spontanperiodik des Menschen bei Ausschluß aller Zeitgeber. Naturwissenschaften 49 (1962) 337.

[3] Athenstedt, H.: Pyroelectric and piezoelectric properties of vertebrates. Ann. N. Y. Acad. Sci. 238 (1974) 68.

[4] Bahnson, C.: Biographie und Tumorerkrankung. Aktuelle Onkologie 48 (1988) 78.

[5] Bauer, R.: Ernährung und Immunität. Therapiewoche 39 (1989) 3790.

[6] Bergsmann, O.: Grundsystem, Regulation und Regulationsstörungen in der Praxis der Rehabilitation. In: Pischinger, A.: Das System der Grundregulation. 8. Aufl., S. 89, Haug, Heidelberg 1989.

[7] Bosman, F. T. et al.: Beasement membranes in neoplasia. Progr. Histochem. and Cytochem. 24 (1992) 1.

[8] Bostroem, A.: Über krankheitsverändernde, insbesondere krankheitsmildernde Einflüsse der manisch-depressiven (thymopathischen) Konstitution. Allg. Zschr. Psychiat. u. Grenzgeb. 110 (1939) 11.

[9] Burkhardt, R., G. Kienle: Basic problems in controlled trials. J. med. Ethics 9 (1983) 80.

[10] Carson, D. A., J. M. Ribeiro: Apoptosis and disease. Lancet 341 (1993) 1251.

[11] Cerami, A. et al.: Glucose und Altern. Spektrum der Wissenschaft 8 (1987) 44.

[12] Clark, M. et al.: Immune signal transduction by brain. 7th Int. Congress of Immunology, July 30–August 5, Berlin 1989. Abstract, S. 598. Fischer, Stuttgart 1989.

[13] Crutchfield, J. P. et al.: Chaos. Spektrum der Wissenschaft 2 (1987) 78.

[14] Edelmann, G. M.: Topobiologie. Spektrum der Wissenschaft 7 (1989) 52.

[15] Engelberg, H.: Heparin and the atherosclerotic process. Pharmacol. Rev. 36 (1984) 91.

[16] Flor, H., N. Birbaumer: Psychobiologie chronischer Schmerzen. Spektrum der Wissenschaft 8 (1993) 92.

[17] Franks, F. (ed.): Water. A Comprehensive Treatise. 4 Vol. Plenum Press, New York–London 1972.

[18] Franzblau, C., B. Faris: Elastin. In: Hay, E. D. (ed.): Cell Biology of Extracellular Matrix. 2nd ed., p. 65. Plenum Press, New York–London 1983.

[19] Füllgraff, G.: Der kontrollierte klinische Versuch – eine kritische Würdigung. Pharmazeut. Ztg. 130 (1985) 3309.

[20] Gabius, H.-J., G. A. Nagel (eds.): Lectins and Glycoconjugates in Oncology. Springer, Berlin–Heidelberg–New York 1988.

[21] Glover, D. et al.: Das Centrosom. Spektrum der Wissenschaft 9 (1993) 30.

[22] Gottschalk, L. A. et al.: Vulnerability and immune response. Psychother. and Psychosom. 39 (1983) 23.

[23] Gross, J. et al.: Collagen structures considered as states of aggregation of a kinetic unit. The tropokollagen particle. Proc. nat. Acad. Sci. (Wash.) 40 (1954) 679.

[24] Haijto, T. et al.: Zytokine als Lektin-induzierte Mediatoren in der Misteltherapie. Therapeutikon 4 (1990) 136.

[25] Hakomori, S.: Glykosphingolipide. Spektrum der Wissenschaft 6 (1986) 90.

[26] Harkness, R. D.: Functional aspects of the connective tissue of skin. In: Balasz, E. A. (ed.): Chemistry and Molecular Biology of the Extracellular Matrix, Vol. 3. Academic Press, New York–London 1970.

[27] Hauss, W. H. et al.: Die unspezifische Mesenchymreaktion. Thieme, Stuttgart–New York 1968.

[28] Hascall, V. C., G. K. Hascall: Proteoglycans. In: Hay, E. D. (ed.): Cell Biology of the Extracellular Matrix. Plenum Press, New York–London 1983.

[29] Havemann, K., M. Gramse: Physiology and pathophysiology of neutral proteinases of human granulocytes. Adv. exp. Med. Biol. 167 (1984) 1.

[30] Hay , E. D.: Extracellular Matrix. J. Cell. Biol. 91 (1980) 205.

[31] Haynes, R. O.: Fibronektine. Spektrum der Wissenschaft 7 (1986) 80.

[32] Heine, H.: Lehrbuch der biologischen Medizin. Hippokrates, Stuttgart 1991.

[33] Heine, H.: Biorhythmus und Struktur der Grundsubstanz (Matrix) unter normalen und pathologischen Verhältnissen. In: Heine, H., P. Anastasiadis (eds.): Normal matrix and pathological conditions, S. 1, Fischer, Stuttgart 1992.

[34] Heine, Kl., H. Heine: Logik kontra Sachlogik. Naturheilkunde und Ganzheitsmedizin 5 (1992) 352.

[35] Heine, H.: Schmerz und Grundsystem. In: Stacher, A. (Hrsg.): Ganzheitsmedizin und Schmerz. Dritter Wiener Dialog, S. 36. Facultas, Wien 1993.

[36] Heymingen, S. v.: Binding of ganglioside by chains of tetanus toxin. Fed. Europ. biochem. Soc. Lett. 68 (1976) 5.

[37] Hildebrandt, G.: Die Koordination rhythmischer Funktionen beim Menschen. Verh. Dtsch. Ges. Inn. Med. 73 (1967) 533.

[38] Hildebrandt, G.: Chronobiologische Untersuchungen autonomer Regulation. Die Zeitstruktur hygiogenetischer Reaktionen. Therapeutikon 1 (1987) 70.

[39] Hildebrandt, G. et al.: Chronobiologische Aspekte des Schmerzes. In: Stacher, A. (Hrsg.): Ganzheitsmedizin und Schmerz. Dritter Wiener Dialog, S. 40. Facultas, Wien 1993.

[40] Hunter, T.: Die Proteine der Onkogene. In: Krebs-Tumoren, Zellen, Gene, S. 78. Spektrum der Wissenschaft-Verlagsgesellschaft, Heidelberg 1986.

[41] Kennedy, R. C., et al.: Anti-Antikörper. Spektrum der Wissenschaft 9 (1986) 66.

[42] Kienle, G.: Wirksamkeitsnachweis im Arzneimittelrecht. Z. f. Rechtspolitik 65 (1976) Heft 3.

[43] Kienle, G.: Das Arzneimittel in der Hand des Arztes (eine kritische Analyse). Forum – Fachtagung in München 25./26. 2. 1982.

[44] Kirschbaum, Cl. et al.: Classical conditioning of natural killer cell activity (NKCA) in humans. Int. J. Neurosci. 48 (1989) 159.

[45] Kollath, W.: Die Ernährung als Naturwissenschaft. Haug, Heidelberg 1981.

[46] Kretschmer, E.: Körperbau und Charakter. 25. Aufl. Springer, Berlin–Heidelberg–New York 1976.

[47] Kronfol et al.: Cell-Mediated Immunity in Melancholia. Brief Comm. Ann. Meet. Am. Psychosom. Soc. March 27 (1982). Abstract in Psychosom. Med. 44 (1982) 3304.

[48] Lautenborn, W., W. Meyer-Ilse: Chaos – ein Experiment zum Nachmachen. Physik in unserer Zeit 17 (1986) 117.

[49] Lemmer, B.: Chronopharmakologie. Tagesrhythmen und Arzneiwirkung. Wissenschaftliche Verlagsgesellschaft, Stuttgart 1984.

[50] Lemmer, B.: Die Bedeutung der zirkadianen Rhythmik für die Arzneimitteltherapie. Therapiewoche 39 (1989) 2628.

[51] Lennarz, W. J. (Ed.): The Biochemistry of Glycoproteins and Proteoglycans. Plenum Press, New York–London 1981.

[52] Lenz, W.: Medizinische Genetik. 6. Aufl. Thieme, Stuttgart – New York 1983.

[53] Levine, St., A. P. Kidd: Antioxidant Adaption. Its Role in Free Radical Pathology. Biocurrent Division, San Leandro, California 1985.

[54] Linder, M. E. et al.: G-Proteine. Spektrum der Wissenschaft 9 (1992) 54.

[55] Maier, H.: Philosophie und Wirklichkeit. Bd. 3. Mohr, Tübingen 1935.

[56] Matthews, M. B.: Connective tissue. Macromolecular structure and evolution. Mol. Biol. Biochem. Biophys. 19 (1975) 1.

[57] Mauz, E.: Die Reaktion des Pyknikers im Rorschachschen psycho-diagnositischen Versuch. Z. ges. Neurol. 91 (1924) 26.

[58] Mengden, H.-J. v: Chronobiologie. Kongreßbericht Medica Montreux. Therapiewoche 39 (1989) 2675.

[59] Müller-Eberhard, H. J.: Molecular organization and function of the complement system. Ann. Rev. Biochem. 57 (1988) 321.

[60] Neveu, P. J.: Cerebral neocortex modulation of immune functions. Life sciences 42 (1989) 1917.

[61] Nicolis, G., I. Prigogine: Die Erforschung der Komplexe. Piper, München 1987.

[62] Paul, E.: Intoleranz-Reaktionen durch Lebensmittel und Lebensmittel-Additiva. Therapiewoche 39 (1989) 3778.

[63] Perger, F.: Die therapeutischen Konsequenzen aus der Grundregulationsforschung. In: Pi-

schinger, A.: Das System der Grundregulation. 8. Aufl., S. 127. Haug, Heidelberg 1989.

[64] Pfanzagl, J.: Allgemeine Methodenlehre der Statistik. Bd. 2. Berlin, de Gruyter, Berlin 1978.

[65] Philpott, W., D. Kalita: Brain Allergies. The Psycho-Nutrient Connection. New Canan, Connecticut 1980.

[66] Pirlet, K.: Intestinale Autointoxikation und intestinales Immunsystem. In: Zilch, M. J. (Hrsg.): Immunologie. S. 71. Jungjohann, Neckarsulm–Stuttgart 1990.

[67] Pischinger, A.: Das System der Grundregulation. Grundlagen für eine ganzheitsbiologische Theorie für Medizin. 4. Aufl. Haug, Heidelberg 1975.

[68] Popp, F. A.: Neue Horizonte in der Medizin. Haug, Heidelberg 1983.

[69] Priebe, L.: Medizin und deterministisches Chaos. Erfahrungsheilkunde 39 (1990) 34.

[70] Prihoda, M. P., K. A. Jellinger: Neurotransmitter und Schmerz. In: A. Stacher [Hrsg.]: Ganzheitsmedizin und Schmerz. Dritter Wiener Dialog, S. 30. Facultas, Wien 1993.

[71] Ramirez, A. J. et al.: BMJ 298, No 6669 (1989) 291 (zit. n. Wagner, G.: Psychoneuroendokrine Immunologie. In: Zilch, M. J. (Hrsg.): Immunologie, S. 1, Jungjohann, Regensburg 1990).

[72] Randolph, T.: Human ecology and susceptibility to the chemical environment. Charles C. Thomas, Springfield, Illinois 1962.

[73] Rapaport, S. M.: Medizinische Biochemie. 5. Aufl. VEB Volk und Gesundheit, Berlin 1969.

[74] Regling, G. et al.: Bioelektrische Messungen für ein integratives Konzept der Morphogenese und Leistungsadaptation mechanisch beanspruchter Bindegewebe. Z. Klin. Med. 43 (1988) 1771.

[75] Riese, J.: Gesundheit – Krankheit, Heilung. Hollinek, Wien 1953.

[76] Robert, L., L. Robert: Gefäßwandabdichtung durch Makromoleküle. Tempe Medical 2 (1984) 32.

[77] Schachter, H., S. Roseman: Mammalian Glycosyltransferases. In: W. J. Lennarz (ed.): The Biochemistry of Glycoproteins and Proteoglycans. 2nd ed. Plenum Press, New York–London 1981.

[78] Schipperges, H. et al.: Die Regelkreise der Lebensführung – Gesundheitsbildung in Theorie und Praxis. Deutscher Ärzteverlag, Köln 1988.

[79] Schuster, H. G.: Deterministic Chaos. VCH Verlagsgesellschaft, Weinheim 1988.

[80] Selye, H.: Einführung in die Lehre vom Adaptationssyndrom. Thieme, Stuttgart–New York, 1952.

[81] Sharon, N., H. Lis: Kohlenhydrate und Zellerkennung. Spektrum der Wissenschaft 3 (1993) 66.

[82] Sherr, C. J. et al.: Isolation of a disulfide stabi-

lized, three-chain polypeptide fragment unique to the precursor of human collagen. J. biol. Chem. 248 (1973) 7033.

[83] Singer, G.: Ulcus duodeni: Spezielle Pathologie und Therapie innerer Krankheiten. Bd. III. Springer, Berlin–Wien, 1922, S. 638 (zit. n. Riese [75]).

[84] Snyder, S. H., D. S. Bredt: Stickstoffmonoxid-Regulator biologischer Signale. Spektrum der Wissenschaft 7 (1992) 72.

[85] Stux, G.: Grundlagen der Akupunktur. Springer, Berlin–Heidelberg–New York 1988.

[86] Tonegawa, S.: Die Moleküle des Immunsystems. Spektrum der Wissenschaft 12 (1985) 116.

[87] Trincher, K.: Die Gesetze der biologischen Thermodynamik. Urban & Schwarzenberg, München–Wien–Baltimore 1981.

[88] Uexküll, Th. V., W. Wesiak: Theorie der Humanmedizin. Urban & Schwarzenberg, München–Wien–Baltimore 1988.

[89] Uhlenbruck, G. et al.: Lektine und die Organotropie der Metastasierung. Dtsch. med. Wschr. 111 (1986) 991.

[90] Ulrich, G.: Konzepte der psychobiologischen Konstitutions- und Dispositionsforschung. Neurol. Psychiat. 49 (1981) 295.

[91] Vollrath, L.: Zirbeldrüse: Melatonin und Tagesrhythmus. Ärztl. Praxis 36 (1984) 593.

[92] Wancura, I.: Akupunktur. In: Schimmel, K.-Ch. (Hrsg.): Lehrbuch der Naturheilverfahren. Bd. II. S. 105. Hippokrates, Stuttgart 1987.

[93] Weizsäcker, V. v.: Wahrheit und Wahrnehmung. Über das Nervensystem. 2 Vorträge. Köhler und Alemang, Leipzig 1943.

[94] Wendt, L., H. Warning: Verschlackungs-Syndrome. Hufeland J. 2 (1986) 27.

[95] Wiener, N.: Kybernetik – Regelung und Nachrichtenübermittlung im Lebewesen und in der Maschine. Econ, Düsseldorf 1963.

[96] Wöppel, W.: Aktive Fiebertherapie. Immunstimulation bei malignen Erkrankungen durch bakterielle Endotoxine. Natur und Ganzheitsmedizin 3 (1990) 45.

[97] Wolff, O.: Das Bild des Menschen. Als Grundlage der Heilkunst. Bd. II. Zur Pathologie und Therapie. Verlag Freies Geistesleben 1978.

[98] Wurtmann, R. J., J. J. Wurtmann: Kohlenhydrate und Depression. Spektrum der Wissenschaft 3 (1989) 86.

[99] Zerssen, D. V.: Methoden der Konstitutions- und Typenforschung. In: Thiel, H. (Hrsg.): Enzyklopädie der Geisteswissenschaftlichen Arbeitsmethoden. Oldenbourg, München–Wien 1973.

[100] Zimmermann, H.-J.: Fuzzy – zögernde Anwendung eines sinnreichen Prinzips. Spektrum der Wissenschaft 3 (1992) 30.

# Sachverzeichnis